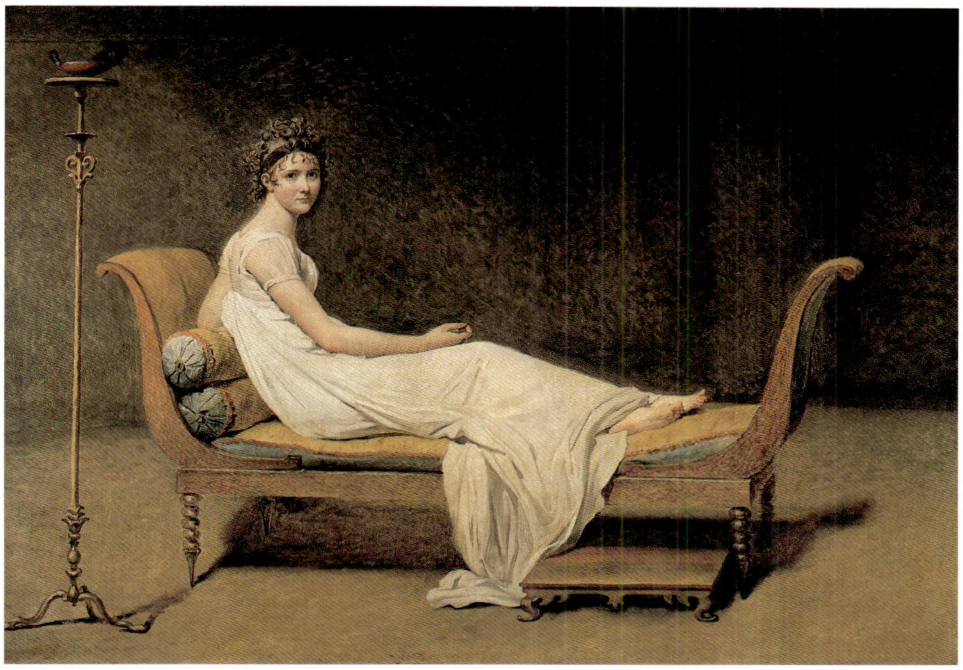

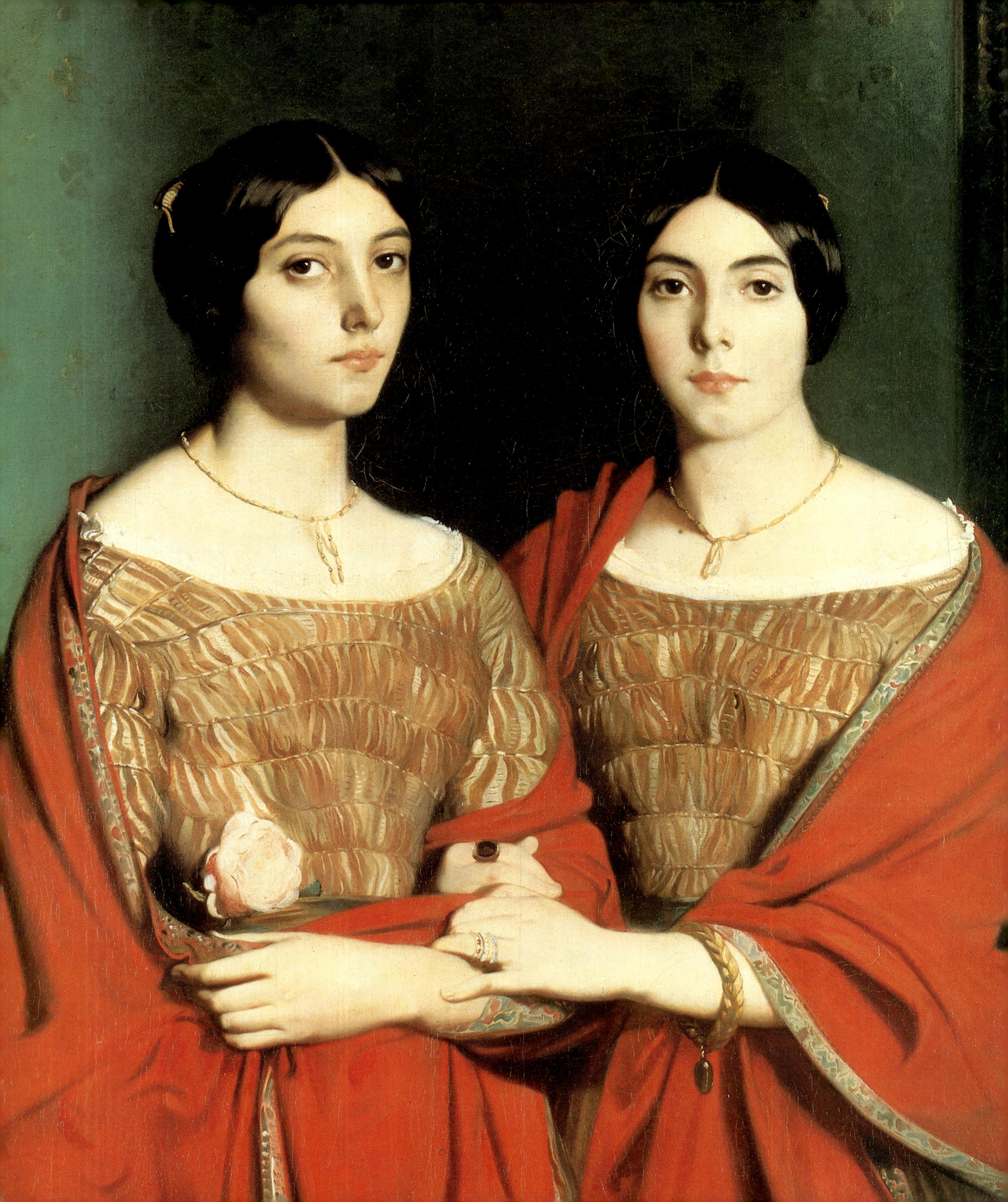

Lawrence Gowing

DIE GEMÄLDESAMMLUNG DES
LOUVRE

Mit einer Einleitung von Michel Laclotte

monte von DUMONT

Seite 1: Jacques-Louis David, *Madame Récamier, 1800.* INV.3708
Frontispiz: Théodore Chassériau, *Die beiden Schwestern des Künstlers,* (Detail) 1843, R. F. 2214

Die Deutsche Bibliothek – CIP-Einheitsaufnahme

Die Gemäldesammlung des Louvre / Lawrence Gowing.
[Aus dem Engl. von Karin Hirschmann und Ilske Konnertz.
Für die dt. Ausg. bearb. von Margret Haase]. - Köln :
DuMont, 2001
(Monte von DuMont)
Einheitssacht.: Paintings in the Louvre <dt.>
ISBN 3-7701-8660-5

Aus dem Englischen übersetzt von Karin Hirschmann und Ilske Konnertz; für die deutsche Ausgabe bearbeitet von Margret Haase

Printed and bound in Japan ISBN 3-7701-8660-5

BEMERKUNGEN ZU DEN TECHNISCHEN DATEN UND INVENTARNUMMER:

Bemerkungen zu den technischen Daten
und Inventarnummer:

Als Quelle für die technischen Angaben in den Bildlegenden diente der aktuelle fünfbändige *Catalogue sommaire illustré des peintures du musée du Louvre,* ergänzt von Angaben der Museumsleitung in Fällen von jüngsten Neuzugängen. Datierungen sind nur angegeben, wenn sie schriftlich dokumentiert vorliegen. Entsprechend dem Bestandskatalog des Louvre sind die Abkürzungen wie folgt aufzulösen:

INV. Zusammenfassendes Inventar von Beständen vor 1852

INV. 20000 Ergänzendes Inventar von Bildern, die in anderen Inventaren nicht aufgeführt sind und deren Eintrittsdatum in vielen Fällen nicht mehr feststellbar ist

M.I. Zugänge während des Zweiten Kaiserreiches, 1852–1870

R.F. Zugänge während der Republik seit 1871

M.N.R. Dem Louvre vom Office des Biens privés zwischen 1950 und 1967 zugeteilte Werke

Alter Bestand Vor 1852 im Besitz des Louvre befindliche Gemälde unbekannter Herkunft, meist aus während der Revolution beschlagnahmtem Besitz von Emigranten

INHALT

Der Louvre – vom Königspalast zum Nationalmuseum

Der Louvre steht am Beginn einer neuen Epoche seiner langjährigen Geschichte. Nach umfangreichen Baumaßnahmen, die sich über Jahre hingezogen haben, soll in Zukunft der gesamte Gebäudekomplex einschließlich des Nordtraktes (derzeit noch von Büros des Finanzministeriums belegt) für die Ausstellung der Kunstbestände genutzt werden. Eine riesige Empfangshalle entsteht im Souterrain der Cour Napoléon, zu der die schon vor ihrer Fertigstellung berühmt gewordene gläserne Pyramide des japanischen Architekten I. M. Pei den Zugang bildet. Unter dem anderen großen Schloßhof, der Cour carrée, hat man die beeindruckenden Fundamente des Donjon aus dem 14. Jahrhundert freigelegt. Die Anfänge dieses alten Louvre gehen auf Philipp II. August (1180–1223) zurück, der im frühen 13. Jahrhundert ein unmittelbar an die Stadtmauer angrenzendes Bollwerk als Machtsymbol für die Zentralgewalt der Krone hatte errichten lassen, das unter Karl V. (1364–1380) den gewachsenen Ansprüchen gemäß ausgebaut wurde. Dieses festungsartige mittelalterliche Schloß ist die Keimzelle einer der gewaltigsten Palastanlagen der Welt.

Vergegenwärtigen wir uns noch einmal in Kürze die wichtigsten Stationen dieser Entwicklung: Die ersten entscheidenden Neubaumaßnahmen wurden von Franz I. (1515–1547) vorgenommen. Wenn sich der König auch hauptsächlich in seinen Schlössern an der Loire sowie in Fontainebleau aufhielt, das er zu einer glänzenden Renaissance-Residenz umgestalten ließ, so hatte er doch den Wunsch, auch die alte Königsburg von Paris zu einem angemessenen »Logis de plaisir« im Stil seiner Zeit um- und auszubauen. 1528 erfolgte zunächst der Abriß des Donjon: Die mittelalterliche Festung begann, sich in ein repräsentatives Königsschloß zu verwandeln, wobei der Grundriß – vier Flügel um einen quadratischen Hof – zunächst beibehalten wurde. 1548 nahm der Architekt Pierre Lescot das Corps-de-logis in Angriff, das den Westflügel ersetzte (heute als südlicher Teil des Westflügels in die Cour carrée integriert). Bei den dekorativen Elementen stand ihm der Bildhauer Jean Goujon zur Seite. Von diesen Baumaßnahmen, geplant noch unter Franz I., ausgeführt unter seinem Sohn Heinrich II. (1547–1559), sind die prachtvolle Hoffassade und der Ballsaal mit der Karyatiden-Tribüne erhalten, der 1558 anläßlich der Hochzeit von Maria Stuart mit dem Dauphin (Franz II.) Premiere hatte. Anschließend wurde der Südflügel analog zum Westflügel neu errichtet. Nach dem Tode ihres Gemahls Heinrich II. kaufte Katharina de' Medici ca. 500 Meter westlich des Louvre das Gelände der ehemaligen Ziegeleien (*tuileries*) und beauftragte den Architekten Philibert De l'Orme mit der Errichtung eines zweiten Schlosses als ihren Witwensitz. Gleichzeitig (1566) wurde mit der Planung eines unmittelbar an den Louvre-Palast anschließenden, südlich zur Seine verlaufenden Erweiterungstraktes (der späteren Petite Galerie) der erste Schritt zu einer Verbindung beider Schlösser getan. Es blieb Heinrich IV. (1589–1610), dem ersten Bourbonen-Herrscher, vorbehalten, diesen *Grand dessein* in Angriff zu nehmen und damit die endgültigen Dimensionen des Louvre festzulegen. Von 1595 bis 1608 entstand als südlicher Verbindungstrakt des Louvre mit den Tuilerien parallel zur Seine die Grande Galerie, 460 m lang: Den westlichen Teil entwarf Jacques Androuet du Cerceau (unter Napoleon III. erneuert); den östlichen Trakt errichtete Clément Métezeau im Stil des französischen Renaissance-Klassizismus (original erhalten).

Unter Ludwig XIII. (1610–1643) endlich ist der Plan, das alte Louvre-Schloß zu erweitern, realisiert worden. Jacques Lemercier ging an den Ausbau der Cour carrée: Nachdem 1624 der Nordflügel des alten Louvre-Gevierts abgerissen worden war, wurde der Westtrakt aus der Zeit Heinrichs II. nach Norden um das Doppelte verlängert, so das Maß bestimmend für eine vierfache Erweiterung des Schloßhofes mit anschließenden Flügeln im Norden und Süden. Nach

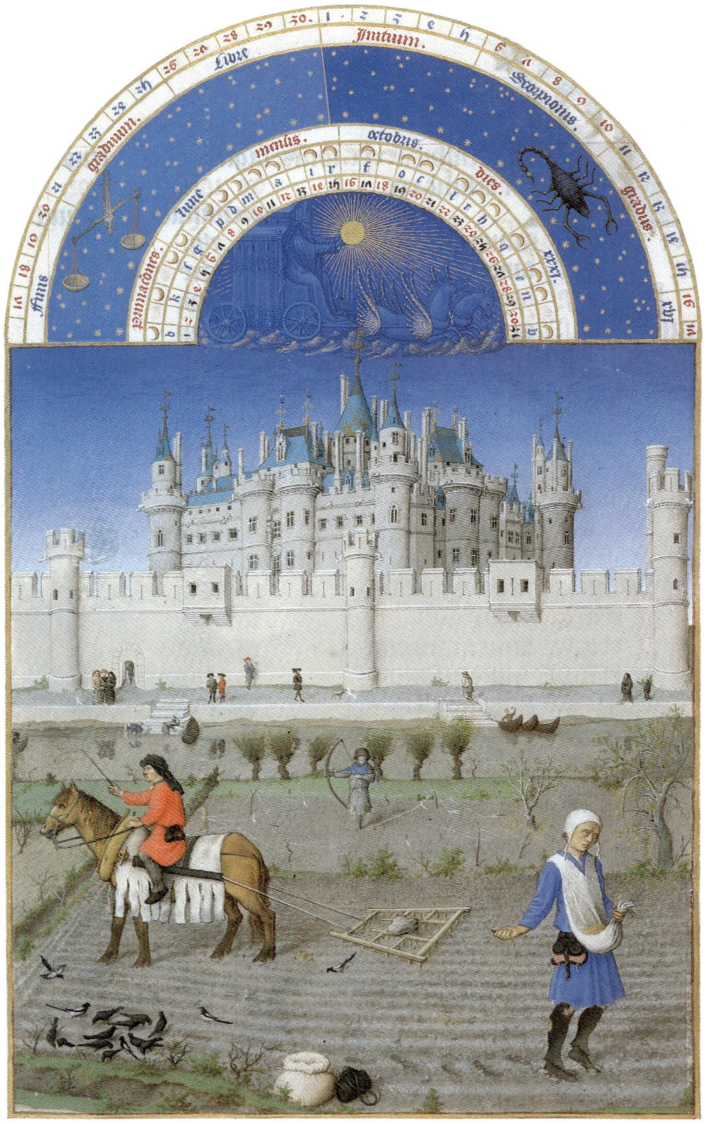

Der mittelalterliche Louvre auf dem Kalenderbild für Oktober der Monatsdarstellungen in den »Très riches Heures du Duc de Berry«, gemalt von den Brüdern Limburg, um 1415/16. Chantilly, Musée Condé

Lemerciers Tod übernahm Louis Le Vau 1654 die Bauleitung und vollendete die Schließung der Cour carrée. Von 1667 bis 1670 bauten Le Vau und Claude Perrault an der Hauptfassade des Louvre im Osten. Die monumentale, streng gegliederte Konzeption dieser Louvre-Kolonnade von Perrault hatte Ludwig XIV. besser gefallen als der Entwurf einer aufgelokkerten Fassade im Stil römischer Palazzi, den der Italiener Bernini vorlegte: In dieser Entscheidung des Königs wird häufig der Durchbruch des Klassizismus in der französischen Architektur gesehen, die zugleich eine Absage an die bewegten Formen des italienischen Barock bedeutete.

Für die Innenausstattung des Schlosses existierten ebenfalls ehrgeizige Pläne. Poussin wurde eigens aus Rom herbeigerufen, um die Gewölbe der Grande Galerie auszumalen (1641/42); seine Dekorationen blieben jedoch unvollendet und sind durch die Oberlicht-Bedachung gänzlich verschwunden. Die Gemächer der Königin-Mutter Anna von Österreich im Erdgeschoß der Petite Galerie stattete Romanelli mit Deckenfresken aus (1655–57); im Obergeschoß desselben Traktes, das nach einem Brand völlig erneuert werden mußte, entstand in Zusammenarbeit von Le Vau, dem Maler Le Brun und dem Bildhauer Sarrazin die jonische Galerie d'Apollon. Die Grande Galerie wurde überdies mit prächtigen Tapisserien ausgestattet. Die Gemäldegalerie Franz' I. war 1660 von Fontainebleau in den Louvre umgezogen. Alles deutete darauf hin, daß dies die Hauptresidenz der französischen Könige sein und bleiben solle. Da traf Ludwig XIV. 1674 die Entscheidung, den Hof nach Versailles zu verlegen. Noch vor Vollendung der Hauptfassade im Osten zog man um. Bis zur Revolution sollte sich das höfische Leben nun dort abspielen, unterbrochen nur von kurzen Aufenthalten des Königs in der Stadt, die er in den Tuilerien verbrachte.

Für den Louvre bedeutete dies das vorläufige Ende aller Baumaßnahmen. An den Gebäudeflügeln der Cour carrée fehlte teilweise die Bedachung, der Platz vor der Kolonnade blieb im Entwurf stecken, und die Dekoration der Galerie d'Apollon mußte fast zwei Jahrhunderte auf ihre Vollendung warten. Der Louvre hatte seine Rolle als Symbol der Monarchie ausgespielt; er begann sich nun in eine Hochburg der Künste zu verwandeln.

Vorerst fanden die im Zeitalter des Absolutismus aufgeblühten Akademien in den königlichen Gemächern Aufnahme; in den Arkaden des Erdgeschosses der Grande Galerie nisteten sich Künstlerateliers ein. Im Jahr 1699 erhielt die 1648 gegründete *Académie Royale de Peinture et de Sculpture* die Erlaubnis, in der Grande Galerie Arbeiten ihrer Mitglieder öffentlich auszustellen. Die Veranstaltung wurde ein immenser Erfolg. Zwischen 1725 und 1848 fanden solche Ausstellungen, nach ihrem Austragungsort im

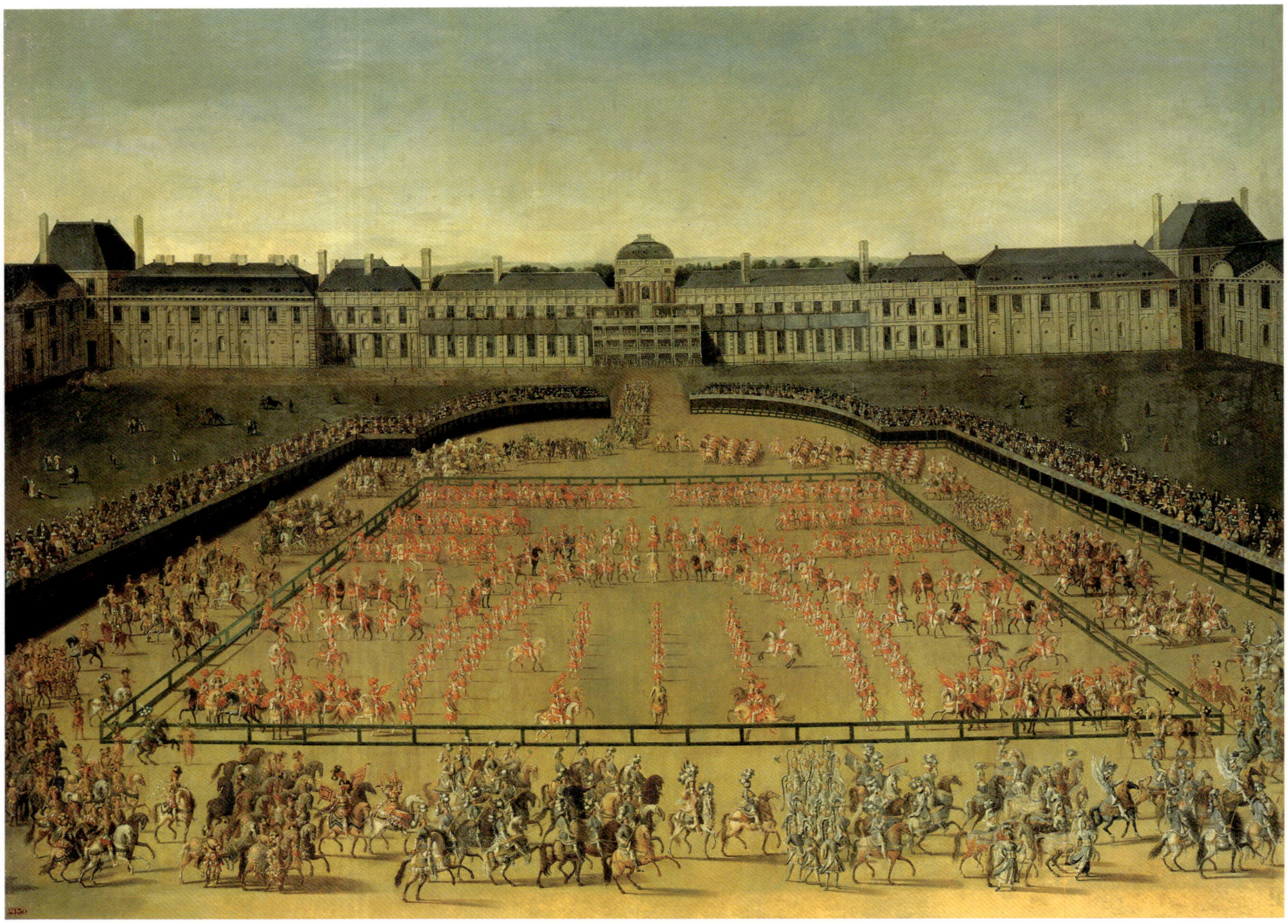

»Grand Carrousel« Ludwigs XIV. zur Feier der Geburt des Dauphin, 1662, das der Place du Carrousel den Namen gab. Im Hintergrund der Tuilerienpalast, 1871 durch Feuer zerstört. Nach Henri de Gissey, 17. Jahrhundert. Versailles, M. V. 2130

Salon carré am Eingang zur Grande Galerie kurz »Salon« genannt, regelmäßig statt.

Der Louvre diente als Depot der königlichen Sammlungen; in der Grande Galerie waren bis 1777 die später im Hôtel des Invalides aufbewahrten Reliefkarten der französischen Städte untergebracht; auch die Graphische Sammlung befand sich hier. In den Ateliers und an der Akademie herrschte reges künstlerisches Leben: Es war nicht zu übersehen, daß sich der Louvre trotz des mehr und mehr vernachlässigten Bauzustandes zu einem lebhaften Zentrum des Kunstbetriebs gewandelt hatte. So erstaunt es kaum, wenn im Louvre-Eintrag der *Encyclopédie* von Diderot von 1765 vorgeschlagen wird, das Gebäude einer öffentlichen Bestimmung als Museum zuzuführen und die königlichen Sammlungen (Gemälde, Graphik, Skulpturen, die naturgeschichtliche Sammlung, das Münzkabinett sowie die Reliefkarten) allgemein zugänglich zu machen und auch den Akademiebetrieb hier weiterzuführen – kurz: den Palast der Könige zu einem Palast der Künste und Wissenschaften umzufunktionieren. Ein solcher Plan entsprang dem Fortschrittsdenken der Aufklärung. Die seit 1750 immer stärker engagierte öffentliche Meinung bewirkte tatsächlich eine Wiederaufnahme der Arbeiten an den unfertigen und baufälligen Teilen des Louvre, die sich zunächst auf die Cour carrée und die Aufschüttung des Grabens vor der Kolonnade beschränkte. Ein Teil der königlichen Gemäldesammlung wurde zwischenzeitlich im Palais du

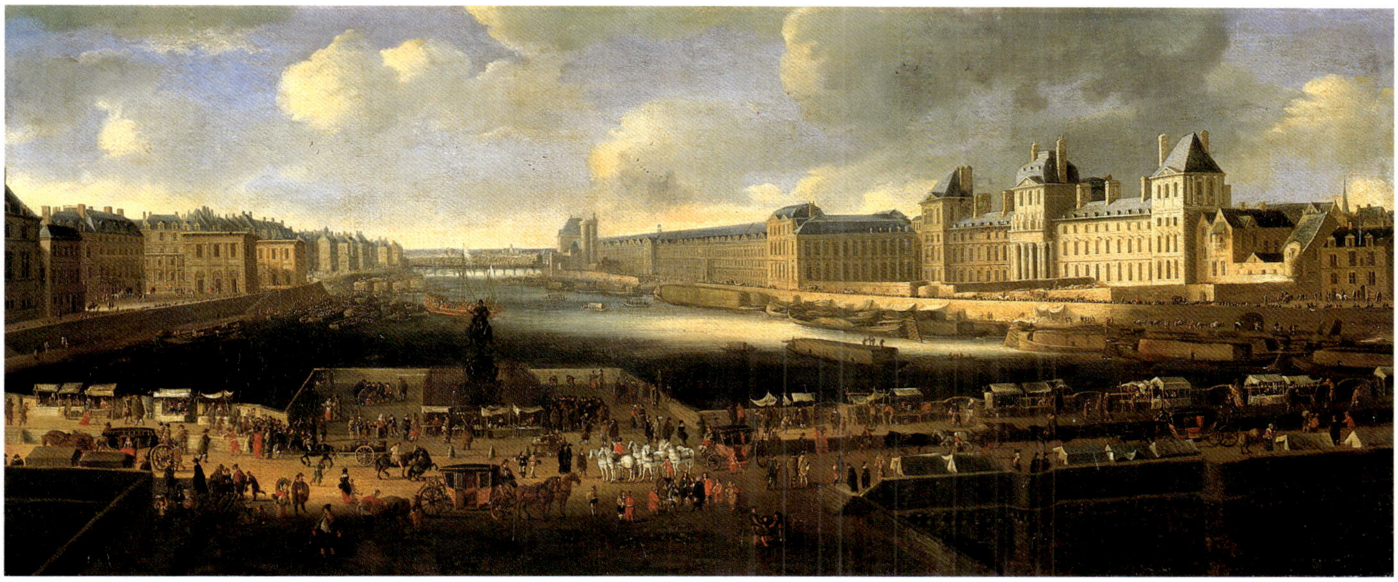

Ansicht von Paris mit dem Louvre. Rechts die unfertigen Gebäude um die Cour carrée; anschließend der Verbindungstrakt der Petite Galerie und entlang der Seine die Grande Galerie; im Vordergrund die Spitze der Île de la Cité mit dem Reiterstandbild Heinrichs IV. und dem Pont Neuf. Französisch, 17. Jahrhundert.

Luxembourg zugänglich gemacht. Der Plan für ein großes Museum nahm in den achtziger Jahren unter der Regie des verdienstvollen Grafen d'Angiviller, Bauinspektor unter Ludwig XVI., konkret Gestalt an. Endlich wurde nun auch eine gezielte Ankaufspolitik betrieben. Mit großer Sorgfalt widmete sich der zum Konservator bestellte Maler Hubert Robert den Plänen der Ausgestaltung der Grande Galerie: Bereits 1784 wird Oberlicht versuchsweise im Salon carré installiert; Statuen großer Männer sollen zum erhabenen Eindruck der Grande Galerie beitragen, und eine monumentale Treppe wird als grandioses Entrée geplant – da bricht vor der mit Spannung erwarteten Eröffnung die Revolution aus.

Die im Ancien Régime vorbereitete Museumsidee wurde dennoch verwirklicht: Am 14. August 1793 eröffnete das MUSÉUM DE LA RÉPUBLIQUE seine Tore in der provisorisch hergerichteten Grande Galerie; erst im Empire ist sie mit Gurtbögen und Oberlicht versehen worden. Diese Arbeiten führten Percier und Fontaine in Anlehnung an die vorrevolutionären Pläne von Hubert Robert aus. Im Erdgeschoß, in den Gemächern der Anna von Österreich, im Karyatiden-Saal und im Südflügel der Cour carrée, wurden in den nunmehr renovierten Sälen die Antiken untergebracht. Es ist die ebenso glanzvolle wie kurzlebige Phase des MUSÉE NAPOLÉON, jenes flüchtigen Museumstraumes, der die Museumspolitik des 19. Jahrhunderts beflügeln sollte.

Im Empire werden noch andere wichtige Baumaßnahmen getroffen: die Fertigstellung der Cour carrée, die Errichtung des Arc de Triomphe du Carrousel am Eingang zu den Tuilerien, der kaiserlichen Residenz. Vor allem aber wird nun der Große Plan Heinrichs IV. aufgegriffen, Louvre und Tuilerien zu verbinden. Realisiert wird der Trakt im Norden entlang der Rue de Rivoli, gegenüber dem Westteil der Grande Galerie, wobei die Hofseite deren Stil historisierend nachahmt, während die Straßenseite der Hofarchitekten Percier und Fontaine dem klassizistischen Zeitgeschmack entspricht.

Die Zeit der Restauration ist zunächst eine Periode des Stillstands. 1815 muß der Louvre viele der von Napoleon acquirierten Meisterwerke an die Herkunftsländer zurückgeben. Dann aber setzt erneut eine rege Ankaufspolitik ein, die nun auf Antiken und Skulpturen spezialisiert ist. Besonders erwähnenswert ist das MUSÉE CHARLES X für ägyptische Kunst, das in der ersten Etage des Südflügels der Cour carrée eingerichtet wird. Unter Louis Philippe ruht die Bautätigkeit weitgehend, denn der König zeigt sich vorrangig an der Einrichtung des MUSÉE DE l'Histoire de France in Versailles interessiert. Ein Ereignis ersten Ranges ist indessen die Ausstellung der Bilder spanischer Meister im Louvre, die Louis Philippe aus privaten Mitteln durch seinen Agenten in Spanien angekauft hat. In der kurzen Zeit ihres Bestehens hat diese Spanische Galerie die Pariser Kunstszene stark beeindruckt. In der Folge der Revolution von 1848, die Louis Philippe stürzt, kommt die einmalige Sammlung in London zur Versteigerung. Die französischen Konservatoren haben nie aufgehört, diesem Verlust nachzutrauern.

Mit der Zweiten Republik und dem Zweiten Kaiserreich beginnt erneut eine Phase intensiver Bautätigkeit und Museumsarbeit im Louvre. Der 1848 zum »Volkspalast« erklärte Baukomplex wird restauriert, ausgestaltet und ergänzt. Der Salon carré und die Salle des Sept Cheminées (Saal der sieben Kamine) erhalten ihre monumentale Dekoration; Delacroix malt 1851 das Mittelbild des barocken Deckenprogramms der Galerie d'Apollon. Im Zuge der modernen Neugestaltung von Paris durch den Architekten Haussmann greift Napoleon III. sogleich das große Konzept der Verbindung von Louvre und Tuilerien auf und läßt von Louis Visconti den östlichen Teil der Grande Galerie an der Hofseite um ein Ensemble mit drei Innenhöfen ergänzen, das im Norden entlang der Rue de Rivoli reproduziert wird. Somit ist nach Jahrhunderten das große Areal zwischen Louvre und Tuilerien endlich geschlossen. Die im bombastischen Stil des Historismus erstellten Flügel, die die nach Westen zur Cour du Corrousel hin offene Cour Napoléon flankieren, dienen im Norden der Verwaltung; im Süden gewinnen sie dem Museum weitere großzügige Ausstellungsräume hinzu, die im Obergeschoß mit Oberlicht ausgestattet sind. Die Baumaßnahmen schreiten unter der Leitung von Visconti zügig voran; nach dessen Tod im Jahr 1853 wird der Nouveau Louvre vom Kaiser feierlich eröffnet. Die

Truppenparade auf der Place du Carrousel, 1810. Der Arc de Triomphe du Carrousel, 1808 zum Ruhme der napoleonischen Siege von Percier und Fontaine nach dem Vorbild des Triumphbogens für Septimius Severus in Rom errichtet, bildete das Eingangstor zum Schloßhof der Tuilerien. Joseph-Louis-Hippolyte Bellangé und Adrien Dauzats, 1862. R. F. 60

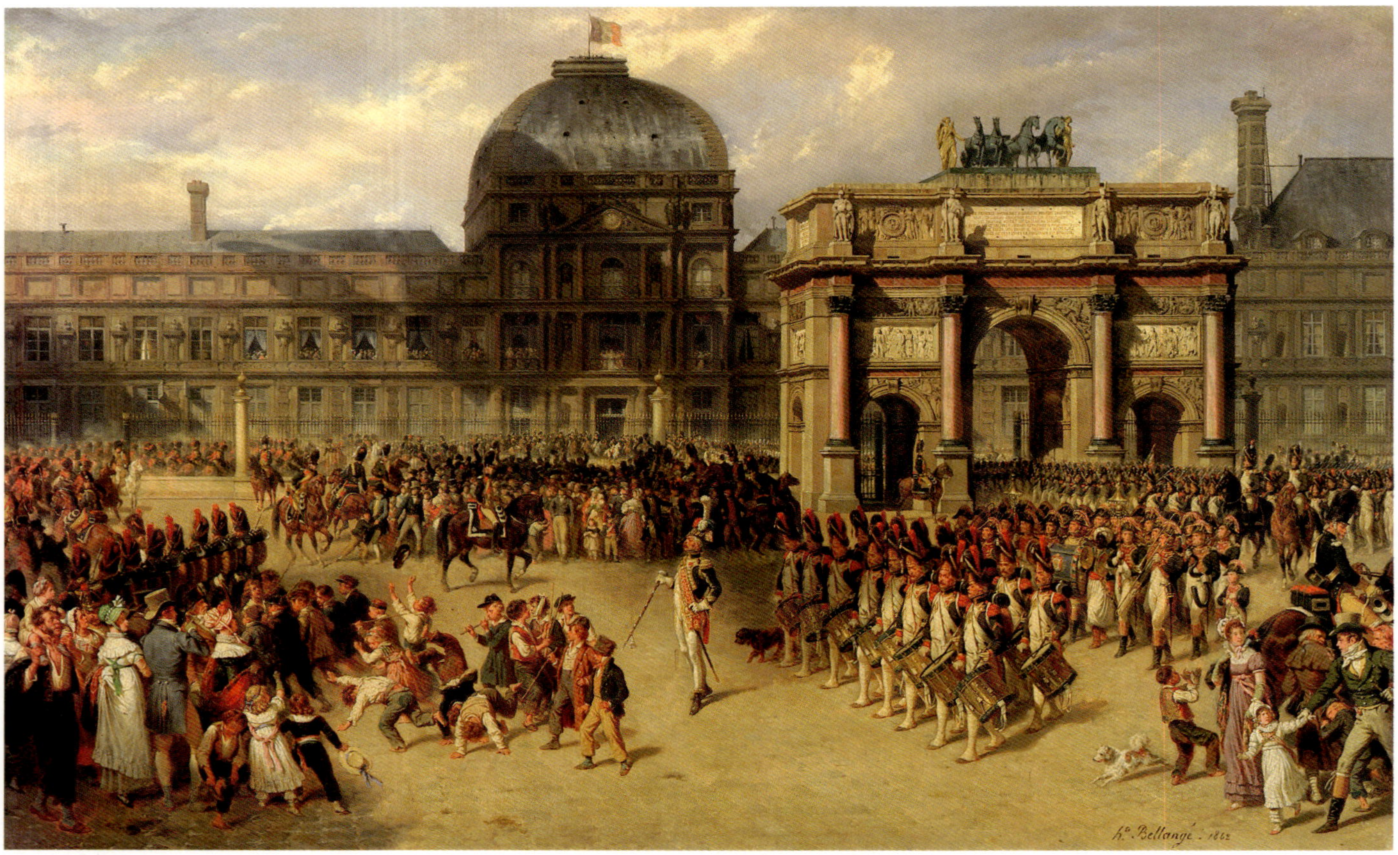

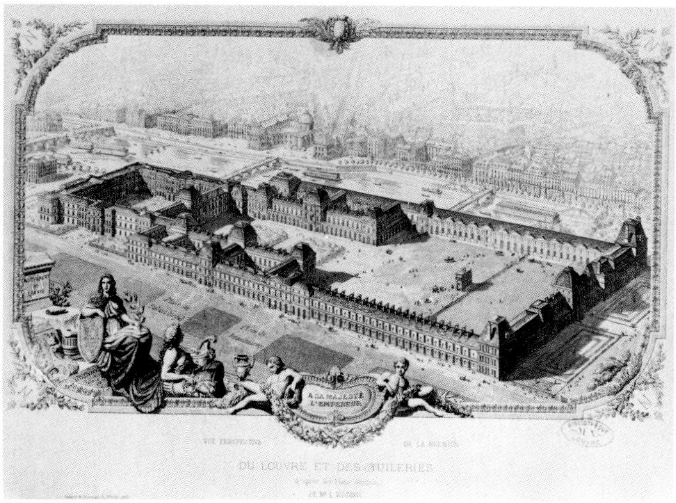

Der Gesamtkomplex von Louvre und Tuilerien mit den Ergänzungen Napoleons III. Rechts die Tuilerien, links die Cour carrée, viermal so groß wie der mittelalterliche Louvre. Stich von R. Pfnor, 1853. Bibliothèque du Louvre, 103

einzelnen Abteilungen des Museums, nochmals um beachtliche Neuerwerbungen bereichert, können nun ihre Sammlungen wesentlich geordneter präsentieren. Weitere Baumaßnahmen folgen: Ausgestaltung der neuen Gebäude, Abriß und Neubau des Westteils der Grande Galerie inklusive Pavillon de Flore.

Auf diese Periode des Glanzes folgt die Katastrophe. Während der Pariser Kommune wird im Mai 1871 der Tuilerienpalast, dessen Tradition als Herrscherresidenz ununterbrochen fortgedauert hatte, durch Brand völlig zerstört. Das Museum entgeht dem Feuer mit knapper Not. Die Reste des verhaßten Symbols werden abgerissen. Über den Verlust mag man sich mit der grandiosen Ost-West-Perspektive vom Louvre bis zum Etoile trösten.

Seit die riesige Palastanlage nicht mehr als Sitz der Staatsgewalt fungiert, ist ihre Bestimmung als Tempel der Künste desto mehr vorgezeichnet. Nach und nach sind die Verwaltungsräume dem Museum zugefallen. Dadurch wird es möglich, eine Neuordnung und Umgestaltung zu verwirklichen, die aufgrund der fortdauernden Erweiterung der Bestände, nicht zuletzt durch den ständig wachsenden Besucherstrom von Zeit zu Zeit dringend erforderlich ist. Die Museumsleitung ist überdies bemüht, die Präsentation mit Hilfe neuer museumstechnischer Maßnahmen zu verbessern. Mit der Integration des Nordflügels soll diese Entwicklung vorläufig abgeschlossen sein.

Wenn wir diese kurze Übersicht an den Anfang dieser Buchpublikation gestellt haben, für die Sir Lawrence Gowing eine repräsentative Auswahl der schönsten und wichtigsten Gemälde getroffen hat, so um herauszustellen, daß diese Bilder in unmittelbarem Zusammenhang stehen mit einem Museum, das in seinem Ursprung und in seiner Entwicklung einzigartig dasteht. Zu der Bedeutung der Sammlungen in künstlerischer Hinsicht, der Fülle und Vielfalt, mit der sich allenfalls drei oder vier andere Museen der Welt messen können, kommt hier die ungeheure Dimension der Stätte hinzu: nicht nur der räumlichen Ausdehnung nach, sondern vor allem in historischer Sicht. In der Tat ist der Louvre eine nationale Gedenkstätte, ein Bau-Denkmal, aus dem sich wie kaum sonstwo in Frankreich das Verständnis dieses Volkes und seiner Kultur und Geschichte erschließt. Über den historischen Zeugniswert hinaus verkörpert der Louvre eine traditionelle Bildungsstätte der ästhetischen, geistigen und schöpferischen Kräfte – eine auch von den Historikern mehr und mehr beachtete Funktion. An diesem Ort hat sich die Idee des Museums für ein breites Publikum konkretisiert, für die Europa reif war, nachdem jahrhundertelang die Kunst- und Kuriositätenkabinette meist fürstlicher Sammler nur für eine elitäre Minderheit zugänglich gewesen waren. In eben diesen oftmals umgestalteten, aber nie verunstalteten Räumen haben Generationen von Kunststudenten und Kunstliebhabern Lust und Verzweiflung empfunden, angesichts der überwältigenden Fülle wohl auch manchmal revoltierend geseufzt: »Anzünden sollte man den Louvre!«

Trotz allen Respekts vor der verpflichtenden Tradition: Der Louvre muß für Pei genauso offen sein wie für Delacroix! Auch an der Schwelle eines neuen Abschnitts seiner Geschichte besteht kein Grund, in nostalgische Schwärmereien zu verfallen, solange wir uns einer Einzigartigkeit bewußt bleiben, die es zu bewahren gilt.

Michel Laclotte, April 1987

Die Geschichte der Sammlung

In Frankreich war das Sammeln von Kunstwerken von Anfang an ein fürstliches Privileg, eine Art königlicher Sport. Bis die Könige ihre politische Stellung so weit gefestigt hatten, daß sie auch als Sammler und Mäzen die Führung übernehmen konnten, spielten ihre Verwandten diese Rolle: Jean Duc de Berry (1340–1415), Bruder Karls V., war ein leidenschaftlicher Kunstliebhaber. Er häufte ungeheure Schätze an: neben Gemälden und Tapisserien vor allem Buchmalerei. Die in seinem Auftrag entstandenen Stundenbücher mit den einzigartigen Miniaturen der Brüder Limburg (Seite 7) sind kostbare Zeugnisse der Spätgotik. Der Herzog sammelte nicht nur Kunstwerke, sondern auch Künstler, darin dem Mäzenatentum der italienischen Renaissance vorauseilend. Auch die mächtigen Herzöge von Burgund aus einer Nebenlinie der Valois-Dynastie machten ihren Hof in Dijon zu einem hochrangigen Kunstzentrum. Zu ihren Hofmalern gehörten im 15. Jahrhundert die großen flandrischen Meister Jan van Eyck und Rogier van der Weyden; der Louvre besitzt mit der *Madonna des Kanzlers Rolin* von van Eyck (Seite 63) und Rogiers *Verkündigung* (Seite 64) Hauptwerke aus dieser Blütezeit.

Ende des 15. Jahrhunderts wächst der französischen Krone durch eine Reihe von Erbfällen und die Reintegration ihrer Lehnsgebiete eine nie zuvor erreichte Machtfülle zu: Burgund, Bretagne sowie die Länder der Anjou werden vereinnahmt, so daß Frankreich nun eine führende Rolle im europäischen Staatengefüge einnehmen kann. Die französischen Könige machen sich auf, das Königreich Neapel als Erbe der Anjou mit kriegerischer Gewalt einzufordern. Auf diese Weise kommt man mit den Errungenschaften der italienischen Renaissance in Berührung. Bilder wie Mantegnas *Heiliger Sebastian* (Seite 140), der wohl schon 1481 nach Frankreich gelangte, tragen gewiß nicht wenig zur Italienverlockung bei, die mit dem ersten Feldzug Karls VIII. einsetzt. Die Feierlichkeiten zum siegreichen Einzug Ludwigs XII. in Mailand (1507) gestaltet kein Geringerer als Leonardo da Vinci. Der König setzt ihm eine Pension aus und versucht, dem Vorbild des Herzogs von Berry folgend, den Künstler an seinen Hof zu ziehen. Dies sollte jedoch erst seinem Nachfolger Franz I. (1515–1547) gelingen, dem ersten Sammler und Mäzen großen Stils auf dem französischen Thron.

Dieser Fürst ist in der Tat ein Mann von universalen Fähigkeiten, ganz nach dem Muster der Renaissance und in Frankreich deren glänzendster Repräsentant. Gleich einem Federico da Montefeltro, der vom Condottiere zum Herzog von Urbino aufstieg und seine neuerbaute Residenz zu einem ambitionierten Kunstzentrum erhob, ist Franz I. ebenso auf dem Schlachtfeld zu Hause wie inmitten der Prachtentfaltung seiner Schlösser. Er gilt als gebildet, geschmackvoll und geistreich und genießt zudem den Ruf eines galanten Frauenkenners. Sein Hof, seine Kriegführung und seine künstlerischen Unternehmungen tragen deutliche Züge seines lebhaften Temperaments. Für die Ausschmückung seines Schlosses in Fontainebleau, das ab 1528 als bevorzugter Aufenthaltsort des Königs ausgebaut wird, läßt er italienische Künstler anwerben. Unter Leitung von Rosso Fiorentino und Primaticcio wird der äußerlich eher rustikale Bau mit dekorativen Malerei- und Stukkatur-Ensembles versehen, die an Eleganz und Raffinesse alles bisher in Italien Geschaffene in den Schatten stellen. 1517 richtet der König dem greisen Leonardo ein Domizil in der Nähe des Loire-Schlosses Amboise ein. Nach des Malers Tod (1519) gelangen die in seinem Besitz befindlichen Bilder – darunter auch ein Frauenbildnis, wohl die *Mona Lisa* (Seite 163) – in die Sammlung des Königs. Andere Kostbarkeiten fallen ihm als diplomatische Geschenke zu, wie Raffaels *Hl. Michael* (Seite 195). Seit 1541/42 ist die Sammlung des Königs in den neueingerichteten Bade- und Ruheräumen des Schlosses Fontainebleau untergebracht. An diesem Ort bewirkt die ständige Auseinandersetzung mit Einflüssen aus Italien die Ausbildung einer lokalen Schule manieristischer Ausrichtung, in der – ebenso wie in der zeitgenössischen

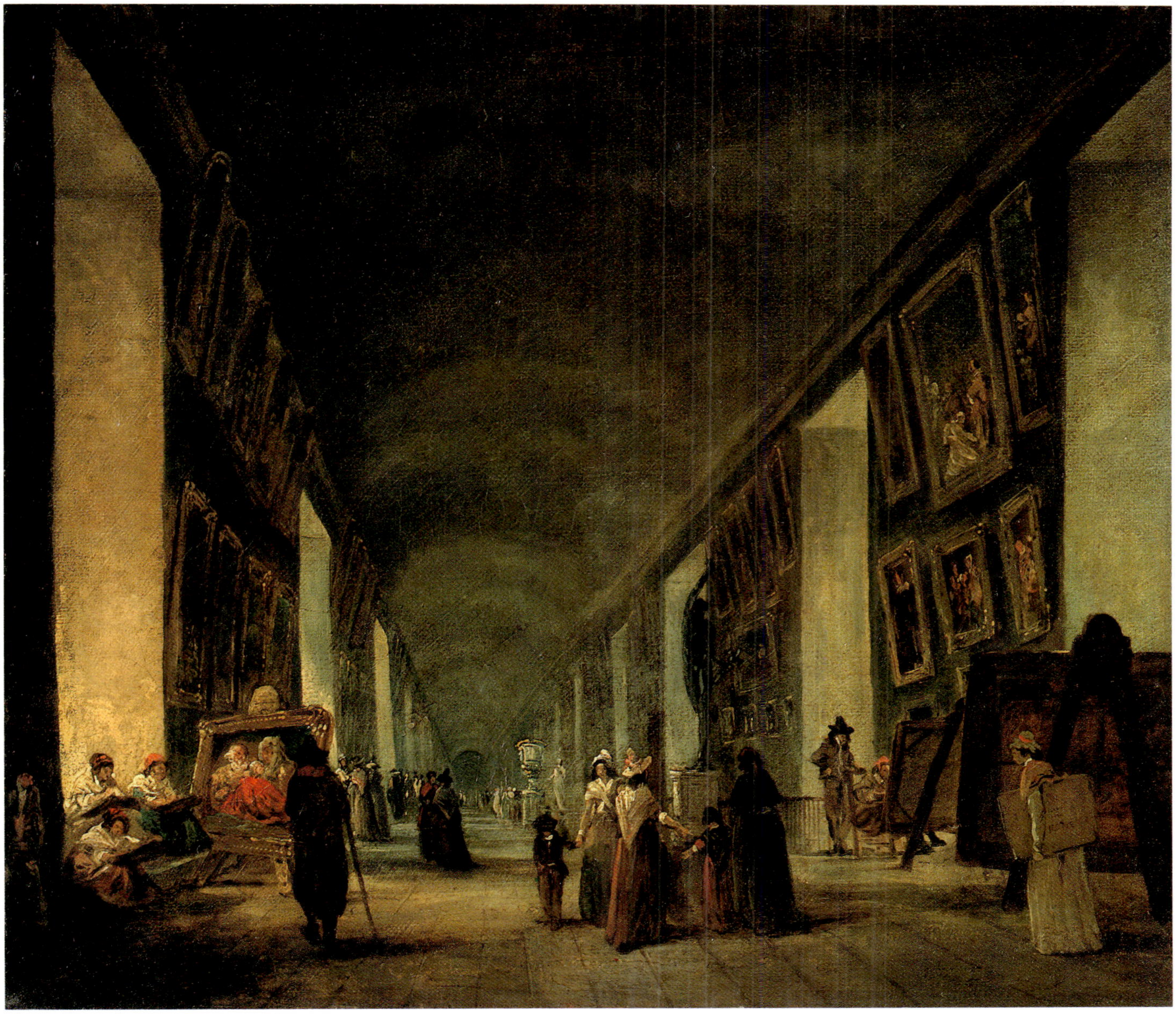

Die Grande Galerie des Louvre zwischen 1794 und 1796. Gemälde von Hubert Robert, von dem sowohl dokumentarische Ansichten des Louvre als auch Projekte für dessen Neugestaltung zum Museum stammen. R. F. 1948–36

Architektur – traditionelle spätgotische Elemente mit solchen der italienischen Kunst verschmelzen. Eine Abwandlung der *Mona Lisa,* ein unbekleidetes Frauenbild (heute Musée Condé, Chantilly) regt die intimen Halbfigurenporträts von Hofdamen an, die ein bevorzugtes Sujet der Schule von Fontainebleau sind (Seite 250/251).

Neunzehn Gemälde aus der Sammlung Franz' I., die den Grundstock einer der reichsten Bildersammlungen der Welt bildet, befinden sich noch heute im Louvre, darunter sein *Porträt,* das Jean Clouet zugeschrieben wird und vermutlich das erste französische Bild der Sammlung ist (Seite 204). Der König betrachtet wie Leonardo die Malerei als die »vornehmste der Künste«. Mit seiner Sammlung trägt er wesentlich zur Verbreitung des neuen Stils nördlich der Alpen bei. Durch die italienischen Meister, die er an seinen Hof holt, findet auch die im Süden längst vollzogene Aufwertung des Künstlers im sozialen Kontext in Frankreich Anerkennung. Mit den Maßnahmen des Königs zur Förderung der Künste und Wissenschaften erringt Frankreich eine Vorrangstellung auf kulturellem Gebiet, die es nie wieder verlieren wird. Vom Hof gehen die entscheidenden Impulse aus, wenn auch noch nicht von einer zentral gelenkten Kulturpolitik wie später im Zeitalter des Absolutismus gesprochen werden kann. Unter Franz' Sohn und Nachfolger Heinrich II. und seiner italienischen Gemahlin Katharina de Medici wird der Louvre, dessen Neubaumaßnahmen noch von Franz I. geplant worden sind, offizielle königliche Residenz; Fontainebleau ist fortan Denkmal des großen französischen Renaissancefürsten.

In der zweiten Hälfte des 16. Jahrhunderts emanzipiert sich die französische Malerei von dem dominierenden Vorbild Italiens; man besinnt sich auf das nationale Selbstbewußtsein. Deutsche und flämische Impulse, ihrerseits durch die Schule von Fontainebleau beeinflußt, kommen ins Spiel. Der Geist von Humanismus und Reformation begünstigt das Interesse am Individuum, das sich in der Modeerscheinung kleinformatiger Porträts äußert. In den Louvre gelangen solche zumeist von Jean Clouet oder seinem Sohn François und Corneille de Lyon gemalten familiären Bildnisse erst vereinzelt in jüngerer Zeit. Die größte Bereicherung erfährt der Louvre zur Zeit Heinrichs II. durch die bildhauerischen Arbeiten von Jean Goujon am Westflügel der Cour carrée. Zusammen mit den Karyatiden von Pierre Lescot im Innern setzen sie Maßstäbe für die künstlerische Ausgestaltung, die von späteren Epochen fortgesetzt wird. Die besten Künstler ihrer Zeit – Romanelli, Le Brun, Ingres, Delacroix – haben dazu beigetragen, daß der Louvre vor allen Museen der Welt zugleich eine

Karl X. bei der Preisverleihung an die Künstler des Salon von 1824 in der Salon carré am 15. Januar 1825. Der König zeichnet den Bildhauer Cartellier aus. Gemälde von François-Joseph Heim, 1825/27. INV. 5313

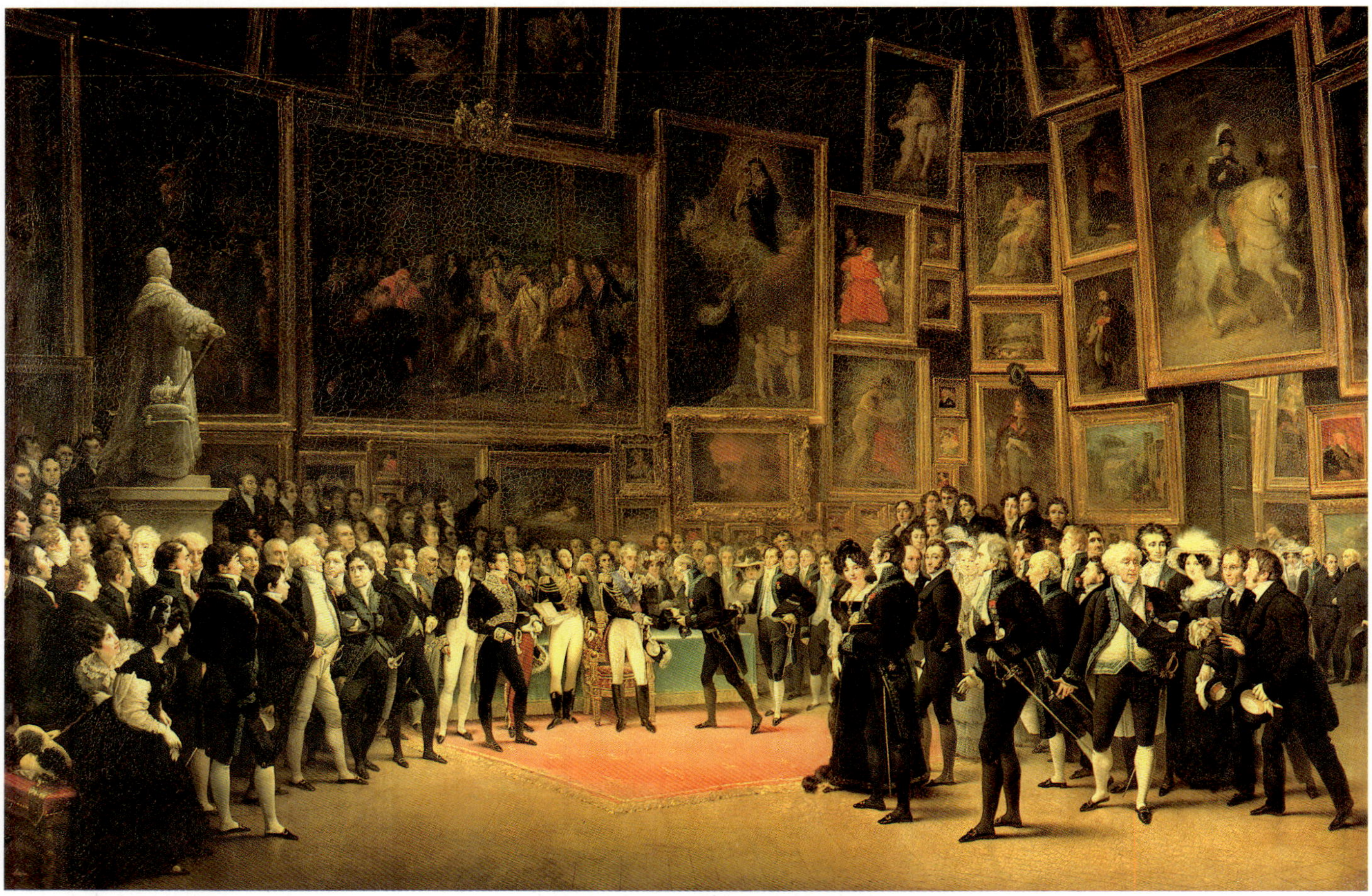

baukünstlerische Tradition ersten Ranges vorweisen kann.

Der intensiven Bauphase unter Heinrich IV., die durch die Anlage der Grande Galerie zwischen den beiden Königsschlössern – dem alten Louvre und den von Katharina de Medici erbauten Tuilerien – und die im Erdgeschoß vorgesehenen Wohn- und Arbeitsräume für Maler, Bildhauer und Handwerker bereits die spätere Funktion des Komplexes als Musentempel vorbereitet, folgt die Regentschaft der Königinwitwe Maria de Medici, gekennzeichnet von politischem Unverstand und kräfteverzehrenden Auseinandersetzungen mit dem jungen Ludwig XIII. Als strahlendes Zeugnis dieser Periode ist uns ein Meisterwerk der flämischen Schule erhalten: Rubens' großangelegter *Medici-Zyklus*, den die auf Eigenruhm erpichte Königinmutter für ihr neuerbautes Palais du Luxembourg in Auftrag gibt (Seite 322 ff.). Rubens' Meisterwerk illustrierter Staatskunst findet 1815 im Louvre Aufnahme, nachdem die Leinwände zwischenzeitlich eingerollt im Depot verbracht hatten.

Währenddessen beginnen die italienischen Meisterwerke in der Sammlung Franz' I. in Fontainebleau Schaden zu nehmen. 1608 wird ein Konservator bestellt: Jean de Hoey von Utrecht, Enkel des Lucas van Leyden, dem die Aufgabe obliegt, die Ölbilder wo nötig zu restaurieren und die Fresken zu reinigen. Das Amt vererbt sich in drei Generationen, so daß der Enkel des ersten Konservators 1660 mit den Gemälden in den Louvre umziehen kann. Doch davon später. Aus diesen Jahren sind zwei Quellen überliefert, die über die Bestände der königlichen Sammlung in Fontainebleau Kenntnis geben: die eines italienischen Reisenden aus dem Jahr 1625 und eine französische Beschreibung unter dem Titel »Trésors et merveilles de Fontainebleau« von 1642.

Während der Regierungszeit Ludwigs XIII. (1610–1643) tritt Frankreich in eine neue Epoche seiner Geschichte ein: das Zeitalter des Absolutismus. In dem Bestreben, alle politischen, geistigen und künstlerischen Kräfte dem Staat dienstbar zu machen, hat als erster Kardinal Richelieu, seit 1624 Minister, entscheidende Schritte im Sinne einer nationalen Kulturpolitik unternommen; seine Nachfolger, die Minister Mazarin und Colbert, sind ihm darin gefolgt. Es ist die Zeit der großen Akademiegründungen: Den Anfang macht Richelieu 1635 mit der ACADÉMIE FRANÇAISE; 1648 wird unter der Regentschaft der Anna von Österreich, unterstützt von Mazarin, die ACADÉMIE DE PEINTURE ET DE SCULPTURE als Zentral- und Ausbildungsstätte für französische Künstler eingerichtet. Die Kulturpflege ist ein repräsentatives Instrument absoluter Herrschaft. Nach dem Tode Mazarins lenkt sein Schüler Colbert die Fäden der Kulturpolitik. Im Anschluß an die Académie de Peinture et de Sculpture entsteht 1666 mit der ÉCOLE DE ROME das erste ausländische Kulturinstitut als Fortbildungsstätte für französische Künstler.

Alle drei Minister widmen sich mit besonderem Engagement den großen Werken der Malerei. Auf Staatskosten betreibt Kardinal Richelieu eine gezielte Ankaufspolitik und baut eine bedeutende Privatsammlung auf. Ein Großteil geht zusammen mit seinem Stadtpalais, dem heutigen Palais Royal, 1636 in den Besitz der Krone über. Die Höhepunkte der Sammlung allerdings behält der Kardinal, um sein ambitioniertes Familienschloß Poitou – Vorgeschmack auf den Prunk von Versailles – damit zu schmücken. Als großer Kenner und Liebhaber hatte er sich bereits den berühmten Renaissance-Zyklus aus dem Studiolo der Isabella d'Este in Mantua gesichert (Seite 147 ff.), bevor die einzigartige Sammlung der Gonzaga 1627 an König Karl I. von England verkauft wurde. Alle diese Schätze sollten letztlich im Louvre Eingang finden, sei es aus dem Familienbesitz der Herzöge von Richelieu, der während der Revolution konfisziert wird, sei es aus der unter Cromwell zum Verkauf angebotenen Sammlung des hingerichteten Stuart-Monarchen: Was für England einen unersetzlichen Verlust bedeutet, trägt in nicht geringem Maße zum Ruhm der französischen Krone bei.

Mazarin, der gebürtige Italiener, ist noch mehr von der Leidenschaft des Bildersammelns besessen als sein Vorgänger. Auch er nutzt seine politische Autorität und durchkämmt ganz Europa auf der Suche nach verkäuflichen Meisterwerken. Selbst später ein Kenner von hohen Graden, hat wohl auch der junge Ludwig XIV. von seinem exquisiten Geschmack profitiert. Mazarins Initiative ist es zu verdanken, daß die schönsten Stücke der Sammlung Karls I. beim

Verkauf der Jahre 1649–53 – der Kardinal befindet sich zu dieser Zeit auf der Flucht vor der Fronde im Exil – nach Frankreich gelangen. Als Zwischenhändler fungiert dabei der aus Köln gebürtige Bankier Eberhard Jabach, der sie im Jahr 1662 der französischen Krone weiterverkauft – unter recht günstigen Bedingungen übrigens, da Jabach in finanzielle Schwierigkeiten geraten ist. Von Mazarin wird berichtet, daß er angesichts seines nahen Todes nichts so sehr beklagte wie die Trennung von seinen Bildern. Er vermacht seine Sammlung der Krone, doch Ludwig XIV. zieht es vor, diese Kostbarkeiten von den Erben des Kardinals käuflich zu erwerben, darunter Werke von Raffael, Tizian und Correggio, aber auch die *Geschichten Davids* von Hans Sebald Beham (Seite 225), was für die vielseitige Kennerschaft des Königs spricht.

Mazarins Tod markiert den endgültigen Durchbruch des Absolutismus. Fortan nimmt Ludwig XIV. die Regierungsgeschäfte selbst in die Hand, wird Mittelpunkt aller staatlichen Belange, zu denen auch die Kunst gehört: Er *ist* die Staatsraison. Um die Neuanschaffungen der nun sprunghaft anwachsenden Bildergalerie, die mit Meisterwerken aus der Sammlung des Herzogs von Richelieu, eines Neffen des Kardinals, 1665 nochmals einen wertvollen Zuwachs verzeichnen kann, kümmert sich der König persönlich. Er wird unterstützt von Colbert, dem die Finanzen des Königreiches sowie die kulturellen Institutionen und Maßnahmen, nicht zuletzt die ambitionierten Baustellen des Königs – die Schlösser Louvre und Versailles – obliegen. Colbert kauft 1671 die restlichen der von Mazarin und Jabach zusammengetragenen Gemälde und begründet eine Graphiksammlung. Im gleichen Jahr tritt der vielbeschäftigte Maler Le Brun sein Amt als Generalinspektor der königlichen Gemäldesammlung an. Beide greifen den alten Plan Richelieus wieder auf, die Große Galerie in eine Bildergalerie zur Nutzung der im Louvre ansässigen Künstler umzuwandeln und die noch auf die königlichen Schlösser verteilten Gemälde hier zu versammeln. Zwischenzeitlich dekoriert Le Brun die Galerie d'Apollon mit Malereien im akademischen Stil des Barock-Klassizismus. Ihm ist auch die Erstellung des ersten Inventars der Sammlung zu danken (1683).

Die Einstellung der Bauarbeiten am Louvre im Jahr 1674 bedeutet zunächst keinen Stillstand der Sammlungstätigkeit. Am 6. Dezember 1681, so meldet ein höfischer Berichterstatter, »beehrte der König Paris mit seiner Anwesenheit und besuchte den Louvre, um sich sein Bilderkabinett anzusehen... Seine Majestät fand unter der Leitung seines Hofmalers alles in bester Ordnung vor«. Nachdem er ein paar anerkennende Worte gesprochen und 15 Gemälde für seine Privatgemächer in Versailles ausgewählt hatte, »empfahl sich seine Majestät in voller Zufriedenheit«. Es ist ein denkwürdiger Tag: Zum erstenmal nimmt der Louvre so etwas wie eine Museumsfunktion wahr, wenn auch nur für eine einzige Person: den König.

Der persönliche Geschmack Ludwigs XIV., seine Vorliebe für die Kunst Italiens, bestimmt nicht nur das Gewicht der Sammlung, sondern den Stil der französischen Malerei schlechthin. Die akademische Ausrichtung hatte den Dualismus zwischen Anhängern der vitalen Rubens-Schule und solchen der klassischen Linie Poussins trotz seines nur kurzen Gastspiels am Pariser Hof 1641/42 für den letzteren entschieden: Zeichnung gilt mehr als Farbe, klassische Sujets triumphieren über das Genre. In der königlichen Sammlung dominieren neben Poussin und Claude Lorrain die Franzosen Le Brun und Mignard; auch der Flame van Dyck wird geschätzt. Auffallend ist die Vernachlässigung der Spanier: Der subtile Realismus eines Velázquez findet in Frankreich kein Echo. Wenn der König bei seinen Ankäufen die Maler des Nordens auch nicht gänzlich ausschließt und auch einige Rubens-Bilder besitzt, so ist die Tendenz doch deutlich. Aufbauend auf diesem ausgeprägten Fundament des Grand siècle hat die Louvre-Sammlung erst in der Folgezeit ihr breites künstlerisches Spektrum gewonnen.

Gegen Ende der Regierungszeit Ludwigs XIV. stagnieren die Aquisitionen; die Bestände aus dem Kabinett des Königs wandern zum Großteil nach Versailles oder werden auf andere Residenzen verteilt. Im Louvre hat nie wieder ein Monarch gewohnt. Während der Bauzustand zunehmend zu wünschen übrig läßt, herrscht ein reger Kunstbetrieb: 1725 reaktiviert die Akademie der Malerei die öffentlichen

Ausstellungen im Salon carré. Hier haben sich seither entscheidende Entwicklungsstadien der französischen Malerei vollzogen.

Um die Jahrhundertwende und während der Régence macht sich ein allgemeiner Geschmackswandel bemerkbar, der Poussin zugunsten von Rubens vernachlässigt und mit der Abwendung von den repräsentativen barocken Bilderzyklen und heroischer Thematik nun wieder kleinere Formate und intimere Themen bevorzugt. Am Beginn dieses goldenen Zeitalters der französischen Malerei steht Watteau, durch dessen poetische Wachträume bereits ein Hauch von Romantik weht. Seinen Spuren folgen, Seelensprache durch frivole Anmut ersetzend, Boucher und Fragonard. Doch das zeitgenössische Kunstgeschehen hat nicht die Protektion des neuen Königs Ludwig XV. (1723–1774), der als Mäzen und Sammler kaum in Erscheinung tritt. Einziger größerer Zugang dieser Zeit ist ein Konvolut von 20 Bildern, das der Maler Hyazinthe Rigaud 1642 aus dem Nachlaß des Prinzen von Carignan für den König erwirbt. Watteau findet inzwischen großen Anklang im Ausland. Da die königliche Sammlung unzugänglich ist – die Meisterwerke des Grand siècle schlummern im Depot – fehlt es der neuen Malergeneration an Vorbildern. Dieser Mißstand stößt auf lautstarken Protest – ein ganz neues Phänomen im absolutistischen Frankreich, das gegen die Mitte des 18. Jahrhunderts von den Ideen der Aufklärung aufgerüttelt wird. Die Öffentlichkeit beginnt, die Zukunft der königlichen Sammlung zu ihrer eigenen Angelegenheit zu machen.

Die allgemeine Kritik, geschürt von Pamphleten, die aufmerksam gelesen werden, führt schließlich dahin, daß im Jahr 1750 in den ungenutzten Gemächern im linken Flügel des Palais du Luxembourg die erste Gemäldegalerie Frankreichs ihre Tore öffnet: Hier sind an zwei Tagen der Woche 110 Bilder aus königlichem Besitz sowie die von Rubens gemalte Medici-Galerie im Nachbarflügel zu besichtigen. Die Besucher können sich sogar am Beispiel von Andrea del Sartos Tafelbild *Caritas* (Seite 186), das auf Leinwand übertragen wird, über Restaurierungsmaßnahmen informieren. Diese Museumsinstitution – ein überraschendes Zugeständnis an die Öffentlichkeit – endet jäh, als das Schloß 1779 in die Hände des Grafen der Provence (später Ludwig XVIII.) übergeht, der es als Wohnsitz renovieren läßt und die Galerie schließt. Die Bilder, darunter diesmal auch der Medici-Zyklus, wandern erneut ins Depot, ihre Auferstehung im Louvre erwartend.

Die Epoche Ludwigs XVI. sollte sich für die Sammlung ebenso wie für die Zukunft des Louvre als außerordentlich fruchtbar erweisen. Erstmals seit den Zeiten Ludwigs XIV. werden die Bestände gezielt erweitert und sorgfältig erfaßt. Einen entscheidenden Impuls im Interesse der Öffentlichkeit stellt der Artikel über den Louvre dar, den Denis Diderot im Jahr 1765 im 9. Band seiner Enzyklopädie veröffentlicht: Darin entwirft er einen wohldurchdachten Museumsplan für die Große Galerie. Allenthalben in Europa regen sich ähnliche Kräfte; in England war bereits 1759 der Grundstock des Britischen Museums der Öffentlichkeit übergeben worden. Während Diderot, der Vater der modernen Kunstkritik, mit seinen Kommentaren zur zeitgenössischen Kunstszene im Salon das Bewußtsein für Stil und Ästhetik »erzieht«, während David mit seinem *Schwur der Horatier* (Seite 585) im Salon von 1783 seine klassizistische Diktatur aufrichtet, nimmt der Museumsplan Gestalt an. Seit 1774 ist Graf d'Angiviller »Directeur des Bâtiments«; ihm wird vor allem die Schließung der Lücken an holländischer und flämischer Malerei verdankt. 1784 wird der Maler Hubert Robert zum Konservator des künftigen Museums bestellt; er widmet sich dieser Aufgabe mit großem Engagement und künstlerischer Sensibilität, wie seine Projekte für die Grande Galerie bezeugen (Seiten 574/575). Bei Ausbruch der Revolution verliert Graf d'Angiviller Amt und Eigentum an vielen kostbaren Gemälden. Die königliche Sammlung geht in den Besitz des Volkes über. Mehr denn je ist der Wunsch nach Öffentlichkeit ein brennendes Anliegen. 1793 wird die Grande Galerie in noch gänzlich unzureichendem Zustand unter dem Druck des ungeduldigen Volkes provisorisch eröffnet: an fünf Tagen der nun zehntägigen Zeiteinheit für Künstler und Kopisten, an drei Tagen für Besucher.

Das Musée Central des Arts, der revolutionäre Nachfolger der Königlichen Galerie, realisiert in den

Tagen der Schreckensherrschaft, was die Monarchie in 40 Jahren nicht zustandegebracht hatte. Drei Viertel der 735 Gemälde stammen aus königlichem Besitz; das restliche Viertel setzt sich zusammen aus konfiszierten Kirchenbeständen, der Sammlung der Akademie, die ebenfalls aufgelöst wird, und aus Privatbesitz von Emigranten, wozu auch der Herzog von Richelieu gehört. Ein separates Depot schützt diese Schätze vor den Gläubigern der meist hochverschuldeten adeligen Besitzer. Das Zentralmuseum ist in der Tat die einzige Einrichtung in Frankreich, die planmäßig funktioniert. Den Jakobinern unter Führung von David gelingt es zu beweisen, daß die Kultur, einst Privileg einer Minderheit, dem ganzen Volk gehöre. Anders als in England, wo die Revolution von 1649 die Verschleuderung der Kunstsammlung Karls I. zur Folge gehabt hatte, konsolidiert sich in Frankreich das nationale Selbstbewußtsein nicht zuletzt durch das Medium der Kunst.

Seit 1790 kümmert sich eine Kommission um Inventarisierung aller französischen Kunstschätze. Nur erlesene Werke werden für würdig befunden, das neugewonnene Selbstbewußtsein zu repräsentieren. Aus der Stiftskirche Notre-Dame von Autun wird Jan van Eycks *Madonna des Kanzlers Rolin* ihrer jahrhundertealten Funktion als Epitaph beraubt und in den Louvre überführt. Doch nicht nur französische Denkmäler müssen ihre Schätze zugunsten des Zentralmuseums hergeben: Das Direktorium erteilt General Bonaparte und seinen Truppen ausdrücklich Befehl, berühmte Kunstwerke des Auslandes zu beschlagnahmen. Die ersten Sendungen treffen 1794 aus den Niederlanden ein; später folgen Gemälde aus Parma und Mailand, Bologna, Modena und Cremona. In den Jahren 1797/98 plündert die Italienarmee Venedig und Rom; die deutschen und österreichischen Sammlungen – Berlin, Potsdam, Kassel, Braunschweig und Wien – sind 1806/07 an der Reihe. Aus allen besetzten Ländern erreichen ganze Wagenladungen voller Meisterwerke die französische Metropole – nicht nur Gemälde, auch Skulpturen und Kuriositäten verschiedenster Art.

Unter diesen Umständen zeigt sich sehr bald, daß die riesige Galerie doch nicht mehr als die Hälfte der angesammelten Gemälde fassen kann. Ein Teil wird in Versailles untergebracht, wo man den Verlust der königlichen Sammlung sehr beklagt hatte. Das 1797 gegründete kurzlebige Museé spécial de l'école française mag ein kleiner Trost gewesen sein; im Grunde ist es mehr eine Art Magazin für zweitrangige Werke – 352 Gemälde sind im Inventar von 1802 aufgeführt. Im Louvre selbst versucht man den Überblick dadurch zu behalten, daß man die wichtigen Neuzugänge im Salon carré ausstellt, bevor sie systematisch der Grande Galerie eingegliedert werden.

Die herausragende Persönlichkeit dieser turbulenten Aufbaujahre des Museums ist der von der Revolution zum Bürger degradierte Baron Vivant Denon, der 1802 fünfundfünfzigjährig von Bonaparte in sein Amt als Museumsdirektor berufen wird. Als Teilnehmer des wissenschaftlichen Stabes hatte er sich bereits im Ägyptenfeldzug ausgezeichnet und sollte auch später Napoleons Feldzüge couragiert begleiten. Auf Denons Drängen hin beantragt der Zweite Konsul 1803 die Umbenennung des Museums in Musée Napoléon, wogegen der Erste Konsul selbst keine Einwände erhebt. Es ist dies das erstemal, daß Bonapartes Vorname entsprechend seiner zunehmenden Machtposition mit imperialem Anspruch verknüpft wird. Auf diese Weise bleiben der Sammlung ihr traditioneller fürstlicher Rang und eine entsprechende Protektion erhalten.

Es gibt keinen Zweifel darüber, daß mit dem Besitz der größten Kunstschätze des Abendlandes eine Vormachtstellung verbunden ist, wie sie früher einmal Rom besessen hatte. Frankreich fühlt sich als Nachfolger und Vorreiter der revolutionären Errungenschaften in Europa; dementsprechend gebührt ihm die Rolle als Verwalter der Kulturgüter. Gewiß, Quatremère de Quincy gibt anfangs zu bedenken, daß der italienischen Kultur durch die Entführung der Kunstwerke unermeßlicher Schaden zugefügt sei, aber im großen und ganzen anerkennt man den kulturellen Führungsanspruch Frankreichs, der von Malern wie David und Isabey vehement unterstützt wird. Von Frankreich ausgehend soll ihr strenger Klassizismus in ganz Europa Vorbild sein. Das stolze Sendungsbewußtsein entspringt dem Geist der Revolution. Mit fester Überzeugung schreibt Bonaparte 1796 aus Mailand: »Alle, denen Ruhm und Ehre in

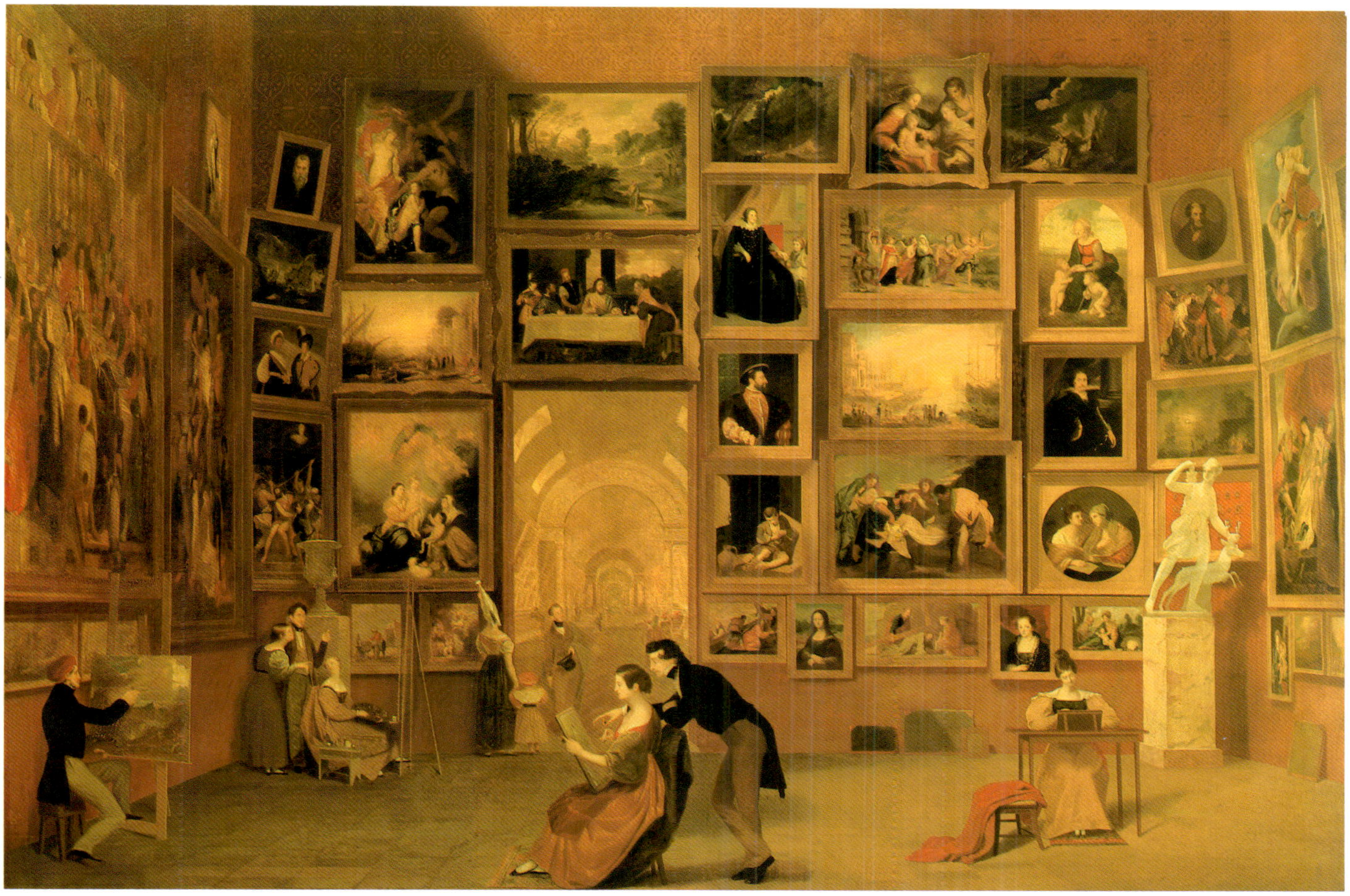

Der Salon carré und die Grande Galerie des Louvre. Gemälde von F. B. Morse, 1832, in dem eine ganze Reihe von Meisterwerken der Sammlung fiktiv vereint sind; viele Bilder sind in Wirklichkeit im Format größer. Der Maler hat sich selbst im Vordergrund dargestellt; in der linken Ecke des Raumes sind der Schriftsteller James Fenimore Cooper mit Frau und Tochter Susan um eine Staffelei versammelt. Chicago, Illinois, Terra Museum of Art.

den Geisteswissenschaften zuteil geworden ist, sind Franzosen, ganz gleich, in welchem Land sie geboren sind.« Das gilt natürlich auch für die Schönen Künste. Gewiß ist, daß die im Louvre verwirklichte Museumsidee Schule macht und eine Entwicklung begründet, deren Früchte wir noch heute genießen. Durch den Frieden von Amiens ist es seit 1802 auch wieder möglich, nach Paris zu reisen. Besonders die Engländer nutzen dies. Der Louvre scheint zur Pilgerstätte einer ganzen Nation zu werden. Zu den zahlreichen Besuchern gehört auch der junge Turner. Die Funktion der Louvre-Sammlung als Bildungsstätte der Künstler wird in Zukunft aus der Geschichte der Malerei nicht mehr wegzudenken sein, so daß Cézanne am Ende des Jahrhunderts sagen kann: »Der Louvre ist das Buch, in dem wir alle lesen lernen.«

Paris ist jedoch keineswegs die einzige Stadt, die von den kunstpolitischen Aktivitäten Napoleons und seines Museumsdirektors Vivant Denon profitiert. Der Kaiser hatte stets ein Zentralmuseum mit vielen Nebenstellen in den französischen Départements im Sinn gehabt. Im Jahr 1800 entstehen 15 solcher Zweigmuseen, eines davon in Brüssel; eine große Anzahl von Gemälden wird in die Provinz verschickt. Später kommen auch die Hauptstädte des neuen Europa zu ihren Museen: Louis Bonaparte gründet 1808 in Amsterdam ein Museum, aus dem das Rijksmuseum hervorgegangen ist; Jerôme Bonaparte, König von Westfalen, baut die Gemäldegalerie in Kassel aus; das Nationalmuseum in Madrid, der Prado, von Joseph Bonaparte ins Leben gerufen, wird nach der Restauration 1819 eröffnet; die Brera-Galerie in Mailand gibt 1809 auf Wunsch Napoleons dessen Stiefsohn Eugène Beauharnais der Öffentlichkeit frei. Nach französischem Muster entstehen allerorten Museen, teils durch kommunale, teils durch private Initiative. Als nach dem Zusammenbruch des Kaiserreiches ein Großteil der ausländischen Kunstwerke restituiert wird, kehren die Bilder meist keineswegs an ihre alten Standorte in Kirchen, Klöstern und Palästen zurück, sondern wandern in diese neuen Museen.

Vivant Denon bemüht sich wie schon sein Vorgänger d'Angiviller gezielt um eine Vervollständigung der Sammlung, die im Sinne einer repräsentativen kunsthistorischen Zeugenschaft noch beträchtliche Lücken aufweist. 1811 unternimmt er eine Reise in die Toskana und kann bei seiner Rückkehr mit dem Zugang von Werken der Frühzeit – Cimabue und Giotto, Fra Angelico, Filippo Lippi, Ghirlandaio, Cima u. a. – einen vollen Erfolg verzeichnen. Viele dieser Bilder bleiben dem Louvre auch nach dem Fall des Kaiserreiches erhalten, denn die »Primitiven« stehen in Italien nicht hoch im Kurs, und so zeigen sich die toskanischen Abgesandten vorwiegend an der Rückführung anderer Kunstgegenstände interessiert.

Der Aderlaß der von den Alliierten requirierten Meisterwerke ist insofern heilsam, als nun ganz von selbst das nationale Element wieder in den Vordergrund rückt. War der Anteil der französischen Malerei im Musée Napoléon relativ gering gewesen — vier Joche der Grande Galerie belegte die Malerei des Nordens, weitere vier die Italiens und nur eine die Frankreichs —, so kommt ihr nun mit dem Ende der imperialen Träume breiterer Raum zu. Die Lücken im Louvre werden zunächst mit den seit 1802 im Palais du Luxembourg ausgestellten Gemälden gefüllt: Vernets *Häfen Frankreichs* und Le Sueurs Zyklus zum *Leben des hl. Bruno* (Seite 465), allen voran aber Rubens' barocke Apotheose des *Medici-Zyklus* (Seite 322 ff.). Ludwig XVIII. eröffnet 1818 das Musée du Luxembourg für zeitgenössische Kunst. Da die in der Revolution verstaatlichten Sammlungen nun der Zivilliste des Königs angeschlossen sind, bleibt die enge Bindung von Kunst und Krone zunächst erhalten; die Herrscher des 19. Jahrhunderts bis hin zu Napoleon III. geben sich alle Mühe, die französische Tradition einer prestigeträchtigen Kunstpolitik fortzusetzen, wie es das Gemälde von François Joseph Heim, das *Karl X. bei der Preisverleihung des Salon von 1824* zeigt, veranschaulicht (Seite 14). Die königliche Verwaltung erwirbt — vielfach unmittelbar aus den Salons — zeitgenössische Bilder, u. a. Delacroix' *Dante und Vergil in der Hölle* (Seite 655), *Das Massaker von Chios* (Seite 657), später *Frauen von Algier* (Seite 661), Ingres' *Rüdiger und Angelica* (Seite 624); Géricaults Skandalbild *Das Floß der Medusa* (Seite 630/631) wird aus dem Nachlaß des Künstlers erworben; J.-L. David, der ein Angebot zur Rückkehr nach Paris ausschlägt und freiwillig im Brüsseler Exil bleibt, ist mit *Leonidas an den Thermopylen* (Seite 594) und *Der Raub der Sabinerinnen* (Seite 596) unter den Neuzugängen vertreten. Über die Luxembourg-Galerie finden diese Meisterwerke später Eingang in den Louvre.

Unter Louis Philippe (1830–1848) gilt das Hauptinteresse dem neugegründeten Musée de l'Histoire de France in Versailles. Delacroix' mitreißendes Revolutionsbild *Die Freiheit führt das Volk an* (Seite 673) wird vom König angekauft, ist jedoch nur kurzfristig zu sehen und macht erst auf der Weltausstellung 1855 Furore. Das wichtigste Ereignis für den Louvre in den Jahren der Julimonarchie ist die Spanische Galerie: die Ausstellung spanischer Meister aus dem Konvolut von 412 Gemälden, von Louis Philippes Agent Baron Taylor vorwiegend aus aufgelöstem kirchlichem Besitz in Spanien aufgekauft, und zwar aus privaten Mitteln des Königs, was der Sammlung zum Verhängnis werden sollte. Seit der Eröffnung der Galerie im Jahr 1838 im Obergeschoß des Kolonnadenflügels lösen diese Bilder einer in Frankreich lange vernachlässigten Provenienz hier einen Spanien-Kult aus und machen auf die Künstler der jungen Generation starken Eindruck. Nach dem Sturz des Königs 1848 als sein Privateigentum eingefordert, geht diese einzigartige Sammlung der französischen Kunstszene verloren: Es kommt zu keiner Einigung zwischen der republikanischen Regierung und der Familie Orléans, und so wird die Sammlung 1853 in London versteigert und in alle Welt verstreut. Nur vereinzelt kehrt ein Bild wie El Grecos *Christus am Kreuz* (Seite 275) später in den Louvre zurück.

Schon während der kurzlebigen Zweiten Republik beschließt man umfangreiche Baumaßnahmen für den Louvre, die unter Napoleon III. zügig durchgeführt werden. Zu dem großangelegten Programm gehört auch die Fertigstellung der Galerie d'Apollon, für deren Deckengewölbe Delacroix 1850/51 das Mittelbild malt: *Apollo besiegt die Python-Schlange.* Von 1848 bis 1874 bewirkt der Maler und Konservator Villot, ein Freund von Delacroix, eine Reorganisation und Neuklassifizierung der Gemälde auf wissenschaftlicher Basis und erstellt den ersten umfassenden Bestandskatalog, auf dem alle weiteren Arbeiten aufbauen. Die Bilder werden chronologisch nach Schulen geordnet. Die zunehmende Bedeutung der Kunstgeschichte als selbständige Disziplin fördert eine gezielte Ankaufspolitik, und die Louvre-Administration bemüht sich im Wettstreit mit anderen Museen und Privatsammlern um eine Vervollständigung ihrer Bestände. 1861 gelingt es, gefördert von Napoleon III., die römische Sammlung Campana zu erwerben: Kunstobjekte verschiedenster Art und Qualität, antike Vasen, Bronzen und insgesamt 646 Gemälde. Eine Auswahl von 313 Bildern, darunter vor allem Meisterwerke der italienischen Malerei des 14. und 15. Jahrhunderts, sind ab 1863 im Kolonnadenflügel der Cour carrée ausgestellt. Napoleon III. gibt diesem Museum seinen Namen. Nach dem Sturz des Zweiten Kaiserreiches verteilt man weitere Bilder dieser Sammlung auf Regionalmuseen, wobei Zyklen oder größere Altarwerke rücksichtslos auseinandergerissen werden. Unter den Frührenaissance-Bildern, die im Louvre verbleiben, sind Paolo Uccellos *Schlacht von San Romano* (Seite 101) und die *Verkündigung* (Seite 126), vielleicht ein Frühwerk von Leonardo.

Eine der bedeutendsten Bereicherungen erfährt der Louvre 1869 durch das Vermächtnis des Pariser Arztes La Caze. Unter den 500 Gemälden befinden sich vor allem solche, die durch Indifferenz Ludwigs XV. entstandene Lücken der Sammlung schließen. Mit 8 Bildern von Watteau, 13 von Chardin, 9 von Fragonard, 6 von Largillièrre, 4 von Boucher, ferner Pater, Tocqué, Nattier, Greuze und Hubert Robert bildet die Sammlung La Caze seither den Grundstock der französischen Malerei des 18. Jahrhunderts im Louvre und hat nachhaltig zur Beliebtheit dieser schillernden Kunstepoche beigetragen. Weitere vereinzelte Erwerbungen sowie Schenkungen kommen später ergänzend hinzu.

Nach dem Sturz des Zweiten Kaiserreiches geht die Louvre-Sammlung, die jahrhundertelang unter fürstlichem Protektorat gestanden hatte, endgültig in den Besitz des Staates über. Seit 1897 unterstützt die Gesellschaft der Freunde des Louvre (*Société des Amis du Louvre*) die Ankaufspolitik der Museumsverwaltung. Mit ihrer Hilfe gelangt 1905 das Hauptwerk der französischen Malerei des 15. Jahrhunderts, die *Pietà von Villeneuve-lès-Avignon* (Seite 73), in den Louvre, nachdem das Bewußtsein für diese Frühzeit durch die Ausstellung »Les primitifs français« im Jahre 1903 großen Auftrieb erfahren hat. Durch zahlreiche großzügige Schenkungen — den Zugang der Sammlungen Thomy Thiery (1902), Moreau-Nélaton (1906), Schlichting (1914), Robert (1926), Croy (1930), Beistegui (1942) u. a. — wird der Bestand im Laufe unseres Jahrhunderts um unschätzbare Werte bereichert. Als weiterer Vorteil für die Sammlung erweist sich das 1972 in Kraft getretene Gesetz, das eine Abgeltung der Erbschaftssteuern durch Überlassung von Kunstwerken vorsieht.

Im Louvre wird in Zukunft durch die Erschließung weiterer Säle für das Museum vor allem die französische Malerei, die zusammen mit den im Depot verwahrten Bildern weit mehr als die Hälfte der Sammlungsbestände ausmacht und an keinem anderen Ort der Welt derart reichhaltig vertreten ist, in neuer erweiterter Präsentation zu sehen sein. Und wenn die Entscheidung über die Neubaumaßnahmen an diesem historischen Gebäudekomplex vom Staatspräsidenten persönlich getroffen wurden, so zeigt das einmal mehr, daß Kulturpolitik in Frankreich noch immer in jener absolutistischen Manier gehandhabt wird, die Kunst hier von jeher mit nationalem Prestige verbunden hat.

1300 – 1500

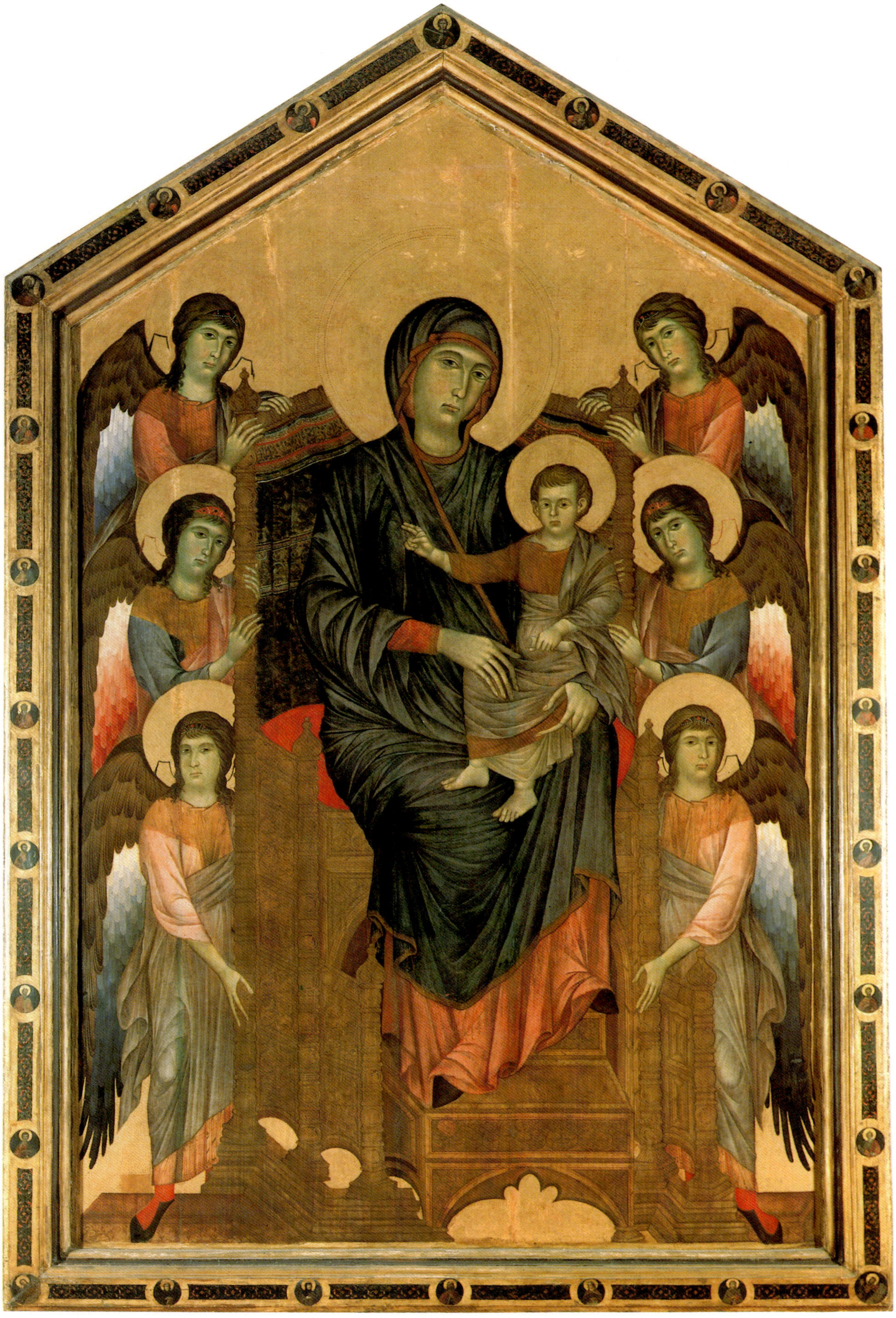

CIMABUE,
eigentl. CENNI DI PEPO
Florenz um 1240
– (?) nach 1302
Maestà (Thronende Maria mit dem Kind, umgeben von sechs Engeln).
Holz, 427 × 280 cm.
Goldgrund.
Aus der Kirche
San Francesco in Pisa,
1811; Zugang 1813.
INV. 254

Cenni di Pepo, gen. Cimabue

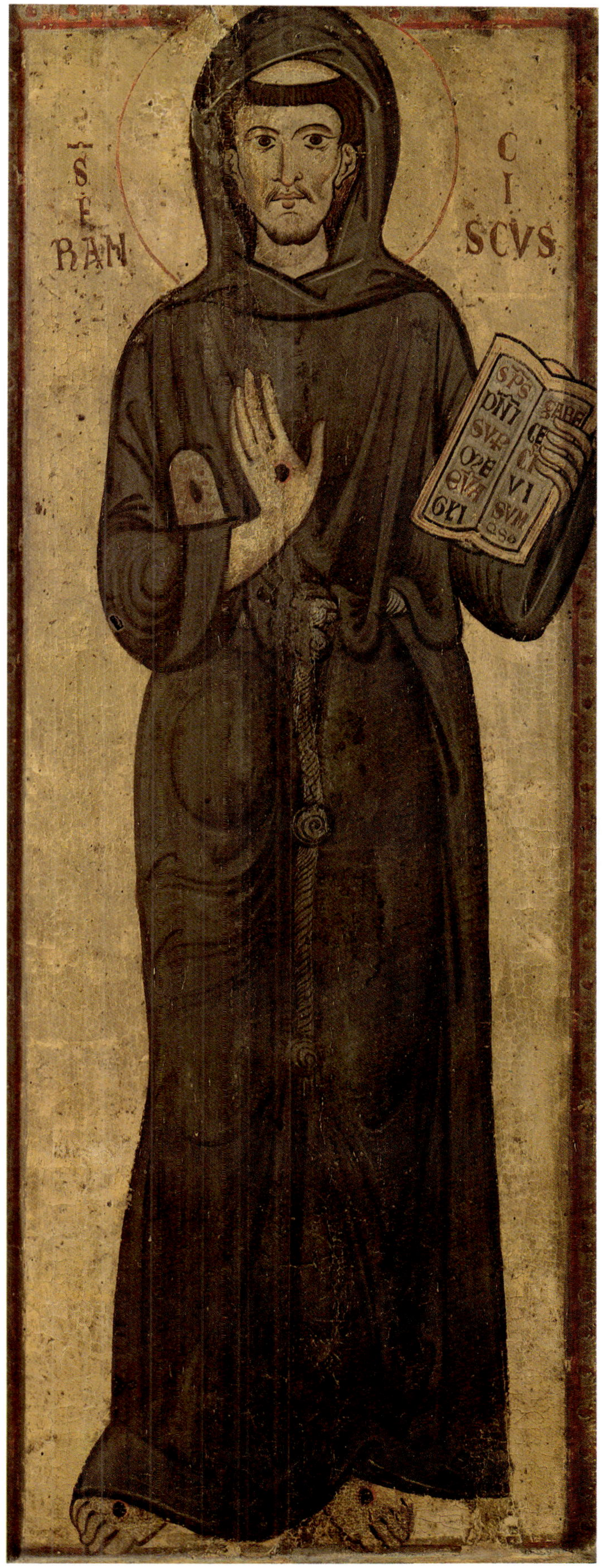

Die Ursprünge der westlichen Tafelmalerei liegen in der Toskana: im künstlerischen Spannungsfeld zwischen dem starken Einfluß der konventionell-stilisierten byzantinischen Kunst und den neuen Realismen der Gotik, die gleichzeitig im Bereich der Skulptur in den Werken der Pisani deutlich hervortraten. Die städtischen Zentren – Pisa, Siena und Florenz – boten im ausklingenden 13. Jahrhundert den fruchtbaren Nährboden für diese Entwicklung. End- und Höhepunkt der noch stark dem Byzantinischen verpflichteten Malerei, zugleich Aufbruch zu einer neuen Individualität, ist das Œuvre des zwischen 1272 und 1302 in Florenz tätigen Cenni di Pepo, genannt Cimabue – neben dem Sienesen Duccio die bedeutendste Künstlerpersönlichkeit vor dem kometenhaften Auftreten Giottos.

Als Giorgio Vasari im 16. Jahrhundert die Lebensbeschreibungen der bedeutendsten toskanischen Künstler niederschrieb, begann er mit der Biographie Cimabues, der »den ersten Anstoß zur Wiederentdeckung der Malerkunst gab«. Obwohl Vasari in seinen »Viten« nicht selten Historisches mit Legendärem vermischte, gab er doch wichtige Hinweise auf eine Reihe von Werken, die wir noch heute mit Cimabue verbinden: die Fresken in der Oberkirche von San Francesco in Assisi, die großen gemalten Kruzifixe und die prachtvolle Altartafel der *Maestà* in den Uffizien, die der monumentalen Louvre-Tafel sehr ähnlich ist. Vor warm leuchtendem Goldgrund erscheint auf einem kunstvoll gedrechselten Thron die Gottesmutter mit dem segnenden Christusknaben; sechs Engel mit schillernden Flügeln in byzantinischer Hoftracht begleiten hieratisch übereinandergestaffelt den Thron. Das Gewand der Madonna zeigt schon ganz jenen flüssigen Faltenwurf, der den Übergang von der linearen Figurenauffassung zu den voluminösen Gestalten Giottos ankündigt. Die Erwerbung dieser Inkunabel der abendländischen Tafelmalerei ist dem Interesse des Baron Vivant Denon für die »primitive« italienische Schule zu danken, die zu Beginn des 19. Jahrhunderts in Italien gering geschätzt wurde.

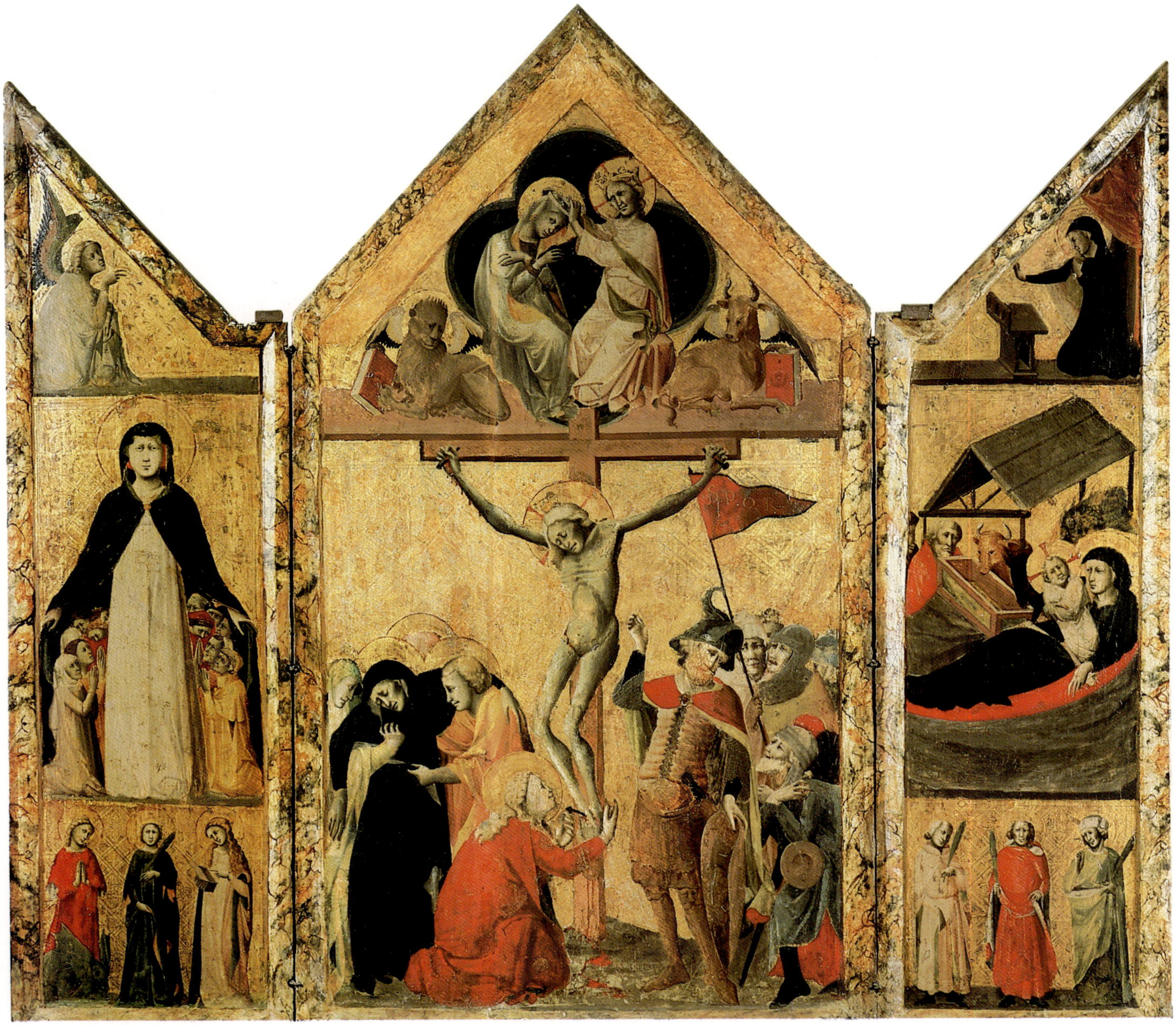

BOLOGNESISCHER MEISTER
Triptychon, 1333.
Kreuzigung, umrahmt von der *Schutzmantelmadonna,* dem *Verkündigungsengel,* der *Krönung Mariä,* der *Maria der Verkündigung,* der *Geburt* und *sechs Heiligen.*
Holz, Mitteltafel 135 × 73 cm, Flügel je 128 × 37 cm. Goldgrund. Aus der Sammlung Campana, Rom, erworben 1861; Zugang 1863, Musée Napoléon III; bis 1954 im Museum von Perpignan. INV. 20197

Vorangehende Seite
SCHULE VON LATIUM 1. Hälfte 13. Jh.
Der hl. Franziskus von Assisi.
Holz, 95 × 39 cm. Aus der Sammlung Campana, Rom, erworben 1861; Musée Napoléon III; bis 1895 Musée de Cluny. R. F. 975

Gegenüber
MEISTER VON SAN FRANCESCO Toskana, um 1350
Kruzifixus.
Holz, 97 × 73 cm. Schenkung der Société des Amis du Louvre, 1981. R. F. 1981-48

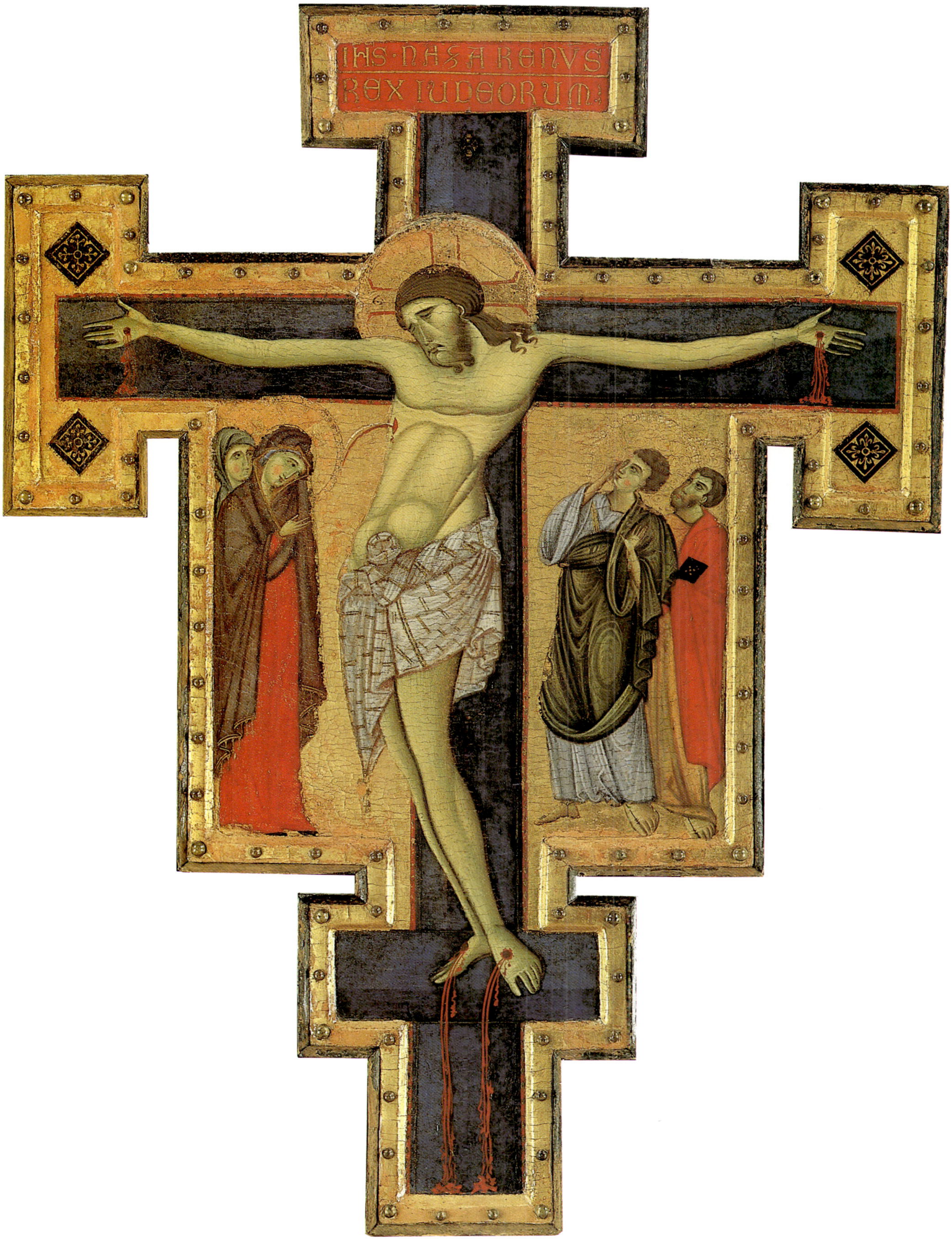
IHS·NAZARENUS
REX IUDEORUM

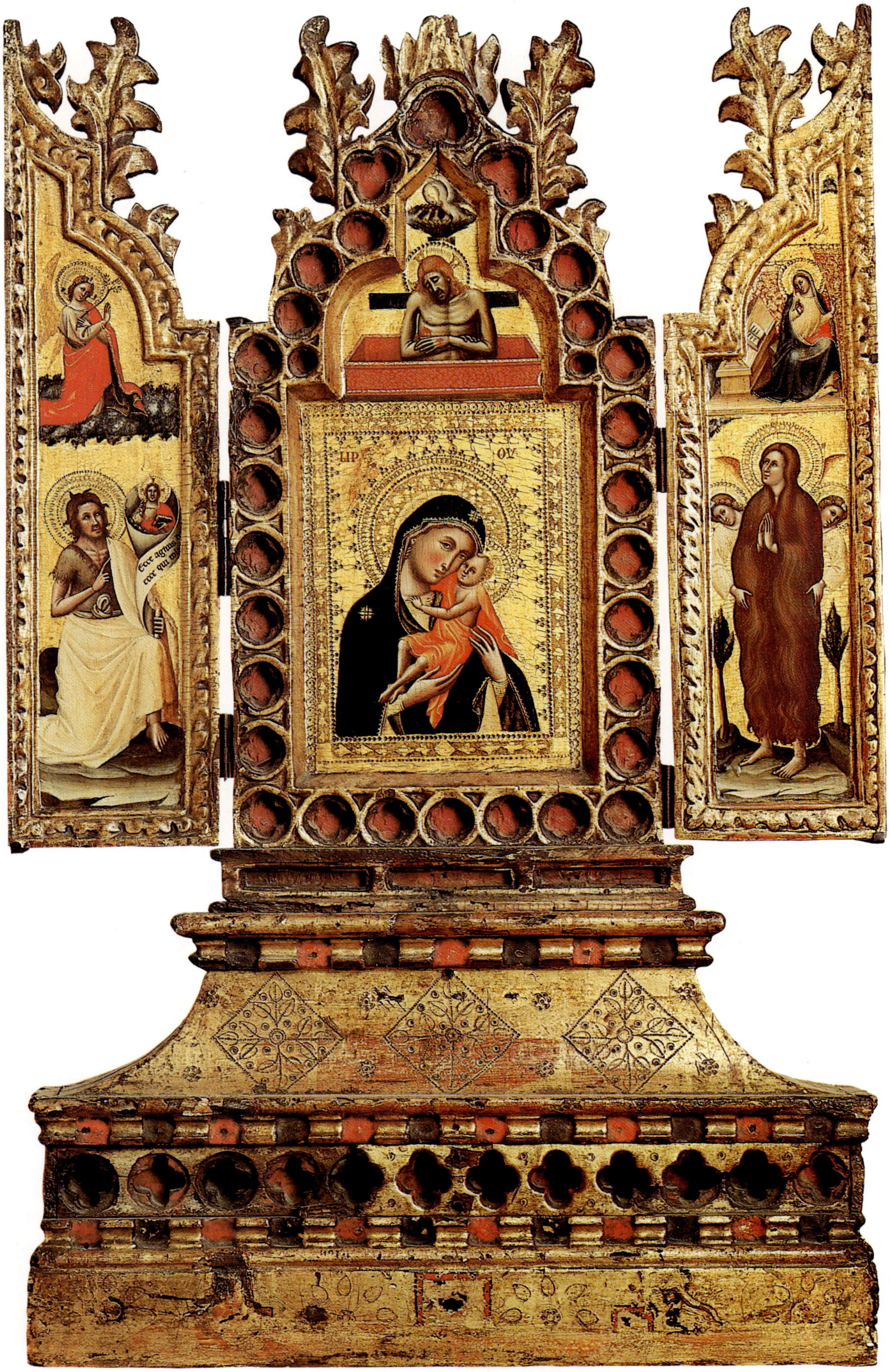

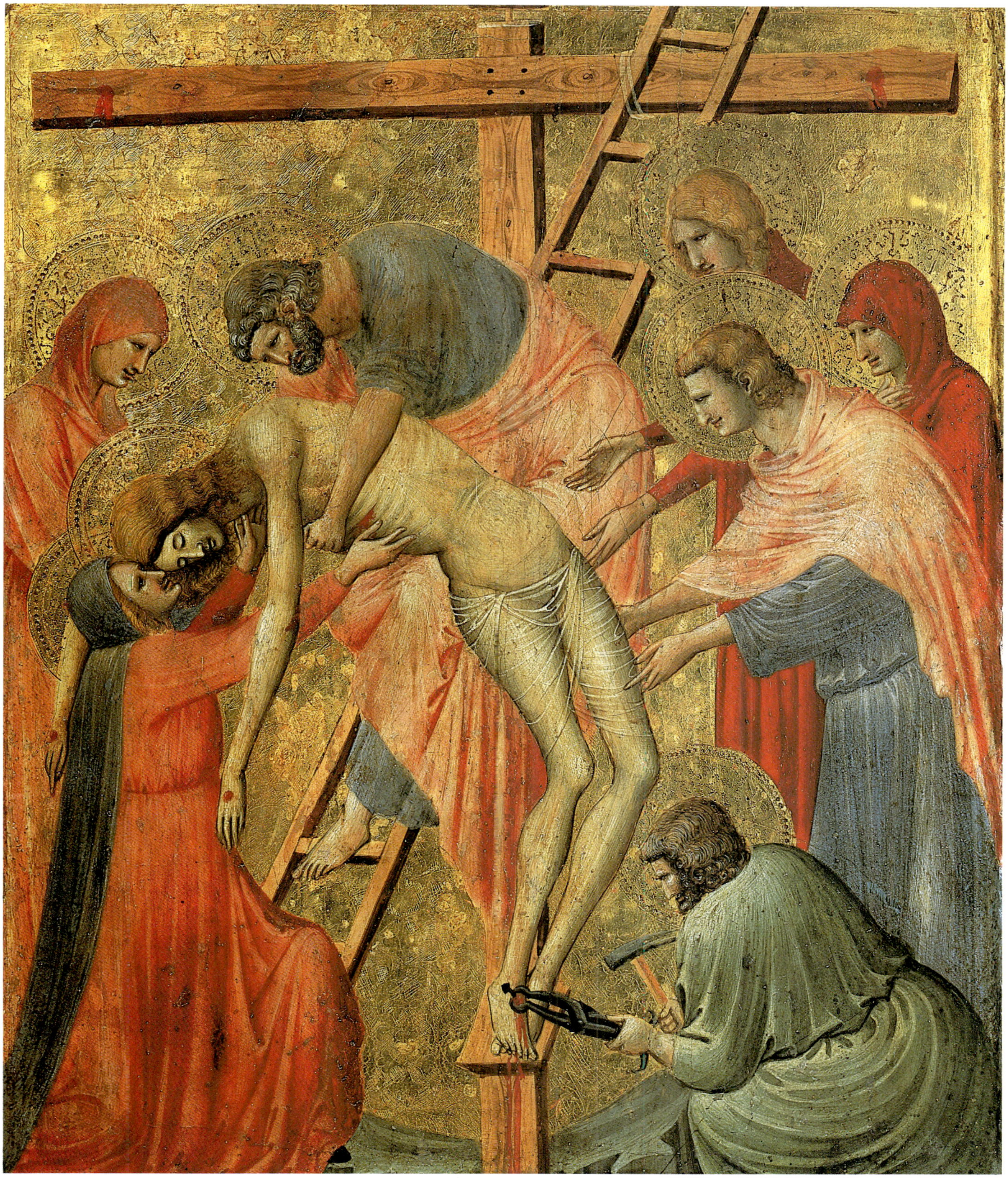

Gegenüber
Simone dei Crocefissi Tätig in Bologna 1355 – 1399
Triptychon. Mitteltafel: *Maria mit Kind;* darüber: *Christus im Grabe.* Linker Flügel: *Johannes d.T.;* darüber: *Engel der Verkündigung.* Rechter Flügel: *Hl. Maria Magdalena;* darüber: *Maria der Verkündigung.*
Holz, 50 × 26 cm (Mitteltafel), 50 × 13 cm (Flügel). Goldgrund. Dauerleihgabe der Fondation de France, 1973. D. L. 1973-15

Pietro da Rimini Tätig 1. Hälfte 14. Jh.
Die Kreuzabnahme, um 1330/40.
Holz, 43 × 36 cm. Goldgrund. Schenkung Brauer, 1920; Zugang 1932. R. F. 2287

Giotto di Bondone

Der junge Bettelorden der Franziskaner ist eng verknüpft mit der Entstehung einer neuen Malerei. Die Person des hl. Franz, der durch die Stigmatisation Christus »gleichförmig« geworden war – so sein Biograph Bonaventura – lieferte die Impulse für eine lebendige Ikonographie und neue Stilmittel. Seine Grabeskirche in San Francesco in Assisi, nicht lange nach seinem Tod 1226 in Angriff genommen, wurde zum Schulbeispiel der malerischen Erneuerung um 1300. Hatte schon der Franziskusmeister um 1260 in der Unterkirche von San Francesco die Franzlegende der Leidensgeschichte Christi gegenübergestellt, so zeigt sich in dem monumentalen Franzzyklus der Oberkirche kurz vor 1300 eine völlig neue figürliche und räumliche Auffassung, als deren Erfinder Giotto gilt.

Die Tafel mit der *Stigmatisation des hl. Franz* im Louvre aus der Franziskanerkirche in Pisa zeigt unter der Hauptszene in drei Bildfeldern weitere Ereignisse aus dem Leben des hl. Franz, die Bilderfindungen aus dem Franzzyklus der Oberkirche in Assisi wiederholen. Die zentrale Darstellung der Stigmatisation wird Giotto zugeschrieben. Deutlich unterscheidet sich dieser neue voluminöse Stil mit der Darstellung von Landschaft, kastenartigen Innenräumen und einer psychologisch angelegten Dramaturgie von den spirituellen, meditativen Andachtsbildern seines Lehrers Cimabue. Mit der Wirklichkeitsnähe seiner Figuren – wie hier der kniende Heilige, der die Strahlen der Stigmata wie Kraftströme empfängt – führt Giotto bildnerische Qualitäten in die Malerei ein, die der abendländischen Malerei den Weg weisen.

Gegenüber
Giotto di Bondone
Colle di Vespignano bei Florenz um 1267 – Florenz 1337
Die Stigmatisation des hl. Franziskus, mit drei Episoden aus seinem Leben auf der Predella: *Die Vision Papst Innozenz' III.; Der Papst billigt die Ordensregeln; Der hl. Franziskus predigt den Vögeln,* um 1295/1300 (?).
Holz, 313 × 163 cm. Goldgrund. Aus der Kirche San Francesco in Pisa, 1811; Zugang 1813. INV. 309

Bernardo Daddi Tätig in Florenz 1320 – 1348
Verkündigung.
Holz, 44 × 71 cm. Goldgrund. Aus der Sammlung Campana, Rom, erworben 1861; Zugang 1863, Musée Napoléon III. M. I. 393

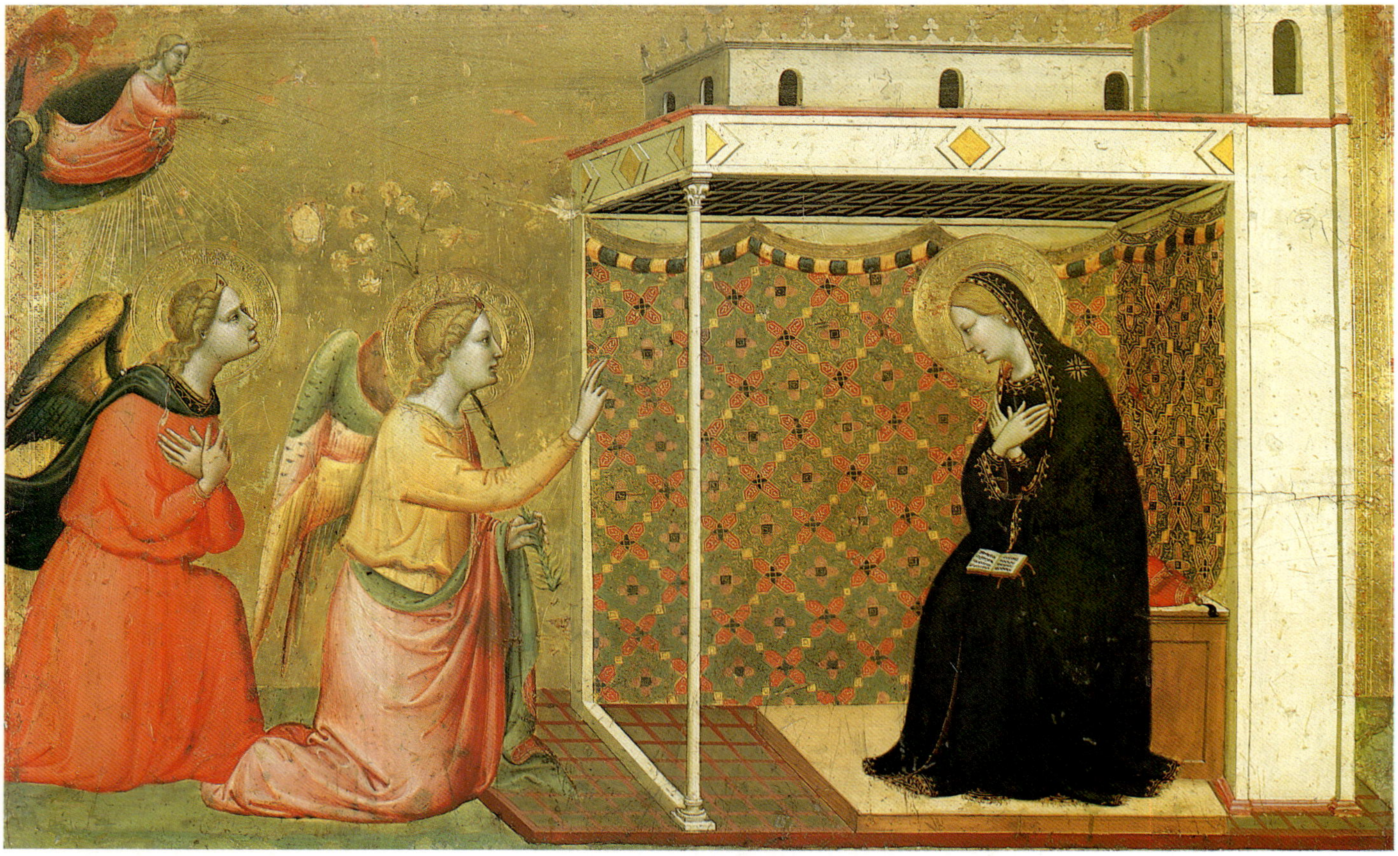

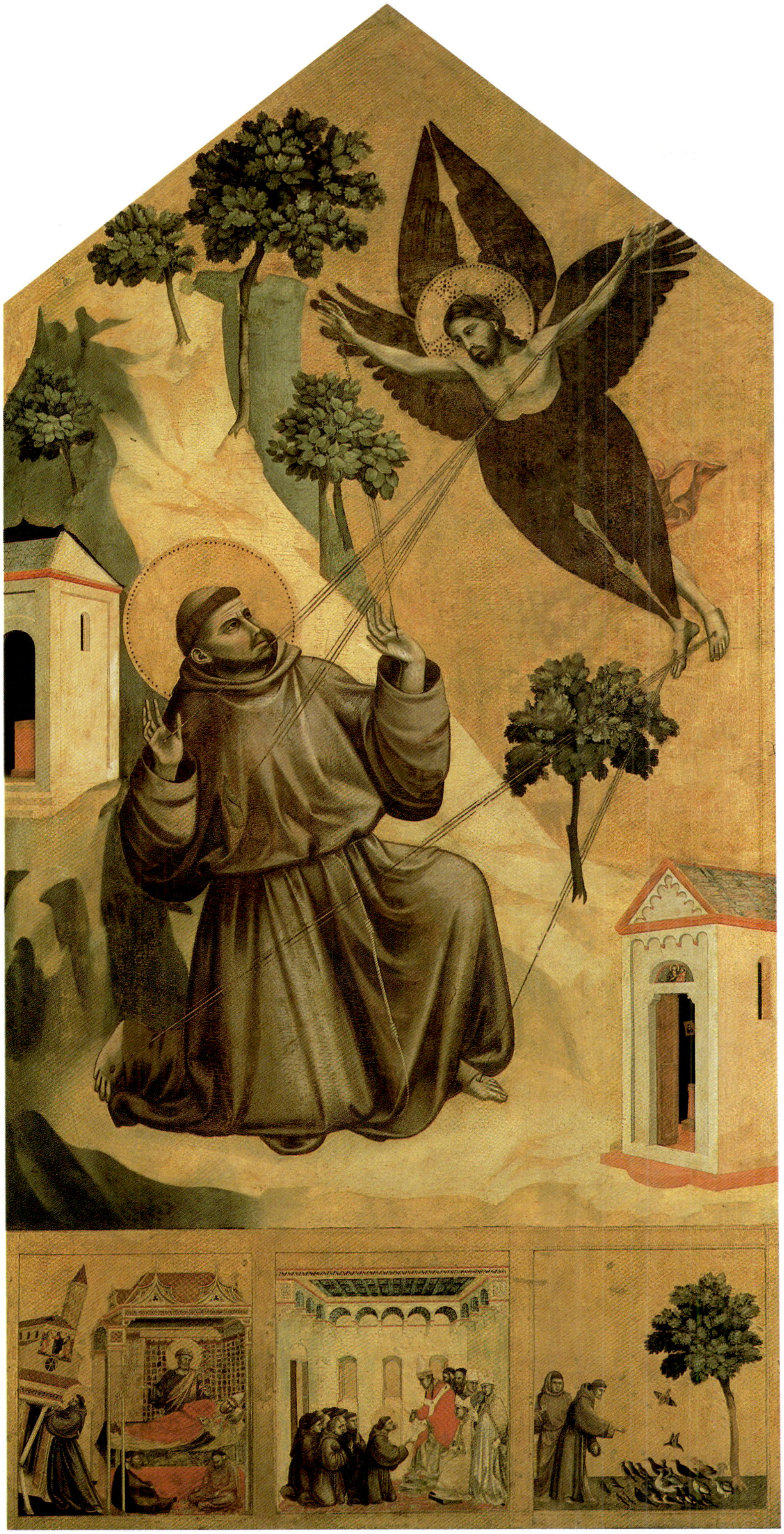

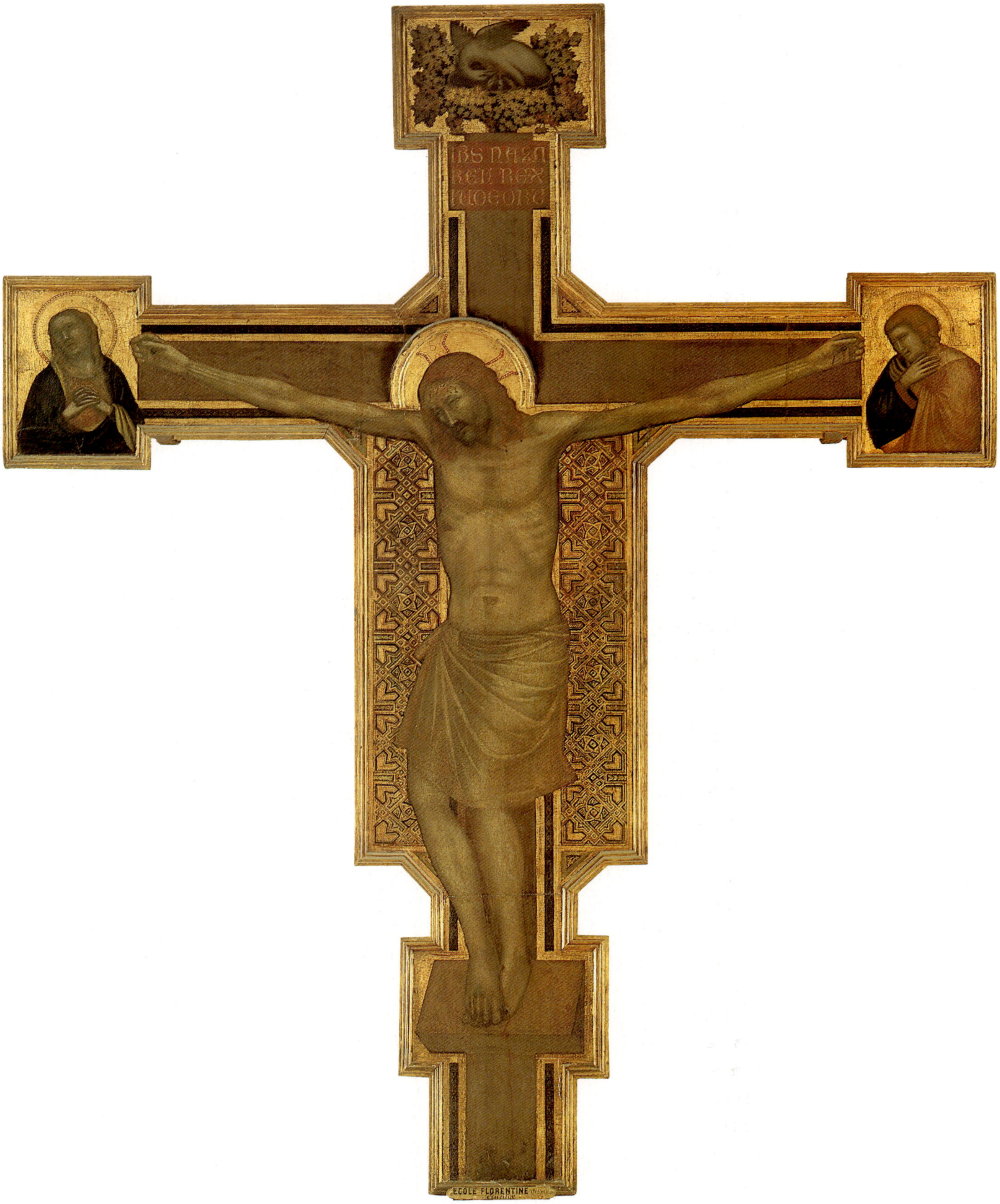

GIOTTO-WERKSTATT
Kruzifixus mit Pelikan, Maria und Johannes d. T.
Holz, 277 × 225 cm. Goldgrund. Aus der Sammlung Campana, Rom, 1861; Zugang 1863, Musée Napoléon III. M. I. 357

Gegenüber
BARNABA DA MODENA Tätig in Genua und Pisa 1361 – 1363
Maria mit dem Kind.
Holz, 109 × 72 cm. Erworben 1968. R. F. 1968-4

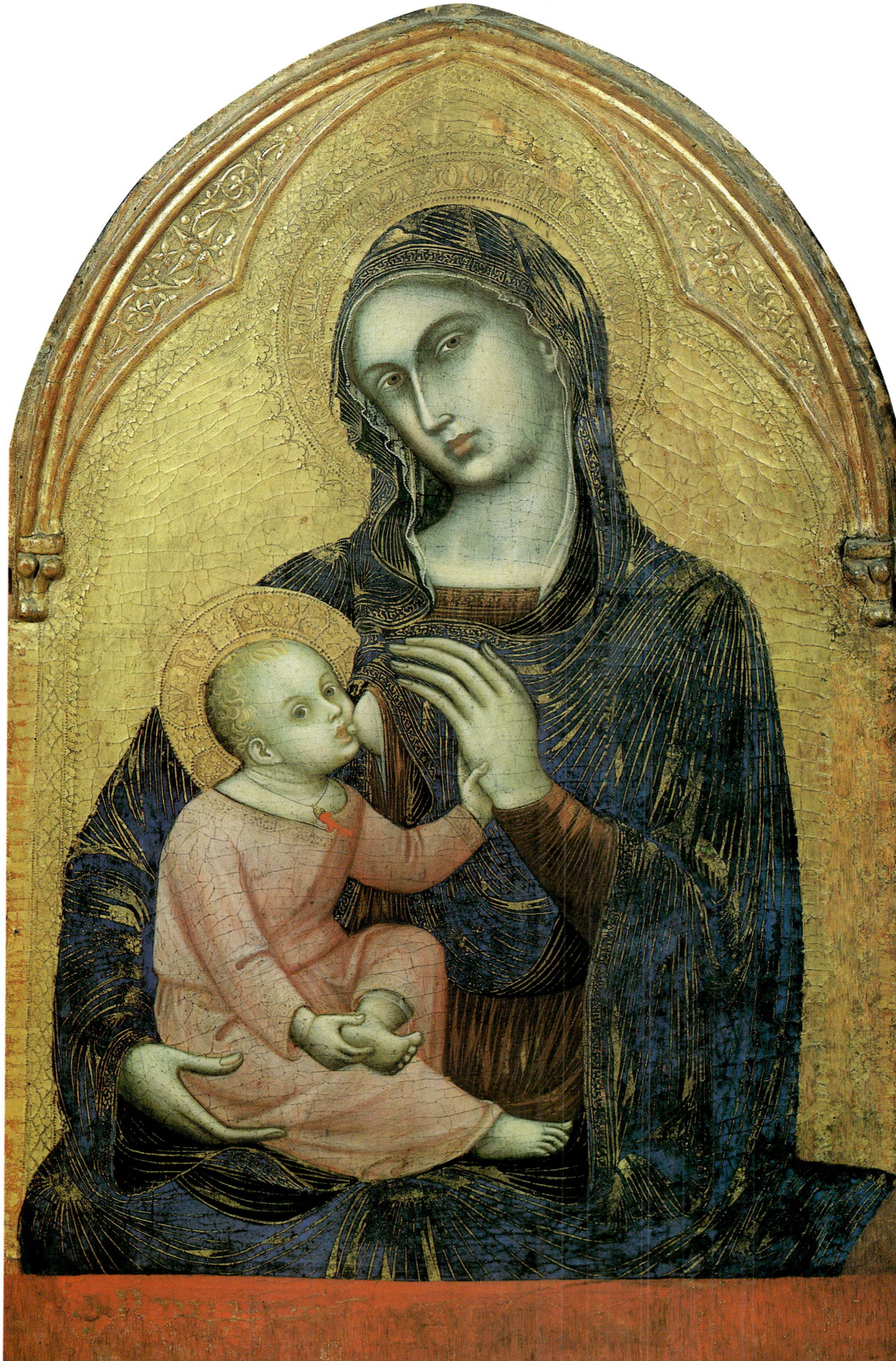

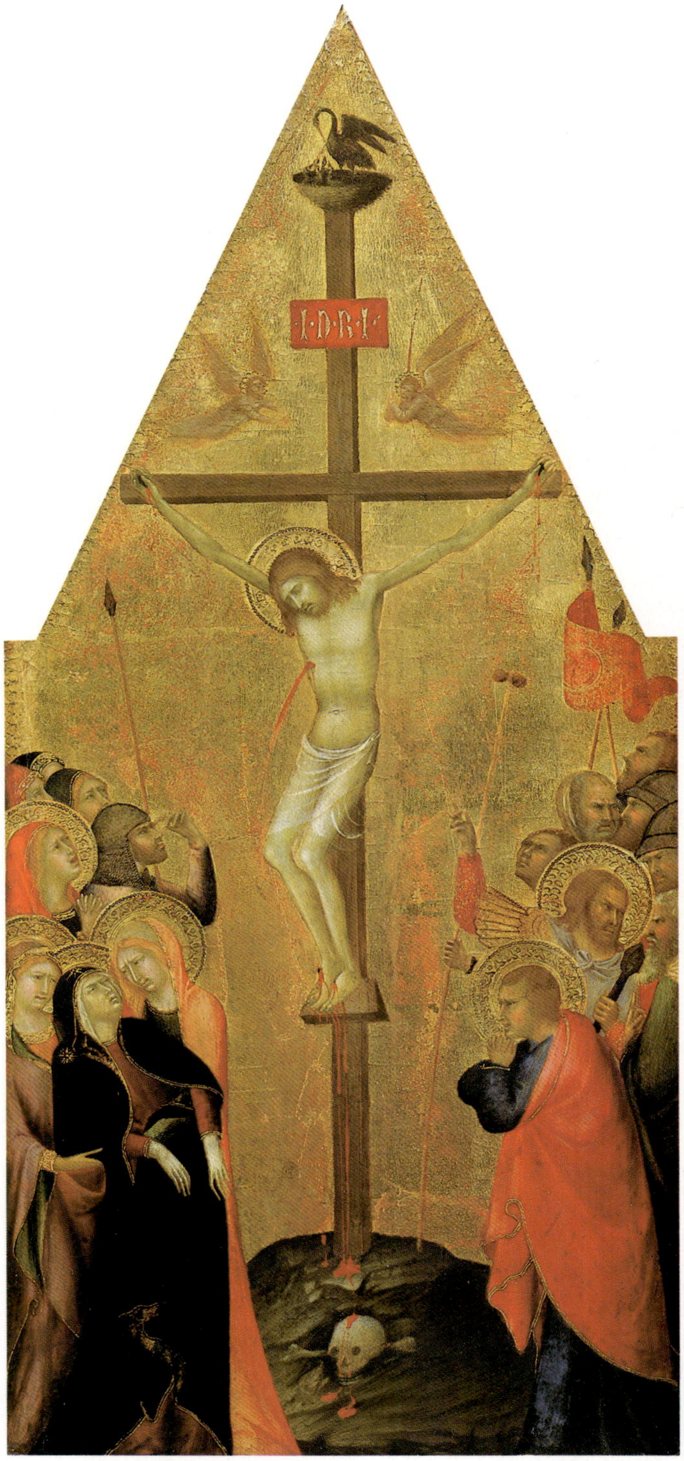

Lippo Memmi Tätig in der Toskana 1317 – 1345
Kreuzigung.
Holz, 60 × 29 cm. Goldgrund. Erworben 1984. R. F. 1984–31

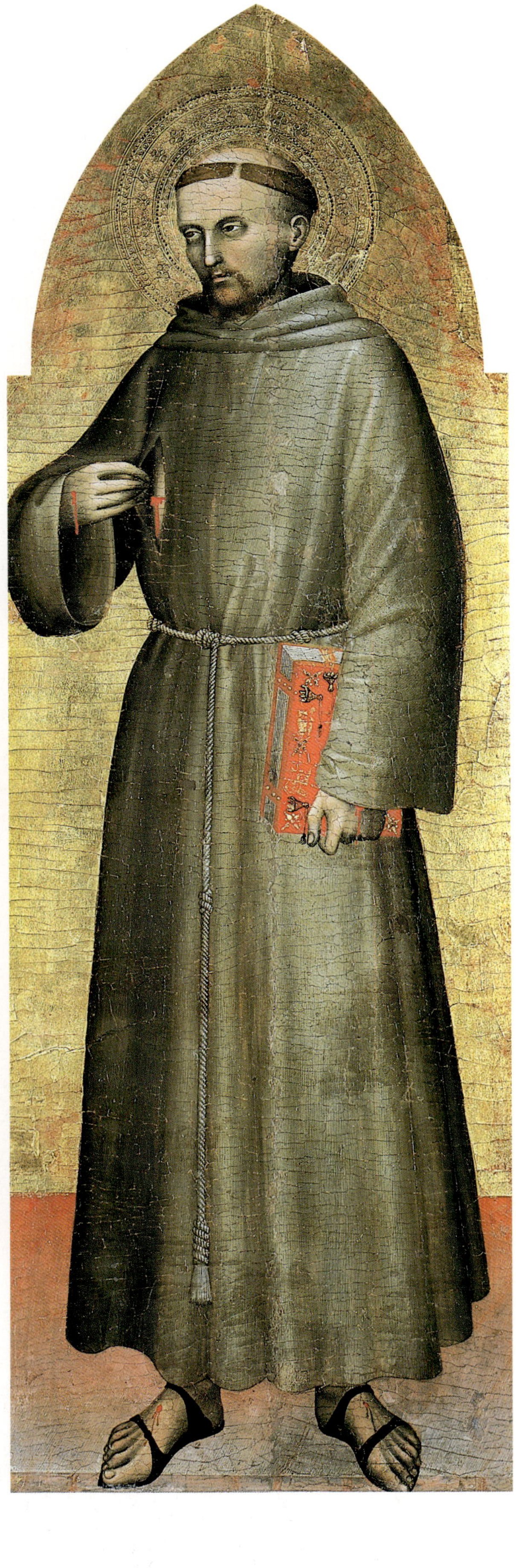

Giovanni da Milano Maler der Florentiner Schule, tätig in Caversaccio (nahe Como) um 1320 – nach 1369
Der hl. Franziskus von Assisi, um 1360.
Holz, 113 × 40 cm. Goldgrund. Flügel eines Polyptychons aus einer Kirche in Pisa. Aus der Sammlung Campana, Rom, erworben 1861; Musée Napoléon III.; bis 1955 deponiert im Musée des Beaux-Arts, Bordeaux. M. I. 394

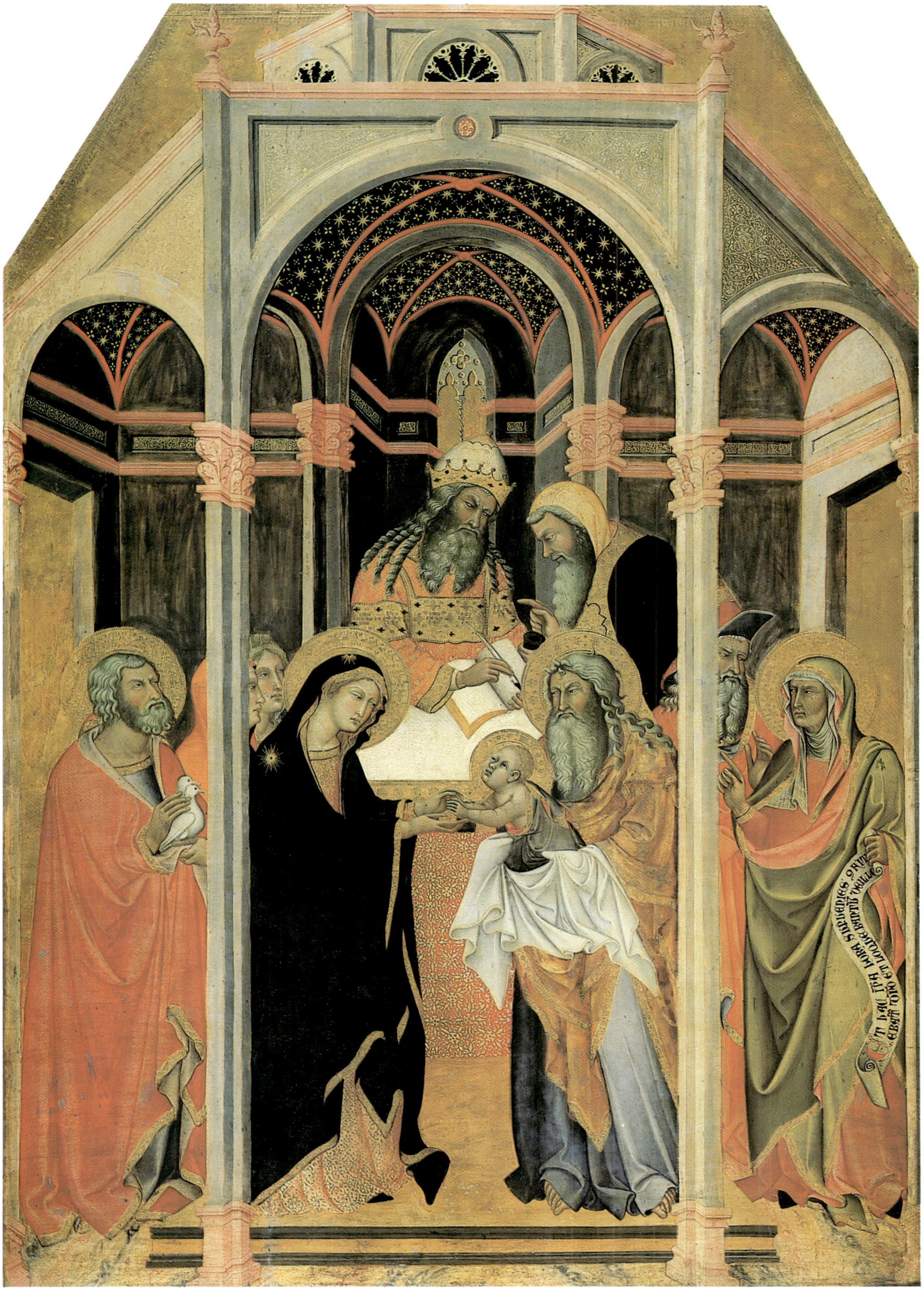

BARTOLO DI FREDI Tätig in Siena 1353 – Massa 1410
Die Darbringung im Tempel.
Holz, 190×125 cm. Goldgrund. Aus der Sammlung Campana, Rom, erworben 1861; Zugang 1863, Musée Napoléon III. M. I. 394

Simone Martini

Im Jahr 1309 hatte Papst Klemens V. seine Residenz von Rom nach Avignon verlegt. Das bis 1376 andauernde »Exil der Päpste« sollte weitreichende Auswirkungen auf die Kunst haben, denn viele Künstler folgten den Päpsten nach Frankreich und verbreiteten hier die Errungenschaften der italienischen, insbesondere der toskanischen Malerei. Von 1339 bis zu seinem Tod 1344 lebte und wirkte auch der große Sienese Simone Martini am päpstlichen Hof in Avignon. Er war ein Schüler Duccios und verwandt mit der Malersippe Memmi. In Italien hatte er sich durch seine Arbeiten für den Hof der Anjou in Neapel und als Schöpfer zweier monumentaler Fresken im Sieneser Palazzo Pubblico einen Namen gemacht: *Maestà* (um 1315) und *Der siegreiche Feldherr Guidoriccio da Fogliano* vor stilisierter Sieneser Landschaftskulisse (1328). Als sein Hauptwerk gilt die Ausmalung der Martinskapelle in der Unterkirche von San Francesco in Assisi (1321–26), in denen der Maler Schönlinigkeit und Freude am Dekorativen mit den durch Giotto entwickelten bildnerischen Mitteln eigenständig zu verbinden wußte. In der Vorhalle der Kathedrale von Avignon sind Sinopien (Vorzeichnungen) von einem für den Kardinal Stefaneschi ausgeführten Freskenprogramm erhalten. Petrarca, mit dem den Maler im anregenden geistigen Klima der Provence eine persönliche Freundschaft verband, stellte seine Leistung gleichrangig neben die Giottos.

Simone Martini ist die zentrale Figur im wechselseitigen Dialog zwischen der französischen Gotik und der führenden sienesischen Malerei des Trecento; sein Einfluß sollte hier wie dort lange wirksam bleiben. Die kleine, gut erhaltene Tafel im Louvre mit der *Kreuztragung Christi* war ursprünglich Teil eines Polyptychons, das im geöffneten Zustand vier Szenen nebeneinander zeigte: *Kreuzigung* und *Kreuzabnahme* (heute in Antwerpen), *Grablegung* (heute Berlin-Dahlem) sowie eine *Verkündigung* (Antwerpen), die wohl auf der Rückseite plaziert war. Die *Kreuztragung* im Louvre trägt als Hinweis auf den Auftraggeber auf ihrer Rückseite ein Wappen: Stifter war wohl der römische Kardinal Napoleone Orsini, der 1342 in Avignon verstarb. Der Strom der Menschen, der aus dem Tor der Stadt Jerusalem herausdrängt, um sich in einer scharfen Wendung, gleichsam ausgelöst durch die dramatische Gestik der Magdalena, in Richtung Kalvarienberg zu bewegen, ist in der Fülle der physiognomisch differenzierten Figuren eine Reminiszenz an Simones Lehrer Duccio. Ein sienesisches Element ist auch die Stadtansicht – man denke zum Vergleich an die großen Fresken der »Guten und schlechten Regierung« im Palazzo Pubblico von Siena, mit dem Simones Zeitgenosse Ambrogio Lorenzetti das neue Interesse an Umgebung und profanen Details dokumentiert hatte (1338–40). Nicht zuletzt die Farbintensität, vor allem die geradezu schmerzlich aufschreienden Rottöne bei Christus und Magdalena, machen Simones Täfelchen zu einem Kabinettstück sienesischer Trecentomalerei.

Gegenüber
SIMONE MARTINI Siena um 1284 – Avignon 1344
Die Kreuztragung, um 1336 – 1342 (?).
Holz, 30 × 21 cm. Goldgrund. Teil eines Polyptychons, gemalt für ein Mitglied der Familie Orsini. Erworben 1834. INV. 670 bis

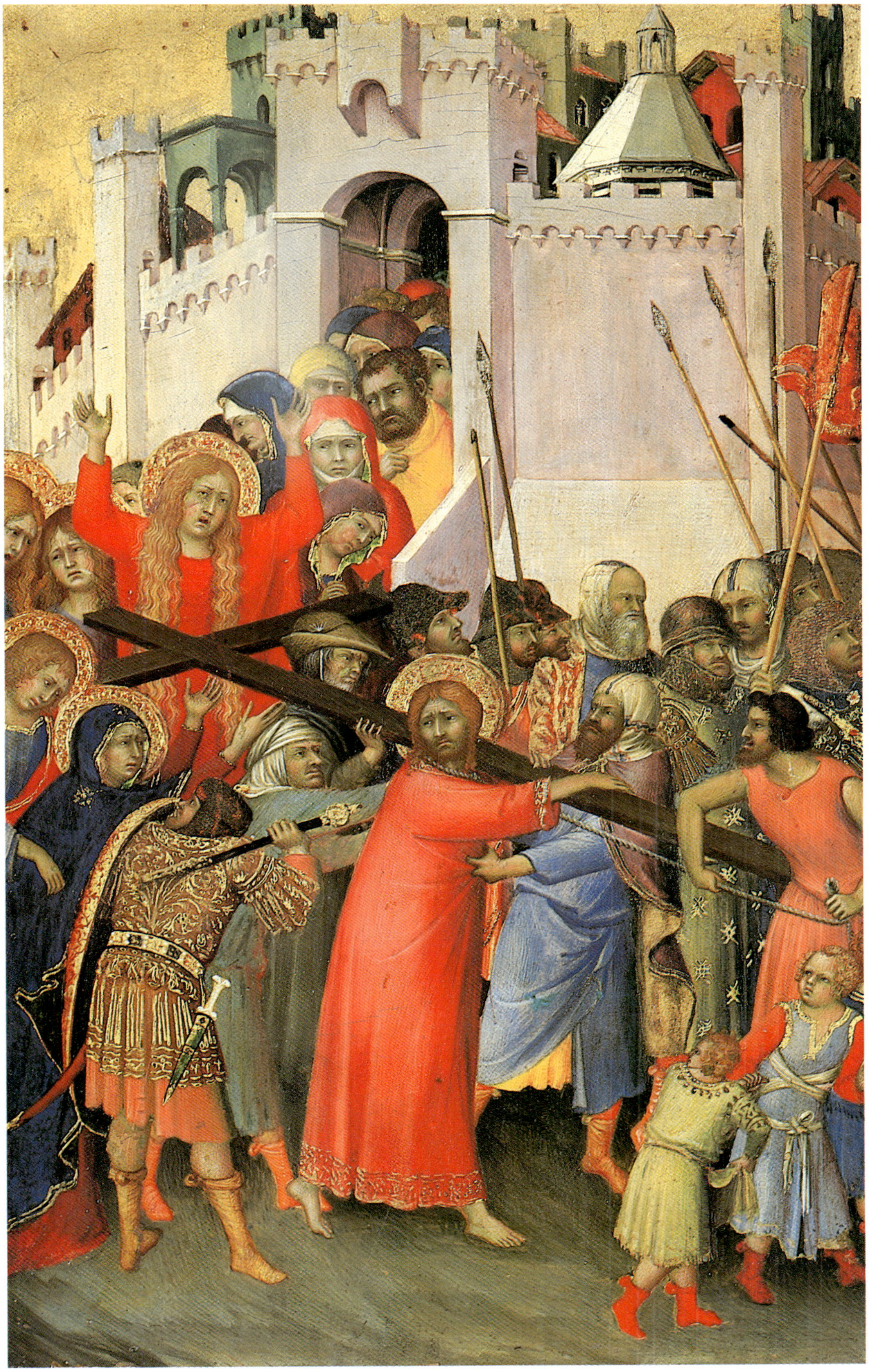

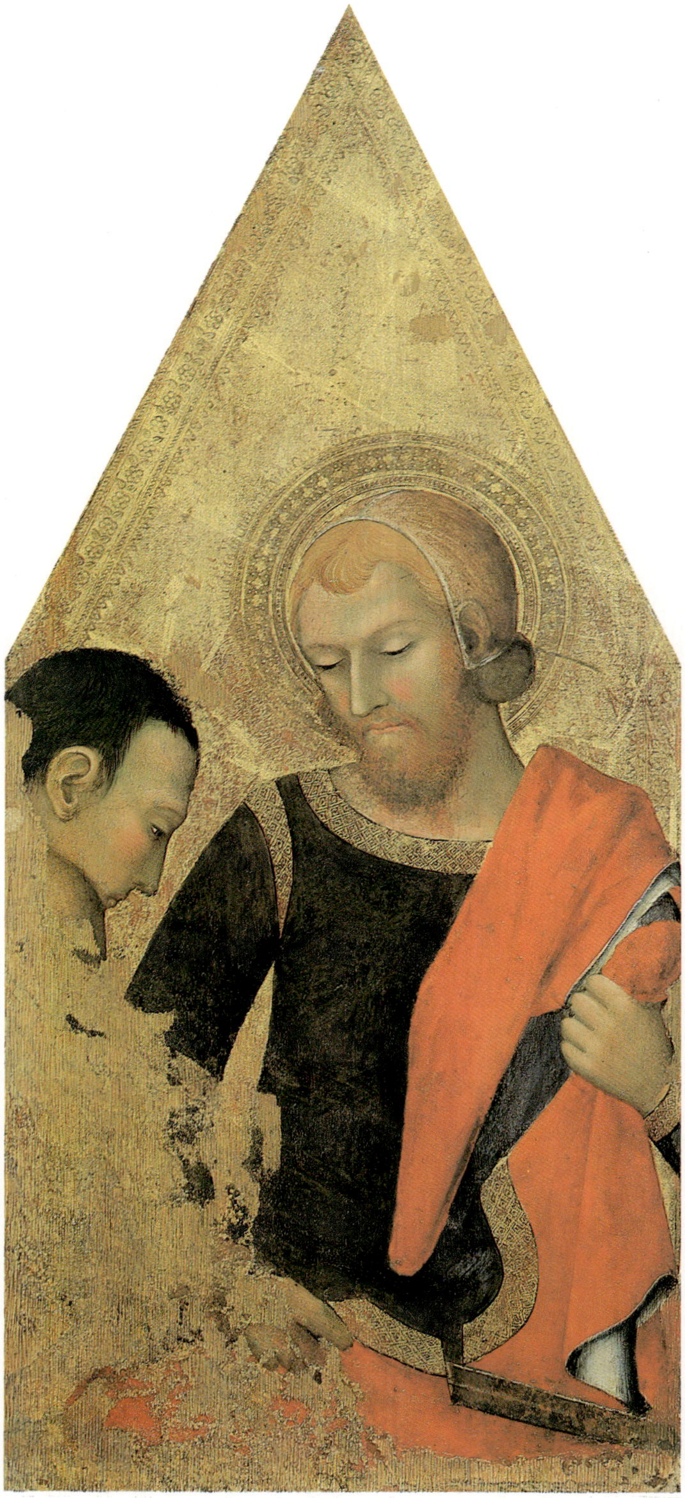 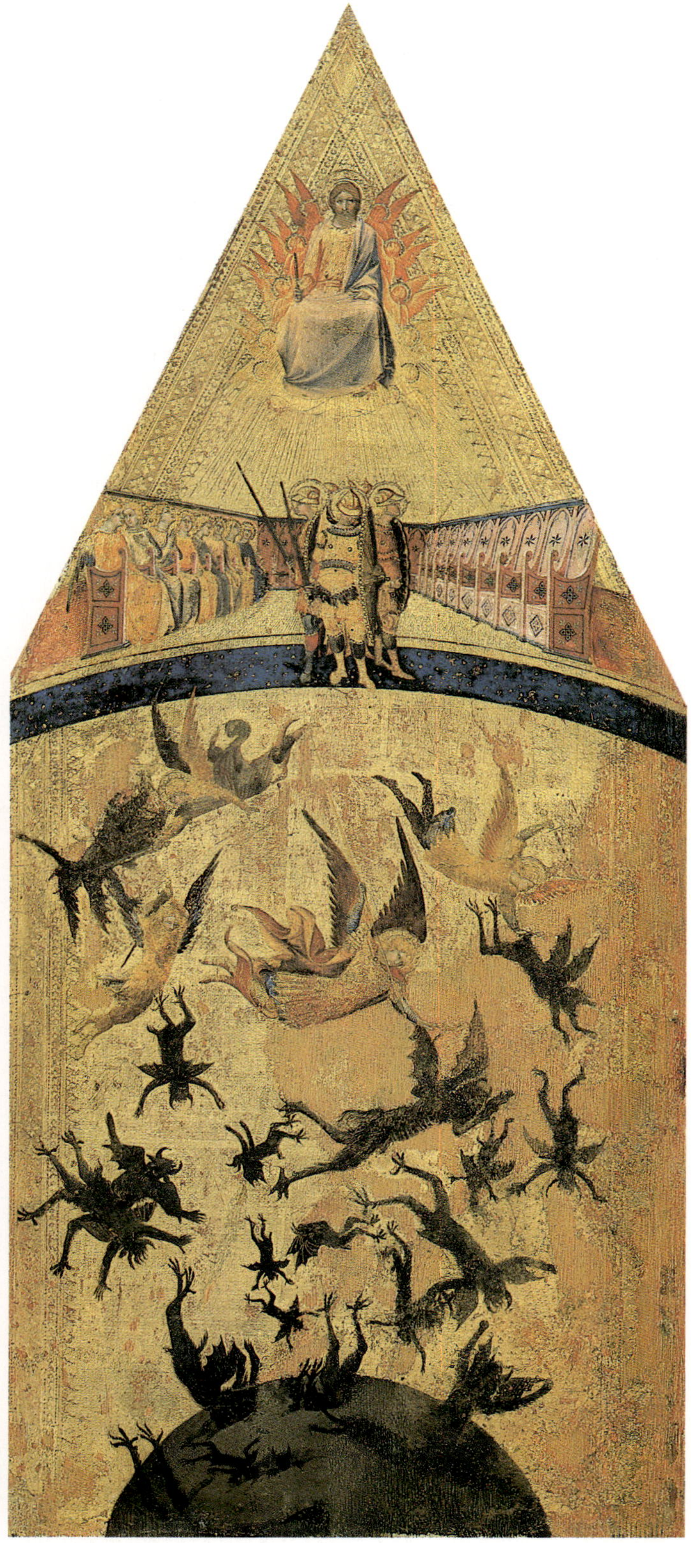

Meister der gefallenen Engel
Tätig in Siena 1. Hälfte 14. Jh.
Der hl. Martin teilt seinen Mantel und *Der Engelssturz.*
Beide Seiten einer Tafel. Holz, auf Leinwand übertragen, je 64×29 cm. Goldgrund. Leihgabe des Museums von Bourges, 1967. D.L. 1967 1-a und 1-b

Rechts
Meister des St.-Georgs-Codex
Tätig in der Toskana und in Avignon Anfang 14. Jh.
Thronende Maria mit Kind inmitten von Engeln, Johannes d.T., dem hl. Petrus und zwei weiteren Heiligen; im Giebel: *Gottvater in der Mandorla, umgeben von Seraphim,* um 1320 – 1340.
Holz, 57×21 cm. Goldgrund. Fragment der linken Seitentafel eines Triptychons. Erworben 1828. INV. 815 bis

Ambrogio Lorenzetti Tätig in Siena 1319 – 1347
Die Mildtätigkeit des hl. Nikolaus von Bari.
Holz, 30×21 cm. Goldgrund. Schenkung Raoul Duseigneur, 1916. R. F. 2096

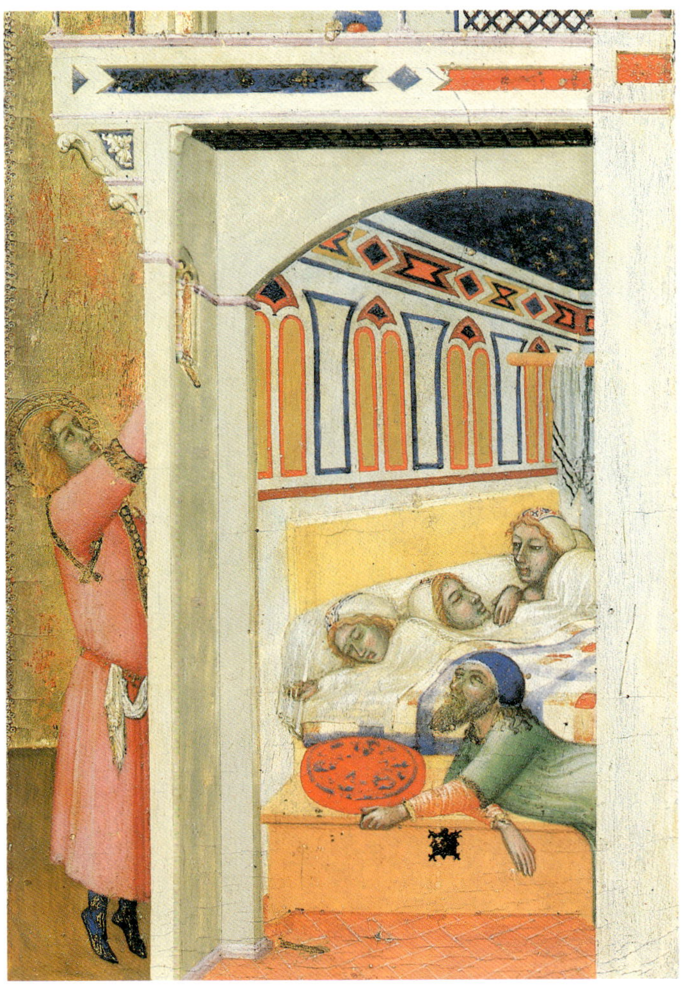

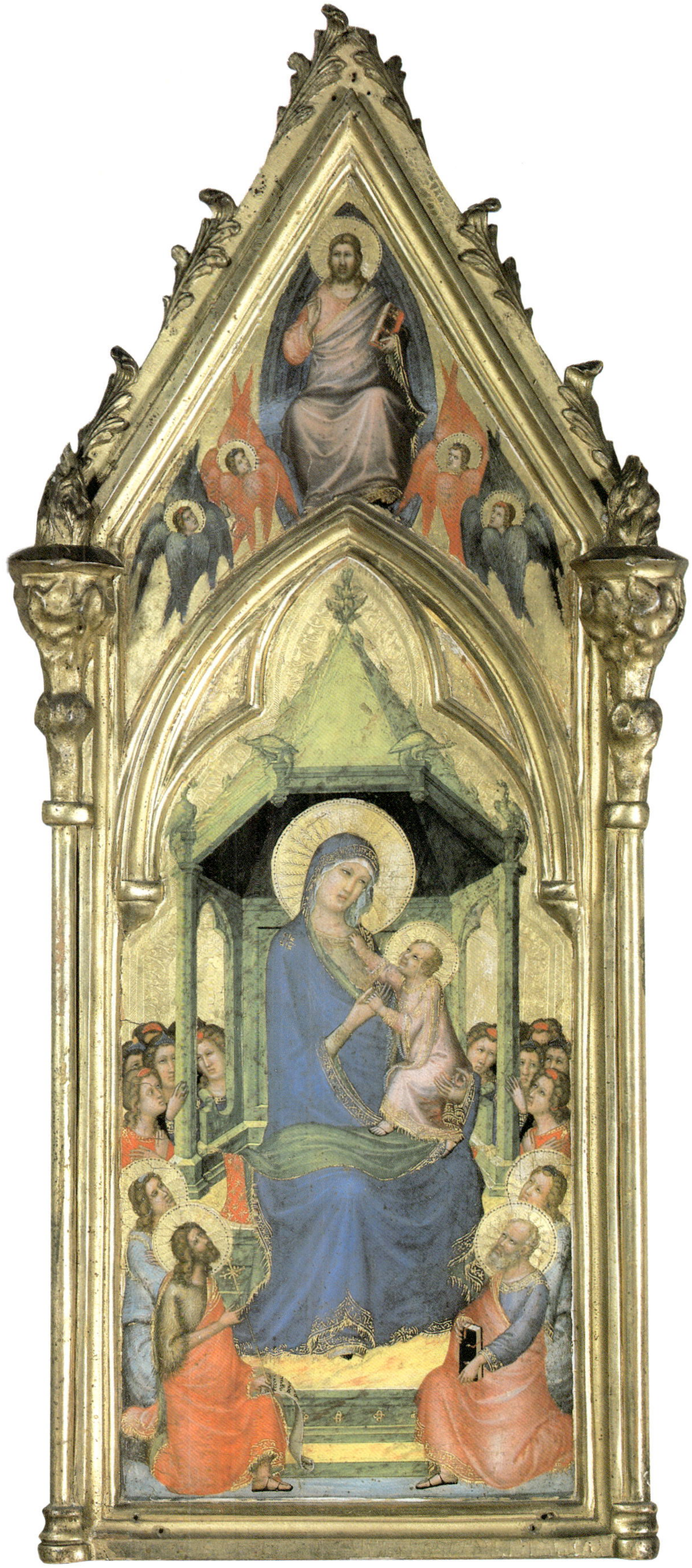

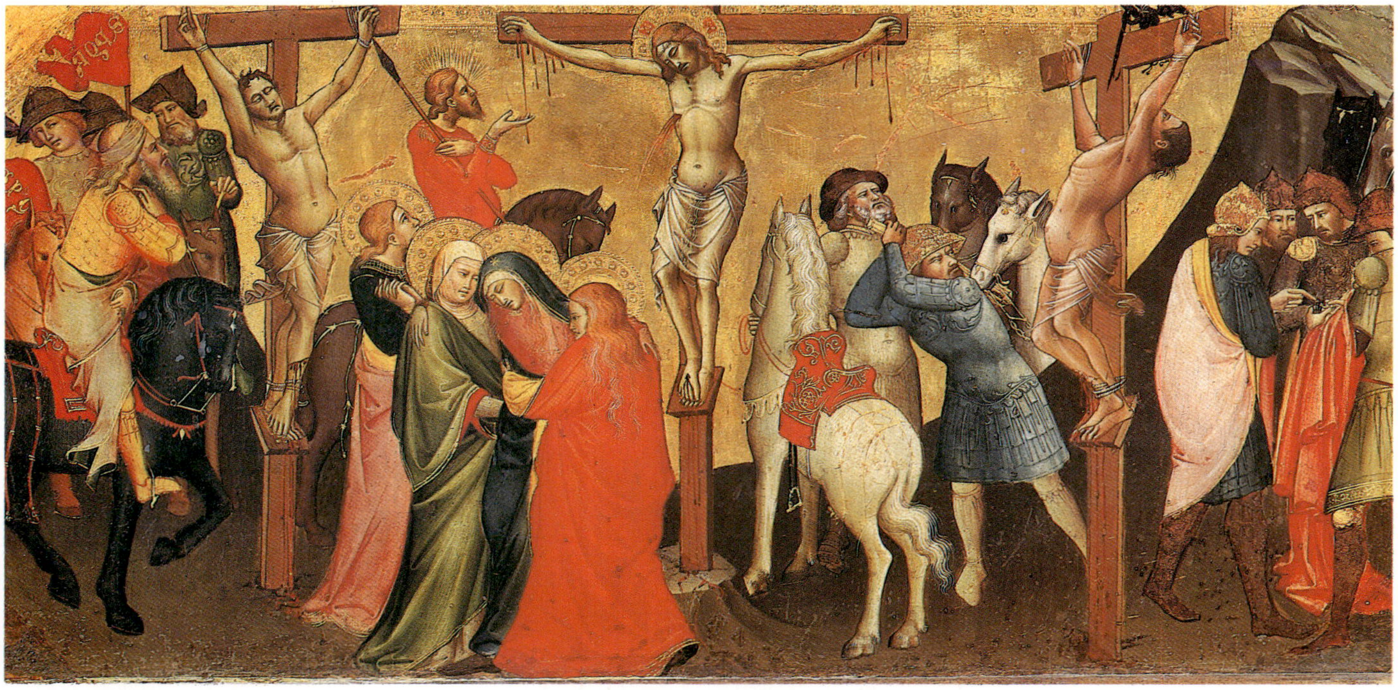

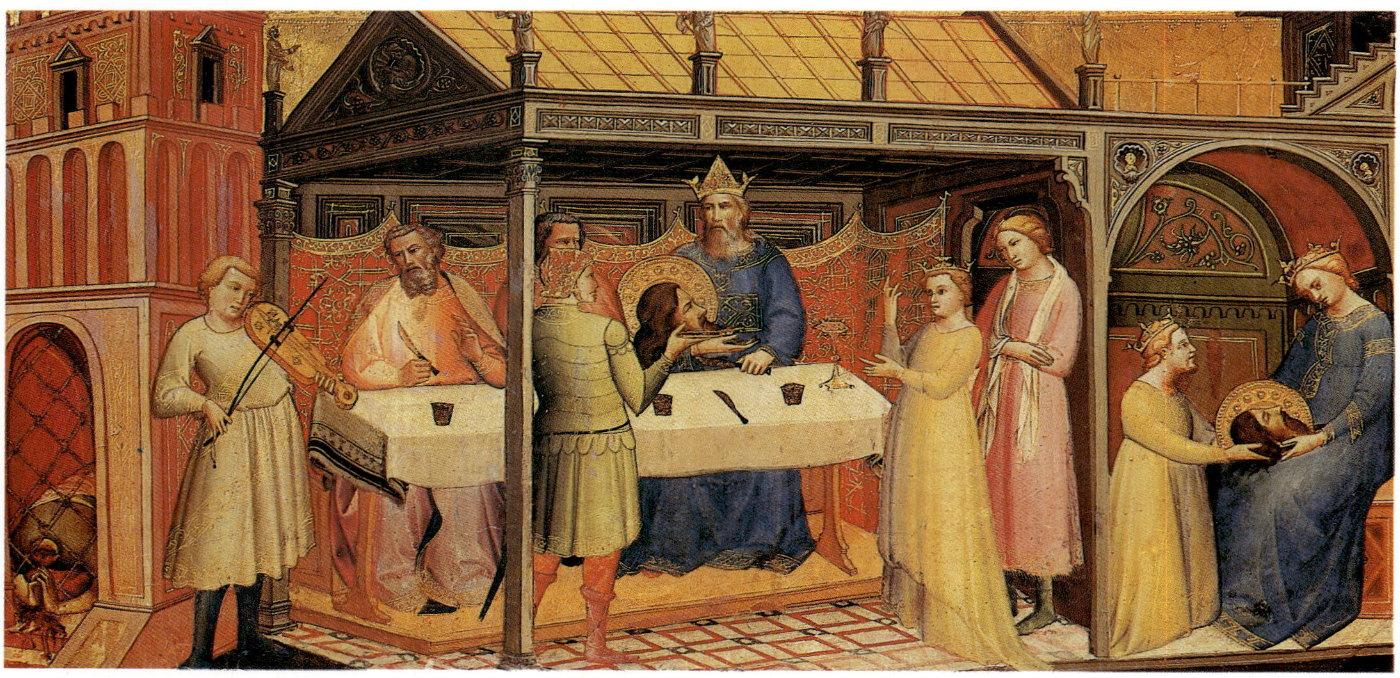

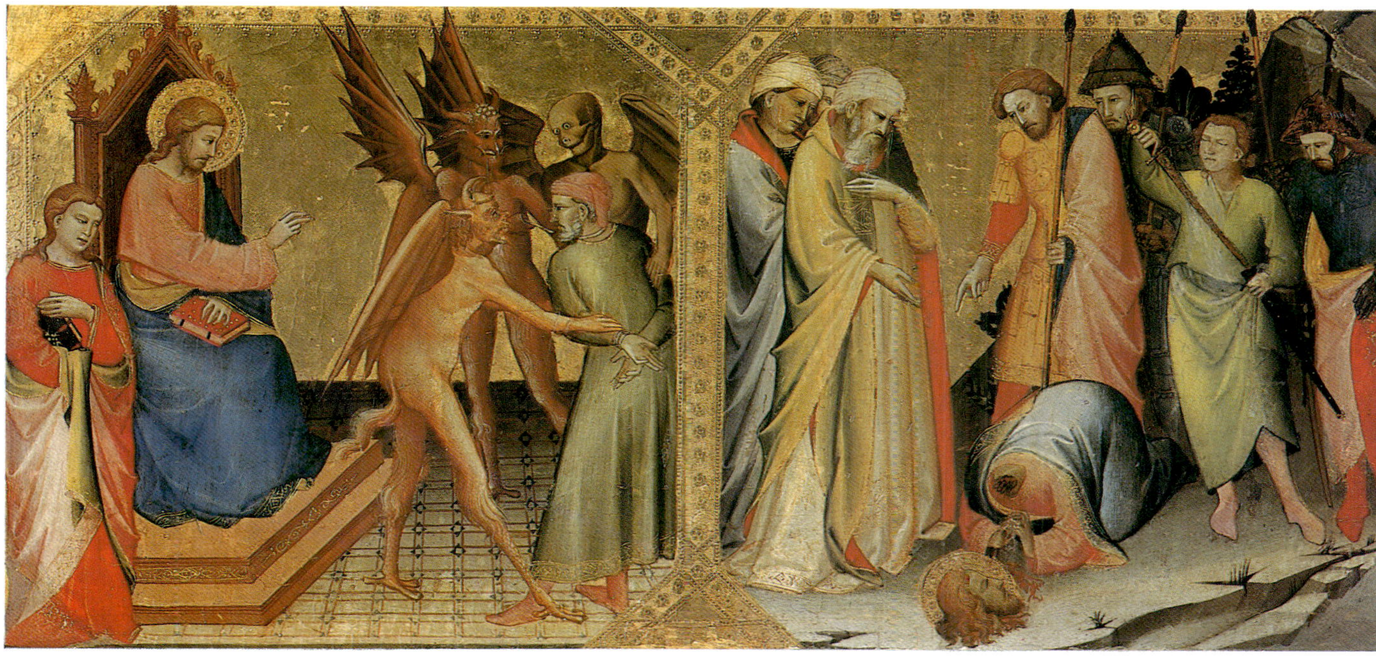

Gegenüber und oben
LORENZO MONACO, eigentl. PIERO DI GIOVANNI
Siena, um 1365/70 – Florenz vor 1426
Kreuzigung. Das Gastmahl des Herodes. Die Begegnung des hl. Jakobus d. Ä. mit Herogenes und *Martyrium des hl. Jakobus.* Holz, je 34×68 cm. Goldgrund. Drei Tafeln einer Predella von einem Retabel aus der Kirche Santa Maria degli Angeli in Florenz, 1813; Zugang 1814. INV. 290

Schule von Paris

Das Bildnis *Johanns des Guten, König von Frankreich,* steht am Beginn des europäischen Porträts. Erstmals ist hier ein individuelles Bildnis außerhalb der Buchkunst und unabhängig von einem religiösen Umfeld Thema der Malerei. Es zeigt den Monarchen in einem engen Bildausschnitt bis zur Brust, im strengen Profil vor Goldgrund, mit modischem langem Haar und dünnem Bart. Der nur etwa Vierzigjährige scheint vorzeitig gealtert. Sein Bildnis ist wahrscheinlich im Londoner Exil entstanden, wo Johann nach der Niederlage bei Maupertuis (bei Poitiers) vier Jahre als Gefangener verbrachte; sein Hofmaler war ihm gefolgt. Nach seiner Freilassung kehrte der König später freiwillig als Geisel zurück und ist 1364 im Londoner Savoy-Palast gestorben. Das Porträt mit der Inschrift »Jehan rey de france« dürfte nach dem Eintrag im Inventar Karls V. aus dem Jahr 1380 Teil eines vierteiligen Polyptychons gewesen sein, das Johann den Guten gemeinsam mit dem König von England, Eduard III., dem römisch-deutschen Kaiser Karl IV. und seinem Sohn und Nachfolger Karl V. von Frankreich zeigte.

Eine Stiftung Karls V. von Frankreich ist das kostbare *Antependium,* das als Altarbehang zum Schmuck der Vorderseite des Hochaltars der Kathedrale von Narbonne diente. Die höchst anspruchsvolle, in Tusche auf Seide gemalte Arbeit zeigt in feiner gotischer Maßwerkrahmung Szenen der Passion; von links nach rechts: *Gefangennahme, Geißelung, Kreuztragung, Kreuzigung, Beweinung, Höllenfahrt Christi* und *Noli me tangere.* Die Szenen gehen ineinander über; das dramatische Geschehen der Passion Christi ist hier zu meditativen Andachtsbildern gestaltet. Die Stifter, die beiderseits der Kreuzigung anbetend knien, sind mit porträthaften Zügen dargestellt, wie der Vergleich mit dem gleichzeitigen bildhauerischen Werk des Hofkünstlers André Beauneveu zeigt. Auch das Antependium von Narbonne, rund 15 Jahre nach dem Königsporträt entstanden und stilistisch mit ihm verwandt, ist ein hervorragendes Beispiel für die Qualität der Kunst am Hofe der Könige von Frankreich im letzten Drittel des 14. Jahrhunderts.

Gegenüber, oben
Schule von Paris *Antependium von Narbonne,* um 1375.
Antependium des Altars der Kathedrale von Narbonne für die Fastenzeit. In der Mitte: *Kreuzigung mit König Karl V. und Königin Jeanne de Bourbon als Stifter;* links: *Gefangennahme Christi, Geißelung* und *Kreuztragung;* rechts: *Grablegung, Höllenfahrt* und *Erscheinung Christi vor Maria Magdalena.*
Schwarze Tusche auf Seide, 78 × 286 cm. Wahrscheinlich von Karl V. für diese Kathedrale gestiftet. Erworben 1852. M. I. 1121

Jean de Beaumetz Aus dem Artois, tätig ab 1361 – Dijon 1396
Kreuzigung mit Kartäusermönch.
Holz, 60 × 49 cm. Gemalt zwischen 1389 und 1395 für die Kartause von Champmol bei Dijon. Erworben 1967.
R. F. 1967-3

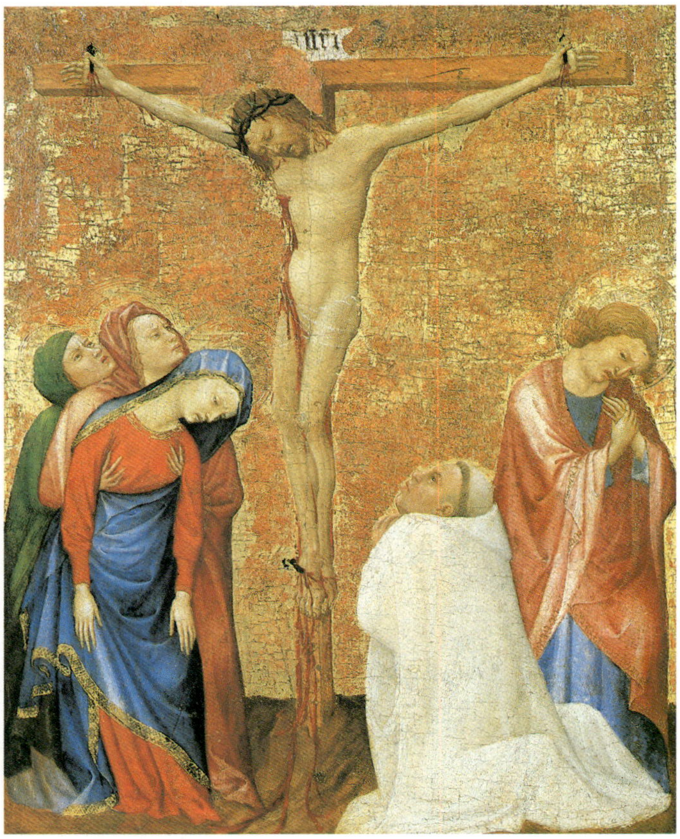

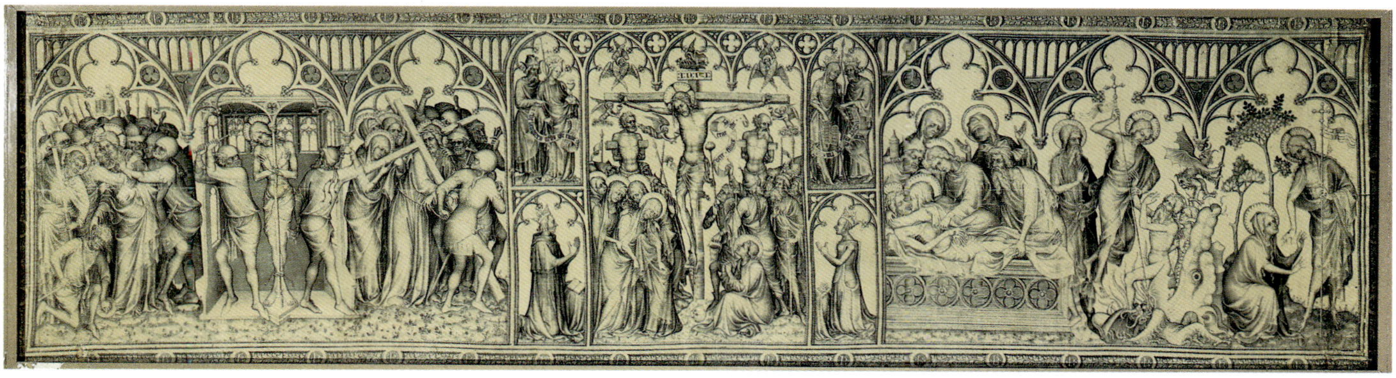

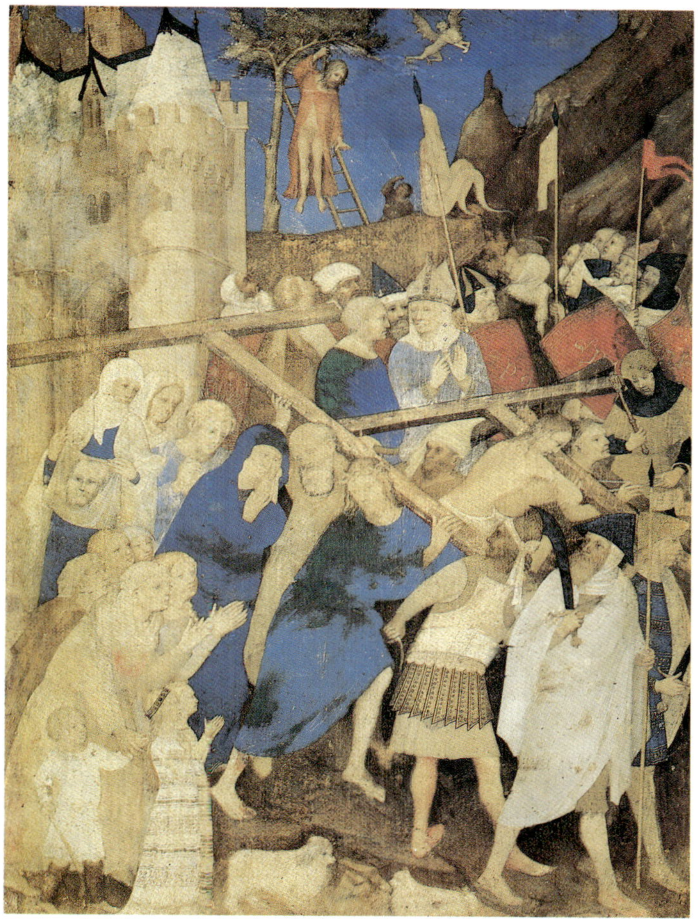

Jacquemart de Hesdin
Maler des Herzogs von Berry, tätig zwischen 1384 und 1409
Die Kreuztragung.
Pergament, auf Leinwand übertragen, 38 × 28 cm. Miniatur aus dem Stundenbuch ›Grandes Heures‹ des Duc de Berry, beendet 1409. Erworben 1930. R. F. 2835

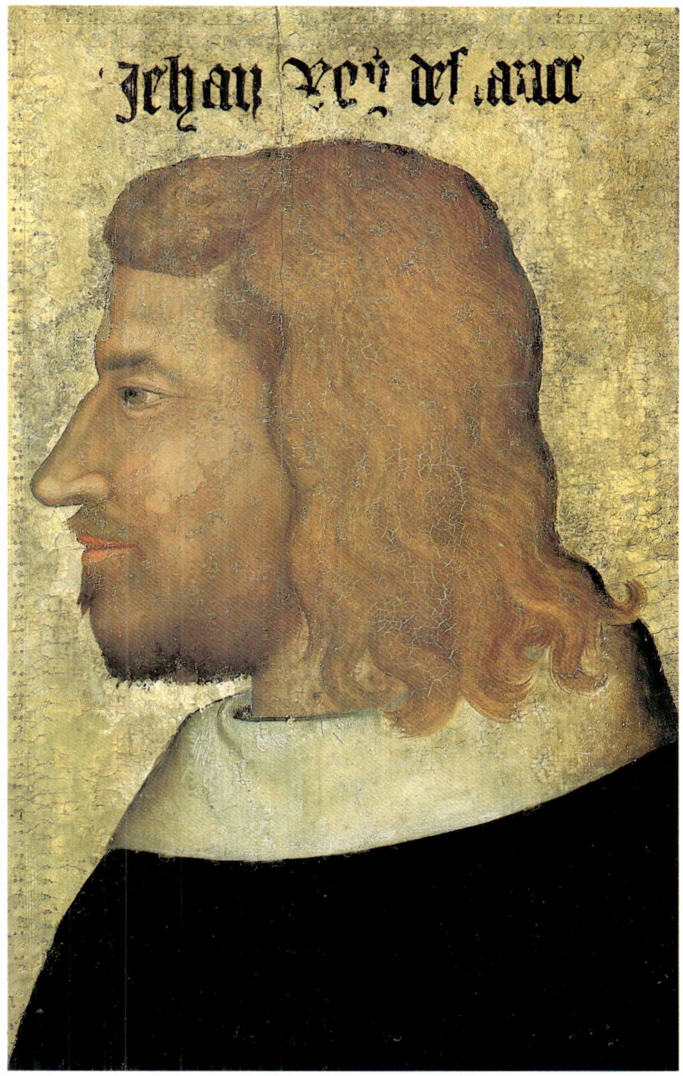

Schule von Paris 2. Hälfte 14. Jh.
Johann II. »der Gute«, König von Frankreich, um 1360.
Holz, 60 × 45 cm.
Aus der Sammlung Gaignières, 1717.
Dauerleihgabe der Bibliothèque Nationale, 1925. R. F. 2490

Jean Malouel

Der Louvre besitzt bedeutende Werke der Burgundischen Schule des ausgehenden 14. und beginnenden 15. Jahrhunderts, die sich mit drei namentlich bekannten Künstlerpersönlichkeiten verbinden lassen. Sie waren nacheinander in Dijon tätig, bis Herzog Johann Ohnefurcht 1419 den Hof nach Flandern verlegte.

Der aus Flandern stammende Jean de Baumetz stand seit 1375 im Dienst Philipps des Kühnen. Er betrieb eine florierende Werkstatt, die Wand- und Tafelbilder, aber auch illustrierte Handschriften anfertigte, und starb 1396 in Dijon. Die zwischen 1388 und 1395 entstandene Tafel einer *Kreuzigung mit kniendem Kartäusermönch* (Seite 42) gehörte zu einer Serie von 26 Gemälden, die Philipp der Kühne für die Zellen der Mönche in der Kartause von Champmol vor den Toren Dijons, die er zur Grablege seines Geschlechtes bestimmt hatte, in Auftrag gab. Der reiche Goldgrund und die delikate Ausführung bezeugen den hohen Stand der Künste an diesem Ort, von dem ein starker realistischer Einfluß ausging, wenngleich die burgundische Malerei um 1400 deutliche Züge sienesischer Schönlinigkeit bewahrt hat.

In der Nachfolge des Jean de Beaumetz wirkte der Hofmaler Jean Malouel im Dienste Philipps des Kühnen und seines Nachfolgers Johann Ohnefurcht. Die sogenannte *Große runde Pietà* im Louvre gehört zu den wenigen erhaltenen Bildern seiner Hand. Dieses Hauptwerk des höfisch verfeinerten franko-flämischen Stils der Zeit um 1400 trägt auf der Rückseite das Wappen der Burgunderherzöge. Malouels Bilderfindung in Tondoform verbindet die Ikonographie der Beweinung durch Maria und Johannes mit der des Gnadenstuhls (die Trinität: Gottvater, den toten Sohn haltend, und die Taube des Hl. Geistes), flankiert von Engeln, die den sphärischen Klang und die Harmonie der Komposition unterstreichen.

In der dritten Künstlergeneration wirkte Henri Bellechose seit 1415 am Burgunderhof. Aus dem folgenden Jahr datiert der *Retabel des hl. Dionysius,* gleichfalls für die Kartause von Champmol, gemalt zu Ehren des legendären ersten Bischofs von Paris und Schutzpatrons Frankreichs. Die kompositorische Vereinigung der mystischen Kommunion und des Martyriums des Heiligen mit der Kreuzigung ist ein charakteristisches französisches Element, während stilistisch noch das Vorbild der Sienesen dominiert.

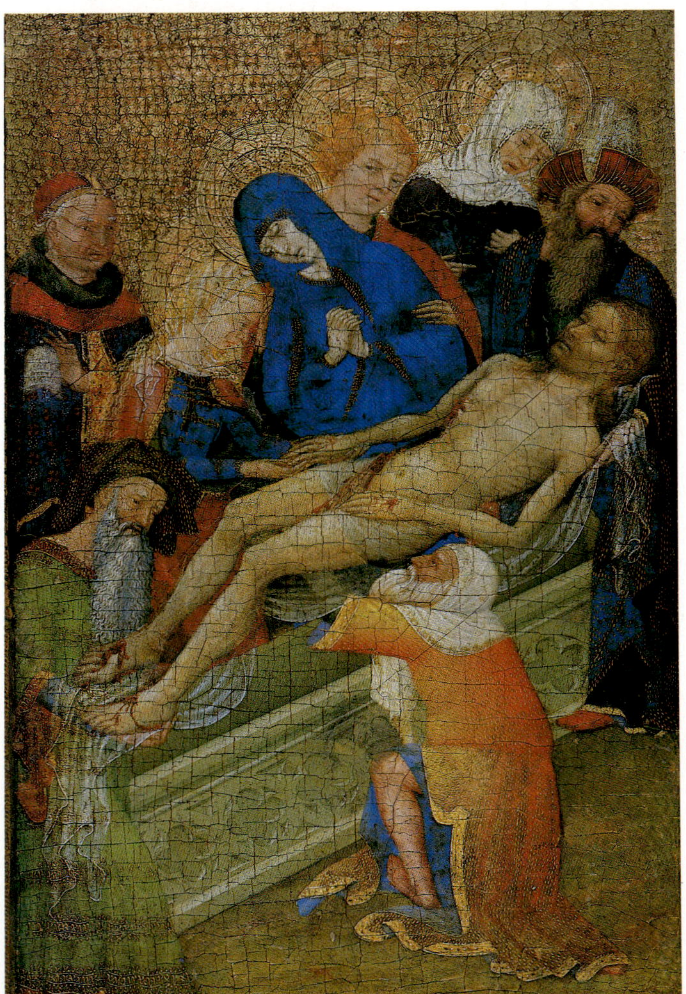

Schule von Paris oder Burgund Anfang 15. Jh.
Grablegung Christi.
Holz, 33 × 22 cm. Erworben 1869. M. I. 770

Gegenüber
Jean Malouel Nijmwegen vor 1370 – Dijon 1415
Pietà, gen. *La grande Pietà ronde,* um 1400.
Holz, Durchmesser 64,5 cm (ohne Rahmen 52 cm). Gemalt für Philipp den Kühnen, Herzog von Burgund (1363–1404). Erworben 1864. M. I. 692

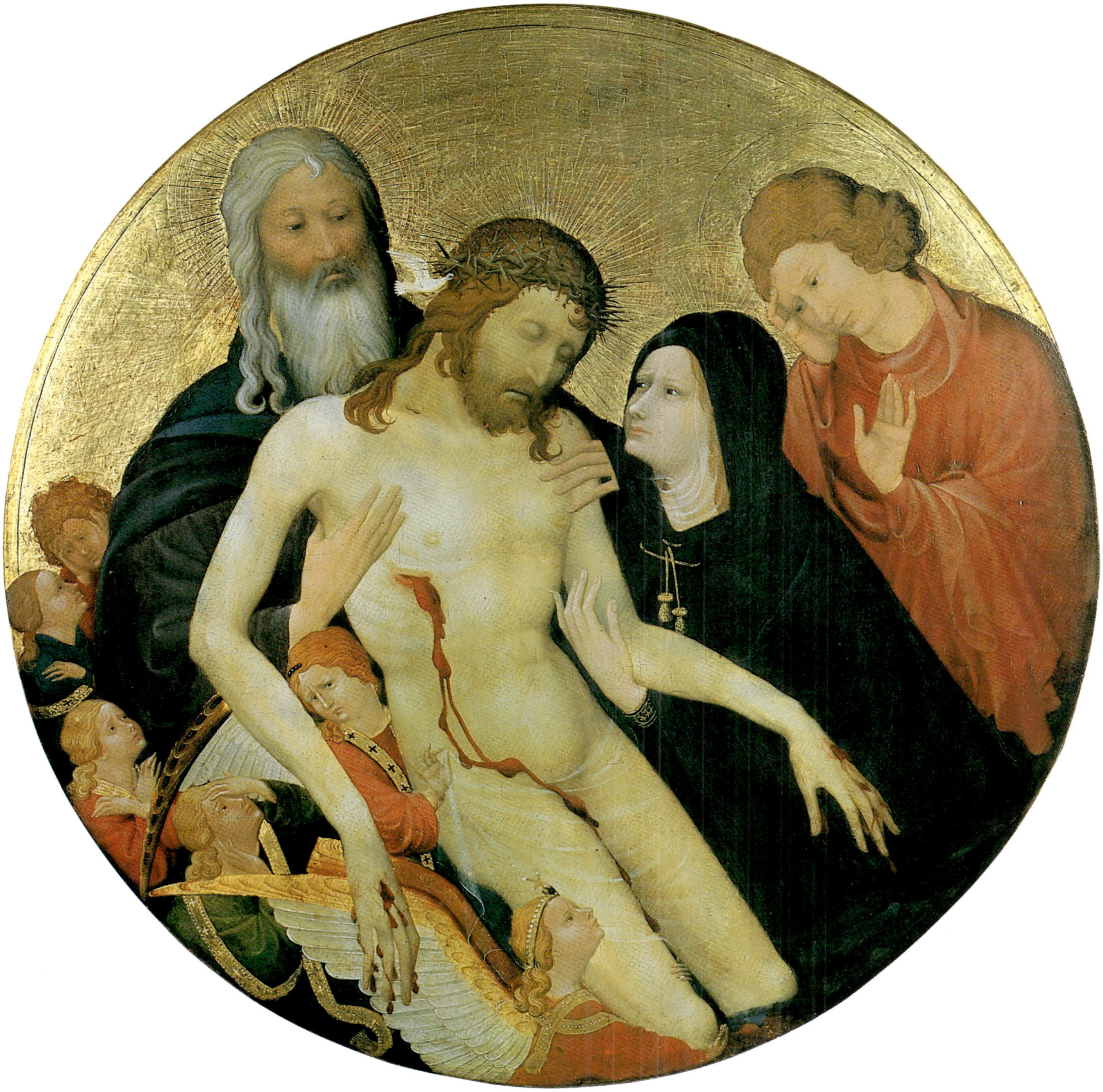

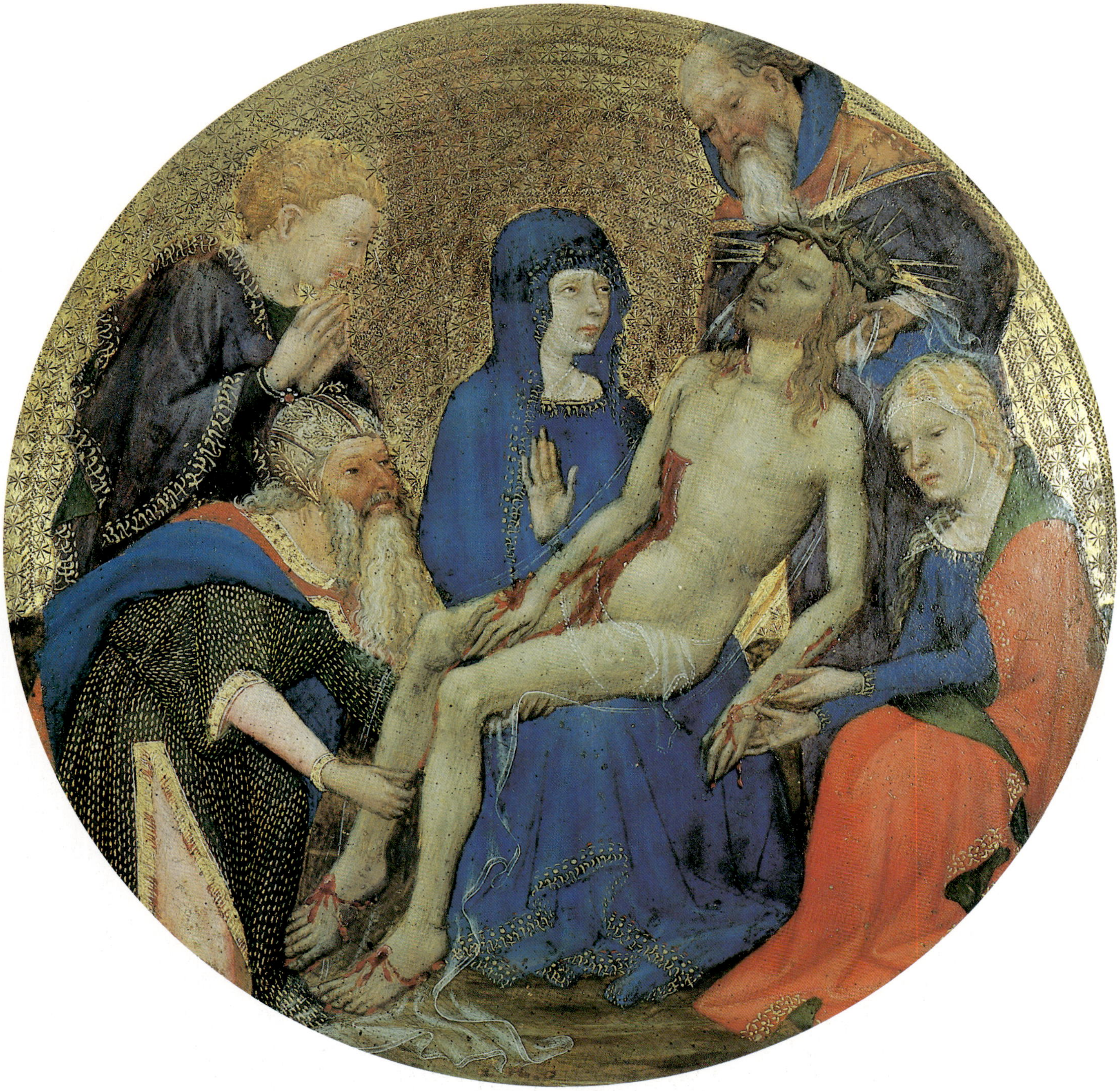

SCHULE VON PARIS oder DIJON Anfang 15. Jh.
Pietà, gen. *La petite Pietà ronde*.
Auf der Rückseite: *Dornenkrone und drei Nägel*. Holz,
Durchmesser 23 cm (ohne Rahmen 17 cm).
Schenkung Maurice Fenaille, 1918. R. F. 2216

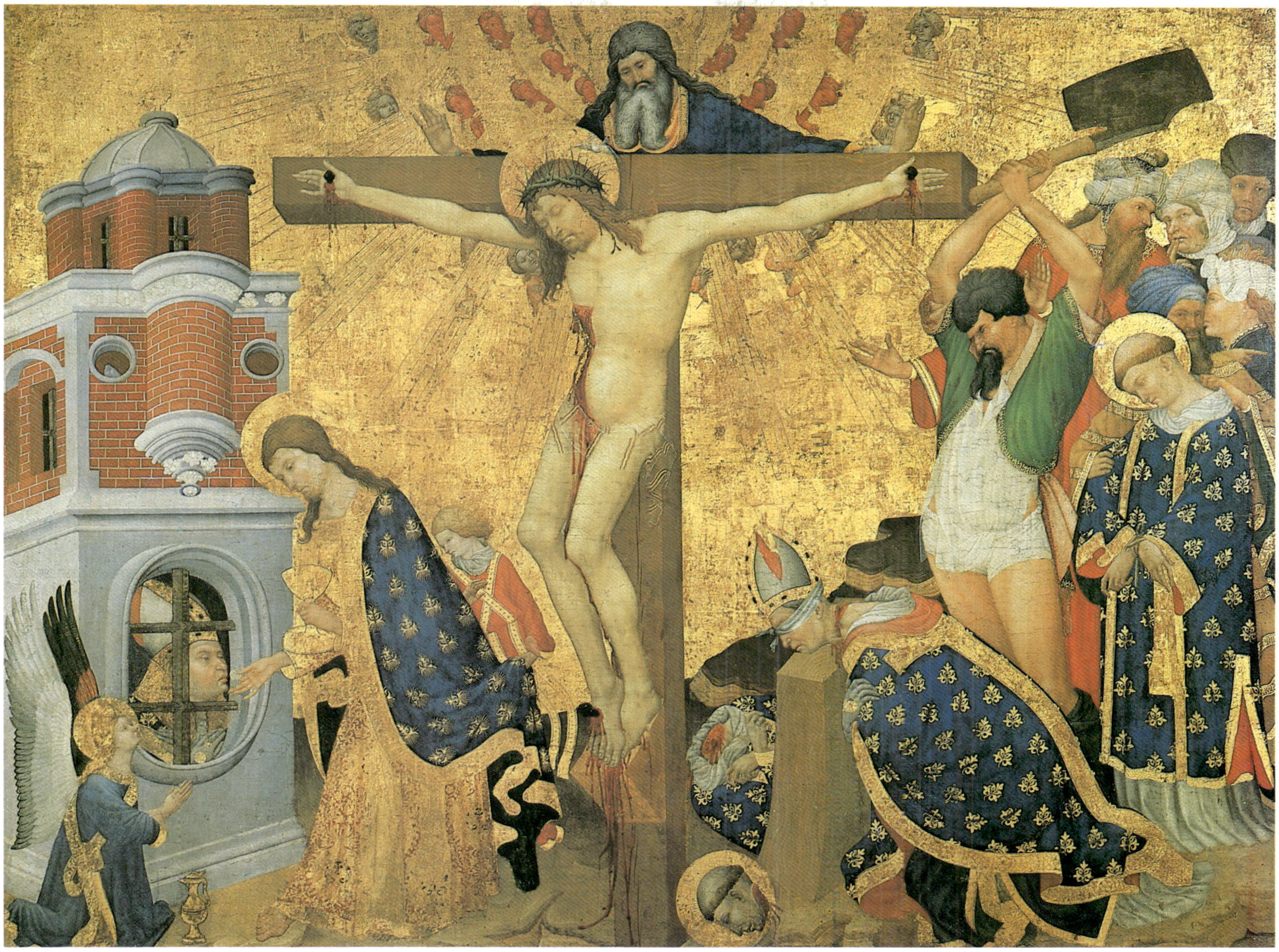

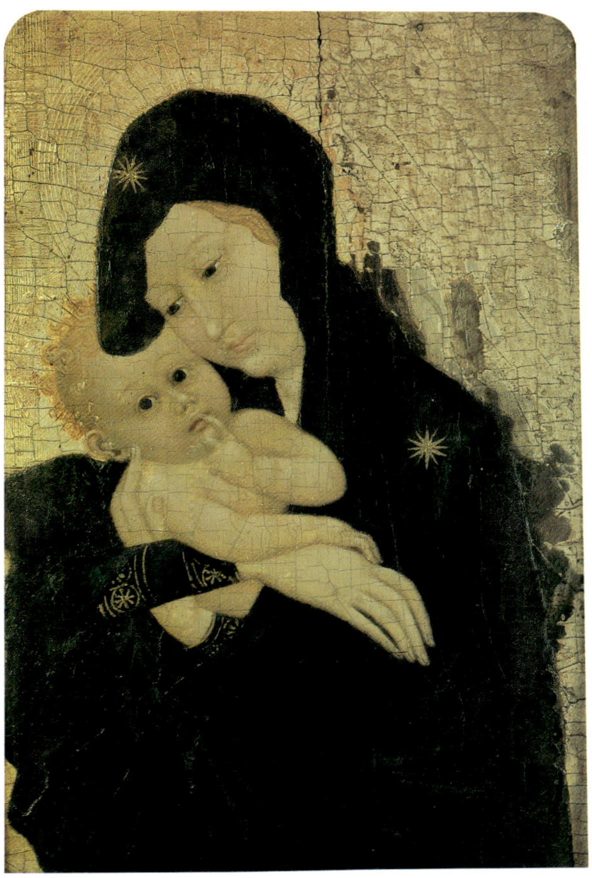

HENRI BELLECHOSE
Brabant, tätig in Dijon seit 1415 – Dijon 1440/44
Retabel des hl. Dionysios, 1416 vollendet.
Von Holz auf Leinwand übertragen, 162 × 211 cm. Aus der Kartause von Champmol bei Dijon. Schenkung Frédéric Reiset, 1863. M. I. 674

SCHULE VON DIJON Anfang 15. Jh.
Maria mit dem Kind.
Holz, 22 × 15 cm. Schenkung Carlos de Beistegui, 1942; Zugang 1953. R. F. 1942-29

Giovanni da Fiesole, gen. Fra Angelico

Der Dominikanermönch aus Fiesole bei Florenz, dessen geistlicher Name »Frate Giovanni« lautete, wurde wegen seiner Kunst und seines Wesens »Angelico« – »der Engelgleiche« genannt. Außer im Dominikanerkonvent San Marco in Florenz war Fra Angelico als Tafelmaler und Freskant in Cortona, Arezzo und im Vatikan in Rom tätig. Die Werke im Louvre zeigen ein breites Spektrum seiner Kunst. Sein großes Altarbild der *Krönung Mariens* im Beisein der himmlischen Heerscharen malte er für die Dominikanerkirche in Fiesole, wohl in den dreißiger Jahren des 15. Jahrhunderts; deshalb zeigt die Predella neben Christus als Schmerzensmann Szenen aus dem Leben des hl. Dominikus.

Das Format der Tafel nimmt Rücksicht auf den hohen Baldachin, unter dem der thronende Christus die demütig kniende Maria zur Himmelskönigin krönt. Die Scharen musizierender Engel und knienender Heiliger sind in minuziöser Bildregie um den zentralen Stufenbau angeordnet: seitlich und im Hintergrund perspektivisch verkürzt und dicht gedrängt, im Vordergrund in Rückenansicht. Nicht allein die Strahlkraft des Goldes, auch die leuchtenden Primärfarben und das helle, milchweiße Inkarnat der Heiligengestalten, nicht zuletzt der weiche Fluß der Gewänder zeigen noch die lyrische Note der ausklingenden Gotik; hier ist keine Spur von der dramatischen Spannung, mit der etwa 15 Jahre später Paolo Uccello seine *Schlacht von San Romano* inszenieren wird (vgl. Seite 101). Bei aller Idealität ist diese Darstellung des Himmlischen ein Zeugnis präziser Weltbeobachtung und delikater Details, durchaus auf der Höhe der Zeit. Die Farben leuchten hier nicht mehr heraldisch oder abstrakt; der Maler hat es verstanden, sie mit feinem Gespür für Luft- und Raumperspektive durchsichtig zu machen. Auch der Bildaufbau ist das Ergebnis genauer perspektivischer Kalkulation. Die leichte Verjüngung schafft eine kaum merkliche Distanz zum Betrachter und entrückt das Geschehen ins Überirdische. – Zum Vergleich: Etwa gleichzeitig malte Jan van Eyck im Norden die Heiligenversammlungen seines Genter Altares.

Gegenüber
FRA ANGELICO, eigentl. GUIDO DI PIETRO
Tätig in Florenz seit 1417 – Rom 1455
Krönung Mariä.
Auf der Predella: *Traum Innozenz' III.; Erscheinung der hll. Petrus und Paulus vor dem hl. Dominikus; Der hl. Dominikus erweckt Napoleone Orsini; Christus als Schmerzensmann; Disputation des hl. Dominikus und Buchwunder; Das Mahl der Mönche, von Engeln bedient; Tod des hl. Dominikus.*
Holz, 209 × 206 cm; Predella: 30 × 210 cm. Gemalt für einen Altar der Klosterkirche von San Domenico, Florenz. Aus San Domenico, 1811; Zugang 1812. INV. 314

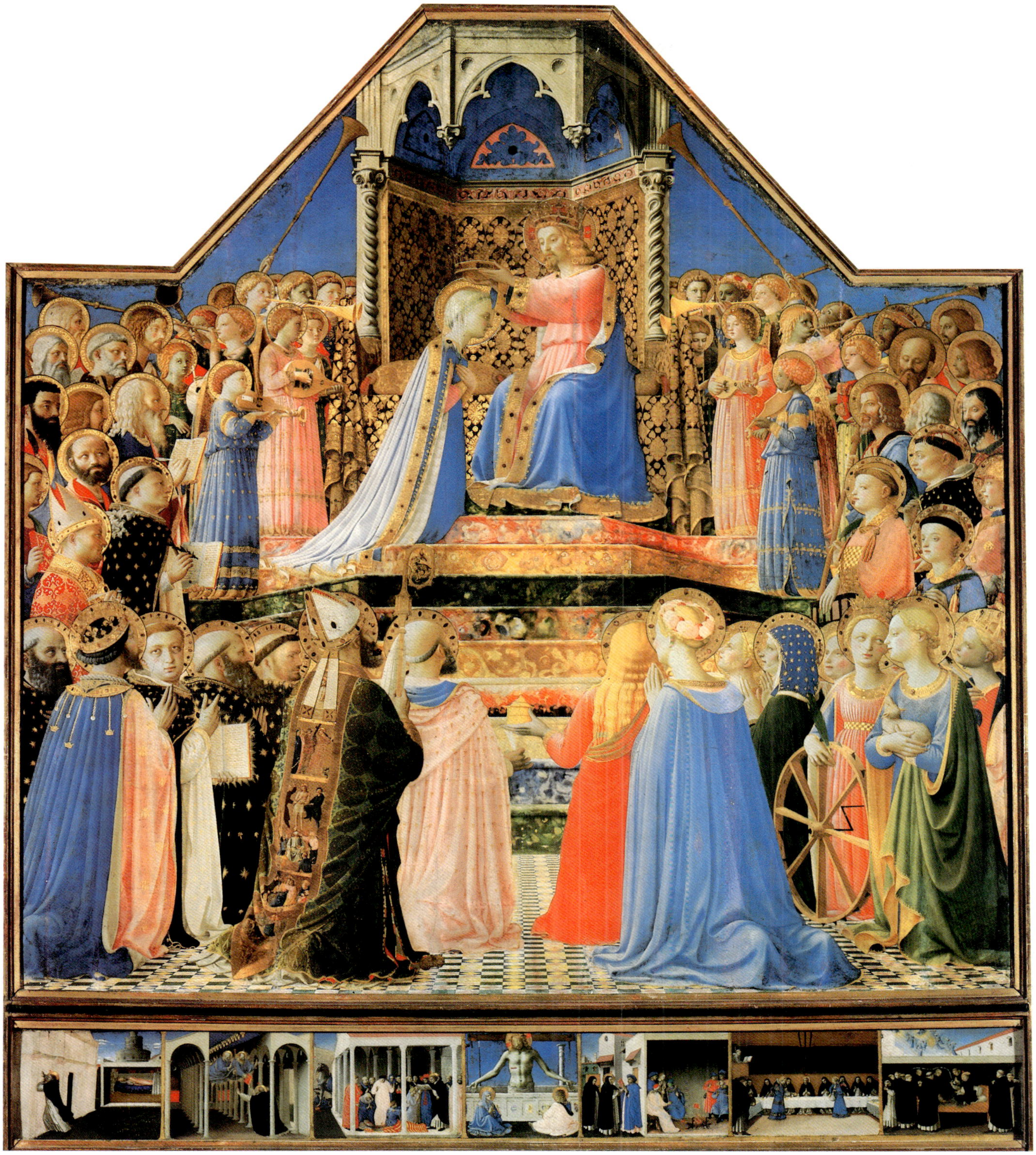

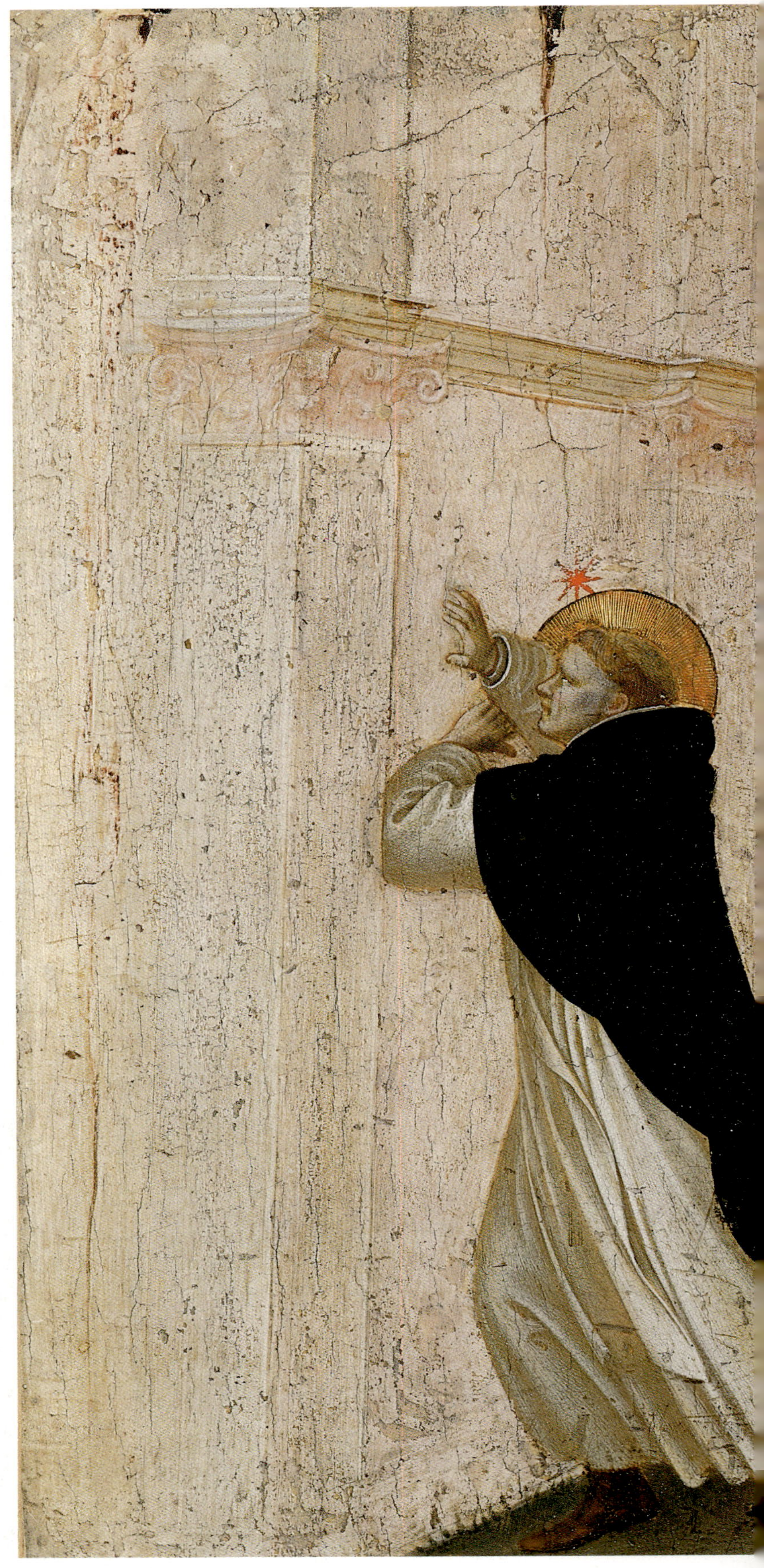

Traum Innozenz' III.

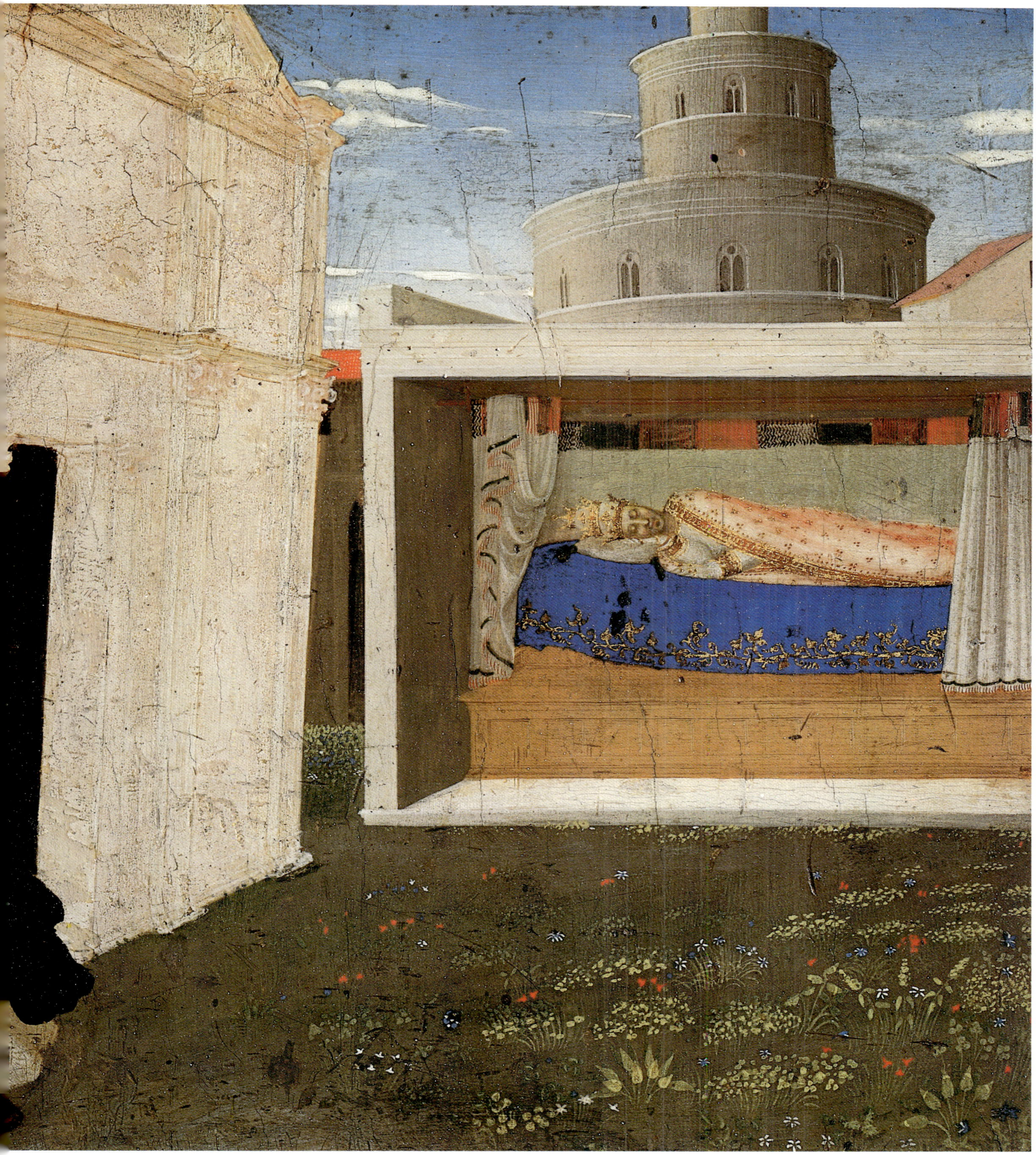

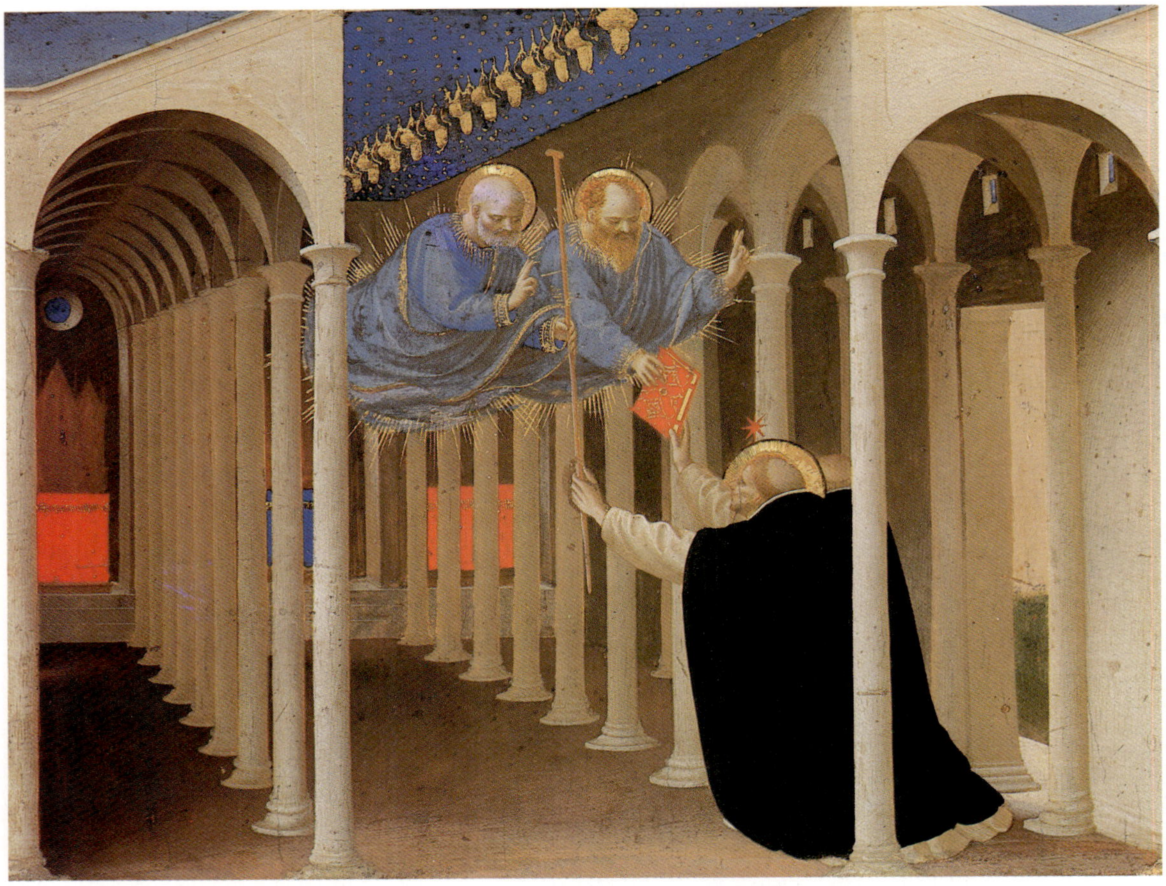

Erscheinung der hll. Petrus und Paulus vor dem hl. Dominikus

Gegenüber, oben
Der hl. Dominikus erweckt Napoleone Orsini

Gegenüber, unten
Christus als Schmerzensmann

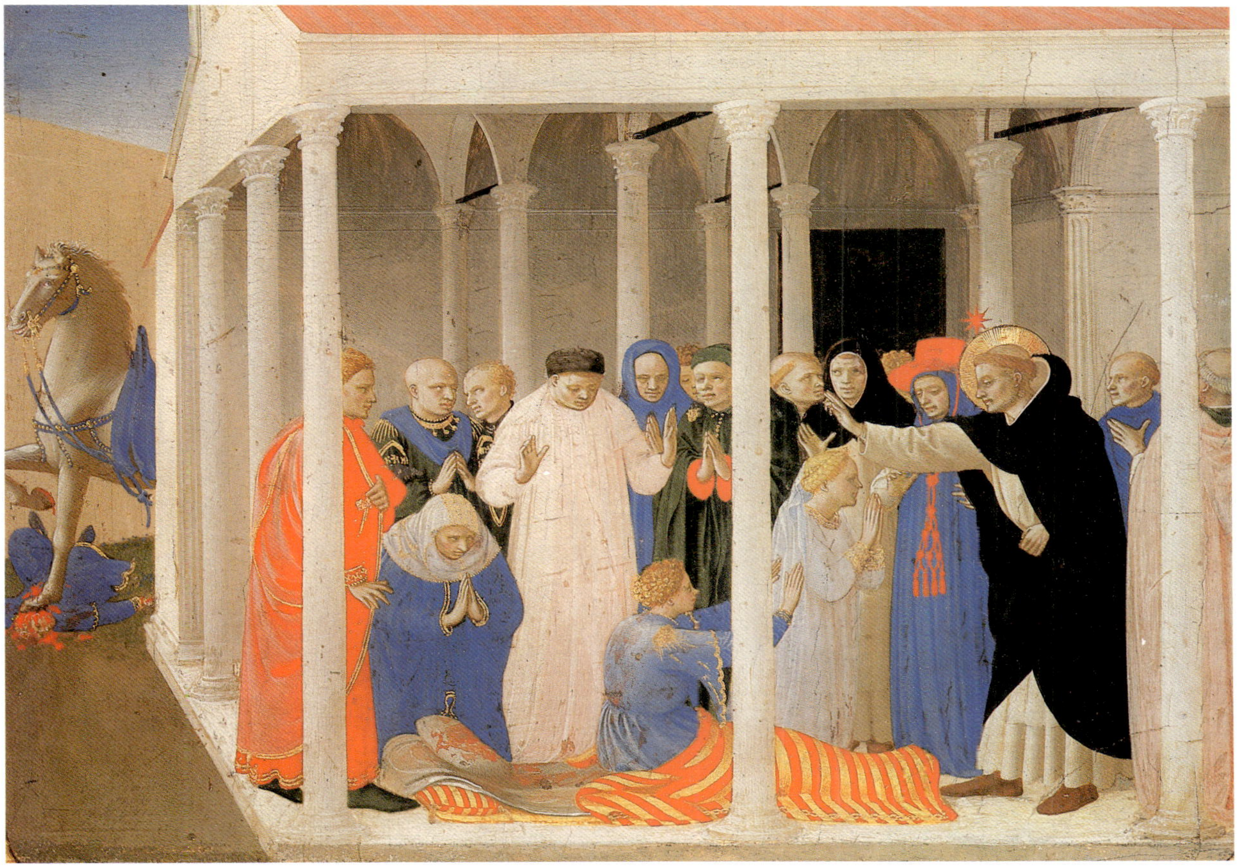

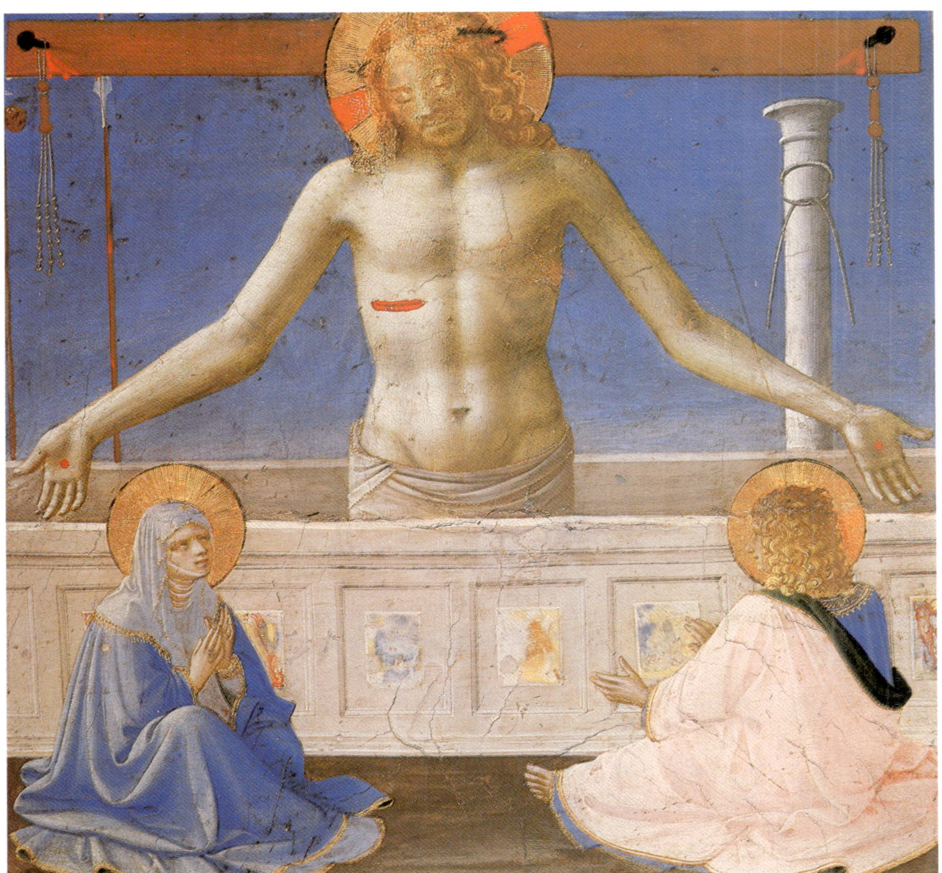

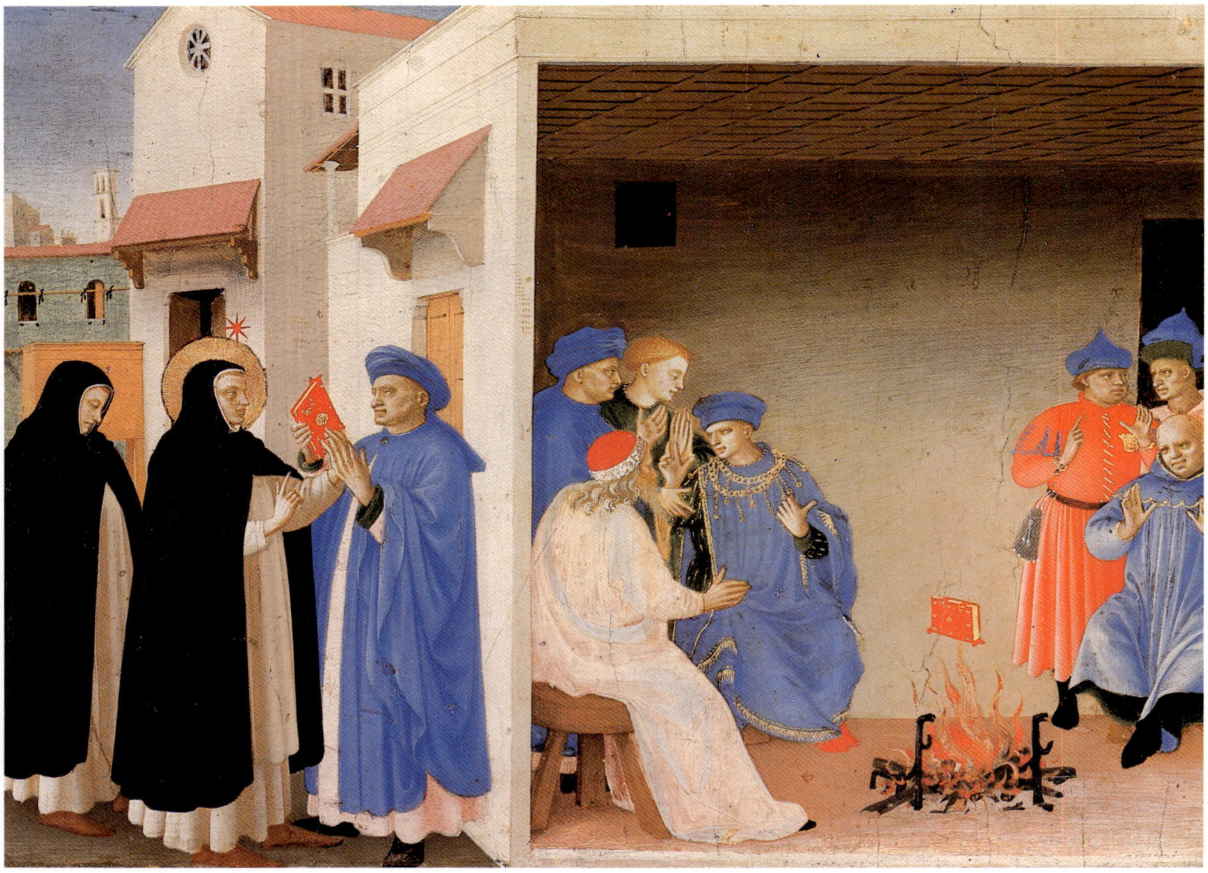

Disputation des hl. Dominikus und Buchwunder

Gegenüber, oben
Das Mahl der Mönche, von Engeln bedient

Gegenüber, unten
Tod des hl. Dominikus

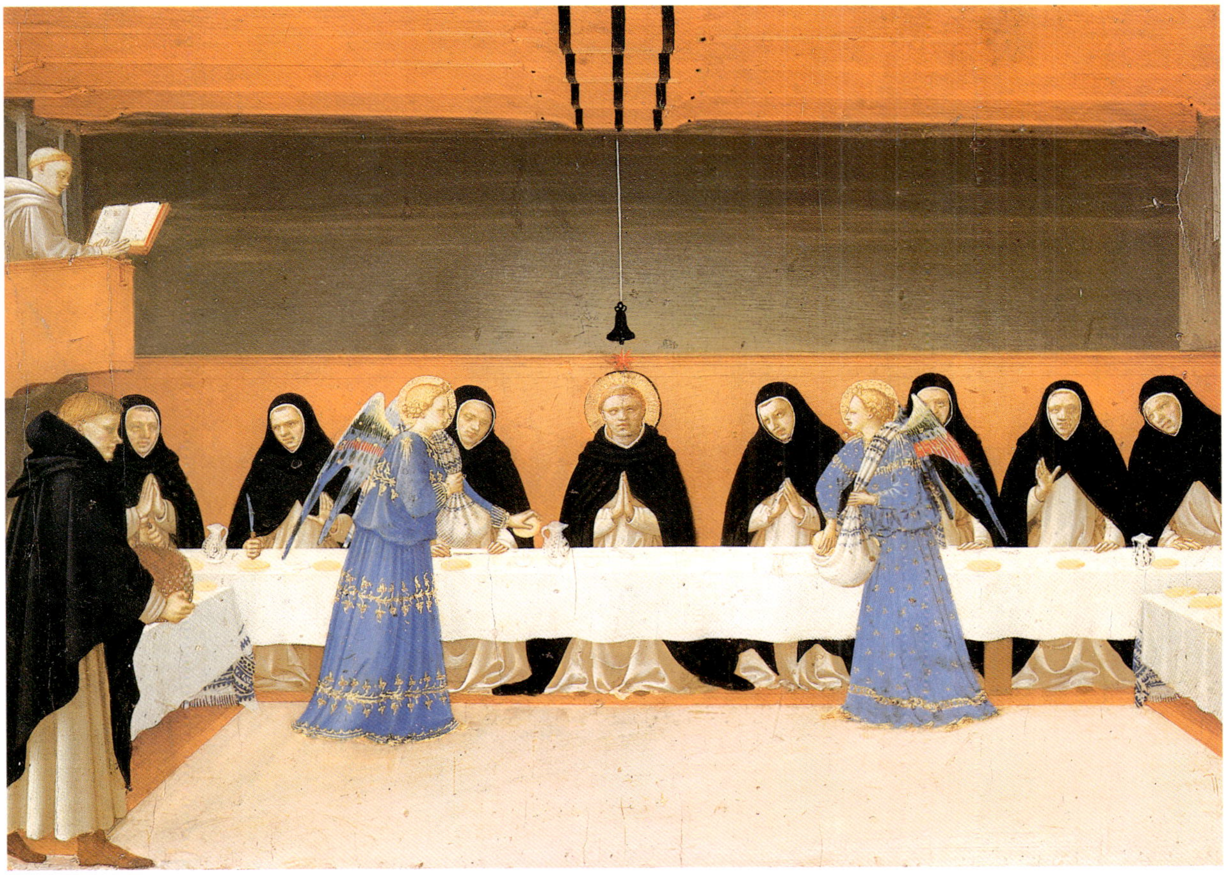

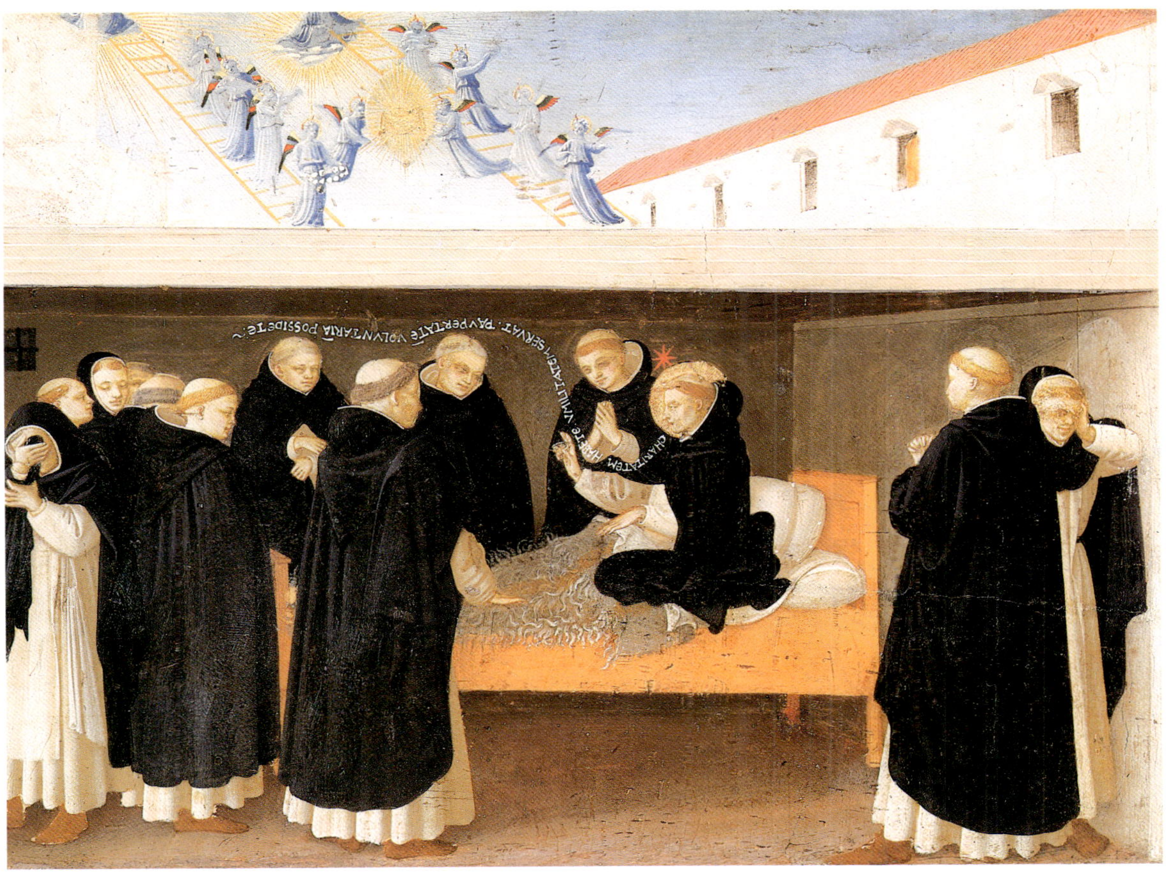
CHARITATEM HABETE VMILITATEM SERVAT. PAVPERTATĒ VOLVNTARIĀ POSSIDETE.~

Fra Angelico

Der Malermönch aus Fiesole war ein Landsmann und Zeitgenosse der drei großen Bahnbrecher der Frührenaissance: Was Brunelleschi für die Architektur, Donatello für die Plastik bedeutete, war in der Malerei der junge Masaccio (1401–1428), der zu den größten Erscheinungen der Kunstgeschichte gehört. Die Revolution seiner Malerei bestand in plastischer Figurenbildung und rationalistischen Bildräumen. Gotische Erzählfreude und Idealisierung weichen einer diesseitsorientierten Vorstellung vom Menschen und seiner Umwelt. Der Mensch wird zum Maß aller Dinge; er bewegt sich frei und selbstbewußt, dabei schlicht und monumental in zentralperspektivisch erfaßten Räumen.

Nur wenige Maler waren in den dreißiger Jahren des 15. Jahrhunderts imstande, diese Neuerungen zu verstehen und aufzugreifen; einer davon ist Fra Angelico. Das *Kreuzigungsfresko* im Louvre ist eines der frühesten Beispiele dieses Verständnisses; es überzeugt durch ein schlichtes Menschenbild und realistische Durchformung der sinnlich konkreten Körper, modelliert von seitlich einfallendem Licht. Die Komposition folgt der Kreuzigung eines Altarwerks, das Masaccio für die Carmine-Kirche in Pisa malte (heute Neapel), wenngleich deren Dramatik und Massigkeit hier gemildert sind. Zu Füßen des Kreuzes kniet der Ordensgründer Dominikus. Durch die Abnahme von seinem ursprünglichen Standort im Refektorium des Klosters von San Domenico in Fiesole und nachfolgende Restaurierungsversuche hat das Fresko gelitten; der Hintergrund ist heute dunkler als ursprünglich, wodurch die Lichtwirkung herabgesetzt, Strenge und Realismus der Darstellung jedoch erhöht wurden.

Fra Angelicos *Martyrium der hll. Kosmas und Damian* war einst Bestandteil der Predella eines Altares im Konvent von San Marco in Florenz. Weitere Teile befinden sich heute in München, Washington, Dublin und Florenz. Im Gegensatz zu den golddurchwirkten Altarbildern zeigt sich hier in der Predellentafel des Malers zartes Gespür für Landschaftsdarstellung. In der Stadtkulisse zur Linken mit Toren, Mauern und Zinnen, der Reihe der Zypressen und dem Hügelland unter dem blauen, von weißen Wolkenstreifen durchzogenen Himmel zeichnet er ein stilisiertes Porträt seiner toskanischen Heimat.

Die Entwicklung der religiösen Malerei, deren Reform vom Kloster San Marco in Florenz ausging, kann außerhalb Italiens nirgendwo besser studiert werden als im Louvre. Vom Werk des Vorläufers Fra Angelicos, Lorenzo Monaco, dem Tafel- und Miniaturmaler, der die internationale Gotik um 1400 in Florenz vertritt, bis hin zu einem Schüler, Benozzo Gozzoli und seiner Tafel *Triumph des hl. Thomas von Aquin,* spannt sich der Bogen und steckt das Maß ab für den Genius des »engelgleichen« Malers, in dessen Kunst Intellekt und Frömmigkeit eine einzigartige Verbindung eingegangen sind.

Gegenüber
Fra Angelico
Kreuzigung mit dem hl. Dominikus.
Fresko, 435 × 260 cm. Aus dem Refektorium des Klosters San Domenico in Fiesole, erworben 1880. R. F. 265

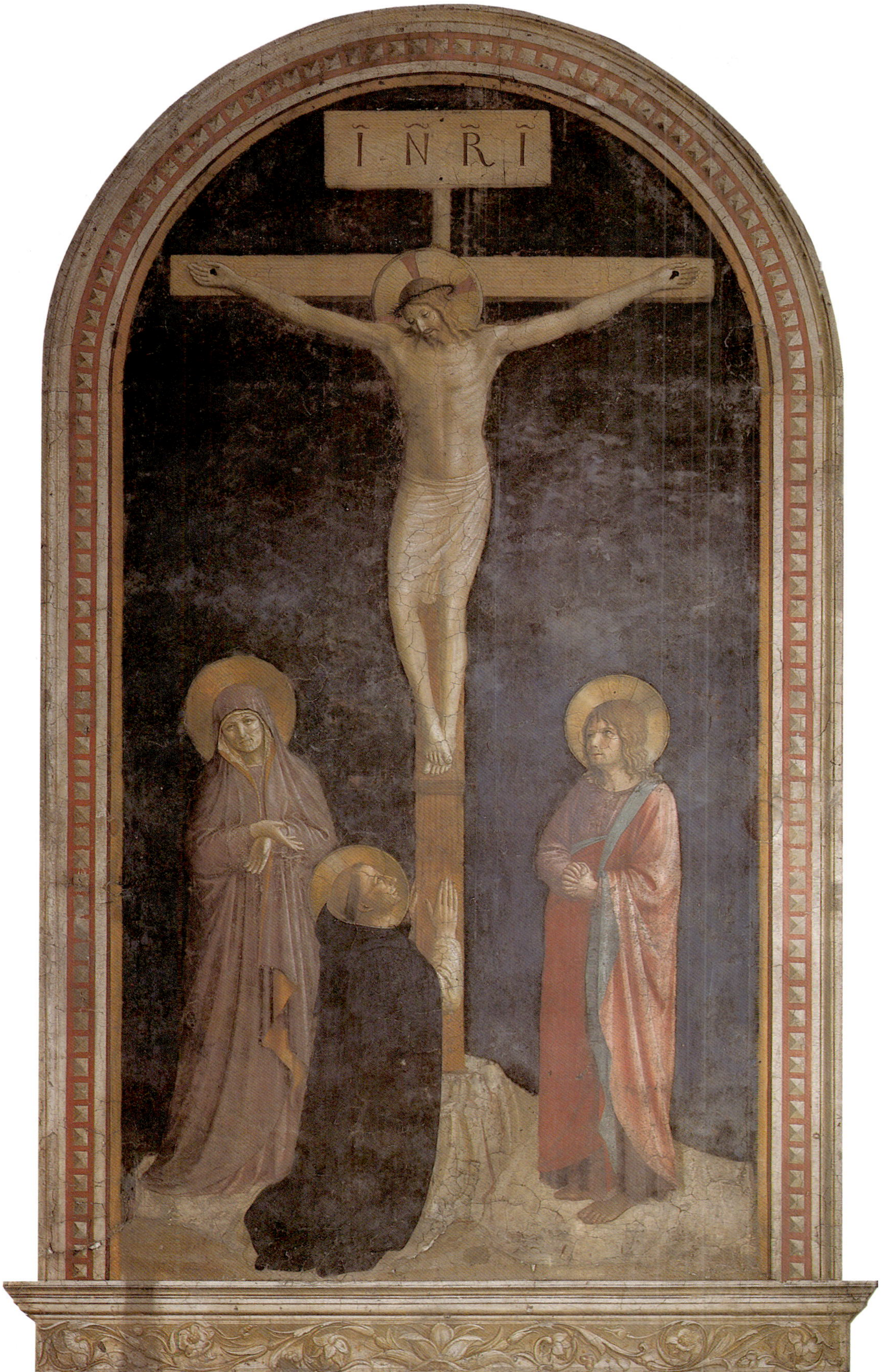
I N R I

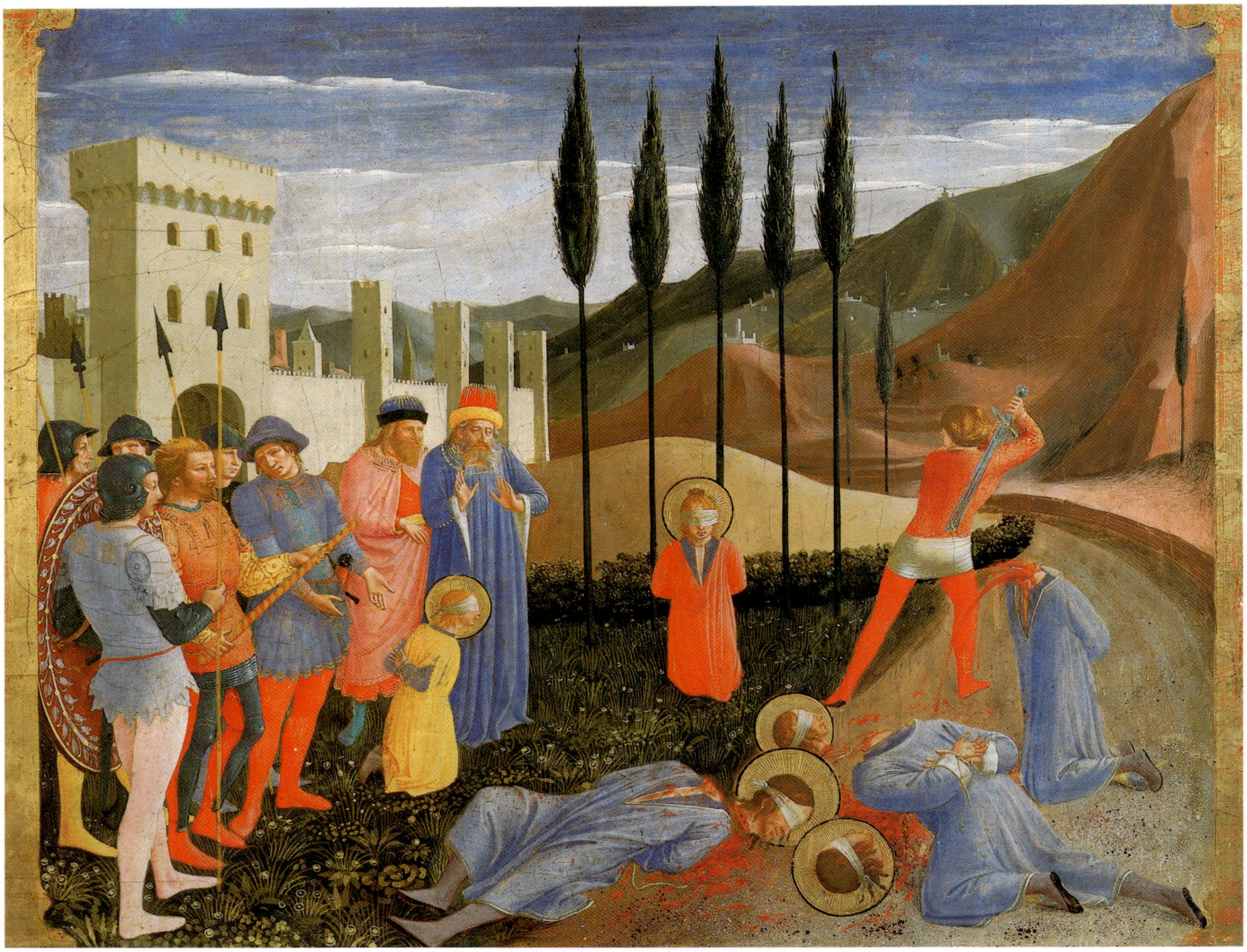

Fra Angelico
Das Martyrium der hll. Kosmas und Damian, um 1440.
Holz, 37×46 cm. Teil der Predella vom Hochaltar-Retabel der Klosterkirche San Marco in Florenz. Erworben 1882. R. F. 340

Gegenüber, links
Benozzo Gozzoli, eigentl. Benozzo di Lese di Sandro
Florenz (?) 1420/22 – Pistoia 1497
Triumph des hl. Thomas von Aquin.
Holz, 230×102 cm. Aus dem Dom von Pisa, 1811; Zugang 1813. INV. 104

Gegenüber, rechts
Lorenzo Monaco, eigentl. Piero di Giovanni
Siena um 1365/70 – Florenz vor 1426
Christus am Ölberg und *Die Frauen am Grabe,* 1408.
Holz, je 66 × 13 cm. Goldgrund. Flügel eines Triptychons. Aus dem Cluny-Museum, 1896. R. F. 965

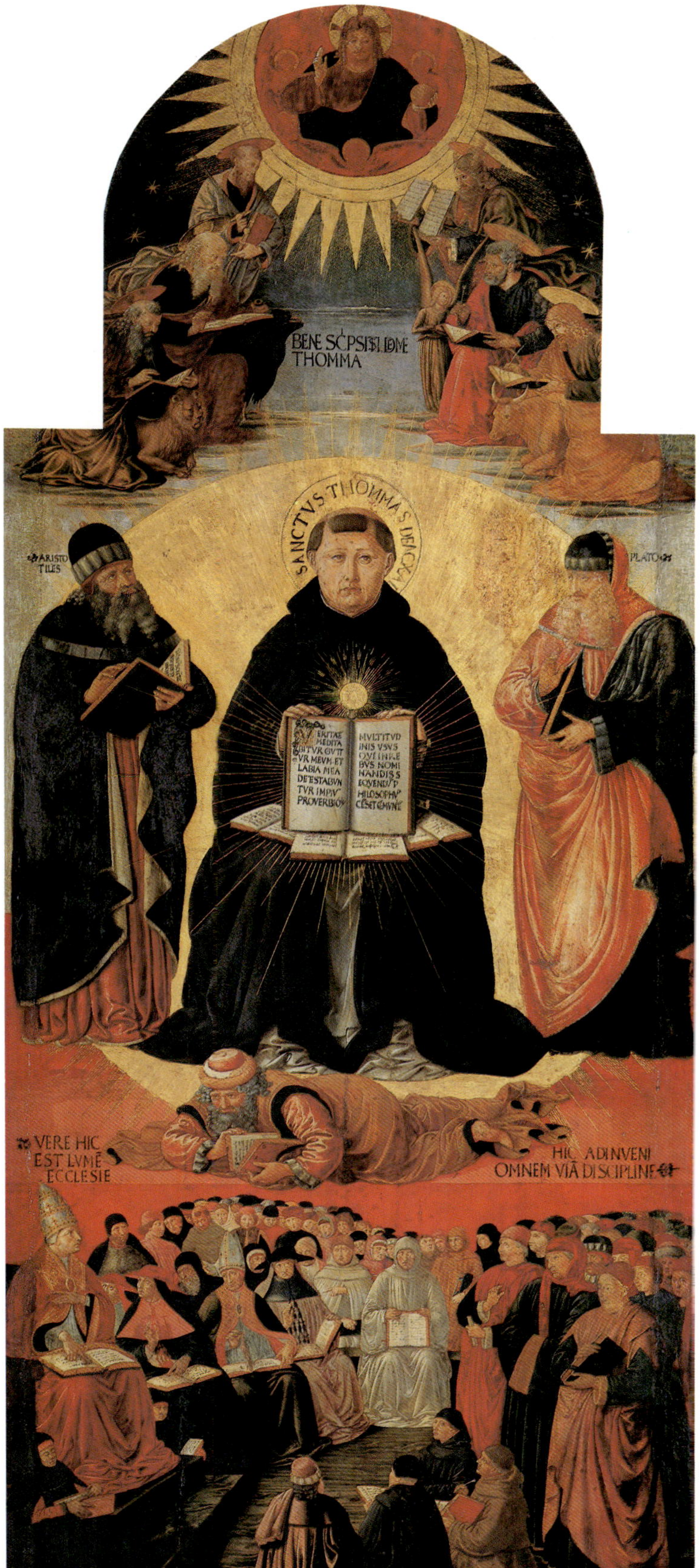
BENE SCPSISTI DE ME
THOMMA
SANCTVS THOMAS DE AQVINO
ARISTO
TILES
PLATO
VERE HIC
EST LVME
ECCLESIE
HIC ADINVENI
OMNEM VIÃ DISCIPLINE

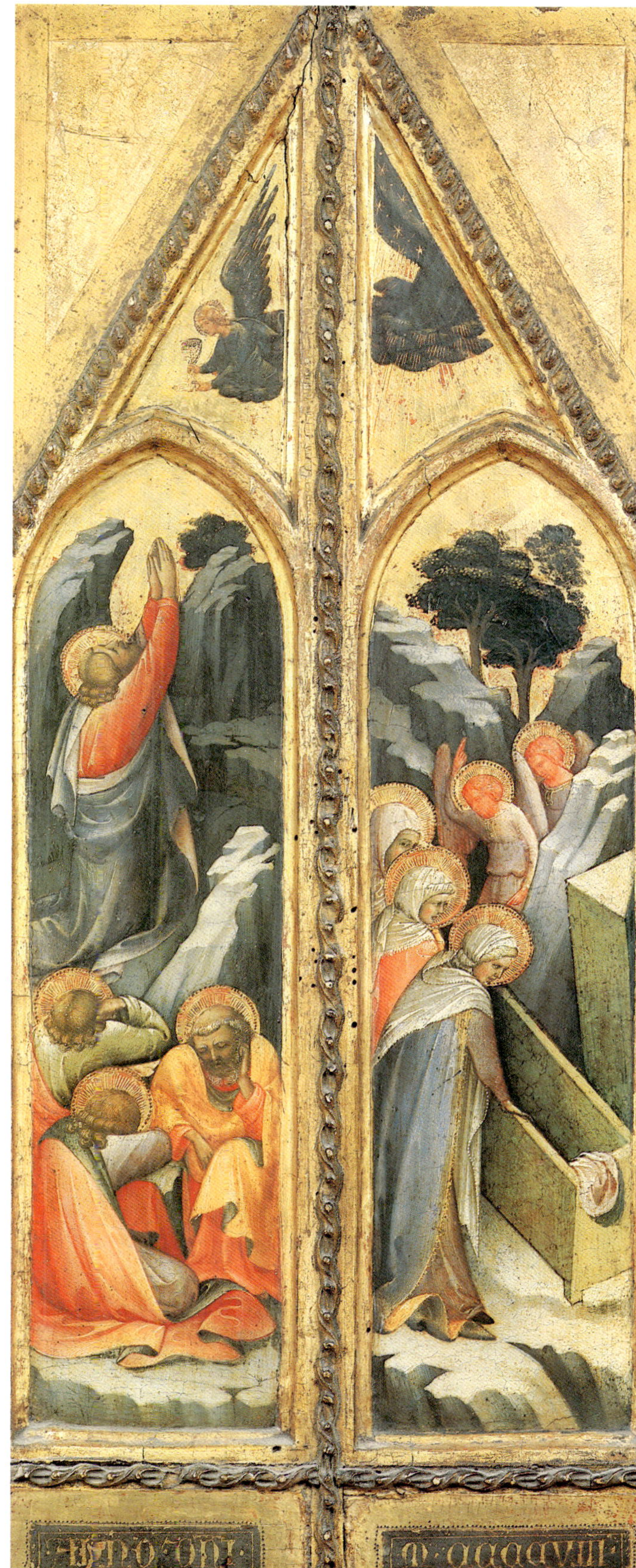

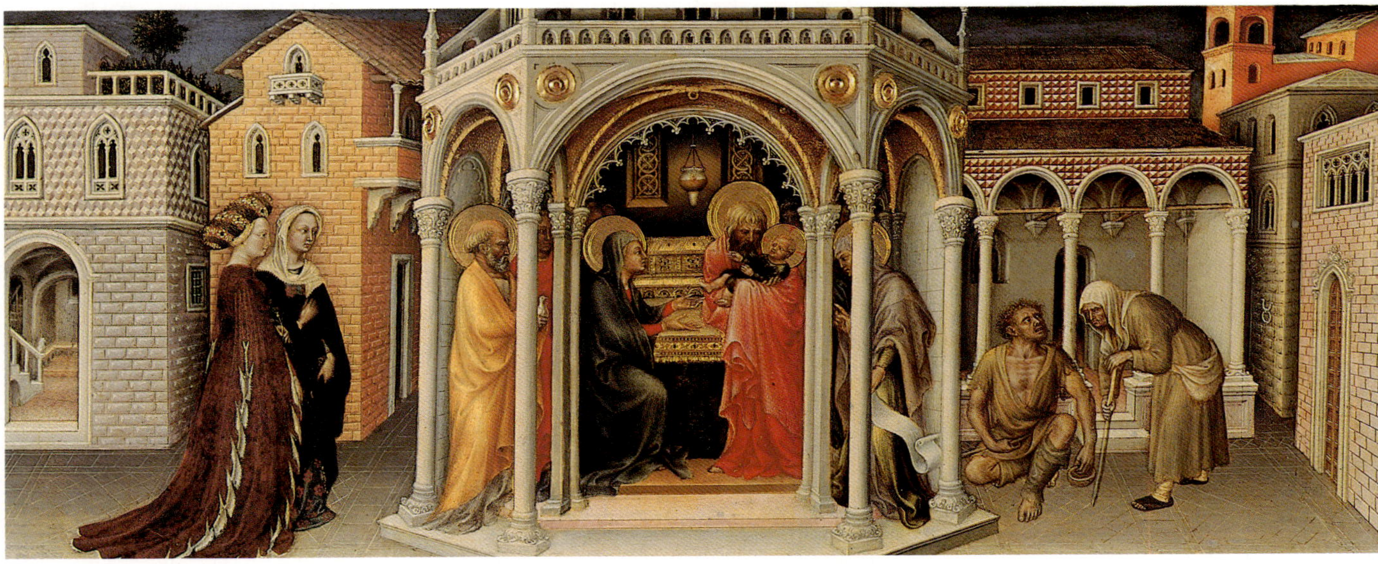

Gentile da Fabriano, eigentl. Gentile di Niccolo di Giovanni di Massio Fabriano um 1370 – Rom 1427
Darbringung im Tempel, 1423.
Holz, 27 × 66 cm. Von der Predella des Altars der Strozzi-Kapelle der Kirche Santa Trinità in Florenz, 1811; Zugang 1812.
INV. 295

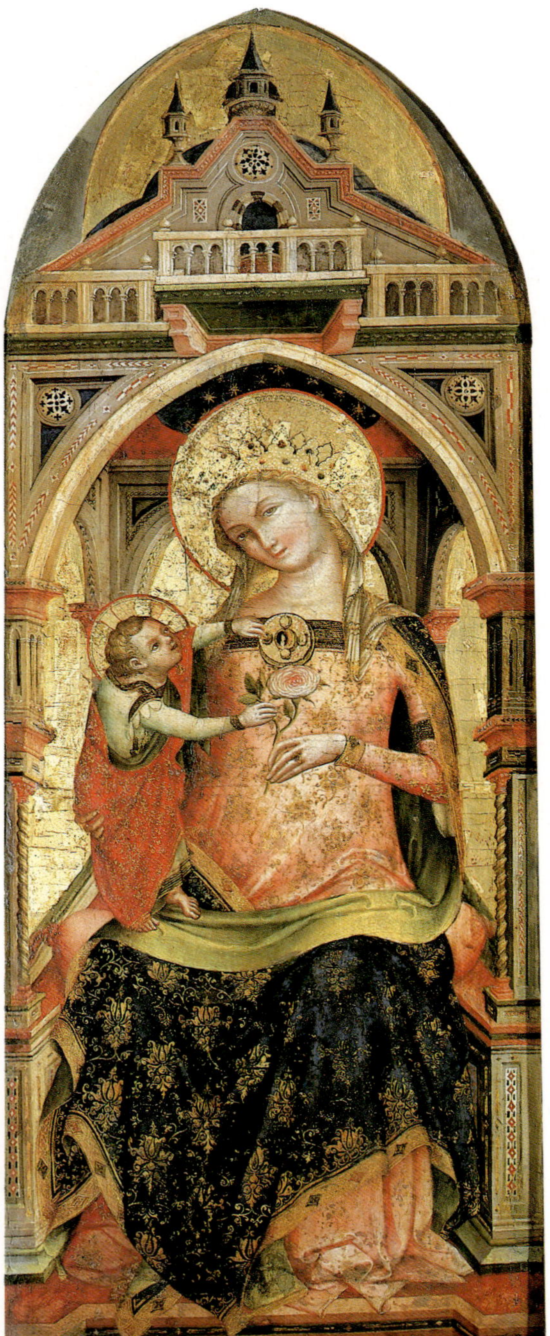

Lorenzo Veneziano Tätig in Venedig 1356 – 1372
Maria mit dem Kind, 1372.
Holz, 126×56 cm. Goldgrund. Aus der Sammlung Campana, Rom, erworben 1861; Zugang 1863, Musée Napoléon III.
M. I. 395

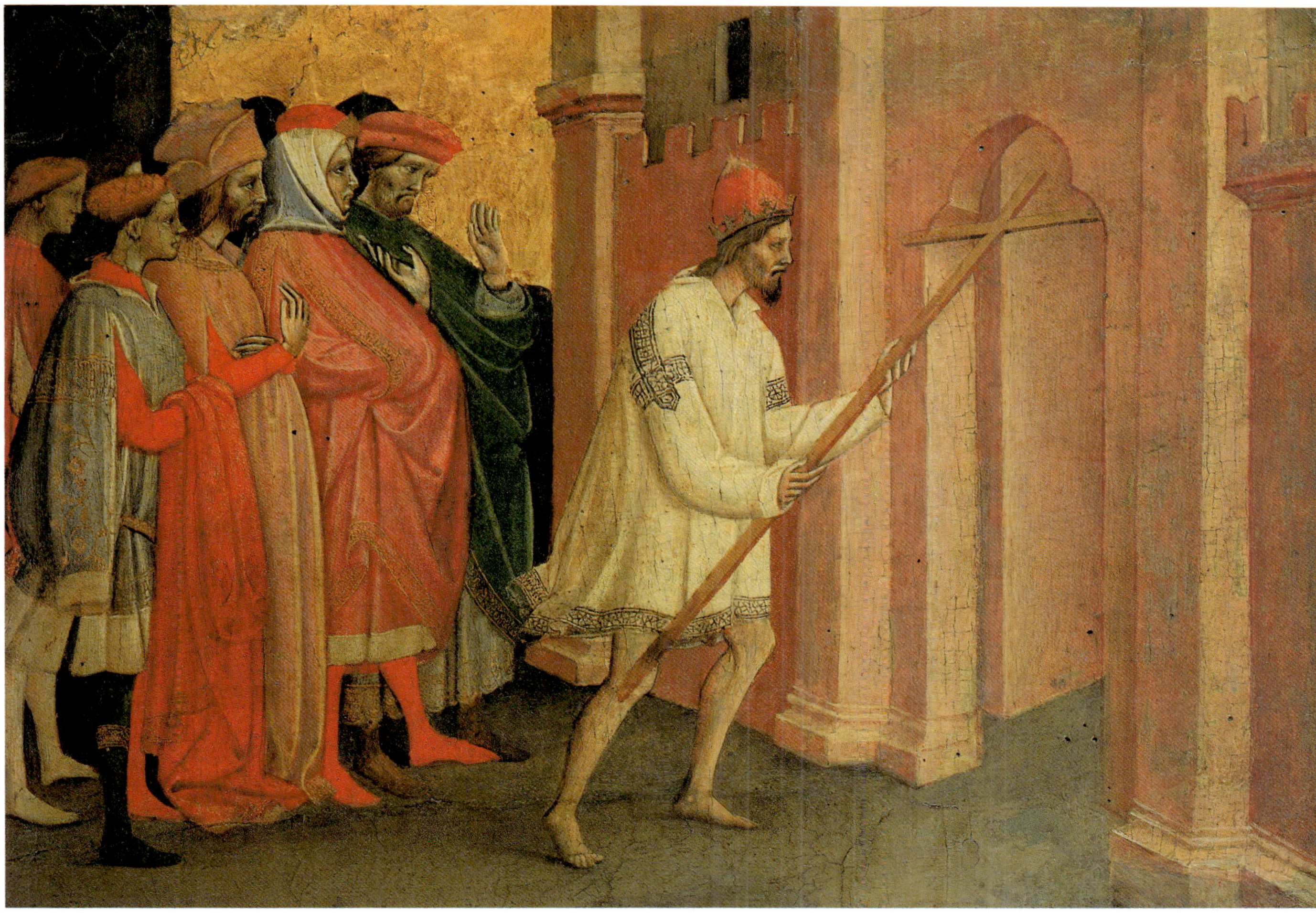

MICHELE DI MATTEO LAMBERTINI Tätig in Bologna 1416 – 1469
Der Kaiser Heraklius im Büßergewand trägt das Kreuz nach Jerusalem.
Holz, 36 × 52 cm. Goldgrund. Teil einer Predella. Schenkung Mme Sébastien Cornu, 1872. R. F. 30

Jan van Eyck

Nicolas Rolin, der einflußreiche Kanzler Herzog Philipps des Guten von Burgund, bedarf im Angesicht der Gottesmutter und des himmlischen Kindes nicht mehr der Fürsprache eines Heiligen. Beide sind gleichberechtigt, jedem ist eine Bildhälfte zugeordnet. Die Blicke treffen sich nicht, denn der Kanzler, mit modischem Haarschnitt und kostbarem Brokatgewand nach burgundischer Hoftracht, ist beim Stundengebet dargestellt; in seinem Stundenbuch ist die Seite mit dem Marienoffiz aufgeschlagen. Die in einen dunkelroten Samtmantel gehüllte Himmelskönigin, über deren Haupt ein Engel die edelsteingeschmückte Krone hält, und das auf ihren Knien balancierende Christuskind mit dem Reichsapfel des Weltenherrschers in der Linken, die Rechte segnend erhoben, sind nur Erscheinung vor dem geistigen Auge des andächtigen Beters. Die Mitte des Bildes, wo der Betrachter bisher den Gegenstand der Andacht zu sehen gewohnt war, bleibt frei für das neue Anliegen des Malers: die Darstellung von Welt. Über einen kostbar mit farbigen Steinfliesen bedeckten Boden innerhalb dieses in seiner Gesamtanlage seltsam unwirklichen Raumes wird der Blick hinausgelenkt: durch die Bögen der Arkaden über eine Terrasse hinweg auf eine Stadt beiderseits eines Flusses, der sich durch die Tiefe der Landschaft in der Ferne am dunstblauen Horizont verliert. Die beiden zwergenhaften Gestalten auf der Zinne betonen das Interesse an der Natur, die das Heilsgeschehen widerspiegelt. Diese Stadt und ihr Umland hat man vergeblich mit einem bestimmten Ort des flandrisch-burgundischen Reiches identifizieren wollen; es ist wohl mehr eine Metapher von Welt schlechthin, aus realen Elementen komponiert.

Der mächtige Kanzler gab die Tafel als Epitaph für seine Grabstätte in der Kathedrale von Autun bei dem Hofmaler Jan van Eyck in Auftrag, der für seine brillante Feinmalerei in ganz Europa berühmt war. Wie kein anderer verstand es Jan, den Bildern Glanz und optischen Reiz zu verleihen und den Augenschein der Dinge und die »unfaßbaren« Qualitäten des Raumes mit Mitteln der Farbe überzeugend zum Ausdruck zu bringen. Jedes Detail ist mit glasklarer Schärfe gemalt und trägt zu der inhaltlichen Dichte des Bildes bei – wie hier die romanischen Säulenkapitelle mit Darstellungen aus dem Alten Testament als typologische Hinweise auf das Erlösungswerk Christi.

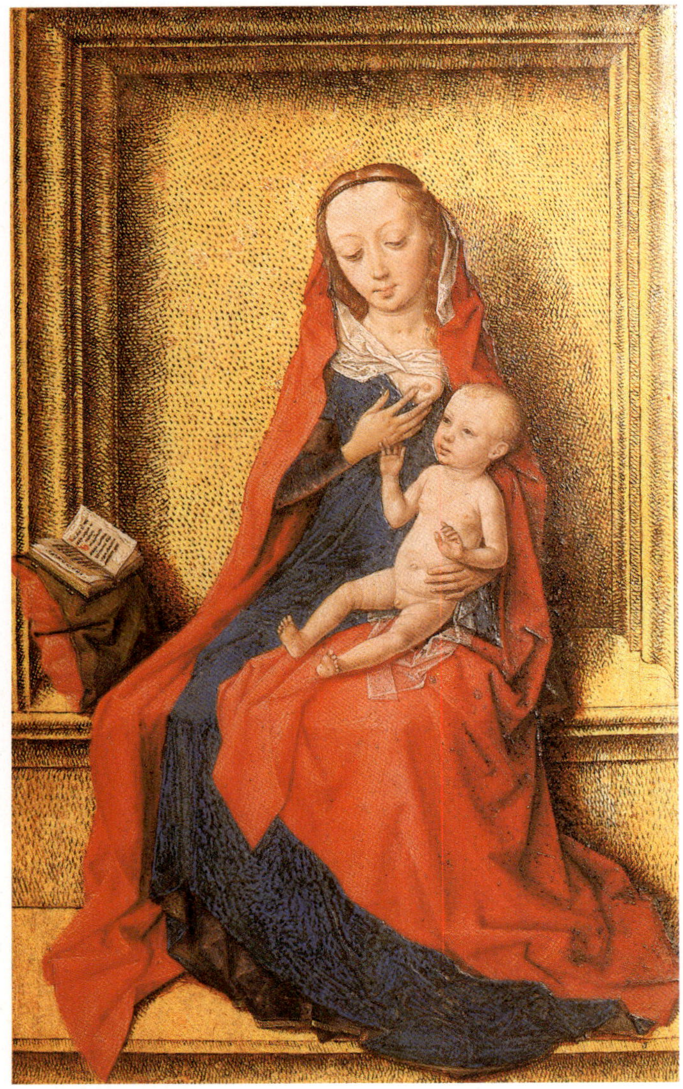

Dieric Bouts Haarlem um 1420 – Löwen 1475
Sitzende Muttergottes mit Kind.
Holz, 20 × 12 cm. Erworben 1868. M. I. 734

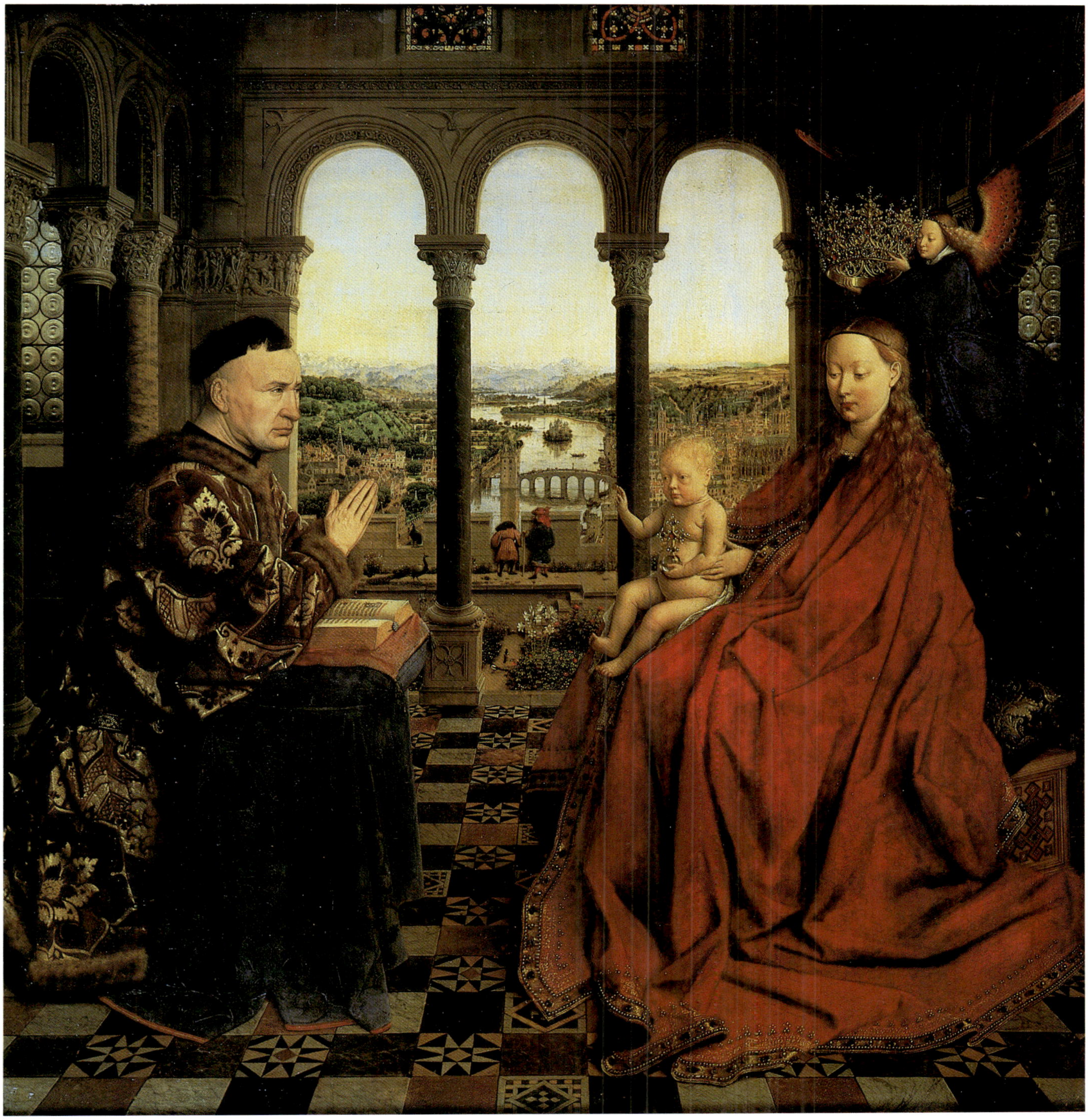

Jan van Eyck Maaseyck (?) um 1390 – Brügge 1441
Die Madonna des Kanzlers Rolin, um 1435.
Holz, 66 × 62 cm. Gemalt für Nicolas Rolin (1376 – 1462), Kanzler Philipps des Guten, Herzog von Burgund. Aus der Stiftskirche Notre-Dame in Autun; Zugang 1800. INV. 1271

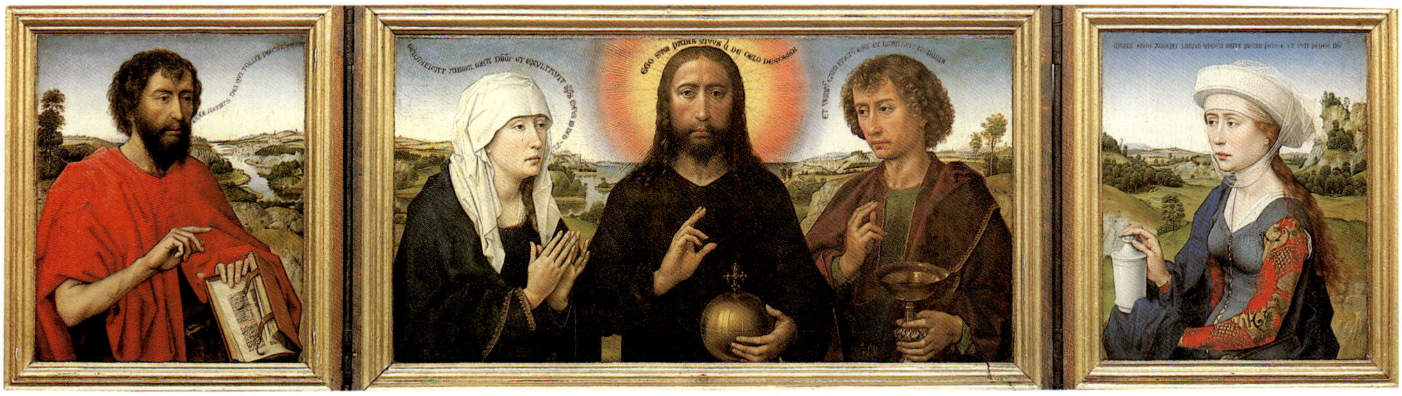

ROGIER VAN DER WEYDEN Tournai 1398/1400 – Brüssel 1464
Triptychon der Familie Braque, um 1464.
Mitteltafel: *Christus zwischen Maria und Johannes Ev.* Linker Flügel: *Johannes d.T.* Rechter Flügel: *Hl. Maria Magdalena.*
Holz, Höhe 41 cm, Breite: Mitteltafel 68 cm, Flügel je 34 cm.
Erworben 1913. R. F. 2063

Gegenüber
Maria Magdalena, rechter Flügel vom Braque-Triptychon

ROGIER VAN DER WEYDEN
Verkündigung, um 1435.
Holz, 86 × 93 cm. Mitteltafel eines Triptychons. Sammlung der Herzöge von Savoyen; aus der königlichen Galerie in Turin, 1799. INV. 1982

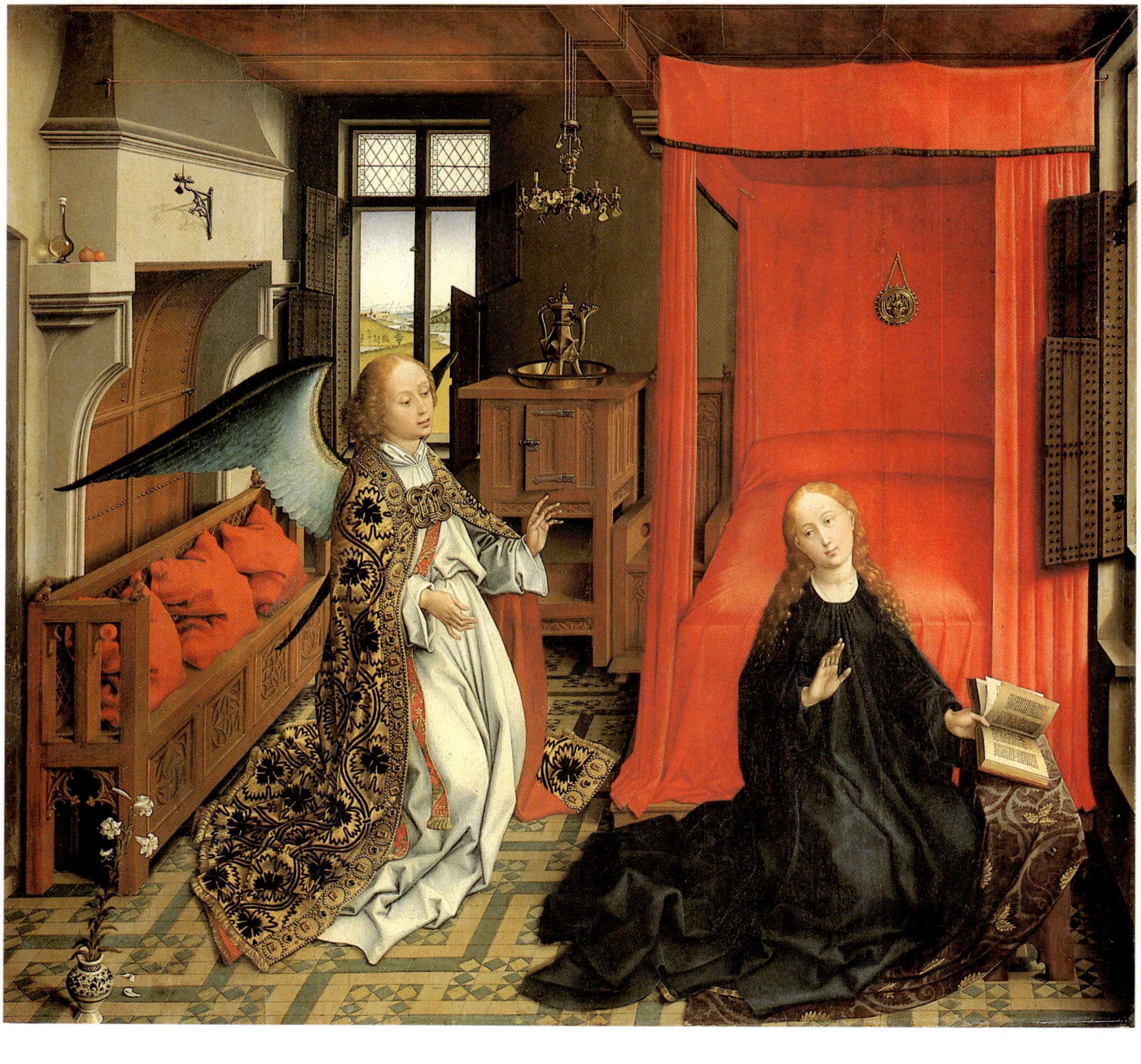

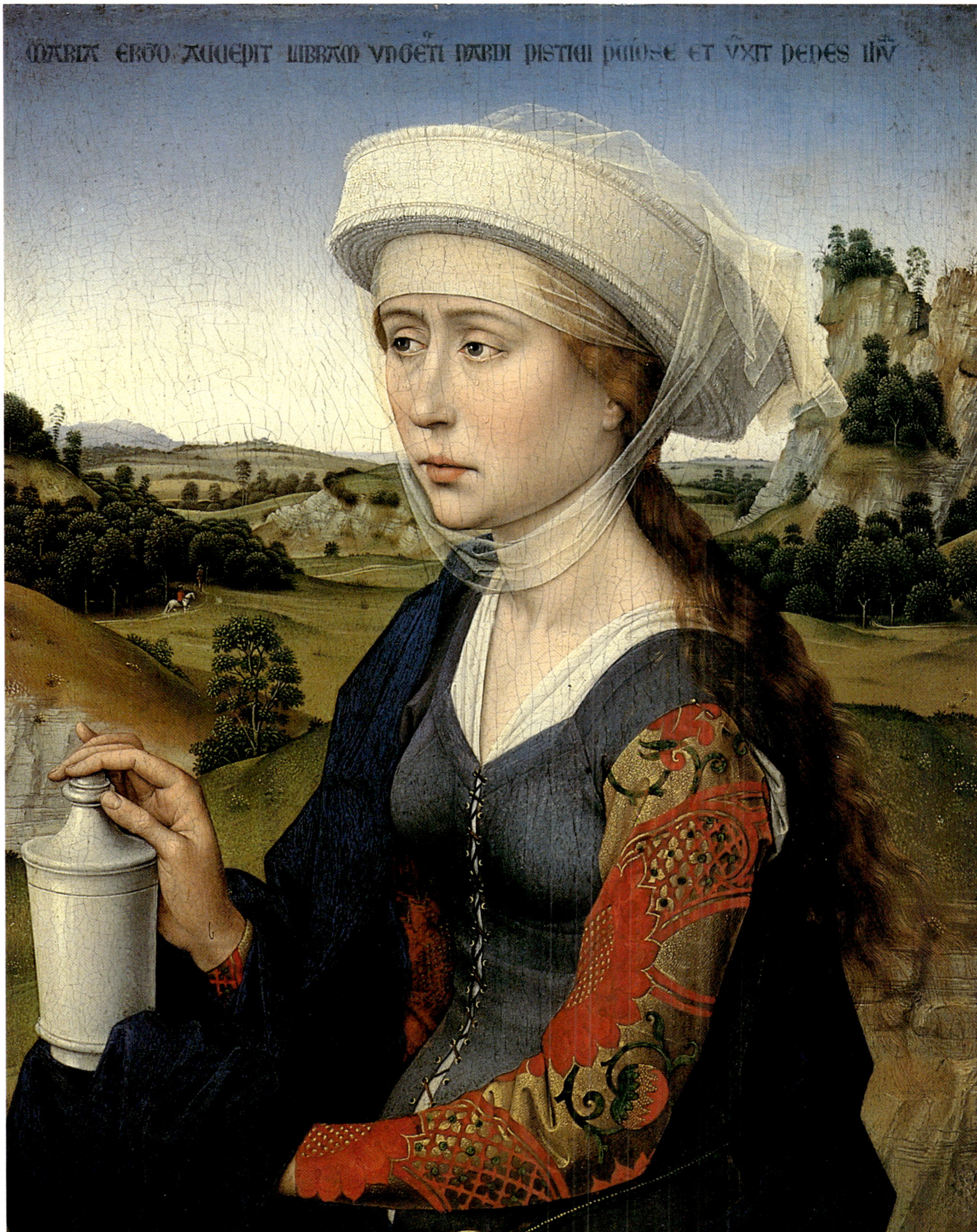

Seite 66
MEISTER VON SAINTE-GUDULE
Tätig in Brüssel zwischen 1470 und 1490
Predigt des hl. Géry, gen. *Der Hirtenbrief.*
Im Hintergrund die Kirche Sainte-Gudule in Brüssel.
Holz, 98 × 69 cm. Erworben 1822. INV. 1991

Seite 67
PETRUS CHRISTUS Baerle 1415/20 – Brügge 1472/73
Pietà (Beweinung Christi).
Holz, 38 × 31 cm. Erworben 1951. R. F. 1951–45

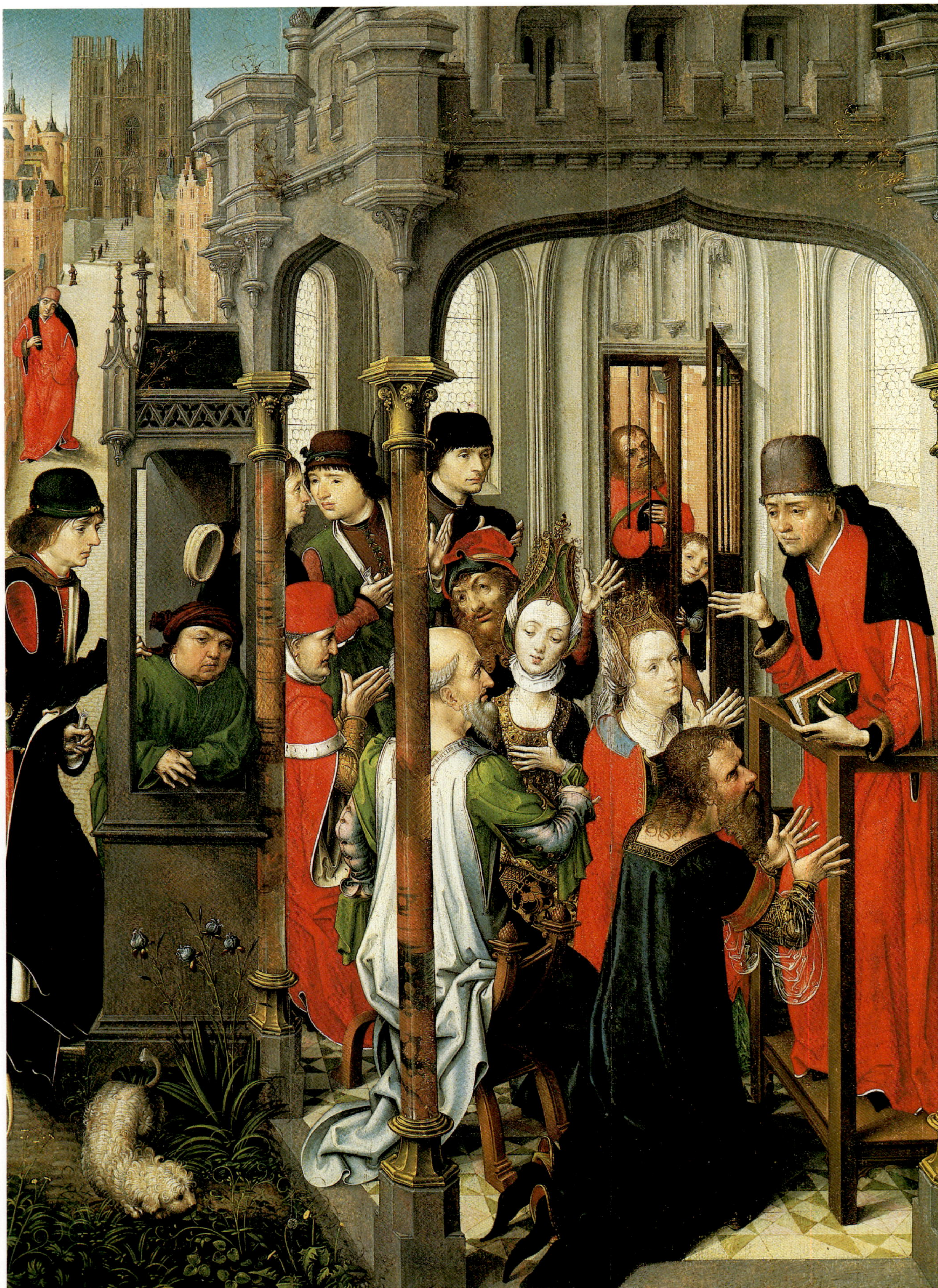

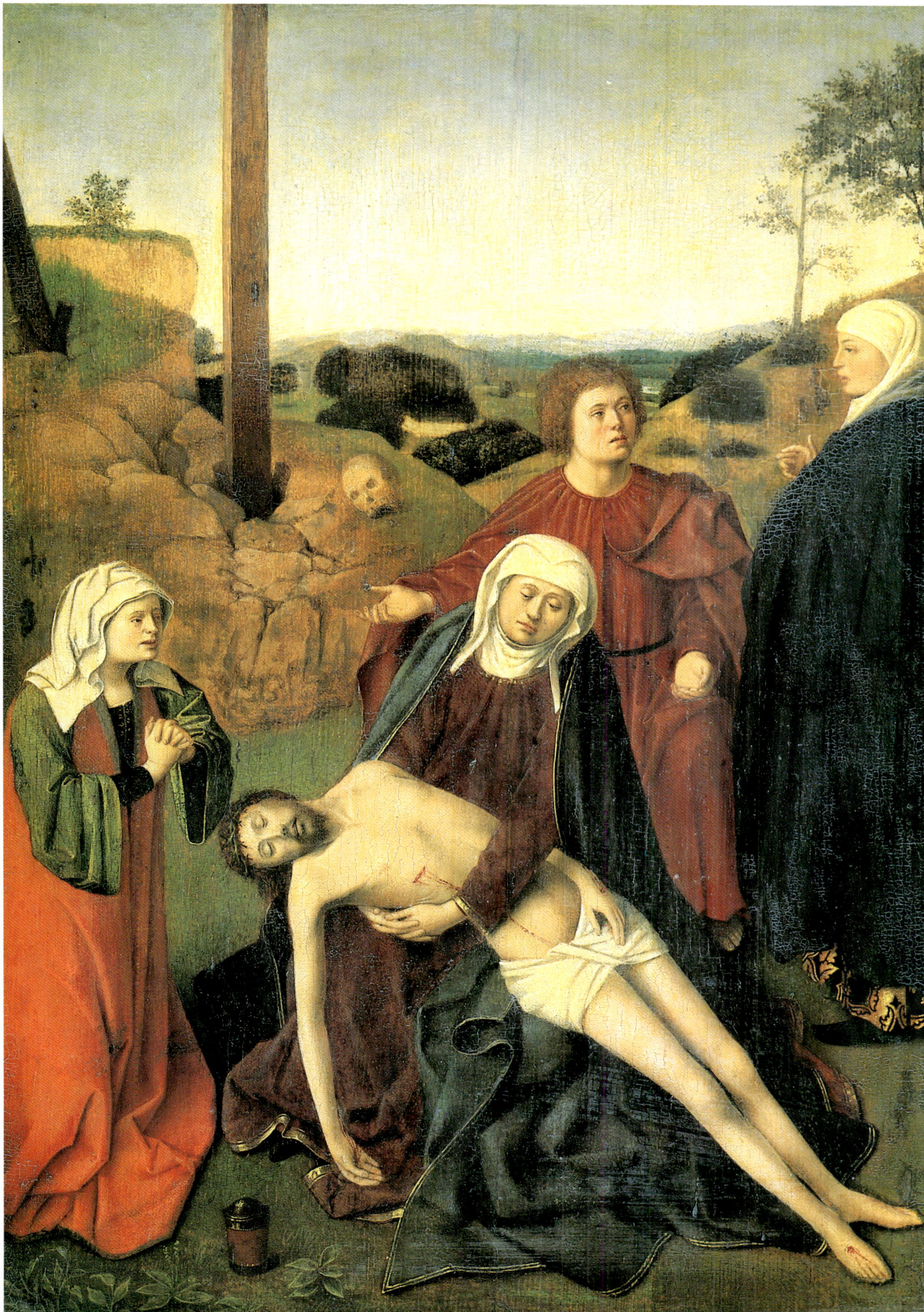

Stefano di Giovanni, gen. Sassetta

Kein Maler verstand es besser, die Liebe des hl. Franz von Assisi zu den Menschen und zur Natur darzustellen als der Sienese Sassetta. Sein 1444 vollendetes, beidseitig bemaltes Polyptychon für die Kirche des Franziskanerkonvents in Borgo San Sepolcro, von dem der Louvre drei große Tafeln und einen Teil der Predella besitzt, zeigte im Originalzustand auf der Vorderseite vor leuchtendem Goldgrund die thronende Muttergottes mit Kind, umgeben von musizierenden Engeln, und auf vier seitlichen Tafeln vier ganzfigurige Heilige: Johannes Evangelista, Antonius von Padua, Johannes Baptista und den seligen Ranieri Rasini. Auf dem Predellenfragment im Louvre (ein weiteres befindet sich heute in Berlin-Dahlem) ist dargestellt, wie der Selige, der als Laienbruder im Konvent von Borgo San Sepolcro lebte, auf wunderbare Weise Gefangene aus dem Kerker befreit. Die Rückseite beherrschte der hl. Franz in der Glorie (Sammlung Berenson, Settignano), umgeben von acht Szenen aus seinem Leben und Wirken (London, National Gallery und Chantilly, Musée Condé). Die humorvolle Darstellung ist dem menschenfreundlichen Geist des Franziskanerordens durchaus angemessen.

Sassetta gab in seiner Auseinandersetzung mit der Florentiner Frührenaissance der Sieneser Malerei des 15. Jahrhunderts neue Impulse. In seiner Nachfolge malte ein namentlich nicht bekannter Meister, dem

Sassetta
Der selige Ranieri Rasini befreit die Armen aus dem Gefängnis in Florenz, 1437/44.
Holz, 43 × 63 cm. Goldgrund. Predella des Retabels aus San Francesco in Borgo San Sepolcro. Schenkung der Société des Amis du Louvre, 1965. R. F. 1965-2

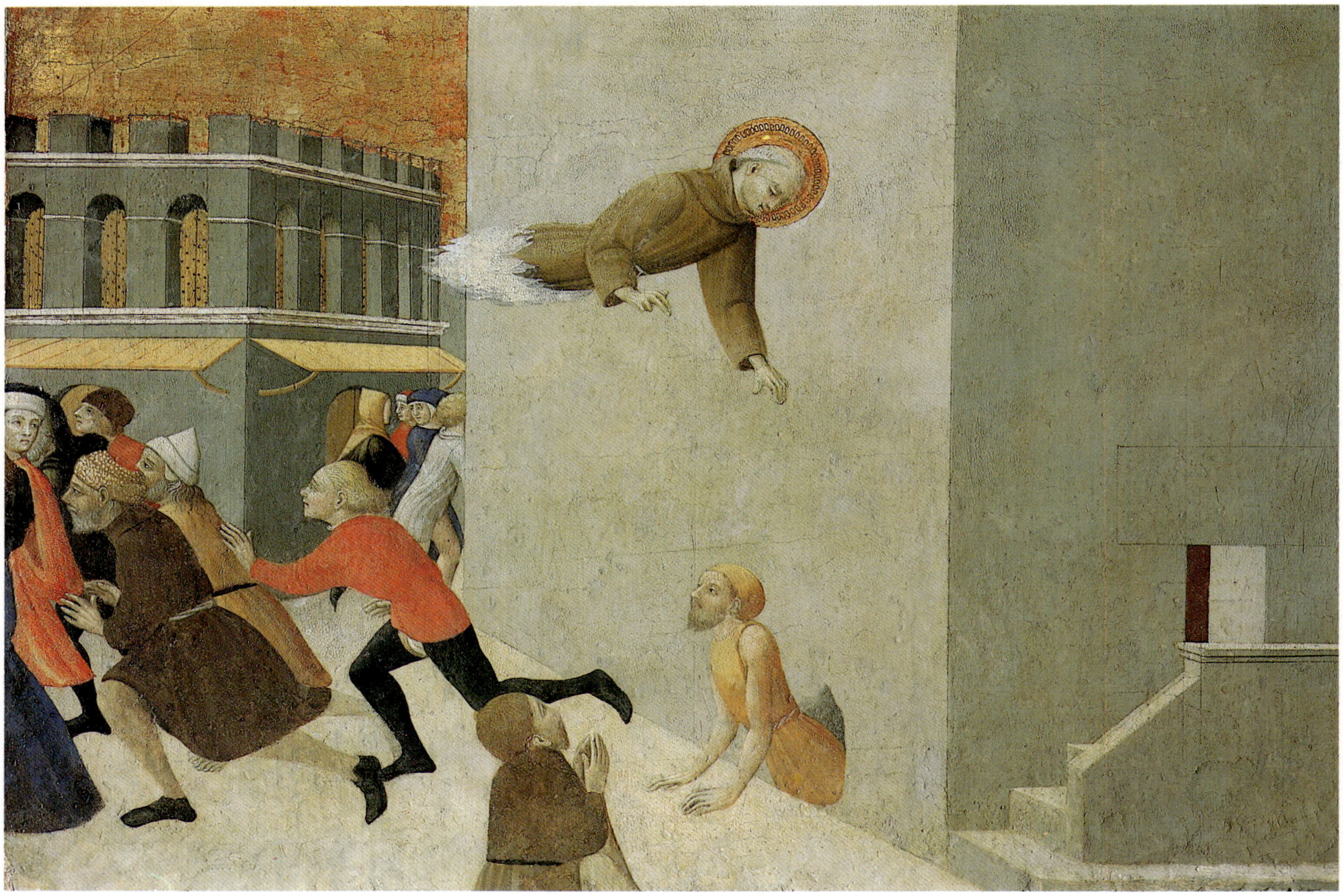

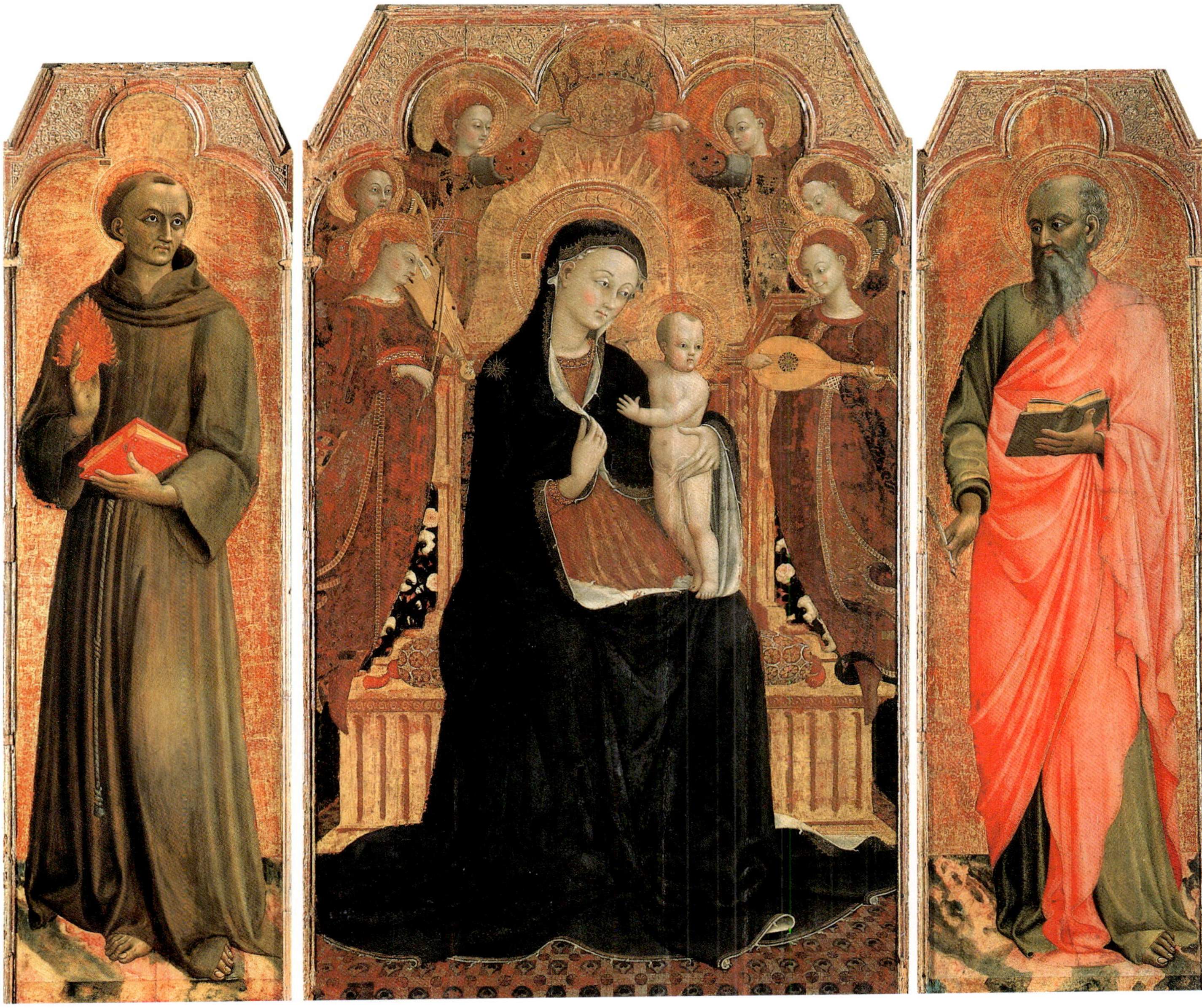

das Triptychon im Franziskanerkonvent in Siena zugeschrieben wird, die Tafel des *Hl. Antonius Abbas* im Louvre. Vielleicht handelt es sich bei den Sano di Pietro zugeschriebenen Bildern um das Spätwerk desselben Meisters. Seine Predella mit Szenen aus dem Leben des hl. Hieronymus stammt von einem Altar, der heute in der Pinakothek von Siena aufbewahrt wird. Im selben Jahr wie Sassettas Altar für Borgo San Sepolcro entstanden, führt er den ganzen Phantasiereichtum der Sieneser Schule vor Augen. Somit sind die Tafeln im Louvre beredte Beispiele für die Fülle der künstlerischen Möglichkeiten innerhalb der Sieneser Malerei um die Mitte des 15. Jahrhunderts.

SASSETTA, eigentl. STEFANO DI GIOVANNI
Siena 1392 (?) – Siena 1450
Maria mit dem Kind, umgeben von sechs Engeln.
Flügel: *Hl. Antonius von Padua* und *Hl. Johannes Ev.*, 1437/44.
Holz, 207 × 118 cm; Flügel je 195 × 57 cm. Goldgrund. Retabel aus San Francesco in Borgo San Sepolcro. Erworben 1956.
R. F. 1956–11

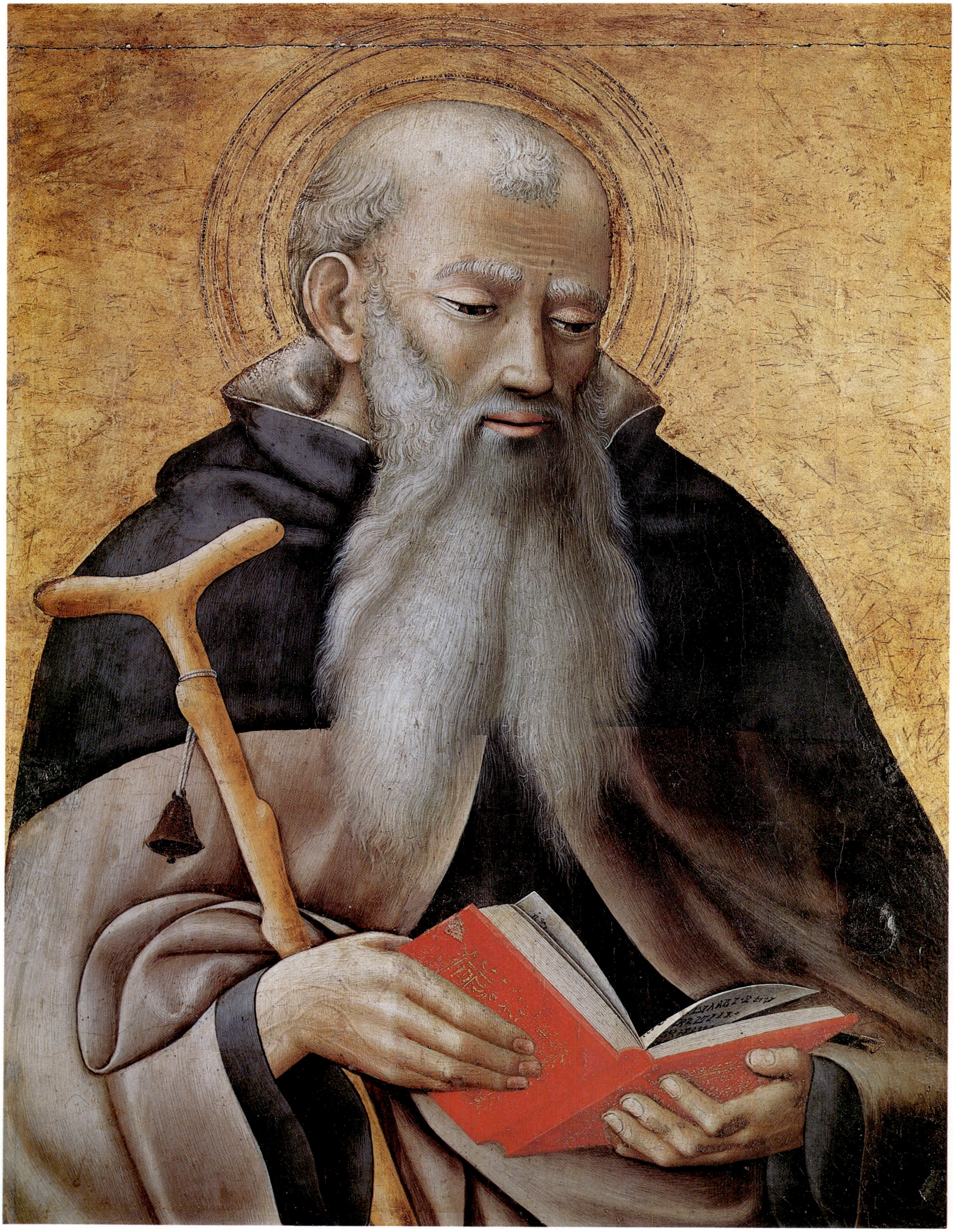

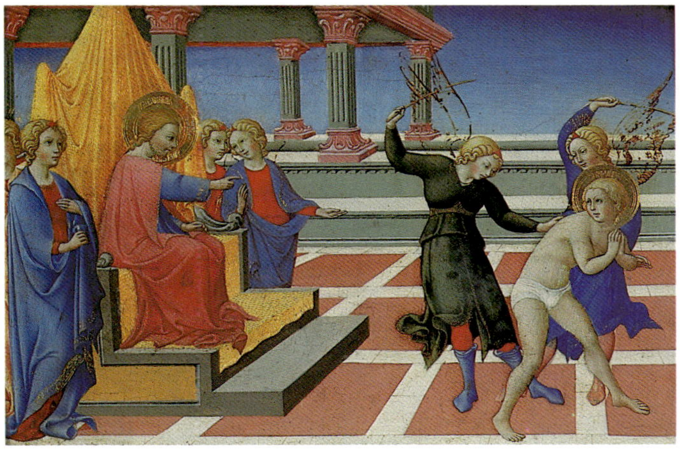

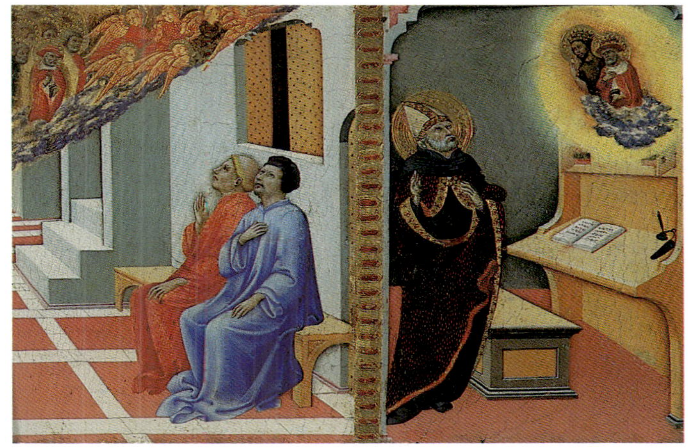

Sano di Pietro Siena 1406 – 1481
Szenen aus dem Leben des hl. Hieronymus: Traum des hl. Hieronymus.
Holz, 24 × 36 cm. Zusammen mit den folgenden Szenen von der Predella eines Altarbildes, gemalt 1444 für das Kloster Gesuati di San Girolamo in Siena. Aus der Sammlung Campana, Rom, erworben 1861; Zugang 1863, Musée Napoléon III. M. I. 470

Erscheinung des hl. Hieronymus vor Sulpicius Severus und dem hl. Augustinus.
Holz, 24 × 38 cm. M. I. 474

Gegenüber
Meister des Osservanza-Triptychons
Tätig in Siena nach 1425
Der hl. Antonius Abbas.
Holz, 73 × 59 cm. Goldgrund. Teil eines Altarflügels.
Schenkung Paul Jamot, 1924. R. F. 2470

Der hl. Hieronymus und der Löwe.
Holz, 24 × 78 cm. M. I. 472

Die Buße des hl. Hieronymus.
Holz, 24 × 36 cm. M. I. 471

Tod des hl. Hieronymus und *Erscheinung vor Cyrillus, Bischof von Jerusalem.*
Holz, 24 × 38 cm. M. I. 473

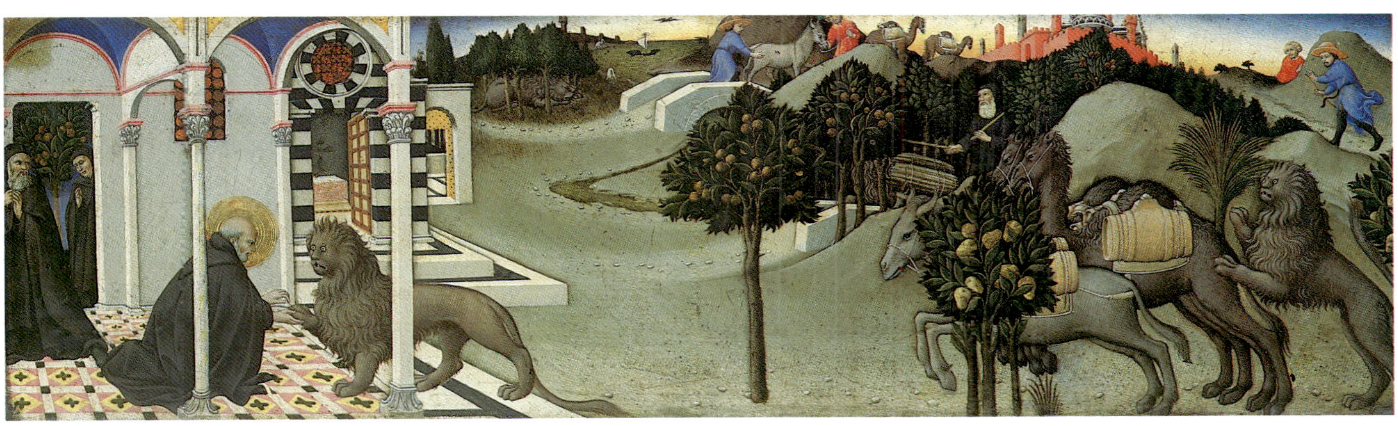

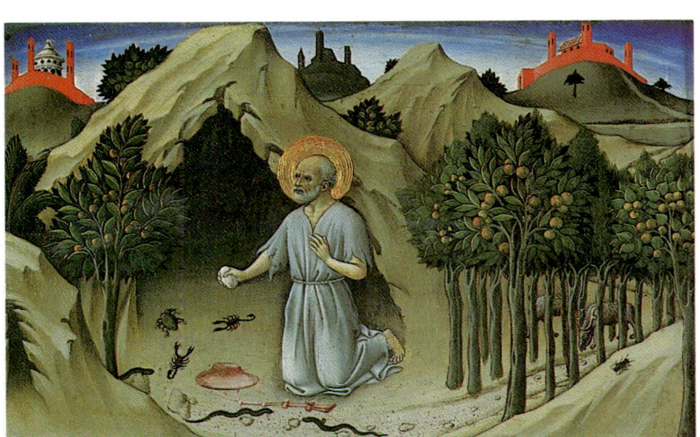

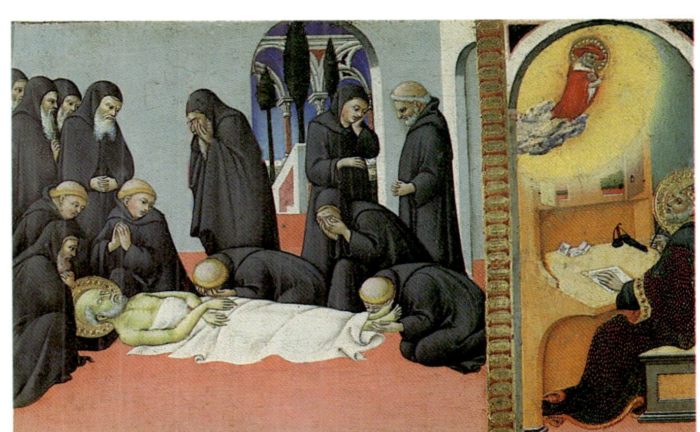

Enguerrand Quarton

Die Pietà von Villeneuve-les-Avignon, das Hauptwerk der Provenzalischen Schule, gehört zu den großartigsten Kunstschöpfungen des ausklingenden Mittelalters. Erstmals in der Ausstellung »Les primitifs français« (1903) zu sehen, war sie, was die Zuschreibung anbelangt, zu einem kunsthistorischen Streitobjekt ersten Ranges geworden. Heute ist man sich einig, daß es sich um ein Werk des um 1450 in der Provence tätigen Meisters Enguerrand Charreton – oder Quarton, wie die latinisierte provenzalische Form des Namens lautet – handelt. Enguerrand, 1415 noch in der Diözese Laon nachgewiesen, lebte 1447–1461 in Avignon. Zwei Altäre sind für ihn aus dieser Zeit gesichert: die *Schutzmantelmadonna* (Chantilly, Musée Condé) und die berühmte *Marienkrönung* (Villeneuve-lès-Avignon, Musée Municipal).

Die *Pietà* des Louvre ist ein Zeugnis des reifen Stils von Enguerrand. Vor dem strengen punzierten Goldgrund, der die Inschrift trägt »O ihr alle, die ihr diesen Weg geht, haltet ein und seht, ob es einen Schmerz gibt wie den meinen«, treten die Figuren silhouettenhaft hervor; mächtig entwickeln sich die dunklen, faltenreichen Gewänder zu statuarischer Monumentalität. Ein hartes Licht verstärkt den Eindruck stummer Trostlosigkeit. Deutlich zeigt sich in den individualisierten Zügen und dem verhaltenen Ausdruck seelischen Schmerzes der Einfluß des flämischen Realismus eines Rogier van der Weyden, vermischt mit Eindrücken der zeitgenössischen italienischen Malerei.

Die Madonna, in fast steinernem Inkarnat, hat die Hände gefaltet; ihr gesenktes Haupt und die abgezehrten Züge veranschaulichen nicht nur ihren persönlichen Schmerz, sondern das Mysterium von Leid und Unheil der Welt schlechthin. Der Bogen, den der erstarrte Körper ihres toten Sohnes auf ihrem Schoß beschreibt, wird abrupt gebrochen durch die Linie des zurückgefallenen Armes. Eine ikonographische Neuerung ist die Geste des Lieblingsjüngers Johannes, der Christus die Dornenkrone vom Haupt streift; seine Finger scheinen in die goldenen Strahlen des Heiligenscheins zu greifen wie in die Saiten einer Harfe. Gegenüber, durch die Haltung ihres Körpers mit dem Heiland konform, trocknet eine trostlose Maria Magdalena, die Salbbüchse in der Linken, mit dem Zipfel ihres Mantels ihre Tränen. Vorn links, vor der Szene, hat sich der Stifter, vermutlich der Kanoniker Jean de Montagnac, im weißen Chorhemd in der Haltung ewiger Anbetung darstellen lassen. Seine scharf geschnittenen Züge betonen die Realität seiner Person gegenüber der inneren Schau des zeitlos tragischen Geschehens. Überall herrscht tiefe Stille und Ergriffenheit. In der Weite und Monotonie der nur angedeuteten Landschaft und gegen das abstrakte Gold des Himmels erscheint der Schmerz unermeßlich.

Gegenüber
ENGUERRAND QUARTON
Tätig in der Provence zwischen 1444 und 1466
Die Pietà von Villeneuve-lès-Avignon, um 1455 (?).
Holz, 163×219 cm. Aus der Kartause von Villeneuve-lès-Avignon. Schenkung der Société des Amis du Louvre, 1905. R. F. 1569

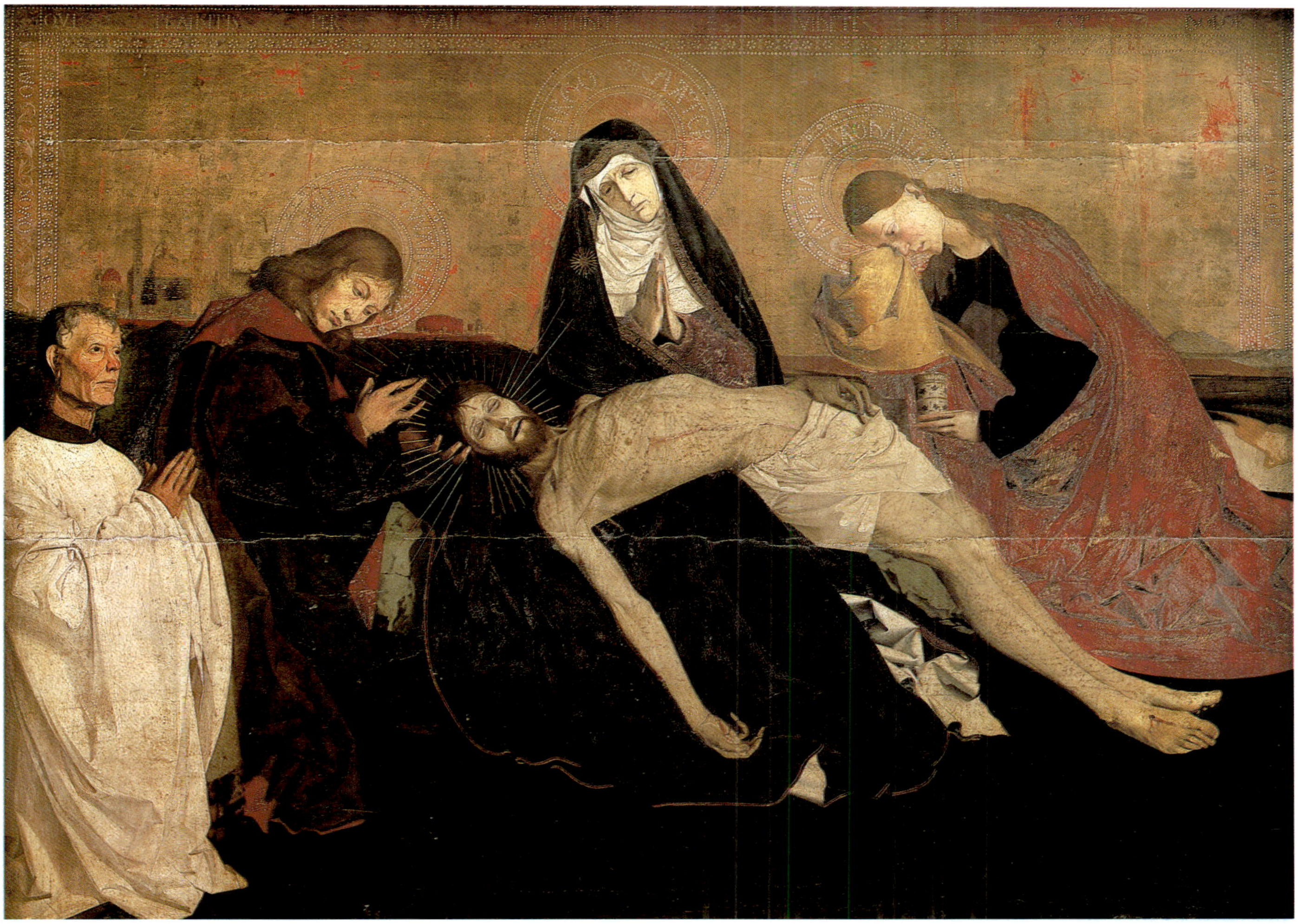

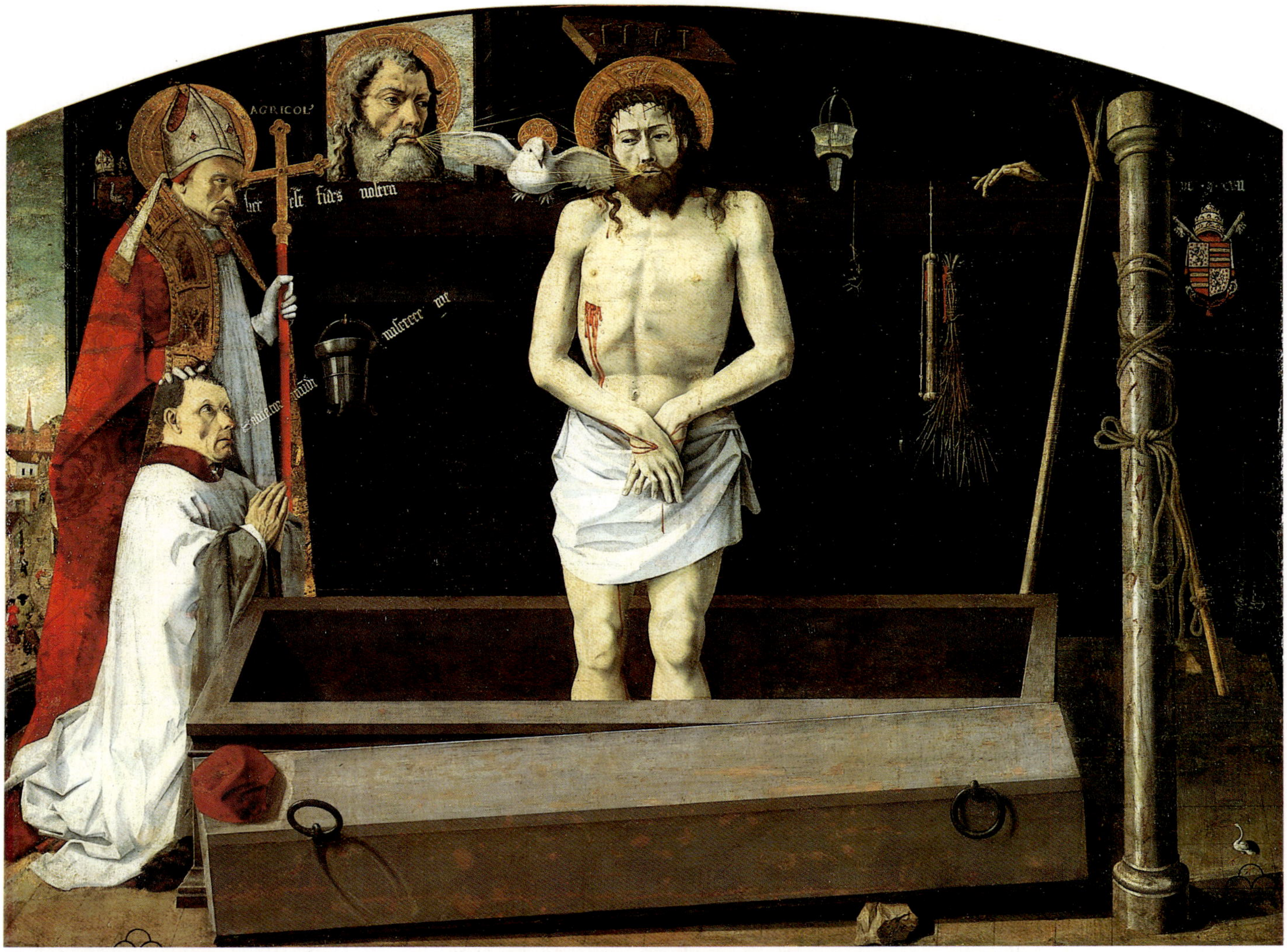

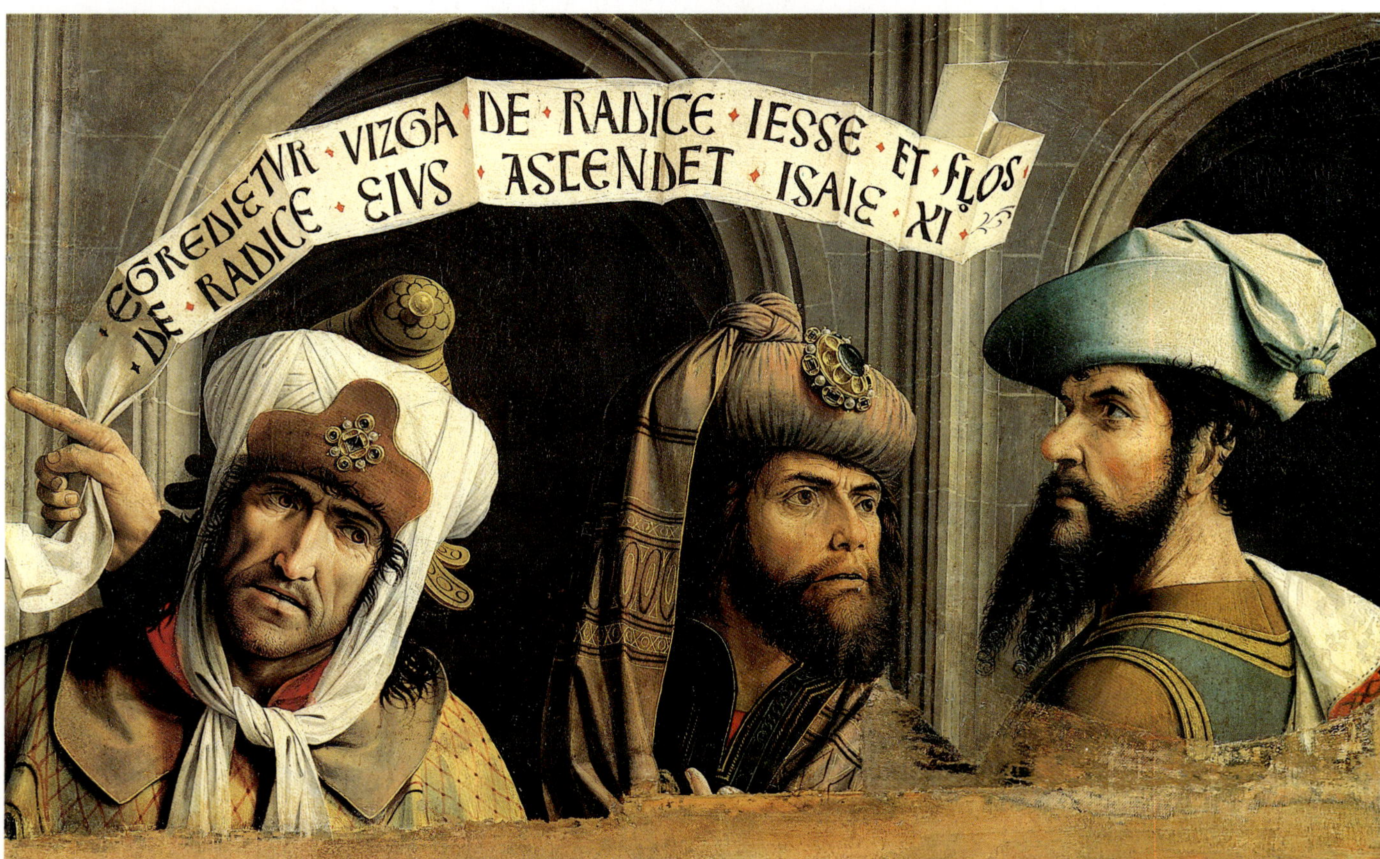
EGREDIETVR · VIRGA · DE · RADICE · IESSE · ET · FLOS
DE · RADICE · EIVS · ASCENDET · ISAIE · XI

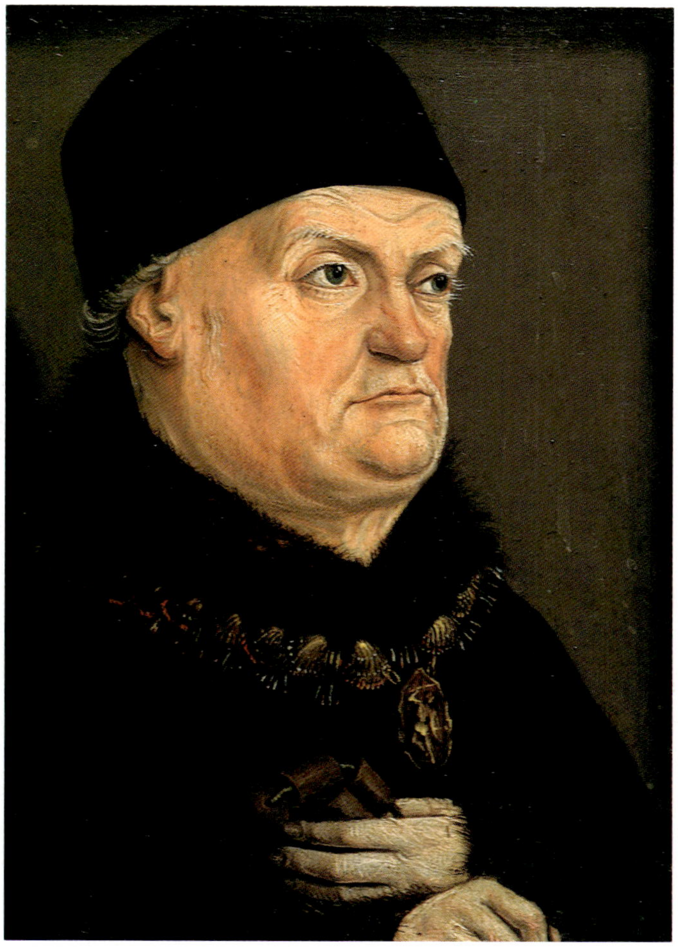

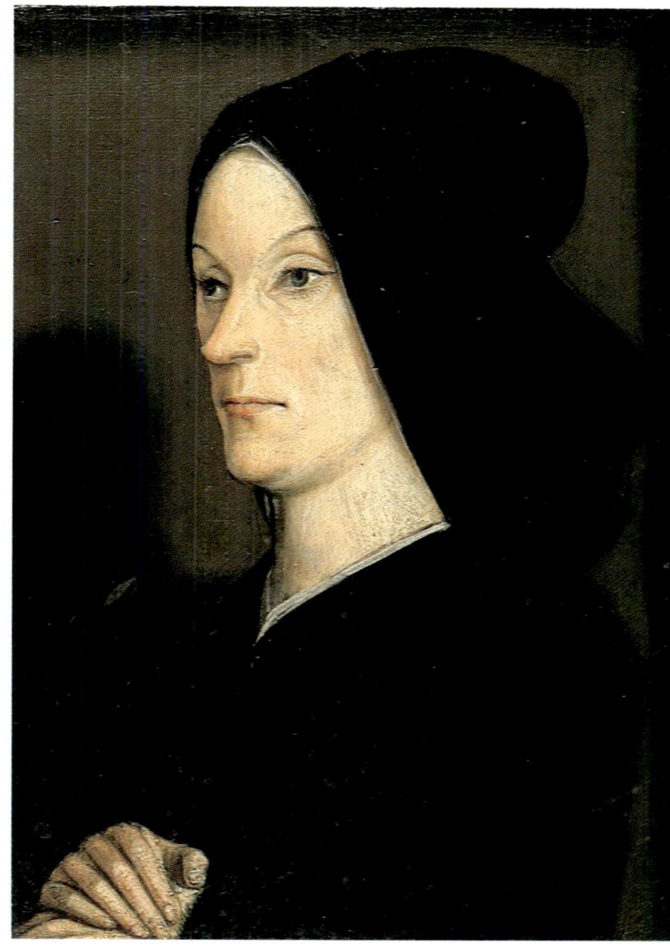

NICOLAS FROMENT
Geboren in Uzès, nachgewiesen zwischen 1461 und 1483
König René d'Anjou und Jeanne de Laval,
gen. *Matheron-Diptychon.*
Holz, je 18 × 13 cm. Geschenk König Renés an Jean de Matheron. Erworben 1891. R. F. 665

Gegenüber, oben
PROVENZALISCHER MEISTER 2. Hälfte 15. Jh.
Retabel von Boulbon (Christus als Schmerzensmann, der hl. Agricola und ein Stifter).
Holz, auf Leinwand übertragen, 172 × 228 cm. In Auftrag gegeben für die Kirche Saint-Agricol in Avignon, im 16. Jh. nach Saint-Marcellin in Boulbon überführt. Schenkung des Komitees der Ausstellung ›Les primitifs français‹, 1904. R. F. 1536

Gegenüber, unten
PROVENZALISCHER MEISTER Nach 1450
Drei Propheten.
Holz, 61 × 95 cm. Aus Arles. Zugang 1799. INV. 1992

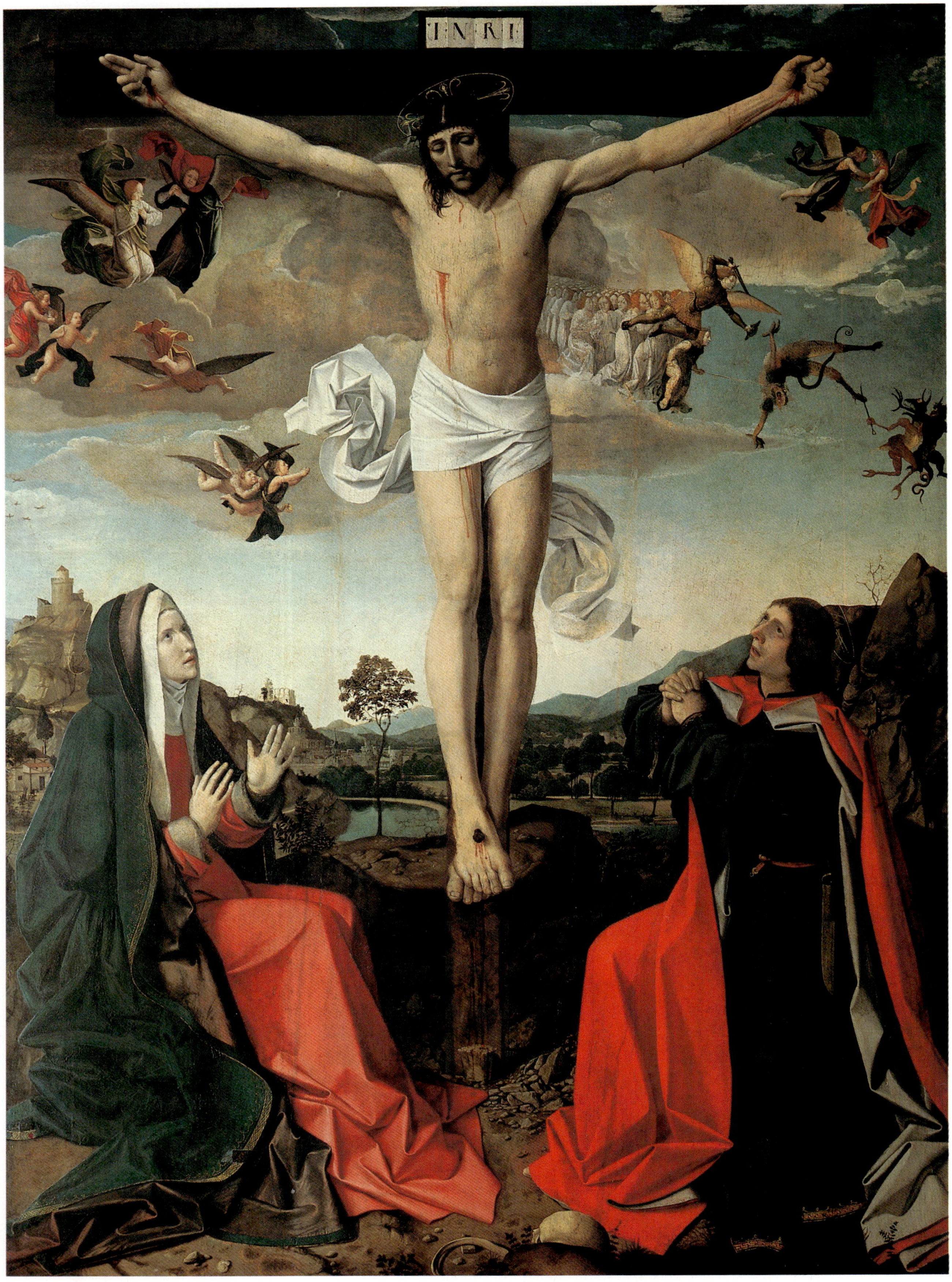
I.N.R.I.

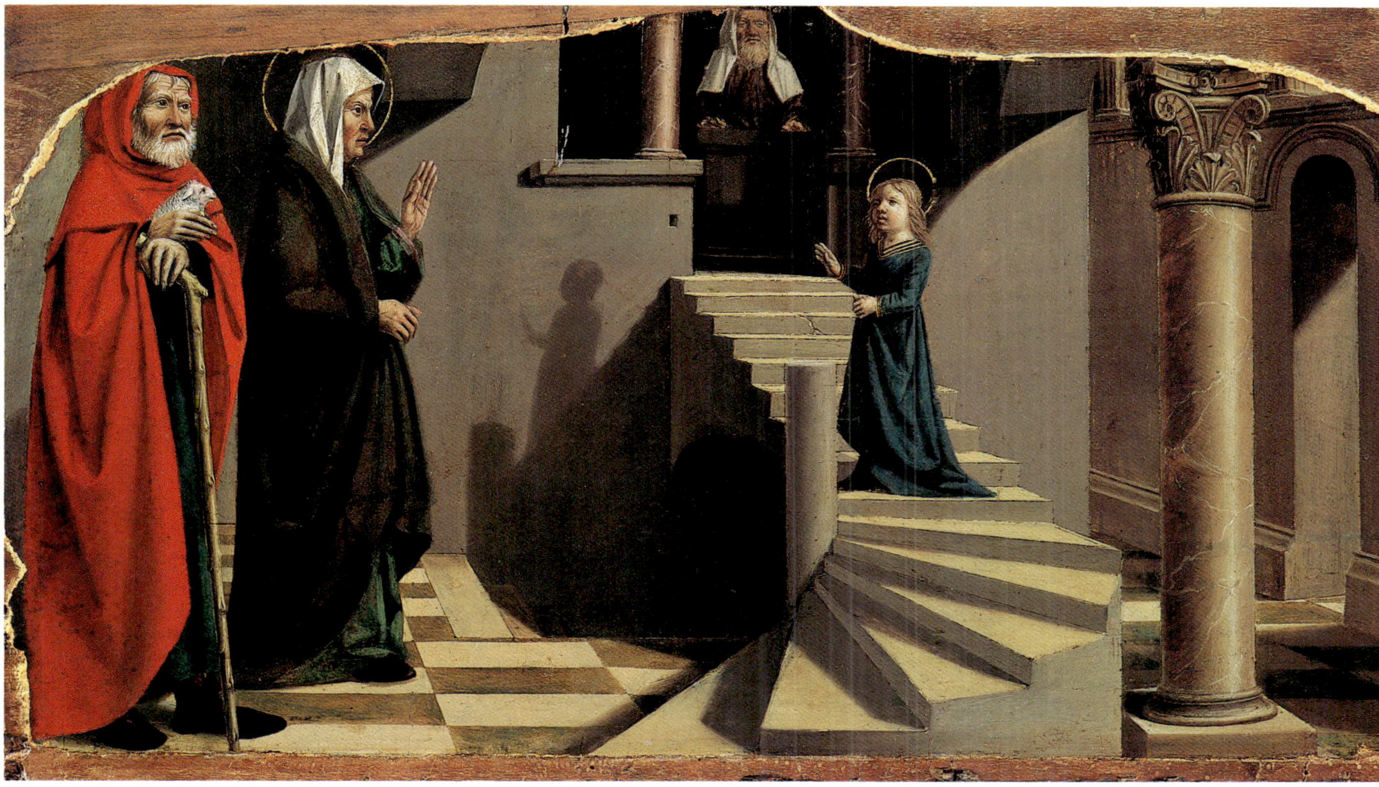

Nicolas Dipre
Gebürtig aus Paris; tätig in Avignon 1495 – 1531
Tempelgang Mariä, um 1500.
Holz, 31,7 × 50 cm. Tafel der Predella eines Marienretabels.
Schenkung Pierre Landry, 1972. R. F. 1972-37

Gegenüber
Josse Lieferinxe Tätig in der Provence 1493 – 1505/08
Kreuzigung Christi.
Holz, 170 × 126 cm. Erworben 1962. R. F. 1962-1

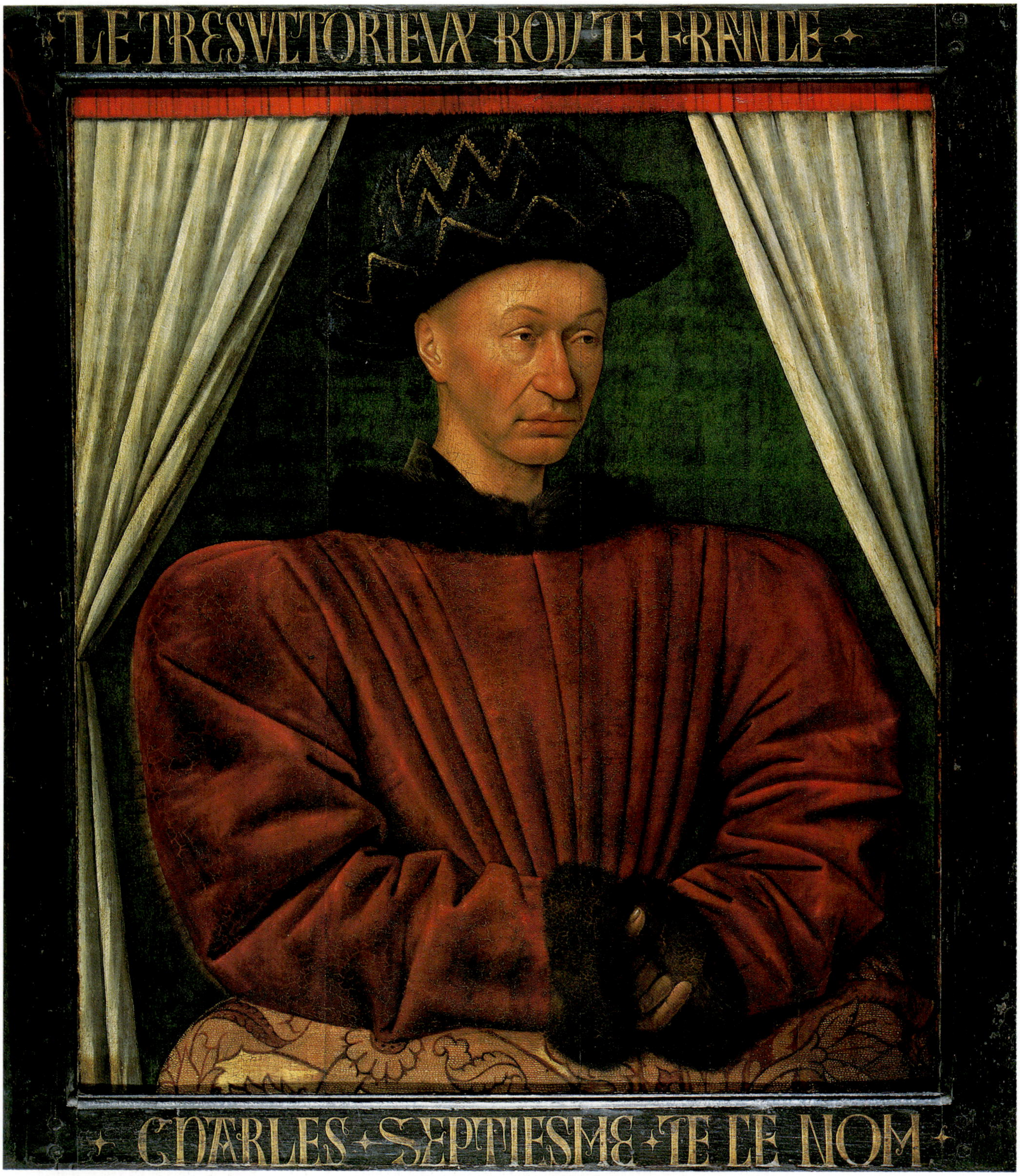
LE TRESVICTORIEUX ROY DE FRANCE
CHARLES SEPTIESME DE CE NOM

Jean Fouquet
Karl VII., König von Frankreich, um 1445 (?).
Holz, 86 × 71 cm. Originalrahmen. Erworben 1838. INV. 9106

Jean Fouquet

Jean Fouquet kam als erster französischer Maler in dem Bestreben nach einer realitätsnahen Schilderung der Welt jenem Realismus nahe, der vormals die antike Kunst beherrscht hatte. In ihrem Namen waren in Italien zu Beginn des 15. Jahrhunderts neue darstellerische Mittel entwickelt worden, die für die Folgezeit verbindlich sein sollten. Außerhalb Italiens ist Fouquet der erste Künstler, der die Renaissance antiker Formen und damit einen ganz neuen Illusionismus in der Malerei einleitete. In Rom erkannte man ihn als solchen an, denn Papst Eugen IV. ließ sich und seine Neffen 1447 vom Hofmaler des französischen Königs porträtieren. Das verlorene Gemälde, das nur durch einen Stich des 16. Jahrhunderts überliefert ist, wurde zu einer wesentlichen Anregung für den Typus des Papstporträts, den im folgenden Jahrhundert vor allem Raffael und Tizian weiterentwickelt haben.

Das älteste Porträt eines französischen Königs, das von Fouquet erhalten ist, stammt aus demselben Jahr: die außerordentlich plastische Charakterstudie des eher schwächlichen und kränkelnden Karl VII. (1403–1461). Als historisches Dokument aus einer für Frankreich entscheidenden Epoche – der von Jeanne d'Arc zur Krönung nach Reims geführte König repräsentiert die letzte Phase des Hundertjährigen Krieges mit England – wie als Meilenstein in der Entwicklung einer neuen Kunst bleibt dieses Werk eindrucksvoll. Noch in unserem Jahrhundert haben Maler wie Chaim Soutine Anregungen für charakterisierende Porträtmalerei daraus bezogen. In der Frische und Unmittelbarkeit der Darstellung sind das Königsporträt und das etwas größere Bildnis seines Kanzlers *Guillaume Jouvenel des Ursins* beinahe noch reizvoller als die Buchilluminationen, für die Fouquet vor allem berühmt ist. Es scheint, als wolle der Maler hier die Jahrhunderte durchmessen, um die Historien von einst in das Frankreich des 15. Jahrhunderts zu versetzen, um in der Verbindung von flämischer Spätgotik und italienischer Frührenaissance die Kunst des Mittelalters ein für allemal hinter sich zu lassen.

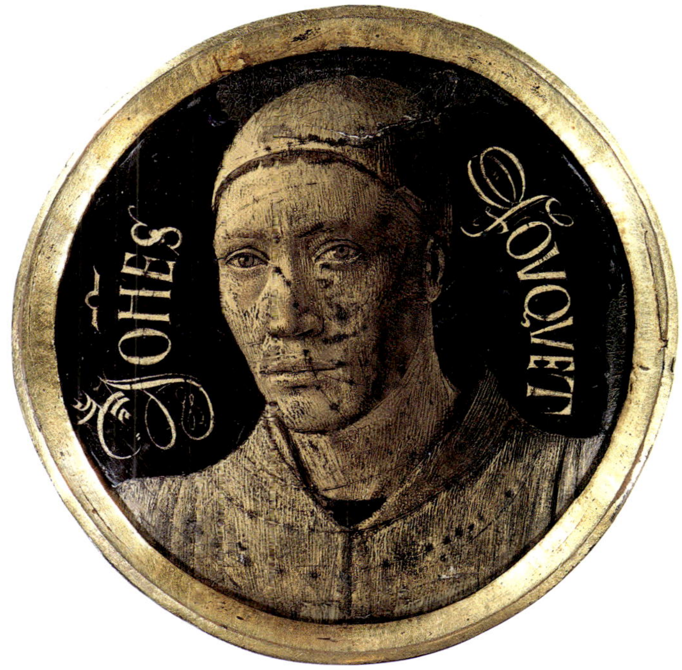

Jean Fouquet Tours um 1420–1477/81
Selbstbildnis.
Emaille auf Kupfer, Durchmesser 6,8 cm. Objets d'Art; Schenkung Vicomte H. de Janzé, 1861. INV. OA56

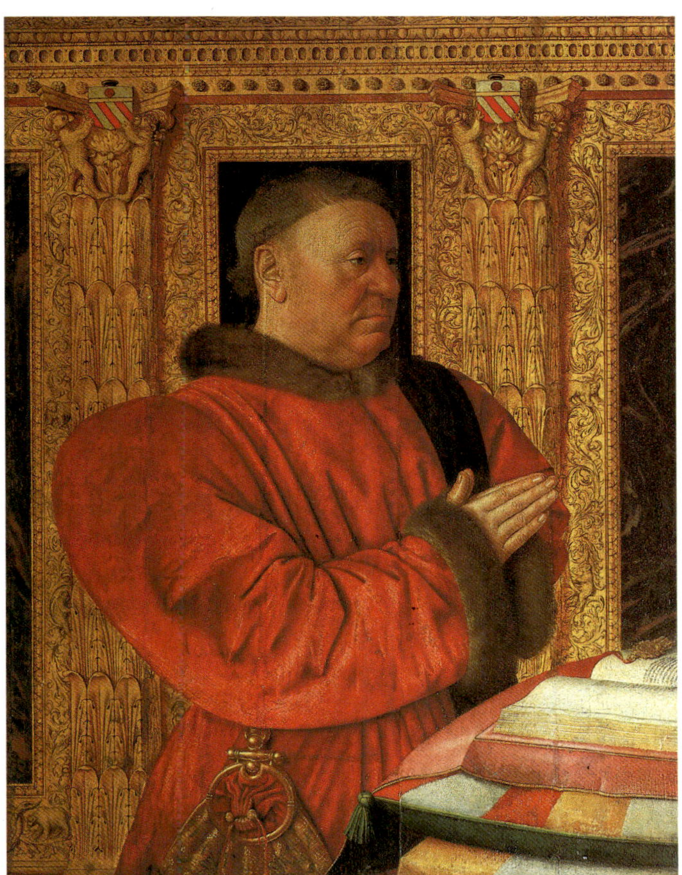

Jean Fouquet
Guillaume Jouvenel des Ursins, um 1460.
Holz, 96 × 73 cm. Erworben 1835. INV. 9619

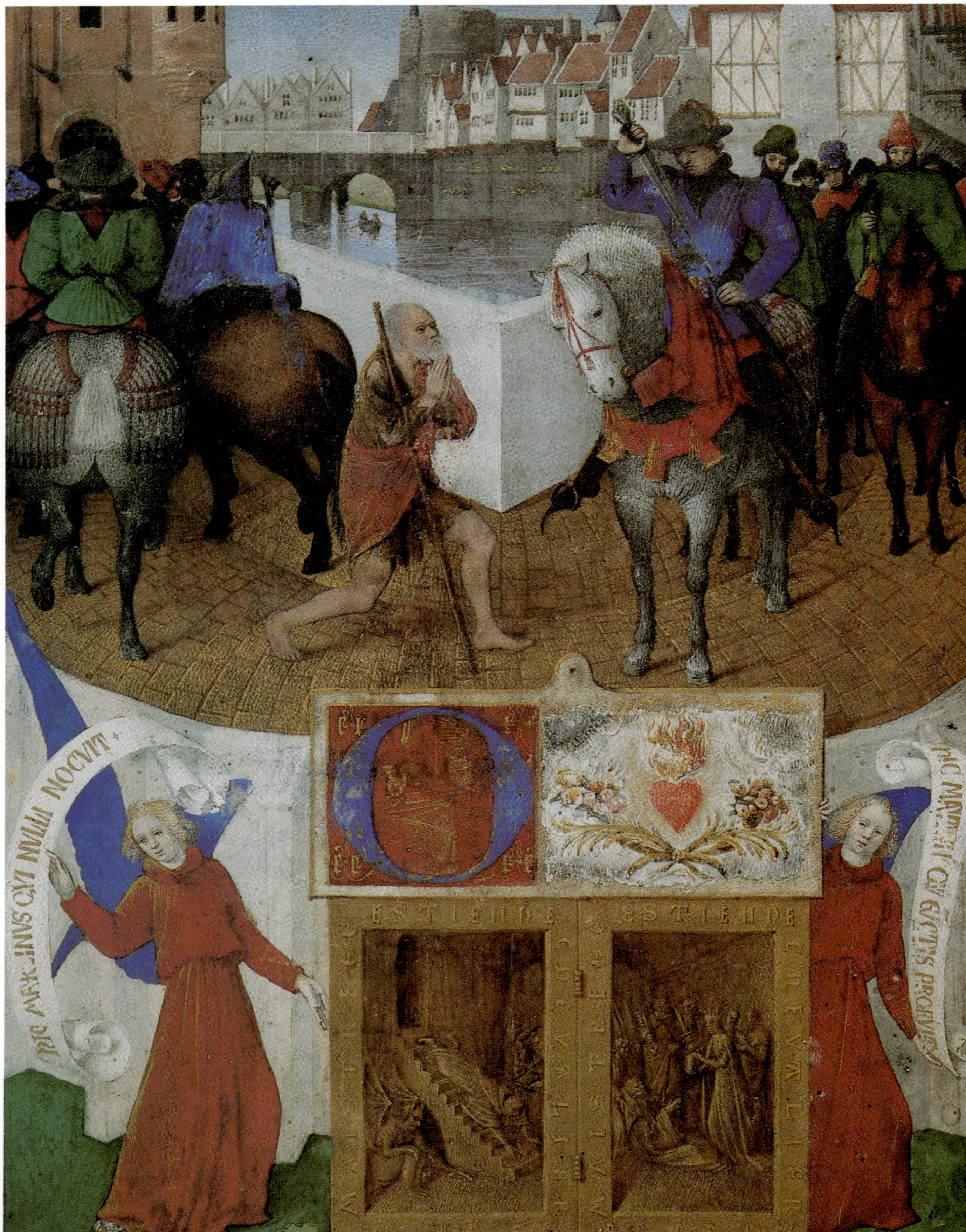

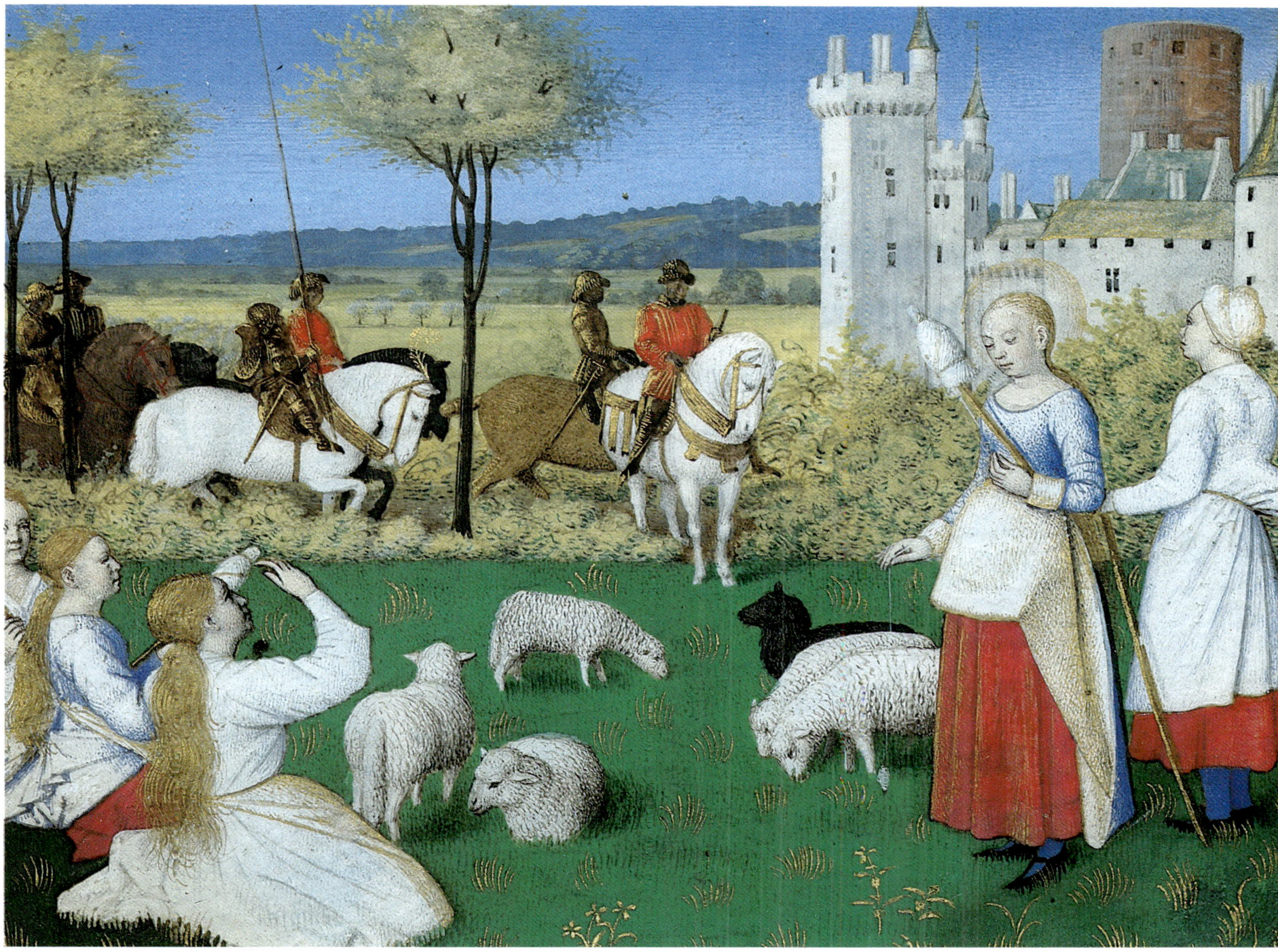

Jean Fouquet
Hl. Margarete.
Aus den ›Heures d'Etienne Chevalier‹, 1452 – 1460. Velin auf Papier, 9 × 12 cm. Cabinet des Dessins, Schenkung Ch. Sauvageot, 1856. M. I. 1093

Gegenüber
Jean Fouquet
Hl. Martin.
Aus den ›Heures d'Etienne Chevalier‹, 1452 – 1460. Velin auf Holz, 16 × 12 cm. Cabinet des Dessins, aus der Sammlung Baron Feuillet des Conches, erworben 1889. R. F. 1679

Seite 82
Jean Fouquet
Die Krönung Alexanders.
Aus ›Histoire Ancienne‹, nach 1470. Velin, 45 × 34 cm. Cabinet des Dessins, erworben 1912. R. F. 4143

Seite 83
Jean Fouquet
Der Kampf zwischen Römern und Karthagern.
Aus ›Histoire Ancienne‹, nach 1470. Velin, 45 × 34 cm. Cabinet des Dessins, erworben 1921. R. F. 5271

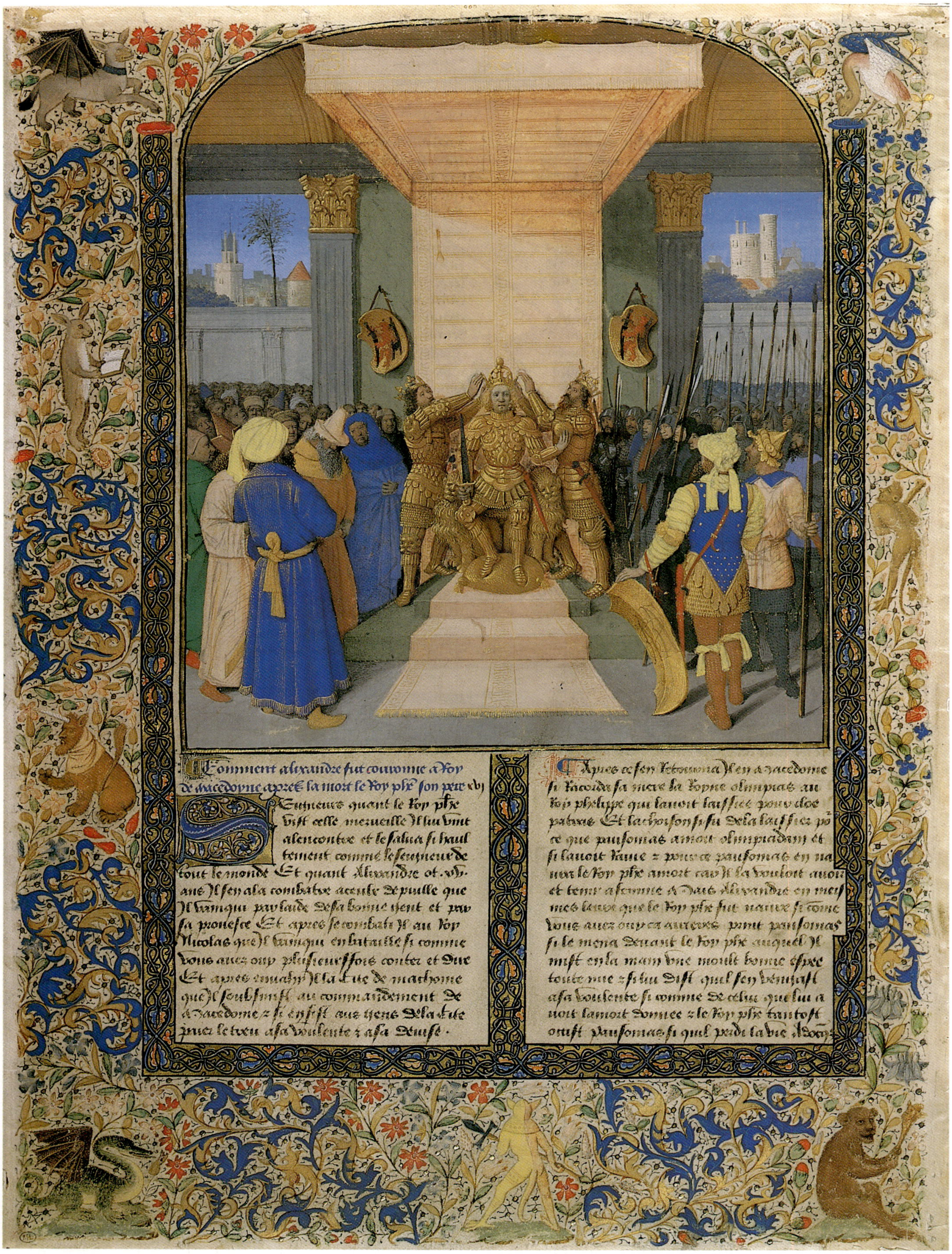

Comment alixandre fut couronne a roy
de macedoyne apres la mort le roy phe son pere .xvj.

Seigneurs quant le roy phe
vist celle merveille il lui vint
a lencontre et le salua si haul
tement comme le seigneur de
tout le monde Et quant Alixandre ot .vij.
ans il sen ala combatre a cenle de puille que
il vainqui par laide de sa bonne gent et par
sa prouesce Et apres ce combat il au roy
Nicolas que il vainqui en bataille si comme
vous avez oy plusieurs fois conter et dire
Et apres conquist il la cite de marhonne
que il soubsmist au commandement de
macedoine et si enfist aus gens de la cite
jurer le treu a sa voulente et a sa devise.

Apres ce sen retourna il en macedoine
si racorda sa mere la royne olimpias au
roy phelippe qui lavoit laissiee pour cleo
patras Et la choison si fu de la laissier pour
ce que pausonias amoit olimpiadam et
si lavoit ravie et pour ce pausonias en ma
voit le roy phe a mort car il la vouloit avoir
et tenir a femme A dont Alixandre en meis
mes lieux que le roy phe fut navrez si come
vous avez oy ca arrieres prinst pausonias
si le mena devant le roy phe auquel il
mist en la main une moult bonne espee
toute nue et si lui dist quil sen vengast
a sa voulente si comme de celui qui lui a
voit la mort donnee et le roy phe tantost
ocist pausonias si quil perdi la vie. Adonc

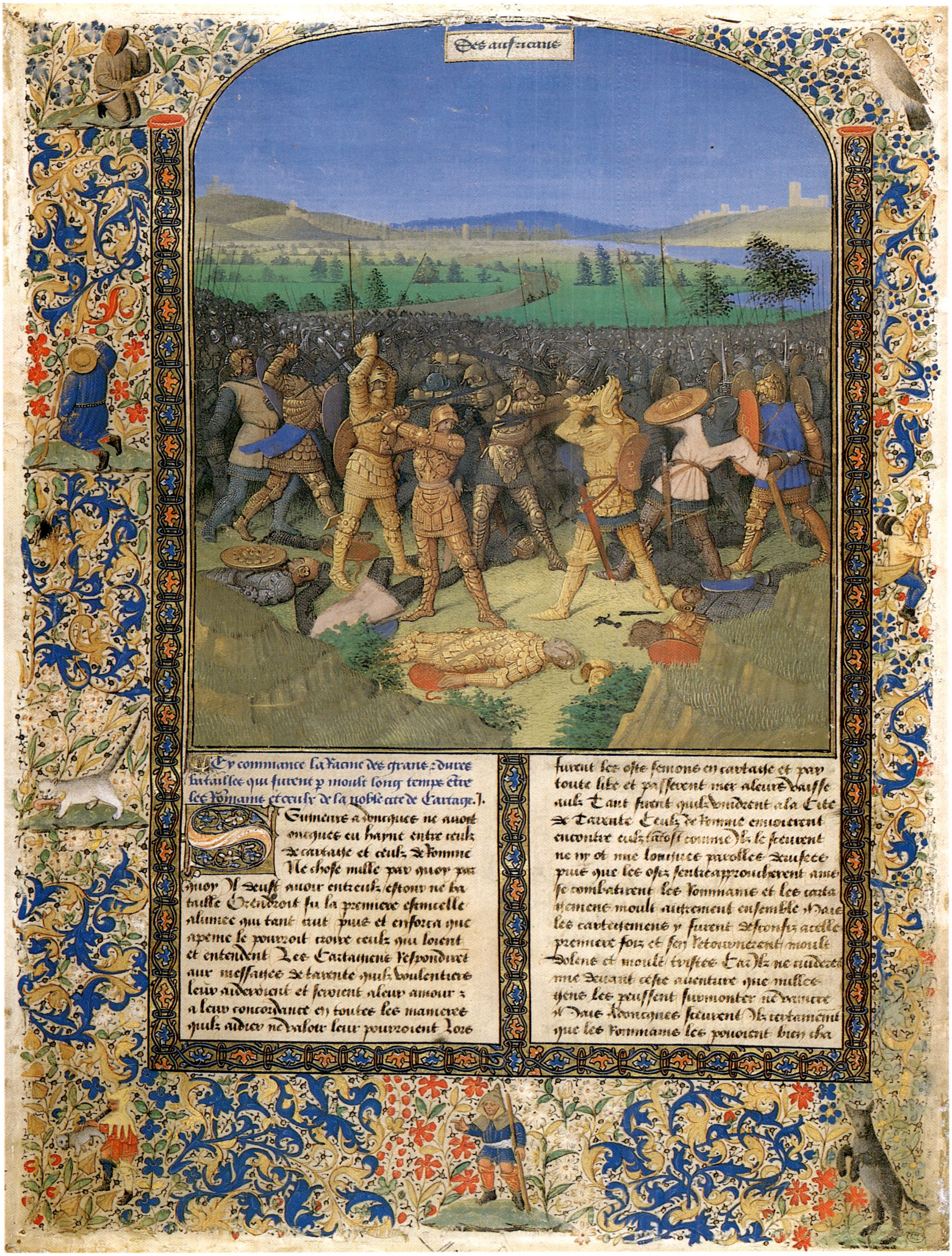

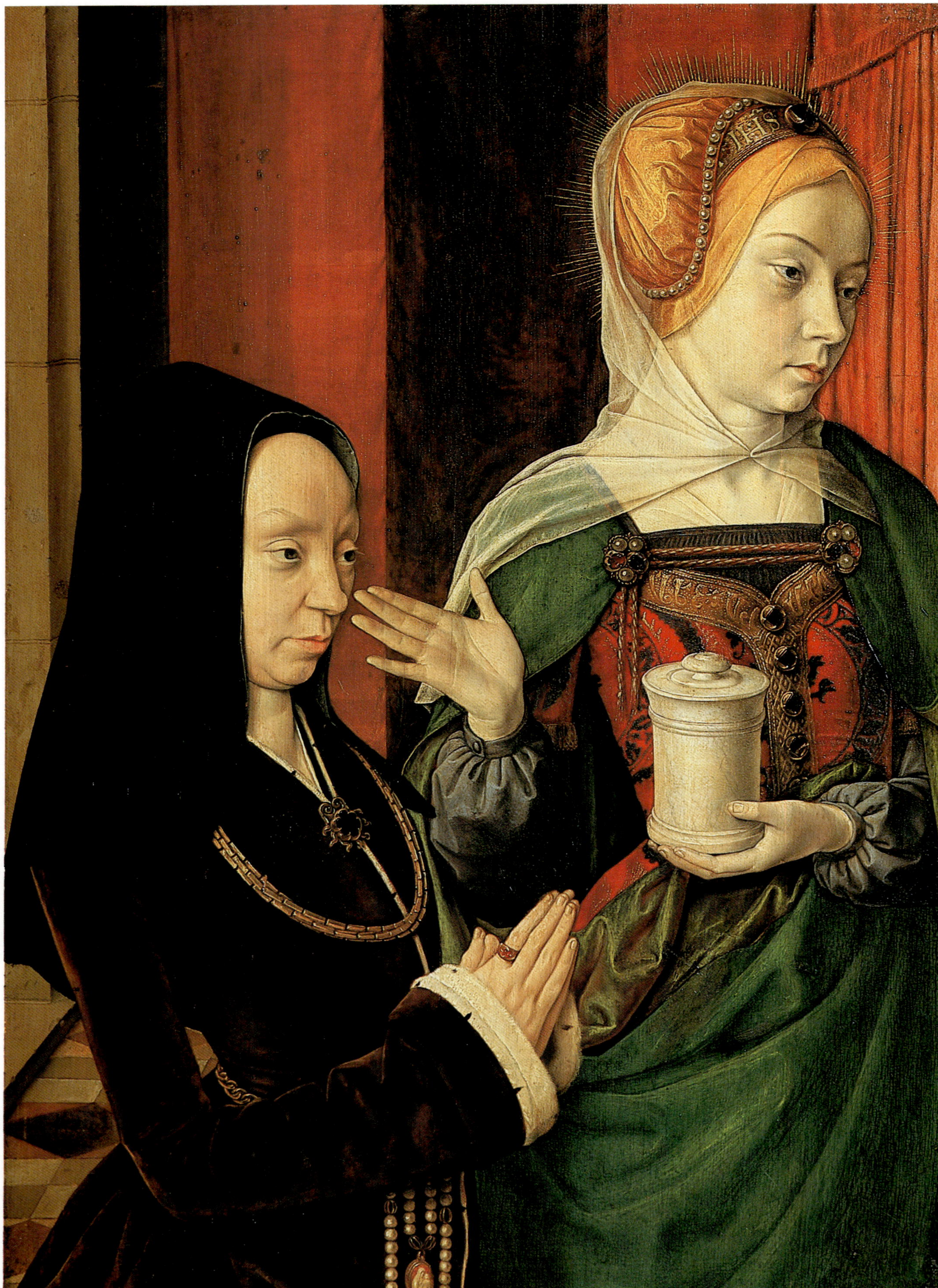

Jean Hey,
»Meister von Moulins«

Einer der großen Meister des ausklingenden 15. Jahrhunderts in Frankreich, nach dem berühmten Triptychon in der Kathedrale von Moulins früher als »Meister von Moulins« bekannt, konnte durch Stilvergleiche mit einem urkundlich gesicherten Bild *(Ecce Homo,* Brüssel) als Jean Hey identifiziert werden. Er stammte aus den Niederlanden und stand in den achtziger Jahren im Dienst Peters II., Herzog von Bourbon, und seiner Gemahlin Anne de France, der Tochter Ludwigs XI., die für den unmündigen Dauphin Charles-Orland, den späteren Karl VIII., die Regentschaft führten und Moulins zu einem politischen und künstlerischen Zentrum erhoben.

Der Altar von Moulins zeigt auf der Mitteltafel Maria als Himmelskönigin mit dem Kind, auf den Flügelinnenseiten links Peter II. von Bourbon mit seinem Namenspatron, rechts seine Gemahlin und ihre Tochter Suzanne mit der hl. Anna. Aus einem ähnlichen Altarzusammenhang stammen wohl auch die Tafeln im Louvre (Seite 88/89), die den Auftraggeber und seine Familie ganz in der Art des Altars von Moulins darstellen. Die Tafeln mit den Porträts des Dauphin und der Madeleine de Laage, einer natürlichen Tochter Philipps des Guten von Burgund, begleitet von der hl. Magdalena, erweisen Jean Hey als einen großartigen Porträtmaler, der – künstlerisch aus niederländischer Tradition schöpfend – zugleich interessante historische Dokumente vom Bourbonen-Hof vermittelt. Die hohe Kultur dieser Malerei wird anschaulich in der Differenzierung von Stifterin und Heiligenfigur, die in elfenbeinernem Inkarnat und der durchgeistigten Gestik ihrer Hand als solche hervorgehoben ist. Als ein französisches Element sind der verhaltene Ausdruck und das seelische Gleichgewicht anzusehen.

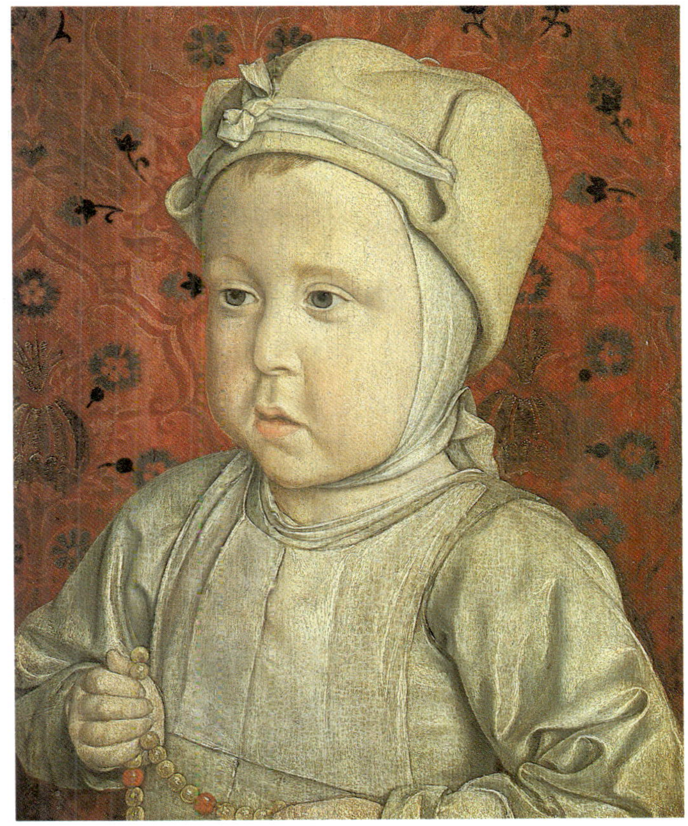

Jean Hey
Charles-Orlant, Dauphin von Frankreich (1492 – 95).
Holz, 29 × 24 cm. Schenkung Carlos de Beistegui, 1942;
Zugang 1953. R. F. 1942–28

Eine *Geburt Christi* mit dem Bildnis des burgundischen Kanzlers Rolin (Autun, Musée Rolin), ebenfalls Hey zugeschrieben, läßt enge Verbindungen zum Werk des Hugo van der Goes erkennen, dessen Schüler er gewesen sein mag. Der Maler bedient sich einer kleinteiligen und deskriptiven Feinmalerei, die von den Neuerungen der italienischen Bildrhetorik noch kaum berührt scheint. Die plastische Malweise und Detailgenauigkeit weisen vielmehr auf das Vorbild Jean Fouquets hin.

Gegenüber
Jean Hey, gen. Meister von Moulins
Tätig in Mittelfrankreich zwischen 1480 und 1500
Eine Stifterin, vorgestellt von der hl. Magdalena, Porträt der Madeleine de Bourgogne(?).
Holz, 56 × 40 cm. Erworben 1904. R. F. 1521

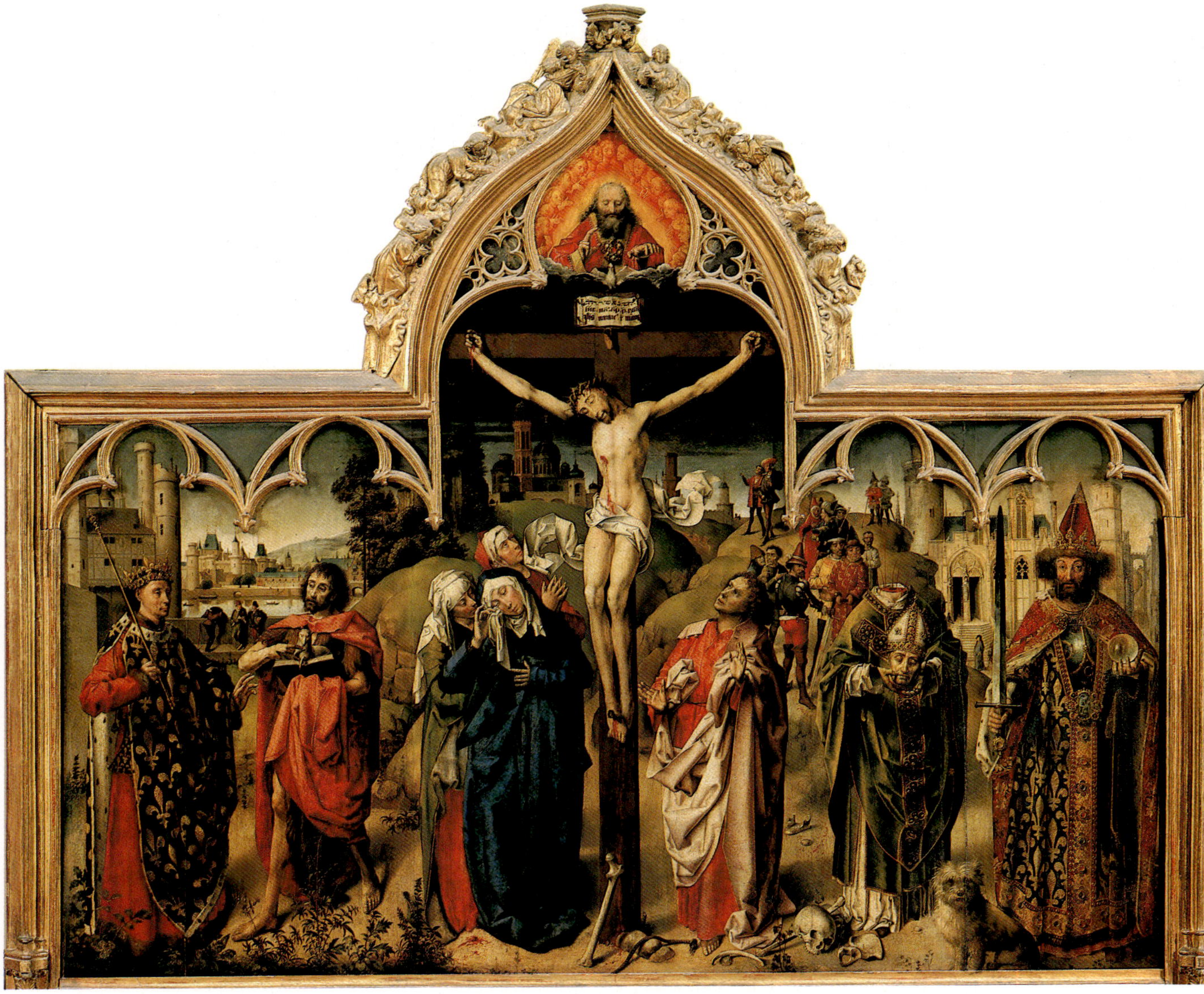

FLÄMISCHER MEISTER IN PARIS Um 1450
Retabel des Pariser Parlaments: Kreuzigung mit Heiligen.
Holz, 146 × 227 cm. In Auftrag gegeben 1452 für den Parlamentssaal in Paris. Während der Revolution beschlagnahmt, aufgehängt im Appelationsgericht 1808, in den Louvre überführt 1904. R. F. 2065

Gegenüber
JEAN HEY
Suzanne de Bourbon, gen. *Das betende Kind,* um 1492/93.
Holz, 27 × 17 cm. Fragment des rechten Flügels eines Triptychons. Schenkung der Société des Amis du Louvre, 1908. R. F. 1754

Seite 88
JEAN HEY
Pierre II, Sire de Beaujeu, Herzog von Bourbon, vorgestellt vom hl. Petrus, um 1492/93.
Holz, 73 × 65 cm. Linker Flügel eines Triptychons.
Erworben 1842. INV. 9071

Seite 89
JEAN HEY
Anne de Beaujeu, Herzogin von Bourbon, vorgestellt von Johannes Ev., 1492/93.
Holz, 73 × 53 cm. Rechter Flügel eines Triptychons (vgl. INV. 9071). Schenkung Jules Maciet, 1888. R. F. 535

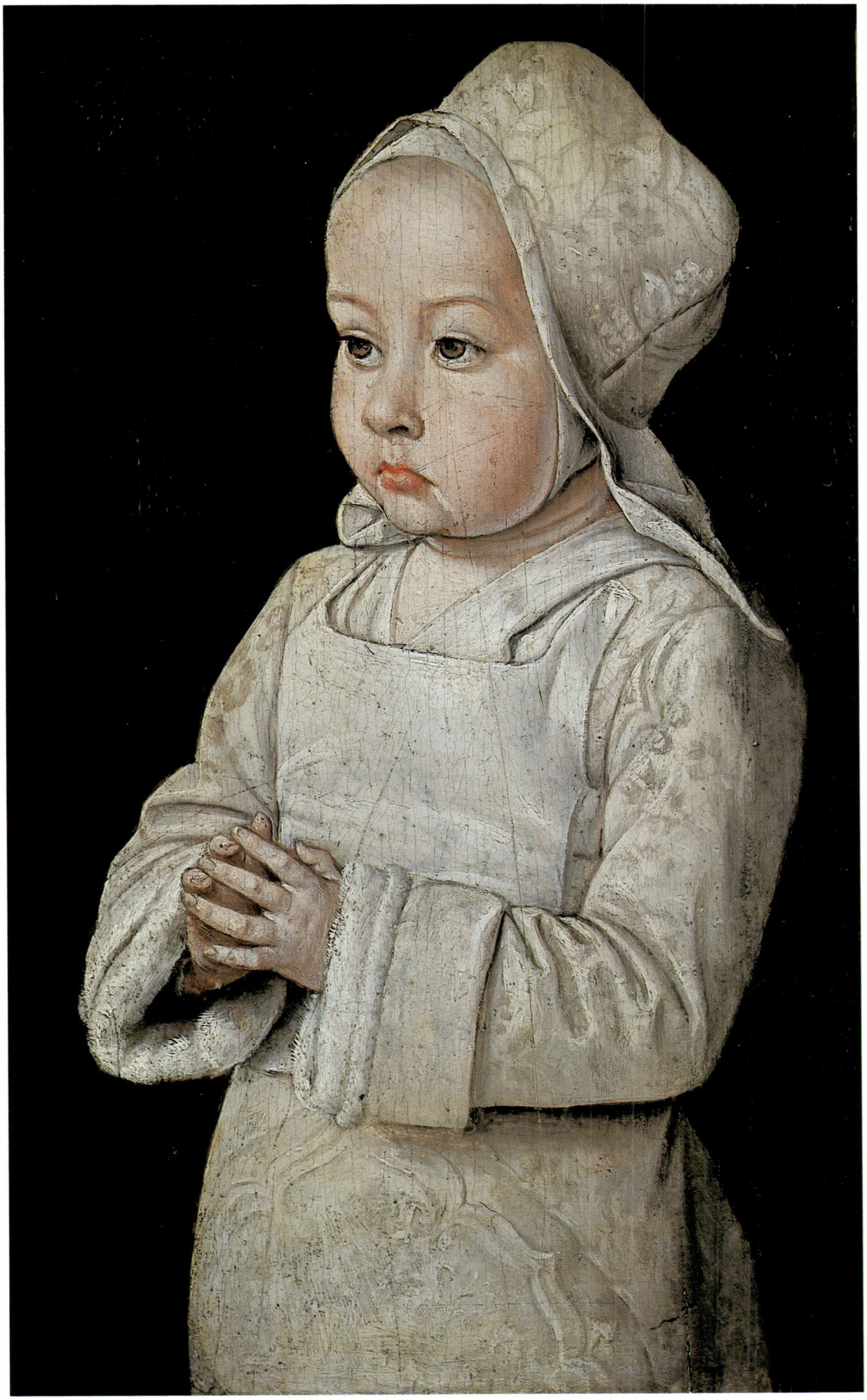

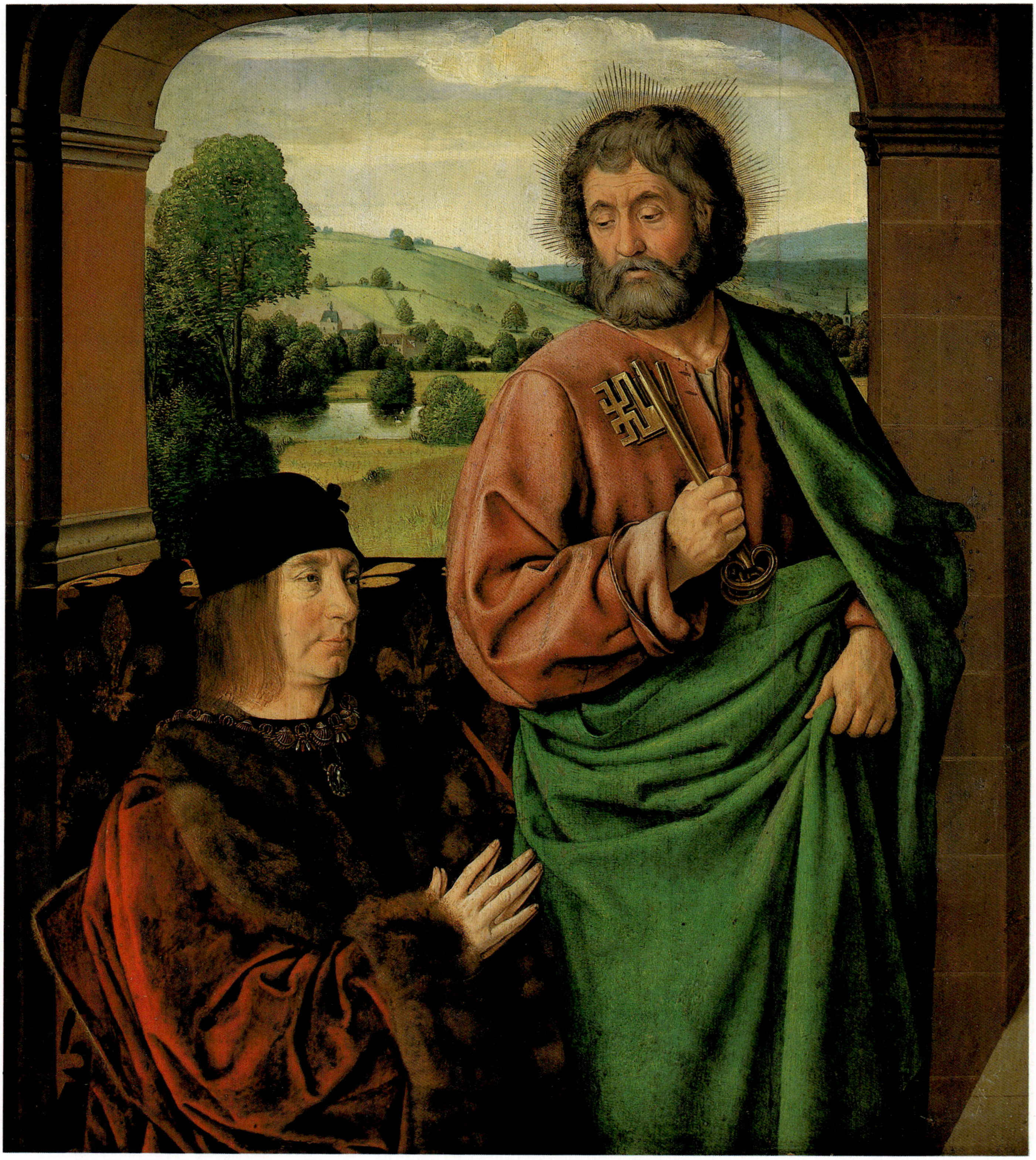

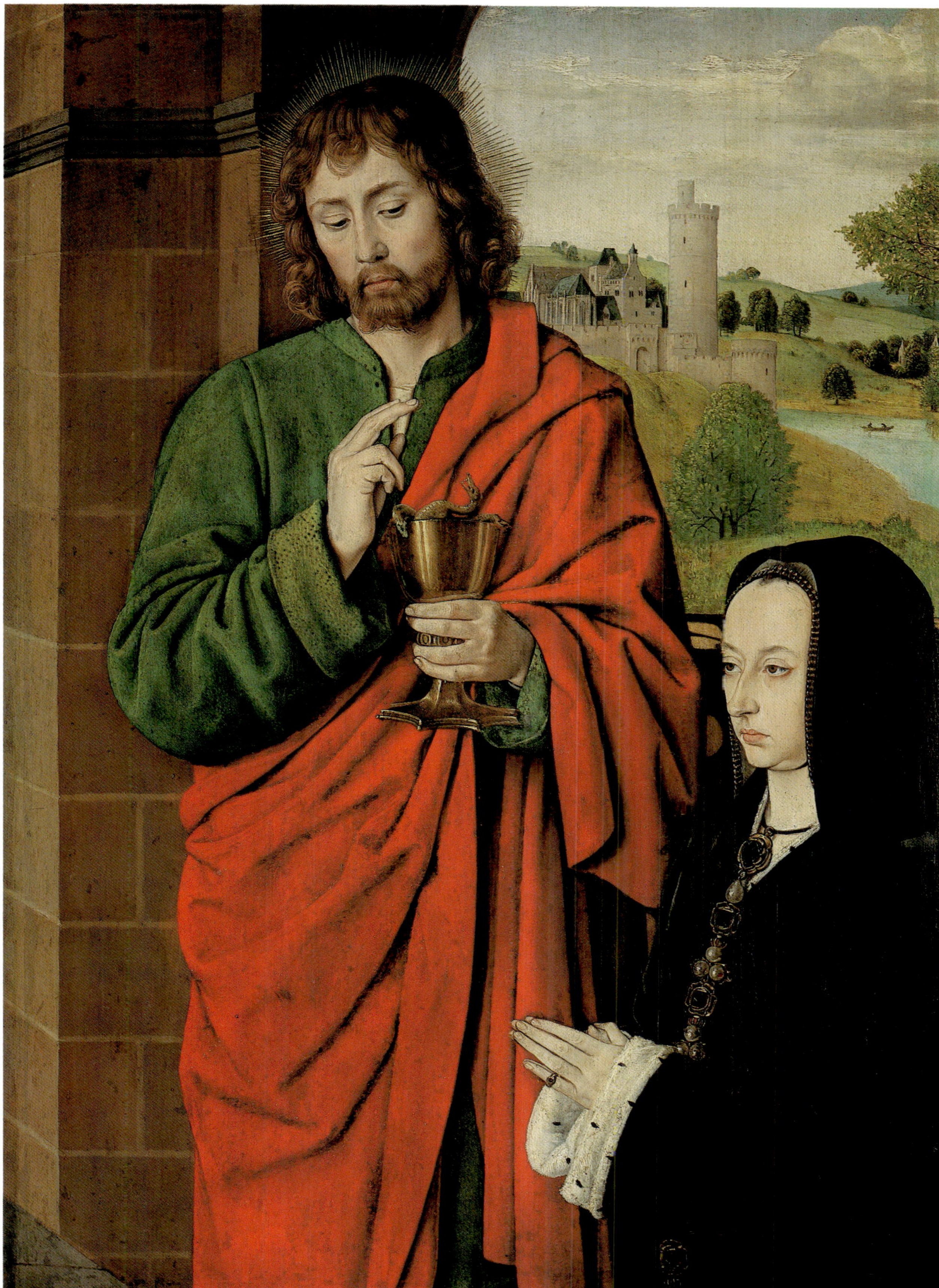

Filippo Lippi

Filippo Lippi gehört zu den Erneuerern der Frührenaissance in Florenz; jeder Schritt auf diesem Wege bedeutete eine Befreiung von den starren Formeln der gotischen Malerei und neue Errungenschaften in bezug auf Wirklichkeitsnähe und formale Durchgestaltung. Als Waise schon früh in die Obhut des Karmeliterklosters in Florenz gegeben, hatte er dort Gelegenheit, Masaccios revolutionäre Fresken in der Brancacci-Kapelle von Santa Maria del Carmine, das Gründungswerk der Frührenaissance, auf sich wirken zu lassen. Masaccio wurde das entscheidende Vorbild für den jungen Malermönch, der sich von Fra Angelico, dem anderen großen Maler geistlichen Standes, durch ein leidenschaftliches Temperament unterschied, wenn auch seine Madonnen später innige Frömmigkeit ausstrahlen. Die Welt verdankt seinem heißen Blut das Talent seines Sohnes Filippino.

Masaccio hatte stilistisch den Anstoß gegeben zu einer Entwicklung, zu der Filippo selbst Entscheidendes beitrug, zum Beispiel die Vereinheitlichung des Bildraumes in der traditionellen gotischen Dreiteilung des Triptychons. Waren bei Masaccio Haupttafel und Flügel noch streng getrennt, so hat Filippo in der großen Altartafel der *Madonna mit Kind und Heiligen,* gemalt für Brunelleschis Neubau der Kirche Santo Spirito in Florenz, unweit der Carmine-Kirche am linken Arno-Ufer gelegen, die alte Form des Polyptychons mit Rahmung jedes einzelnen Bildteils aufgegeben zugunsten eines kompositionellen Ganzen: Entsprechend der von Brunelleschi erfundenen Zentralperspektive öffnet sich durch imaginäre Arkaden der Blick in einen streng nach klassischem Vorbild gegliederten Raum. Durch die leichte Verschiebung der Marmorsäulen aus den Achsen wird zusätzlich räumliche Weite erzielt. Ihre Verbindung mit dem Raum bleibt jedoch ungeklärt; eine räumliche Durchgestaltung im Sinne einer Bildbühne finden wir erst bei Mantegnas rund zwei Jahrzehnte später gemaltem Altarbild für San Zeno in Verona. Die Engel mit schillernden Flügeln, in ihren antikisierenden, bauschigen Gewändern zwanglos um die Madonna geschart, haben hier nichts mehr von den durchgeistigten himmlischen Heerscharen gotischen Typs; es sind vielmehr recht profane, selbstbewußte Lebewesen, während die Jungfrau, das Kind auf ihrer Hüfte tragend, gleich einer Juno auf die im Vordergrund knienden Heiligen Frediano und Augustinus zuschreitet, die ebenso mit ihr wie untereinander kommunizieren. Hier kündigt sich der ikonographische Kanon der »Sacra conversazione« an: die Heiligenversammlung der Renaissance.

Auch die Farbigkeit ist neu und wegweisend für die Renaissancemalerei: Vor dem kühlen Hintergrund der Steinarchitektur, dem sich das Grau der Leinengewänder, das helle Inkarnat, auch das Lila des Madonnenmantels anpassen, treten Grün, Gelb und die leuchtenden Rottöne desto reicher hervor. Vergessen sind die überirdischen Goldgründe; Reichtum und Glanz werden nun durch Kostbarkeit des Materials und erlesene Form ersetzt.

Gegenüber
Filippo Lippi Florenz um 1406/07 – Spoleto 1496
Maria mit dem Kind, umgeben von Engeln, dem hl. Frediano und dem hl. Augustinus, gen. *Barbadori-Retabel,* 1437.
Holz, 208 × 244 cm. In Auftrag gegeben von den Führern der Guelfenpartei am 8. März 1437 für die Kirche Santo Spirito in Florenz. Aus Santo Spirito, 1813; Zugang 1814. INV. 339

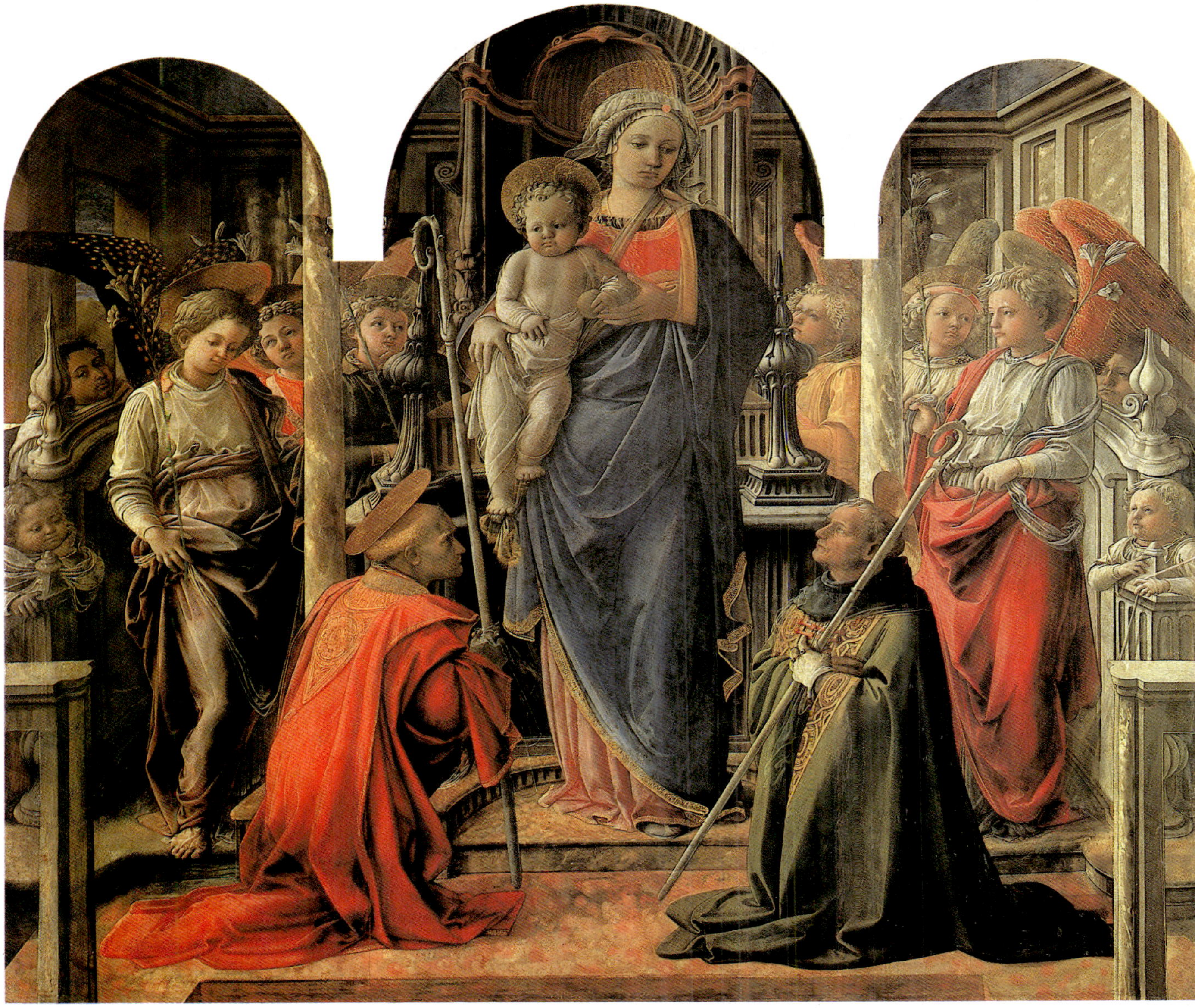

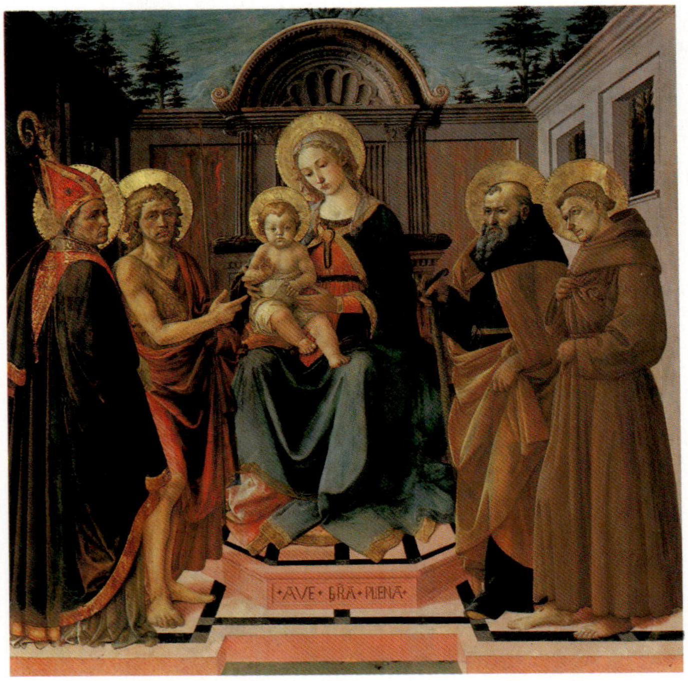

Gegenüber
ANTONIO PUCCIO, gen. PISANELLO
Verona vor 1395 – (?) 1455 (?)
Bildnis der Ginevra d'Este.
Holz, 43 × 30 cm. Erworben 1893. R. F. 766

PESELLINO, eigentl. FRANCESCO DI STEFANO
Florenz um 1422 – 1457
Maria mit dem Kind, umgeben von den hll. Zeno, Johannes d.T., Antonius Abbas und Franziskus.
Holz, 176 × 173 cm. Aus der Sammlung Campana, Rom, erworben 1861; Zugang 1863, Musée Napoléon III. M. I. 504

JACOPO BELLINI Maler der venezianischen Schule, tätig in Florenz 1423 – Venedig 1470
Maria mit dem Kind, angebetet von Lionello d'Este.
Holz, 60 × 40 cm. Erworben 1873. R. F. 41

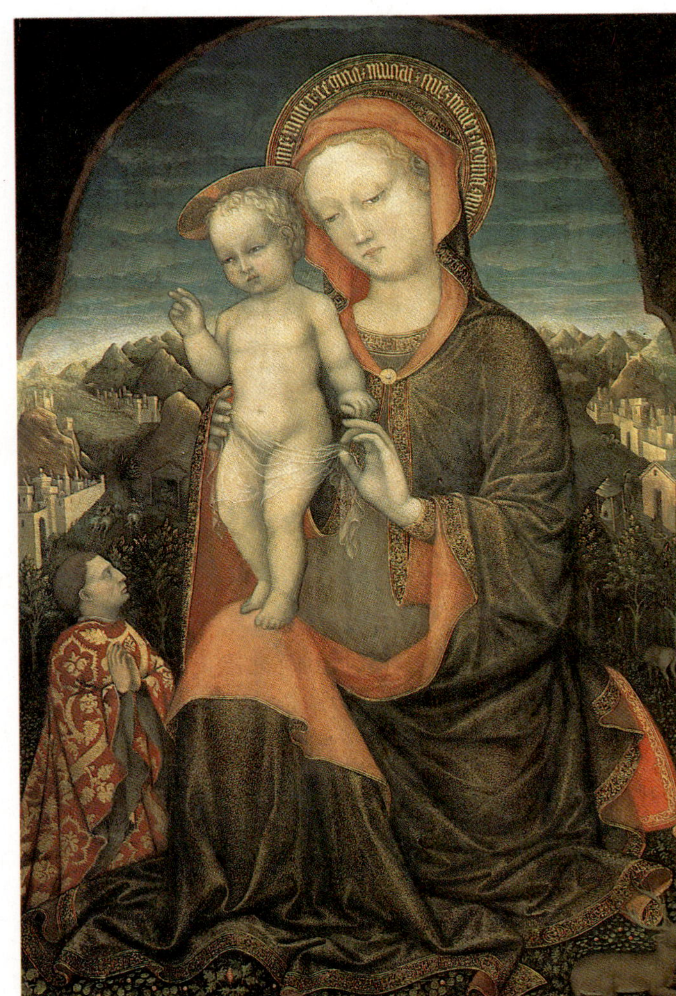

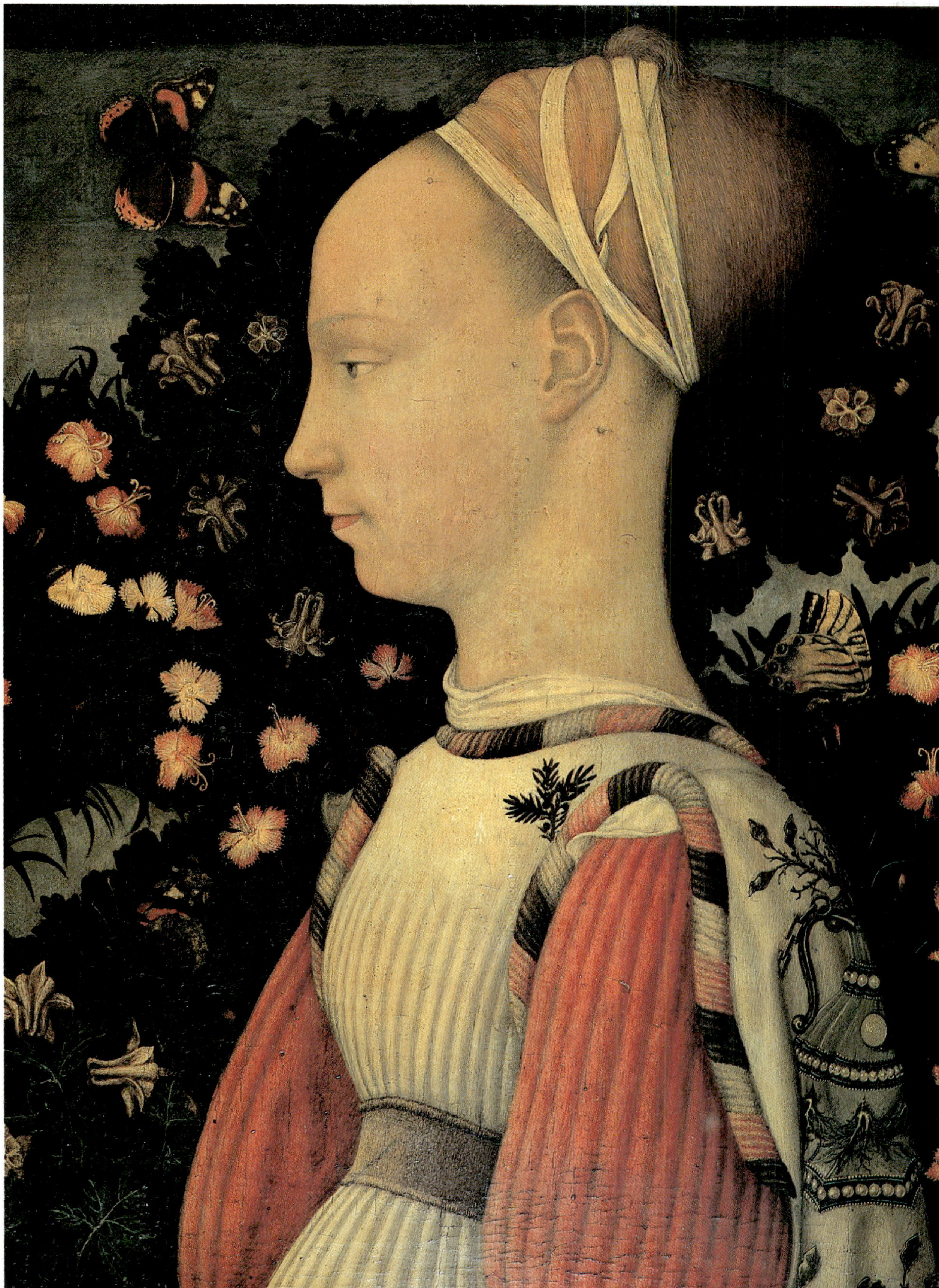

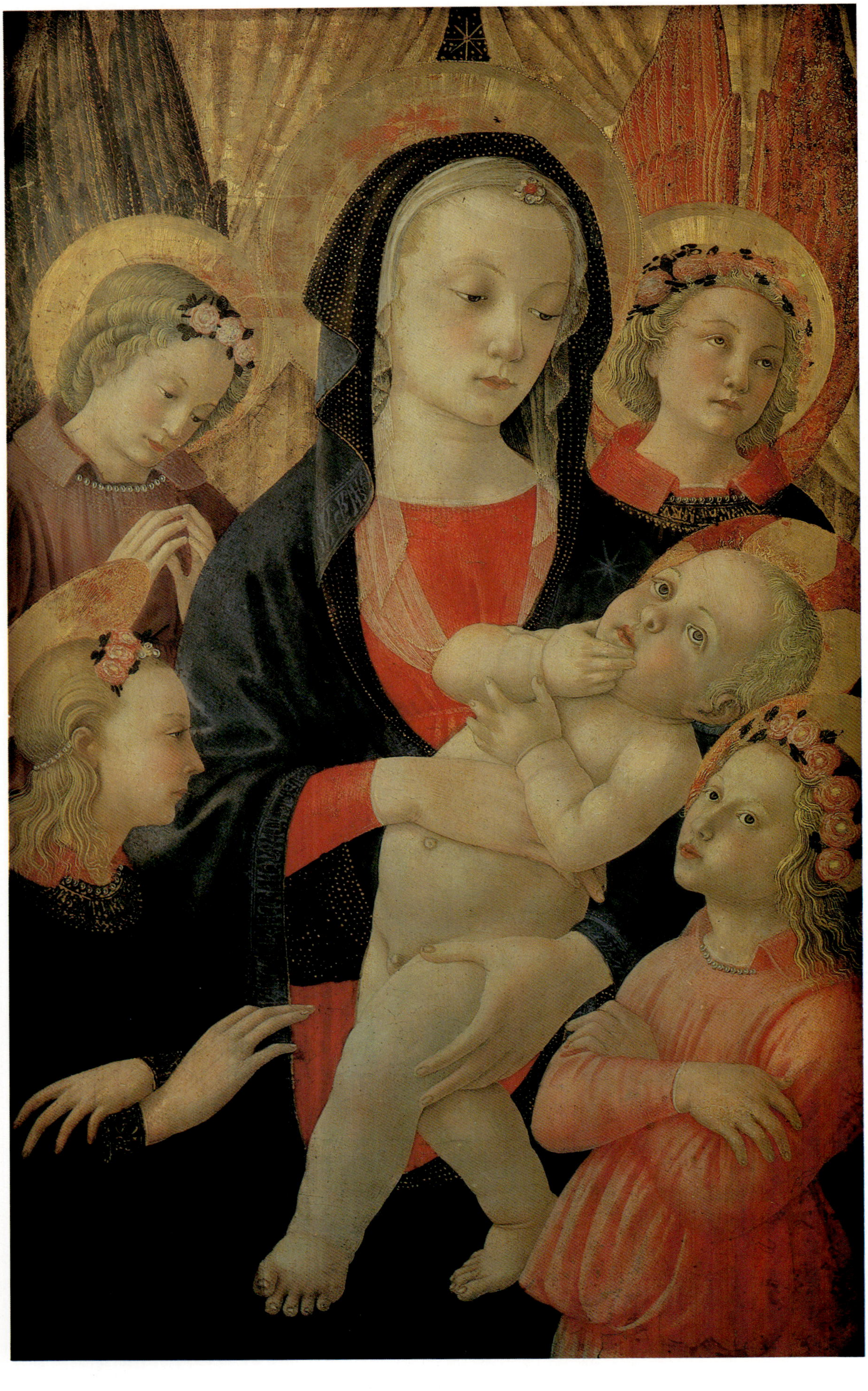

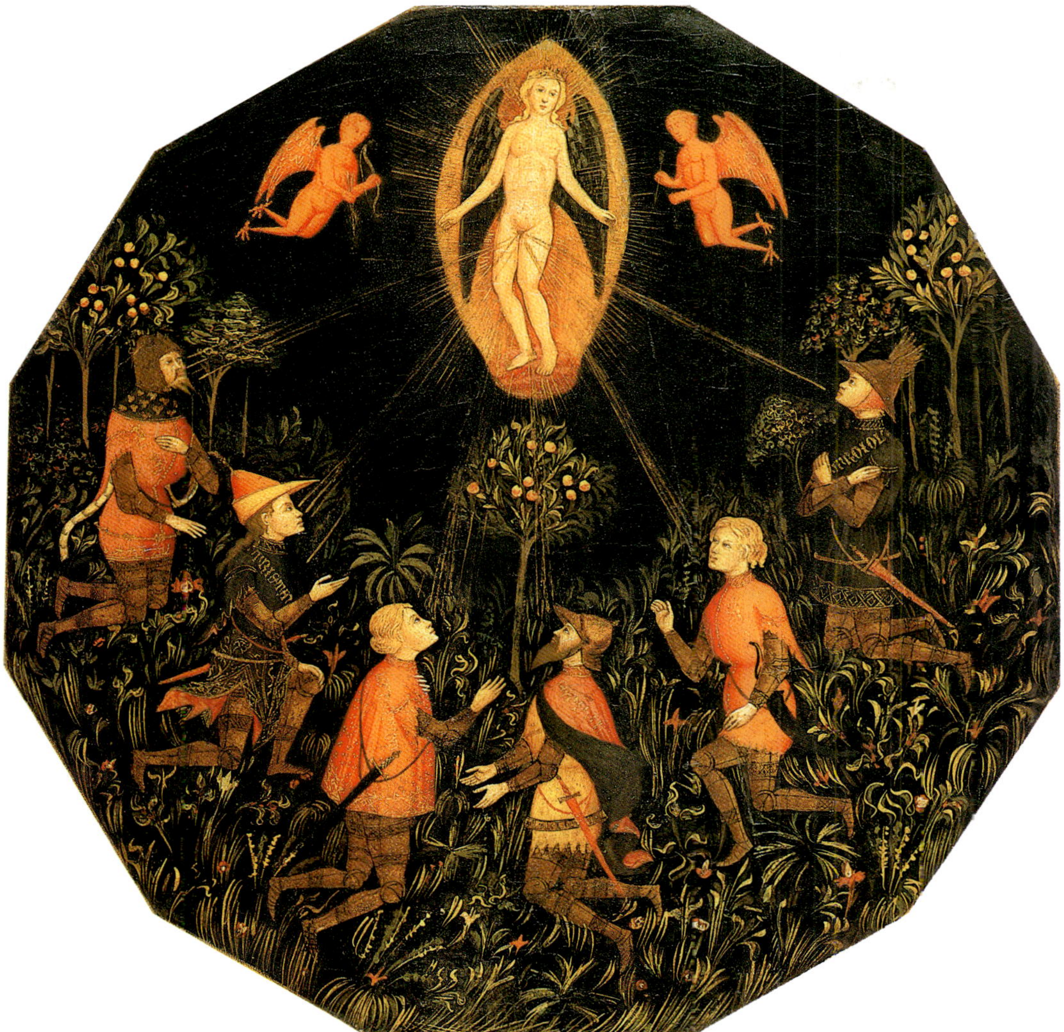

Meister der Eroberung von Tarent
Tätig in Florenz 1. Hälfte 14. Jh.
Triumph der Venus, verehrt von sechs berühmten Liebhabern: Achilles, Tristan, Lanzelot, Samson, Paris und Troilus.
Holz, Durchmesser 51 cm.
Schenkung Marquise Arconati-Visconti, 1914. R. F. 2089

Gegenüber
Meister der Castello-Geburt
Tätig in Florenz 3. Viertel 15. Jh.
Maria mit dem Kind, umgeben von Engeln.
Holz, 86 × 62 cm. Goldgrund. Schenkung Albert Bossy, 1903. R. F. 1506

Pesellino
Die Stigmatisation des hl. Franziskus.
Die hll. Kosmas und Damian, Kranke pflegend.
Holz, je 32 × 94 cm. Teile der Predella eines Retabels in der Krankenkapelle des Noviziats von Santa Croce in Florenz. Aus Santa Croce (?), 1813; Zugang 1814. INV. 418

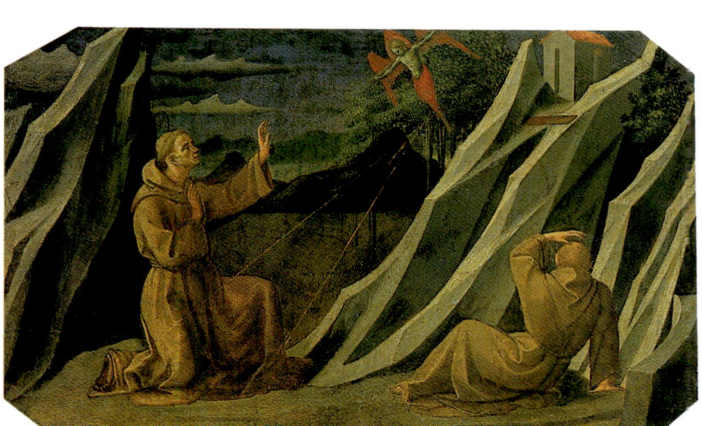

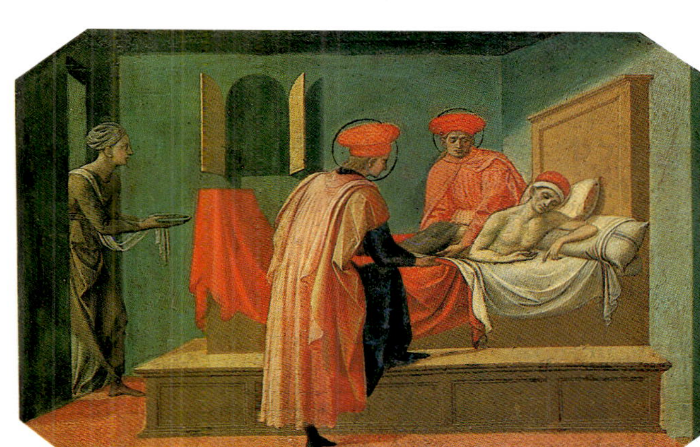

Meister von Saint-Germain-des-Prés

Für die Abteikirche von Saint-Germain-des-Prés vor den Toren von Paris schuf ein offenbar aus Köln zugewanderter Meister die Tafel mit einer *Beweinung Christi,* die man innerhalb der frühen französischen Malerei um 1500 als das am meisten pariserische Werk ansprechen darf: Denn in der Landschaft ist links im Hintergrund das getreue Porträt der Abtei von Saint-Germain-des Prés erkennbar und dahinter, am jenseitigen Seine-Ufer, der Louvre am Rande der mittelalterlichen Stadt, hinterfangen vom Montmartre-Hügel. Vor dem weiten Landschaftsprospekt, den sich der Kalvarienberg und die Stadtansicht teilen, ist im Vordergrund die Gruppe der trauernden Marien, Johannes, Nikodemus und Joseph von Arimathia um die Madonna versammelt, auf deren Schoß der tote Leib Christi gebettet liegt. Besonders eindrucksvoll in ihrem Trauergestus ist die kniende Gestalt zur Linken, die wohl zu den schönsten Erfindungen der nordischen Malerei des 15. Jahrhunderts gehört. Die verhaltene Dramatik der Gesten, Zartheit und Innerlichkeit des Ausdrucks, Ausgewogenheit der Komposition und eine liebevolle Detailschilderung der Landschaft zeigen einen Künstler, der es verstand, die Tradition des großen Zentrums am Rhein mit Eindrücken der französischen Malerei zu verbinden. Die Pietà ist somit das früheste und eindrucksvollste Beispiel für die Anziehungskraft von Paris als Kunstzentrum, das gute Maler von auswärts aufnahm, um ihnen – ähnlich wie es in Köln der Fall war – künstlerisch eine neue Heimat zu geben. Das Bild war jahrhundertelang eine Quelle der Inspiration für die Pariser Maler, denn seine Tradition am Ort ist ungebrochen. Dreihundert Jahre verbrachte es an seinem Bestimmungsplatz, um während der Revolution in die Abteikirche von Saint-Denis im Norden von Paris überführt zu werden. 1845 gelangte die Tafel in den Louvre – wie es der Maler vorausgeahnt zu haben scheint.

Gegenüber, oben
MEISTER VON SAINT-GERMAIN-DES-PRÉS
Gebürtig aus Köln; tätig in Paris um 1500
Pietà von Saint-Germain-des-Prés.
Holz, 97 × 199 cm. Aus der Abteikirche Saint-Germain-des-Prés. Während der Revolution beschlagnahmt: in die Abteikirche Saint-Denis überführt; Zugang 1845. INV. 8561

Gegenüber, unten
MEISTER DER HEILIGEN SIPPE Tätig in Köln 1470/80 – 1515
Altar der Sieben Freuden Mariä: Die Anbetung der drei Weisen aus dem Morgenland, Darbringung im Tempel, Christus erscheint seiner Mutter, um 1480.
Holz, 127 × 182 cm. Mittelteil des Retabels aus dem Kölner Benediktinerinnenkloster zu den Macchabäern (die beiden Flügel heute im Germanischen Nationalmuseum Nürnberg). Erworben mit Unterstützung der Kinder des Jean Dollfus, 1912. R. F. 2054

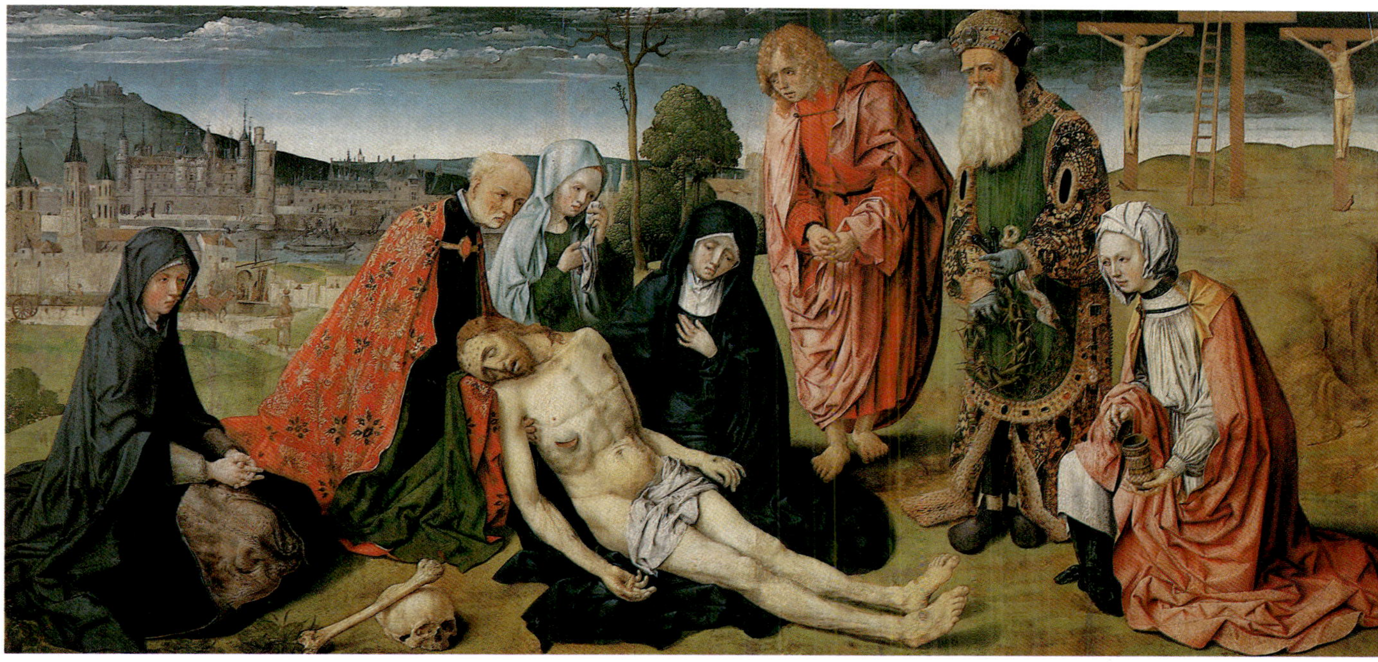

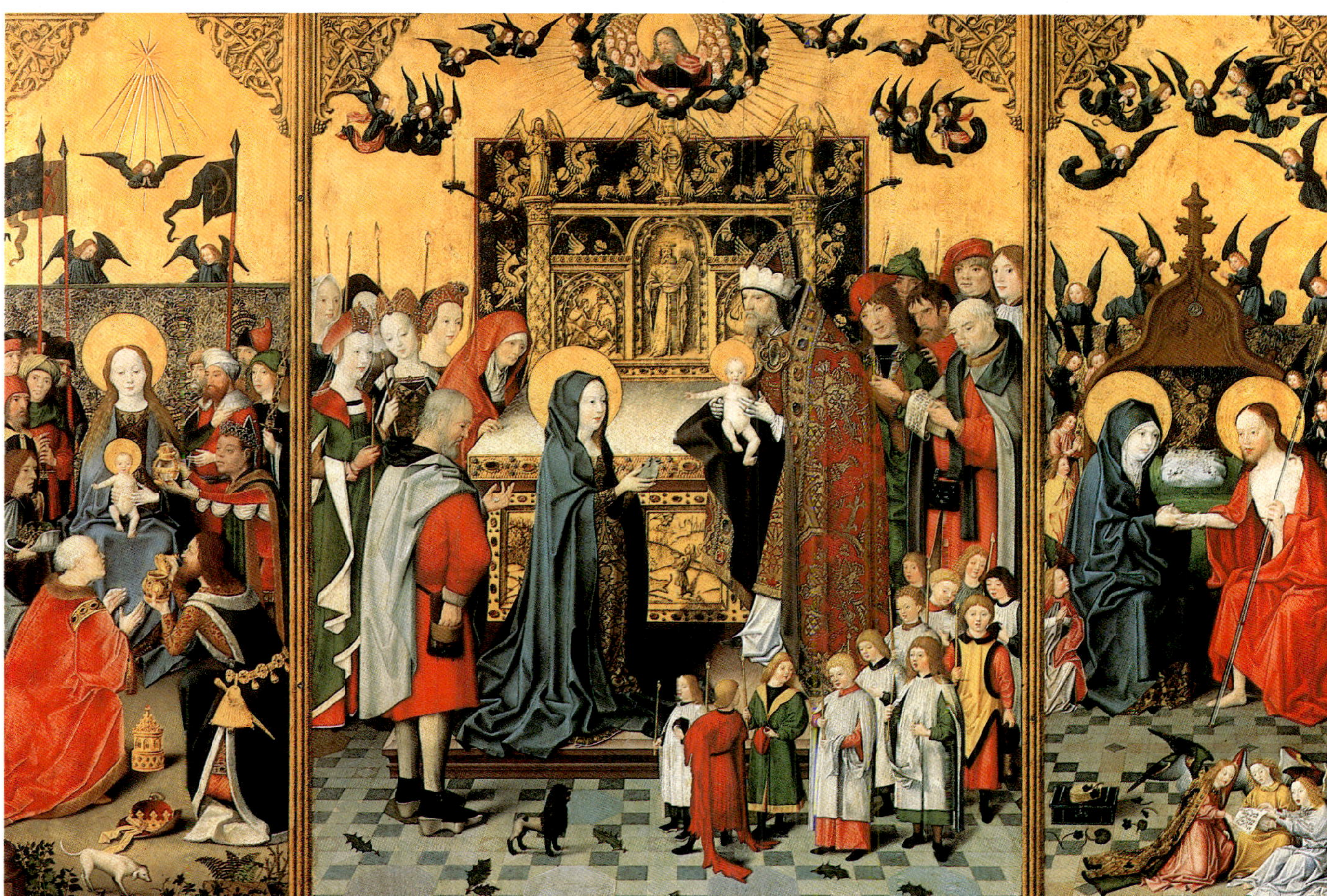

Gegenüber
Meister des Bartholomäusaltars
Tätig in Köln um 1480/1510
Die Kreuzabnahme.
Holz, 153 bzw. 228×210 cm. Gemalt für die Bruderschaft der Antoniter in Paris. Beschlagnahmt aus der Kirche Val-de-Grâce während der Revolution. INV. 1445

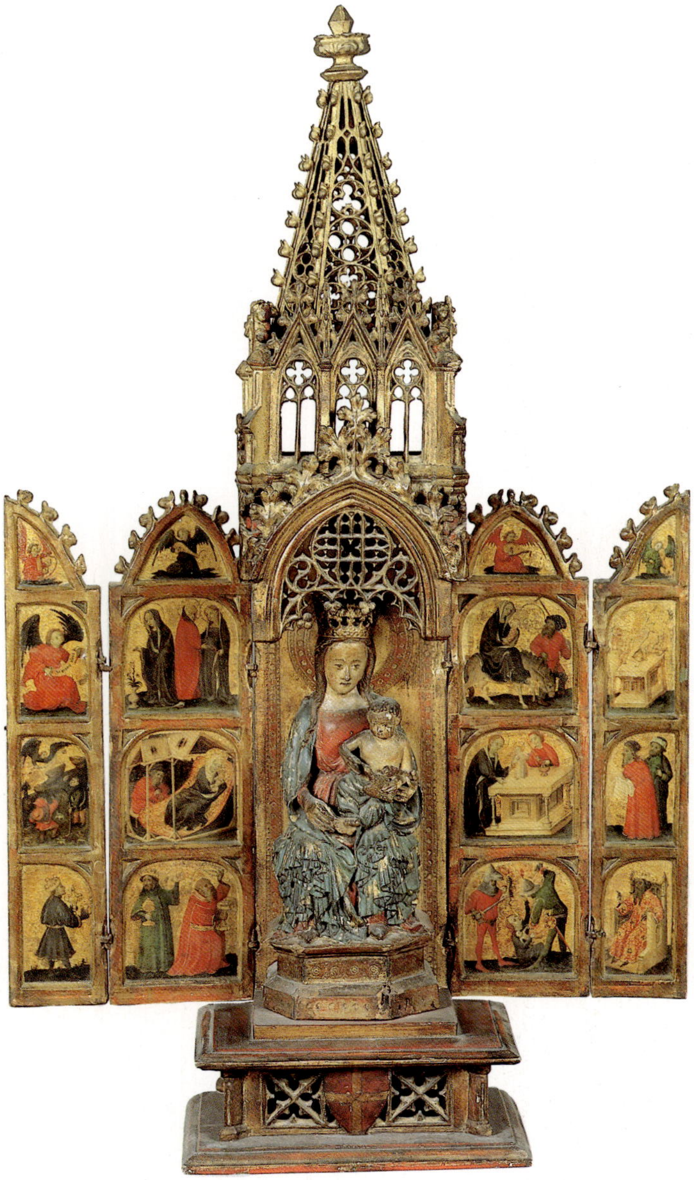

Niederrheinischer Meister Anfang 15. Jh.
›Cardon-Kapelle‹. Reisealtar mit Szenen aus dem Leben Mariä und der Kindheit Christi.
Holz, 99×59 cm. Schenkung der Erben des Charles-Léon Cardon, 1921. R. F. 2314

Meister der Ursulalegende Tätig in Köln um 1490/1500
Die hl. Ursula kündigt vor dem Hof ihres Vaters die Pilgerfahrt an.
Leinwand, 129×155 cm. Aus einem 19teiligen Zyklus der Ursulalegende, gemalt wahrscheinlich für die Kirche St. Brigida in Köln (die übrigen Tafeln überwiegend im Wallraf-Richartz-Museum, Köln). Musée de Cluny, 1844; Zugang 1896. R. F. 968

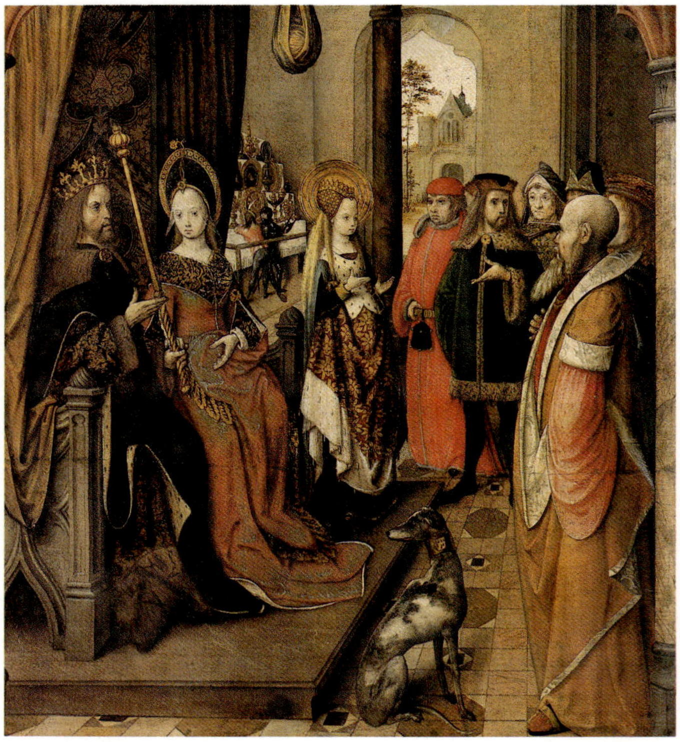

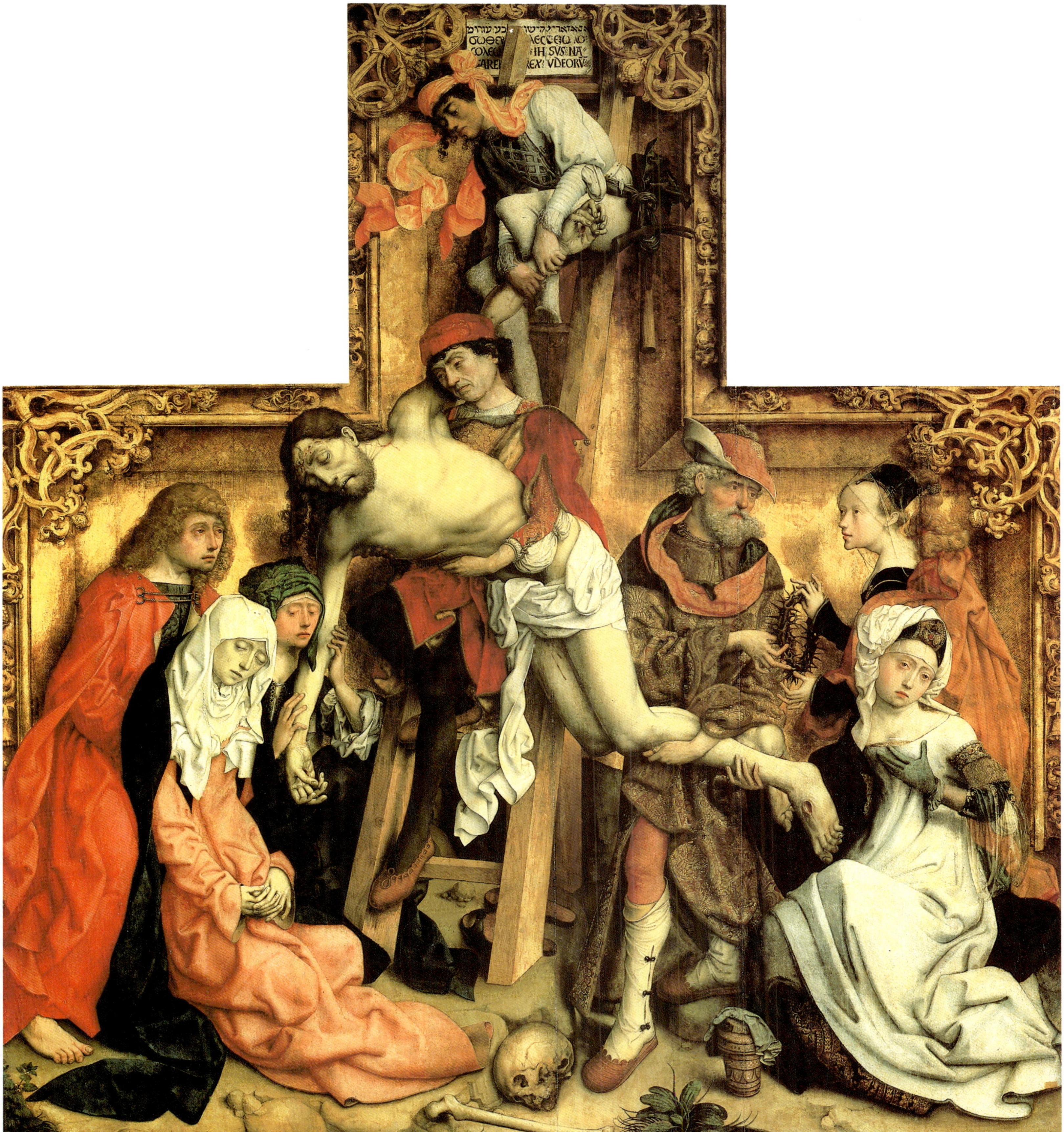

Paolo Uccello

Paolo Uccellos *Schlacht von San Romano* ist das bedeutendste profane Werk der Florentiner Frührenaissance im Louvre und zugleich frühes Zeugnis des ambitionierten Mäzenatentums der Medici. Als dreiteiliger Fries schmückte das Werk einst das Schlafzimmer Lorenzos des Prächtigen im Palazzo Medici in Florenz. Vasari beschreibt es 1568 in seinen Künstlerviten. Beim Verkauf des Familienpalastes verschwinden die Tafeln 1655 mit dem übrigen Inventar im Depot, wo sie erst 1784 wieder auftauchen. Die Louvre-Tafel gelangt 1863 mit der Sammlung Campana in das Museum.

Um 1450 in Auftrag gegeben, sollte das Gemälde den Sieg der in mediceischen Diensten stehenden Condottieri Nicolò da Tolentino und Cotignola verewigen, der zugleich ein politischer Sieg der Medici-Partei war. Die Schlacht selbst, eher ein Scharmützel, trug sich im Juni des Jahres 1432 nahe dem Ort San Romano im Arnotal zu, wo es den Florentiner Söldnerheeren gelang, die unvorbereiteten Sienesen in einem Umfassungsgefecht einzukesseln und in die Flucht zu schlagen.

Die Malerei hat auf allen drei Tafeln (die beiden anderen sind heute in den Uffizien, Florenz, und in der National Gallery, London) stark gelitten. Zwar zeigt die Londoner Tafel aufgrund neuerer Restaurierung kräftigere Farben und erscheint leichter »lesbar«, doch die farblich weniger eindrucksvolle Louvre-Tafel bezeugt Uccellos Handschrift weitgehend im ursprünglichen Zustand; nur die dunkle Folie des Hintergrundes weist Übermalungen auf.

Das Louvre-Bild gleicht einer Mustersammlung von Leitmotiven der Florentiner Renaissance. Der Trompeter, der zum Angriff bläst, scheint schon die Schlachtenbilder Piero della Francescas in Arezzo vorwegzunehmen, während der verzerrte Gesichtsausdruck eines anderen Kriegers auf Leonardos Anghiari-Schlacht vorausweist. Cotignola, einer der beiden siegreichen Condottieri, erscheint mit dem Kommandostab auf einem sprengenden Rappen inmitten von Reitern und Fußsoldaten; ihre nach links geneigten Lanzen vermitteln die Illusion von Bewegung. Die Pferde sind hinreißende Inventionen. Die Reiter mit prächtiger Helmzier, in glänzenden Rüstungen mit brillanten Lichtreflexen, gibt der Maler teils in rasanten Verkürzungen, teils in Rückenansicht. In dieser konsequenten Anwendung perspektivischer Raumillusion zeigt sich Uccello als Pionier der florentinischen Renaissancemalerei. Sein Bildnis ist zusammen mit dem von vier anderen Wegbereitern dieser Kunstepoche auf einer Holztafel im Format einer Predella festgehalten.

Gegenüber, oben
Paolo Uccello, eigentl. Paolo di Dono
Florenz 1397 – 1475
Die Schlacht von San Romano.
Holz, 182 × 317 cm. Aus der Sammlung Campana, Rom, erworben 1861; Zugang 1863, Musée Napoléon III. M. I. 469

Gegenüber, unten
Piero della Francesca Borgo San Sepolcro um 1422 – 1492
Sigismondo Malatesta, um 1451.
Holz, 44 × 34 cm. Erworben 1978. R. F. 1978-1

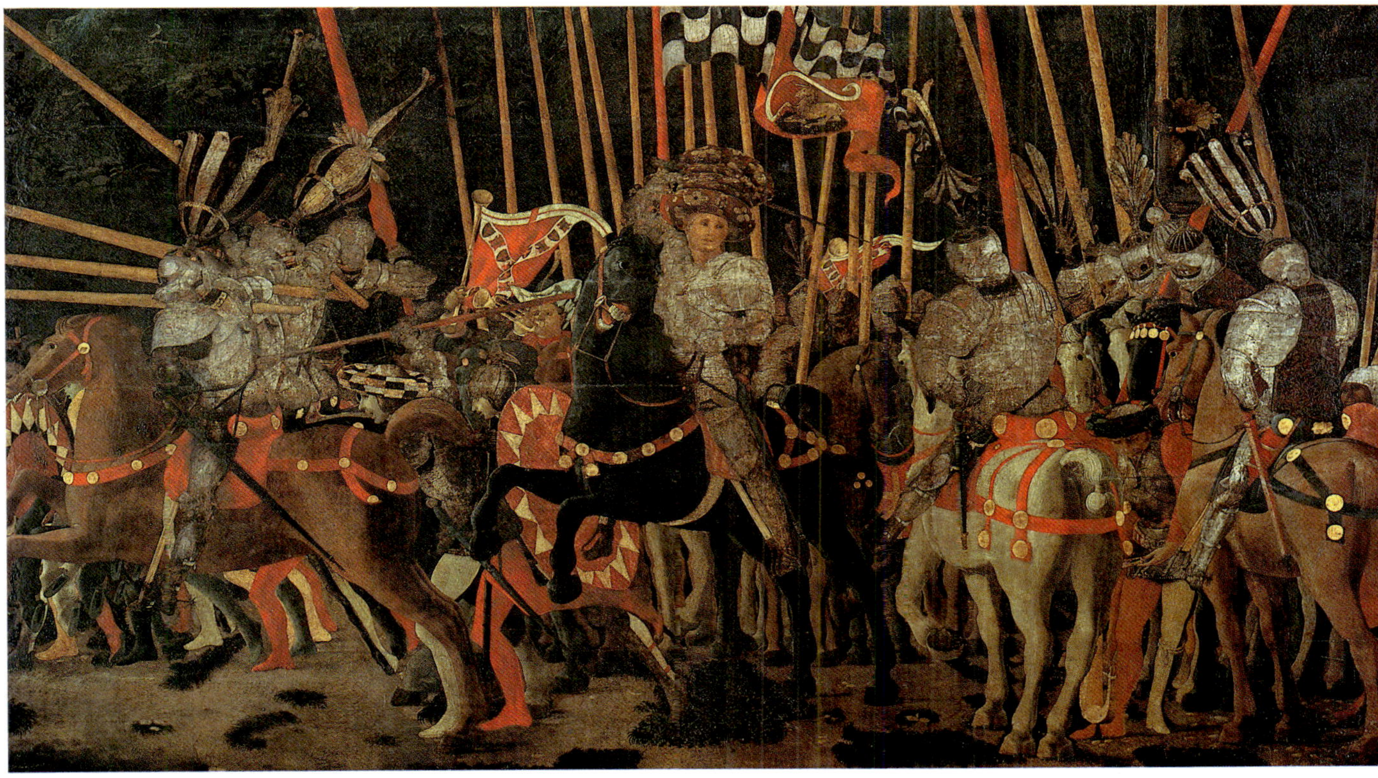

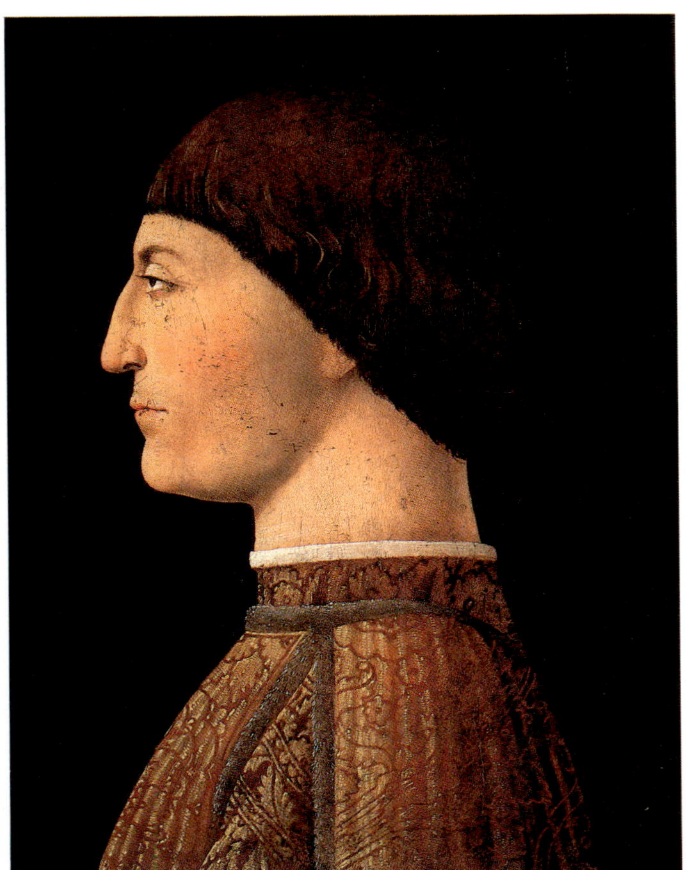

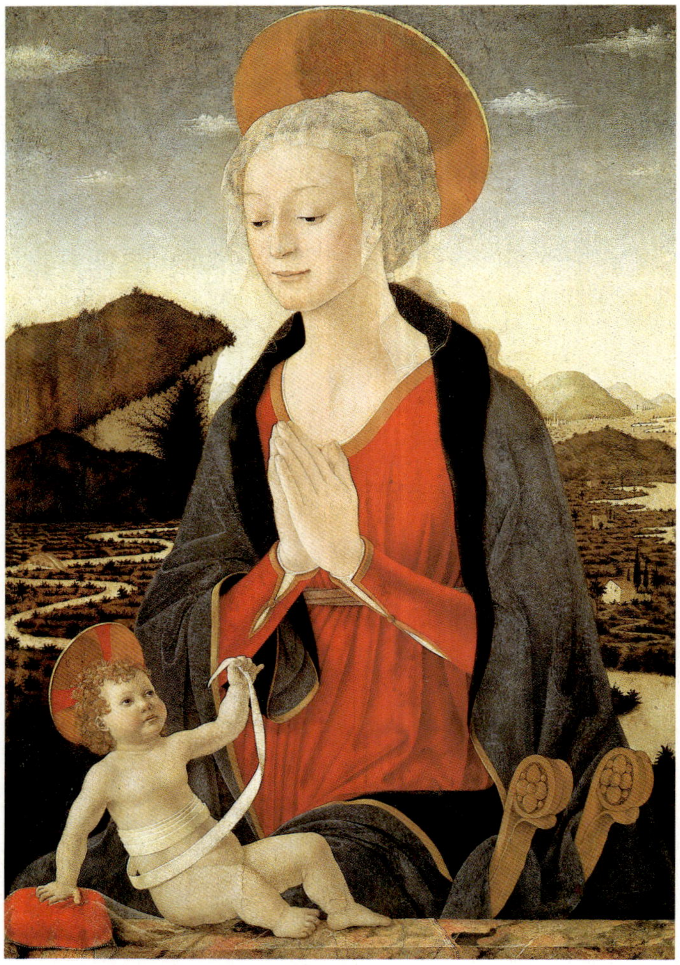

Alessio Baldovinetti Florenz um 1425 – 1499
Maria mit dem Kind.
Holz, 106×75 cm. Erworben 1898 mit Hilfe der Société des Amis du Louvre. R. F. 1112

Florentinische Schule 1. Hälfte 16. Jh.
Fünf Meister der florentinischen Renaissance.
Porträts von Giotto, Uccello, Donatello, Manetti, Brunelleschi. Holz, 66×213 cm. 1550 im Haus des Giuliano da Sangallo nachgewiesen. Erworben 1847. INV. 267

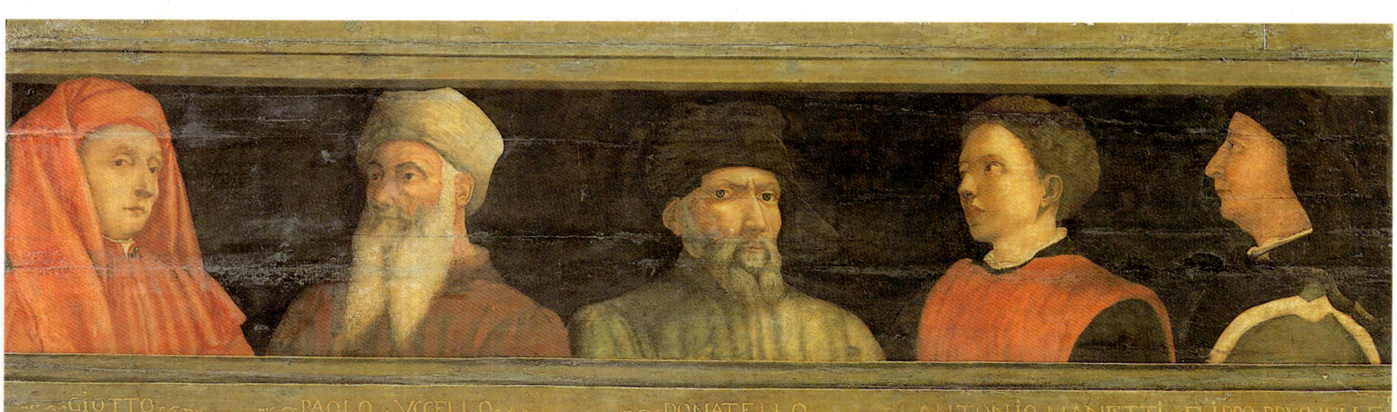

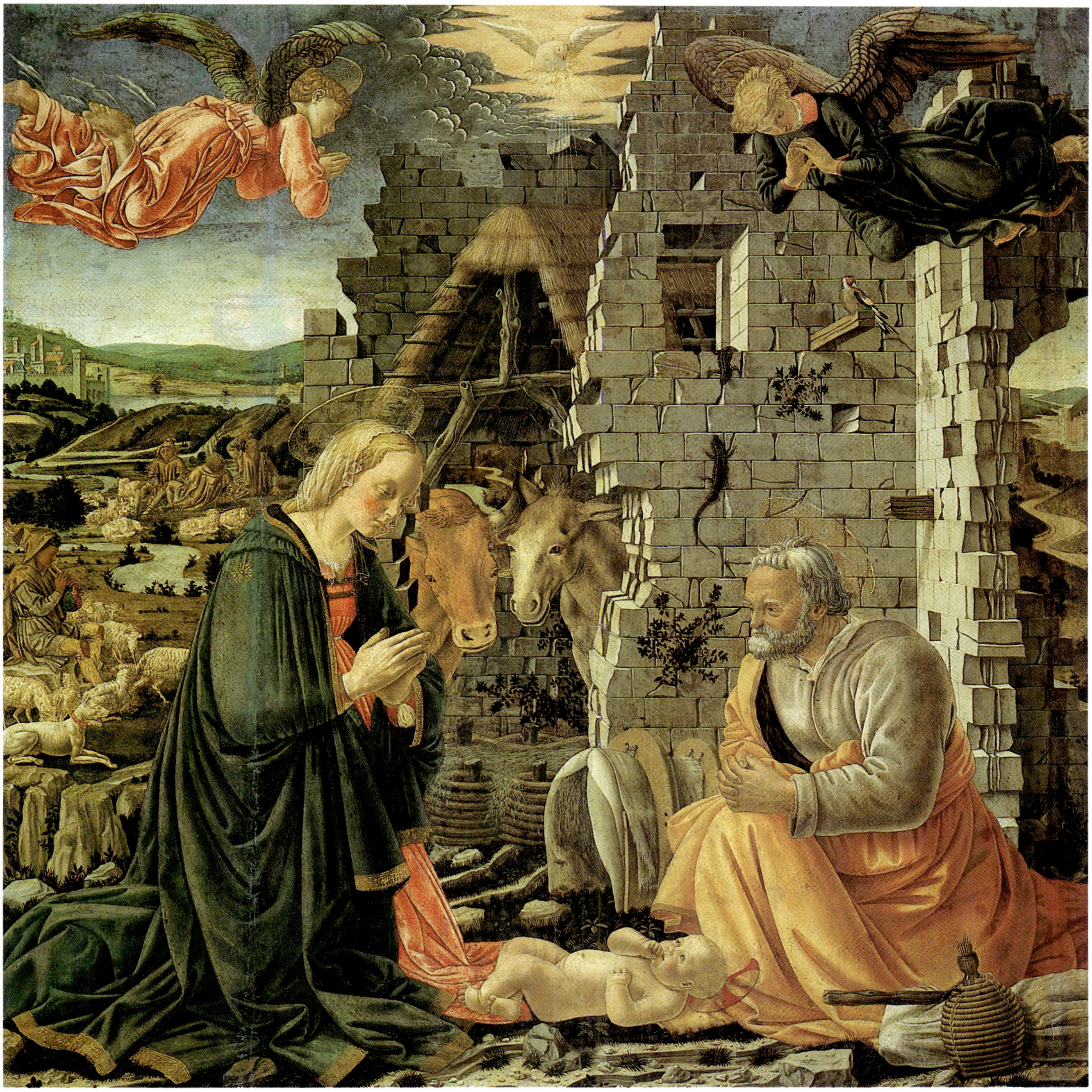

Meister der Louvre-Geburt
Tätig in Florenz 2. Hälfte 15. Jh.
Die Geburt Christi.
Holz, 167 × 167 cm. Mitteltafel eines Altars, gemalt für die Kirche Santa Margherita in Prato. Zugang 1812. INV. 338

Sandro Botticelli

Die beiden bezaubernden Fresken im Louvre sind Teile einer Wanddekoration, die in einer Loggia der Villa Lemmi nahe Florenz 1873 unter einer Putzschicht zusammen mit weiteren Fragmenten entdeckt wurden; der Louvre erwarb sie 1882. Obwohl die Zuschreibung an Botticelli aus stilistischen Gründen von Anfang an unbestritten war – die Verwandtschaft mit den berühmten mythologischen Inventionen des Malers: *La Primavera* und *Geburt der Venus* in den Uffizien ist unverkennbar –, so gibt doch die Deutung dieser Darstellungen einige Rätsel auf. Auffallend ist hier die informelle, sehr persönliche Atmosphäre. Zur Lösung wurden zunächst naheliegende historische Indizien herangezogen: Die Villa Lemmi war im 15. Jahrhundert im Besitz der bedeutenden Familie Tornabuoni; nachweislich haben Ghirlandaio und Botticelli nach 1483 in ihrem Palazzo gearbeitet. Vielleicht, so vermutet man, sollen die Fresken der Villa die Hochzeit des Lorenzo Tornabuoni mit Giovanna degli Albizzi verewigen, und die Szenen wären demnach als Hochzeitsallegorien zu deuten: Auf einem der beiden Bilder erscheint eine Gruppe antikisch gewandeter Frauengestalten von ausgesuchtem Liebreiz – vielleicht Venus und die drei Grazien – vor einer jungen Florentinerin, die ihre Gaben entgegennimmt. Auf dem Gegenstück präsentiert eine ähnlich poetische Frauengestalt – Venus oder Minerva – einen jungen Mann einer in einem Halbkreis versammelten Gesellschaft der Freien Künste, präsidiert von der Rhetorik. Die neuplatonischen Ideen der Florentiner Renaissance, insbesondere

SANDRO BOTTICELLI, eigentl. ALESSANDRO FILIPEPI
Florenz um 1445 – 1510
Venus und die Grazien bieten einer jungen Frau Geschenke an.
Fresko, 212 × 283 cm. Aus der Villa Lemmi bei Florenz;
erworben 1882. R. F. 321

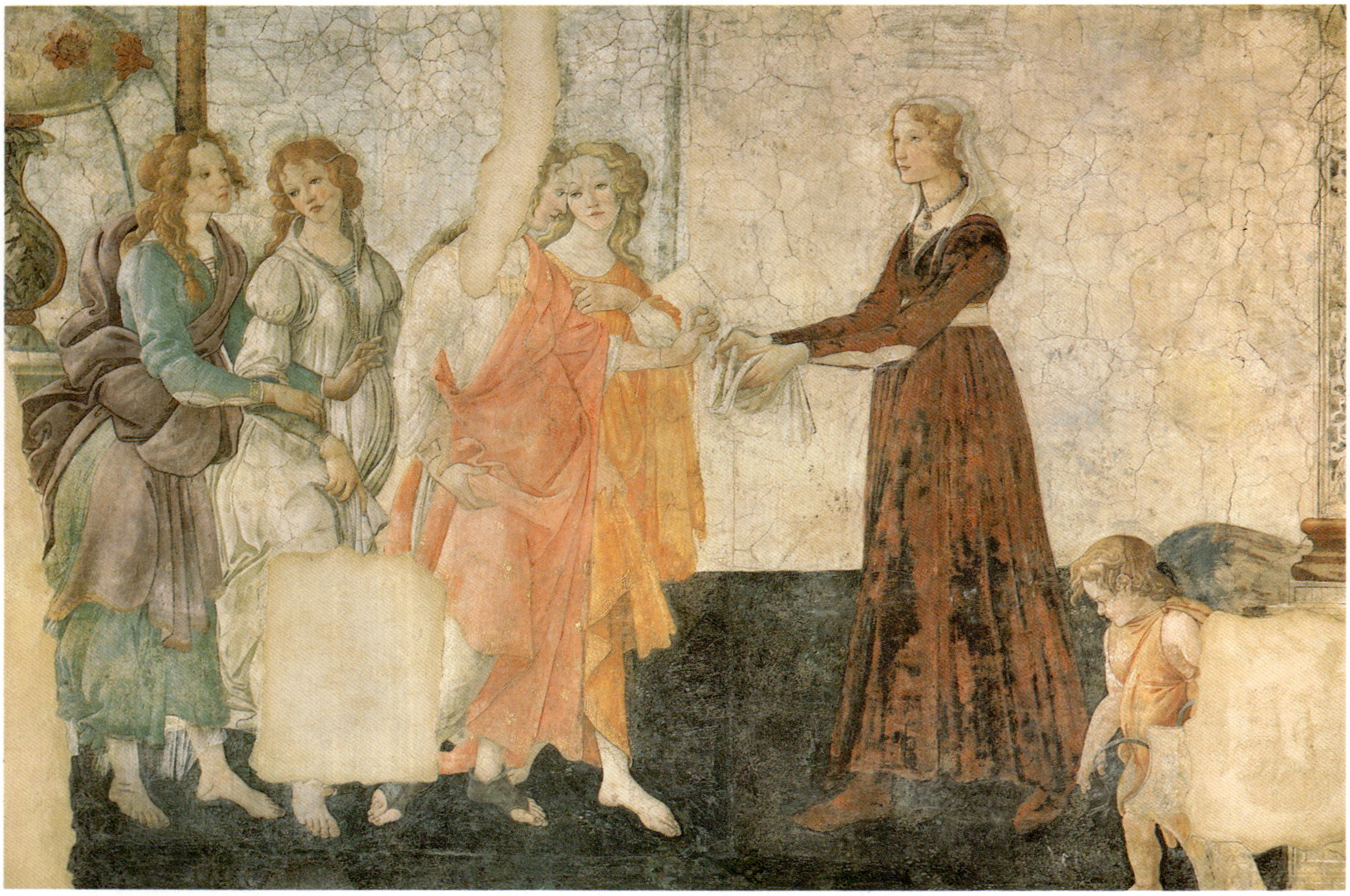

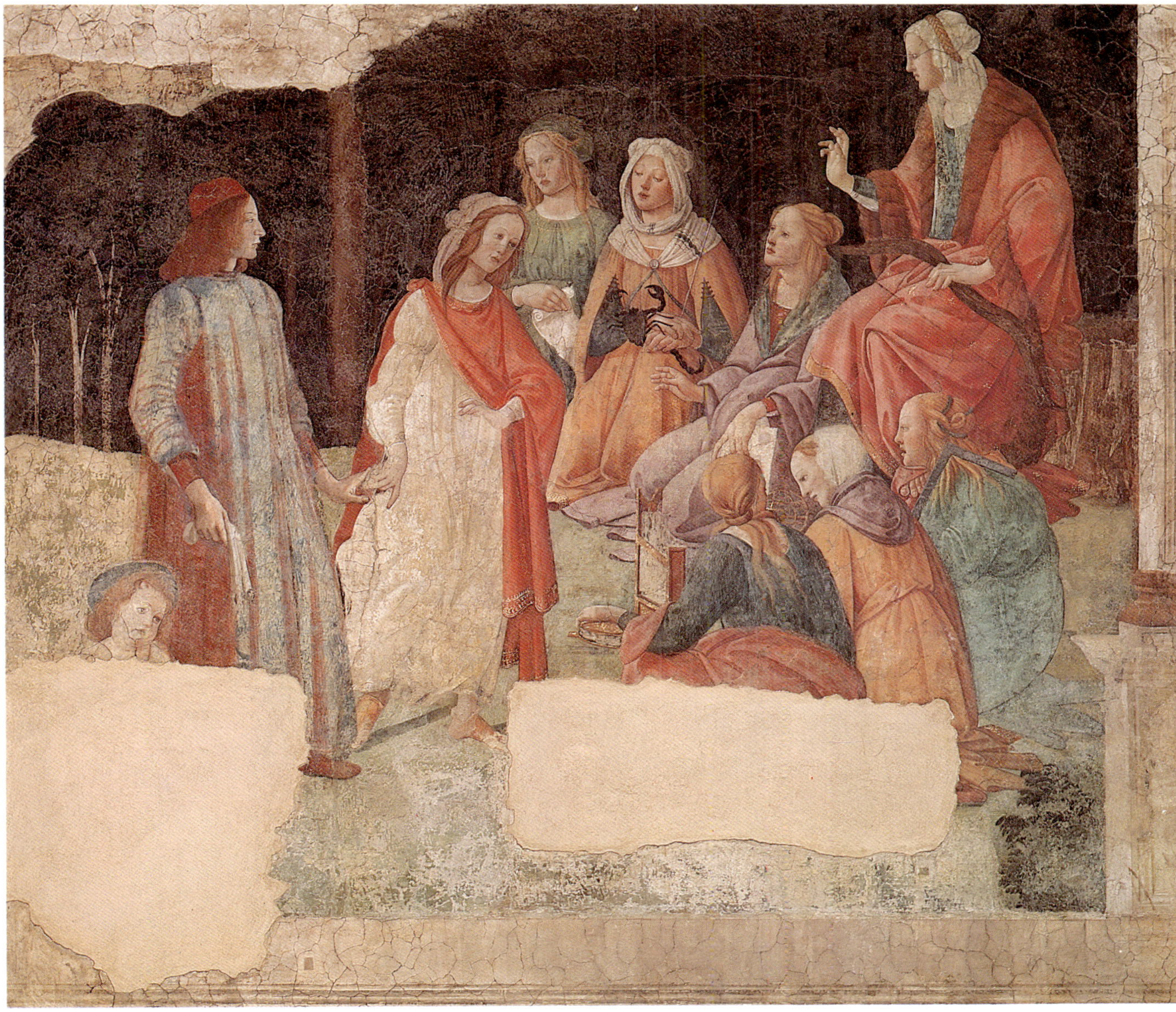

Marsilio Ficinos These von der Liebe als »Lehrerin der Künste«, fänden so eine reizvolle private Interpretation. Botticelli selbst war im Kreise der Florentiner Humanisten derjenige, der das klassische Ideal der Antike als Maler am reinsten verwirklichte, bevor er gegen Ende seines Lebens den fanatischen Bußpredigten Savonarolas verfiel.

Einzigartig ist die lyrische Gestimmtheit der Farben: ein zartes Türkis-Blau und duftiges Weiß, Rosé und Gelb bei den übersinnlichen Gestalten der Venus und der Grazien, ein kräftiges Schokoladenbraun dagegen für die Florentinerin. Angesichts solcher malerischer Poesie und Klangfülle dieser Fresken ist das Problem ihrer Deutung zweitrangig.

SANDRO BOTTICELLI
Ein junger Mann vor der Versammlung der Freien Künste.
Fresko, 237 × 270 cm. Aus der Villa Lemmi bei Florenz; erworben 1882. R. F. 322

Seite 106
SANDRO BOTTICELLI
Bildnis eines jungen Mannes.
Holz, 57 × 40 cm. Erworben 1882. R. F. 323

Seite 107
SANDRO BOTTICELLI
Maria mit dem Jesuskind und dem Johannesknaben.
Holz, 91 × 67 cm. Erworben 1824. INV. 286

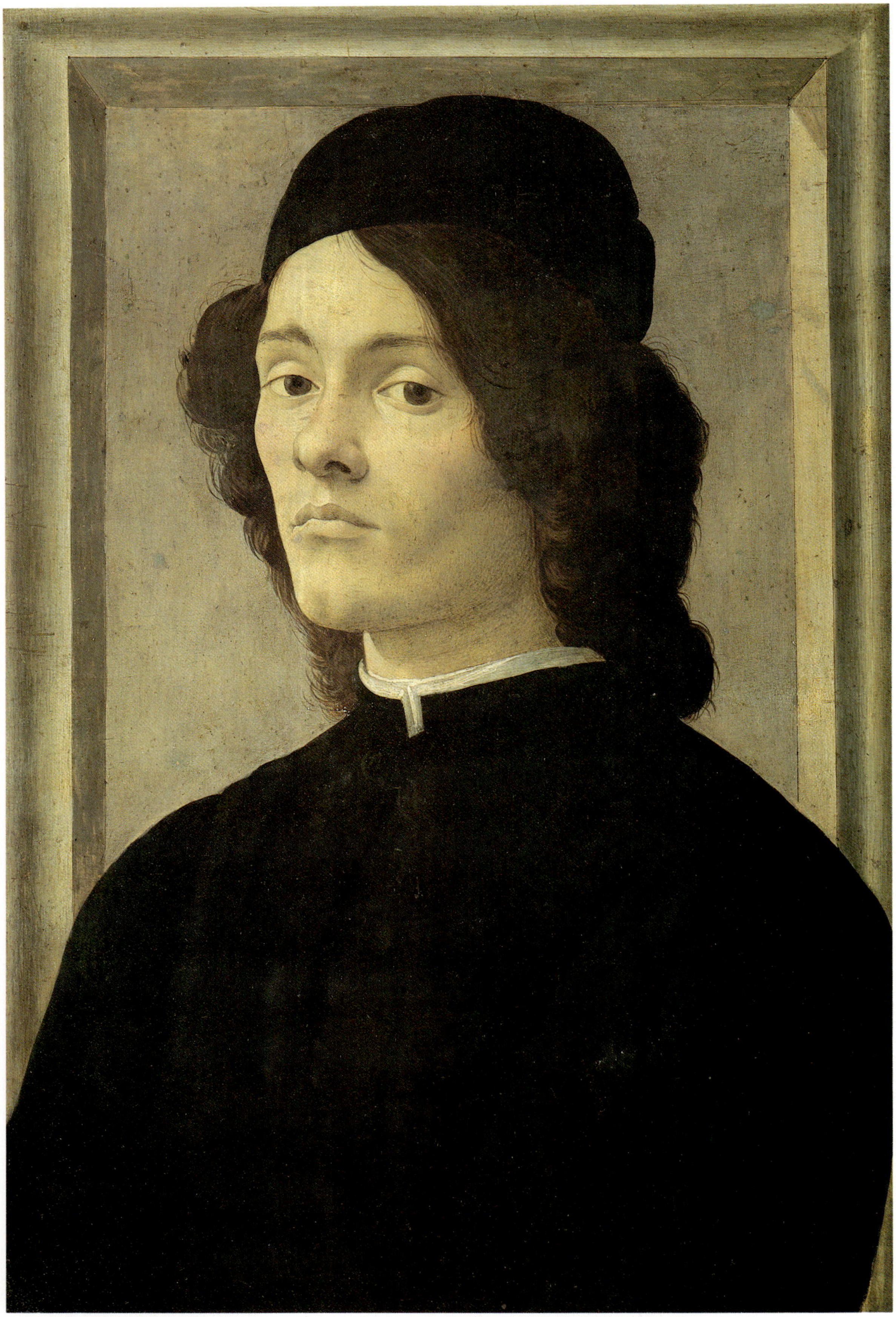

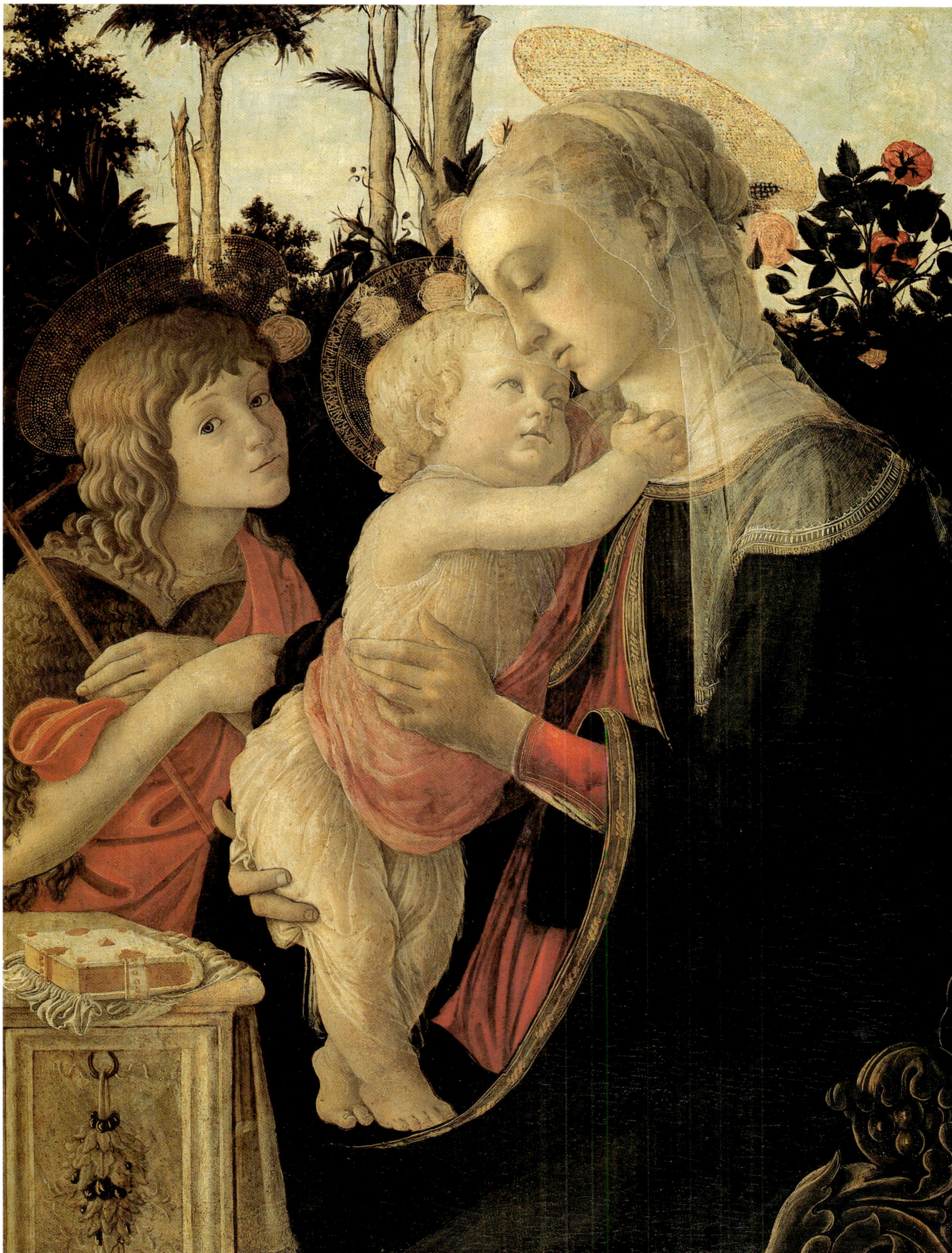

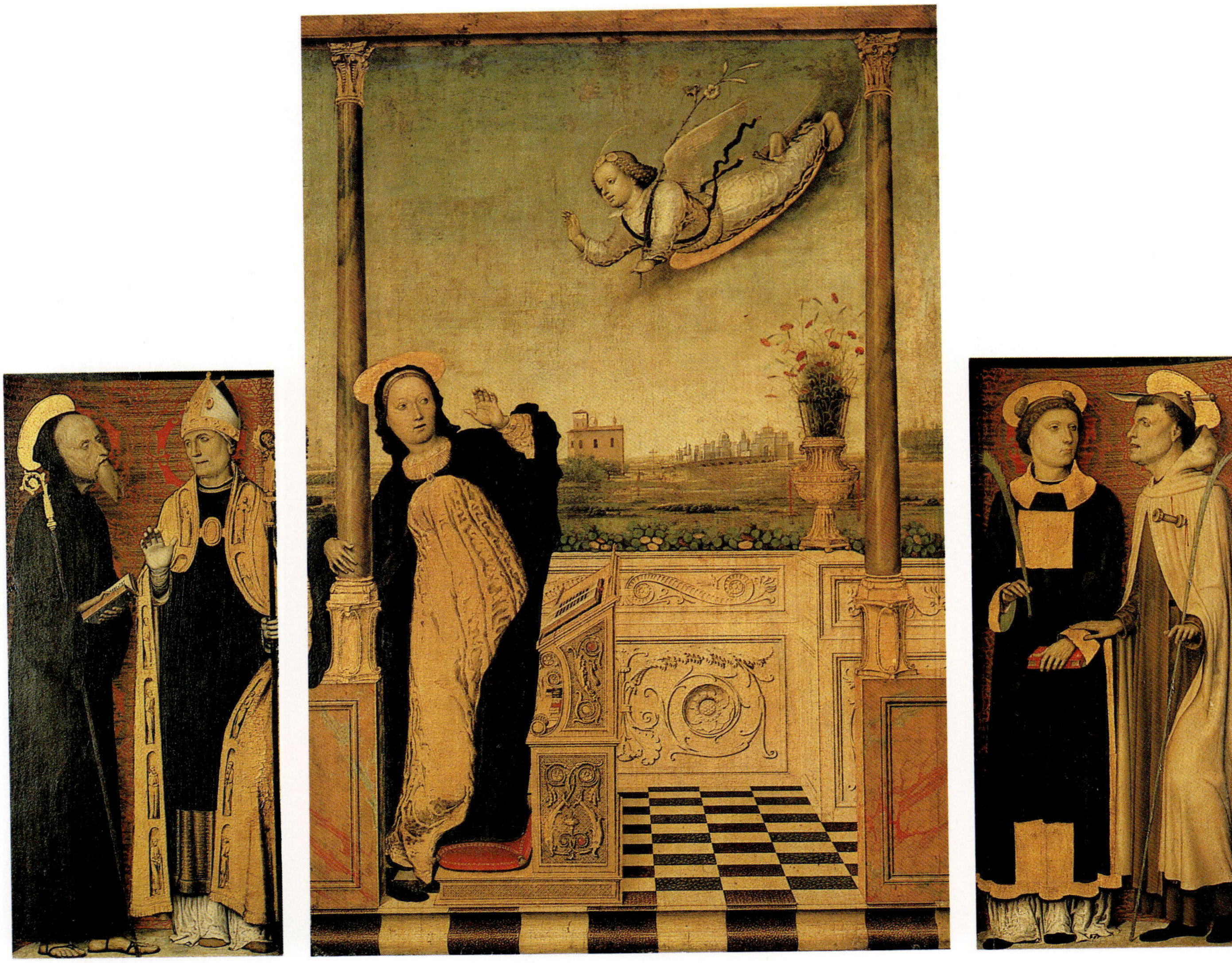

Carlo di Giovanni Braccesco
Tätig in Ligurien und in der Lombardei 1478 – 1501
Triptychon: Verkündigung mit Heiligen.
Holz, Mittelteil: 158 × 107 cm; Flügel: je 105 × 52 cm. Erworben aus dem Oratorium der Familie Fregoso in Genua, 1812.
INV. 1410

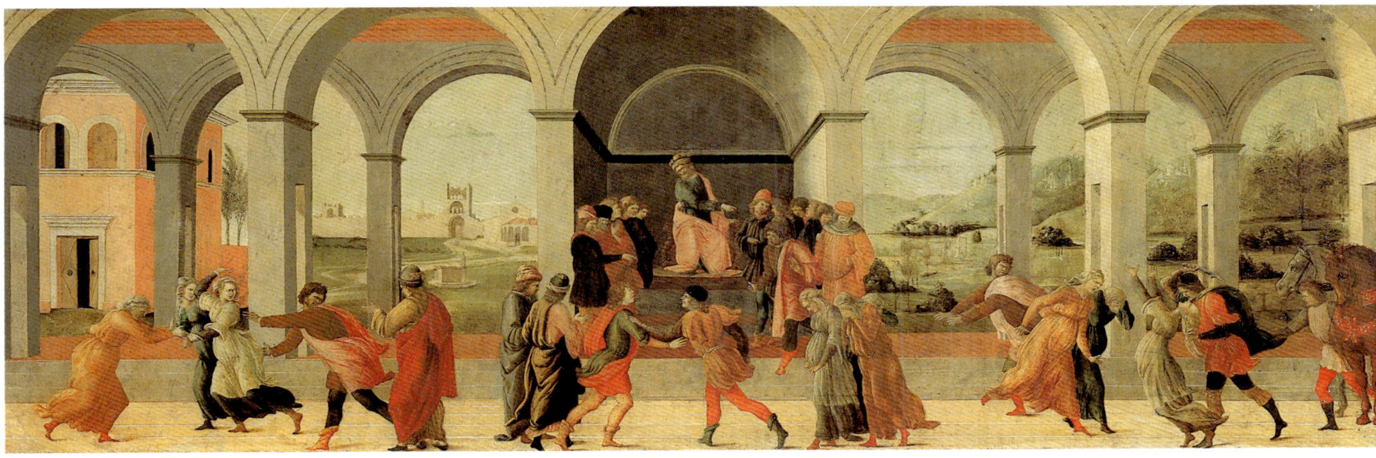

Filippino Lippi Prato 1457 (?) – Florenz 1504
Drei Episoden aus dem Leben der Virginia.
Holz, 45 × 127 cm (Cassone-Tafel). Aus der Sammlung Campana, Rom, erworben 1861; Zugang 1863, Musée Napoléon III. M. I. 501

Filippino Lippi
Drei Episoden aus dem Leben der Esther.
Holz, 48 × 132 cm (Cassone-Tafel).
Erworben durch Abtretung, 1972. R. F. 1972-13

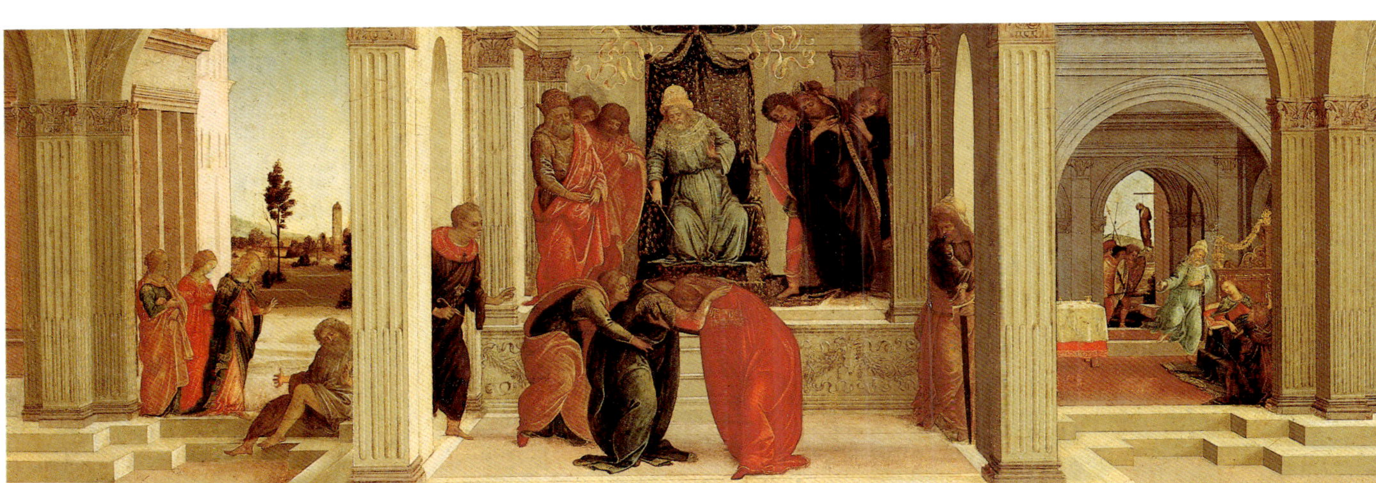

Pietro Vannucci, gen. Perugino

Kurz vor der Mitte des Quattrocento in dem umbrischen Städtchen Città della Pieve geboren, verkörpert Pietro Vannucci gen. Perugino mit der klaren Komposition und dem lyrischen Stimmungsgehalt seiner Bilder den Höhepunkt der Umbrischen Schule, die in dem jungen Raffael den Übergang zur Hochrenaissance vorbereitet. Eine der Voraussetzungen dafür ist die von Perugino perfektionierte Ausbildung von Posen und Figurentypen, die er mit Vorliebe in atmosphärisch belebten Landschaftsräumen anordnet, zuweilen auch vor nobler Architekturkulisse, wie in der *Schlüsselübergabe an Petrus* in der Sixtinischen Kapelle. (Perugino gehörte zu dem erlesenen Kreis der Frührenaissancemaler, die der Papst Anfang der achtziger Jahre für einen Freskenzyklus an den Wänden seiner Hauskapelle nach Rom berufen hatte.) An seinem Hauptwerk, den Wandbildern der Sala del Collegio del Cambio in Perugia mit der strengen Isokephalie der Figuren, war kurz vor der Jahrhundertwende neben seinem Lehrer Perugino schon der junge Raffael beteiligt.

Der heutige Betrachter wird der kontinuierlichen Weichheit und Harmonie dieses Stils, dem jegliche Dramatik fremd ist, auf die Dauer ein wenig überdrüssig. Peruginos Anmut, Noblesse oder auch Süße haben jedoch nichts Geziertes; sie entspringen vielmehr einer aufrichtigen Tiefe des Gefühls, die in der provinziellen Mentalität des Malers begründet ist. Das Tondo im Louvre, ein Frühwerk, zeigt bereits alle diese Qualitäten: Man mag in der Entsprechung der Figuren in Haltung und Ausdruck eine gewisse ursprüngliche Naivität und Reinheit erkennen, Elemente wie Humanität, Harmonie und Grazie, ohne die leiseste Spur von Überheblichkeit. In demselben Sinne ist auch die eher humorvolle Bilderfindung des *Hl. Hieronymus, der zwei Gehenkten beisteht,* zu verstehen.

Gegenüber
PERUGINO
Maria mit dem Kind, umgeben von der hl. Rosa und der hl. Katharina und zwei Engeln.
Holz, Durchmesser 148 cm. Erworben 1850 aus dem Verkauf der Sammlung König Wilhelms II. von Holland. INV. 719

PERUGINO, eigentl. PIETRO VANNUCCI
Città della Pieve um 1448 – Fontignano 1523
Der hl. Sebastian.
Holz, 176 × 116 cm. Erworben 1896. R. F. 957

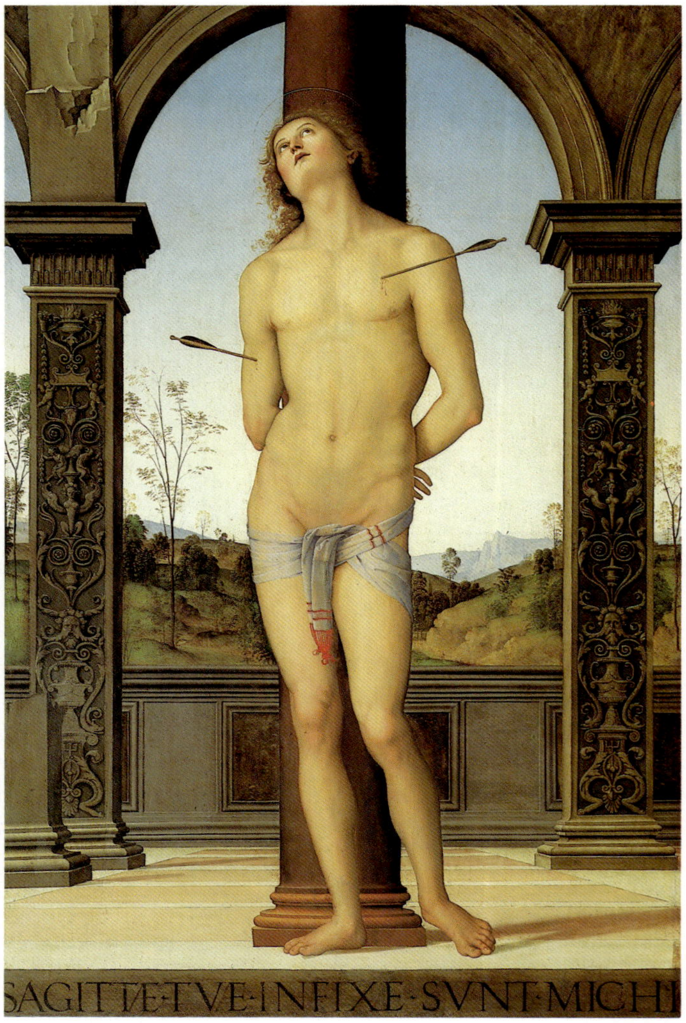

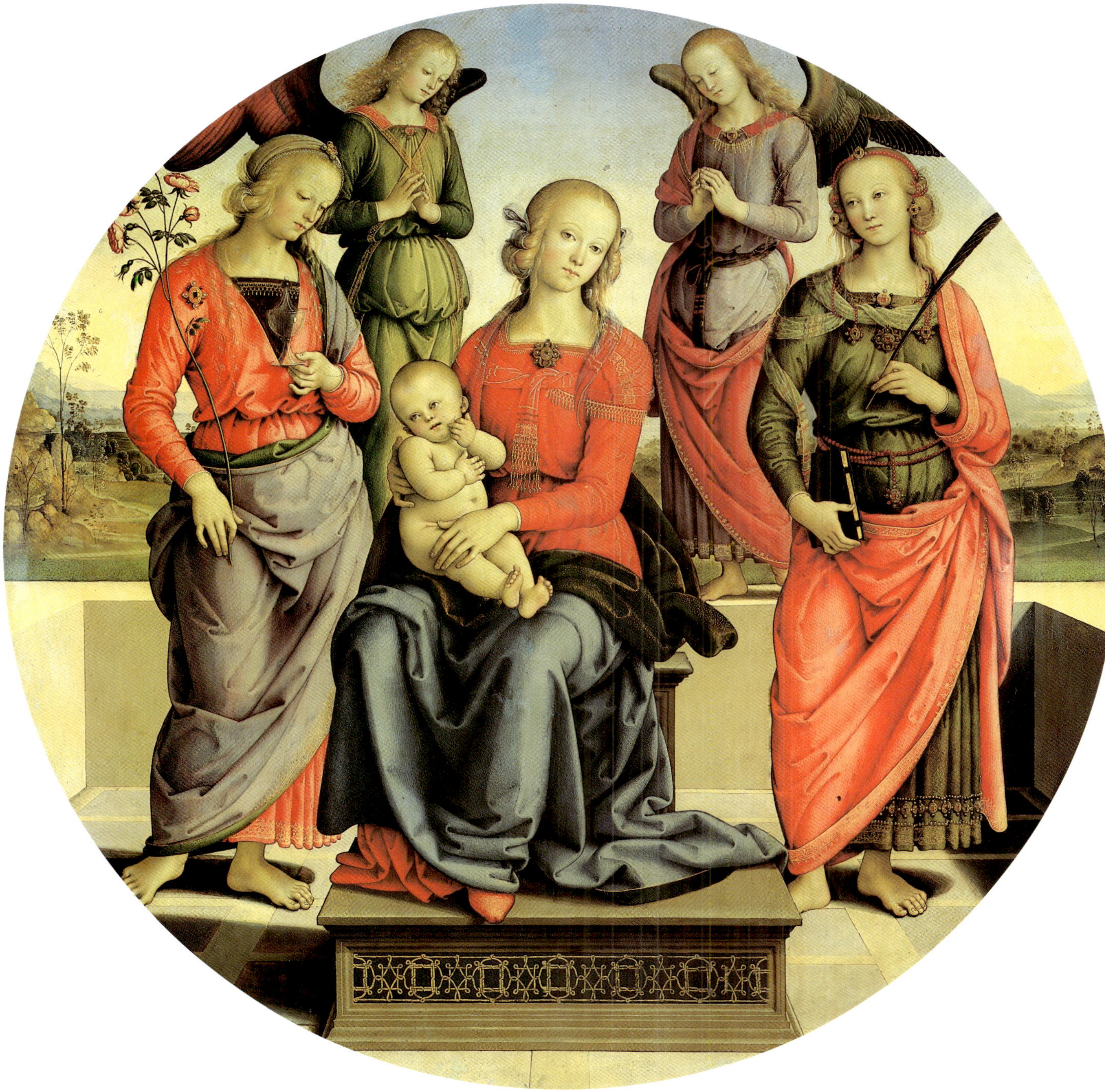

Francesco Botticini Florenz 1446 – 1497
Maria und das Kind in der Glorie, umgeben von Engeln, der hl. Maria Magdalena und dem hl. Bernhard.
Holz, 188 × 177 cm. Aus der Kirche Santa Maria Maddalena dei Pazzi in Florenz, 1811; Zugang 1812. INV. 590

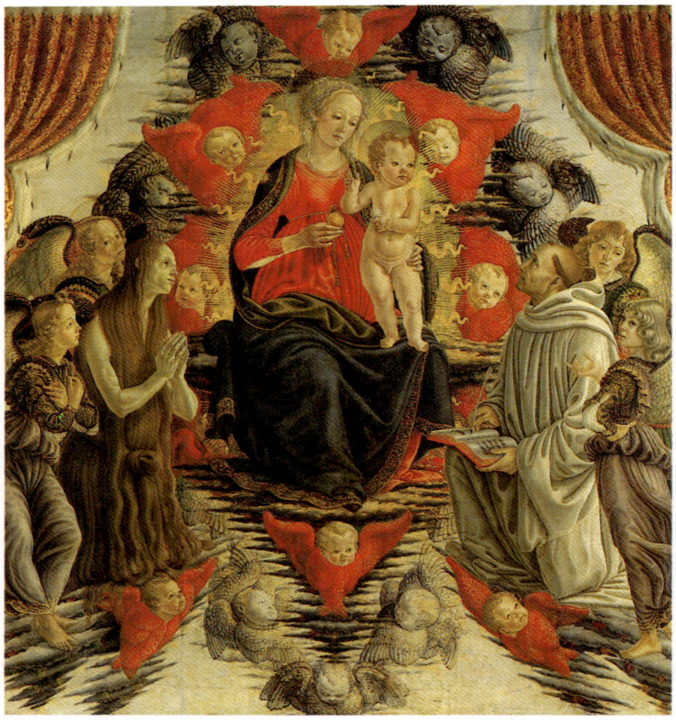

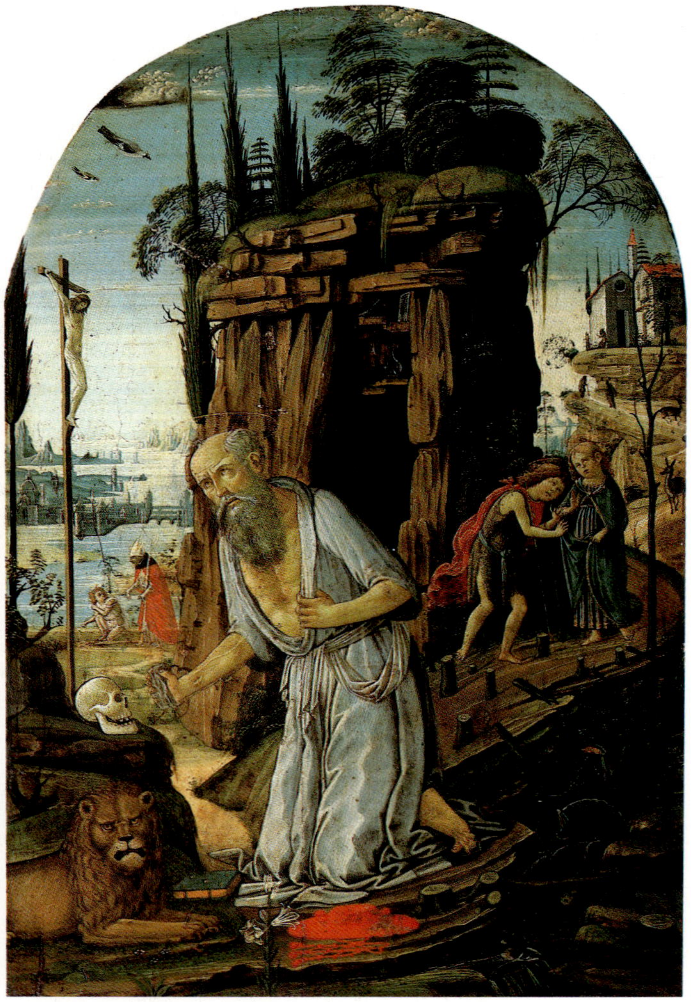

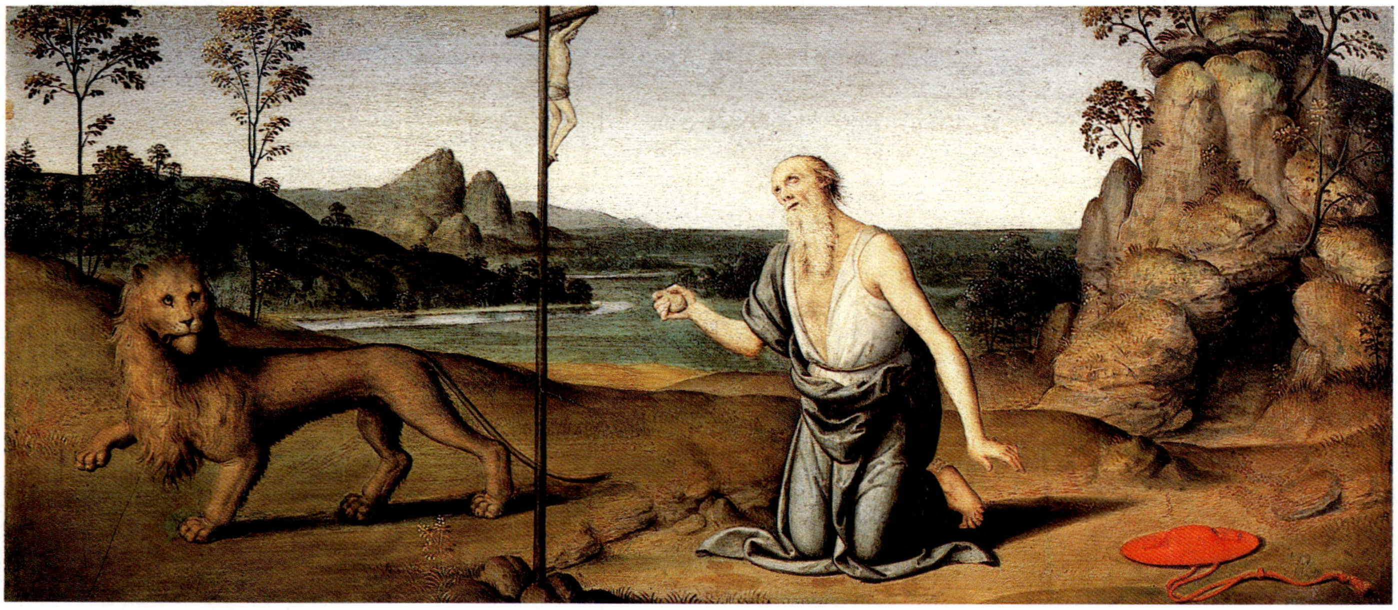

Unten
Giovanni di Pietro, gen. Lo Spagna
(?) um 1450 – Spoleto 1528
Der hl. Hieronymus in der Wüste.
Holz, 39 × 81 cm. Teil der Predella von einem Marienkrönungsaltar, gemalt 1510 für die Kirche Monte Santo in Todi. Wohl von dort, 1811; Zugang 1814. INV. 726

Oben rechts
Jacopo di Arcangelo, gen. Jacopo del Sellajo
Florenz 1441/42 – 1493
Der hl. Hieronymus in der Wüste.
Holz, 61 × 41 cm. Aus der Sammlung Campana, Rom, erworben 1861; Zugang 1863, Musée Napoléon III. M. I. 500

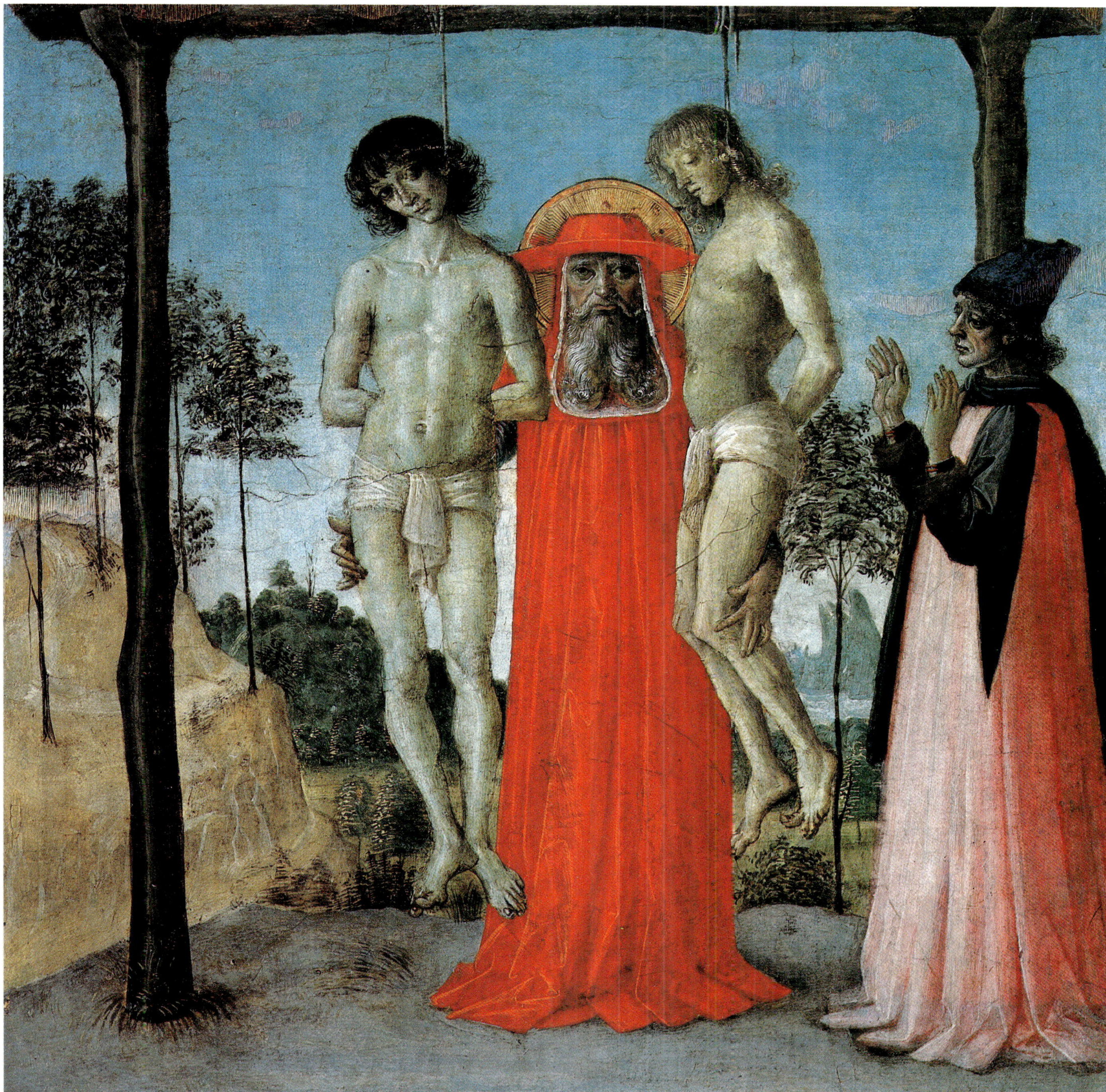

Perugino
Der hl. Hieronymus hilft zwei jungen Gehenkten.
Holz, 31 × 30 cm. Teil einer Predella. Aus der Sammlung Campana, Rom, erworben 1861; Zugang 1863, Musée Napoléon III.
M. I. 482

Geertgen tot Sint Jans

Die schwer faßbare Kunstproduktion der nördlichen Niederlande im 15. Jahrhundert ist im Louvre mit einem glänzenden Schulbeispiel repräsentiert, das als Inkunabel der holländischen Malerei gelten kann. In einer Zeit, als die Nordprovinzen hinter den bahnbrechenden Errungenschaften, wie sie im benachbarten Flandern und Brabant bereits vollzogen waren, weit zurückstanden, taucht in Haarlem unvermittelt das Genie des Geertgen tot Sint Jans auf. Sein Name leitet sich von dem Johanniterkloster in Haarlem her, wo der junge Maler als Laienbruder lebte und 28jährig verstarb. Für die Bruderschaft ist auch sein Hauptwerk gemalt, der *Kreuzigungsaltar* (Wien, Kunsthistorisches Museum). Von den übrigen Werken, die seinem Œuvre nach Stilkriterien zugeordnet werden können, bezeugt die *Auferweckung des Lazarus* am eindrucksvollsten die Leistung dieses Einzelgängers, der trotz der übermächtigen Vorbilder der Nachbarregionen eine eigene Kunstsprache verwirklichen konnte, die Qualitäten der späteren Blütezeit der holländischen Malerei vorwegnimmt.

Bei aller Dramatik des Geschehens atmet die Darstellung Ruhe und Verhaltenheit. Jegliche Aktion scheint angesichts des Wunders in Ergriffenheit und Andacht gesammelt zu sein; die Bilderzählung wird zum meditativen Andachtsbild – ein Eindruck, zu dem auch die weiträumige, stimmungsvolle Landschaft wesentlich beiträgt. Ein gewisser Realismus bei der Schilderung von Welt und Menschentypen bezeugt, daß der Geist Jan van Eycks, vielleicht vermittelt von Hugo van der Goes, auch hier lebendig geblieben ist. Doch in diesem Realismus ist bereits ein Naturverständnis angelegt, das den Menschen einbezieht und Stimmungswerte auszudrücken vermag, wie die Melancholie der sommerlich grünen Landschaft im Hintergrund.

Geertgens Einfluß hat nicht nur auf die exzentrische Kunst eines Hieronymus Bosch eingewirkt. Volkstümlichkeit und Wirklichkeitstreue, das sinnliche Erleben der Natur und die tiefe Bedeutung, die sich in ihr verkörpert, sind als Wesensmerkmale der holländischen Malerei hier vorgebildet.

Gegenüber
Geertgen tot Sint Jans
Leiden (?) 1460/65 – Haarlem 1488/93
Die Erweckung des Lazarus.
Holz, 127 × 97 cm. Erworben 1902. R. F. 1285

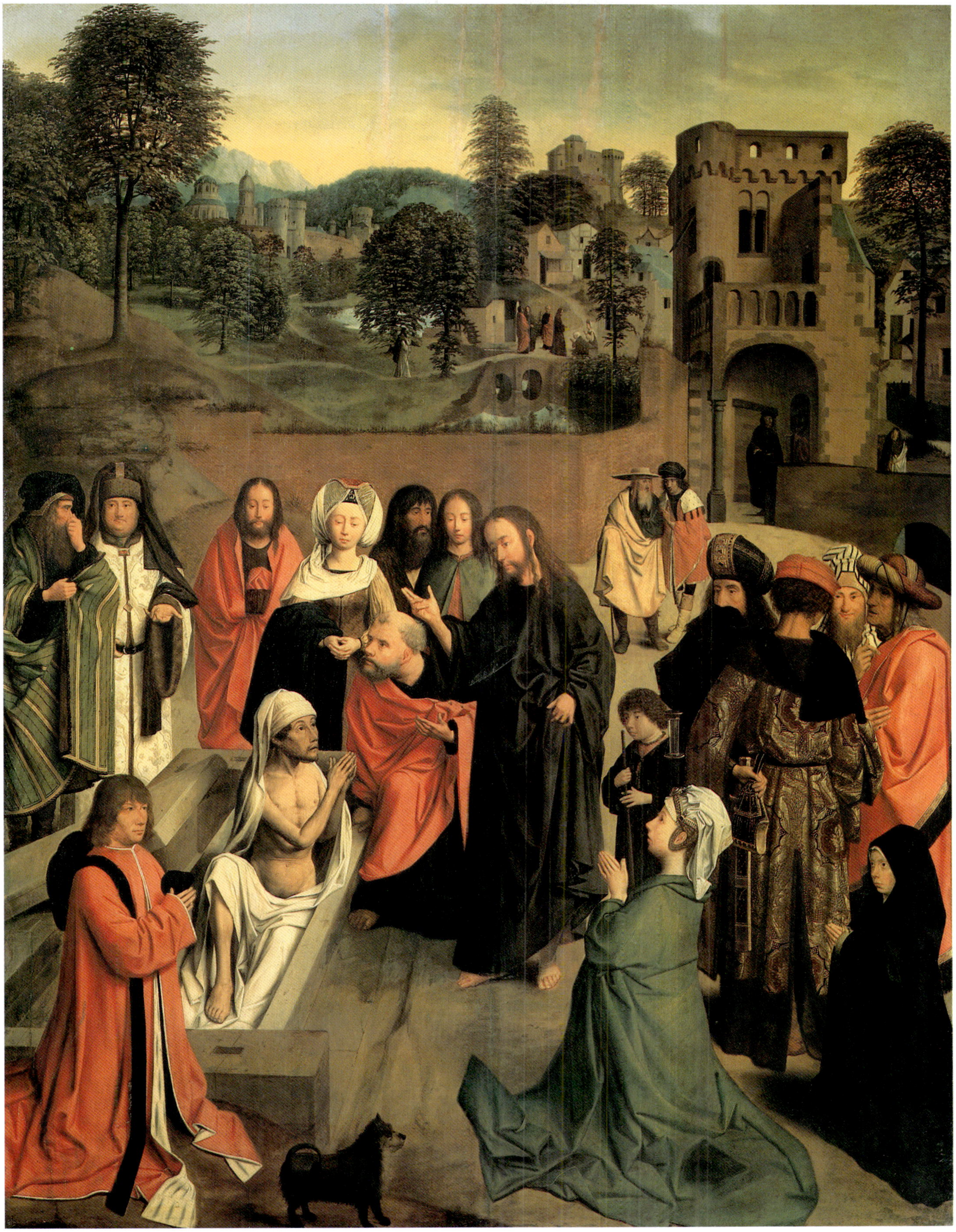

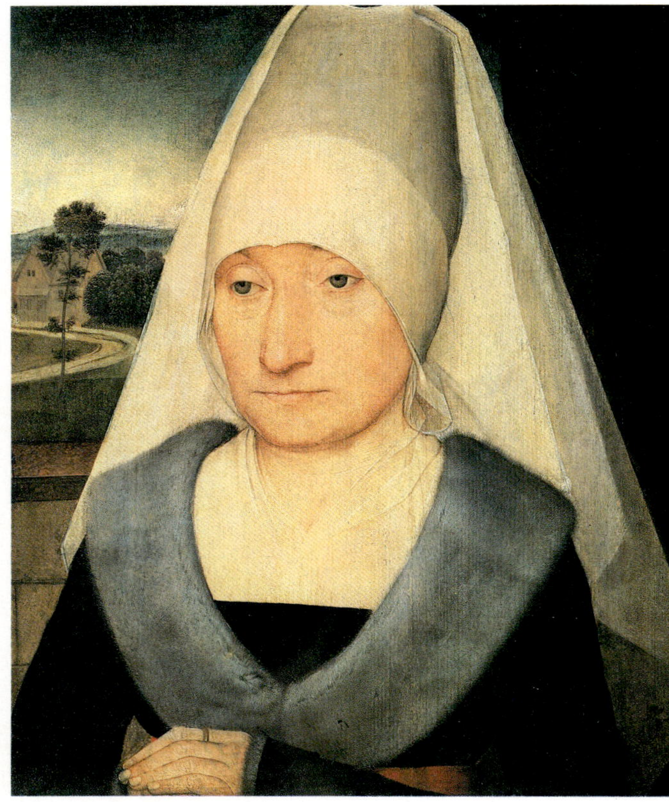

Hans Memling Seligenstadt am Main um 1435 – Brügge 1494
Bildnis einer alten Frau.
Holz, 35 × 29 cm. Rechte Hälfte einer Tafel, deren linker Teil mit Bildnis eines alten Mannes sich in Berlin-Dahlem befindet. Erworben 1908. R. F. 1723

Hans Memling
Auferstehungs-Triptychon. Mitteltafel: *Auferstehung.* Linker Flügel: *Martyrium des hl. Sebastian.* Rechter Flügel: *Christi Himmelfahrt.*
Holz, Mitteltafel: 62 × 45 cm, Flügel: je 62 × 19 cm. Erworben 1860. M. I. 247–249

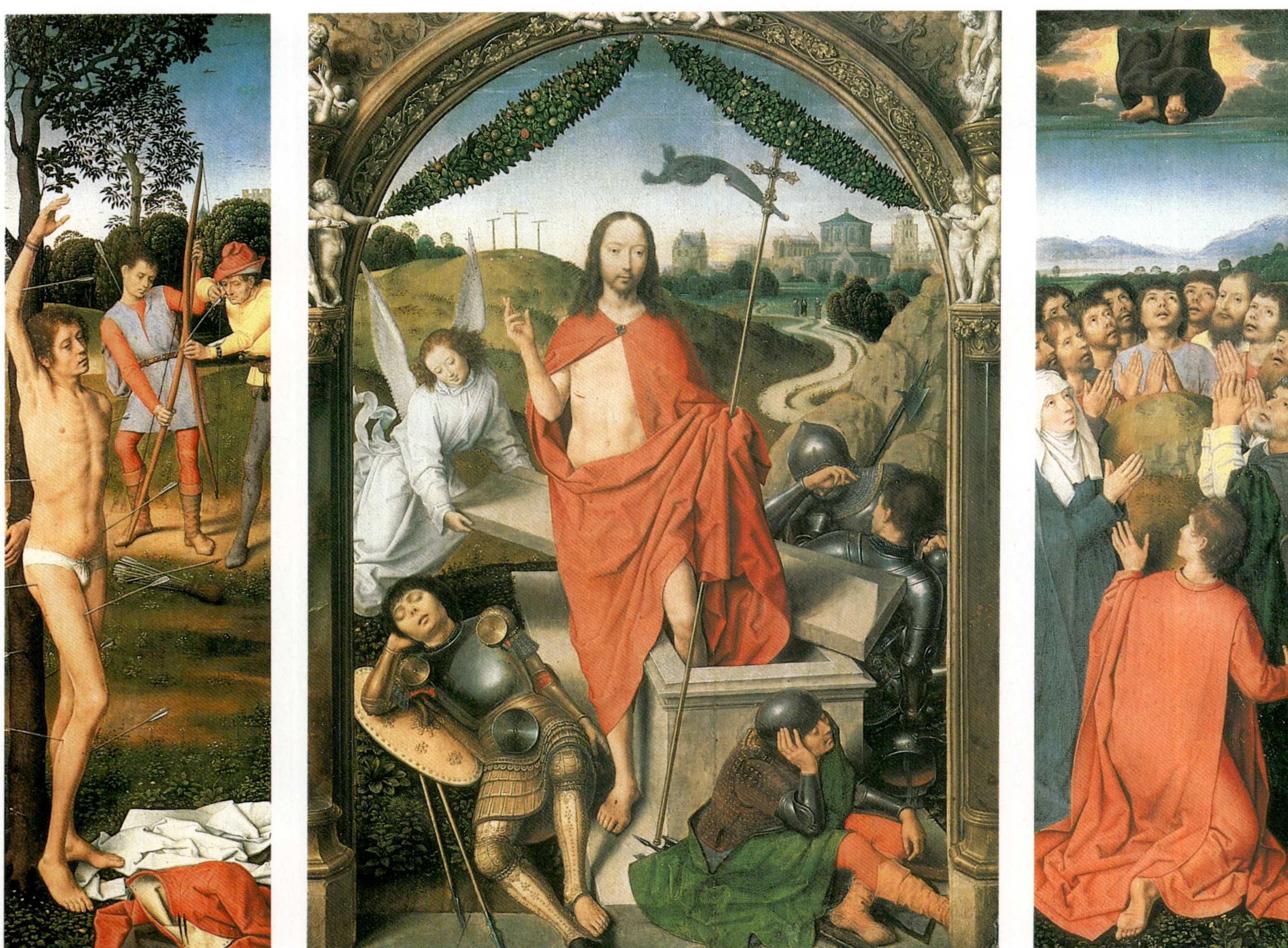

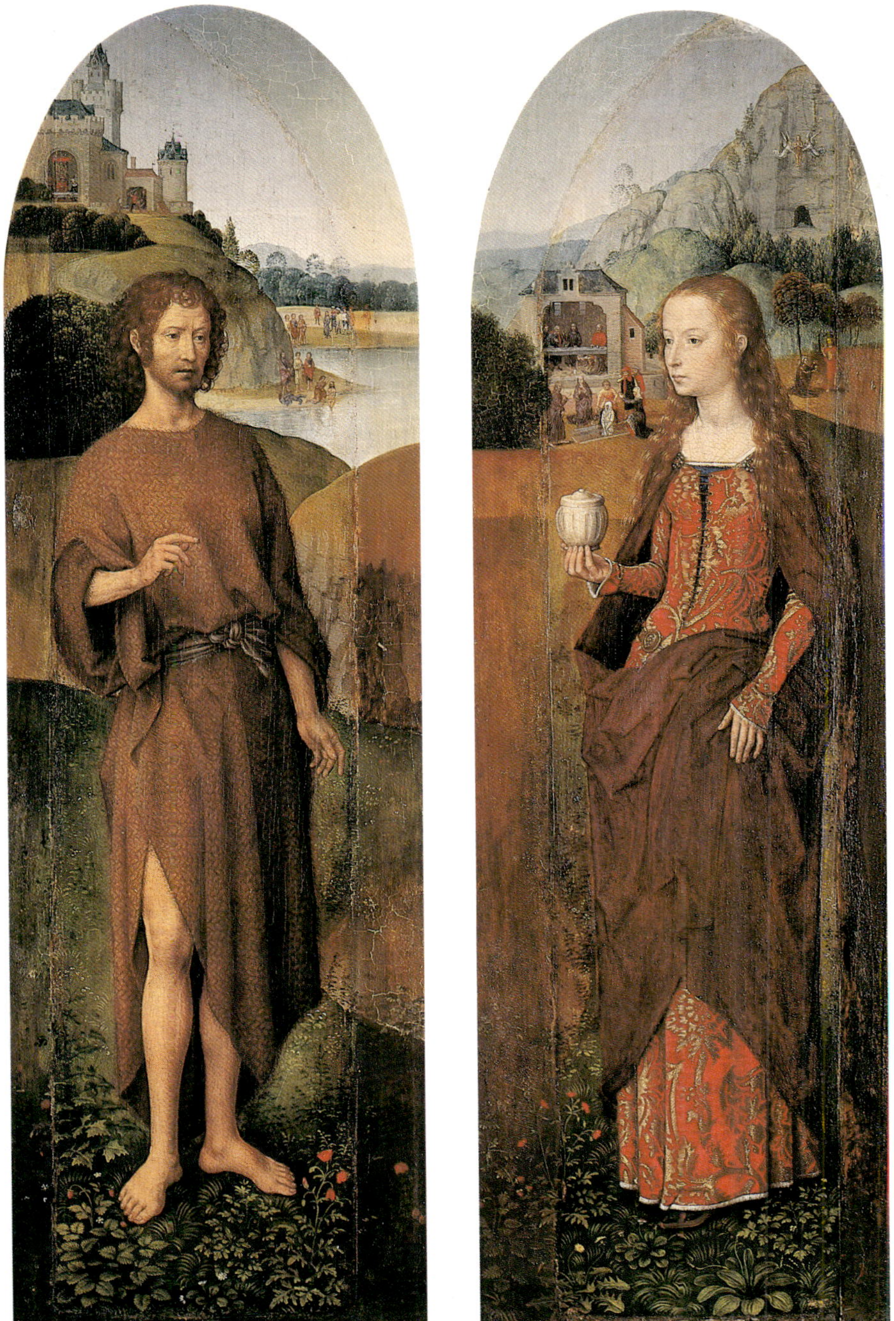

Hans Memling
Johannes d.T. und *Hl. Maria Magdalena.*
Holz, je 48×16 cm. Flügel eines Triptychons. Erworben 1851.
R.F. 1453 und 1454

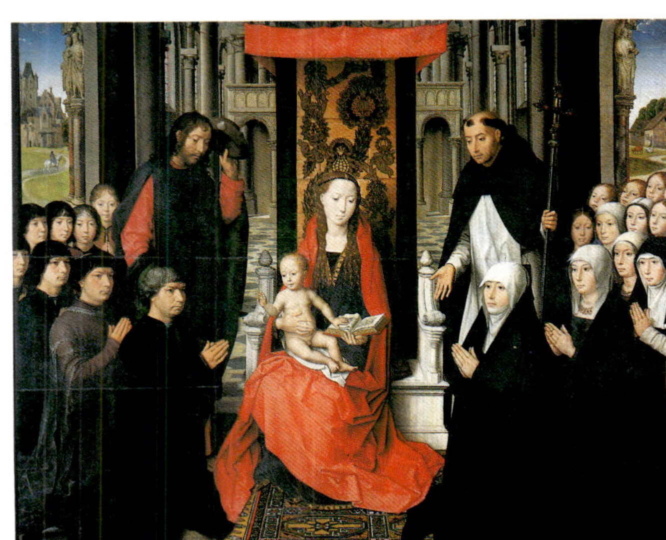

Hans Memling
Maria mit dem Kind zwischen den hll. Jakobus und Dominikus mit den Stiftern und ihrer Familie, gen. *Die Madonna des Jacques Floreins.*
Holz, 130×160 cm. Legat Comtesse Duchâtel, 1878. R.F. 215

Hieronymus Bosch

Die Naturnähe des Geertgen tot Sint Jans und sein zurückhaltender plastischer Figurenstil (vgl. *Auferweckung des Lazarus,* Seite 115) haben einen gewissen Anteil an der Entwicklung des eigenwilligsten Malers der frühniederländischen Schule: Hieronymus Bosch. Doch dessen labyrinthische »Weltbilder« stehen letztlich außerhalb jeglicher stilistischer Tradition: Boschs phantastische Inventionen und der freie Umgang mit der Farbe sind unerhörte Neuerungen innerhalb der niederländischen Malerei. Sein Thema ist die Stellung des Menschen zur Welt, zur Schöpfung schlechthin. Er ist Moralist, und er ist Pessimist, und so fesselt ihn vor allem die Vorstellung des Jüngsten Gerichts als Konsequenz der menschlichen Unzulänglichkeit; dabei bietet er eine nie dagewesene Gestaltungskraft auf, um grauenerregende Teufels- und Spukgebilde lebendig werden zu lassen, und wird nicht müde, immer neue Foltermethoden für die Verworfenen zu ersinnen. Auch hinsichtlich der tiefen Aussage seiner traumatischen Visionen nimmt Bosch eine Sonderstellung ein, deren Ursache nicht allein in der Krise des Umbruchs vom Mittelalter zur Neuzeit, vielmehr in der individuellen Natur des Malers gesehen werden muß. Bosch bevorzugte die traditionelle sakrale Bildform des Triptychons: Hier hat er insbesondere auf den Mitteltafeln alle nur denkbaren Spielarten menschlicher Verlockungen und Schwachheiten sowie die Folgen solchen Treibens jenseits des Gerichts vor Augen geführt (vgl. u. a. *Der Heuwagen, Der Garten der Lüste,* beide Madrid, sowie *Das Jüngste Gericht,* Wien). Boschs stilistische und ikonographische Innovationen haben vor allem in den Kupferstichen Verbreitung gefunden, die nach seinen Gemälden und Zeichnungen angefertigt wurden. Pieter Bruegel d.Ä., (»Bauernbruegel«), ist von Bosch inspiriert (vgl. Seite 245).

Ikonographisches Neuland betritt Bosch mit seiner Parabel vom *Narrenschiff,* wohl inspiriert von Sebastian Brants Zeit- und Ständesatire, die 1494 unter dem gleichen Titel erschienen war. So ist das Schiff den Zeitgenossen wohl ohne weiteres als Symbol für eine von Narren aller Art bevölkerte Welt verständlich gewesen, das steuerlos in der kosmischen Weite eines Meeres treibt. Es ist eine absurde Gesellschaft mit fratzenhaften Gesichtern, die den Kahn bevölkert: mitten unter ihnen Mönch und Nonne. Wollust, Gefräßigkeit, Trunkenheit und Streitsucht herrschen an Bord; offensichtlich scheint es einigen im Wasser treibenden Gestalten dennoch erstrebenswert, noch einen Platz auf dem Kahn zu ergattern. Unbeteiligt von dem johlenden Treiben bleibt der Narr, der als Galionsfigur auf einem Ast hockt, während hoch droben im Mast, hier als Baum des Lebens dargestellt, eine Teufelsfratze auf die sichere Beute lautert. – So konkret und burlesk diese Parabeln einer unmoralischen Welt dargestellt sind, so stimmungsvoll und überzeitlich erscheint der in feinsten Nuancen von Luftperspektive gemalte Hintergrund, der im Dreiklang von Meer, Himmel und Berg Ferne und Unendlichkeit mit erstaunlich modernen Mitteln darstellt.

Es ist kaum denkbar, daß Boschs monströse Karikaturen des Menschlichen und Teuflischen für kirchliche Räume bestimmt waren; sogar an eine Funktion als Kultbilder einer geheimen Sekte hat man gedacht. Fest steht: Alle Bilder sind ein halbes Jahrhundert nach Boschs Tod in privatem, meist fürstlichem Besitz. Die größte Sammlung des von ihm hochgeschätzten Malers besaß König Philipp II. von Spanien; schon seine Vorfahren, Philipp der Schöne und Margarethe von Österreich, Statthalterin der Niederlande, hatten sich als Auftraggeber und Sammler für dessen extravagante Kunst interessiert. Für einen solchen elitären Kreis von Kunstkennern und Intellektuellen wurden diese Bilder wohl letztlich gemalt. Bosch, der aufgrund einer reichen Heirat keine finanziellen Sorgen hatte, konnte sich eine künstlerische Freiheit leisten, wie sie sonst erst nach der Zeitenwende um 1800 möglich wurde, die die Abhängigkeit des Künstlers von Kirche und Fürsten aufbrach.

Gegenüber
HIERONYMUS BOSCH Bois-le-Duc um 1450 – 1516
Das Narrenschiff.
Holz, 58 × 33 cm. Schenkung Camille Benoit, 1918. R. F. 2218

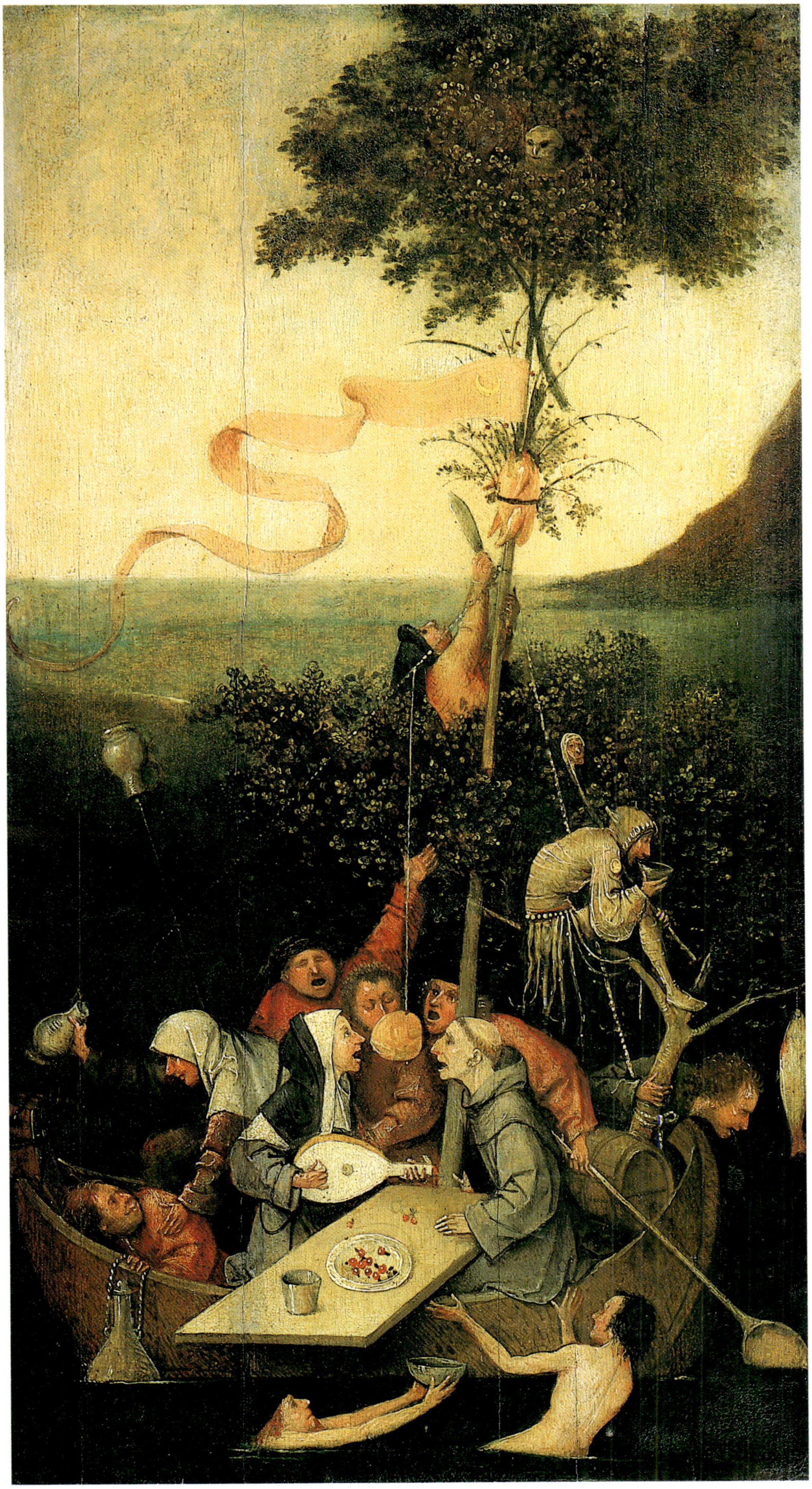

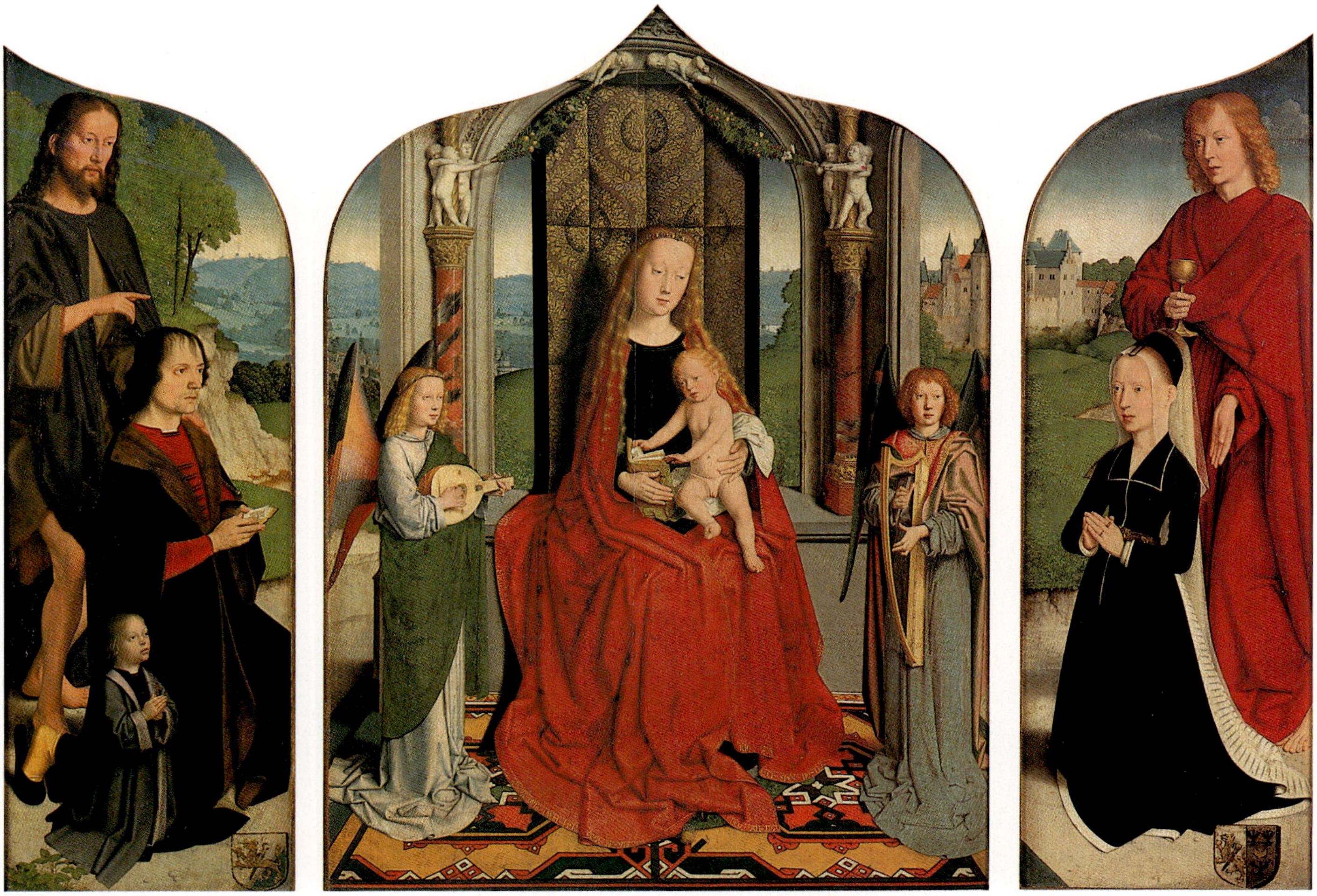

GÉRARD DAVID Outwater 1450/60 – Brügge 1523
Triptychon der Familie Sedano: Mitteltafel: *Maria mit dem Kind zwischen zwei musizierenden Engeln.* Linker Flügel: *Jean de Sedano und Sohn mit Johannes d.T.* Rechter Flügel: *Die Ehefrau mit Johannes Ev.*
Holz, Mitteltafel: 97 × 72 cm; Flügel: je 91 × 30 cm.
Erworben 1890. R. F. 588

Gegenüber, oben
GÉRARD DAVID
Segnender Gottvater, 1506.
Holz, 46 × 88 cm. Oberer bogenförmiger Abschluß eines Altarbildes, 1506 für die Abteikirche von La Cervara, Ligurien, gemalt. Erworben 1919. R. F. 2228

Gegenüber, unten
GÉRARD DAVID
Die Hochzeit zu Kana.
Holz, 100 × 128 cm. Sammlung Ludwigs XIV., vor 1683.
INV. 1995

Seite 122/123
Die Hochzeit zu Kana, Detail

Seite 124
MICHAEL SITTOW, ehem. MAITRE MICHIEL
Reval (Estland) um 1468 – 1525/26
Marienkrönung, vor 1504.
Holz, 24 × 18 cm. Aus einer Folge von 47 Bildern, gemalt für Isabella die Katholische von Kastilien.
Erworben 1966. R. F. 1966-11

Seite 125
JUAN DE FLANDES Tätig in Kastilien seit 1496 – Palencia 1519
Christus und die Samariterin, vor 1504.
Holz, 24 × 18 cm. Aus einer Folge von 47 Bildern, gemalt für Isabella die Katholische von Kastilien. Erworben 1926.
R. F. 2557

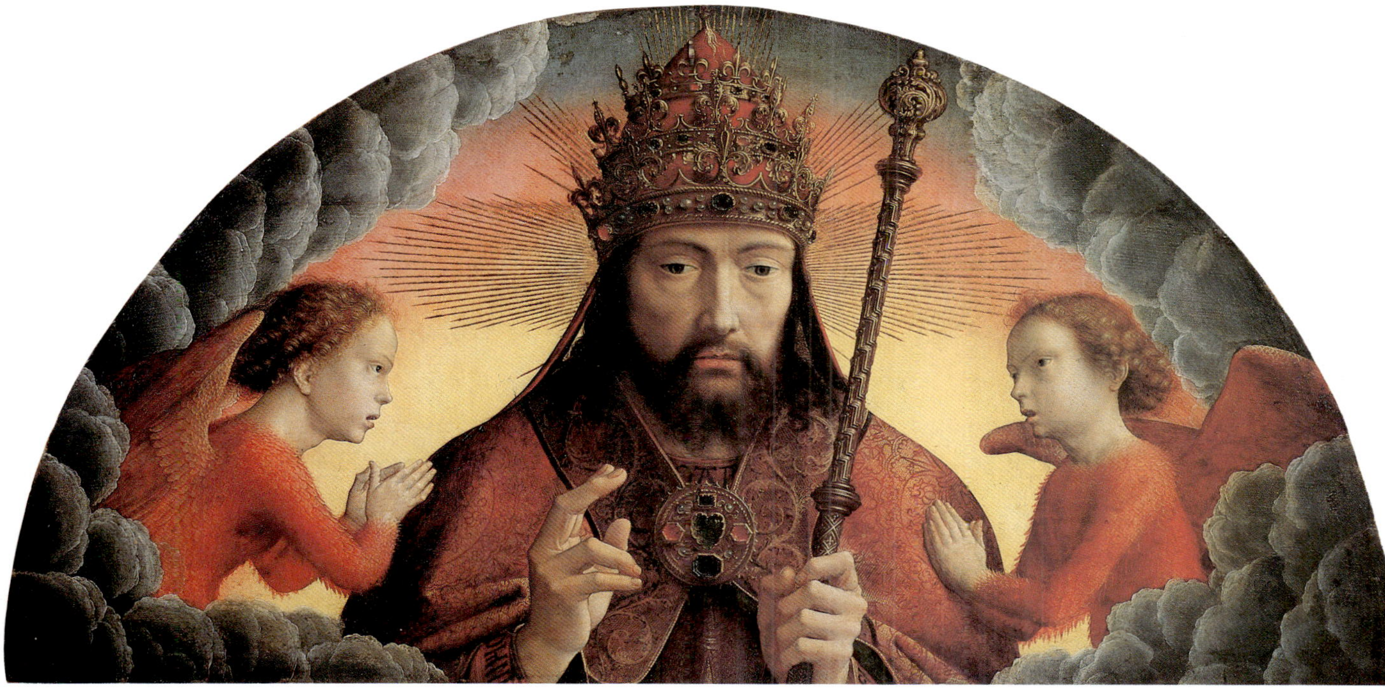

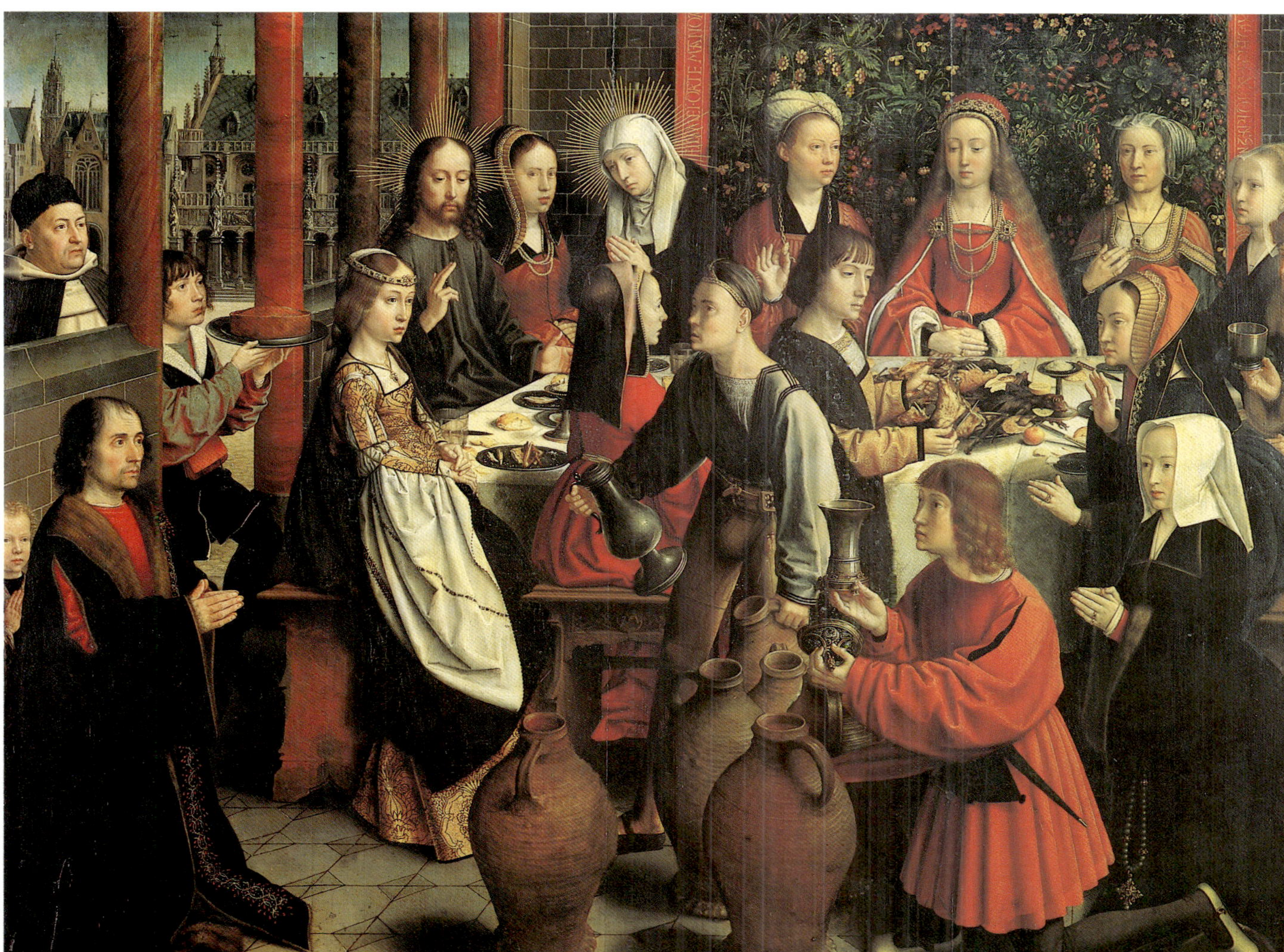

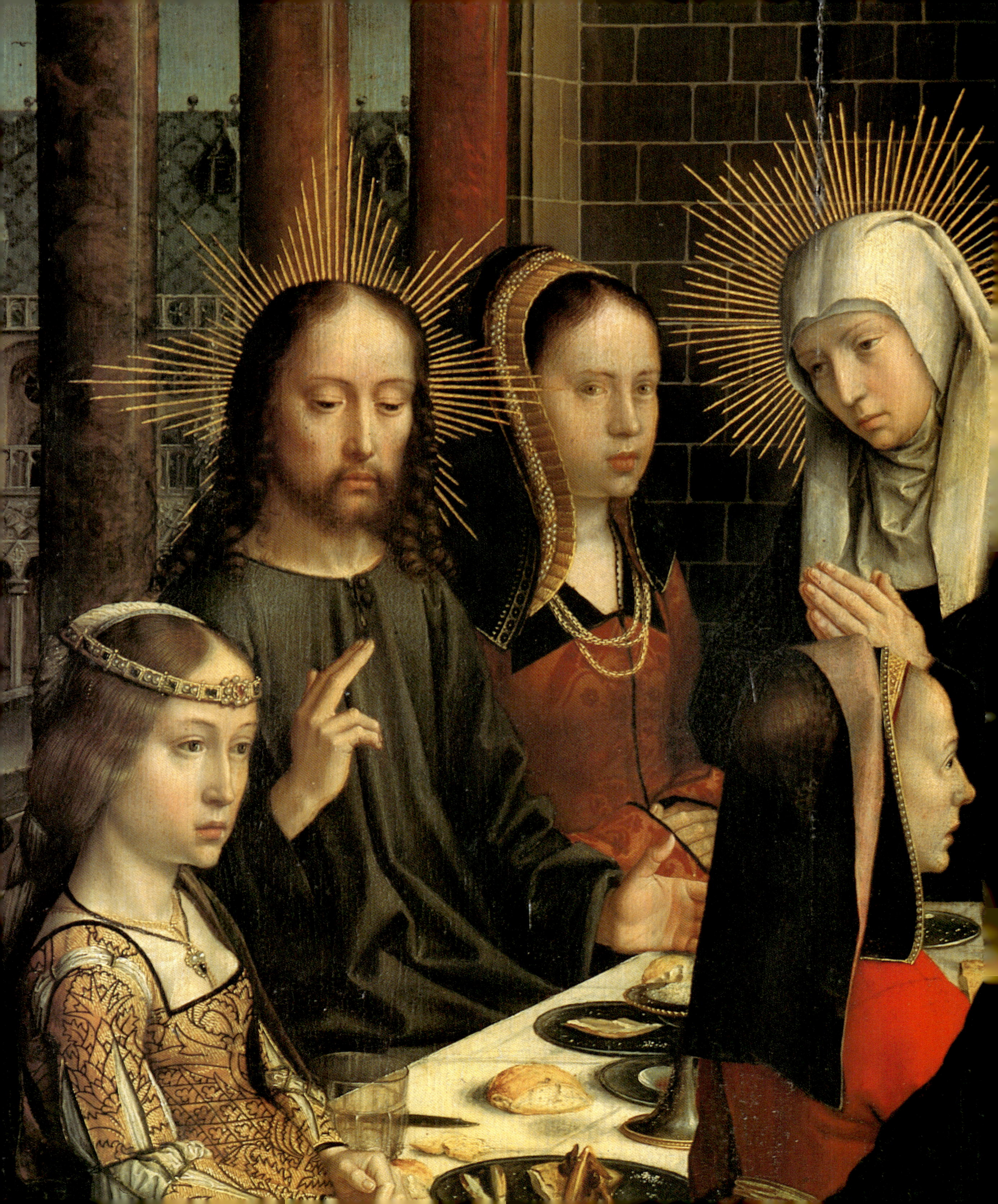

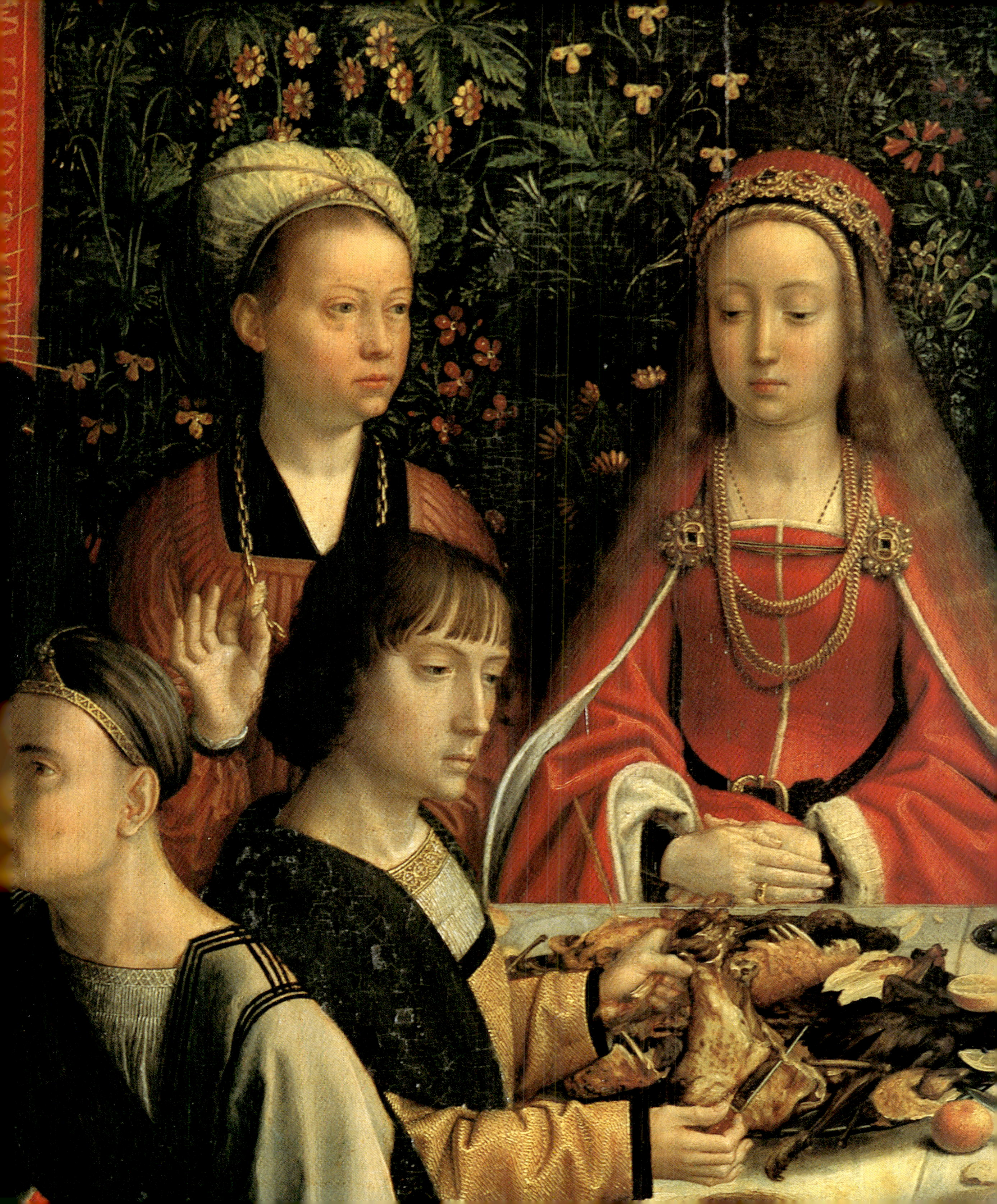

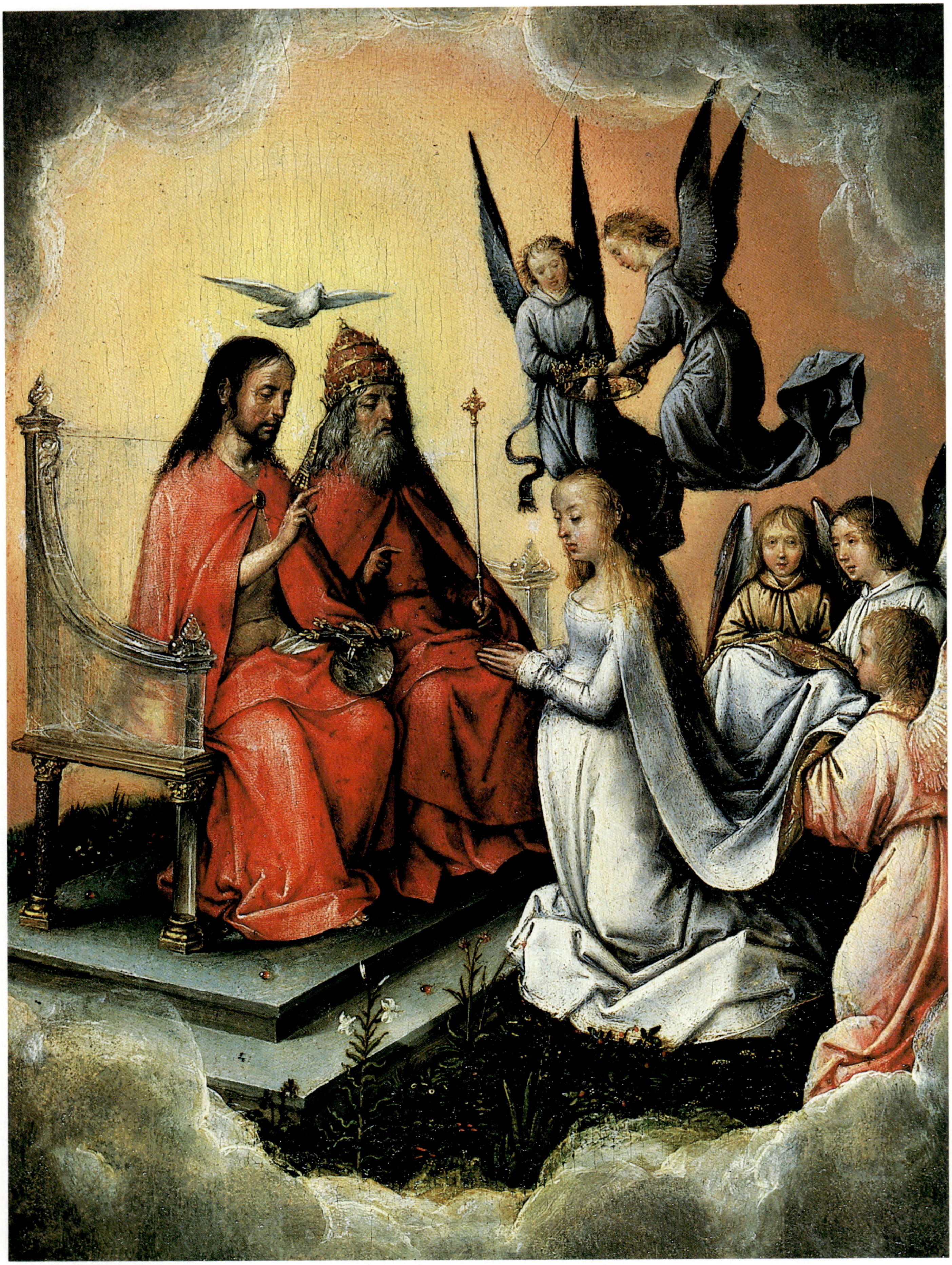

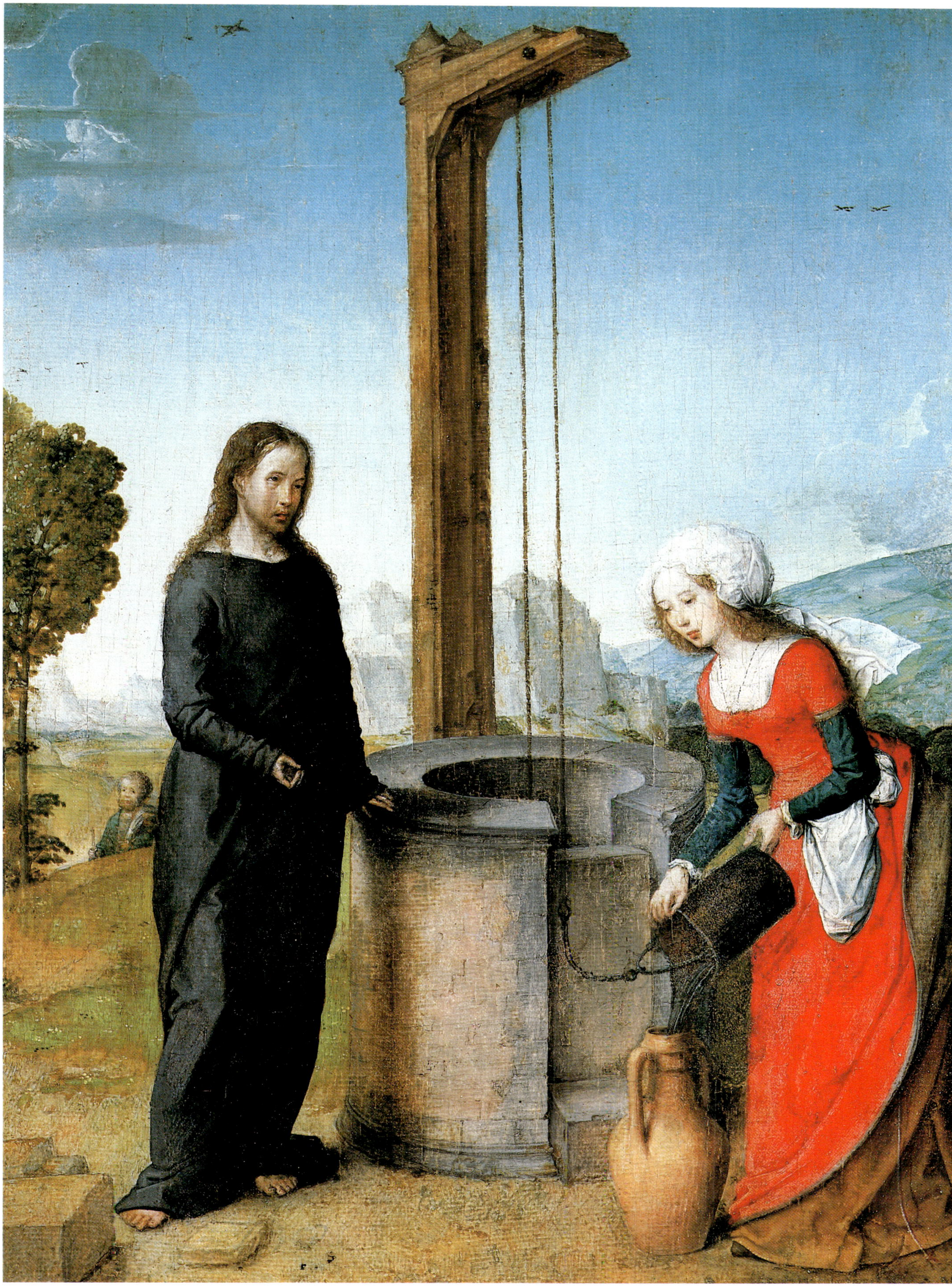

Lorenzo di Credi

Mit dem Eintritt des siebzehnjährigen Leonardo in die leistungsfähige Florentiner Werkstatt des Malers und Bildhauers Andrea Verrocchio im Jahr 1469 leuchtet erstmals jenes neue Schönheitsideal auf, das dieser überragende Künstler in harmonischer Verbindung von christlichen Vorstellungen mit einem humanistischen Weltbild und einer lebenslangen Naturbeobachtung zur höchsten Vollendung geführt hat. Der natürliche Sohn eines namhaften Florentiner Advokaten, der fern vom Zentrum Florenz in dem kleinen Ort Vinci aufgewachsen war, wies den Malern und Bildhauern der Verrocchio-Werkstatt mit seiner Naturnähe eine neue Richtung. In dem von Verrocchio begonnenen Gemälde der *Taufe Christi*, heute in den Uffizien, werden ihm die beiden hinreißend lebensvollen Engelsfiguren zugeschrieben. In der berühmten *Verkündigung*, gleichfalls in den Uffizien, läßt Leonardo einen Engel von makelloser Vollkommenheit einer klassisch-schönen Jungfrau kniend die Botschaft verkündigen. Diese überirdischen Geschöpfe, die Vorläufer einer klassischen Überhöhung des Menschlichen, die wir »Hochrenaissance« nennen, überzeugen durch die liebenswürdige Frische einer Jugendlichkeit, die sich ihrer attraktiven Wirkung noch kaum bewußt ist.

Die enge Verwandtschaft der Florentiner *Verkündigung* mit der kleinen Predellentafel im Louvre hat Kunstkenner über deren Zuschreibung an Leonardo oder seinen Werkstattkollegen Lorenzo di Credi zweifeln lassen. Fest steht, daß Lorenzo di Credi das Hauptbild des 1475 bei Andrea Verrocchio für den Dom von Pistoia in Auftrag gegebenen Retabels sowie eine weitere Predellentafel (Worcester, Art Museum) ausgeführt hat. Zweifellos kommt Lorenzo hier Leonardos Bilderfindung sehr nahe. Doch während Leonardo in der Folgezeit seinen Stil zur Reife entwickelte, hat sich Lorenzo, der nach Verrocchios Tod die Werkstatt übernahm, vom formalen Repertoire der Frührenaissance nicht mehr gelöst und zeitlebens einen gewissen Eklektizismus beibehalten; die Neuerungen der Jahrhundertwende haben ihn kaum berührt.

Auf dem Höhepunkt seines Schaffens entstand 1493 das Altarbild für die Cappella Mascalzoni der Kirche Santa Maria Maddalena de' Pazzi in Florenz, das Giorgio Vasari in seinen »Viten« als Musterbeispiel präziser und sauberer Ausführung rühmt. Die *Thronende Madonna inmitten der Heiligen Julian und Nikolaus von Myra* blickt andächtig auf das Kind auf ihrem Schoß herab. Ihre milden Züge scheinen den Madonnen Peruginos verwandt. Die Figuren sind in ihrem Kontur scharf und sicher umrissen und erweisen Lorenzo di Credi als Meister einer geschliffenen Formensprache, gesteigert noch durch das kühle Blau des Madonnengewandes, das dunkle Grün und die graduelle Abstufung der Rottöne.

Lorenzo di Credi oder Leonardo da Vinci
Verkündigung.
Holz, 16 × 60 cm. Predellentafel eines um 1475 bei Andrea Verrocchio für den Dom von Pistoia bestellten Altares. Aus der Sammlung Campana, Rom, erworben 1861; Zugang 1863, Musée Napoléon III. M. I. 598

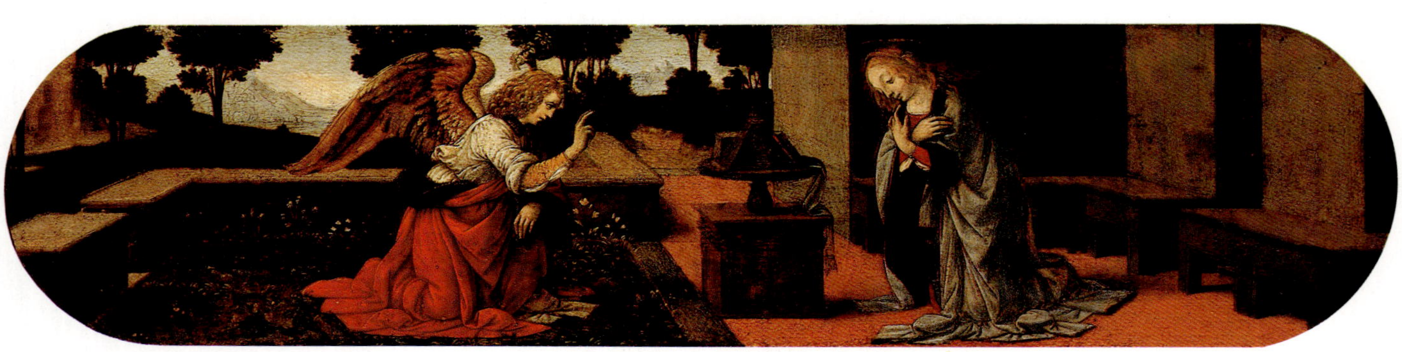

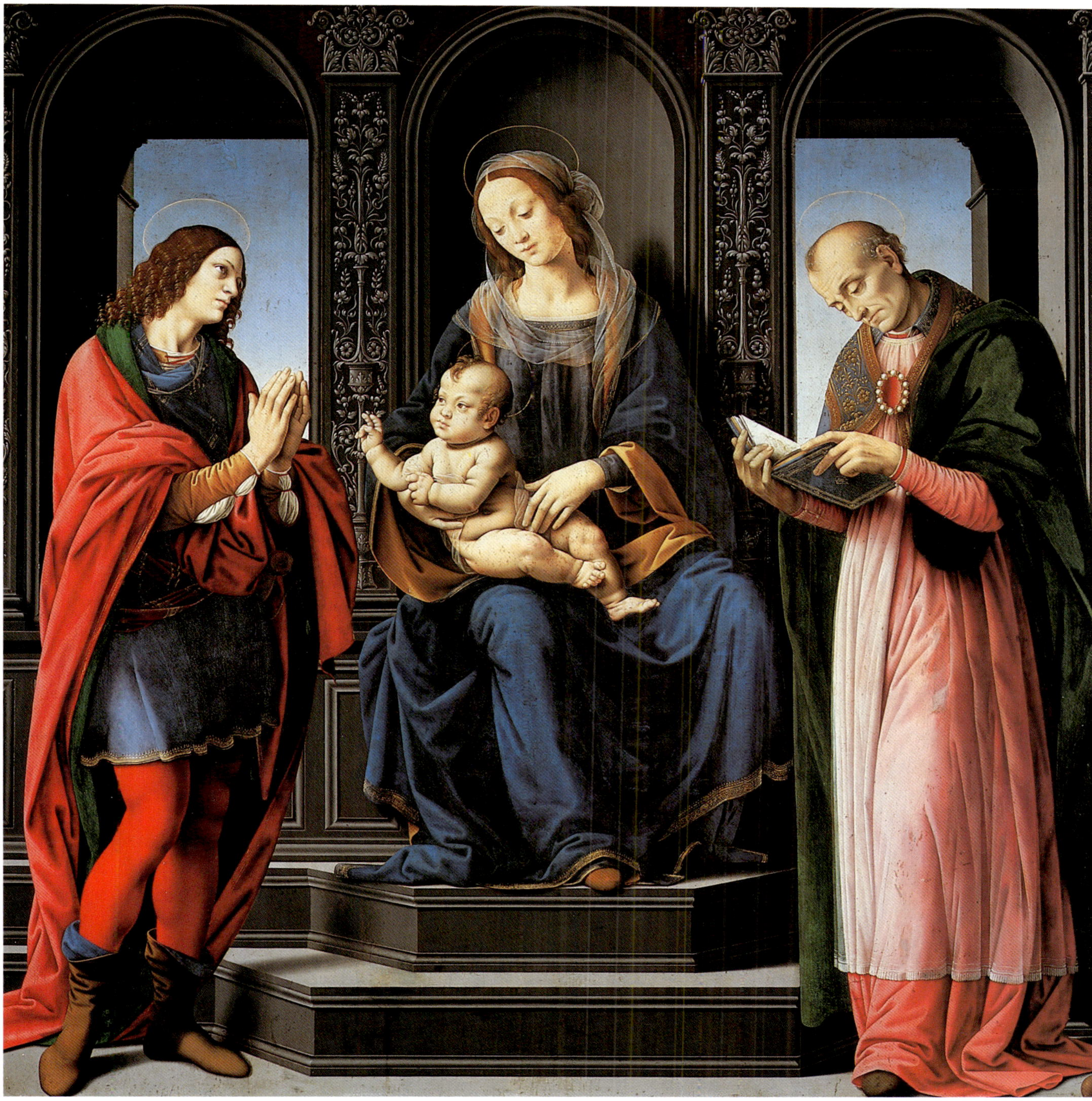

LORENZO DI CREDI   Florenz um 1458 – 1537
Maria mit dem Kind, umgeben von den hll. Julian und Nikolaus von Myra, vor 1494.
Holz, 163 × 164 cm. Aus der Kirche Santa Maria Maddalena dei Pazzi in Florenz, 1811; Zugang 1812. INV. 257

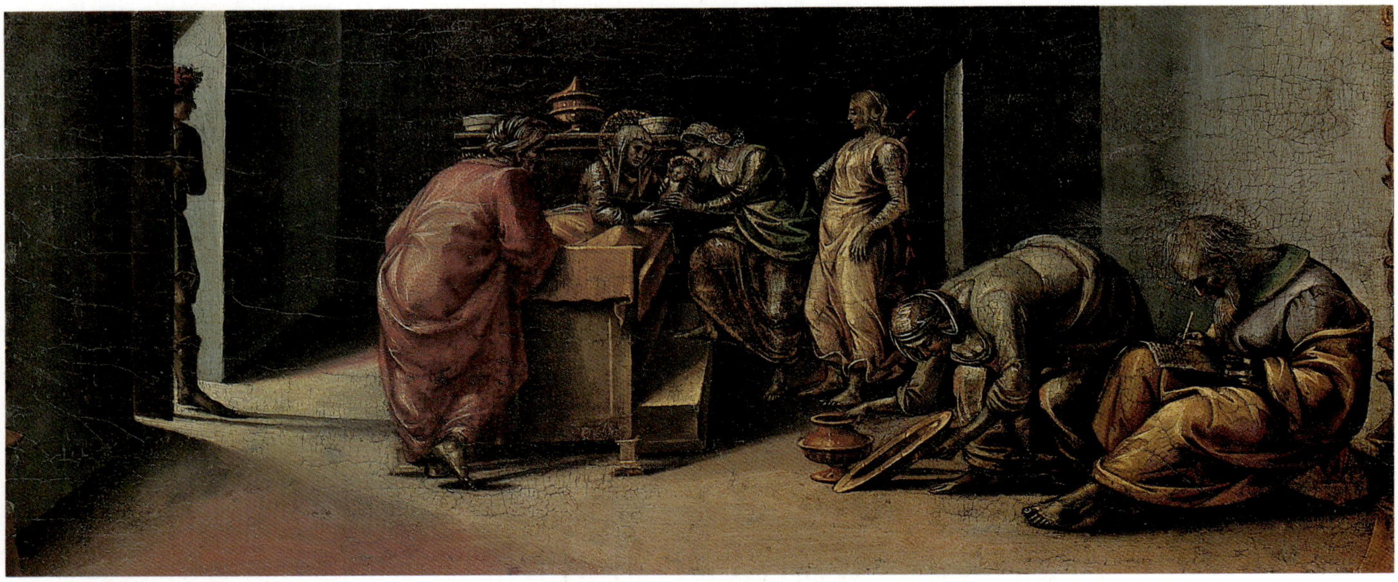

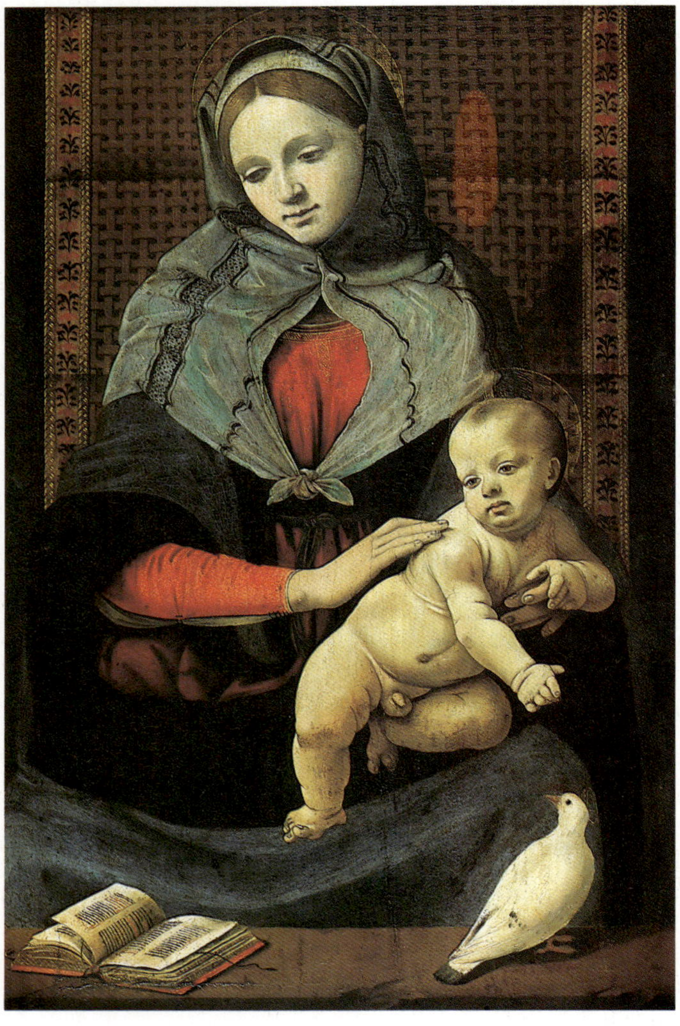

Luca Signorelli Cortona um 1441 – (?) 1523
Die Geburt Johannes d.T.
Holz, 32 × 70 cm. Teil einer Predella. Erworben 1824. INV. 670

Piero di Cosimo, eigentl. Piero di Lorenzo
Florenz um 1461/62 – 1521
Maria mit Kind und einer Taube.
Holz, 87 × 58 cm. Galleria Farnese, Rom. Aus der Kirche San Luigi dei Francesi, Rom, 1802; Zugang 1803/04. INV. 817

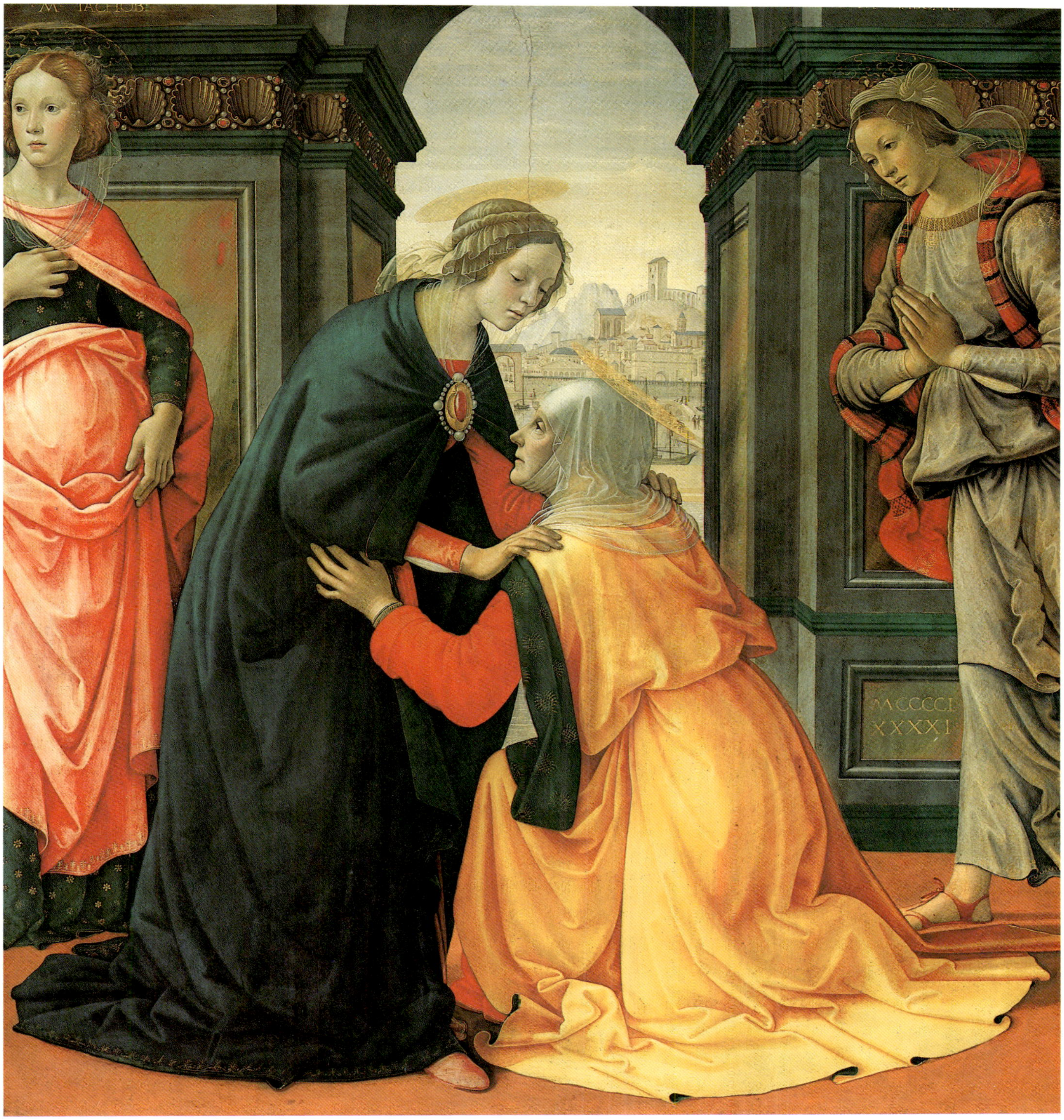

Domenico Ghirlandaio,
eigentl. Domenico di Tomaso Bigordi
Florenz 1449 – 1494
Heimsuchung Mariä mit Maria Jakobäa und Maria Salome, 1491.
Holz, 172 × 165 cm. Aus der Kirche Santa Maria Maddalena dei
Pazzi in Florenz, 1811; Zugang 1812. INV. 297

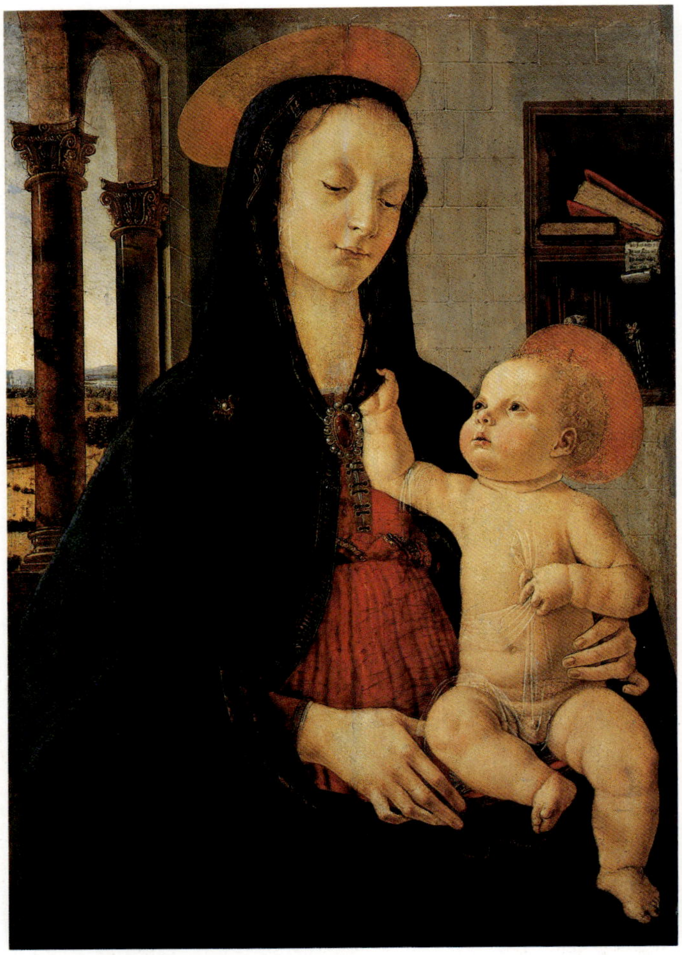

Domenico Ghirlandaio
Maria mit dem Kind.
Holz, 79 × 56 cm. Legat Baronin Nathanael de Rothschild, 1899.
R. F. 1266

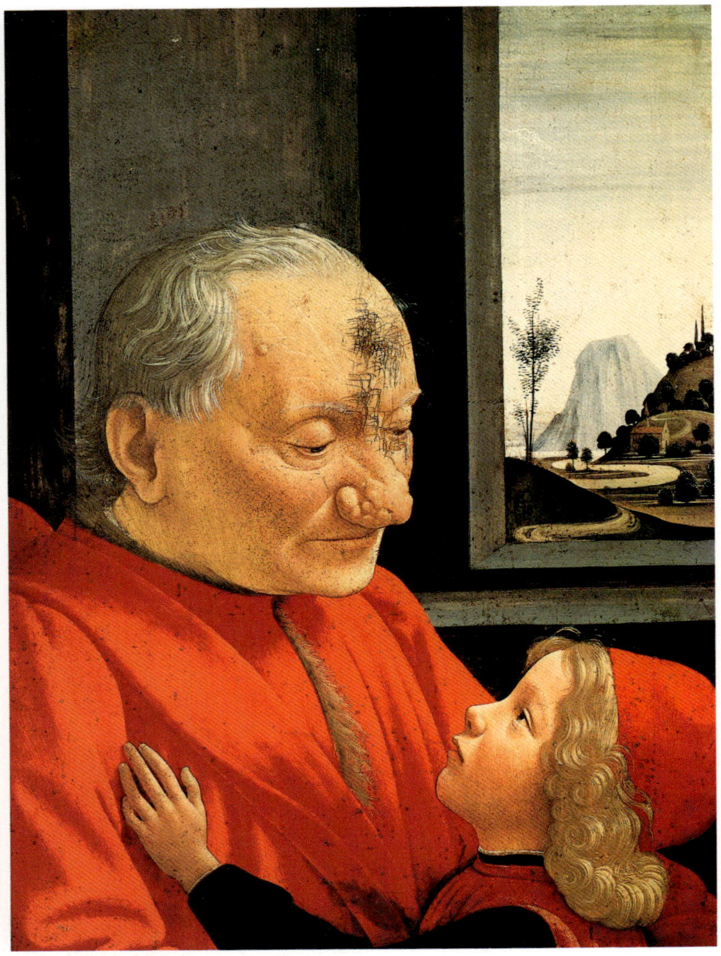

Domenico Ghirlandaio
Doppelbildnis eines Greises und eines Knaben.
Holz, 63 × 46 cm. Erworben 1886. R. F. 266

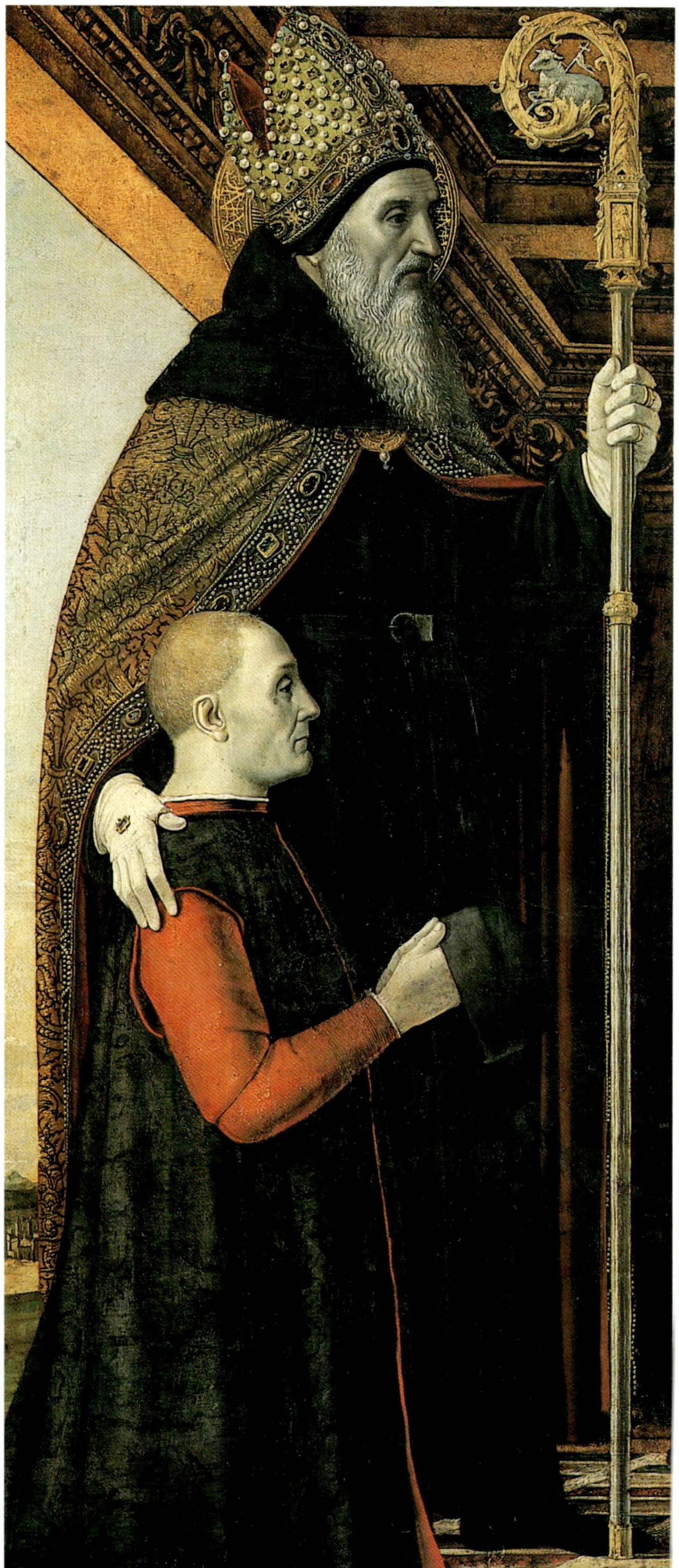

Ambrogio da Fossano, gen. il Bergognone
Tätig in Mailand 1481 – 1522
Der hl. Augustinus mit einem knienden Stifter.
Holz, 149 × 65 cm. Linke Tafel eines Polyptychons aus der Kartause von Pavia. Erworben 1899. R. F. 1164

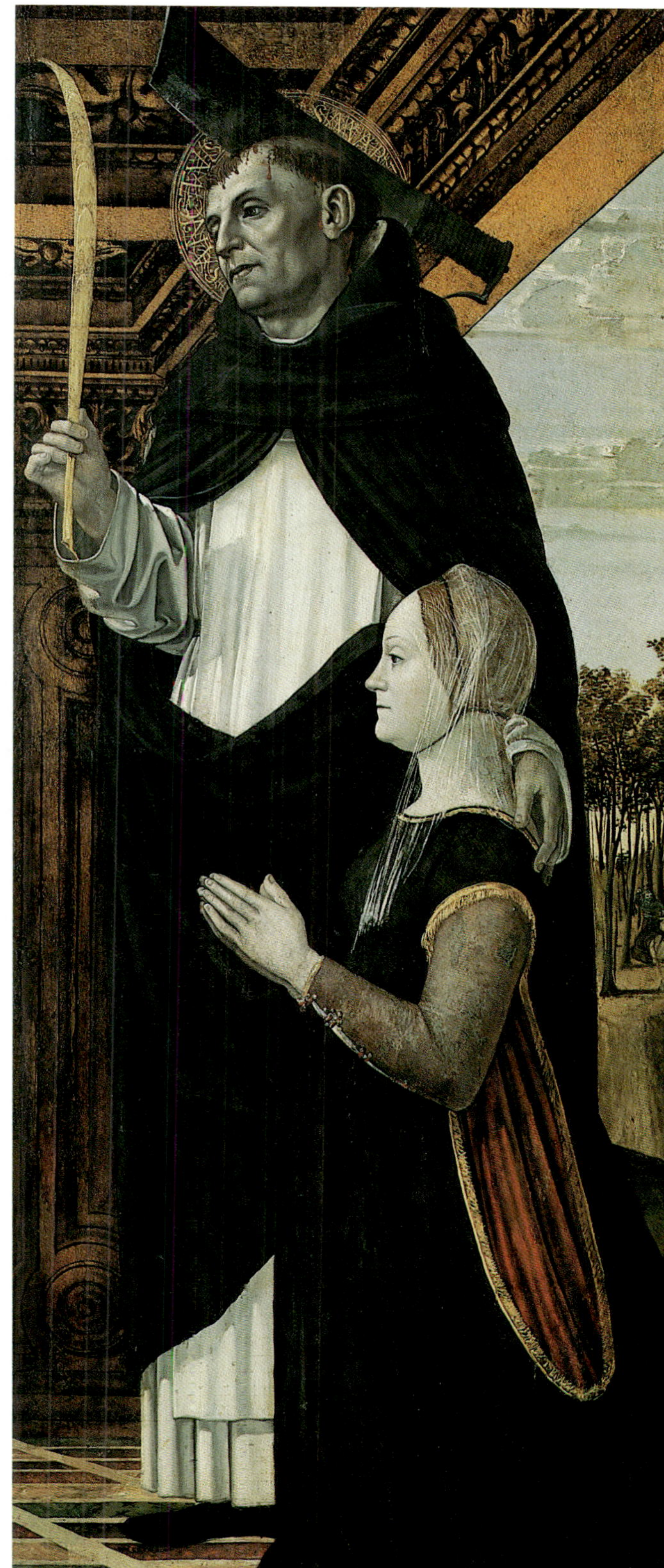

Ambrogio da Fossano
Der hl. Petrus Martyr mit einer knienden Stifterin.
Holz, 150 × 65 cm. Rechte Tafel eines Polyptychons aus der Kartause von Pavia. Erworben 1872. R. F. 24

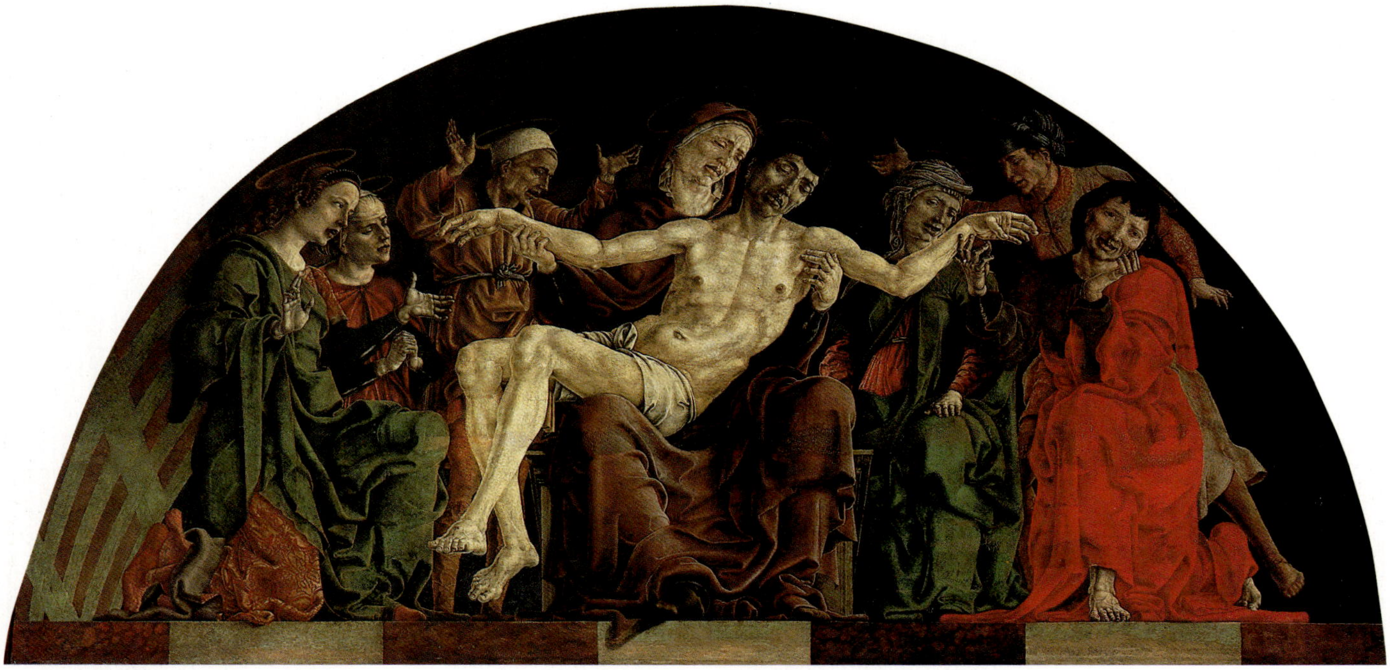

COSIMO TURA Tätig in Ferrara 1431 – 1495
Pietà.
Holz, 132×268 cm. Lunette eines Altars für das Kloster San Giorgio fuori le mura in Ferrara. Aus der Sammlung Campana, Rom, erworben 1861; Zugang 1863, Musée Napoléon III. M. I. 485

Cosimo Tura

Der Hof der Este in Ferrara stand im 15. Jahrhundert unter dem dominierenden künstlerischen Einfluß des nahegelegenen Padua, einem Zentrum des Antikenstudiums und der Antikenrezeption. Hier wirkte Donatello mit seinen Bronzereliefs im Santo sowie Mantegna, dessen Fresken der Ovetari-Kapelle in der Eremitani-Kirche ein Opfer des Zweiten Weltkriegs wurden, im Geiste der Antike. Auch Cosimo Tura, der führende Meister der Frührenaissance in Ferrara, war mit diesen Einflüssen aufgewachsen. Als Hofkünstler der Este schuf er zahlreiche Porträts, Festdekorationen, Entwürfe für Teppiche und Goldschmiedearbeiten. Zu den frühesten Werken für die Este gehört die *Personifikation des Frühlings:* Teil der Dekoration des Arbeitszimmers Herzog Borsos im Palazzo del Belfiore, die eine abstrahierende und zugleich phantastische Gestaltungsweise von majestätischer Erhabenheit und Kühle kennzeichnet (London, National Gallery). Gegen Ende seiner Karriere sind die Fresken im Palazzo Schifanoia entstanden, der Sommerresidenz des Herzogs in Ferrara – der Name bedeutet so viel wie »die Langeweile vertreiben« –, die die Maler Francesco del Cossa und Ercole de' Roberti nach seinem Konzept ausführten. Dieser zwölfteilige Bilderzyklus aus Monatsdarstellungen, Planetengottheiten und Lustbarkeiten des Herzogshofes ist ein Meisterwerk profaner höfischer Dekoration, das in Oberitalien Schule machen sollte.

Auch in Turas Altarbildern ist der Klassizismus eines Donatello, Mantegna und Andrea del Castagno Vorbild für seine plastisch empfundenen Figuren mit ihren scharfgeschnittenen Umrissen und Drapierungen von metallischer Härte. Dieselbe herbe, drastische Sprache beherrscht die *Pietà* des Louvre, die als Lunette zu dem großen Altarbild der Roverella-Kapelle in San Giorgio in Ferrara gehört. (Der Mittelteil des Altars, eine thronende Madonna mit Kind von einem Engelskonzert umgeben, befindet sich heute in der National Gallery in London, der rechte Flügel in der Galleria Colonna in Rom und Teile des linken Flügels in der Fine Arts Gallery in San Diego.) Tura setzte die Figuren seiner Beweinung einem harten Licht aus. Die als Ausdruck des Schmerzes bis zur Häßlichkeit verzerrten Gesichter, die Blässe des Inkarnats und die exaltierte Gestik tragen zur Dramatisierung der Szene bei. Die faltenreichen Gewänder wirken wie erstarrt, fast bizarr. Das Werk gehört zu

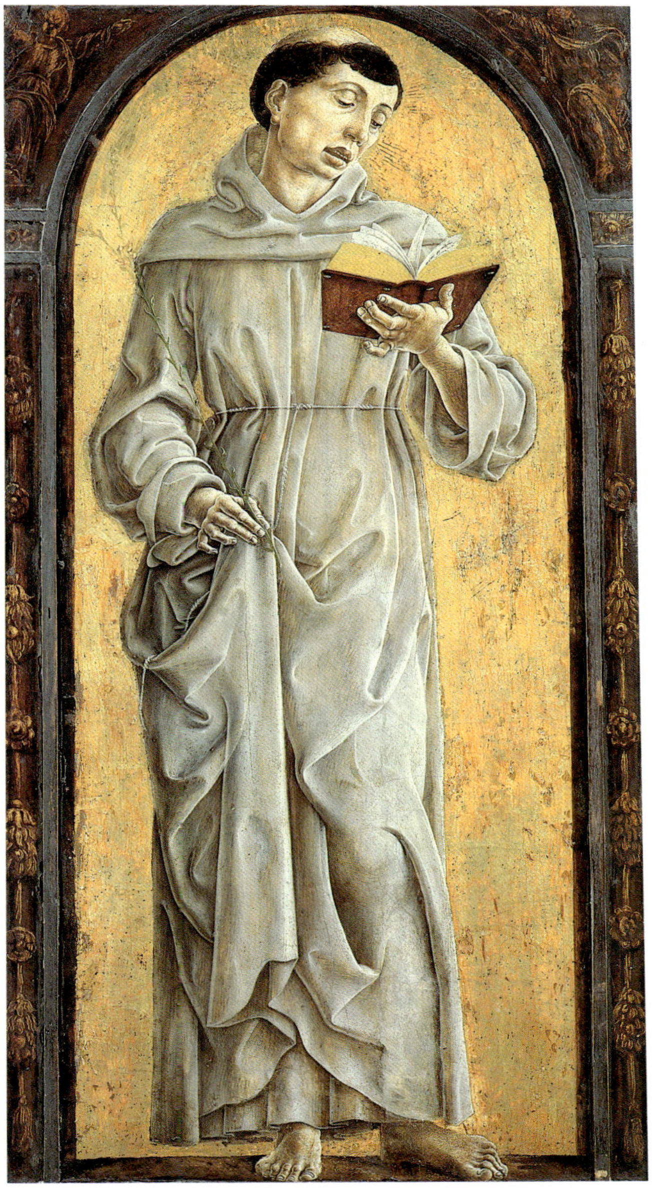

Cosimo Tura
Der hl. Antonius von Padua bei der Lektüre.
Holz, 71 × 31 cm. Goldgrund. Teil eines Polyptychons. Aus der Sammlung Campana, Rom, erworben 1861; Zugang 1863, Musée Napoléon III. M. I. 486

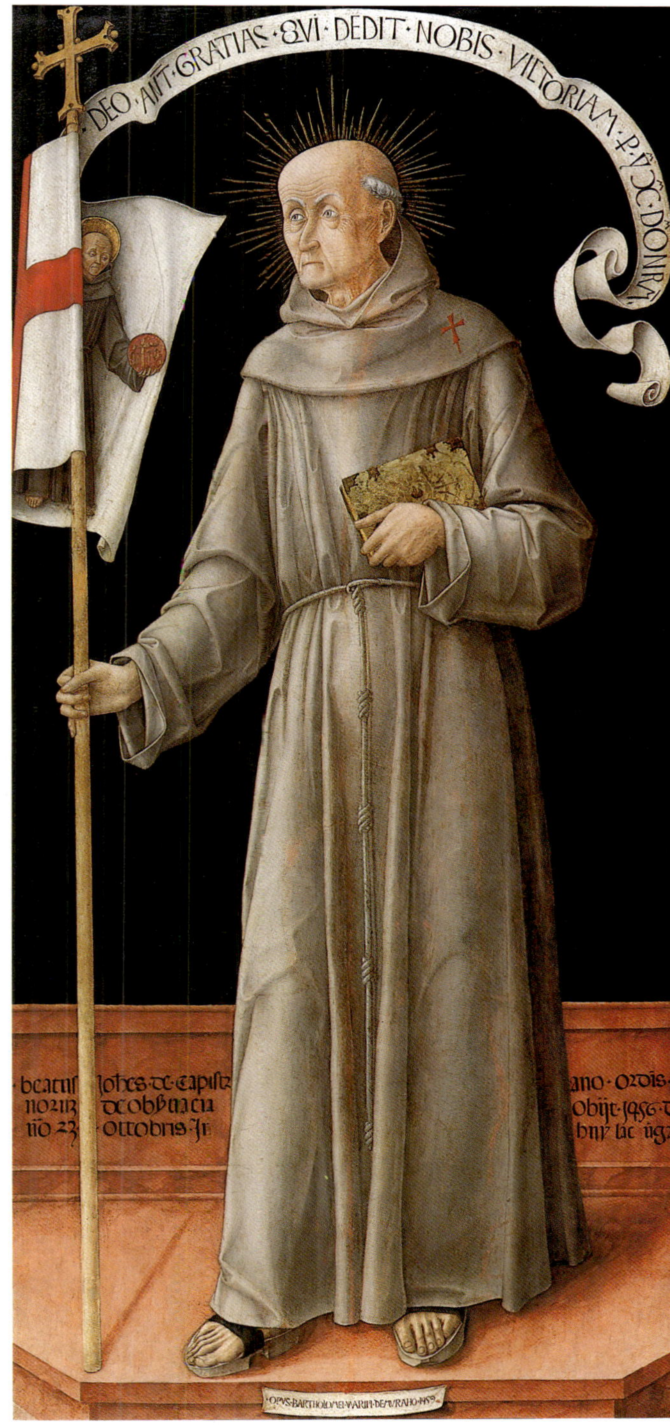

Bartolomeo Vivarini Venedig um 1432 – nach 1491
Der hl. Johannes von Capistrano, 1459.
Holz, 198 × 99 cm. Aus der Sammlung Campana, Rom, erworben 1861; Zugang 1863, Musée Napoléon III. M. I. 488

den großen Leistungen der Quattrocentomalerei in Oberitalien. Die exzentrische Mischung dieses Stils aus pittoresker Monumentalität und dramatischer Übersteigerung kam jedoch bald aus der Mode. Der Maler endete sein Leben im Elend, als die Aufträge ausblieben. Den heutigen Betrachter vermögen die magische Kraft, die kristallinen Farben und der formale Schliff dieser ferraresischen Schule durchaus zu bezaubern.

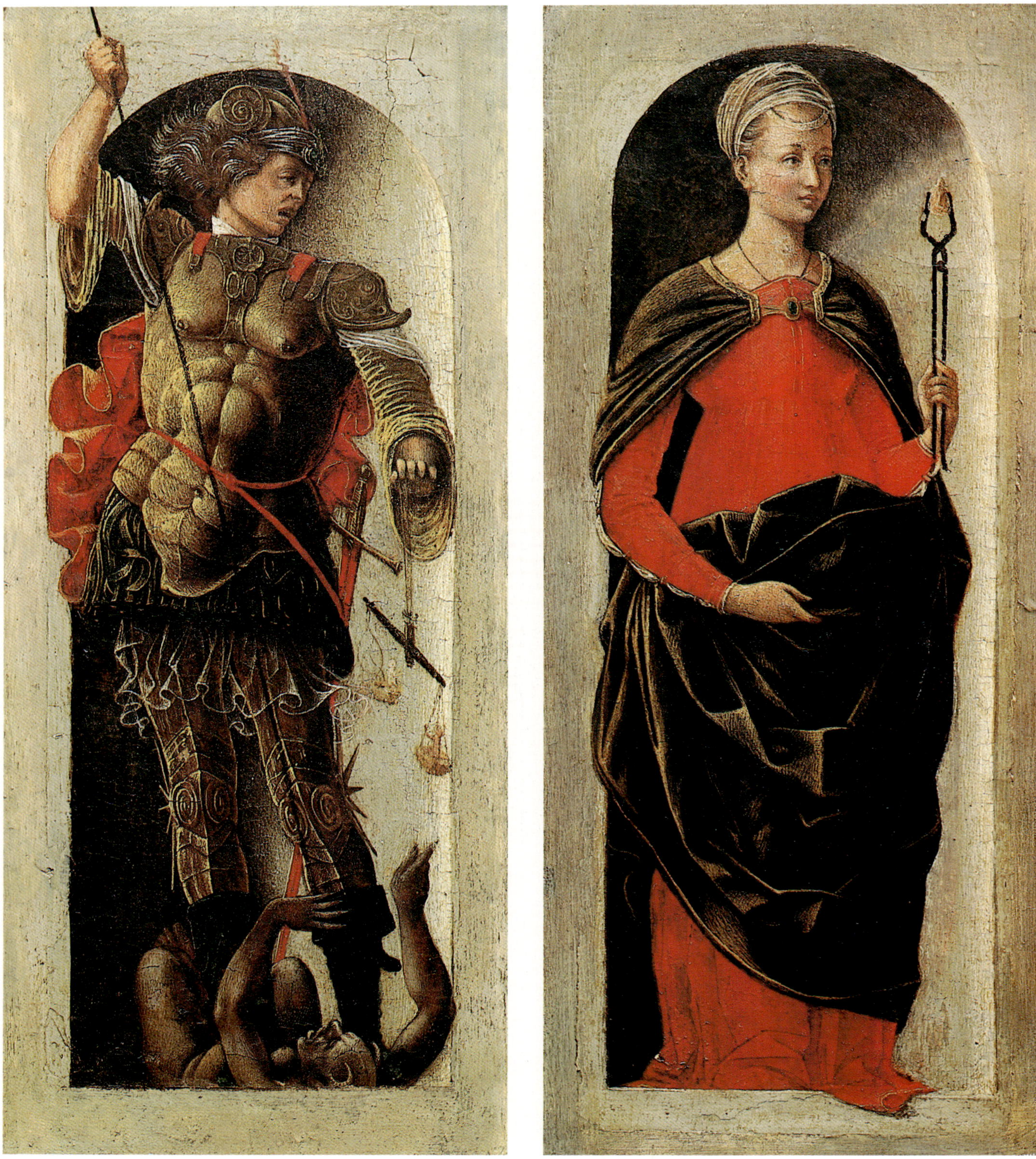

Ercole de' Roberti Ferrara um 1451/56 – 1496
Hl. Michael und *Hl. Apollonia.*
Holz, je 27×11 cm. Teile eines Polyptychons des hl. Vincent Ferrer in der Kirche San Petronio in Bologna. Legat Baronin Nathanael de Rothschild, 1899. R.F. 1271

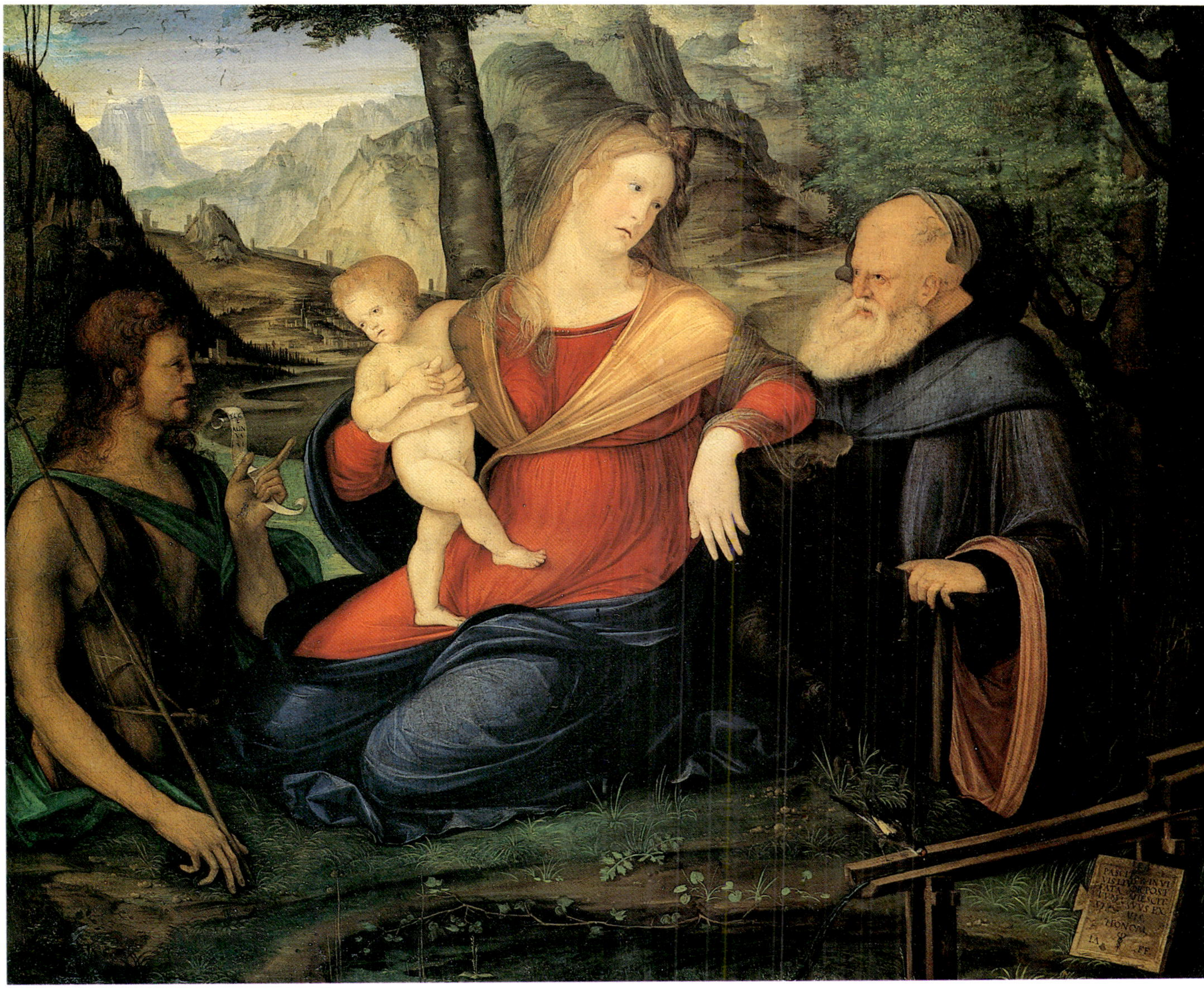

Jacopo de'Barbari Maler der venezianischen Schule, tätig in Nürnberg 1500 – (?) 1515/16
Maria mit dem Kind, umgeben von Johannes d. T. und dem hl. Antonius Abbas, gen. *Die Jungfrau am Brunnen.*
Leinwand, 47 × 56 cm. Legat Roger Galichon, 1918. R. F. 2219

Seite 136
Marco Zoppo, eigentl. Marco d'Antonio di Ruggero
Cento bei Bologna 1433 – Venedig 1478
Maria mit dem Kind, umgeben von acht Engeln.
Leinwand, 89 × 73 cm. Erworben 1980. R. F. 1980-1

Seite 137
Giovanni Bellini Venedig um 1430 – 1516
Maria mit dem Kind zwischen den hll. Petrus und Sebastian.
Holz, 83 × 59 cm. Erworben 1859. M. I. 231

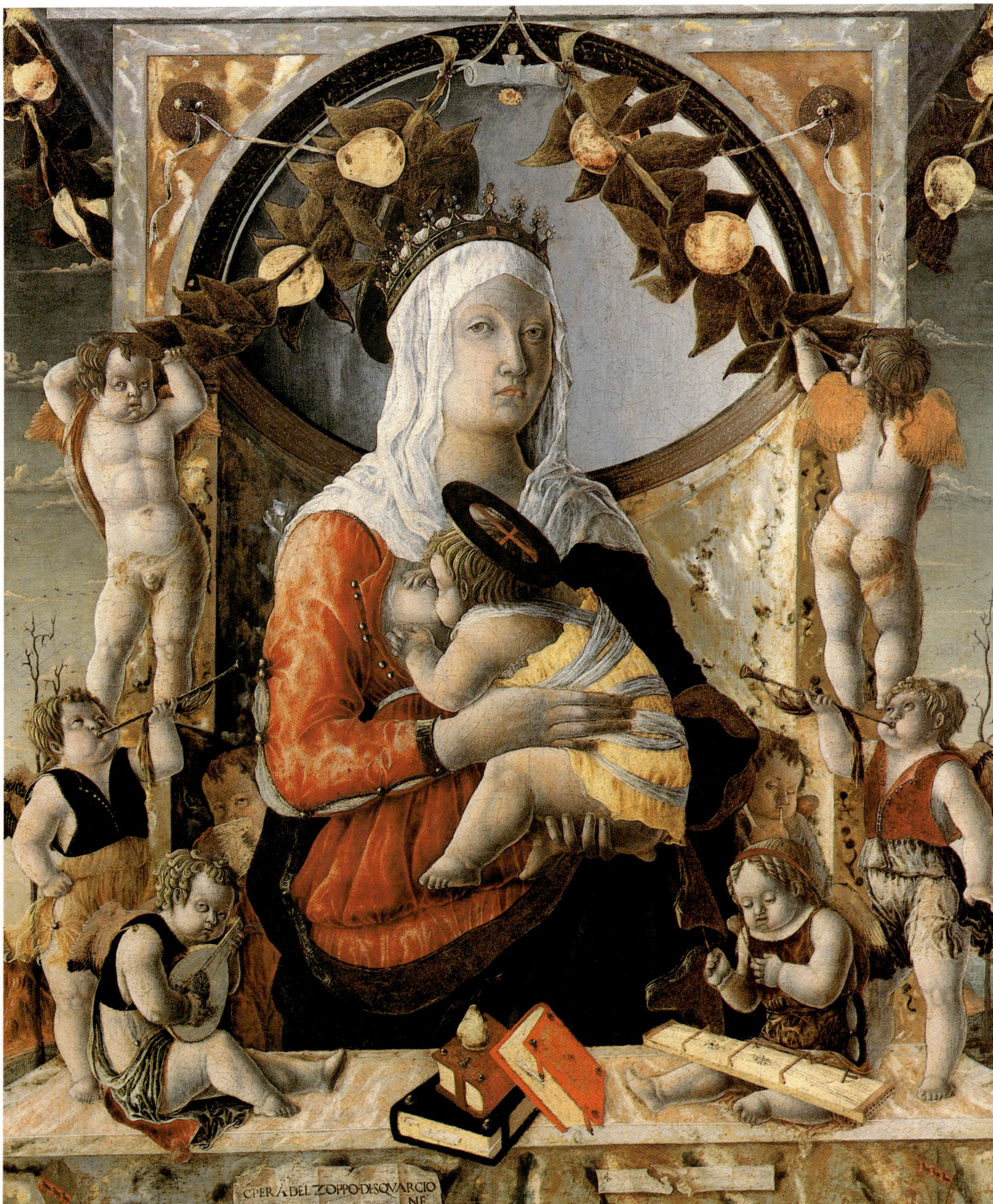
OPERA DEL ZOPPO DI SQVARCIO
NE

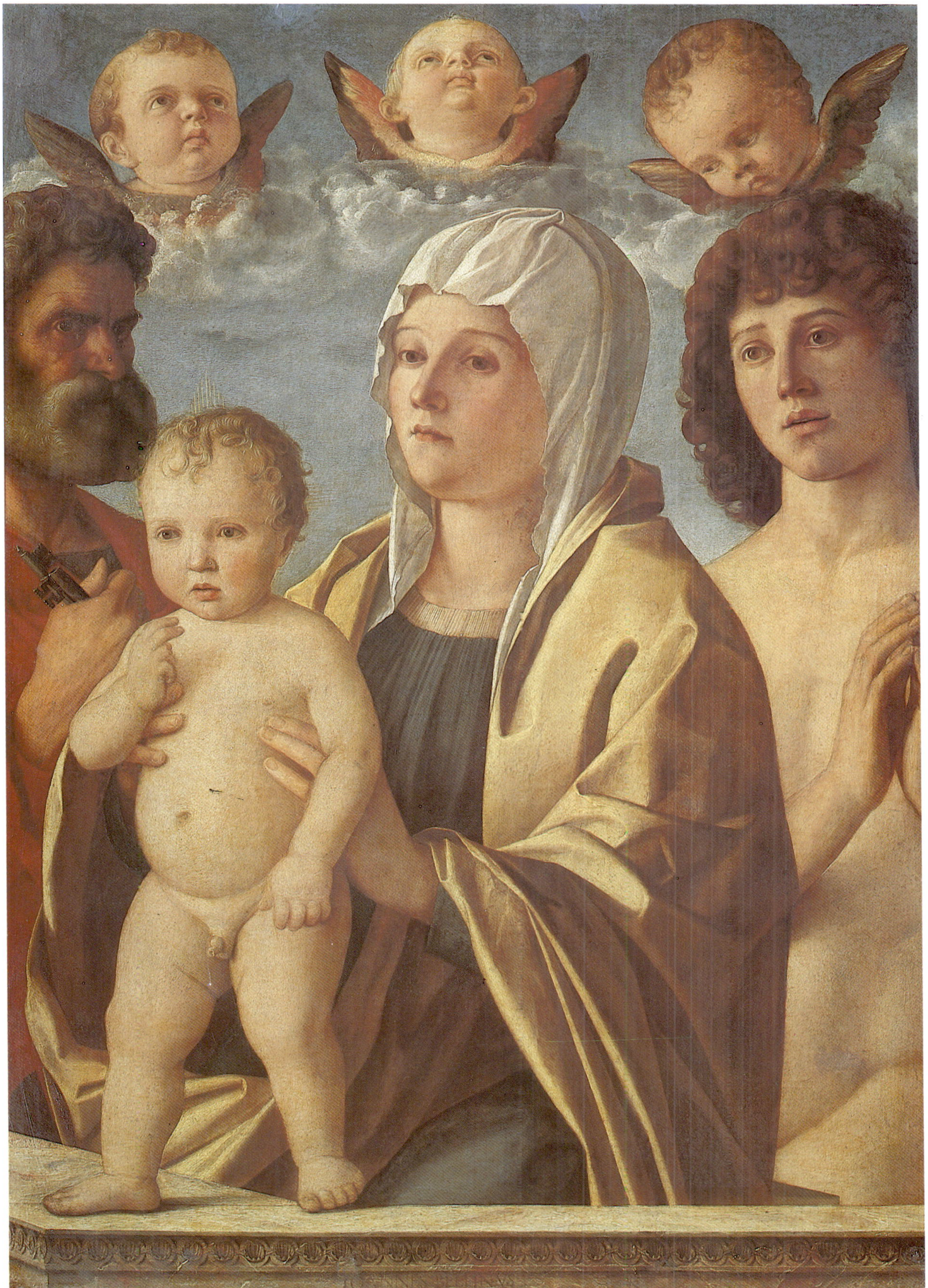

Andrea Mantegna und Giovanni Bellini

Im fruchtbaren Klima der Universitätsstadt Padua gelang es Andrea Mantegna, in Auseinandersetzung mit der Antike und dem Werk Donatellos und angeregt durch die Antikensammlung seines Lehrers Squarcione antike Bildinhalte und antikische Darstellungsweise in eine eigene Formensprache und ein vom Christentum und Humanismus geprägtes Weltbild zu transponieren. So wurde er wegweisend für die Renaissancemalerei in Oberitalien in der zweiten Hälfte des 15. Jahrhunderts.

Die kleine Tafel mit der *Kreuzigung Christi,* das Mittelstück der Predella des am Ort verbliebenen Hochaltarbildes von San Zeno in Verona, zeigt dieselbe konsequente Eroberung der Raumperspektive wie das Mittelbild: die *Thronende Madonna umgeben von Engeln und Heiligen.* Der Kalvarienberg ist wie eine steinerne Bühne gestaltet, im Vordergrund angeschnitten durch Treppenstufen, auf denen ein antikisch gerüsteter Soldat mit Lanze den Bildraum betritt. Steil ragen die hölzernen Kreuzesstämme mit den isolierten Leibern Christi und der Schächer in den blauen, wolkendurchzogenen Himmel; in ihrem fahlen, steinernen Inkarnat sind Leiden und Tod drastisch geschildert. Am linken Bildrand ringt Johannes im Anblick des Todes Christi in stummer Verzweiflung die Hände, während im Hintergrund die Gruppe der Frauen die ohnmächtig zusammengesunkene Maria stützt. Rechts, vor der Gruppe der um Christi Gewand würfelnden Soldaten, schiebt sich in jäher Verkürzung die Rückenfigur eines Reiters ins Bild. In perspektivischer Verkleinerung suggerieren die Figuren in der Bildmitte das Abfallen des Kalvarienberges in eine imaginäre Bildtiefe. Ein weiter Ausblick in eine schroffe Felslandschaft mit der fernen, auf einer Bergkuppe emporragenden Stadt Jerusalem tut sich auf. Eine steingewordene Umwelt läßt alles Menschliche erstarren.

Dieser herbe Stil der Frühzeit ist dem des Venezianers Jacopo Bellini verwandt. Mantegna war mit einer Tochter Jacopo Bellinis verheiratet und somit ein Schwager Gentiles und seines jüngeren Bruders Giovanni Bellini. Dessen *Kalvarienberg* im Louvre, mehr noch der *Segnende Christus,* lassen neben der mantegnesken Strenge schon den weichen, lyrischen Ton des reifen Werks erkennen. Deutlich wird jener andere Einfluß, der Giovannis Kunst die Richtung weisen und ihn zum Begründer der ganz auf Farbe gestellten venezianischen Malerei machen sollte, in dem *Bildnis eines jungen Mannes:* der des Antonello da Messina, der die neue, in den Niederlanden entwickelte Technik der Ölmalerei bei seinem Venedig-Aufenthalt der Jahre 1475/76 vermittelte.

Während Bellini im fortgeschrittenen Alter die Wärme und Poesie der neuen Malergeneration teilte, blieb Mantegna dem klassischen Ideal treu, auch wenn die realistische Härte nun mehr und mehr

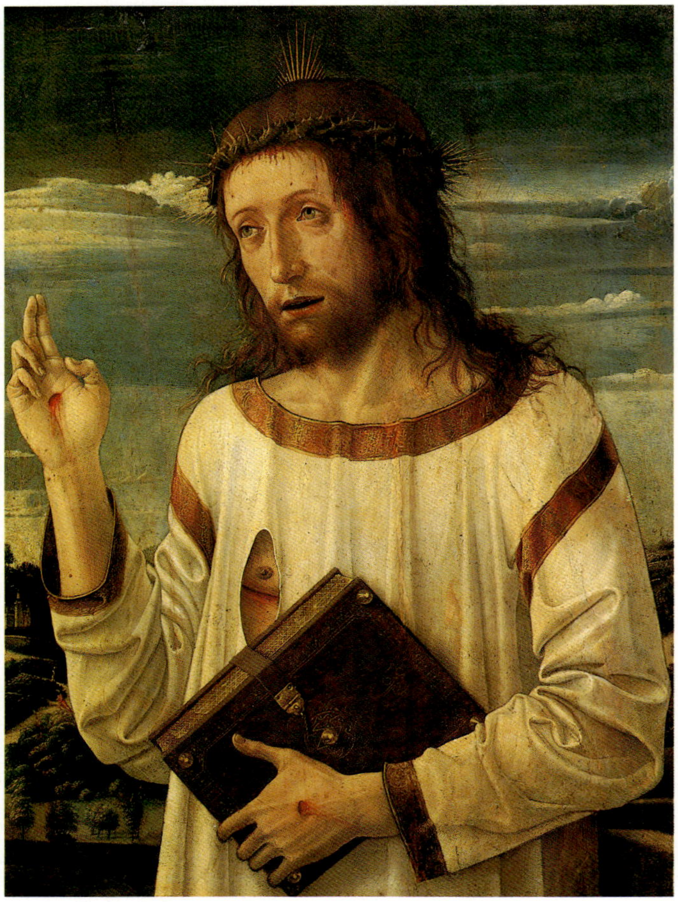

Giovanni Bellini Venedig um 1430 – 1516
Segnender Christus, um 1460.
Holz, 58 × 46 cm. Erworben 1912. R. F. 2039

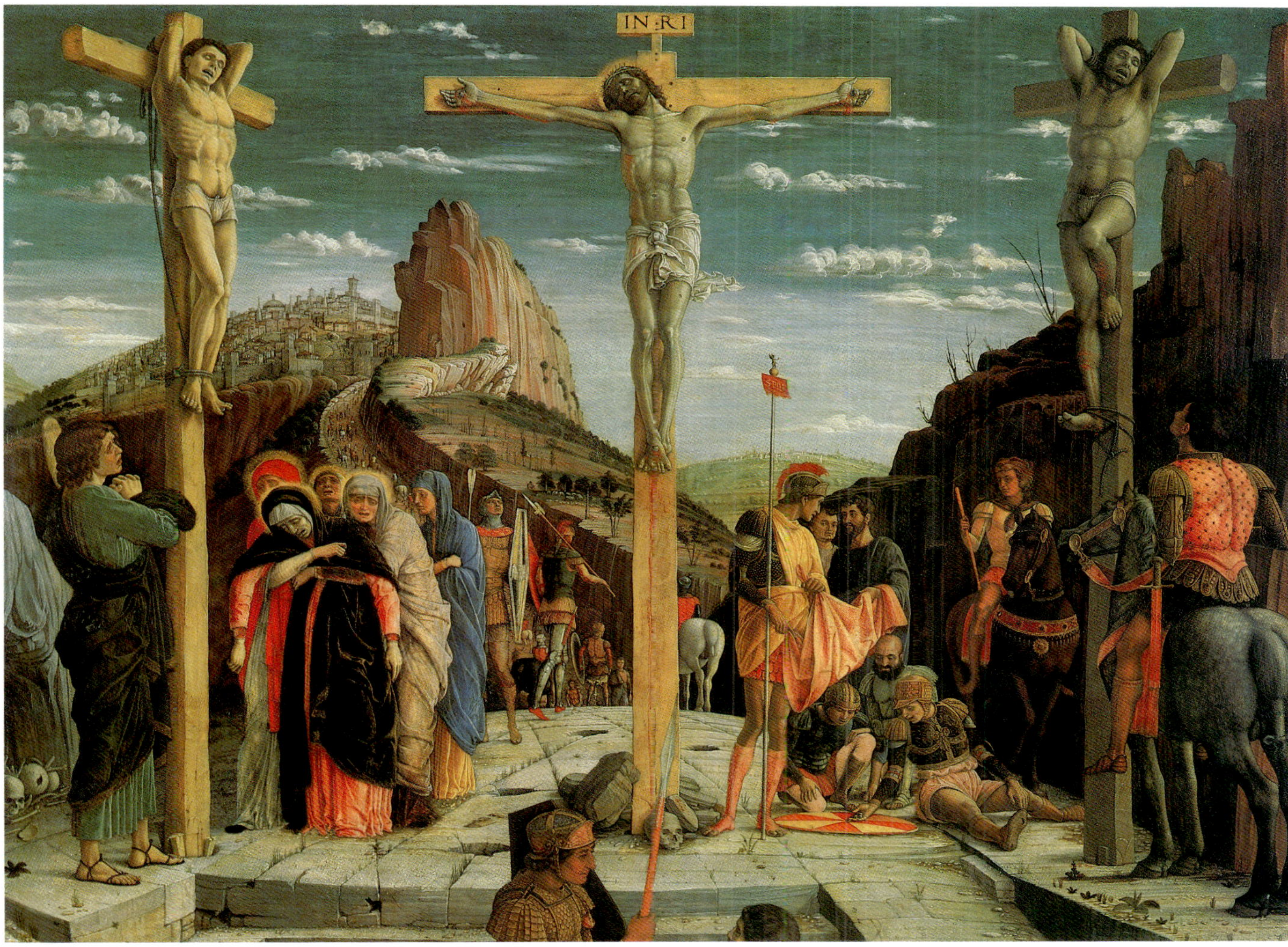

einem gemilderten Pathos weicht. In der *Madonna della Vittoria*, das Gianfrancesco II. Gonzaga, der links zu Füßen der Madonna als Stifter erscheint, nach seinem Sieg über die Franzosen bei Fornovo 1495 in Auftrag gab, wiederholt der alte Meister noch einmal die »Sacra conversazione« – die Heiligenversammlung um die Madonna, das Lieblingsthema der zeitgenössischen venezianischen Malerei, das er selbst im Altarbild von San Zeno aus der Taufe gehoben hatte. Die lieblichen Züge der Heiligen und die akribische Ausführung der Laube können hier eine gewisse Pedanterie nicht verleugnen. Der intellektuelle Charakter der Kunst Mantegnas zeigt sich wiederum in der Bildkomposition, die auf Untersicht Rücksicht nimmt. Die Darstellung im Piedestal des kühlen Marmorthrons ist eine ikonographische Bekräftigung des Siegesthemas: die Erhabenheit der Gottesmutter und des Kindes über den Sündenfall.

Andrea Mantegna
Isola di Cartura (Venetien) 1431 – Mantua 1506
Kalvarienberg, 1457–60
Holz, 76 × 96 cm. Mittelstück der Predella eines Altarbildes für den Hauptaltar der Kirche San Zeno in Verona. Aus San Zeno in Verona, 1797; Zugang 1798. INV. 368

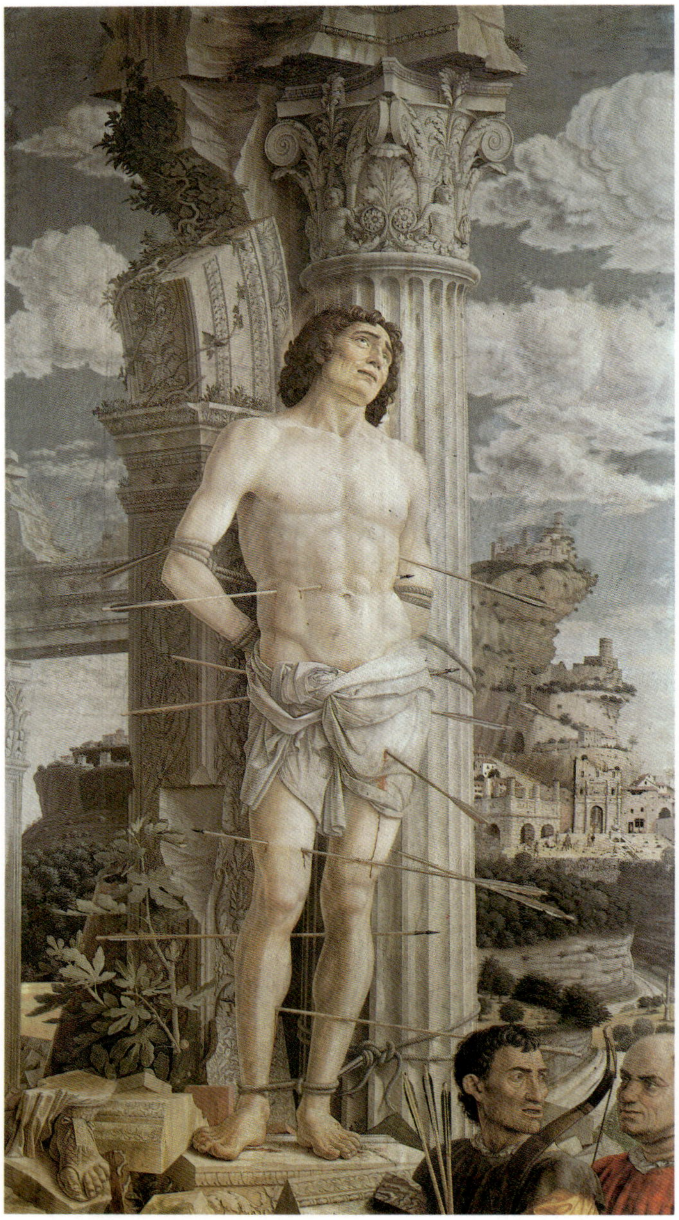

Andrea Mantegna
Der hl. Sebastian, um 1480.
Leinwand, 255 × 140 cm. Wahrscheinlich gemalt für die Familie Gonzaga in Mantua. Erworben 1910. R. F. 1766

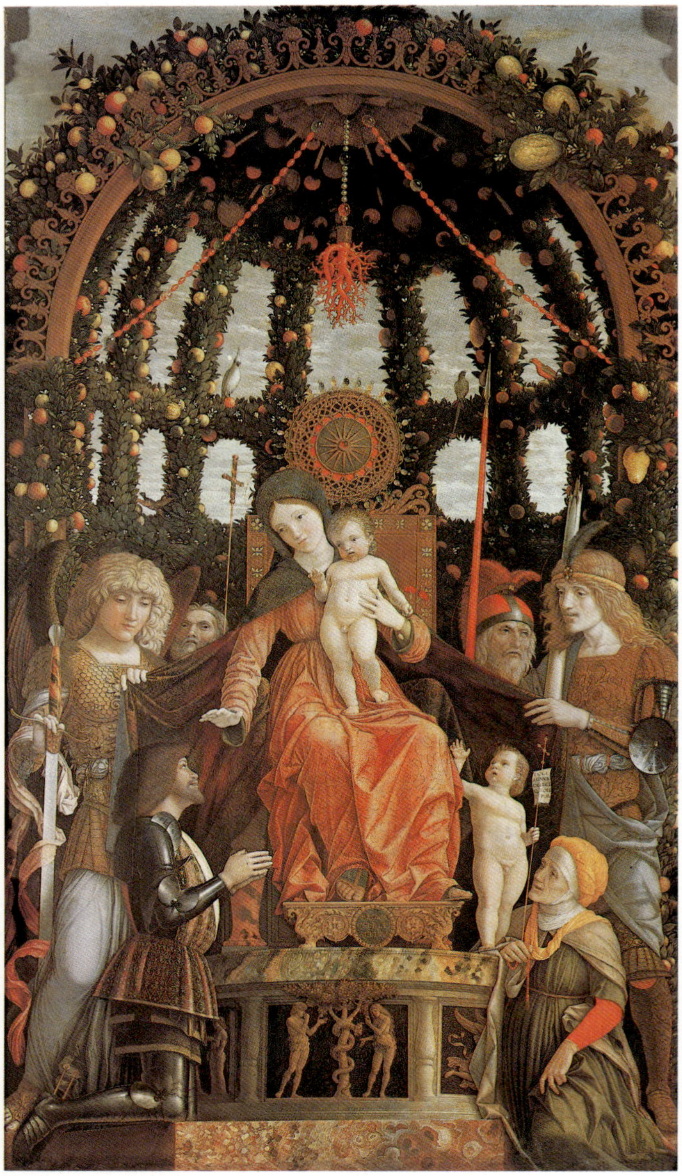

Andrea Mantegna
Maria mit dem Kind, umgeben von sechs Heiligen und Gianfrancesco II Gonzaga, gen. *Die Siegesmadonna.*
Leinwand, 285 × 168 cm. Gemalt im Auftrag Gianfrancescos II. Gonzaga für die Kapelle Santa Maria della Vittoria in Mantua in Erinnerung an den Sieg von Fornovo di Taro über die Franzosen (1495). Aus der Siegeskapelle in Mantua, 1797; Zugang 1798. INV. 369

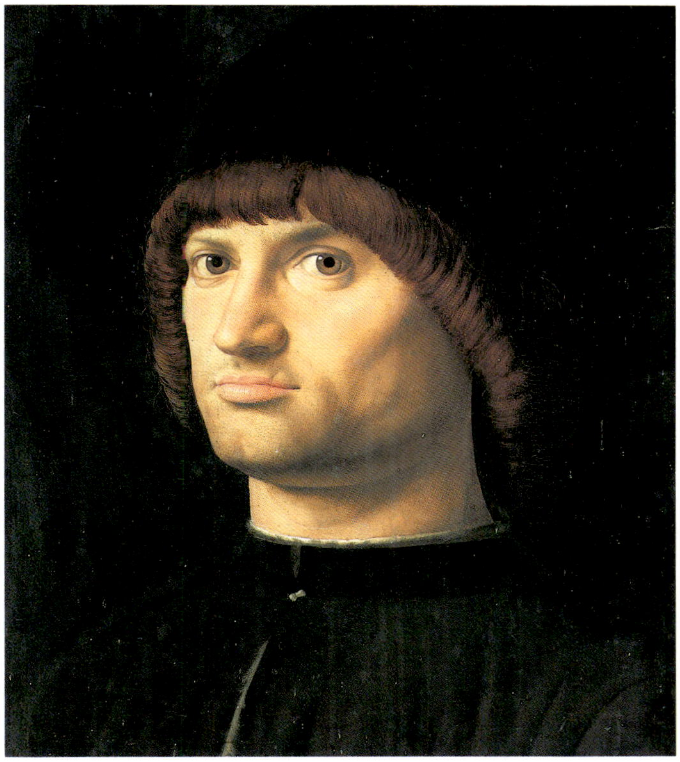

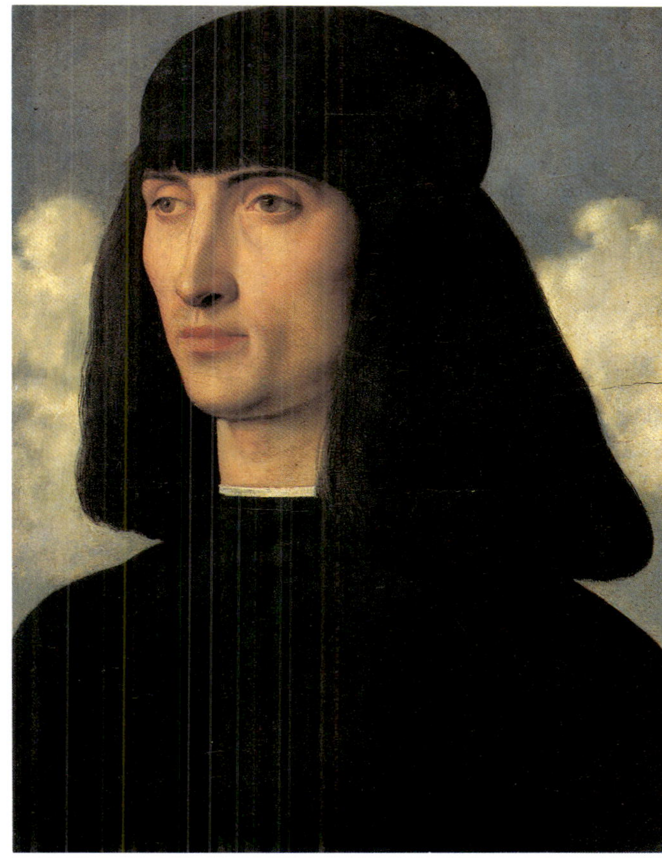

Antonello da Messina Messina um 1425/30 – 1479
Bildnis eines Mannes, gen. *Der Condottiere*, 1475.
Holz, 36 × 30 cm. Erworben 1865. M. I. 693

Oben rechts
Giovanni Bellini
Bildnis eines Mannes.
Holz, 33 × 26 cm. Schenkung Graf Albert de Vandeul, 1902.
R. F. 1344

Giovanni Bellini
Kalvarienberg.
Holz, 70 × 63 cm. Erworben 1970. R. F. 1970-39

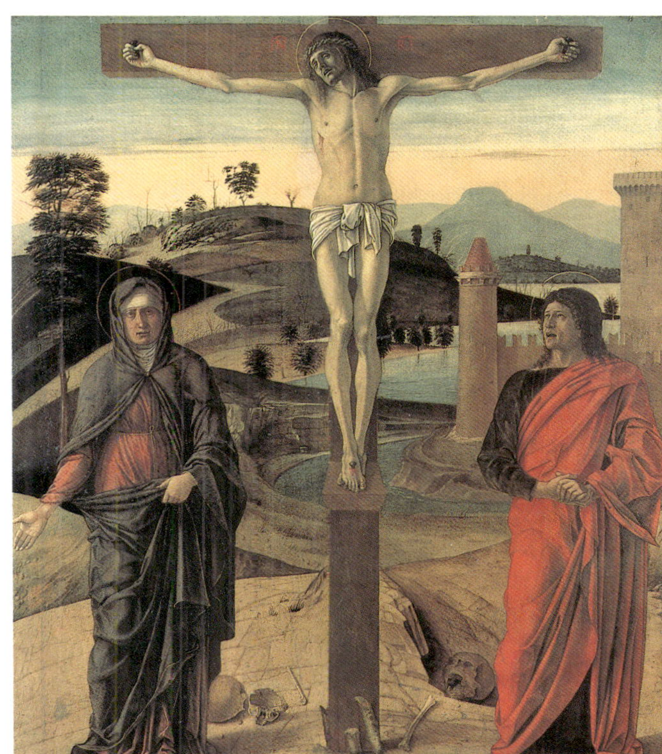

Vittore Carpaccio

Die bekannte These, das Lieblingsthema der venezianischen Malerei sei Venedig selbst, gilt vor allem für Carpaccio, den großen Erzähler in der von kontemplativen Heiligenversammlungen beherrschten Periode am Übergang von Früh- und Hochrenaissance. Sein Hauptbetätigungsfeld fand er in den malerischen Zyklen, mit denen die religiösen Laienbruderschaften, »Scuola« genannt, ihre Versammlungsräume in der Lagunenstadt im 15. und 16. Jahrhundert auszustatten pflegten. Für diese dekorative Tafelmalerei, die Szenen aus dem Leben des jeweiligen Heiligen beschreibt, wählten die Bruderschaften die namhaftesten Künstler der Stadt, so daß ihre Quartiere neben der repräsentativen Ausstattung des Dogenpalastes zu den bedeutendsten Schauplätzen der venezianischen Malerei zählten. Unter Napoleon wurden die Scuole, die jahrhundertelang soziale Aufgaben wahrgenommen hatten, aufgelöst; nur der Scuola di San Giorgio degli Schiavoni gelang es durch eine Petition an den Vizekönig Beauharnais, den Bilderzyklus von der Hand Carpaccios am Ort der Scuola zu erhalten, während Carpaccios monumentaler Ursula-Zyklus aus der Scuola di Sant' Orsola, das früheste Beispiel, heute in der Accademia zu sehen ist, wo er seit der jüngsten Restaurierung im neuen Glanz erstrahlt.

Carpaccio verstand es wie kein zweiter – ausgenommen vielleicht Gentile Bellini – das lichte Bild Venedigs in seine Heiligenlegenden poetisch einzuschmelzen. In dem Bilderzyklus *Die Wunder des wahren Kreuzes,* gemalt für die Scuola di San Giovanni Evangelista, heute in der Accademia, wetteiferten beide Maler mit chronistischer Genauigkeit, die Lagunenstadt mit ihren engen Kanälen und marmorverkleideten Häusern und Palästen topographisch getreu zu porträtieren, so wie sie sich am Ausgang des Mittelalters präsentierte.

Die Scuola di Santo Stefano, für die Carpaccio zwischen 1511 und 1520 einen fünfteiligen Zyklus zum Leben des Heiligen gemalt hat, befand sich am heutigen Campo Morosini, den jedermann passieren muß, der die hölzerne Brücke über den Canale Grande zur Galleria dell' Accademia überschreitet. – Auf dem weiten Platz vor den Toren der Stadt Jerusalem, einer imaginären Szenerie, die Eindrücke aus fernen Handelsstädten im Osten mit venezianischen Elementen legendenhaft vermischt, predigt der Diakon Stephanus. Er steht auf dem Sockel eines römisch-antiken Standbildes – Sinnbild für die durch das Christentum überwundene heidnische Antike. Sein Publikum aber ist mit Turban und östlichem Habit deutlich islamischer Provenienz; die stehenden und sitzenden Gestalten wirken, als seien sie von einer Versammlung islamischer Handelsleute auf dem Campo di Santo Stefano inspiriert. Die blauen Kuppeln und Minarette erscheinen wie islamische Ver-

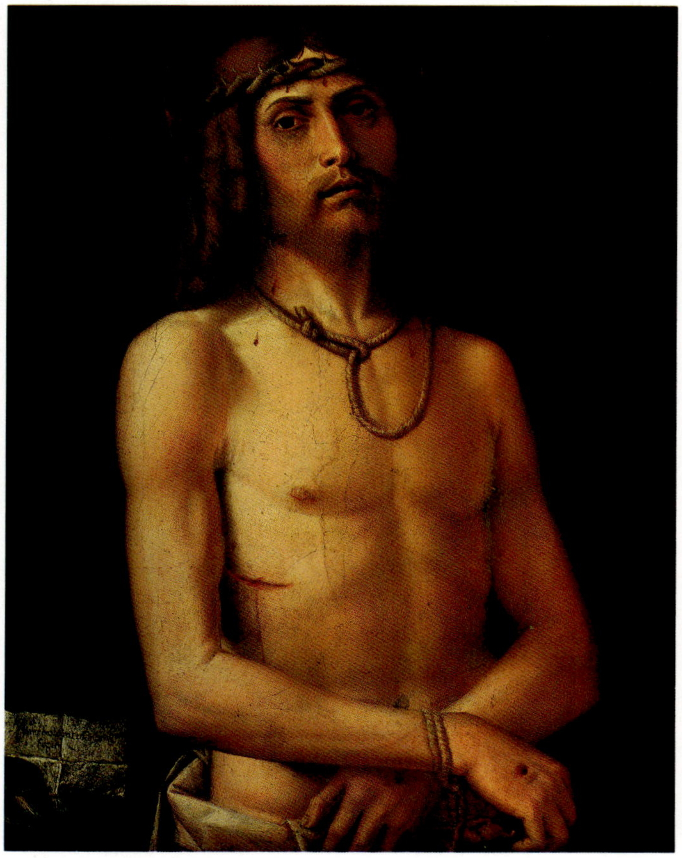

Bartolomeo Montagna, eigentl. Bartolomeo Cincani
Orzinuovi um 1450 – Vicenza 1523
Ecce Homo.
Holz, 55 × 43 cm. Aus der Sammlung Campana, Rom, erworben 1861; Zugang 1863, Musée Napoléon III. M. I. 567

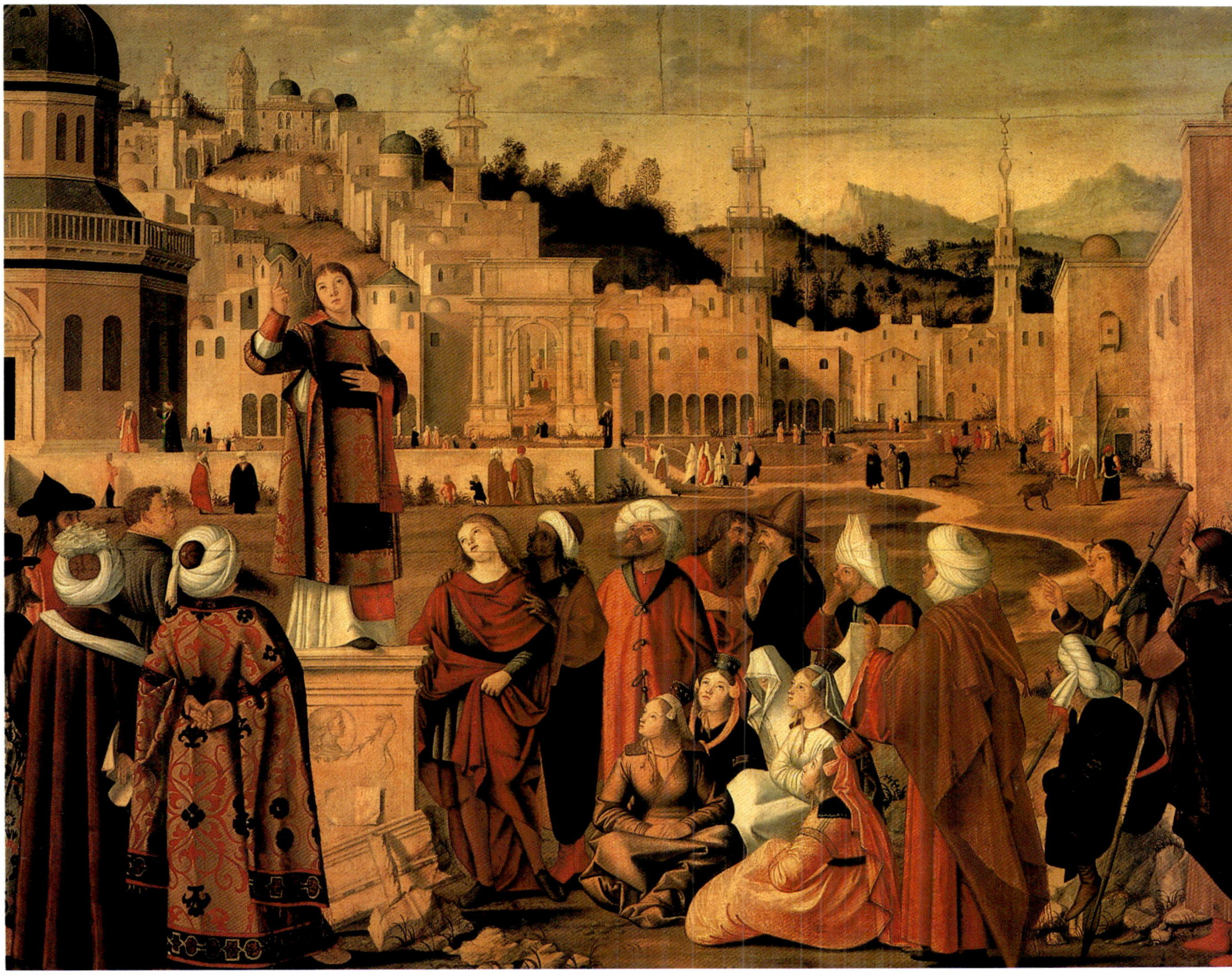

satzstücke in einer durch das antike Tor als römisch charakterisierten Stadt des Veneto. Im Hintergrund schimmern die fernen Berge der Terra-Ferma in bläulichem Dunst. (Die drei übrigen erhaltenen Bilder dieses Zyklus befinden sich in Berlin-Dahlem, in der Staatsgalerie Stuttgart sowie in der Brera, Mailand.)

Vittore Carpaccio Venedig um 1450/54–1525/26
Der hl. Stephanus predigt in Jerusalem.
Leinwand, 148 × 194 cm. Aus einer fünfteiligen Serie von Bildern zum Leben des Heiligen, gemalt für die Kapelle der Scuola di Santo Stefano in Venedig. Aus der Galleria Brera in Mailand, im Austausch; Zugang 1812. INV. 181

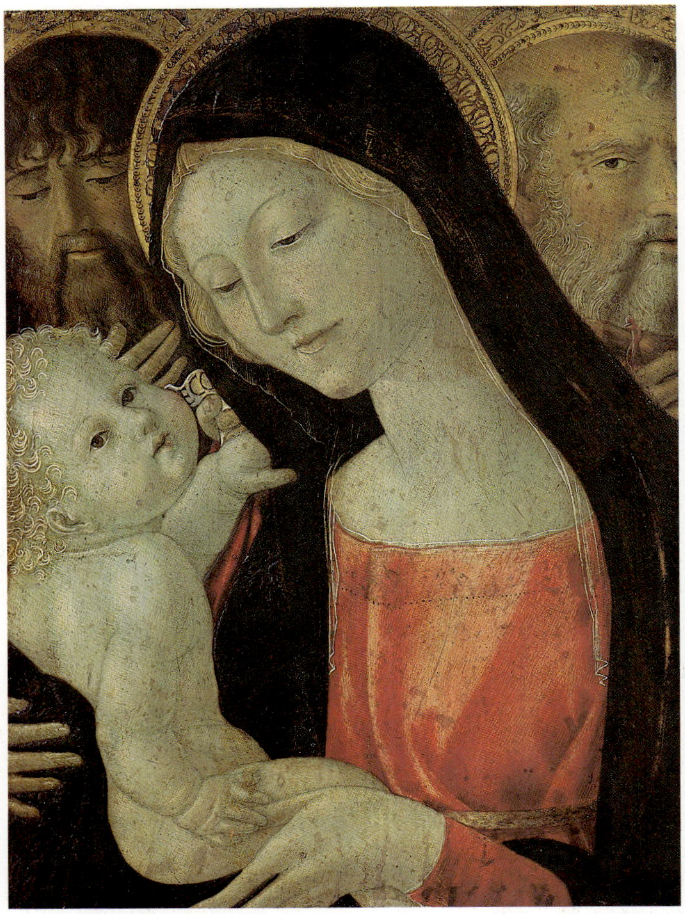

Neroccio di Bartolomeo di Benedetto de' Landi
Siena 1447 – 1500
Maria mit dem Kind.
Holz, 43 × 32 cm. Schenkung Raymond Koechlin, 1911.
R. F. 1939

Carlo Crivelli Venedig um 1430/35 – (?) 1493/94
Der hl. Jakobus von den Marken mit zwei knienden Stiftern, 1477.
Holz, 198 × 65 cm. Erworben 1862. M. I. 290

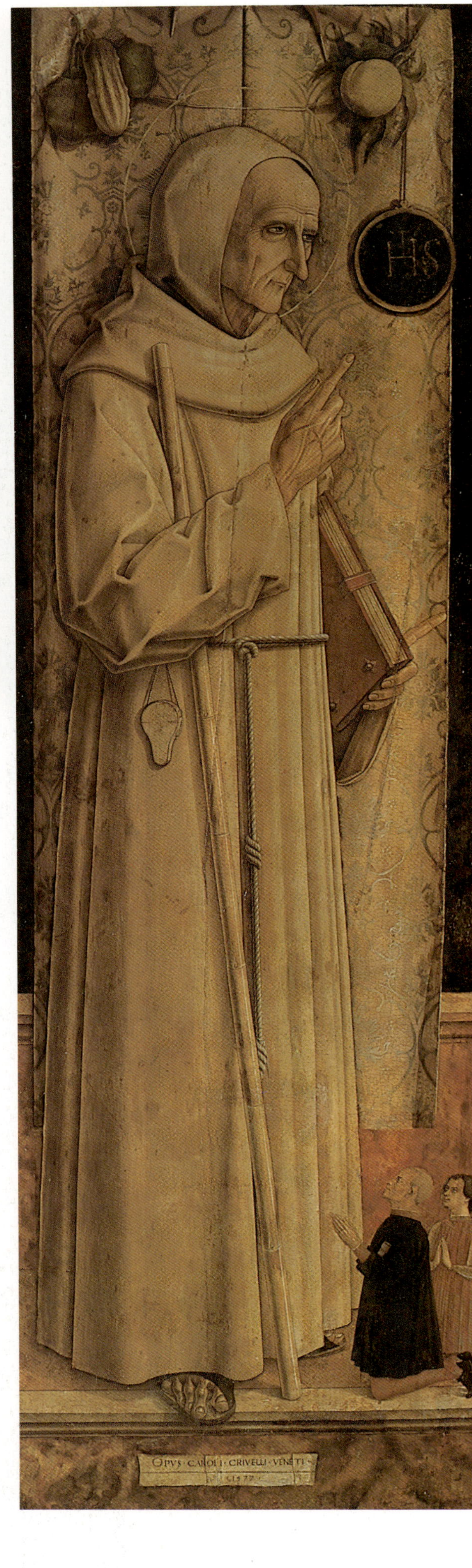

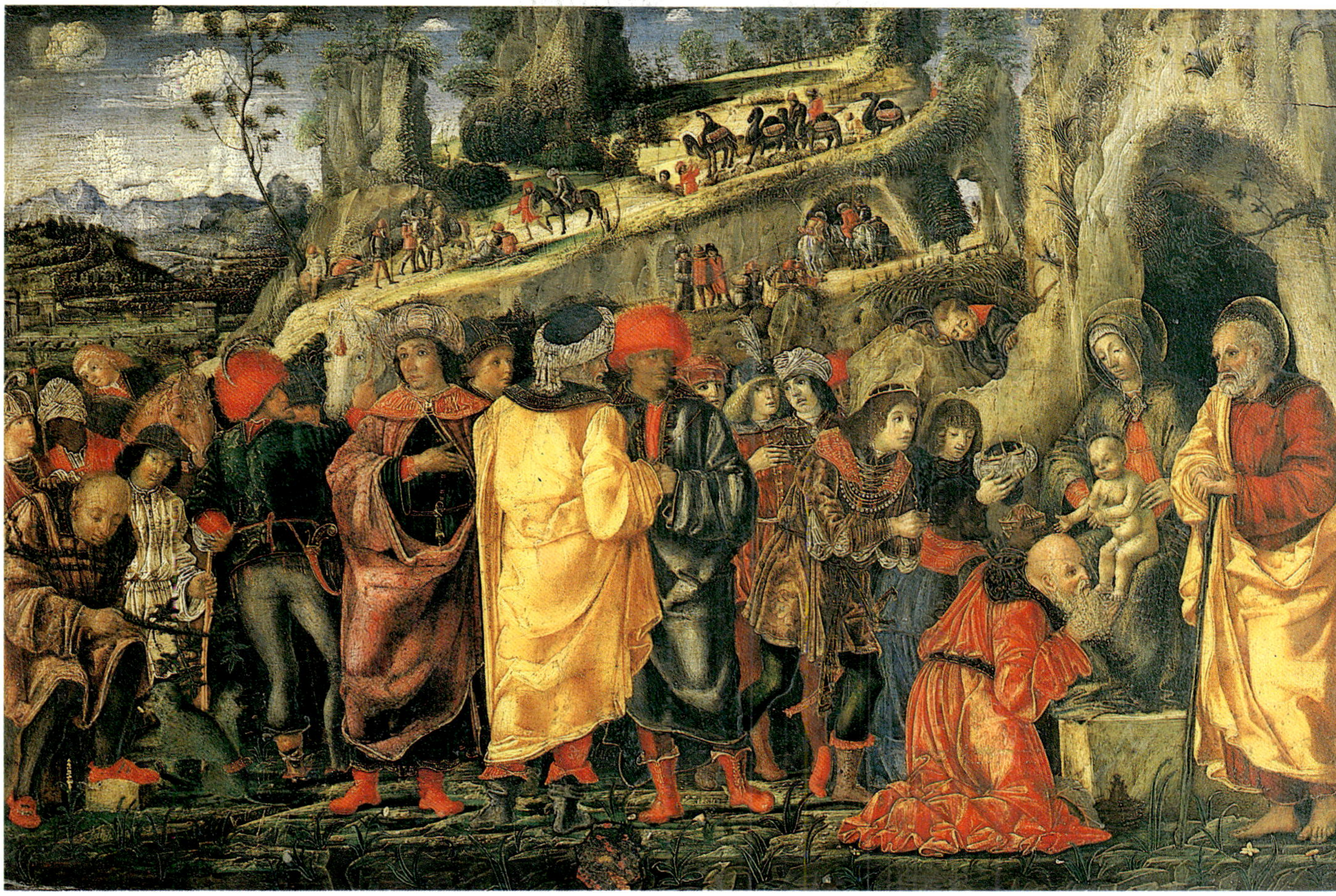

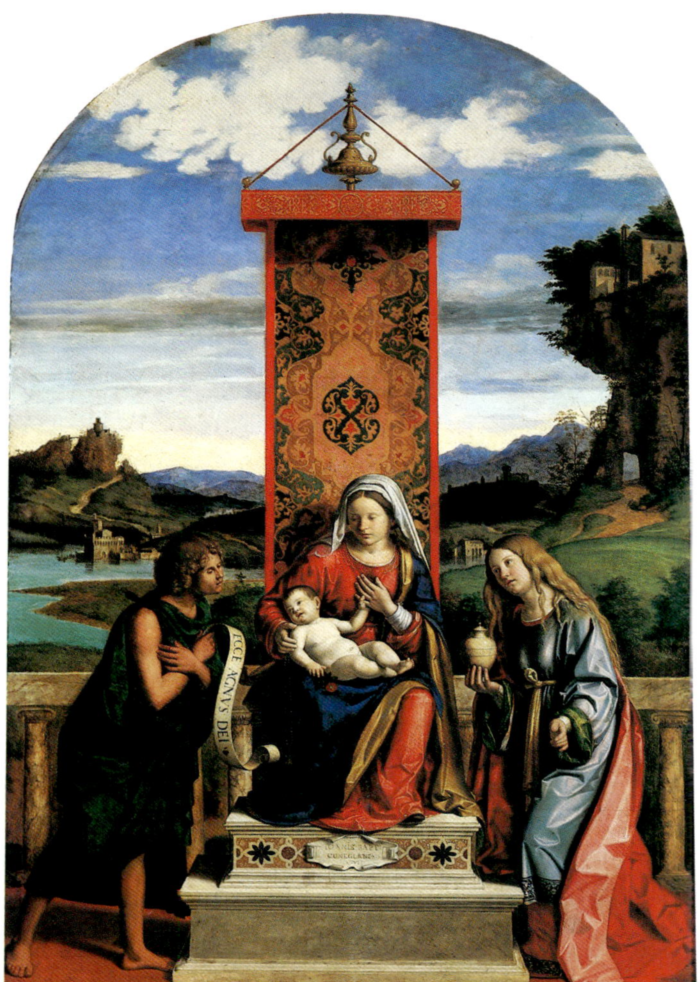

Bernardo Parentino Parenzo 1437 – Vicenza 1531
Die Anbetung der Hl. Drei Könige.
Holz, 38 × 56 cm. Aus der Sammlung Campana, Rom, erworben 1861; Zugang 1863, Musée Napoléon III. M. I. 592

Cima da Conegliano, eigentl. Giovanni Battista Cima
Conegliano 1459/60 – (?) 1517/18
Maria mit dem Kind zwischen Johannes d.T. und der hl. Maria Magdalena.
Holz, 167 × 110 cm. Aus der Kirche San Domenico in Parma, 1811; Zugang 1812. INV. 253

Andrea Mantegna

Mit seinem an der Antike orientierten Stil, einer hohen Bildung und Intelligenz und der konsequenten Gestaltung eines heroischen Menschenbildes war Mantegna der ideale Künstler für den anspruchsvollen Geschmack der kunstsinnigen Markgräfin Isabella d'Este. Vermählt mit Ludovico Gonzaga von Mantua, beauftragte sie die namhaftesten Künstler ihrer Zeit, ihr Studierzimmer (»Studiolo«) im Kastell des Mantuaner Palazzo Ducale mit Bildern auszuschmücken. Von Mantegna erwartete sie »ein antikes Thema mit schöner Bedeutung«. Antiker Stoff und moralisierender Inhalt waren die beiden Fixpunkte ihrer Aufgabenstellung. An Perugino sandte sie ein Schreiben, in welchem sie Inhalt und Gestaltung der zu malenden Bilder bis ins kleinste Detail festlegte, um den Künstler eng an ihr allegorisches Konzept zu binden. Giovanni Bellini, der es nicht liebte, nach vorgegebener Thematik zu arbeiten, verstand es über Jahre hinweg, sich ihrem Auftrag zu entziehen. Die Verhandlungen zwischen dem Künstler und der Markgräfin zogen sich hin, Pietro Bembo vermittelte.

Mantegna wurde seinem Auftrag wohl zur Zufriedenheit der eigensinnigen Kunstfreundin gerecht. Sein Thema, die Verbindung von Mars und Venus im Beisein von Merkur und Pegasus, spielt in panegyrischer Weise auf die Verbindung der Häuser Este und Gonzaga an: Es ist die Allegorie der Hochzeit Isabellas mit Ludovico, die im Februar 1490 unter derselben Konstellation der Gestirne stattfand. Auf einem Berggipfel über einer Felsenhöhle stehen Mars und die nackte Venus vor einer stoffverhängten Thronbank, während Amor, mit einem Blasrohr zielend, den in einer Höhle am linken Bildrand dargestellten Schmiedegott Vulkan verspottet, den hinkenden Gemahl der Venus. Rechts macht Merkur mit dem Pferd Pegasus seine Aufwartung; links begleitet Apoll, die Harmonie der fürstlichen Verbindung zum Ausdruck bringend, den Reigentanz der neun Musen.

Auch die Allegorie der *Vertreibung der Laster aus dem Garten der Tugend* entsprach vollkommen dem moralisch-didaktischen Anspruch der Auftraggeberin. Die anderen Ausstattungsstücke des Studiolo folgten diesem allegorischen Programm. Mit der Verarmung der Gonzaga kam die reiche Sammlung 1627 zum Verkauf. Die Höhepunkte der Renaissancemalerei, die der kultivierte Geschmack Isabella Gonzagas in ihrem Studiolo versammelt hatte, sicherte sich der kunstverständige Kardinal Richelieu. 1801 gelangten die Bilder zusammen mit der von der Revolution konfiszierten Sammlung seines Nachfahren in den Louvre.

Gegenüber, oben
ANDREA MANTEGNA Isola di Cartura 1431 – Mantua 1506
Der Parnaß (Venus und Mars).
Leinwand, 162 × 192 cm. Aus dem Studiolo der Isabella d'Este im Palazzo Ducale in Mantua. Sammlung des Kardinals Richelieu; Zugang 1801 mit der Sammlung des Herzogs von Richelieu. INV. 370

Gegenüber, unten
ANDREA MANTEGNA
Sieg der Tugend über die Laster.
Leinwand, 160 × 192 cm. Aus dem Studiolo der Isabella d'Este im Palazzo Ducale in Mantua. Sammlung des Kardinals Richelieu; Zugang 1801 mit der Sammlung des Herzogs von Richelieu. INV. 371

Seite 148/149
Der Parnaß, Detail

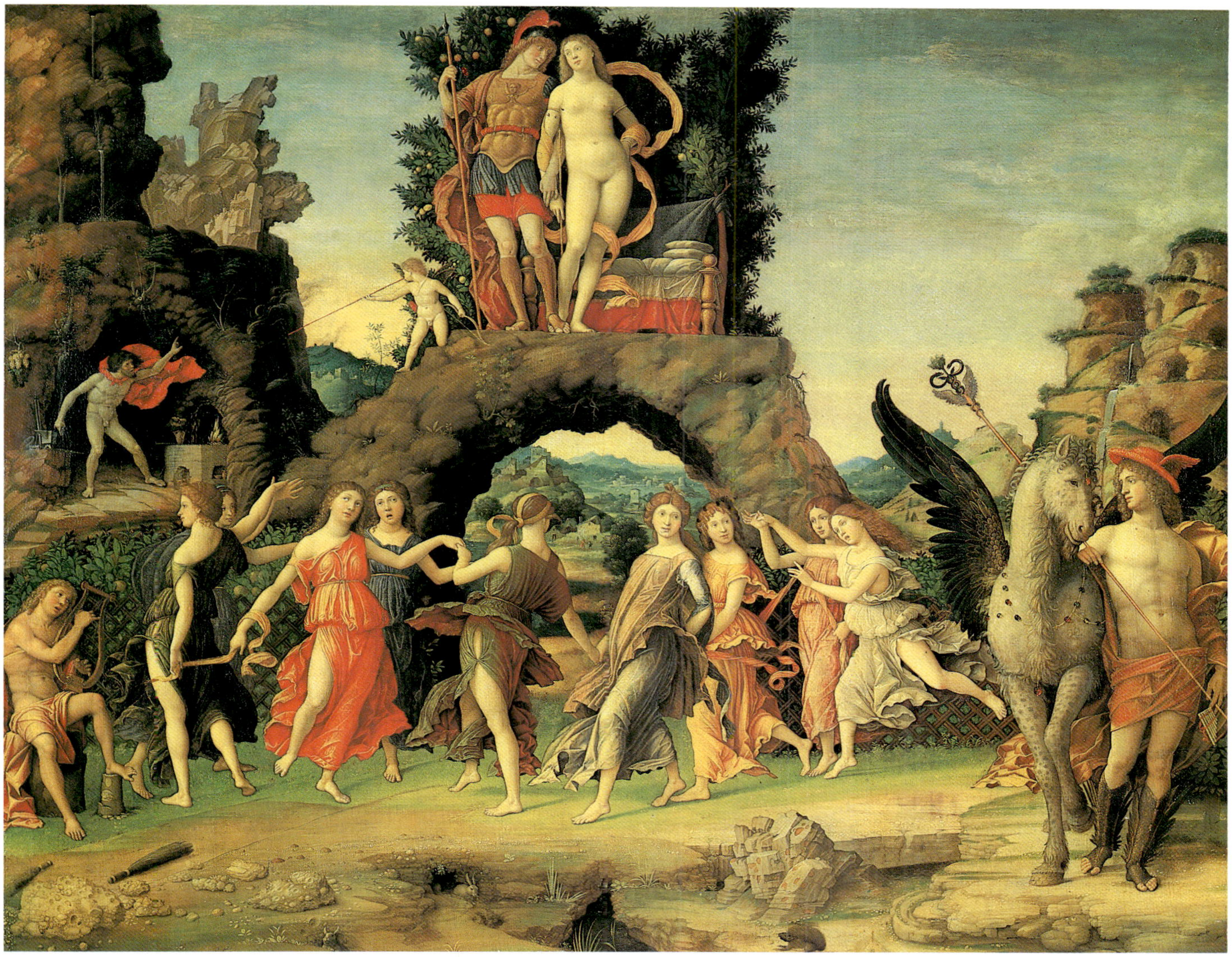

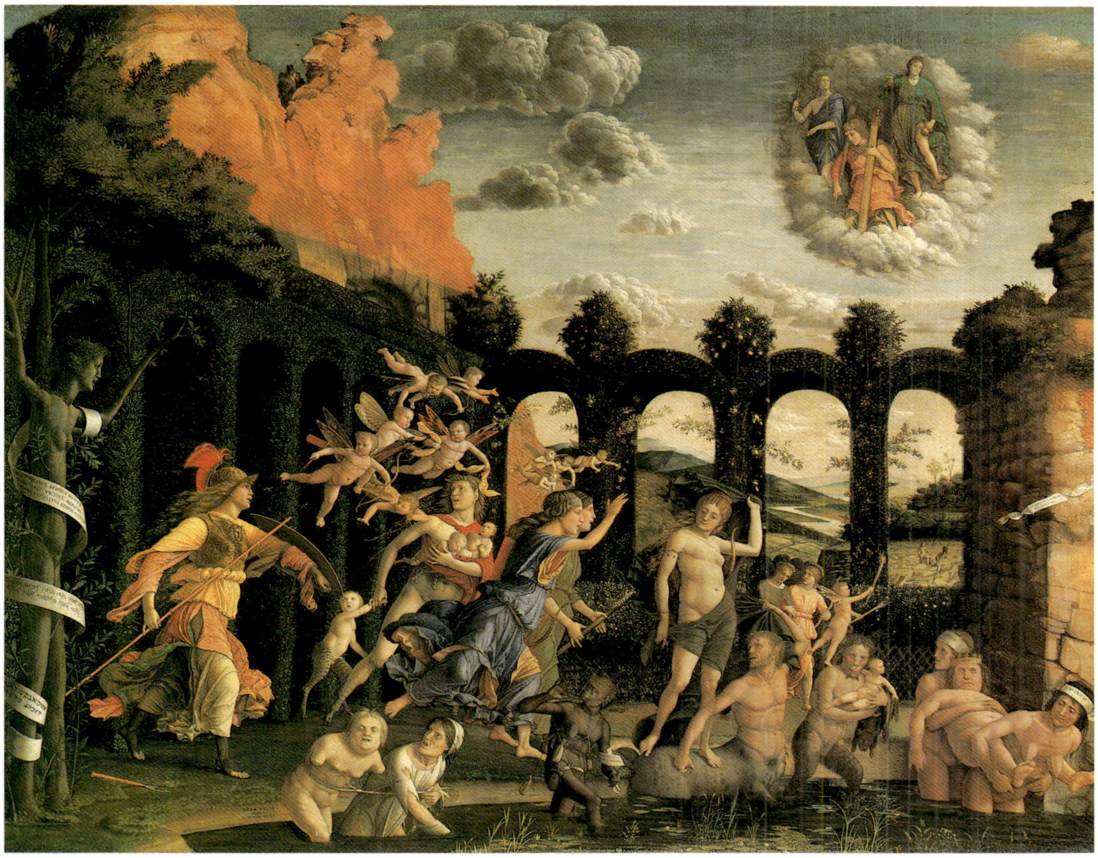

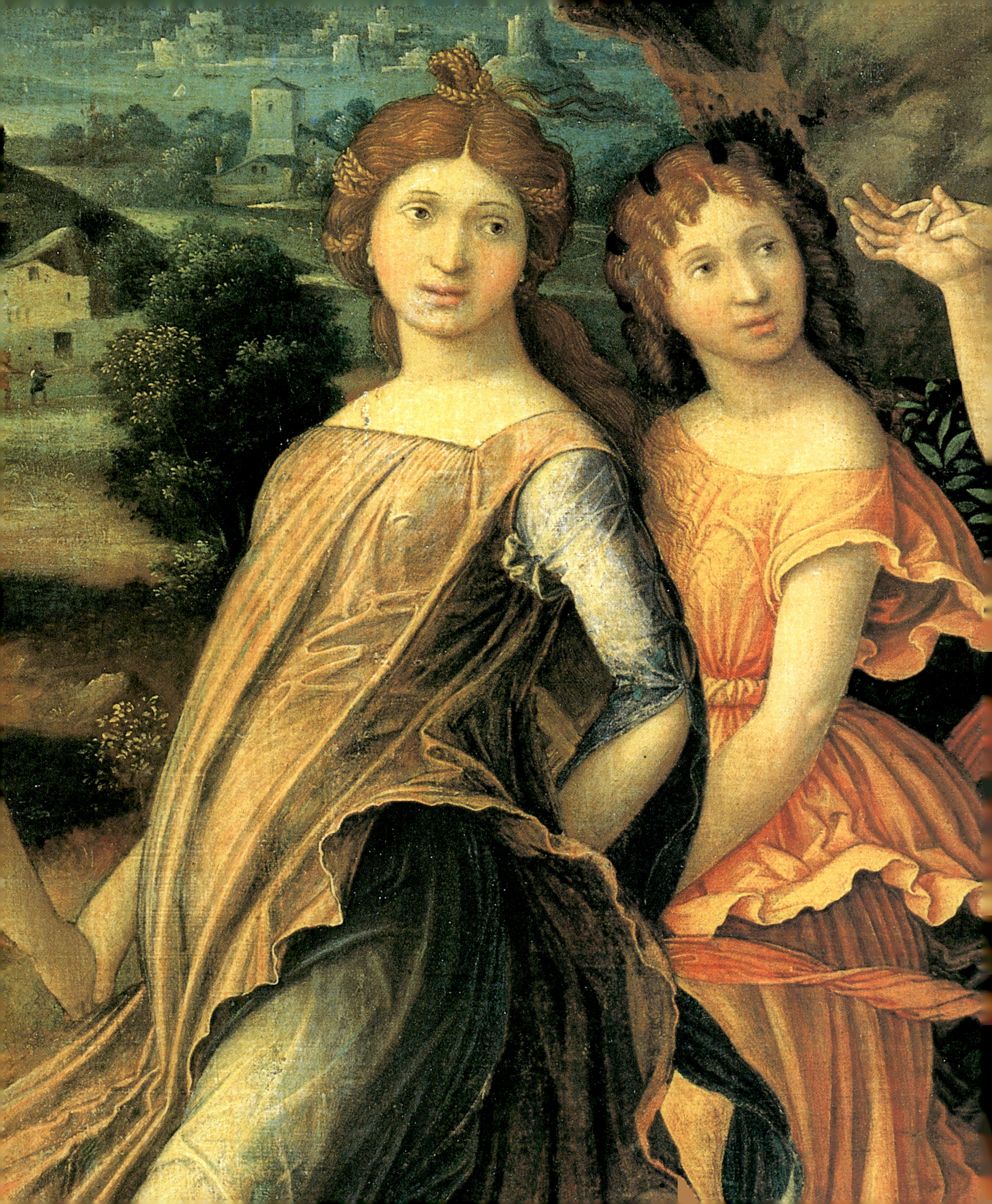

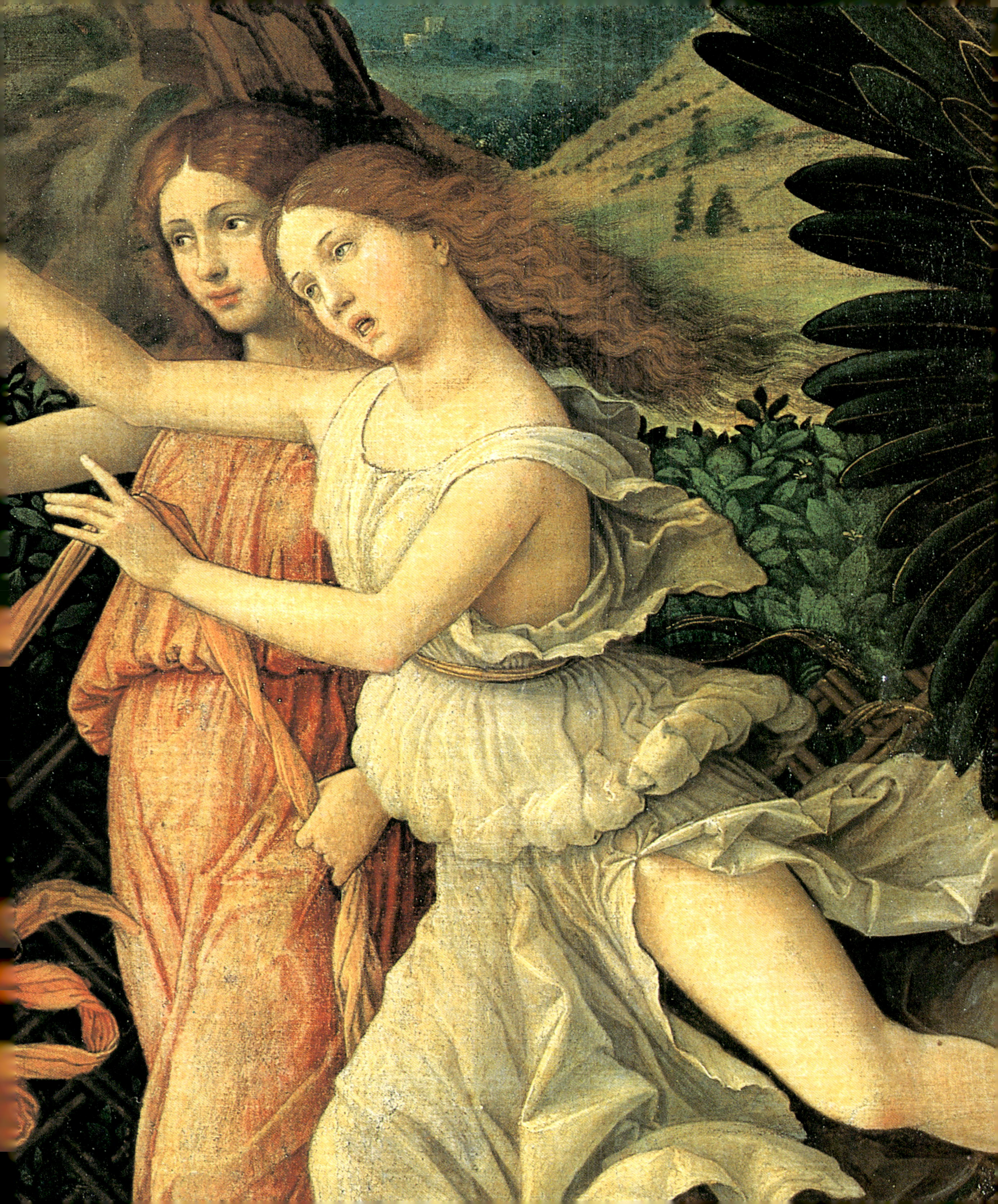

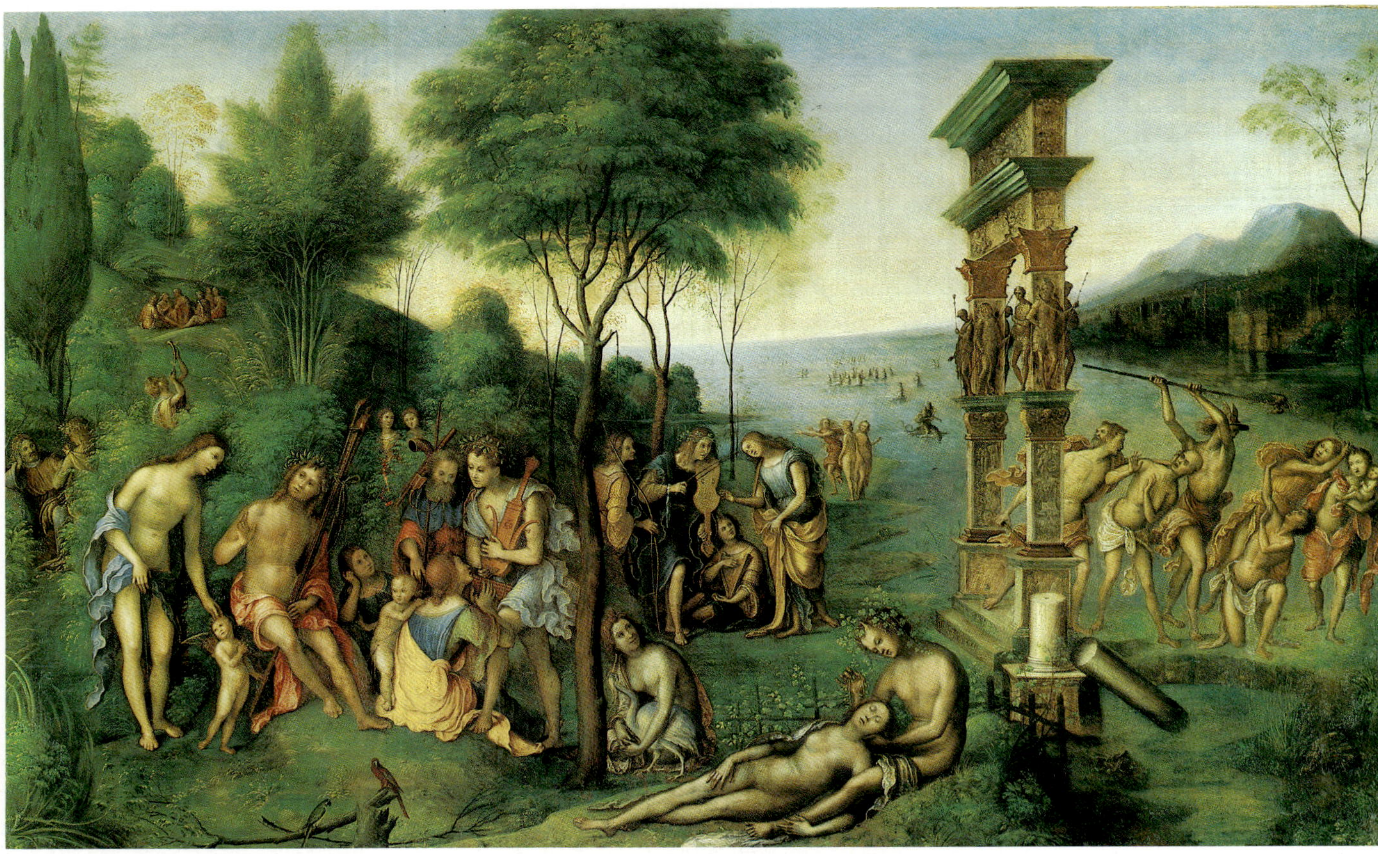

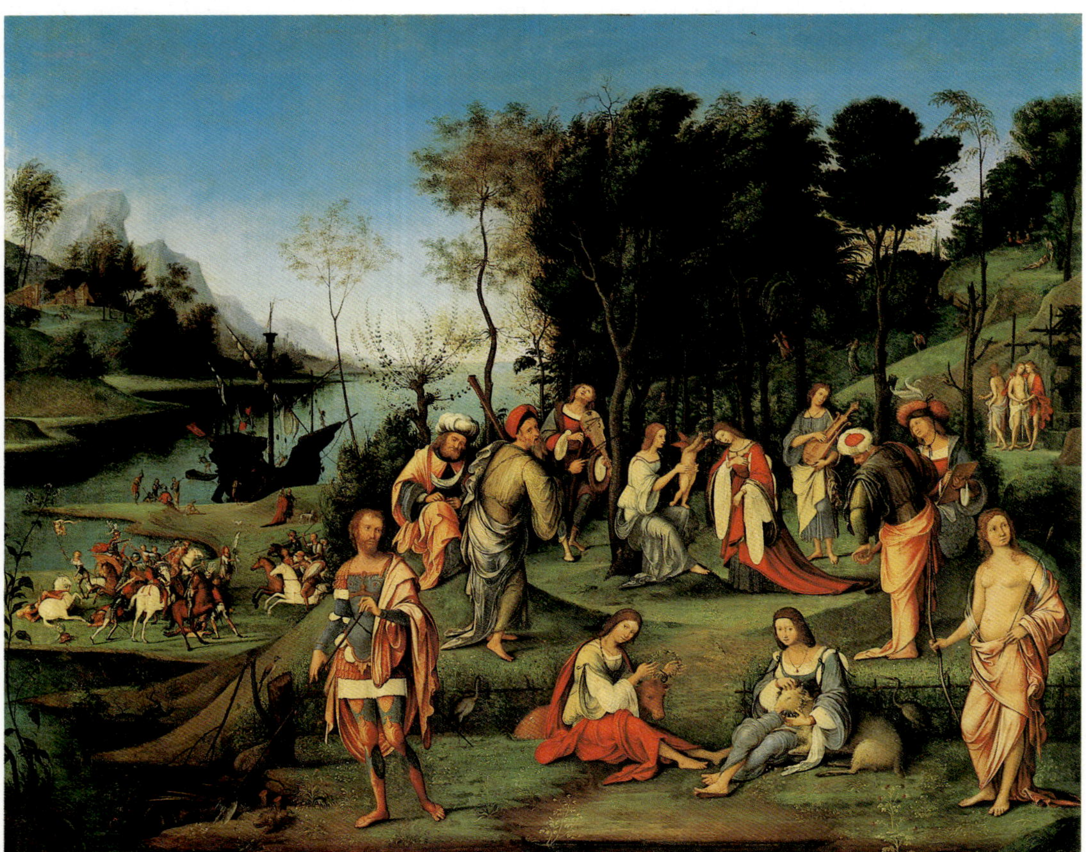

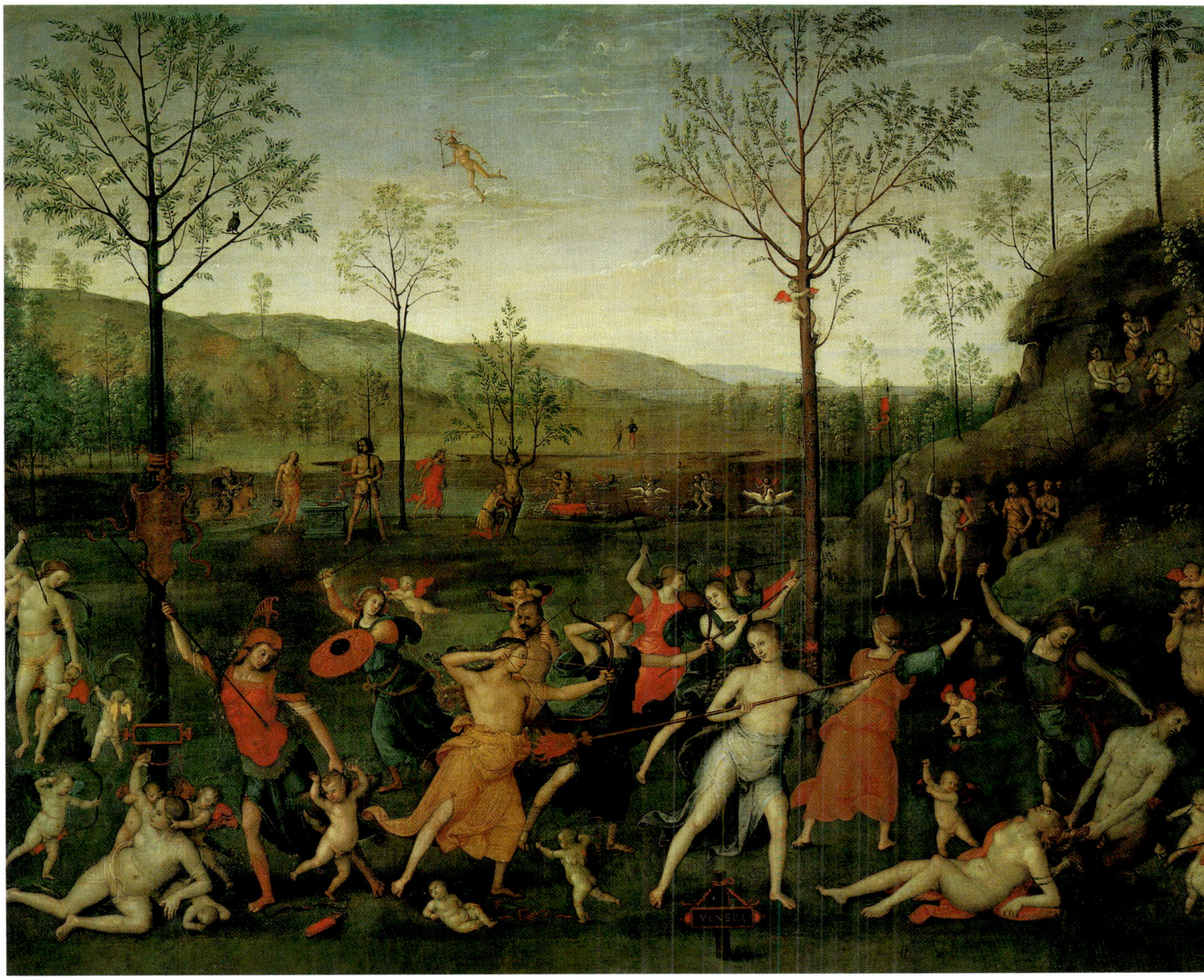

Gegenüber, oben
LORENZO COSTA Bologna (?) 1460 – Mantua 1535
Die Regierung des Gottes Comus.
Leinwand, 152 × 238 cm. Begonnen von Mantegna, nach dessen Tod von Costa vollendet. Sammlung des Kardinals Richelieu; Zugang 1801 mit der Sammlung des Herzogs von Richelieu. INV. 256

Gegenüber, unten
LORENZO COSTA
Allegorie auf den Hof der Isabella d'Este.
Leinwand, 165 × 198 cm. Aus dem Studiolo der Isabella d'Este im Palazzo Ducale in Mantua. Sammlung des Kardinals Richelieu; Zugang 1801 mit der Sammlung des Herzogs von Richelieu. INV. 255

PERUGINO, eigentl. PIETRO VANNUCCI
Città della Pieve um 1448 – Fontignano 1523
Der Wettstreit der Liebe mit der Keuschheit.
Leinwand, 160 × 191 cm. Aus dem Studiolo der Isabella d'Este im Palazzo Ducale in Mantua. Sammlung des Kardinals Richelieu; Zugang 1801 mit der Sammlung des Herzogs von Richelieu. INV. 722

Seite 152
ANTONIO ALLEGRI, gen. CORREGGIO
Correggio 1489 (?) – 1534
Allegorie der Tugenden, 1529/30.
Leinwand, 148 × 88 cm. Gemalt zusammen mit INV. 5927 um 1529/30 für das Studiolo der Isabella d' Este im Palazzo Ducale von Mantua. Aus der Sammlung Karls I. von England; Sammlung Eberhard Jabach; von diesem 1662 von Ludwig XIV. erworben. INV. 5926

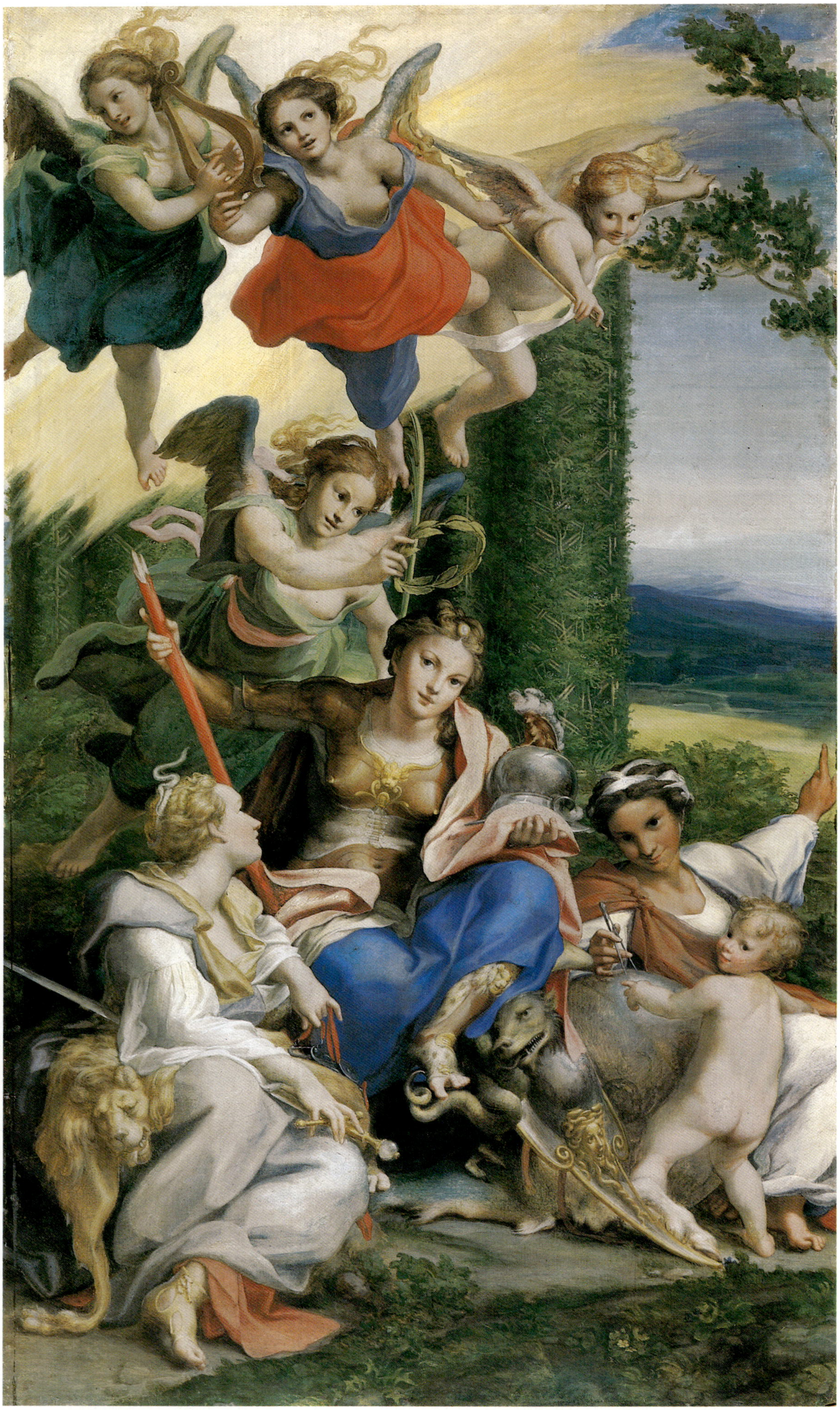

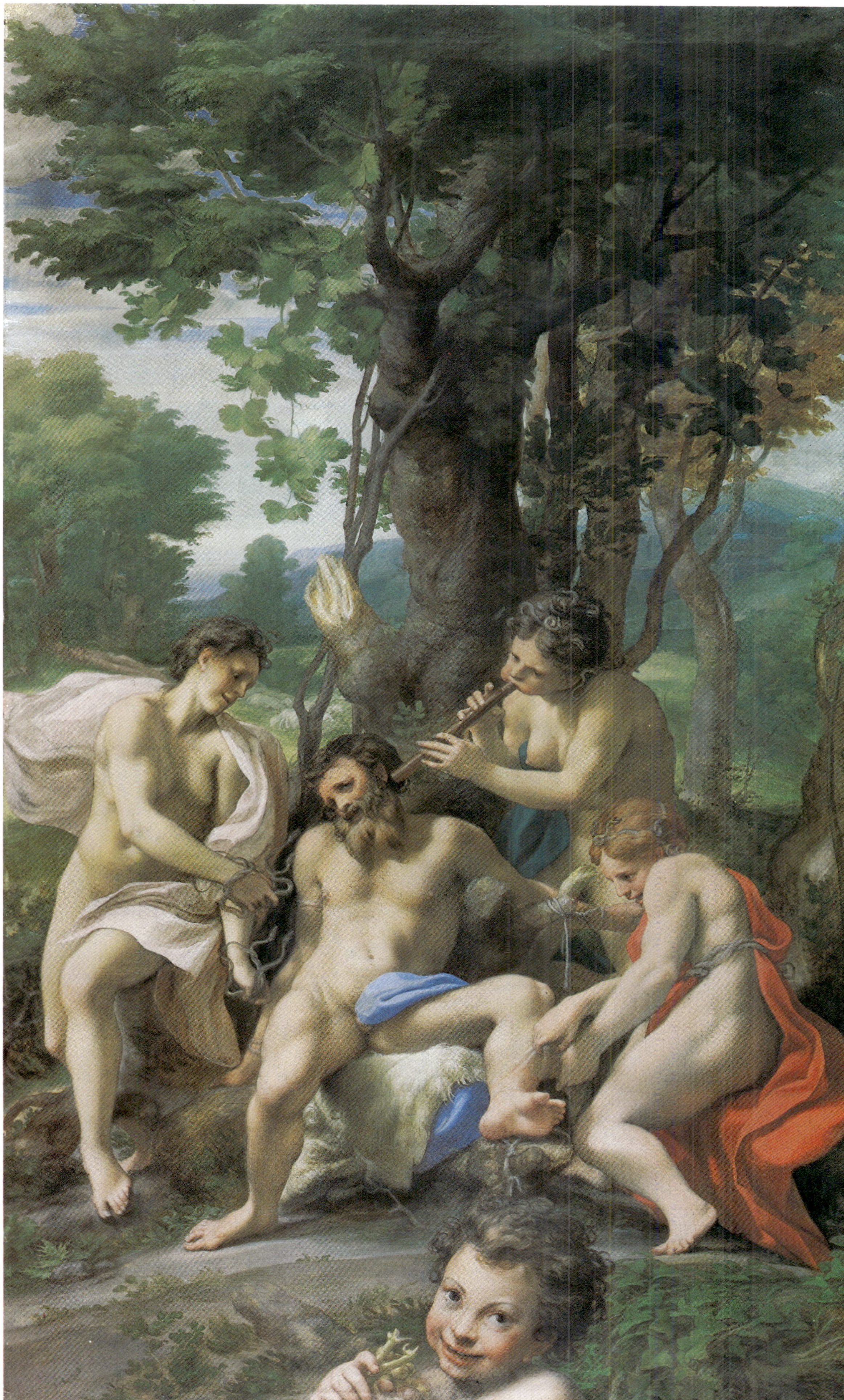

Pietro Vannucci, gen. Perugino

Neben der weiterhin dominierenden christlichen Ikonographie gewinnen im geistigen und künstlerischen Frührenaissance-Klima der Stadtrepubliken und höfischen Zentren Themen aus der antiken Mythologie zunehmend an Bedeutung. Hier entstehen im letzten Drittel des Quattrocento allegorische und mythologische Zyklen, zu denen die Tafelbilder Cosimo Turas für das Arbeitszimmer des Herzogs von Ferrara ebenso gehören wie Botticellis berühmte Allegorien aus dem Reich der Venus in den Uffizien, gemalt für die Medici in Florenz, nicht zuletzt die Ausstattung des Studiolo der Isabella d'Este in Mantua (Seite 146–151). Auch als Fresko waren allegorische Themen beliebt, wie Botticellis Dekorationen der Villa Lemmi im Louvre bezeugen (vgl. Seite 104/105).

Mit fortschreitender Entwicklung der Renaissancekultur erobern sich Mythen und Allegorien bald Gegenstände des täglichen Gebrauchs: Als Bildträger dienen nun auch große Truhen (ital. »cassoni«), deren Deckel – meist auf der Innenseite – mit Malerei geschmückt werden. Die Motive entstammen der antiken Mythologie bzw. der zeitgenössischen antikisierenden Poesie und nehmen Bezug auf wichtige Ereignisse des Familienlebens wie Verlobung, Hochzeit, Kindbett. Bilder auf Truhendeckeln wie Bartolomeo di Giovannis *Hochzeit von Peleus und Thetis* entstanden nach der Erzählung des beliebten und weitverbreiteten Troja-Romans, der mit Homer frei umging. Die runden Holztäfelchen, »desco da parto« genannt, weil sie gewöhnlich als Geburtsgeschenke verwendet wurden, waren vermutlich Deckel für Dosen oder Behälter; auch die zwölfeckige frühe Tafel mit dem *Triumph der Venus* im Louvre (vgl. Seite 95) gehört in einen solchen Zusammenhang matrimonialer Geschenkartikel. Sodomas Rundbild, eine Allegorie der Liebe, am Rand mit einer Groteskenbordüre verziert, erinnert ikonographisch an Tizians geheimnisvolles Bild *Himmlische und irdische Liebe* in der Galleria Borghese in Rom.

Die nach 1500 entstandenen Bilder dieser Gattung sind keine Pionierarbeiten mehr. Das kultivierte Täfelchen, das den musikalischen Wettstreit zwischen Apoll und Marsyas zum Thema hat, erschien älteren Kunsthistorikern als ein Musterbeispiel jenes akademisch ausgefeilten Stils, den Raffael in der Werkstatt seines Meisters Perugino vorfand. Das Bild mit Apoll, der in arroganter Lässigkeit auf den flötespielenden Marsyas herunterblickt, während seine melodischen Klänge die idyllische Landschaft zu durchziehen scheinen, ist wohl eher in einem Studierzimmer zu denken als in einem Schlafzimmer, wo Hochzeitsbilder ihren Platz fanden.

Seite 153
ANTONIO ALLEGRI, gen. CORREGGIO
Allegorie der Laster.
Tempera auf Leinwand, 148 × 88 cm. INV. 5927

Gegenüber
PERUGINO, eigentl. PIETRO VANNUCCI
Città della Pieve um 1448 – Fontignano 1523
Apoll und Marsyas.
Holz, 39 × 29 cm. Erworben 1883. R. F. 370

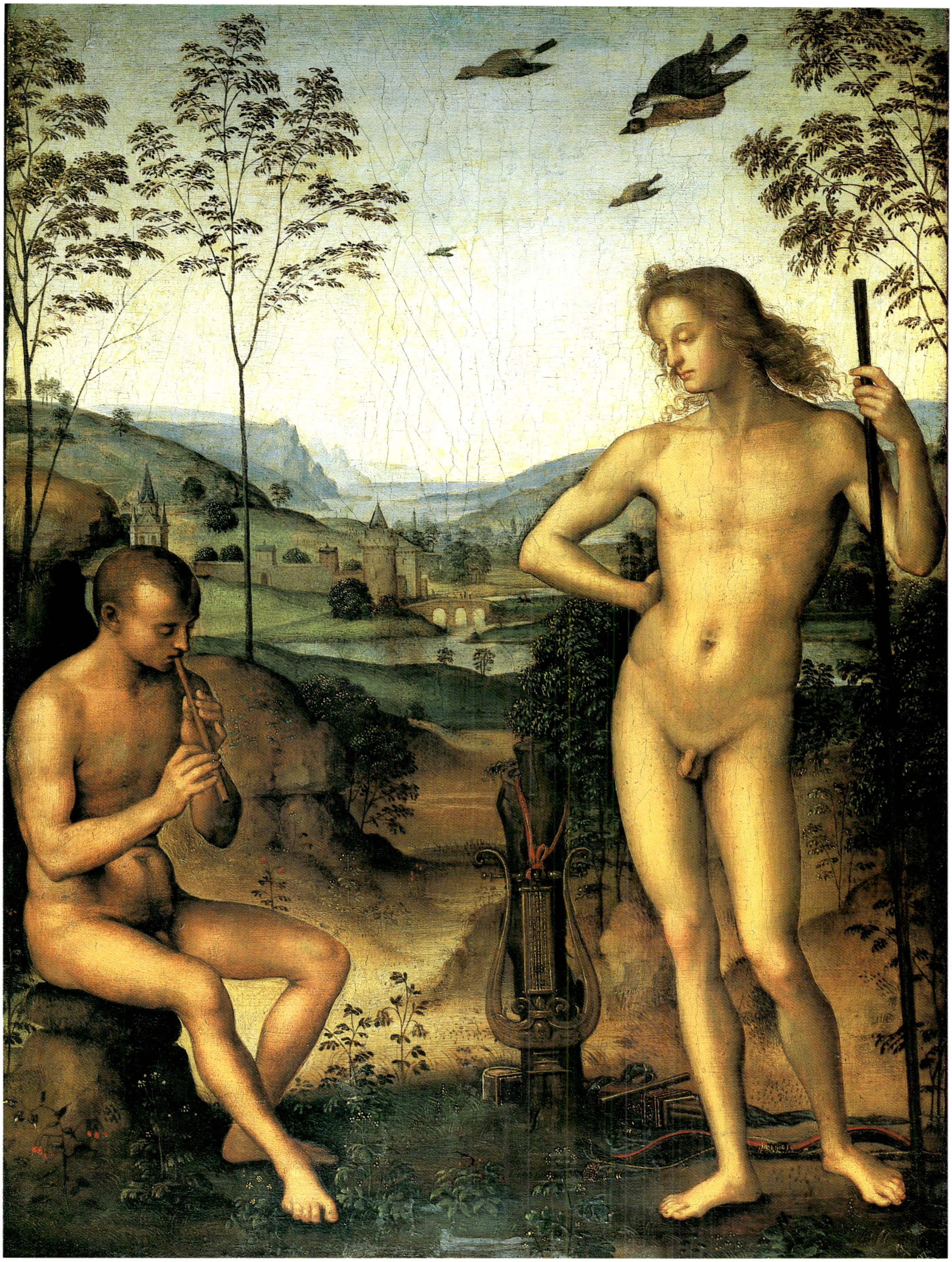

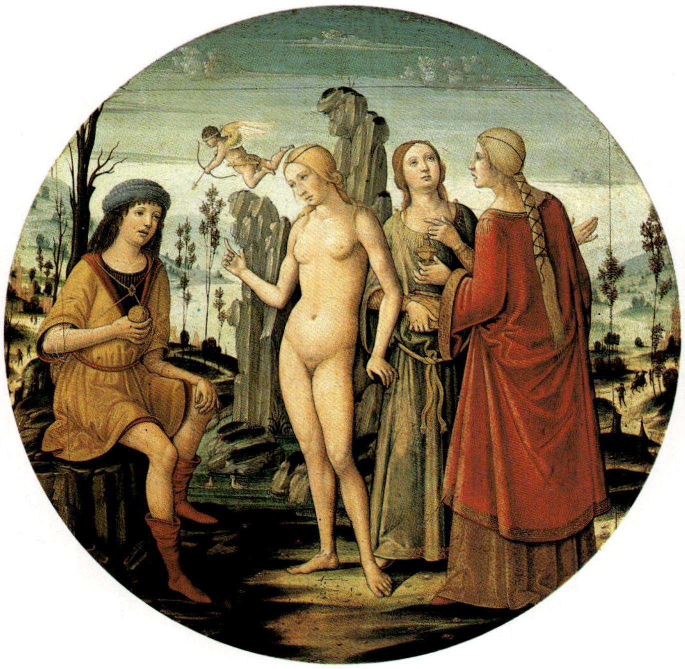

Girolamo di Benvenuto Siena 1470 – um 1524
Das Urteil des Paris.
Holz, Durchmesser 71 cm. Aus der Sammlung Campana, Rom, erworben 1861; Zugang 1863, Musée Napoléon III. M. I. 587

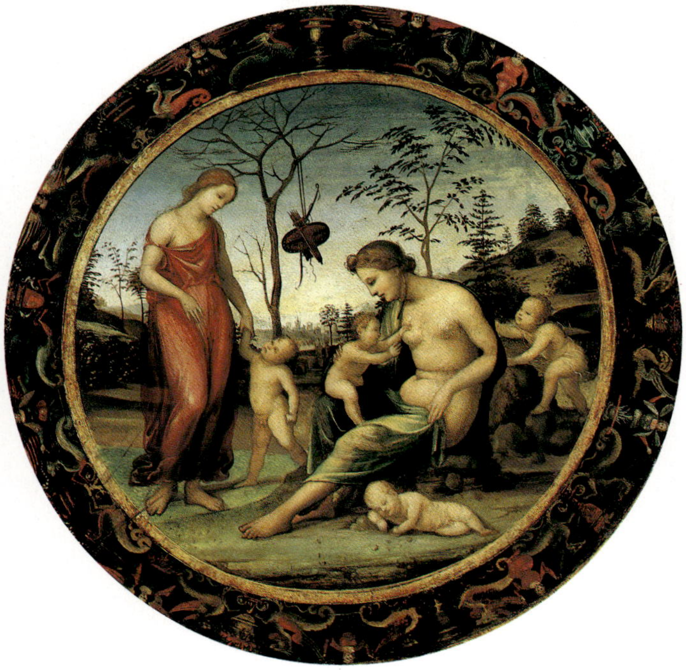

Sodoma, eigentl. Giovanni Antonio Bazzi
Vercelli 1477 – Siena 1543
Die himmlische und die irdische Liebe mit Anteros, Eros und zwei weiteren Cupidos, gen. *Allegorie der Liebe.*
Holz, Durchmesser 61 cm. Wohl aus dem Palazzo Chigi in Siena. Legat Baron Basile de Schlichting, 1914. R. F. 2106

Gegenüber, von oben nach unten
Liberale da Verona Verona um 1445 – (?) 1528/29
Raub der Europa.
Holz, 39 × 118 cm (Cassone-Tafel). Aus der Sammlung Campana, Rom, erworben 1861; Zugang 1863, Musée Napoléon III. M. I. 585

Bartolomeo di Giovanni
Tätig in Florenz 1465 – (?) 1494 oder Anfang 16. Jh.
Die Hochzeit von Peleus und Thetis.
Holz, 43 × 151 cm (Cassone-Tafel). Schenkung Graf Albert de Vandeul, 1902. R. F. 1346

Bartolomeo di Giovanni
Der Festzug der Thetis.
Holz, 43 × 150 cm (Cassone-Tafel). Schenkung Graf Albert de Vandeul, 1902. R. F. 1347

Niccolo da Foligno Tätig in Umbrien und in den Marken, 2. Hälfte 15. Jh. – (?) 1502
Zwei Engel mit einem Rahmen; Christus am Ölberg; Geißelung Christi.
Holz, *Zwei Engel:* 39 × 19 cm. *Christus am Ölberg* und *Geißelung:* je 39 × 80 cm. Teil der Predella eines Altars, gemalt 1492 für die Kirche San Niccolò in Foligno. Aus San Niccolò, 1811, Zugang 1814. INV. 53

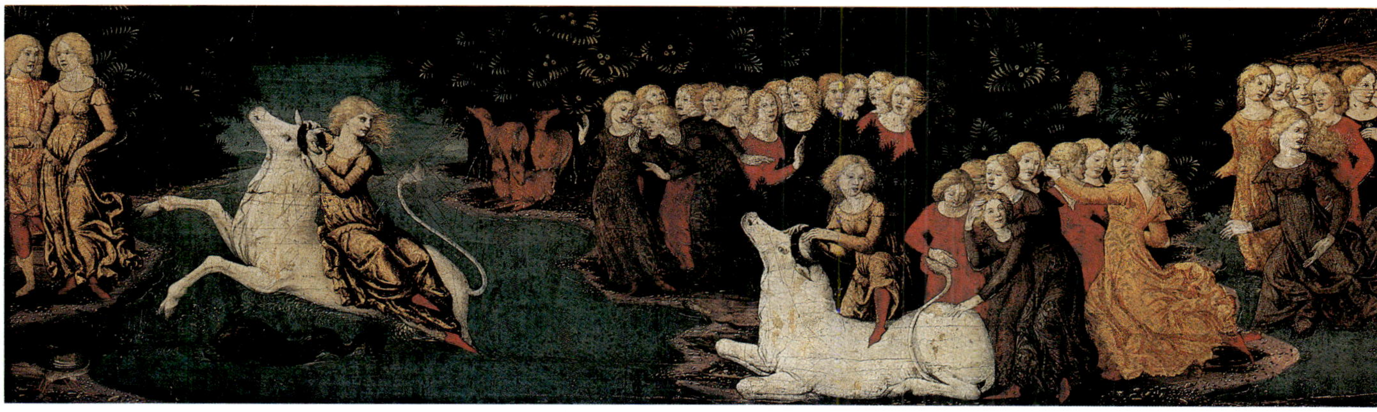

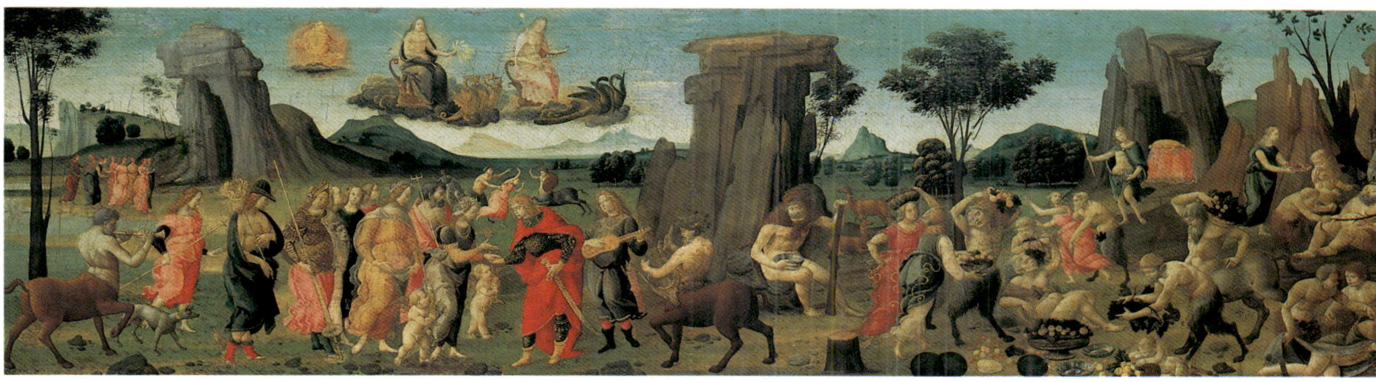

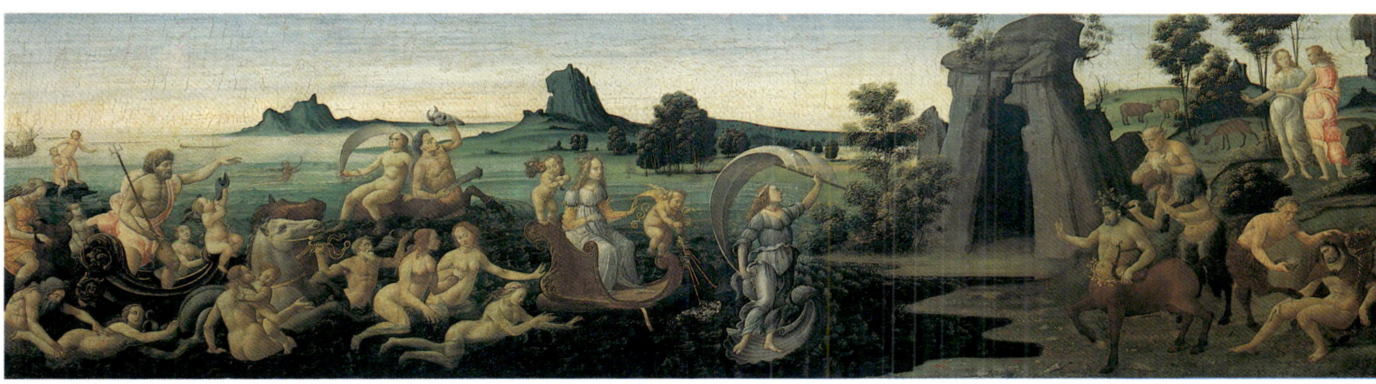

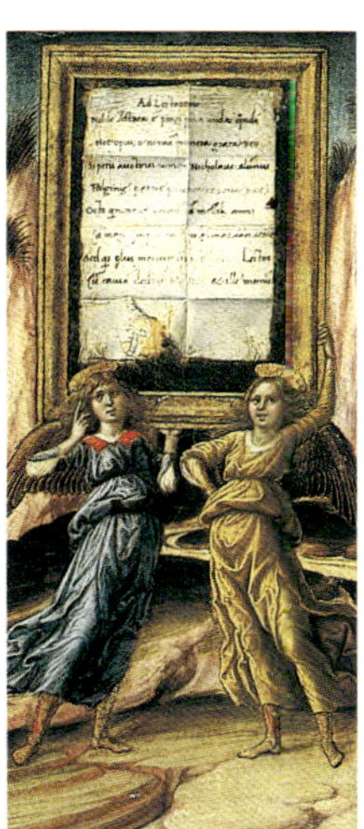

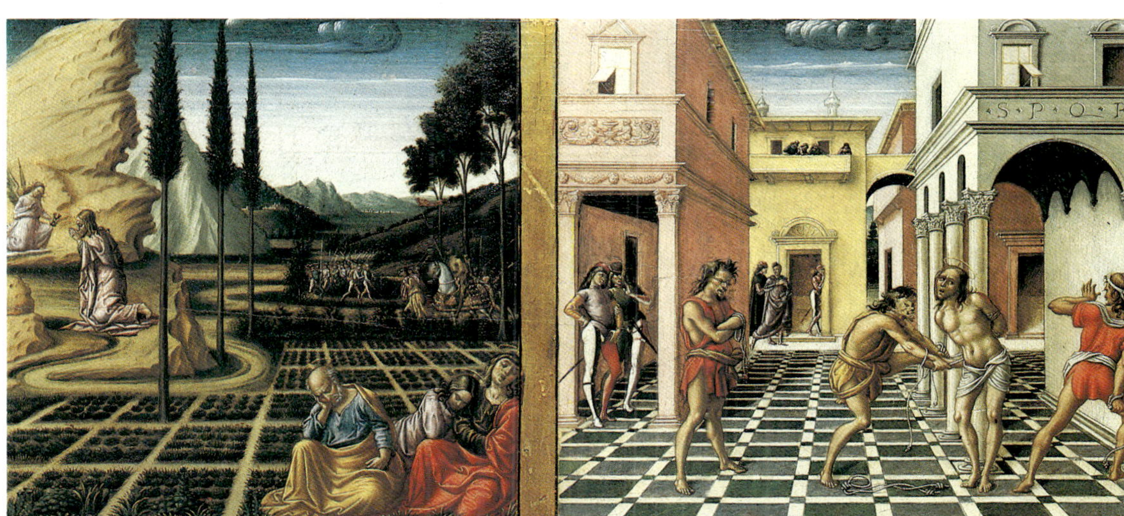
S·P·Q·R

Leonardo da Vinci

Leonardos *Felsgrottenmadonna,* neben dem *Abendmahl* ein Gründungswerk seines Ruhms als Maler aus der Zeit seines ersten Mailänder Aufenthalts (1482–1499), gibt in Inhalt, Komposition und Entstehungsgeschichte manche Rätsel auf. Fest steht: Es ist das größte von der Hand Leonardos erhaltene Tafelbild. Die Bruderschaft der »Unbefleckten Empfängnis« hatte 1483 in der Folge der Einführung des Immaculata-Festes (8. Dezember) ein Altarbild für San Francesco Grande in Mailand in Auftrag gegeben, gelangte jedoch niemals in den Besitz dieses Gemäldes. Leonardo lieferte später, nach langwierigen Streitereien, eine zweite oder gar dritte, weitgehend von Schülern ausgeführte Version ab – wohl jene, die 1789 von Gavin Hamilton erworben wurde und sich heute in der National Gallery, London, befindet. Die Felsgrottenmadonna im Louvre, die frühere, feinere und mit Sicherheit eigenhändig ausgeführte Fassung, ist ein unauslotbares Bild. Die Jungfrau mit dem Johannesknaben, das Christuskind und ein sphingenhafter Engel sind auf geheimnisvolle Weise in eine urzeitliche Felsenlandschaft eingebettet, die den Blick in blauschimmernde Grotten freigibt. Die sanfte Gestalt der Jungfrau wendet sich dem Johannesknaben zu, den ihre Rechte dem Christkind zuzuführen scheint, über das sie schützend die Hand breitet. Der Engel – wie gleicht er dem Boten der Verkündigung in den Uffizien! – umfängt seinerseits den Jesusknaben und weist zugleich mit einem beredten Zeigegestus auf den anbetenden Johannes, der somit als eine Art Schlüsselfigur bezeichnet ist. In diesem Netz von Bezügen das Thema der Unbefleckten Empfängnis zu erkennen, dürfte ein kompliziertes Unterfangen sein!

1625 ist Leonardos *Felsgrottenmadonna* in Fontainebleau nachweisbar. Vielleicht, so rätseln wir über ihr anfängliches Verschwinden, hat Ludovico il Moro, der unwiderstehliche Herr von Mailand, den Maler dazu bewegt, ihm das fertige Bild zu überlassen, um es als Brautgeschenk bei der Hochzeit seiner Nichte Bianca Maria Sforza mit Kaiser Maximilian I. zu überreichen; anläßlich der Vermählung Elisabeths von Österreich, einer Enkelin Maximilians, mit Franz I. könnte das Bild nach Frankreich gelangt sein. Vielleicht hat es aber schon Ludwig XII. aus Italien mitgebracht – es bleibt Geheimnis. Das Bild gehört zu jenen großen Schöpfungen, die mehr Fragen aufwerfen als sie beantworten.

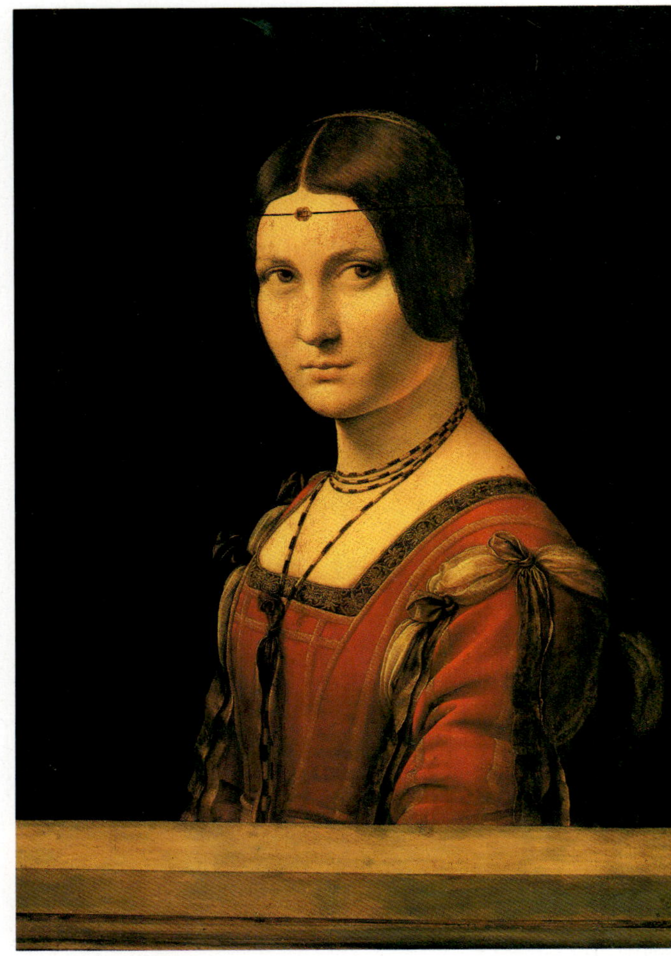

LEONARDO DA VINCI Vinci 1452 – Amboise 1519
Bildnis einer Dame des Mailänder Hofes,
gen. *La Belle Ferronnière.*
Holz, 63 × 45 cm. Sammlung Franz' I.; Sammlung Ludwigs XIV. INV. 778

Gegenüber
LEONARDO DA VINCI
Die Madonna in der Felsengrotte, 1483.
Holz, auf Leinwand übertragen, 199 × 122 cm. Sammlung Franz' I.; Sammlung Ludwigs XIV. INV. 777

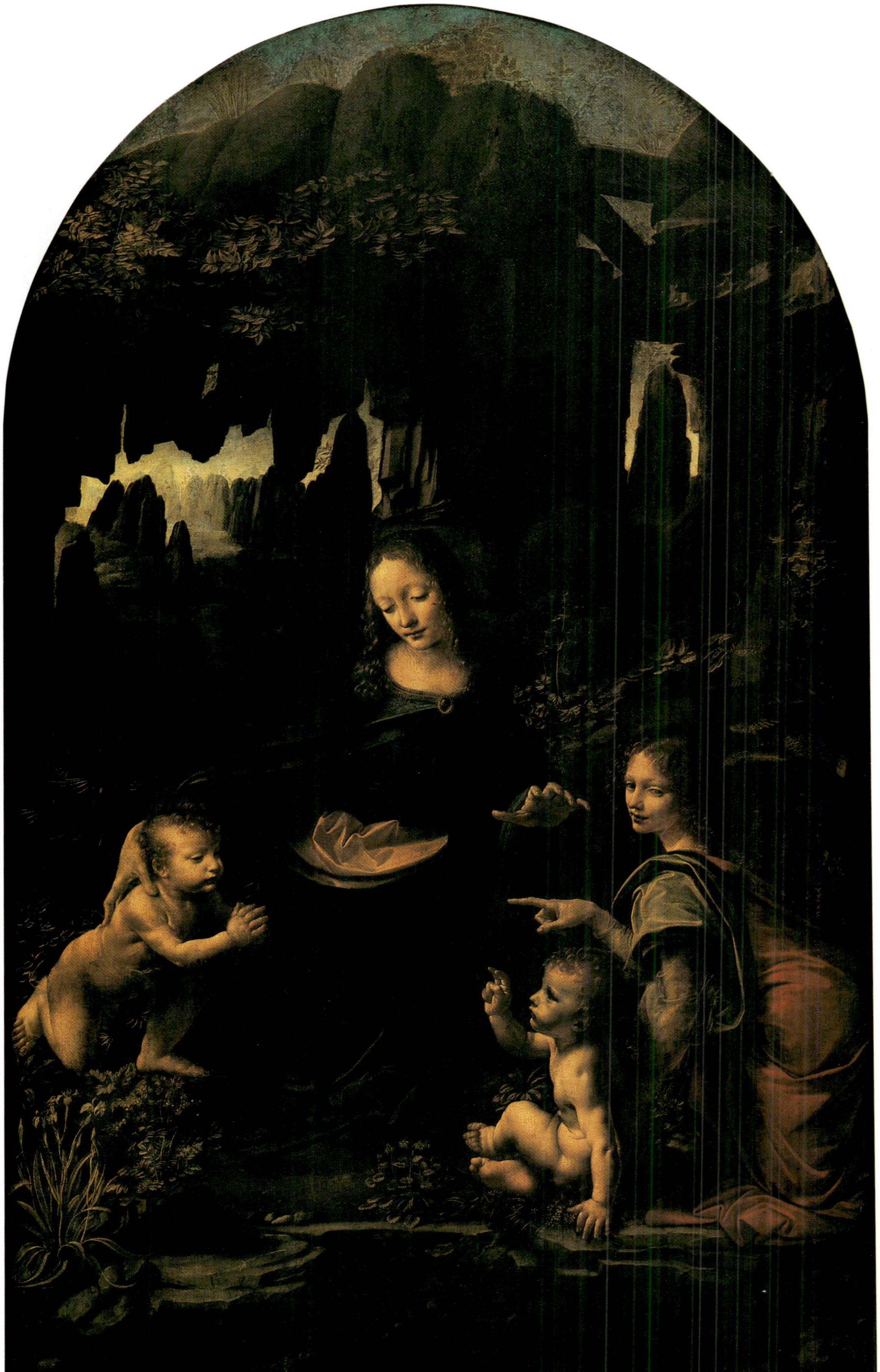

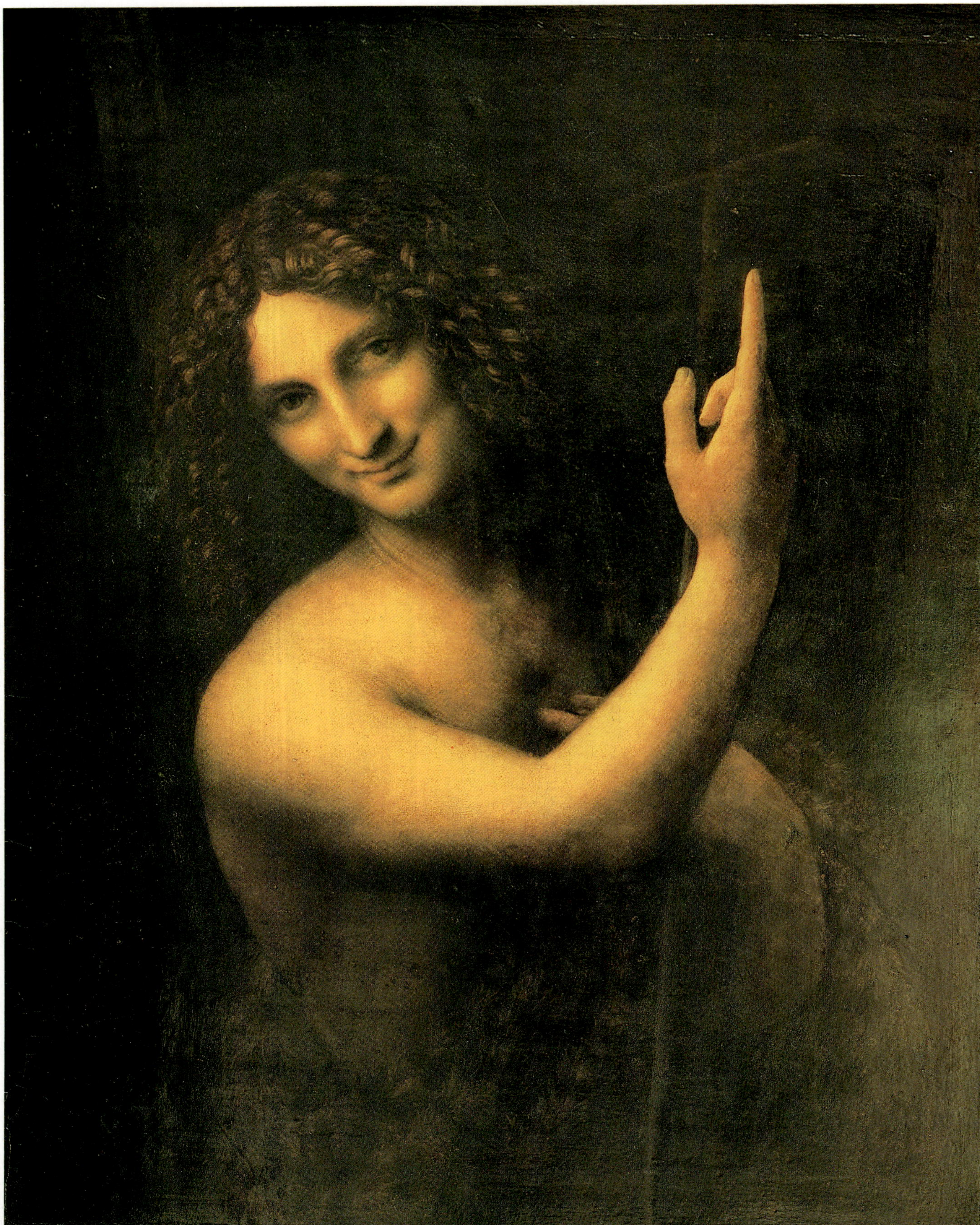

Die beiden anderen Hauptwerke Leonardos im Louvre – *Anna selbdritt* und *Mona Lisa* – sind reife Werke aus der Zeit nach der Jahrhundertwende, gemalt in Florenz, wohin der Meister nach der Vertreibung des Moro aus Mailand 1499 zurückgekehrt war. Das Bildnis ebenso wie das »Familienbild« sind zu höchster Verklärung und zeitloser Gültigkeit gesteigerte Idealvorstellungen des Menschlichen schlechthin. Mit dem typischen »Sfumato«, der Auflösung der Konturen im Licht, ist die perfekte Integration der Figuren im Raum verwirklicht, die klassische Harmonie mit der Natur. Visionär wie seine zeitlosen Gestalten ist Leonardos Weltlandschaft, die in beiden Bildern weit mehr bedeutet als nur Kulisse.

Seite 162
Leonardo da Vinci
Hl. Anna selbdritt, um 1508/10.
Holz, 169×130 cm. Sammlung Franz' I., 1519; 1629 von Kardinal Richelieu erworben und 1636 Ludwig XIII. geschenkt; Sammlung Ludwigs XIV. INV. 776

Seite 163
Leonardo da Vinci
Mona Lisa oder *La Gioconda*, um 1503/06.
Holz, 77×53 cm (an den Seiten, wo man gerade noch zwei Säulen einer Loggia wahrnehmen kann, beschnitten). Das Modell könnte die Frau des angesehenen Florentiners Francesco del Giocondo gewesen sein. Sammlung Franz' I., um 1519; Sammlung Ludwigs XIV. INV. 779

Leonardo da Vinci, Werkstatt
Bacchus.
Leinwand, 177×155 cm. Sammlung Franz' I. (?); Sammlung Ludwigs XIV. INV. 780

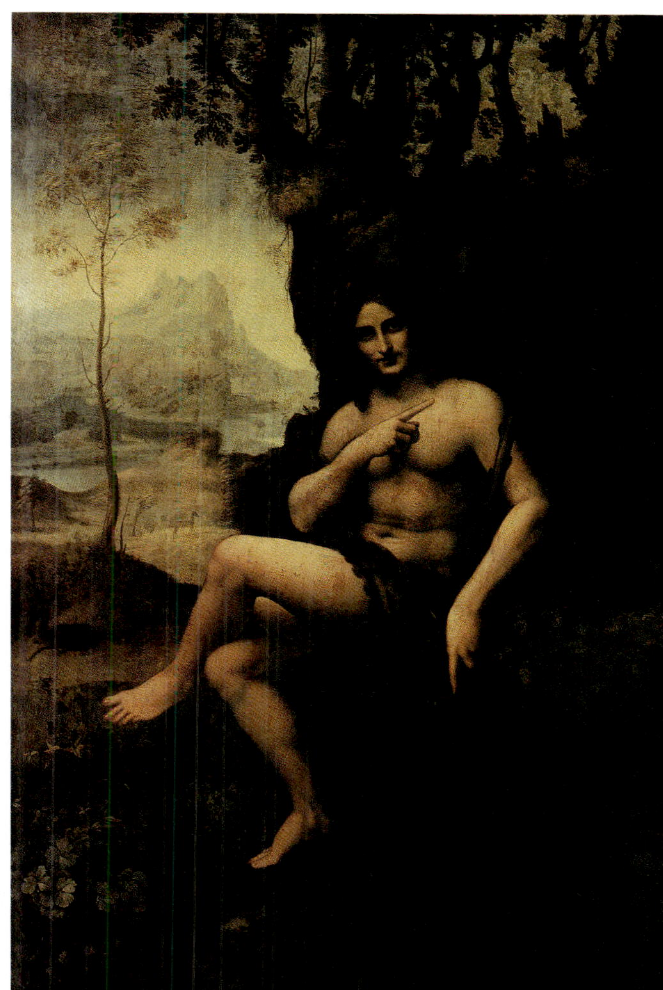

Gegenüber
Leonardo da Vinci
Johannes d.T., 1513/16.
Holz, 69×57 cm. Sammlung Franz' I., 1519 (?); von Ludwig XIII. 1625 Karl I. von England im Austausch überlassen; Sammlung Eberhard Jabach, der es nach 1649 dem Kardinal Mazarin verkauft. INV. 775

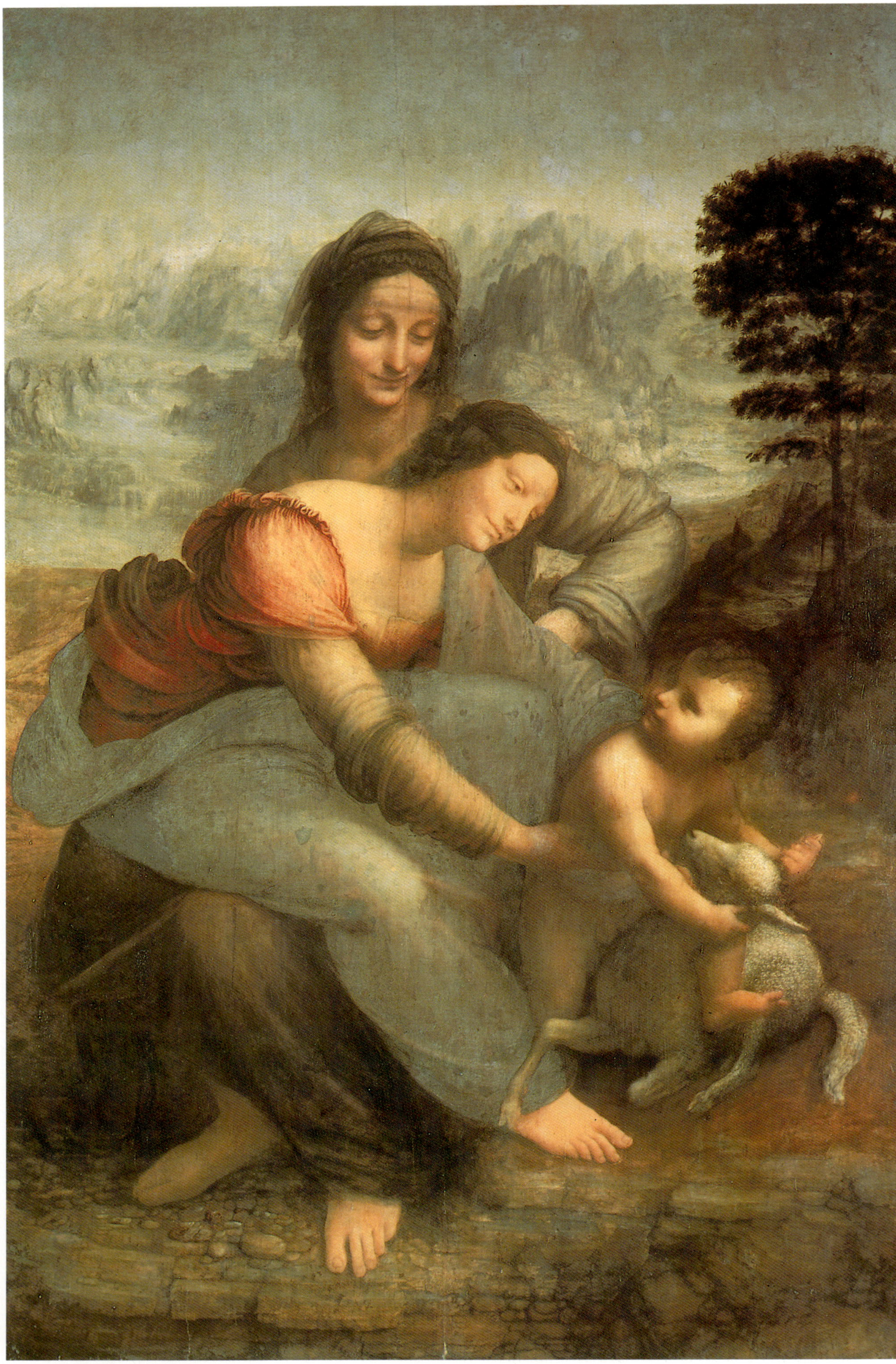

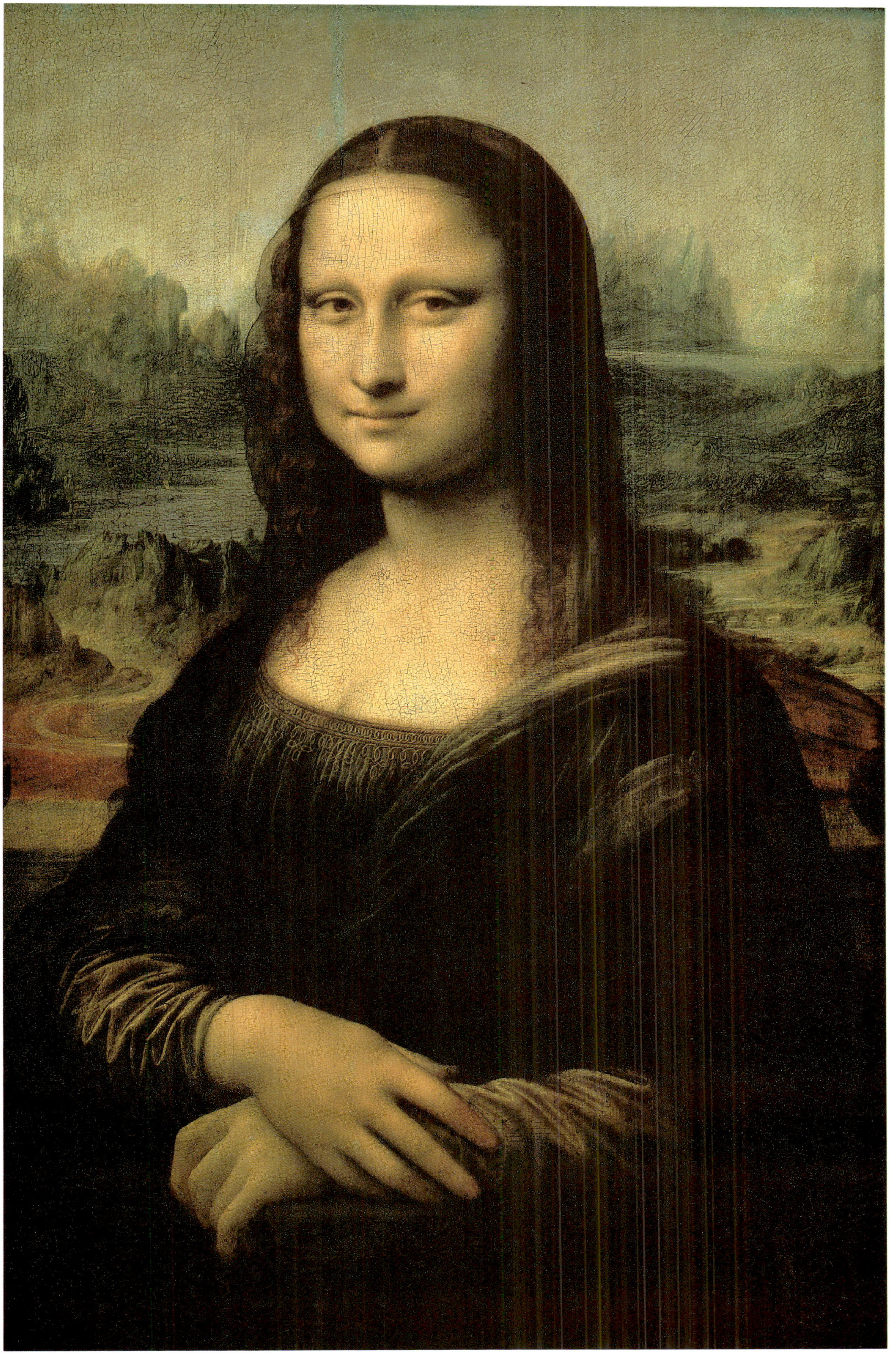

Albrecht Dürer

Schon als dreizehnjähriger Knabe hatte sich Albrecht Dürer in der faszinierenden Silberstiftzeichnung, die sich heute in der Albertina in Wien befindet, selbst porträtiert. Eine Federzeichnung in Erlangen zeigt den zwanzigjährigen, grübelnd und kritisch aus dem Bild blickenden jungen Mann mit erhobener Hand und Kopfbinde. Zwischen diesen ersten Selbstzeugnissen und den berühmten Bildnissen von 1498 im Prado und von 1500 in der Alten Pinakothek in München – das erstere ganz auf selbstbewußte Künstlerrepräsentation angelegt, während letzteres in seiner strengen Frontalität und Idealisierung der frühen Christusikonographie entspricht – steht als eine persönliche Aussage das ausdrucksvolle Bildnis im Louvre. Die Jahreszahl 1493 und die Aufschrift »My sach di gat. Als es oben schtat« (Meine Sache geht, wie es oben – bei Gott – steht) lassen vermuten, daß Dürer das Bild in seiner Straßburger Zeit malte, gegen Ende seiner Wanderschaft, bevor er 1494 in seine Heimatstadt Nürnberg zurückkehrte, um die Kaufmannstochter Agnes Frey zu heiraten. Das Bild war ursprünglich auf Pergament gemalt und wurde erst im 19. Jahrhundert auf Leinwand übertragen. Trotz des dunklen Firnisses und des nicht erstklassigen Zustandes erweisen sich die Farben als delikat: Das schimmernde Inkarnat und die stofflichen Valeurs treten vor dem dunklen Grund um so eindrucksvoller hervor. Der ernst und beobachtend blickende junge Mann trägt modisches schulterlanges Haar und darauf als farbigen Akzent eine knallrote Mütze mit langen Quasten, ein weißes, am Hals breit ausgeschnittenes, eng gefälteltes Hemd, ein schiefergraues, an den Ellenbogen geschlitztes Wams und knallrote Manschetten. Ist das Bild in den Zügen der nur wenig älteren Erlanger Zeichnung ähnlich, gleichen Pose und Bildausschnitt dem ambitionierten Renaissancebildnis im Prado. In der Rechten hält Dürer ein Eryngium, eine Brachdistel, auch »Männertreu« genannt. Die Pflanze wird gelegentlich als Symbol ehelicher Treue gedeutet, weshalb man das Gemälde gern als Verlöbnisbild betrachtet hat.

Dürers Porträt ist ein aufsehenerregendes Zeugnis der neuen Gattung des Künstler-Selbstbildnisses, in der sich individuelles Selbstverständnis und ein kritisches Verhältnis des Malers zu seiner Umwelt auftut. Die Erwerbung für den Louvre im Jahr 1922 ist ein Glücksfall und bezeugt einmal mehr einen exquisiten Geschmack, dem diese Sammlung im Verlauf vieler Jahrhunderte so manches Meisterwerk verdankt. Mit seinen kühlen Halbtönen und der sensiblen Modellierung, der intelligenten Mischung aus realen und idealen Elementen, ist es wohl das am meisten »französische« der großartigen Dürer-Bildnisse.

Gegenüber
ALBRECHT DÜRER Nürnberg 1471 – 1528
Selbstbildnis mit Distel, 1493.
Pergament auf Leinwand, 57 × 45 cm. Erworben 1922.
R. F. 2382

LUCAS CRANACH D. Ä.
Venus in einer Landschaft, 1529.
Holz, 38 × 25 cm. Erworben 1806. INV. 1180

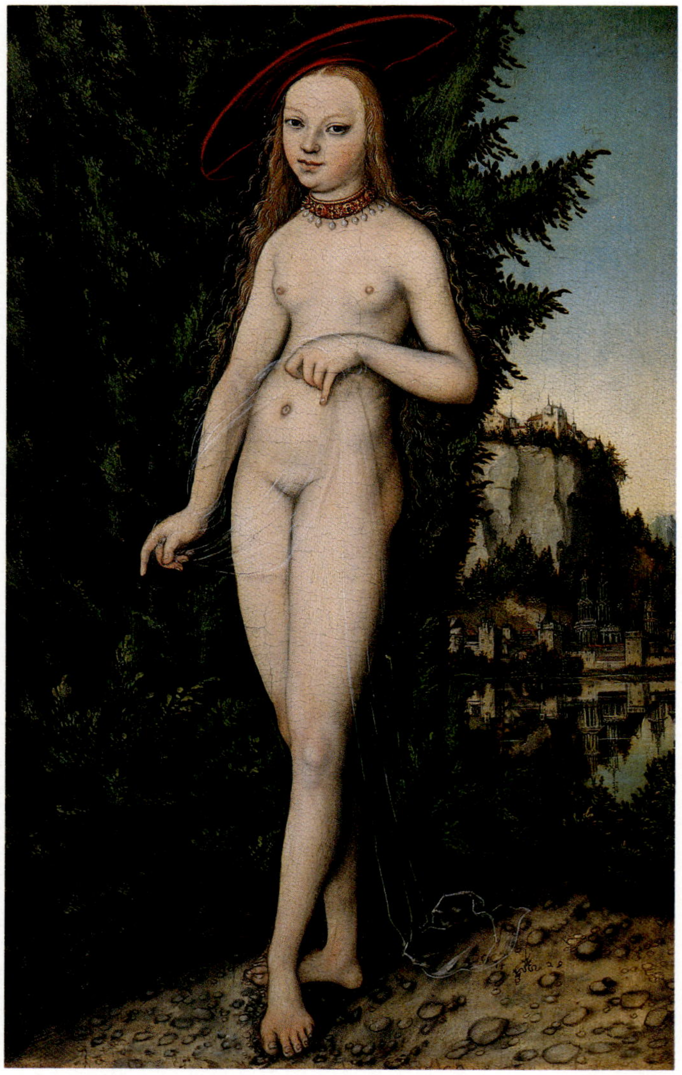

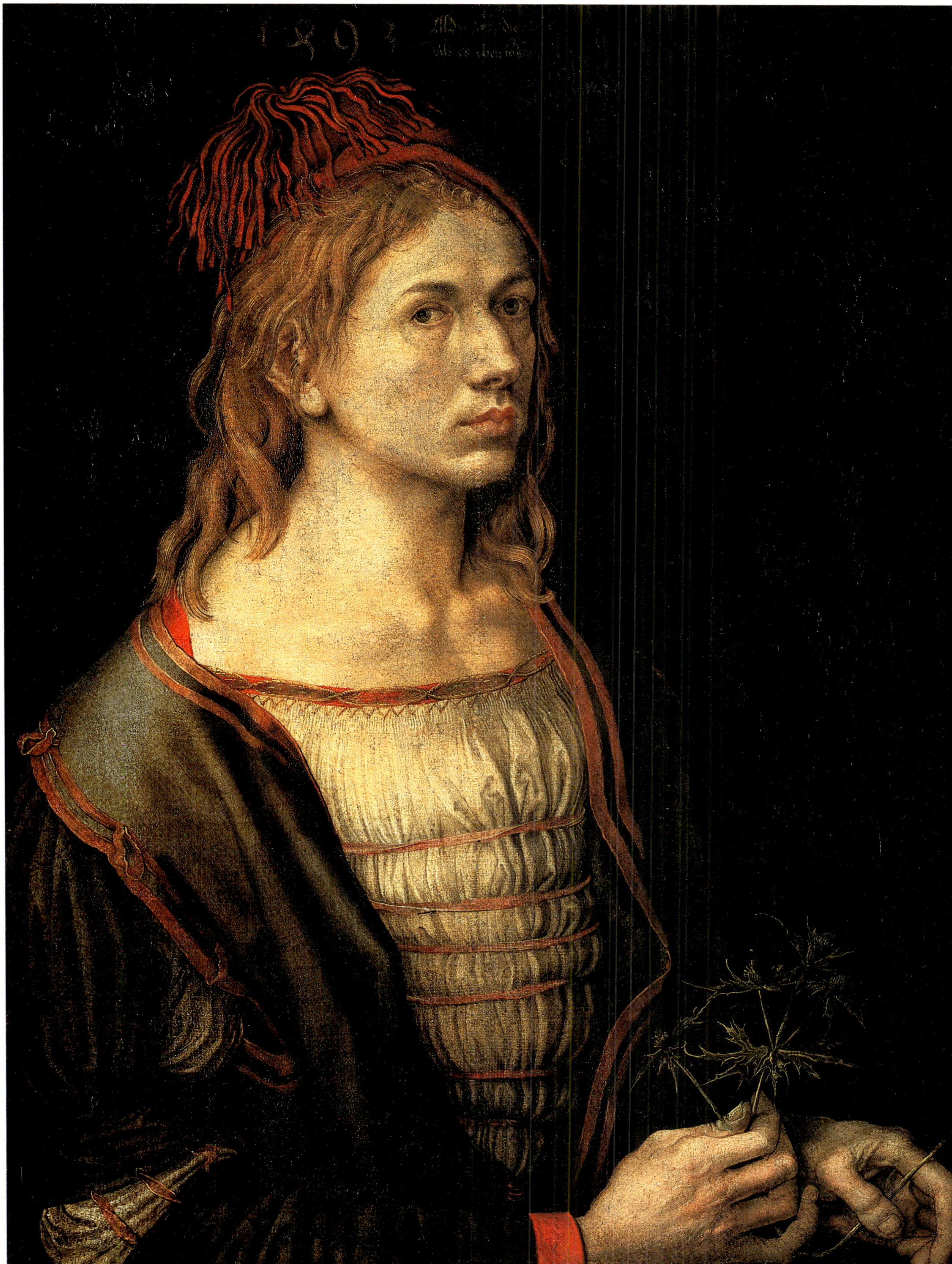

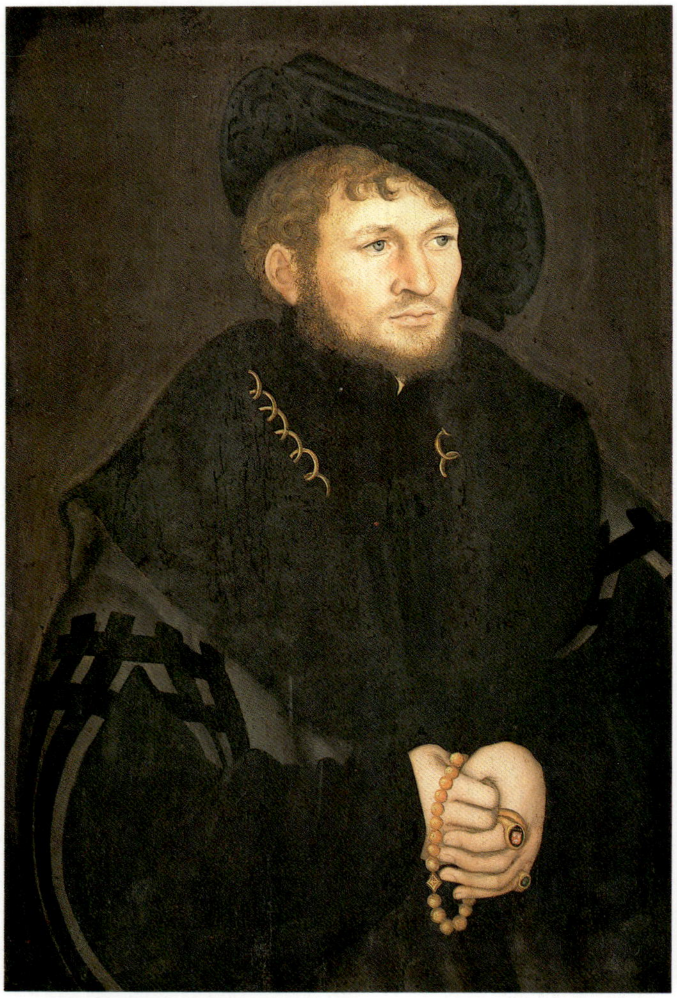

Lucas Cranach d. Ä. Kronach 1472 – Weimar 1553
Bildnis des Caspar von Köckeritz.
Holz, 64 × 42 cm. Erworben 1893. R. F. 819

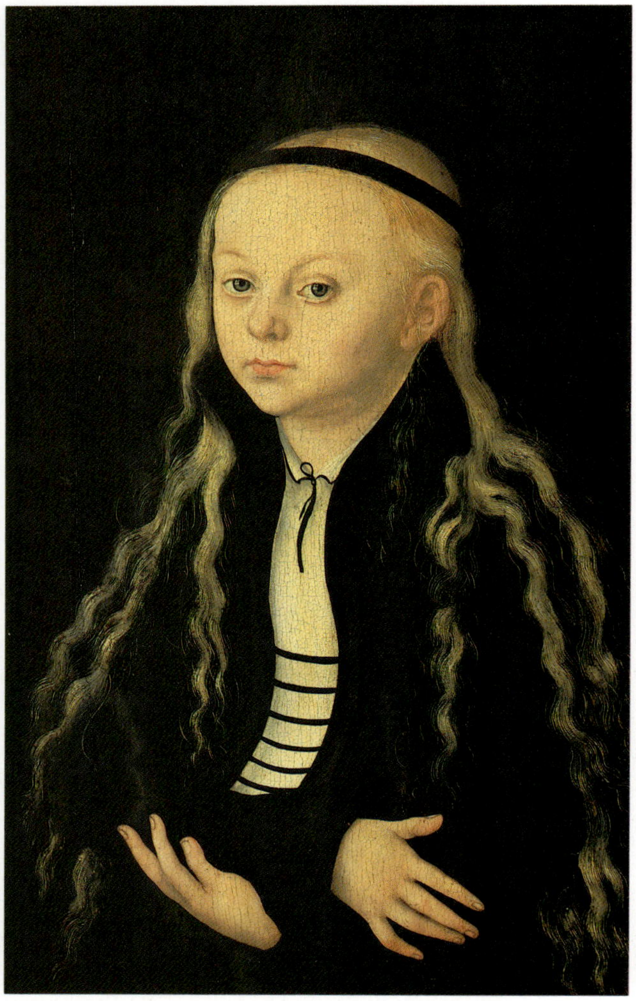

Lucas Cranach d. Ä.
Bildnis vermutlich der Magdalena Luther, Tochter Martin Luthers.
Holz, 41 × 26 cm. Erworben 1910. R. F. 1767

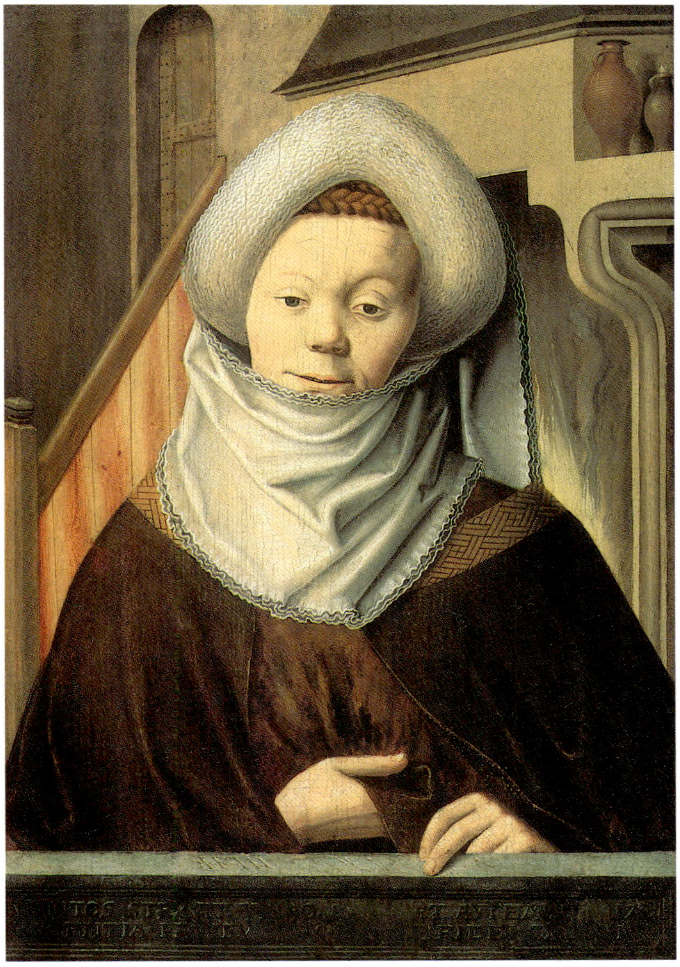

Ludger tom Ring d. Ä.
Hauptsächlich tätig in Münster 1496 – 1547
Die Delphische Sibylle.
Holz, 44 × 31 cm. Aus einer Serie von 15 Tafeln mit Sibyllen und Propheten im Chor des Domes von Münster. Erworben 1920. R. F. 2283

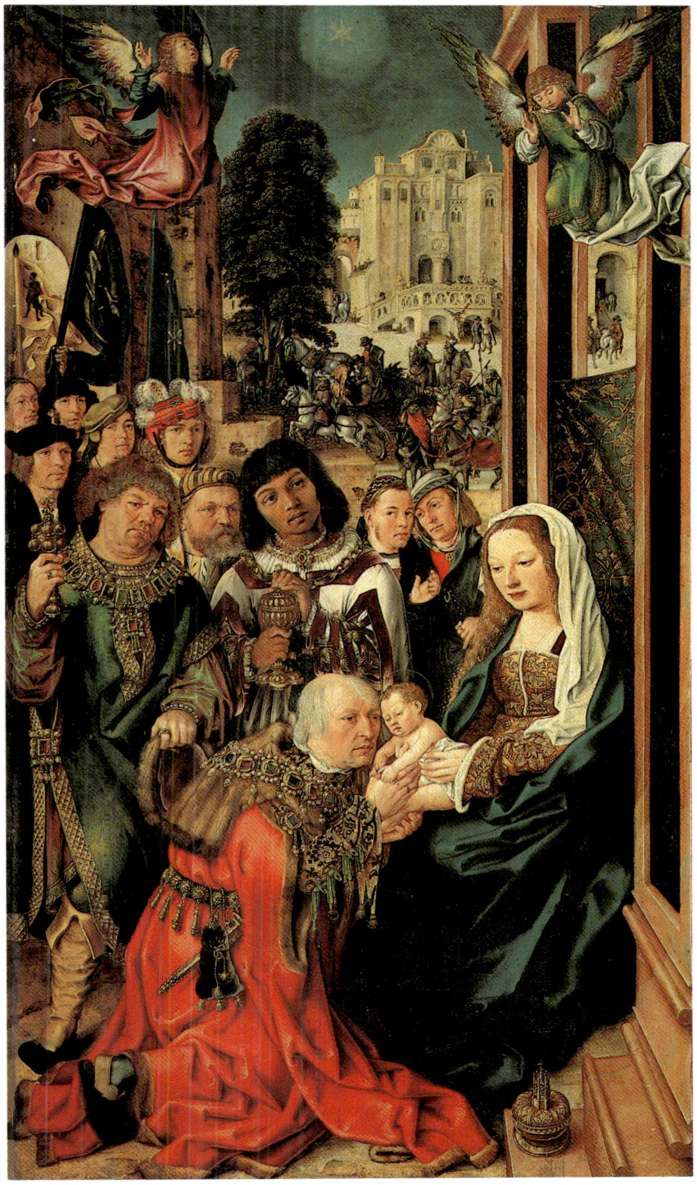

Ulrich Apt d. Ä. Augsburg 1455/60 – 1532
Die Anbetung der Hl. Drei Könige.
Holz, 125 × 71 cm. Rechter Flügel eines um 1510 für die Heiligkreuz-Kirche in Augsburg in Auftrag gegebenen Altars. Erworben 1807. INV. 1993

1500 – 1600

Raffaello Sanzio

Es gibt nicht viele Porträts, die den Anspruch erheben können, große Kunstwerke zu sein; die meisten bleiben im Individuellen befangen. Gerade die Meister der Hochrenaissance haben es verstanden, das humanistische Menschenbild – die Harmonie mit sich selbst und der Natur – mit der Persönlichkeit des Dargestellten vollendet in Einklang zu bringen.

Raffael verkörperte sowohl für seine Zeitgenossen wie für nachfolgende Generationen das Ideal des Künstlers schlechthin. Den modernen Malern allerdings gilt die Dynamik eines Michelangelo weit mehr als das klassische Ebenmaß eines Raffael. Uneingeschränkte Bewunderung fand indes zu allen Zeiten das Bildnis des hochgebildeten Literaten, Diplomaten und Kulturphilosophen *Benedetto Castiglione:* Cézanne hat die malerischen Qualitäten und die plastische Durchformung hervorgehoben; wenige Jahre zuvor hatte der junge Matisse eine Kopie angefertigt, die dieselbe Wertschätzung erkennen läßt.

Raffael malte Castiglione, den berühmten Verfasser des »Cortegiano«, als persönlicher Freund. Das Bild hing in Castigliones Haus in Mantua, wo es Tizian für seine eigene Porträtkunst angeregt haben mag. Raffael hat in diesem Bildnis eine ungewöhnlich lockere, von der strengen Linie befreite Malweise angewandt, die vielleicht durch Castigliones persönliche Vorstellung von der Erscheinung eines Hofmannes beeinflußt war. Die großzügigen Pinselstriche, die die Textûr des grauen Samts beschreiben, und die subtilen Valeurs durchbrechen die akademischen Prinzipien der Renaissancemalerei. Vor der undefinierten Fläche des Hintergrundes tritt die schwarzgekleidete Gestalt kraftvoll hervor; Plastizität wird allein durch das vibrierende Licht auf den gebauschten Gewandpartien erzeugt. In dieser subtilen Technik geradezu modern anmutend, besitzt das Bildnis zugleich jene Ruhe und Noblesse, die die reifsten Werke der Hochrenaissance auszeichnet. 1639 entdeckte Rembrandt das Bild in Amsterdam; zusammen mit einem Tizian-Porträt, das gleichzeitig auf dem Amsterdamer Kunstmarkt auftauchte, stand es Pate bei einem Selbstporträt Rembrandts, das dieser ein Jahr später malte.

Gegenüber
RAFFAEL, eigentl. RAFFAELLO SANZIO Urbino 1483 – Rom 1520
Baldassare Castiglione, vor 1516.
Leinwand, 82 × 67 cm. Sammlung Ludwigs XIV.; erworben 1661 von den Erben des Kardinals Mazarin. INV. 611

Seite 174
RAFFAEL
Madonna mit Jesuskind und Johannesknaben, gen. *Die schöne Gärtnerin,* 1507.
Holz, 122 × 80 cm. Sammlung Franz' I. (?); Sammlung Ludwigs XIV., vor 1683. INV. 602

Seite 175
RAFFAEL
Madonna mit dem Schleier (mit dem blauen Diadem), nach 1508.
Holz, 68 × 49 cm. Sammlung Ludwigs XV., erworben aus der Sammlung des Prinzen von Carignan, 1743. INV. 603

RAFFAEL
Johannes d.T. in der Wüste, um 1516.
Leinwand, 135 × 142 cm. Sammlung Ludwigs XIV., Schenkung des Marquis de la Feuillade, 1685; Übergabe an die Kirche von Longpont 1820, seit 1838 im Louvre. INV. 606

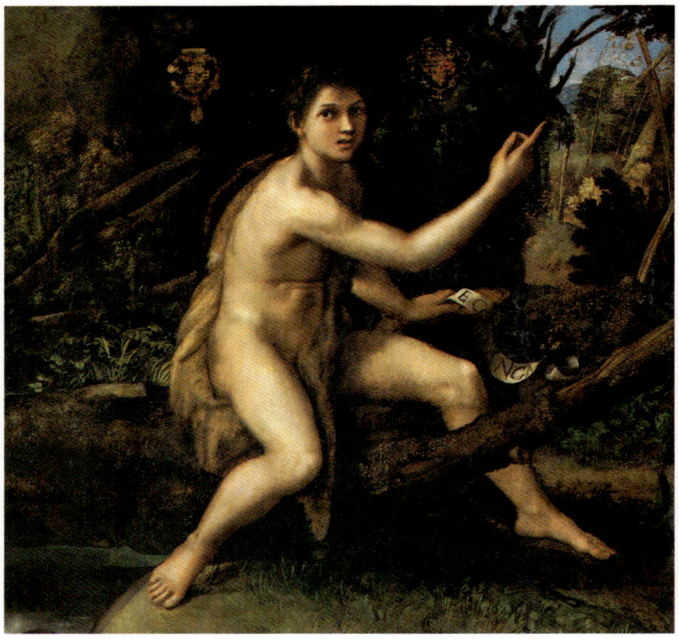

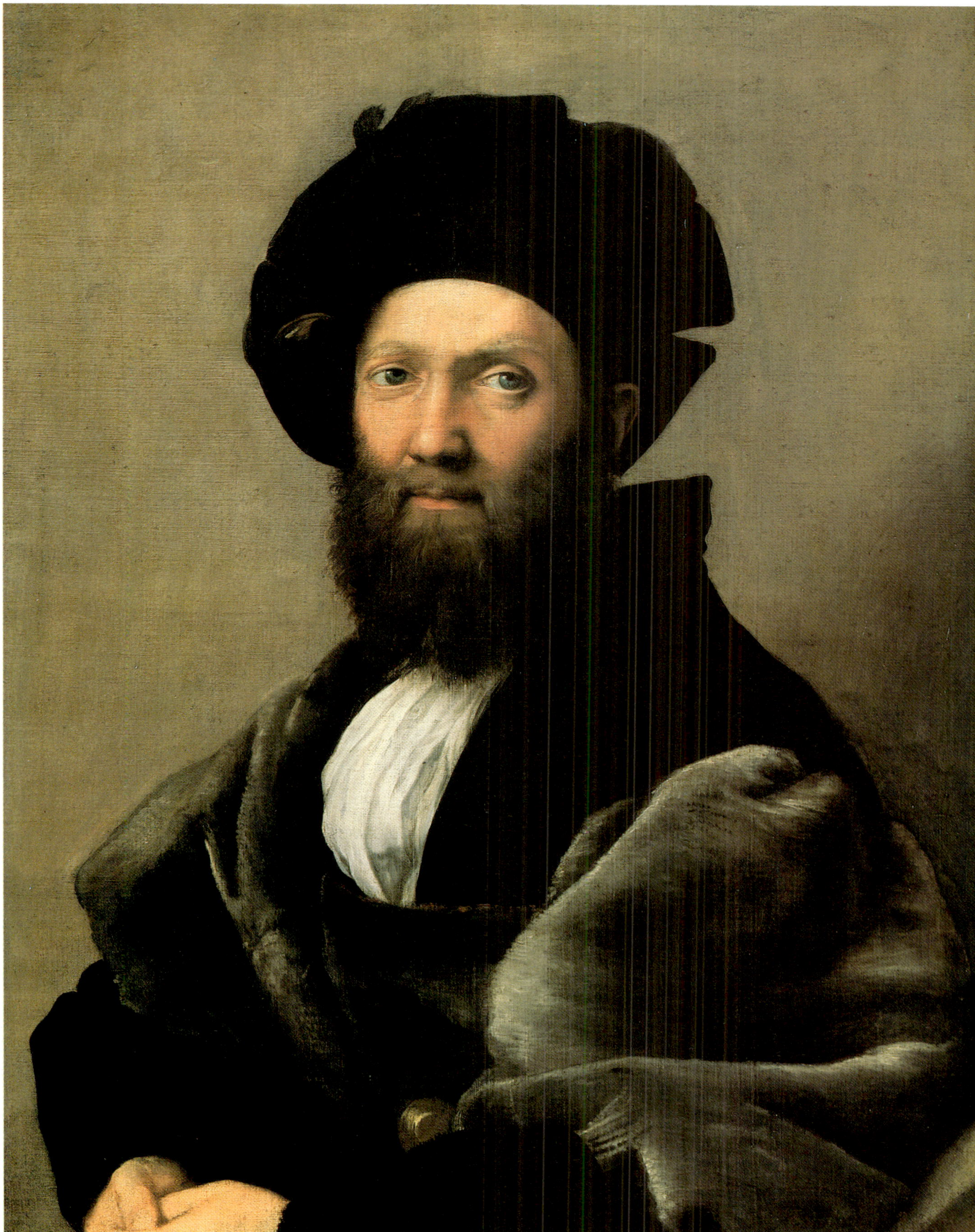

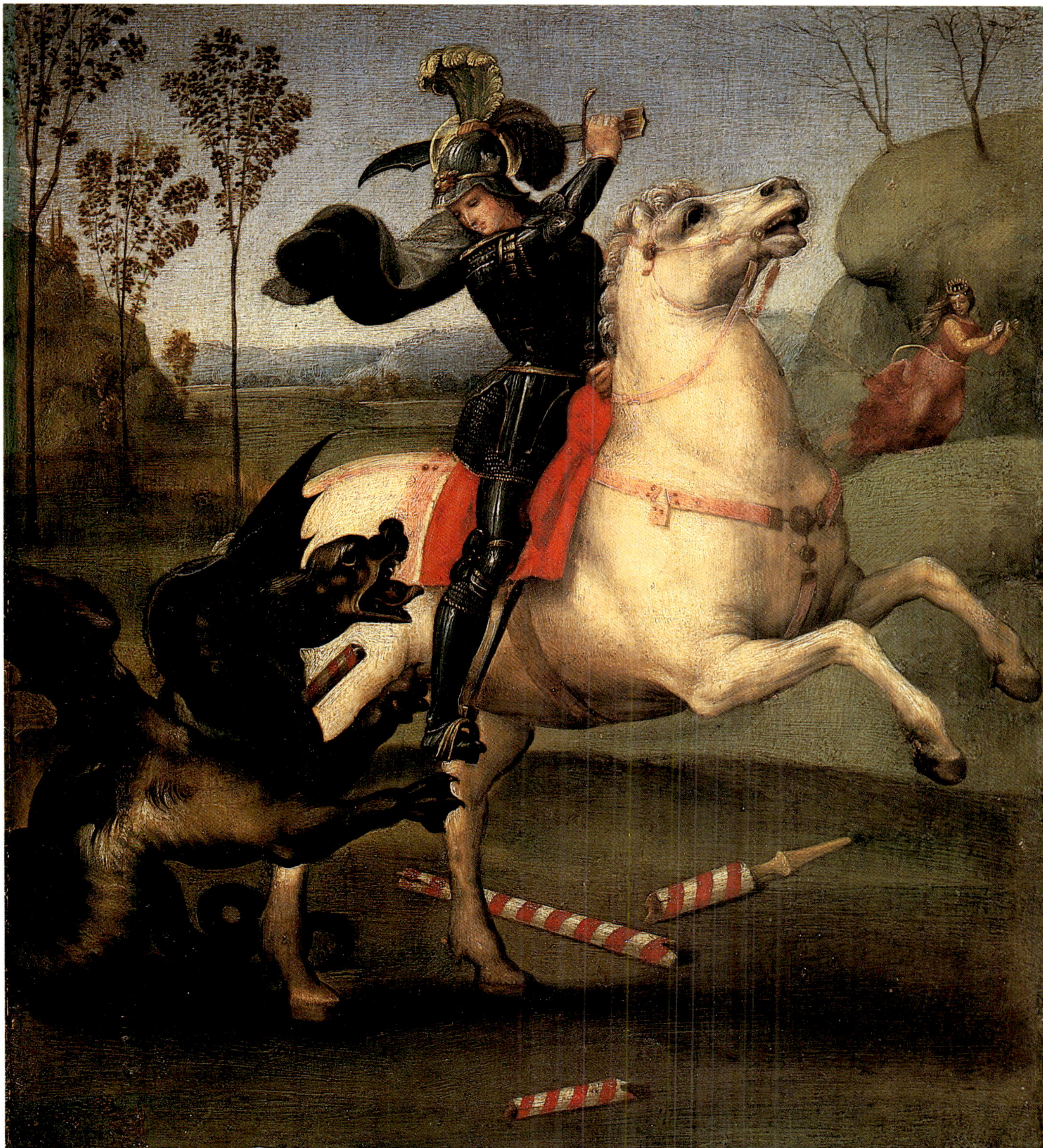

Gegenüber
Raffael
Selbstbildnis mit einem Freund.
Leinwand, 99 × 83 cm. Wohl identisch mit dem 1607 im Palais Granvelle, Besançon, aufgeführten Werk des Pordenone; 1625 in Fontainebleau als ›Raffael‹; Sammlung Ludwigs XIV. INV. 614

Raffael
Der hl. Georg im Kampf mit dem Drachen, um 1505.
Holz, 30 × 26 cm. Gemalt für Guidobaldo da Montefeltro; bildete ein Diptychon mit *Hl. Michael* (INV. 608). Sammlung Ludwigs XIV., erworben 1661 von den Erben des Kardinals Mazarin. INV. 609

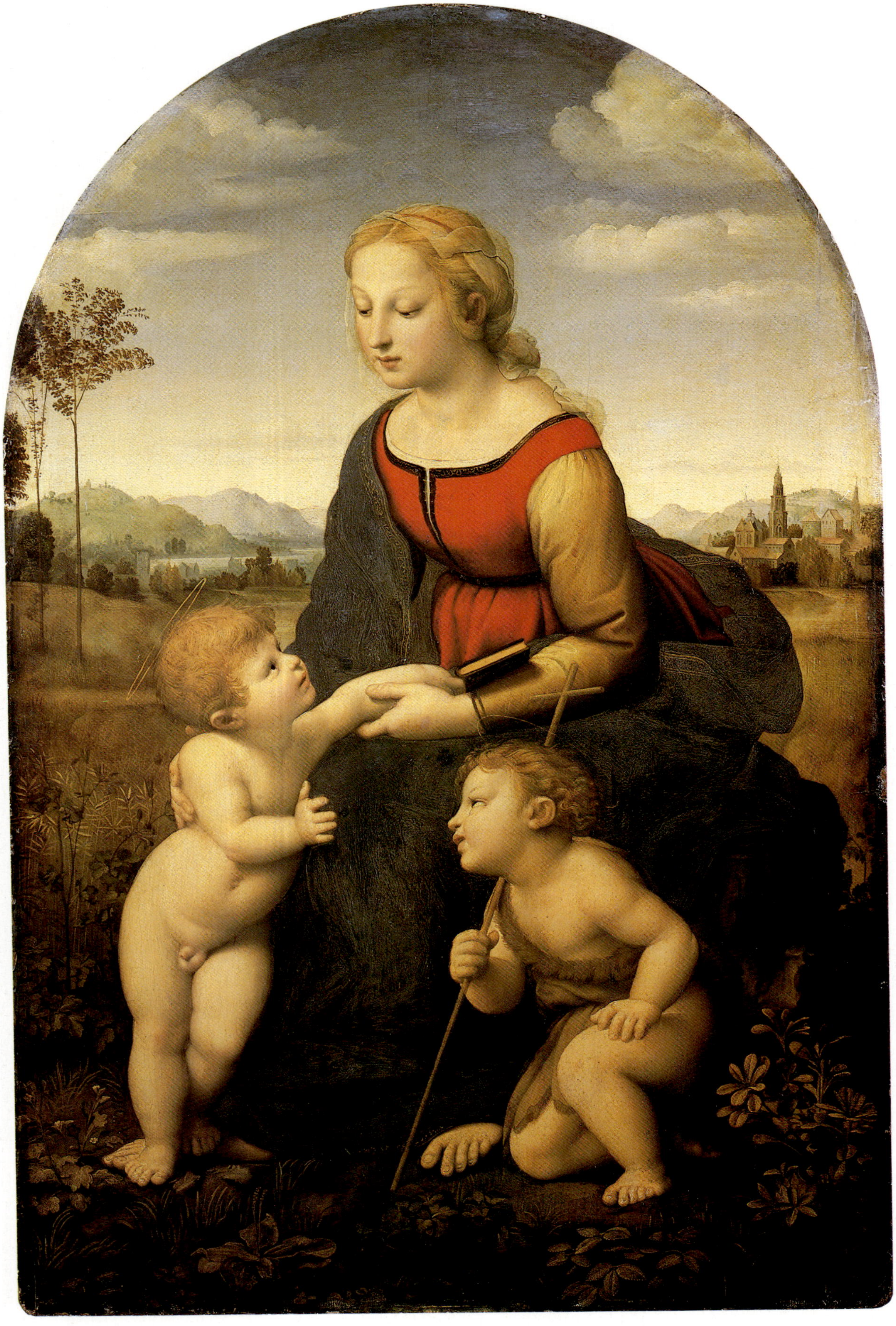

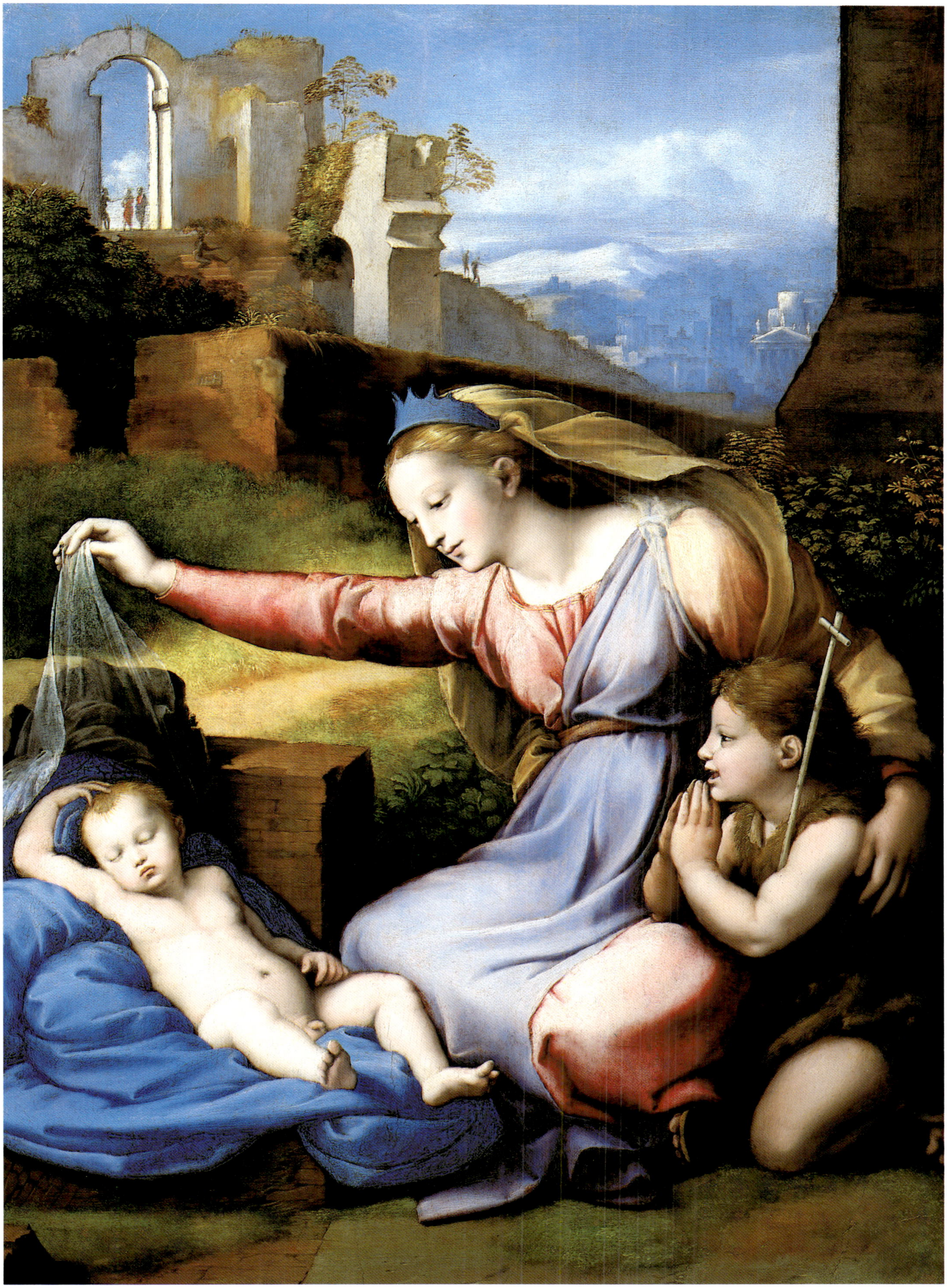

Tiziano Vecellio

Tizians *Ländliches Konzert* – eines der zauberhaftesten und geheimnisvollsten Bilder der Kunstgeschichte – erschließt sich dem Betrachter über Instinkte, die Grundzüge des menschlichen Daseins berühren. Vieles an thematischen Bezügen und Stimmungsgehalt, was in der abendländischen Malerei immer wieder eine bedeutsame Rolle gespielt hat, ist hier erstmals formuliert worden: die pastorale Idylle; die Freude an der Natur; Allegorien von Melodienzauber und Liebesglück.

Sehr wahrscheinlich ist das Bild von Tizian selbst gegen 1510 gemalt worden, wenn es auch immer wieder mit dem esoterischen Genius von Giorgione verbunden wurde, der im gleichen Jahr in Venedig an der Pest starb. Gleichsam als wolle es das Geheimnis seines Ursprungs bewahren, verbirgt sich das Werk über 100 Jahre lang im Dunkel der Geschichte. In den Quellen wird es erstmals 1627 genannt, dem Jahr, als Karl I. von England dieses und andere Bilder aus der Gonzaga-Sammlung in Mantua erwarb. Über den Bankier Eberhard Jabach gelangte es schließlich in die Sammlung Ludwigs XIV. Gewiß besaß das Bild in Italien einige Berühmtheit, und auch die holländischen Maler des 17. Jahrhunderts mögen es gekannt haben, da immer wieder Adaptionen auftauchen. Unzweifelhaft ist das *Ländliche Konzert* mit seiner warmen, harmonischen Farbgebung, der Modulation des Lichts und der lyrischen Stimmung ein Höhepunkt der klassischen venezianischen Malerei.

Es ist nicht einmal gewiß, was das Bild eigentlich darstellt, denn die Szene entzieht sich einer rationalen Interpretation. Auch in dieser Unsicherheit, der schwebenden Melancholie und der Schönheit und Harmonie von Mensch und Natur – vielleicht das eigentliche Thema – scheint die Nähe zu Giorgione auf, mit dem der junge Tizian vertraut war. Ungeklärt bleibt vor allem die Beziehung zwischen den beiden Musikanten in reichen zeitgenössischen Gewändern, die sich einander im Gespräch zuwenden, und den beiden unbekleideten Frauen; ihre makellose Schönheit und unbefangene Sinnlichkeit suggerieren einen Sinngehalt, zu dem kein Schlüssel geliefert wird. Unter vielen Deutungsversuchen ist einmal nicht unabwegig vorgeschlagen worden, die Frauen als für die beiden Männer unsichtbar, gleichsam übersinnlich zu denken: Vielleicht ist kein Ereignis, sondern ein innerer Zustand gemeint. Die Problematik dieses ungleichen Zusammenseins erfuhr im Jahr 1863 eine verspätete Aktualität, als Edouard Manet in seinem Bild *Das Frühstück im Freien* eine nackte Frau in Gesellschaft wohlgekleideter Herren auf einer Wiese posieren ließ. Der Skandal, den dieses als obszön empfundene Tizian-Zitat auslöste, hätte nicht größer sein können!

Gegenüber, oben
Tizian, eigentl. Tiziano Vecellio
Pieve di Cadore 1488/89 – Venedig 1576
Ländliches Konzert, 1510/11.
Leinwand, 105 × 137 cm. Vielfach Giorgione zugeschrieben oder als Gemeinschaftswerk beider Künstler deklariert. Sammlung Ludwigs XIV., erworben 1671 von dem Bankier Eberhard Jabach. INV. 71

Gegenüber, unten
Tizian
Bildnis eines Mannes, gen. *Der Mann mit dem Handschuh,* um 1520/23.
Leinwand, 100 × 89 cm. Aus der Sammlung Gonzaga in Mantua; Sammlung Ludwigs XIV., erworben 1671 von dem Bankier Eberhard Jabach. INV. 757

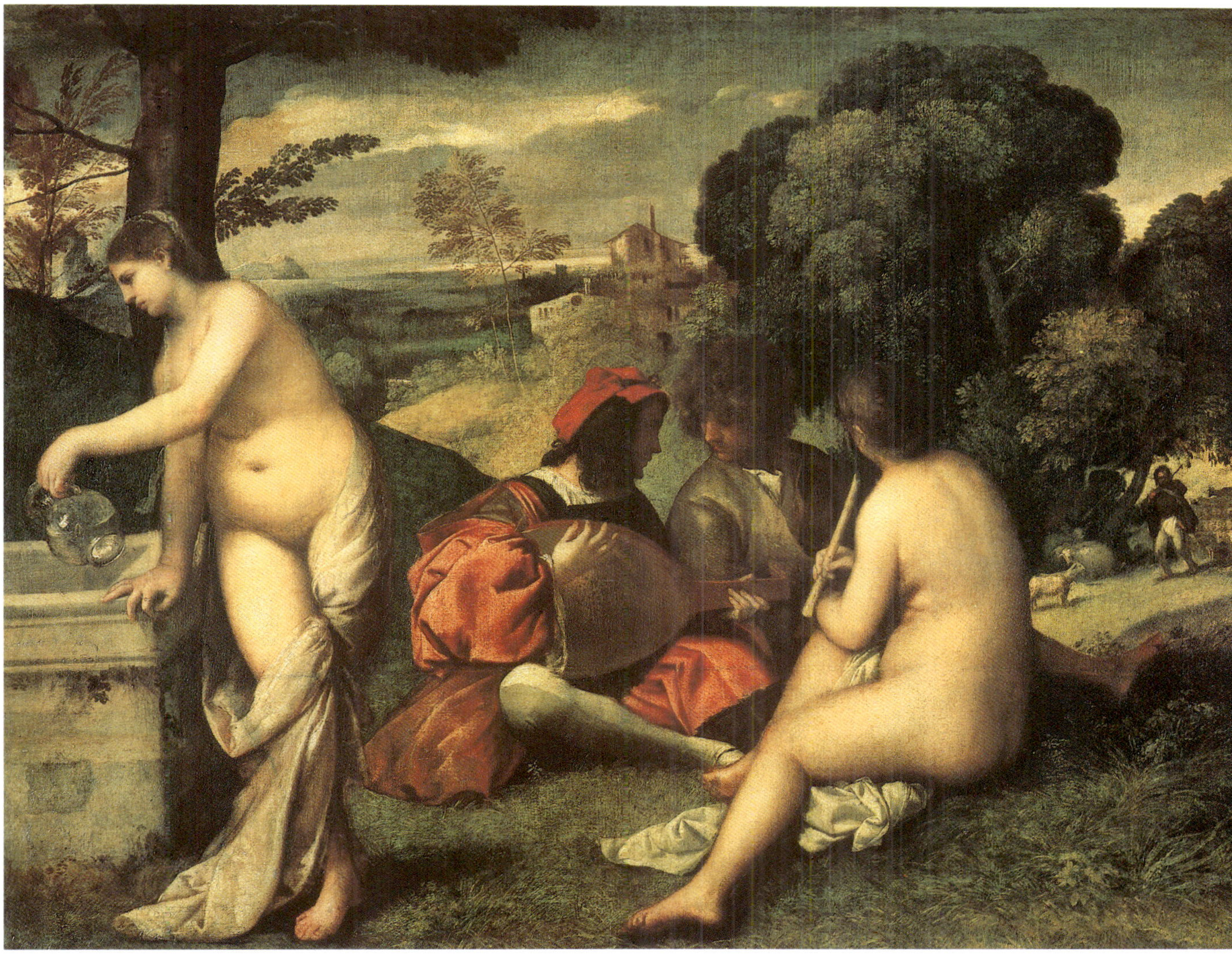

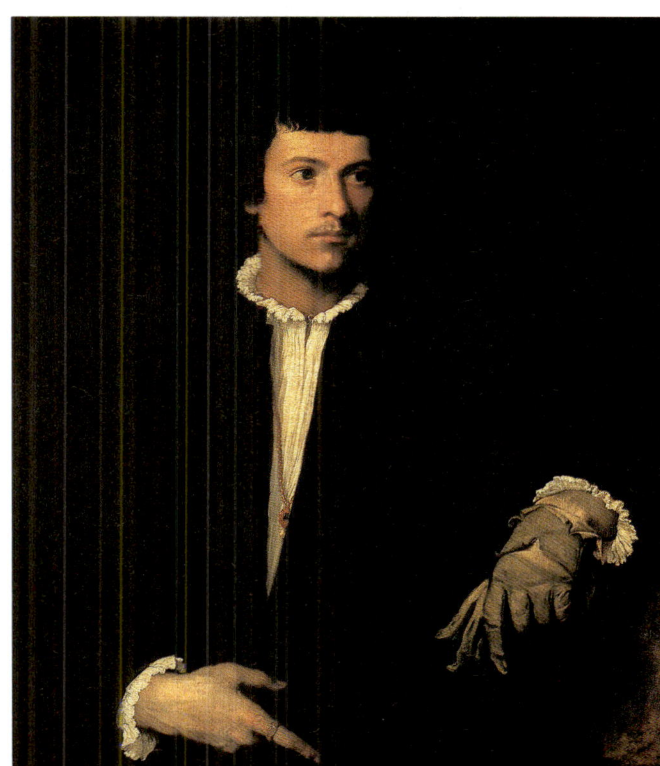

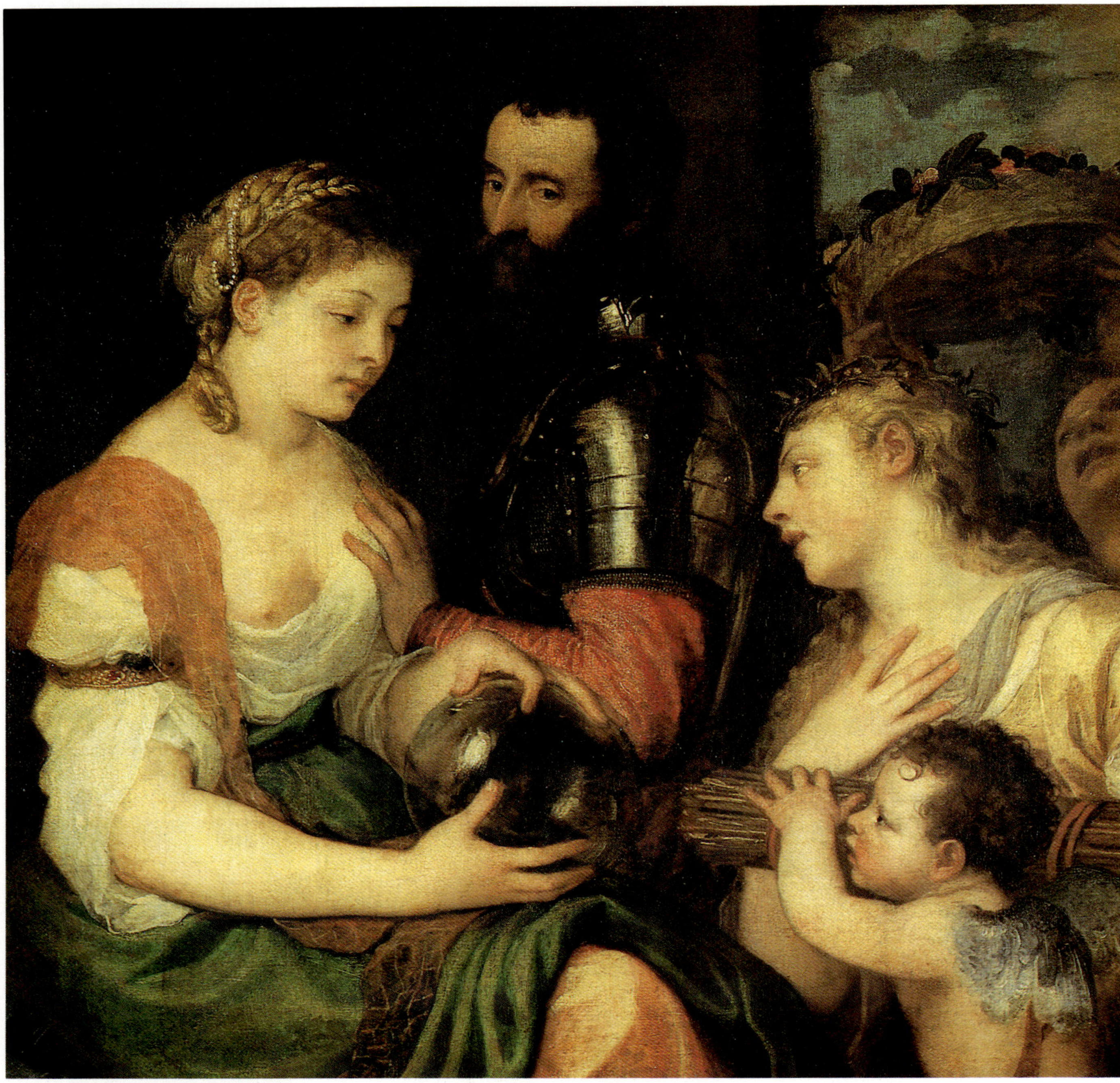

Tizian

Allegorie des Alphonse d'Avalos. Vielleicht *Allegorie der Hochzeit,* mit Vesta und Hymen als Beschützer und Ratgeber der Verbindung von Venus und Mars.

Leinwand, 121 × 107 cm. Aus der Sammlung Karls I. von England; Sammlung Ludwigs XIV., erworben 1662 von dem Bankier Eberhard Jabach. INV. 754

Gegenüber

Tizian

Bildnis einer Frau bei der Toilette, wahrscheinlich *Allegorie der Eitelkeit.*

Leinwand, 93 × 76 cm. Aus der Sammlung Gonzaga in Mantua; Sammlung Karls I. von England; Sammlung Ludwigs XIV., erworben 1662 von dem Bankier Eberhard Jabach. INV. 755

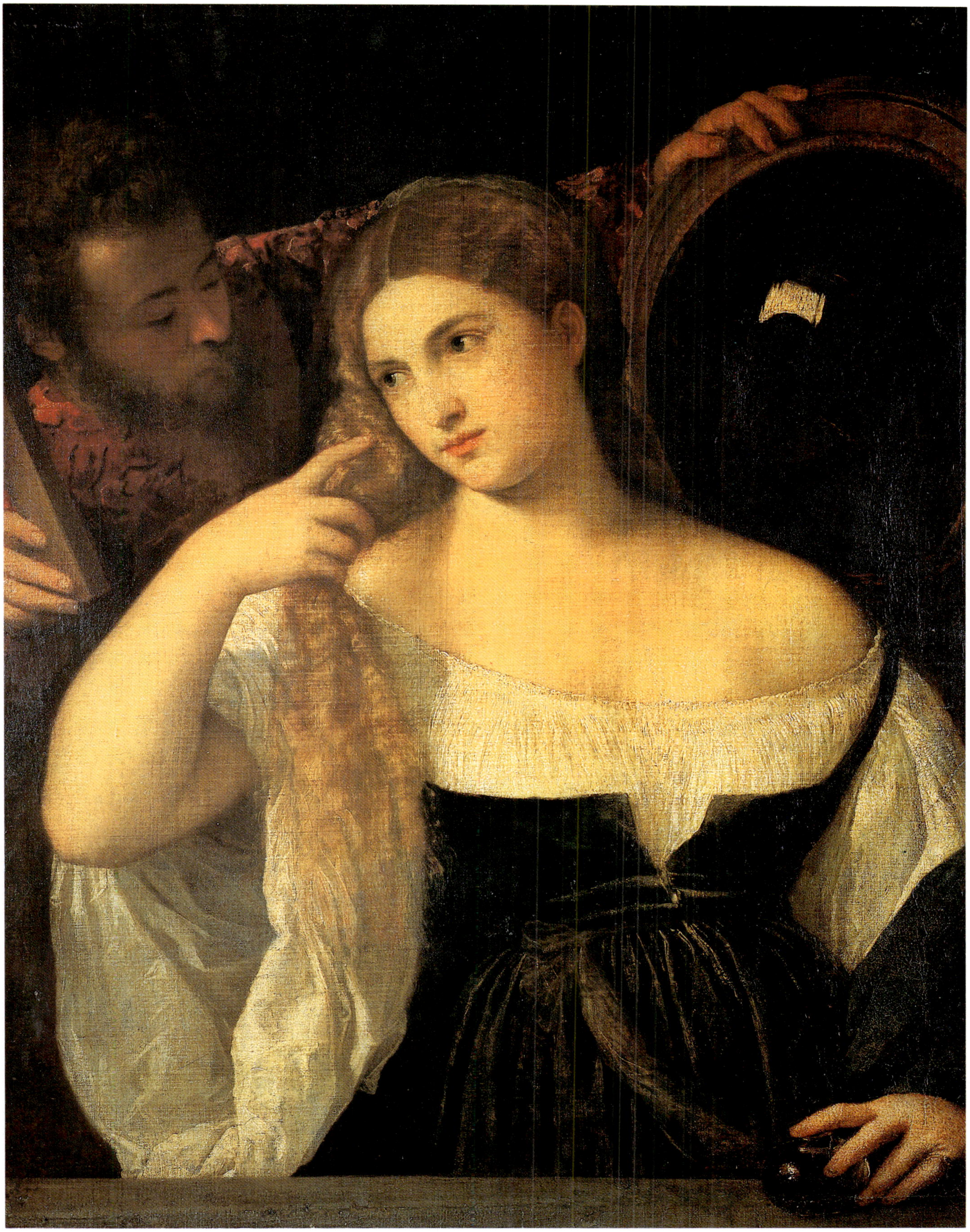

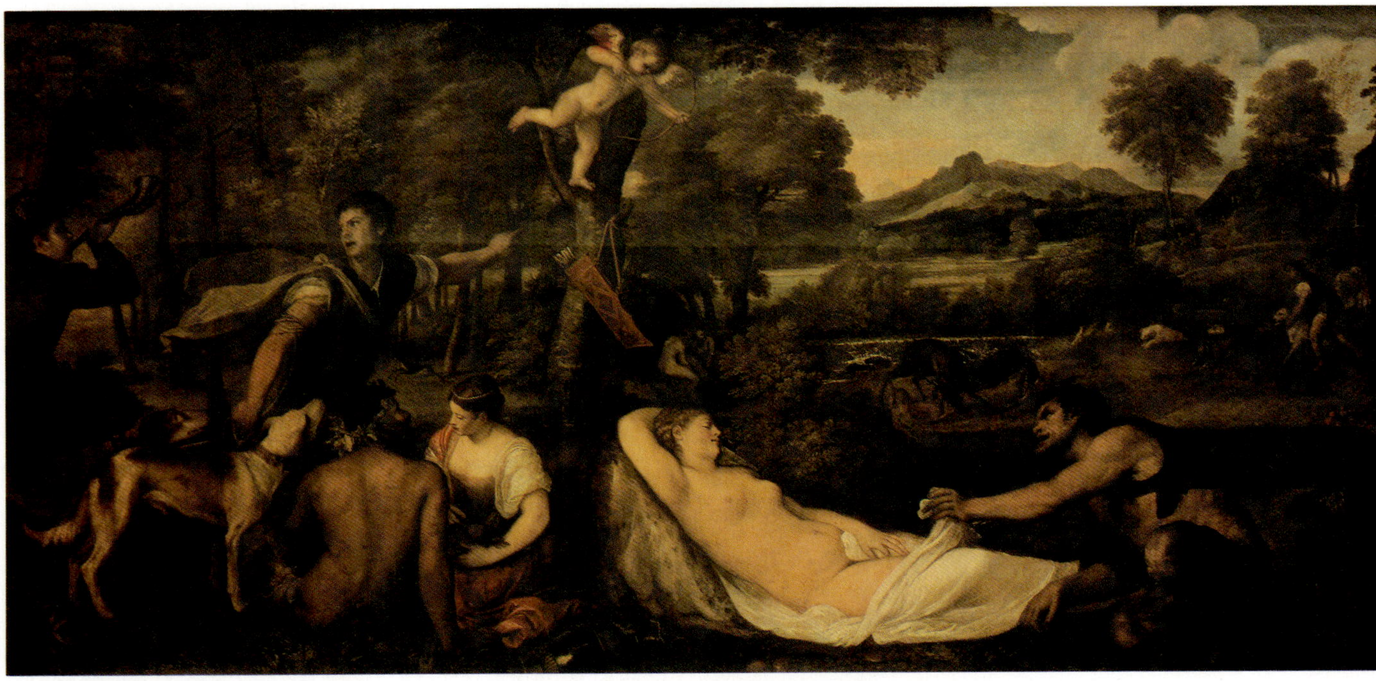

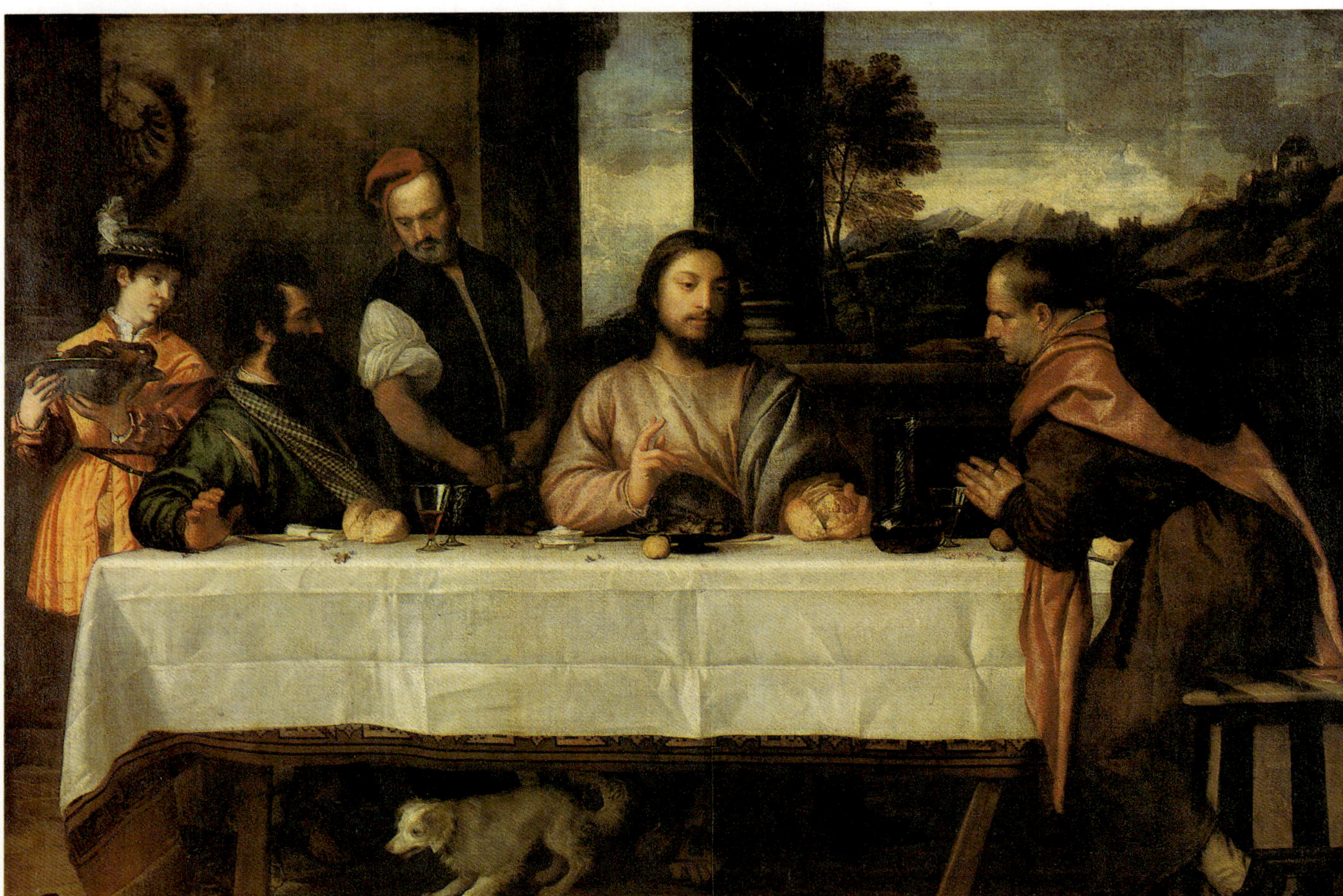

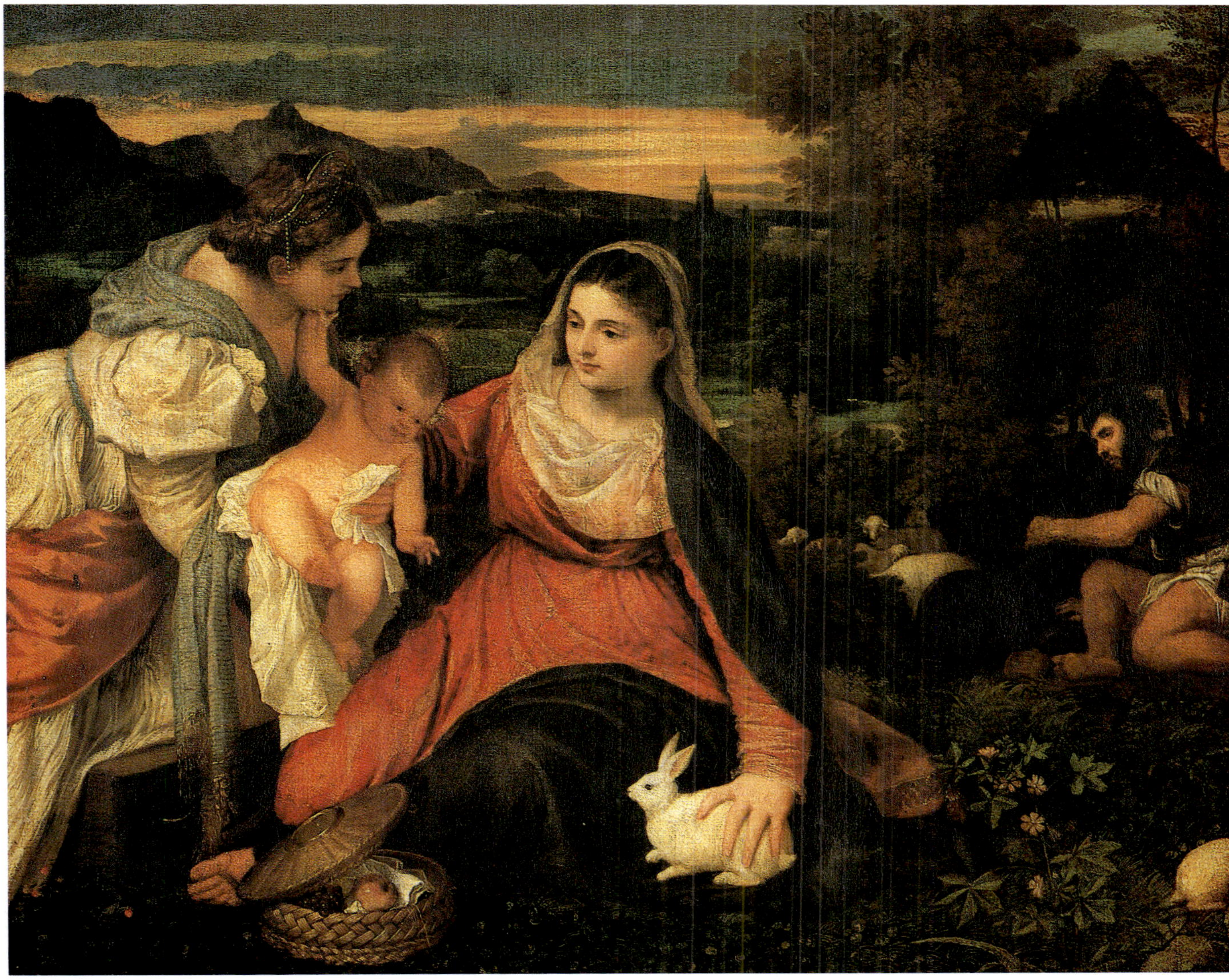

TIZIAN
Madonna mit dem Kaninchen, vermutlich mit Federico Gonzaga als Schäfer, 1530.
Leinwand, 71 × 87 cm. Wohl Schenkung Vincenzo Gonzagas an den Kardinal Richelieu 1624 oder 1625; Sammlung Ludwigs XIV., 1665 aus der Sammlung des Herzogs von Richelieu erworben. INV. 743

Gegenüber, oben
TIZIAN
Die pardische Venus.
Leinwand, 196 × 385 cm. Aus der Sammlung Philipps II. von Spanien; Sammlung Karls I. von England; Sammlung Ludwigs XIV., erworben 1661 von den Erben des Kardinals Mazarin. INV. 752

Gegenüber, unten
TIZIAN
Das Mahl in Emmaus, um 1535.
Leinwand, 169 × 244 cm. Aus der Sammlung Gonzaga in Mantua; Sammlung Karls I. von England; Sammlung Ludwigs XIV., erworben 1662 von dem Bankier Eberhard Jabach. INV. 746

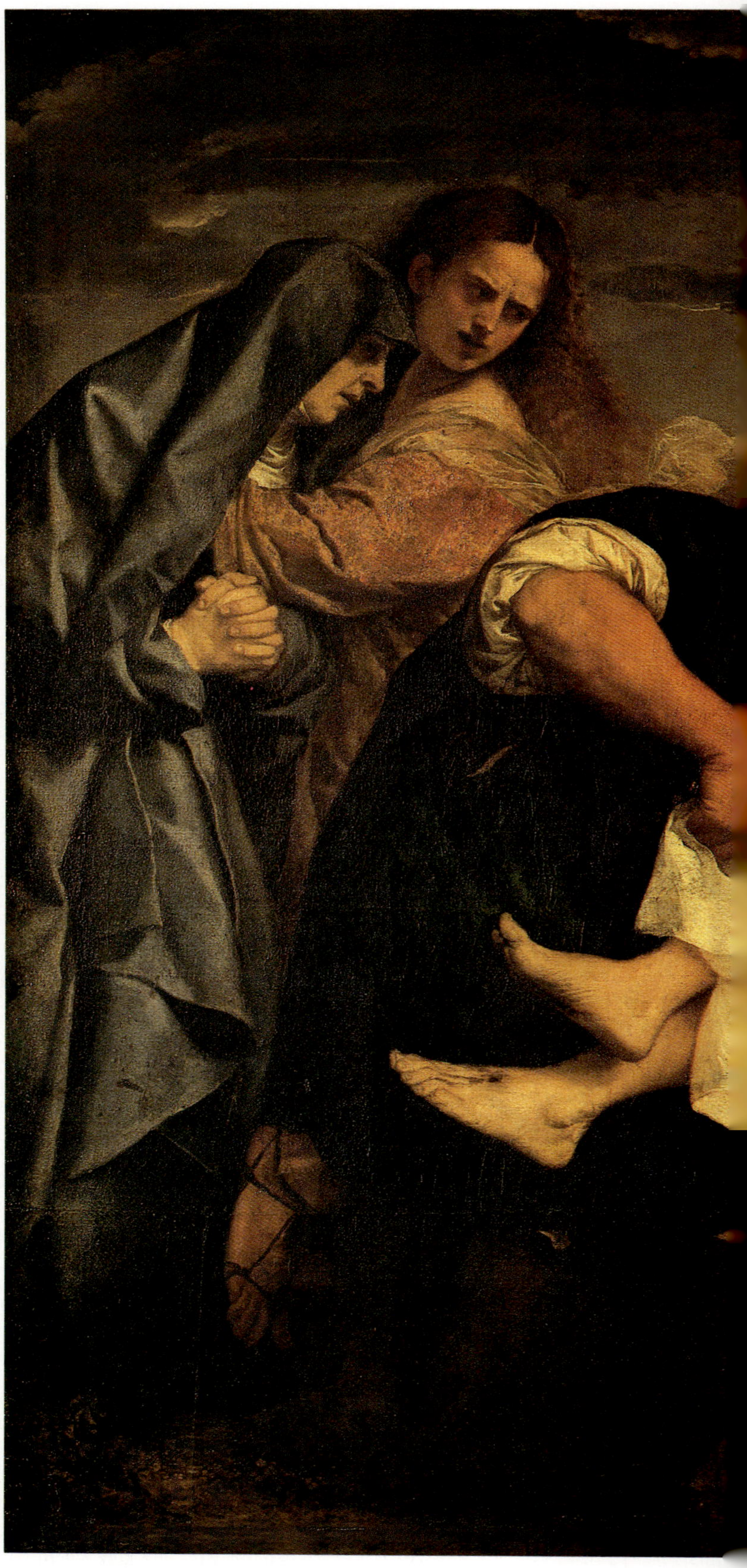

TIZIAN
Grablegung Christi, um 1525.
Leinwand, 148 × 212 cm. Aus der Sammlung Gonzaga in Mantua; Sammlung Karls I. von England; Sammlung Ludwigs XIV., erworben 1662 von dem Bankier Eberhard Jabach. INV. 749

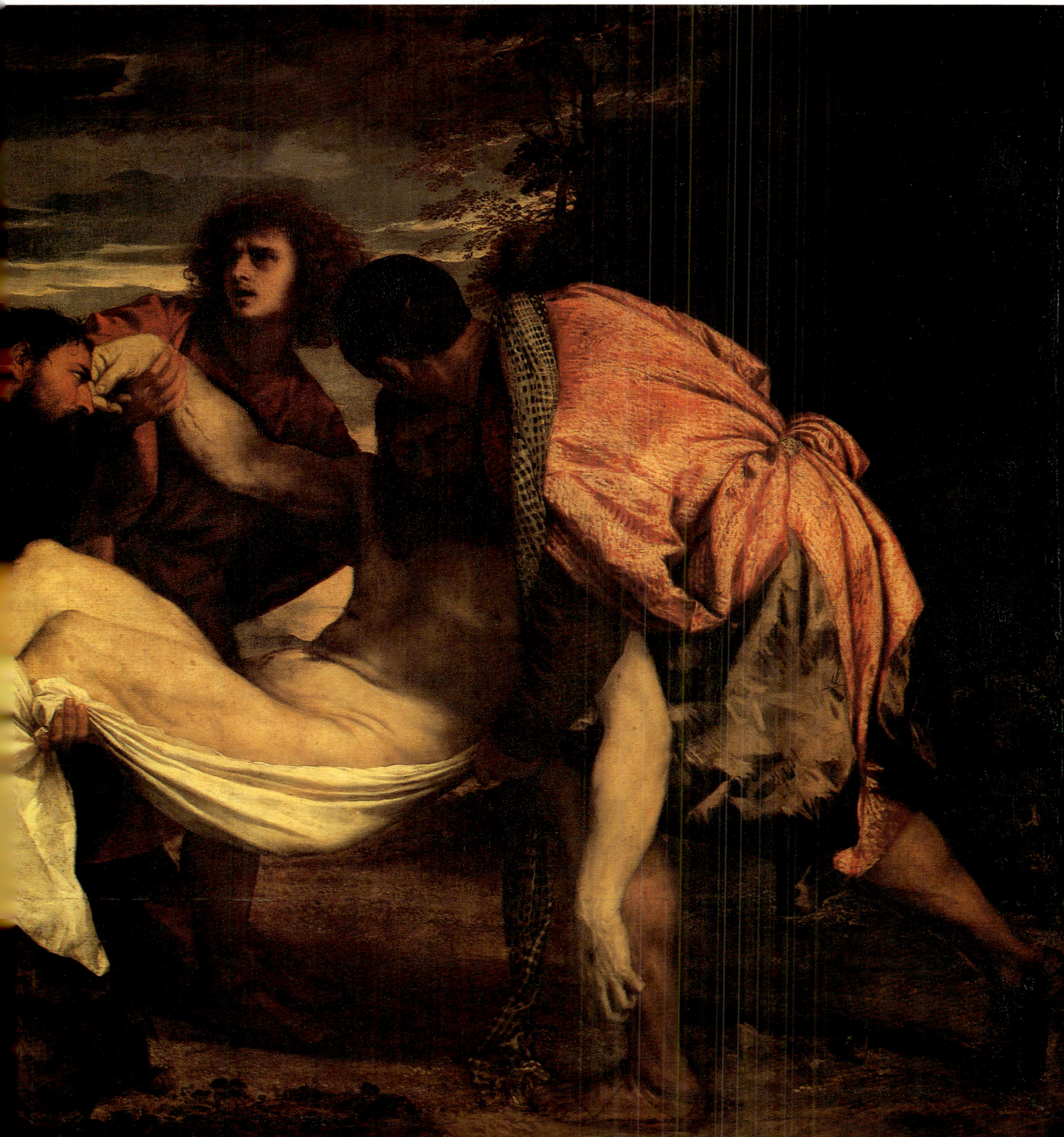

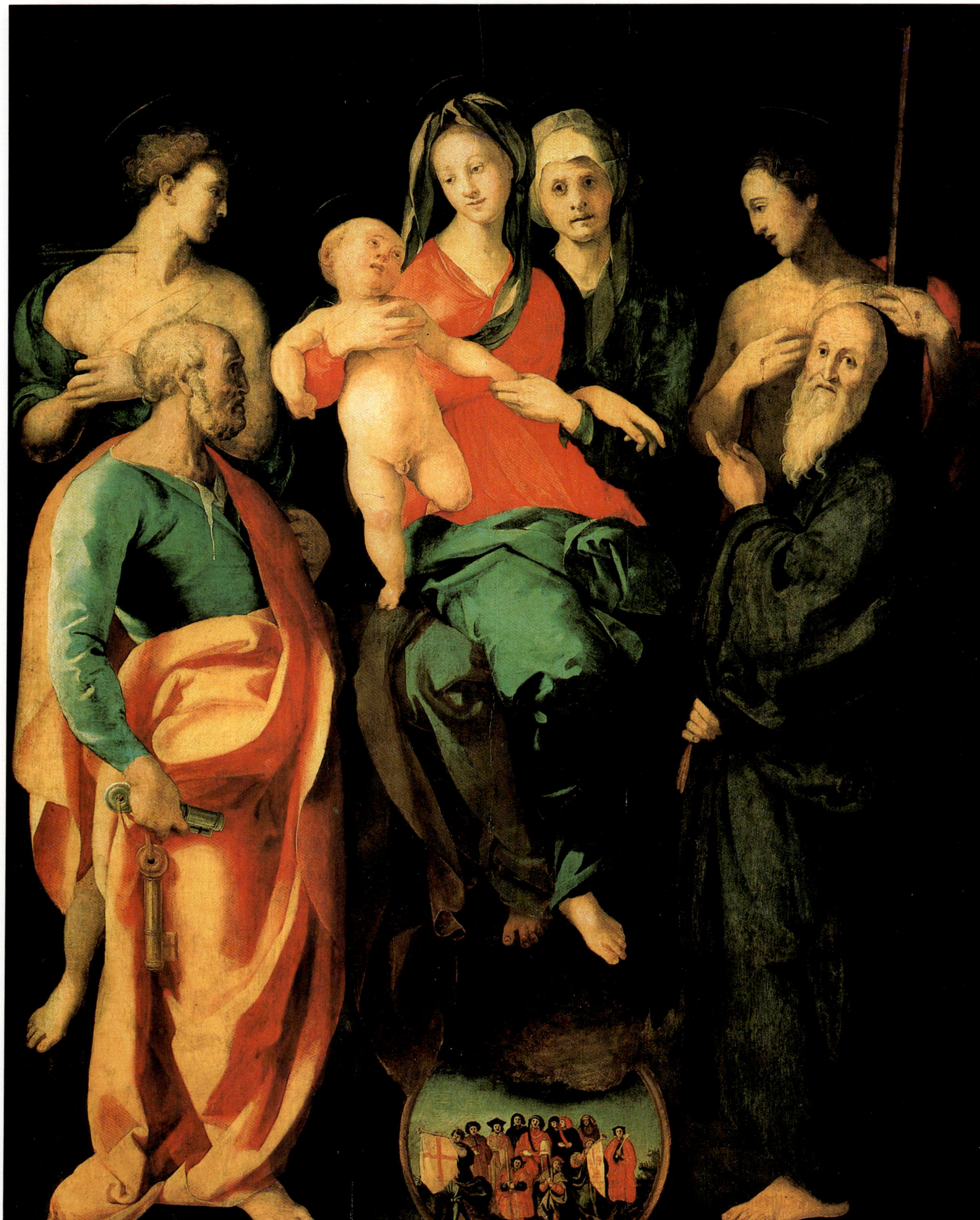

Jacopo Carucci, gen. Il Pontormo

Pontormo, so benannt nach seinem Heimatort unweit Florenz, ist der Bahnbrecher des toskanischen Manierismus, jenes »künstlichen« Stils, der das 16. Jahrhundert beherrschte und dessen Qualitäten immer wieder umstritten waren. Die Florentiner Malerei dominierten im ersten Viertel des 16. Jahrhunderts Fra Bartolommeo und Andrea del Sarto. Anfangs deren traditionellem klassischen Ideal folgend, begann Pontormo, der zeitlebens ein Einzelgänger war und als Neurotiker galt, sich als Vierundzwanzigjähriger von der erstickenden Einseitigkeit dieser Vorbilder zu lösen; er entwickelte einen eigenwilligen, antiklassischen Stil, der sich durch farbliche und kompositorische Kühnheit auszeichnet. In seinem ersten Meisterwerk, den Fresken und der Kreuzabnahme von Santa Felicità (um 1525–28), auch in dem Louvre-Bild, das kurz darauf entstand, steht er deutlich unter dem Eindruck Dürers, dessen graphische Arbeiten soeben in Florenz bekannt geworden waren. Vasari vermerkt diesen »deutschen Einfluß«, der ganz offensichtlich zukunftweisende Typen und Kompositionsmuster vermittelte, nicht ohne Mißbilligung. Ab 1530 dominiert das große Vorbild Michelangelos, mit dem Pontormo zeitweise zusammenarbeitet. War das Frühwerk von nachhaltiger Wirkung auf folgende manieristische Maler gewesen, so steigert Pontormo seinen Stil später zu gequälter, ekstatischer Theatralik, in der sich seine zunehmende menschliche Vereinsamung spiegelt.

Die frühen profanen Fresken, der Auftrag für die Ausmalung des Großen Saales der Villa Medici in Poggio a Caiano (1520/21), sowie einige eindringliche Bildnisse sind ausgeglichene, lyrisch empfundene Zeugnisse der Malerei einer Epoche, die nicht nur einen Umbruch in der Kunst erlebte, sondern auch von den Kämpfen zwischen der Signoria, dem Stadtrat von Florenz, und den Medici zerrissen war, bevor letztere ihre Herrschaft 1530 fest etablieren konnten. Im Auftrag der Signoria malte Pontormo vor 1529 den *Annenaltar* des Louvre: Die Jungfrau mit dem Kind auf dem Schoß der Mutter Anna, umgeben von vier Heiligen. Man wird diesem Stil am besten

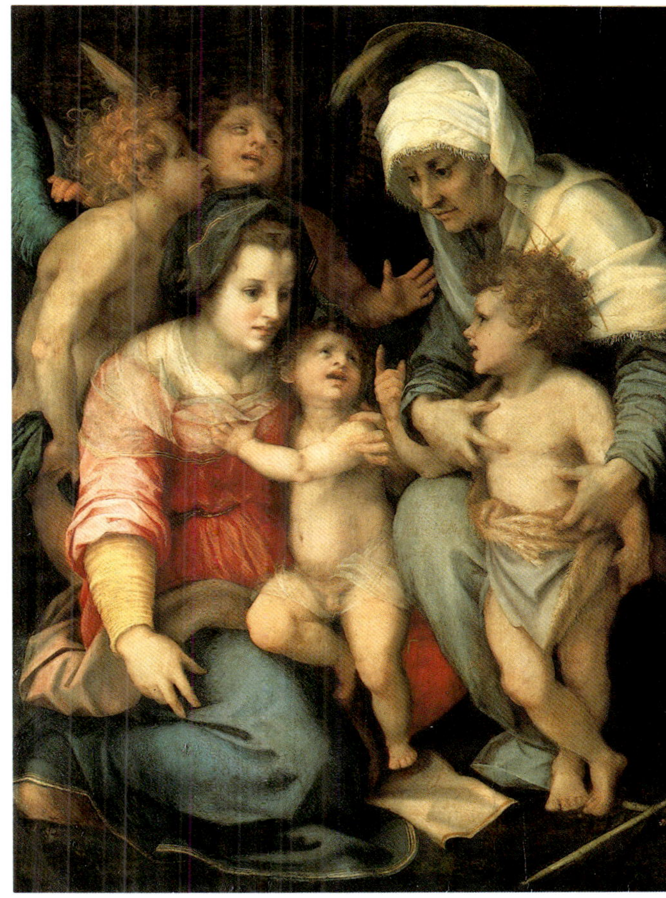

ANDREA DEL SARTO Florenz 1486 – 1530
Heilige Familie mit Engeln, um 1515/16.
Holz, 141 × 108 cm. Gemalt für Franz I.;
Sammlung Ludwigs XIV. INV. 713

Gegenüber
PONTORMO, eigentl. JACOPO CARUCCI
Pontormo 1494 – Florenz 1556
Hl. Anna selbdritt mit vier Heiligen, vor 1529.
Holz, 228 × 176 cm. Im Auftrag der Signoria von Florenz gemalt für das Kloster Sant' Anna a Verzaia, nach dessen Zerstörung (1529) in Sant' Anna sul Prato bis 1811; Zugang 1814. INV. 232

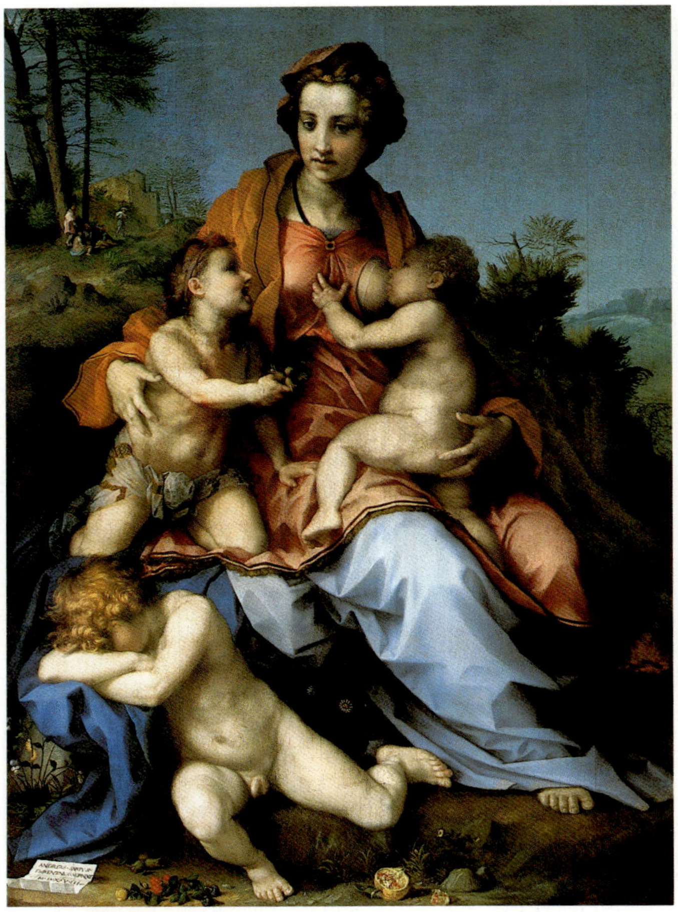

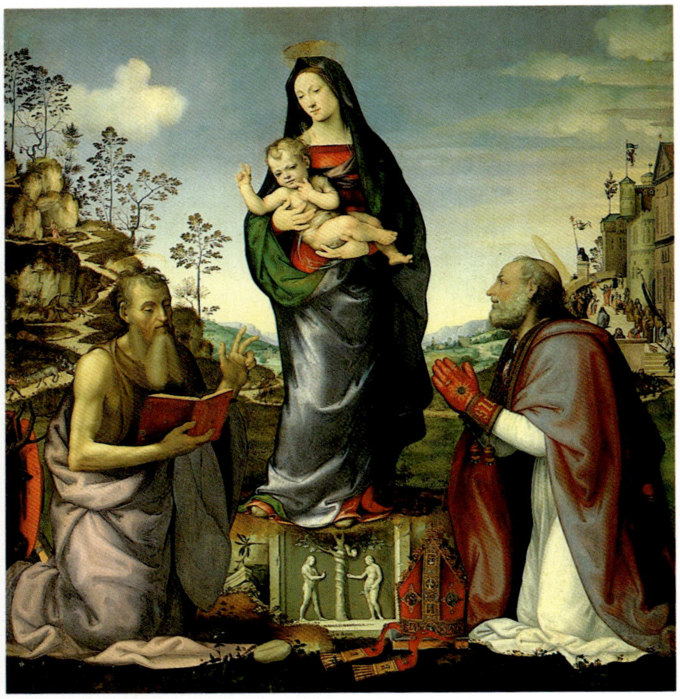

Mariotto Albertinelli Florenz 1474 – 1515
Maria mit dem Kind, verehrt von den hll. Hieronymus und Zeno, 1506.
Unter Mitarbeit von Francesco Franciabigio. Leinwand, 186 × 176 cm. Aus der Kirche Santa Trinità in Florenz, 1813; Zugang 1814. INV. 38

Andrea del Sarto
Caritas, 1518/19.
Leinwand, 185 × 137 cm. Gemalt für Franz I.; Sammlung Ludwigs XIV. INV. 712

gerecht, wenn man das Bild gleich vielen anderen Meisterwerken im Louvre aus seinem historischen Kontext heraus zu interpretieren versucht. Immer wieder haben Maler aktuelle zeitgenössische Aspekte spontan in ihre Malerei einbezogen und damit das ikonographische Repertoire subjektiv erweitert. So hat auch Pontormo hier auf die Krise reagiert, in der er und seine Florentiner Zeitgenossen sich befanden. In diesem Sinne ist die Miniaturszene in dem Tondo zu Füßen der Mutter Anna, die eine der jährlichen Prozessionen der Signoria zum Kloster Sant' Anna a Verzaia wie im konvexen Spiegelbild darstellt, als Manifestation republikanischer Gesinnung zu verstehen.

Fra Bartolommeo, eigentl. Baccio della Porta
Florenz 1475 – 1517
Verkündigung mit den hll. Margareta und Maria Magdalena, Paulus, Johannes d.T., Hieronymus und Franziskus.
Holz, 96 × 77 cm. Sammlung Franz' I., 1515 oder 1530; Sammlung Ludwigs XIV. INV. 96

Seite 188
Fra Bartolommeo
Die mystische Vermählung der hl. Katharina von Siena im Beisein von acht Heiligen, 1511.
Holz, 257 × 228 cm. Geschenk der Signoria von Florenz. Aus der Stiftskirche Notre-Dame in Autun; Zugang 1800. INV. 97

Seite 189
Francesco Franciabigio, eigentl. Francesco di Cristofano Bigi Florenz (?) um 1482 – 1525
Bildnis eines jungen Mannes.
Holz, 76 × 60 cm. Sammlung Ludwigs XIV., erworben 1665 aus der Sammlung des Herzogs von Richelieu. INV. 517

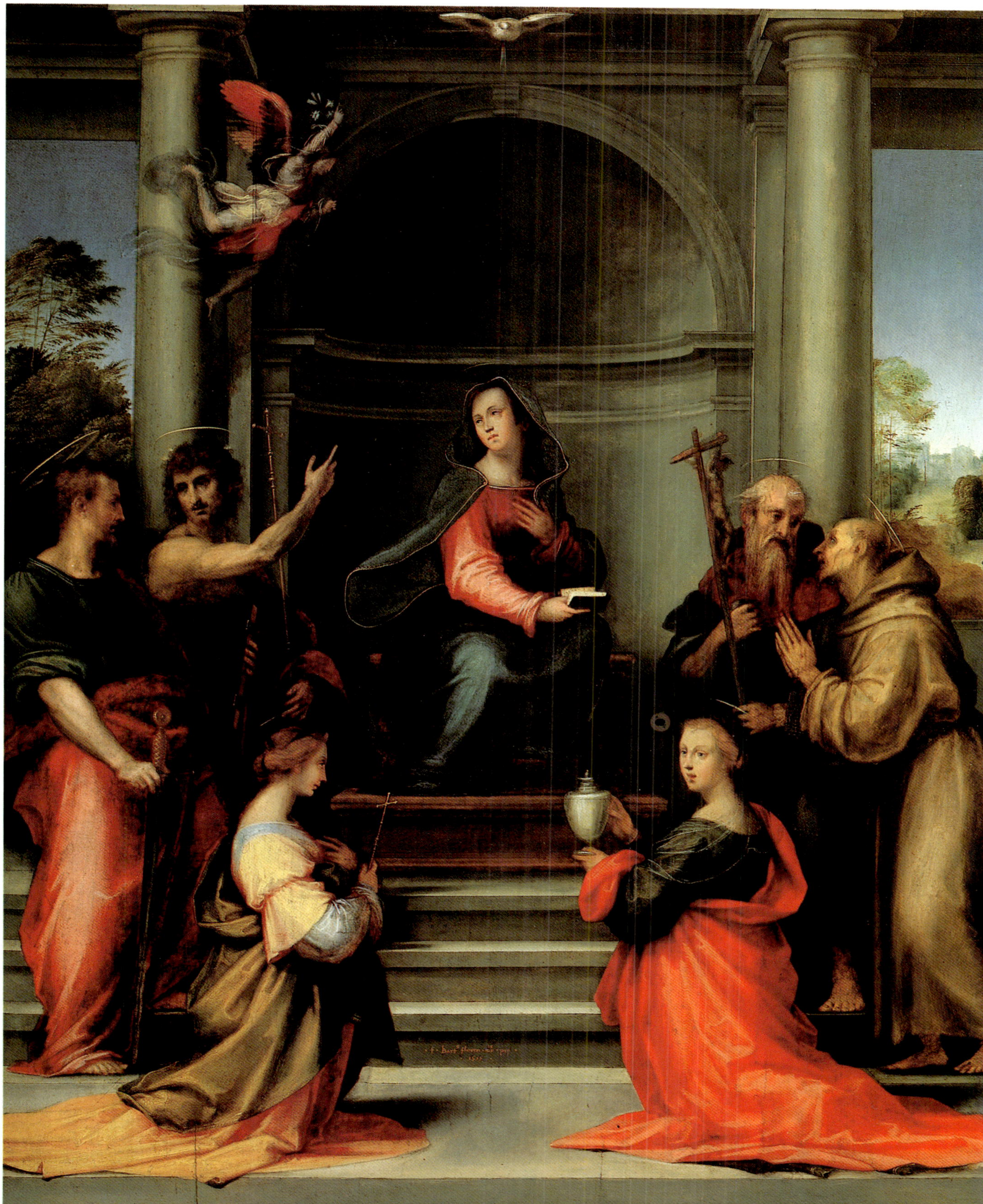

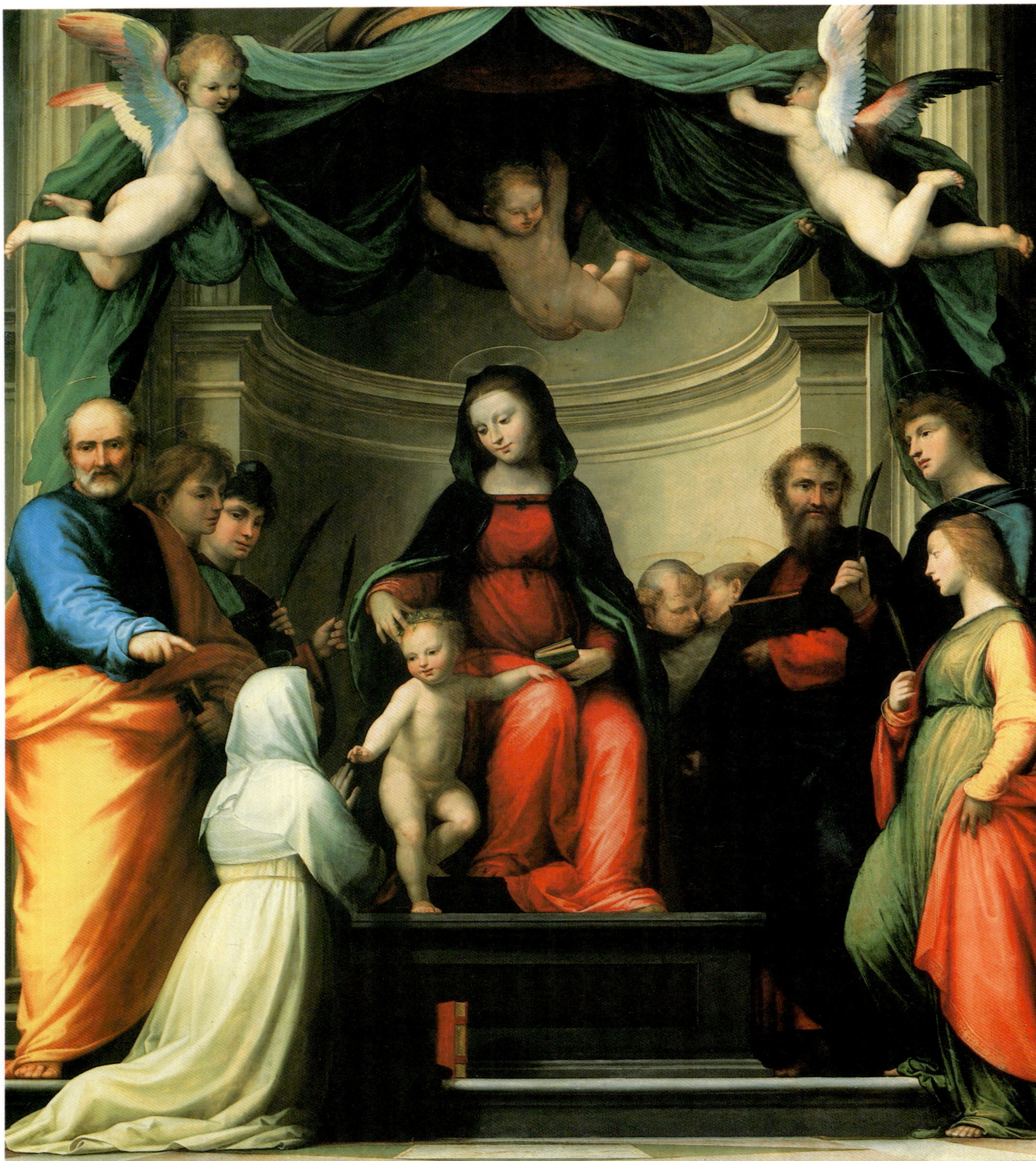

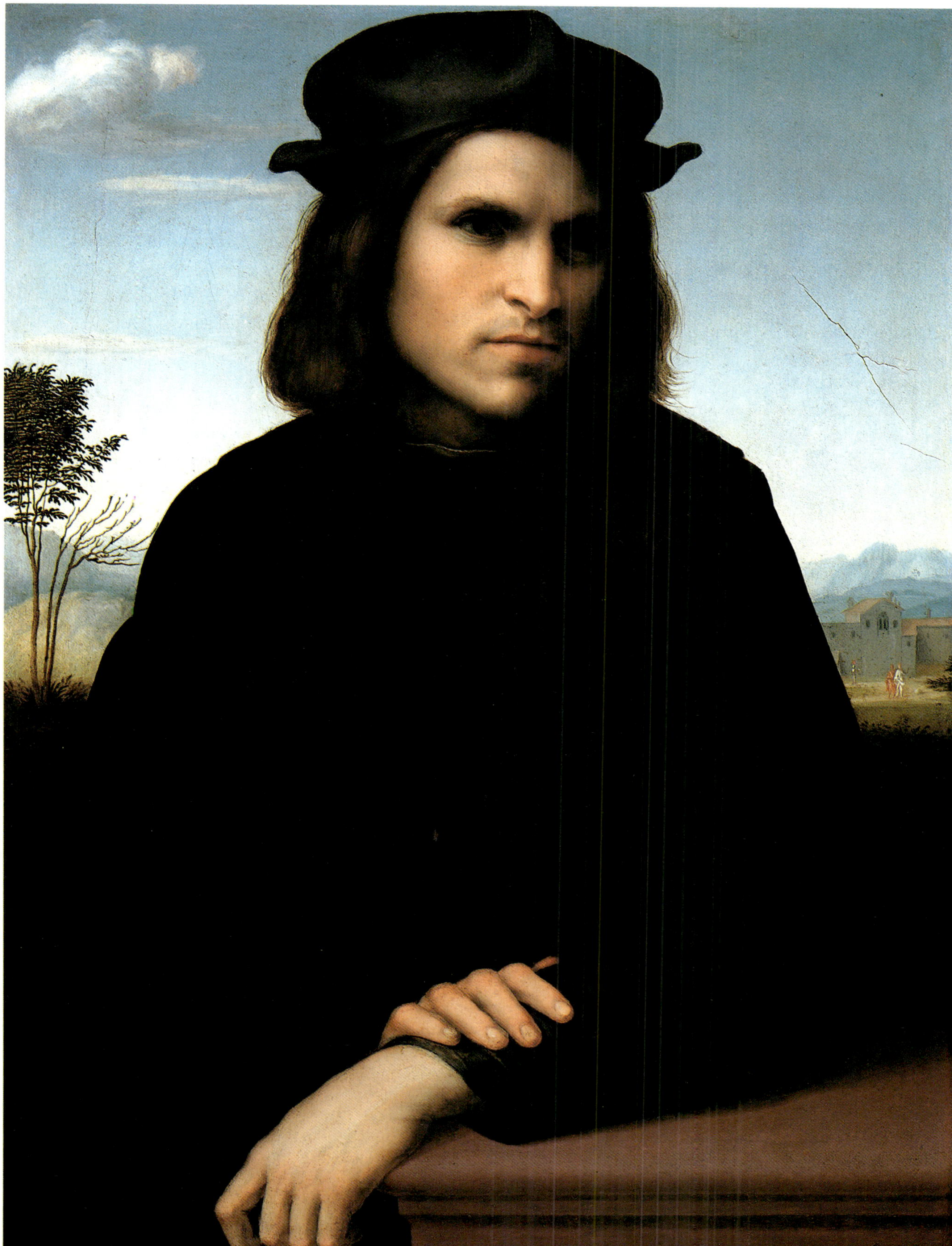

Antonio Allegri, gen. Il Correggio

Die Bedeutung Correggios für den Manierismus in Mittelitalien ist der eines Raffael in der florentinischen und römischen Hochrenaissance vergleichbar. In seiner Frühzeit hatte er sich an den großen Meistern der vorangegangenen Generation orientiert; vielleicht ist er selbst noch Schüler von Mantegna in Mantua gewesen, dessen illusionistische Raumauffassung er übernahm und weiterentwickelte. An Leonardo erinnert die weiche Modellierung der Formen, die Auflösung der Konturen im Licht. Um 1518 wird eine Romreise angenommen: die Begegnung mit der Antike und Raffaels klassischen Meisterwerken im Vatikan und der Farnesina. Aus der Summe all dieser Einflüsse bildete sich Correggios originärer Stil. Während in Florenz und Rom als Antwort auf die klassische Kunst der Hochrenaissance der Manierismus vorherrschte, ist Correggio, dessen Hauptwerke in Parma geschaffen wurden, eine Einzelerscheinung, die Stilmittel des Barock vorwegnimmt. Illusionistisch gesteigerte Kompositionen, expressives Pathos, luminose Wirkungen und starke Licht-Schatten-Effekte, vor allem aber eine hinreißende Sinnlichkeit der Figuren bestimmen diese Malerei. Vasari erkannte die Kühnheit einer solchen verwirrend-vielfältigen Ausdrucksweise: »Er war der erste, der in der Lombardei Werke in neuem Stil begann ... Niemand hat die Farben besser behandelt und mit größerem Reiz und vollkommenerer Rundung gemalt als er; so groß war die Weichheit, die er dem Fleische gab, und die Anmut, mit der er seine Werke vollendete.«

Seine größten Wirkungen erreichte Correggio in seinen mythologischen Liebesszenen, die ihm naturgemäß mehr lagen als die christlichen Themen. Zeus hat sich in Gestalt eines Satyrs der schlafenden Nymphe Antiope genähert. Das Bild beschreibt genau den Augenblick zwischen dem Entzücken an der Entdeckung und einer zweifellos folgenden gewaltsamen Verführung. Ein schmeichelndes Licht umhüllt die schimmernde Blöße der beiden Schlummernden – eine Wirkung, die durch die im Hintergrund ausgebreitete Drapierung des kühl-blauen Stoffes noch gesteigert ist. Es scheint, als habe hier ein seiner Zeit weit vorauseilender Maler den sinnlichen Reiz vorweggenommen, den die Kulturgeschichte dem 18. Jahrhundert vorbehalten hat. Correggios Schönheitsideal ist verständlicherweise in jenem galanten Zeitalter besonders bewundert worden und hat noch im Empire bei Prud'hon nachgewirkt.

Gegenüber
CORREGGIO, eigentl. ANTONIO ALLEGRI
Correggio 1489 (?) – 1534
Venus, Satyr und Cupido, gen. *Der Schlaf der Antiope*, um 1524/25.
Leinwand, 188 × 125 cm. Gemalt für Federico II. Gonzaga in Mantua; Sammlung Karls I. von England; Sammlung des Kardinals Mazarin; Sammlung Ludwigs XIV., 1661 erworben von den Erben des Kardinals. INV. 42

GIOVANNI BATTISTA ORTOLANO oder BENVENUTI
Ferrara um 1487 – nach 1524
Die Geburt Christi.
Holz, 58 × 49 cm. Aus der Sammlung Campana, Rom, erworben 1861; Zugang 1863, Musée Napoléon III. M. I. 603

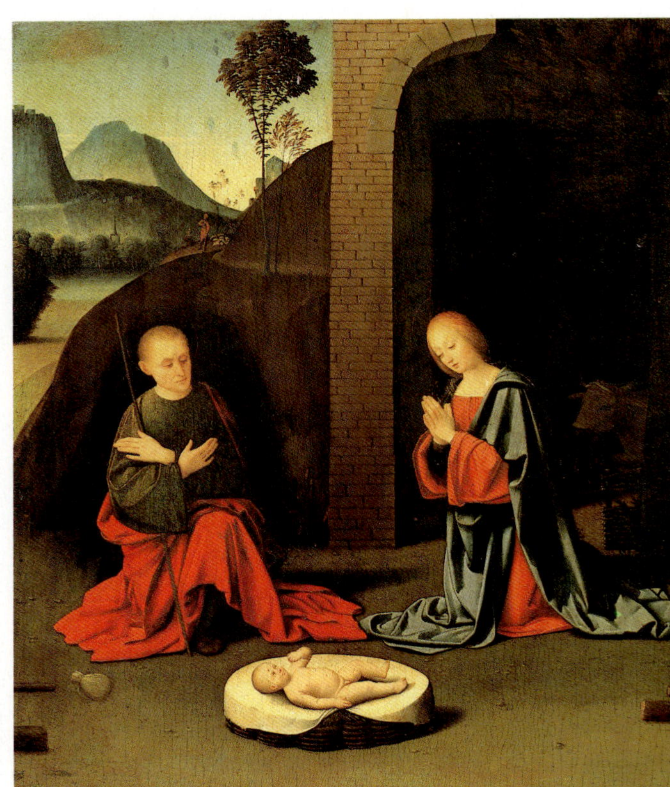

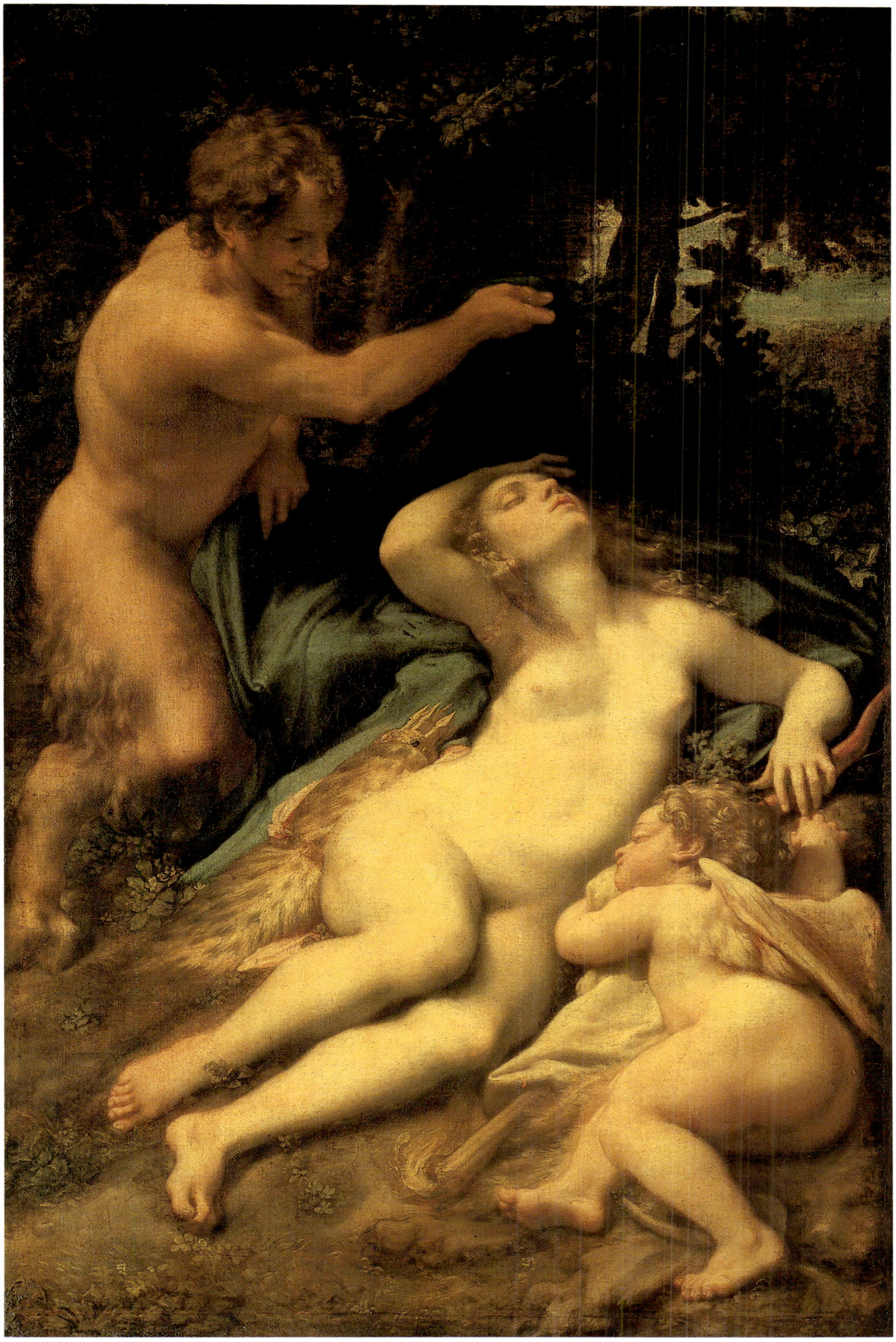

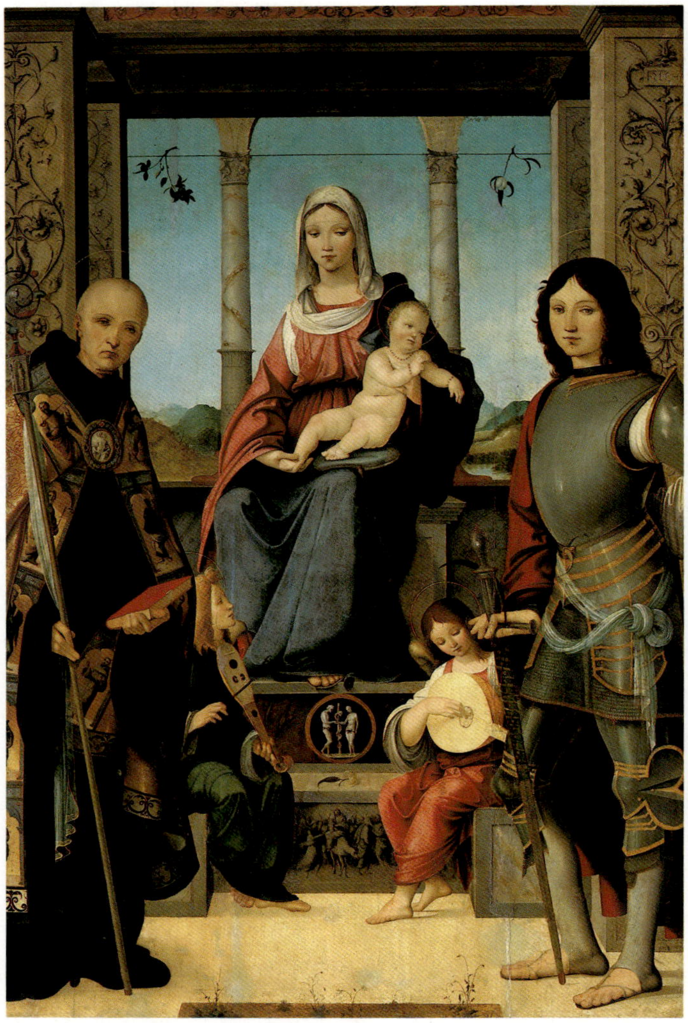

Francesco Marmitta Tätig in Parma zwischen 1496 und 1504
Maria mit dem Kind, umgeben von den hll. Benedikt und Quentin und zwei Engeln.
Holz, 220 × 138 cm. Aus der Kirche der Augustiner von San Quintino in Parma, 1811; Zugang 1812. INV. 116

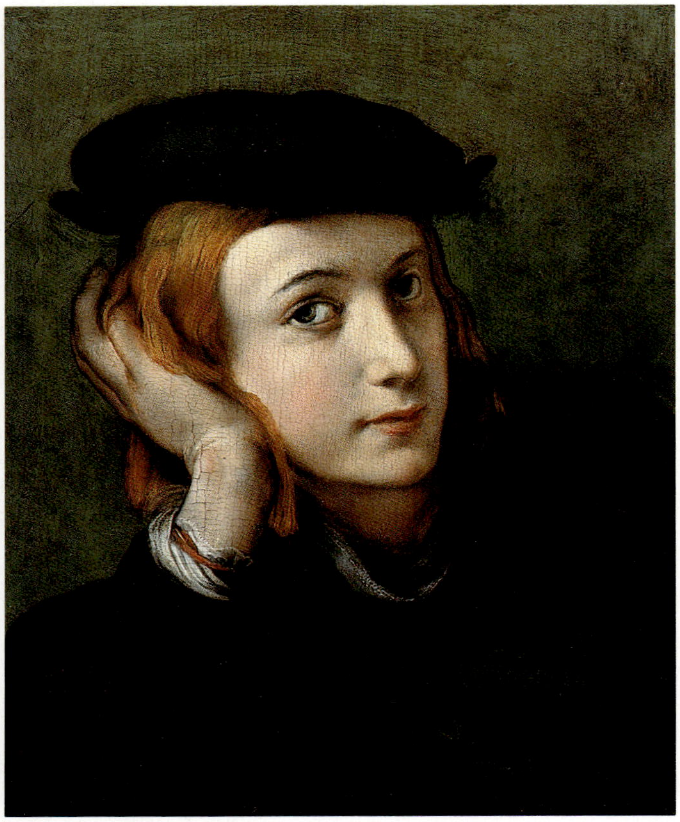

Parmigianino, eigentl. Francesco Mazzola
Parma 1503 – Casalmaggiore 1540
Bildnis eines jungen Mannes.
Holz, 59 × 44 cm (Originalmaße 42 × 33 cm). Früher Raffael zugeschrieben. Sammlung Ludwigs XIV., erworben 1665 aus der Sammlung des Herzogs von Richelieu. INV. 613

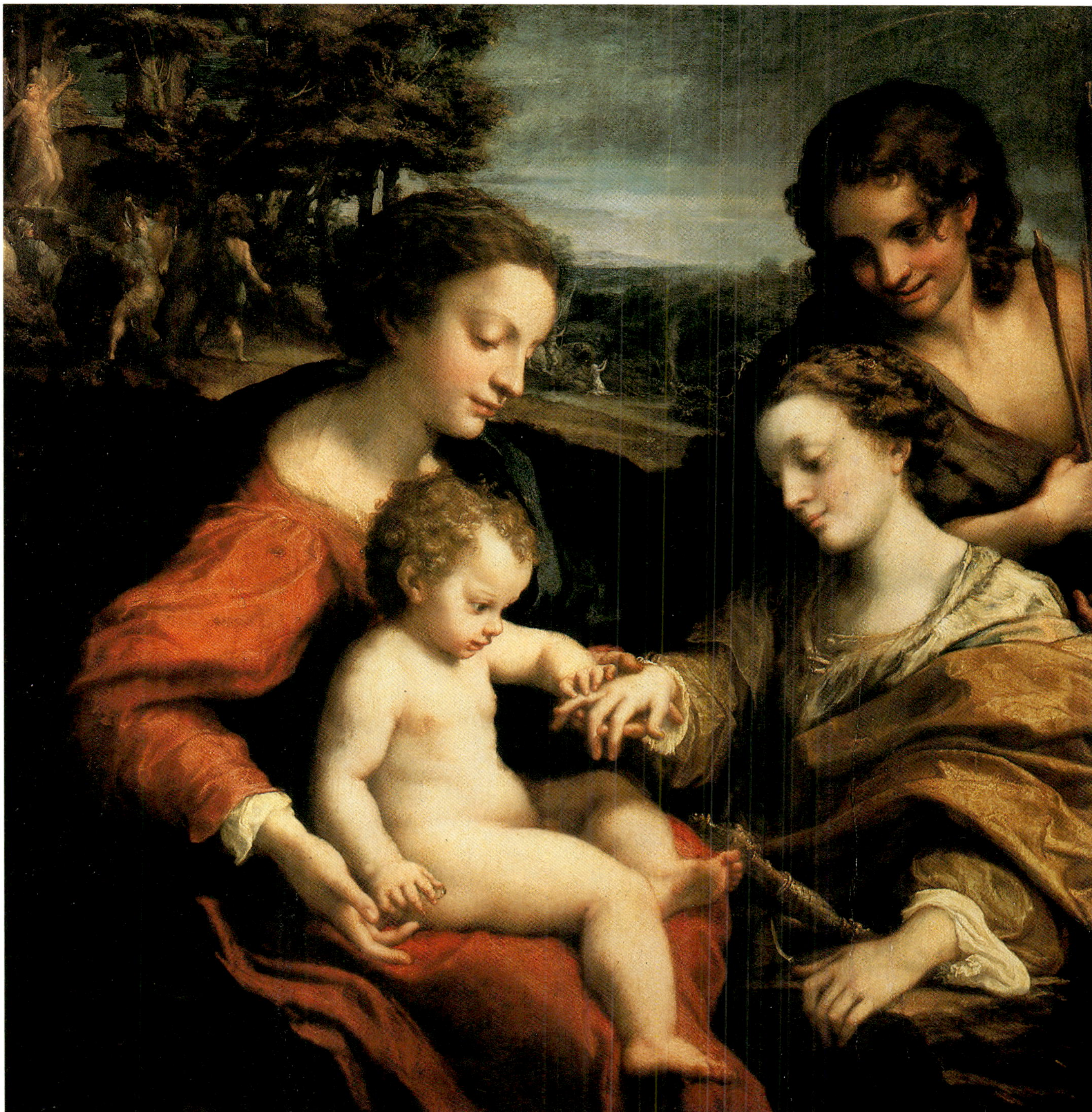

CORREGGIO

Die mystische Vermählung der hl. Katharina von Alexandria im Beisein des hl. Sebastian, um 1526/27.

Holz, 105 × 102 cm. Gemalt für Doktor Francesco Grillenzoni in Modena. Sammlung des Kardinals Mazarin; Sammlung Ludwigs XIV., 1661 von den Erben des Kardinals erworben. INV. 41

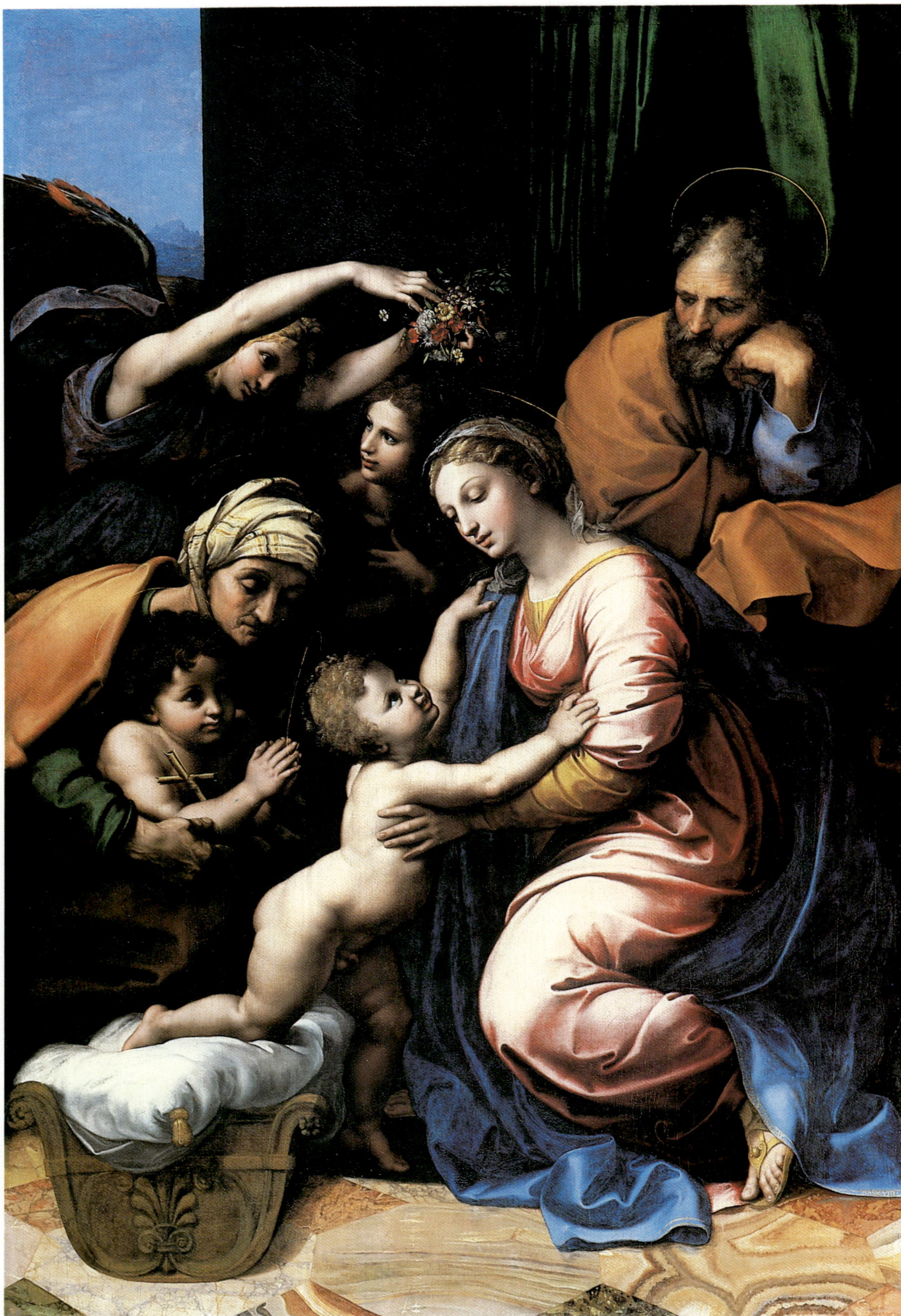

Raffaello Sanzio

Frankreich ist das einzige Land, das von der italienischen Renaissance unmittelbare Impulse empfing. Franz I. begann nach seinem Sieg von Marignano (1515), der ihn für ein Jahrzehnt zum Herrn über Mailand und Genua machte, mit dem systematischen Sammeln italienischer Kunstwerke; vieles fand als diplomatisches Geschenk den Weg nach Frankreich, wie die beiden Raffael-Tafeln *Der hl. Michael besiegt den Teufel* und *Heilige Familie.* Auch *Die schöne Gärtnerin* gehörte wohl schon zur Sammlung Franz' I., wenngleich sie erst 1683 in den Inventaren auftaucht. In den Baderäumlichkeiten des Schlosses Fontainebleau pflegte man auch die Betrachtung von Malerei als fürstliches Privileg im exquisiten Rahmen. Indirekt ist der Einfluß von Raffaels dekorativer Wandmalerei – z. B. die Antikenrezeption in den Loggien des Vatikan oder die heidnischen Szenen, mit denen die Villa Farnesina in Rom ausgestattet ist – auf dem Wege über Mantua, wo Primaticcio unter Leitung des Raffael-Schülers Giulio Romano an der manieristischen Ausmalung des Palazzo del Tè beteiligt war, nach Frankreich gelangt. Primaticcio, der 1532 zur Ausstattung des Schlosses Fontainebleau berufen wurde, übermittelte nach einer späteren Italienreise auch die Eleganz eines Parmigianino. In der Folge zieht sich das graziös-anmutige Element, letztlich ausgehend von Raffael, durch die gesamte französische Malerei und hat hier den Geschmack bis ins 19. Jahrhundert geprägt. Nur in Frankreich war deshalb der raffaeleske Neoklassizismus eine natürliche, weil traditionell begründete Erscheinung.

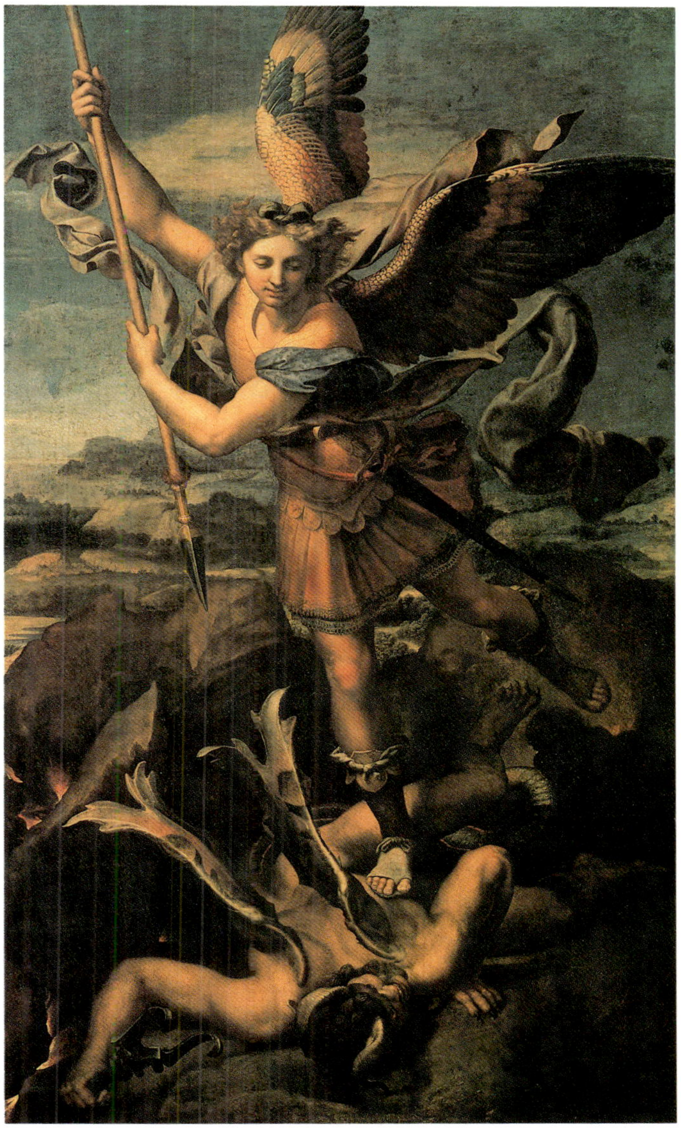

RAFFAEL
Der hl. Michael besiegt den Teufel, 1518.
Holz, auf Leinwand übertragen, 268 × 160 cm. Auftragsarbeit als Geschenk für Franz I.; Sammlung Ludwigs XIV. INV. 610

Gegenüber
RAFFAEL, eigentl. RAFFAELLO SANZIO Urbino 1483 – Rom 1520
Heilige Familie, gen. *Die große Heilige Familie Franz' I.,* 1518.
Leinwand, 207 × 140 cm. Unter Mitarbeit von Giulio Romano. Auftragsarbeit als Geschenk für die Königin von Frankreich; Sammlung Franz' I.; Sammlung Ludwigs XIV. INV. 604

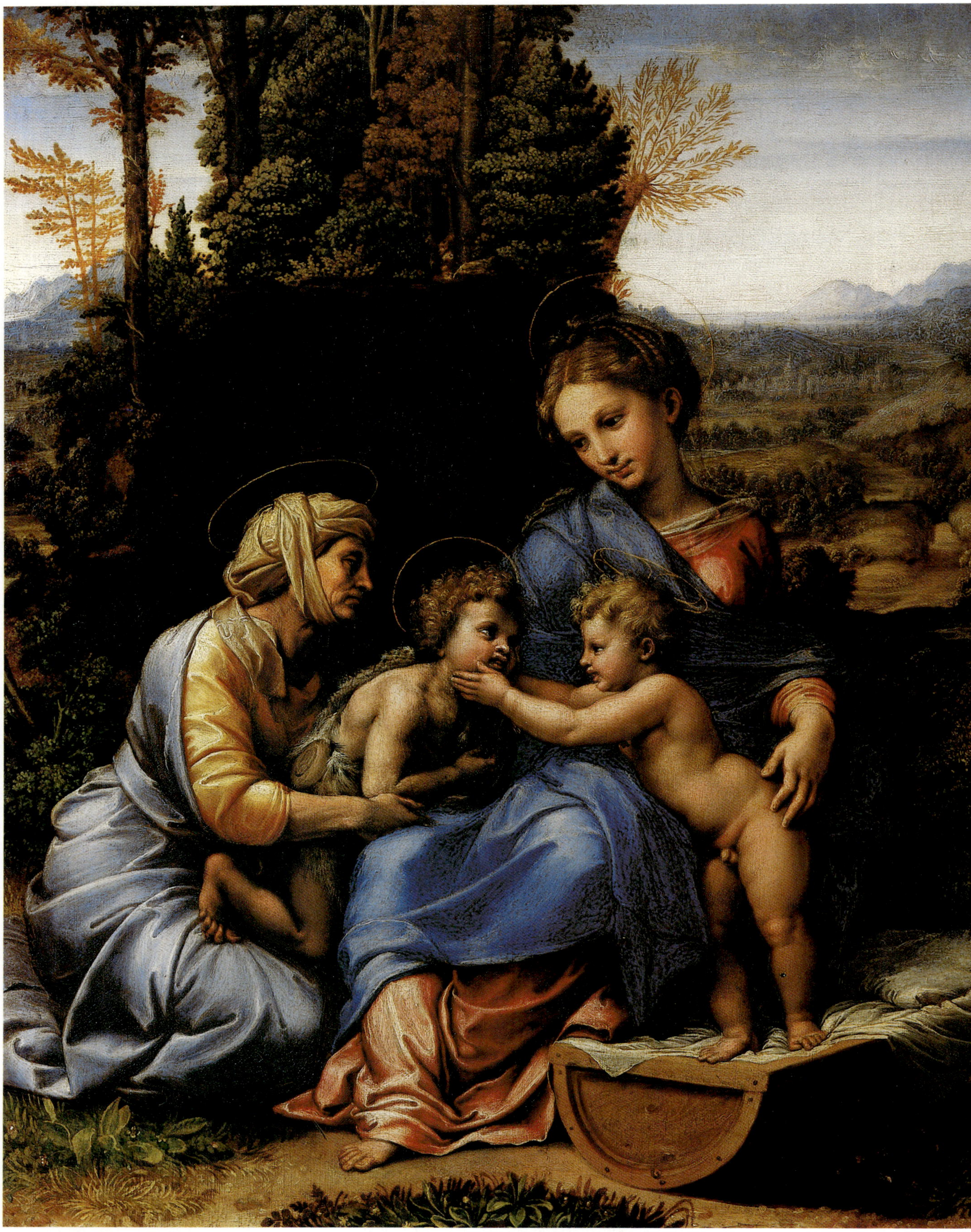

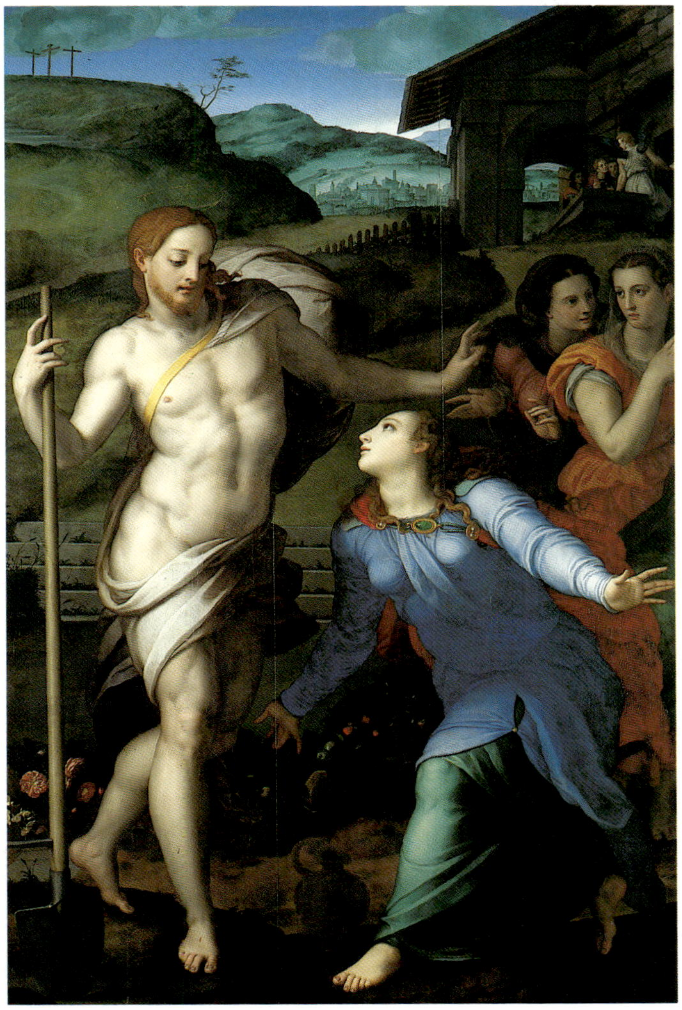

BRONZINO, eigentl. ANGELO DI COSIMO
Monticelli 1503 – Florenz 1572
Noli me tangere, um 1560.
Holz, 289 × 194 cm. Aus der Kirche Santo Spirito in Florenz, 1813; Zugang 1814. INV. 130

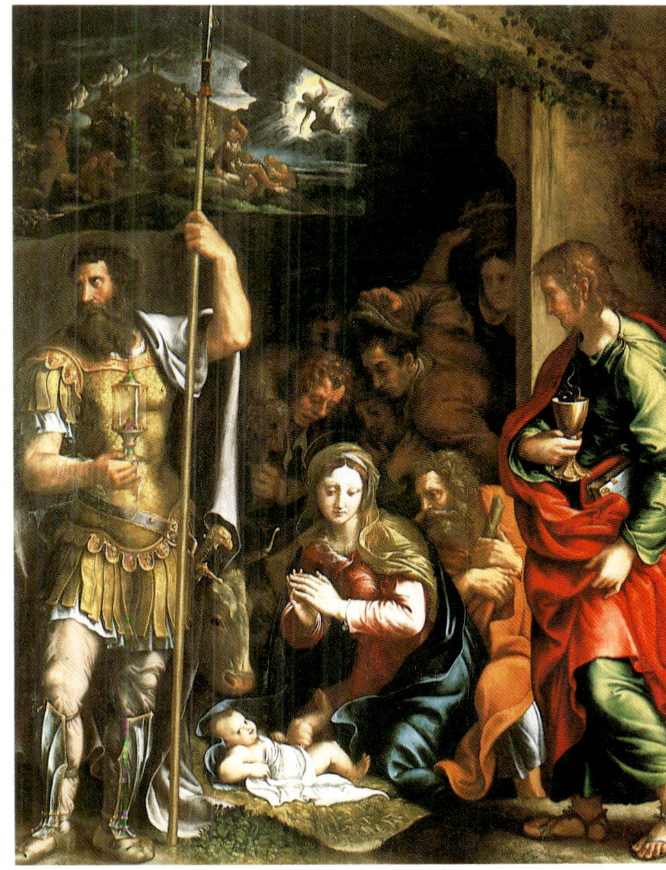

GIULIO ROMANO, eigentl. GIULIO PIPPI
Rom 1499 (?) – Mantua 1546
Die Geburt des Jesuskindes mit Anbetung der Hirten und Verkündigung an die Hirten, 1531/34.
Holz, 275 × 212 cm. Aus Sant' Andrea in Mantua. Sammlung Karls I. von England; Sammlung Ludwigs XIV., erworben 1662 von dem Bankier Eberhard Jabach. INV. 421

Gegenüber
RAFFAEL und Werkstatt
Heilige Familie, gen. *Die kleine Heilige Familie.*
Holz, 39 × 30 cm. Gemalt für Adrien Gouffier, Kardinal von Boissy. Sammlung Ludwigs XIV., erworben zwischen 1662 und 1666. INV. 605

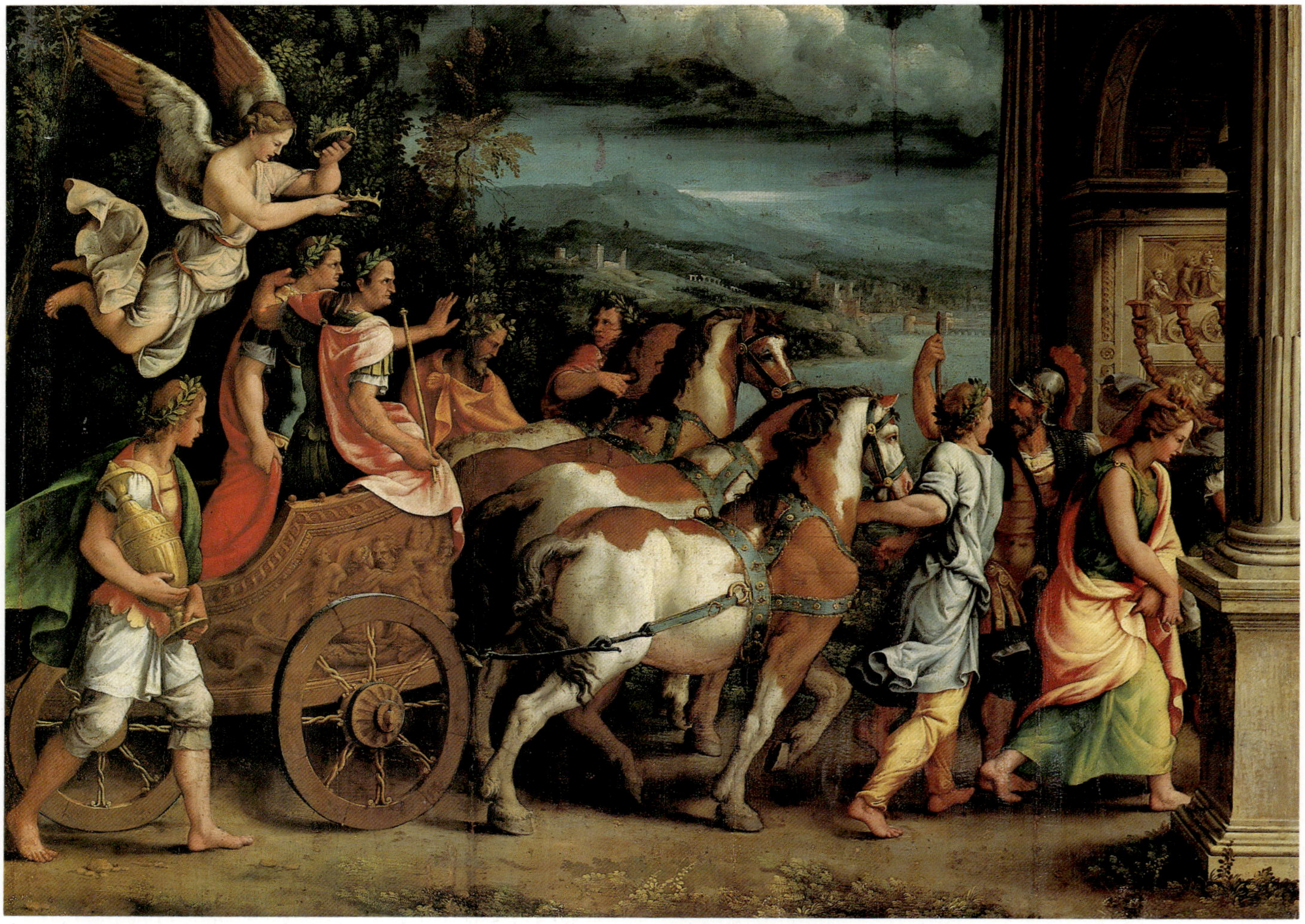

Giulio Romano
Der Triumph des Titus und des Vespasian, um 1537.
Holz, 120 × 70 cm. In Auftrag gegeben von Federico Gonzaga, Herzog von Mantua. Sammlung Karls I. von England; Sammlung Ludwigs XIV., erworben 1662 von dem Bankier Eberhard Jabach. INV. 423

Gegenüber
Bronzino
Bildnis eines Bildhauers.
Holz, 99 × 79 cm. Sammlung Ludwigs XIV., erworben 1671 von dem Bankier Eberhard Jabach. INV. 131

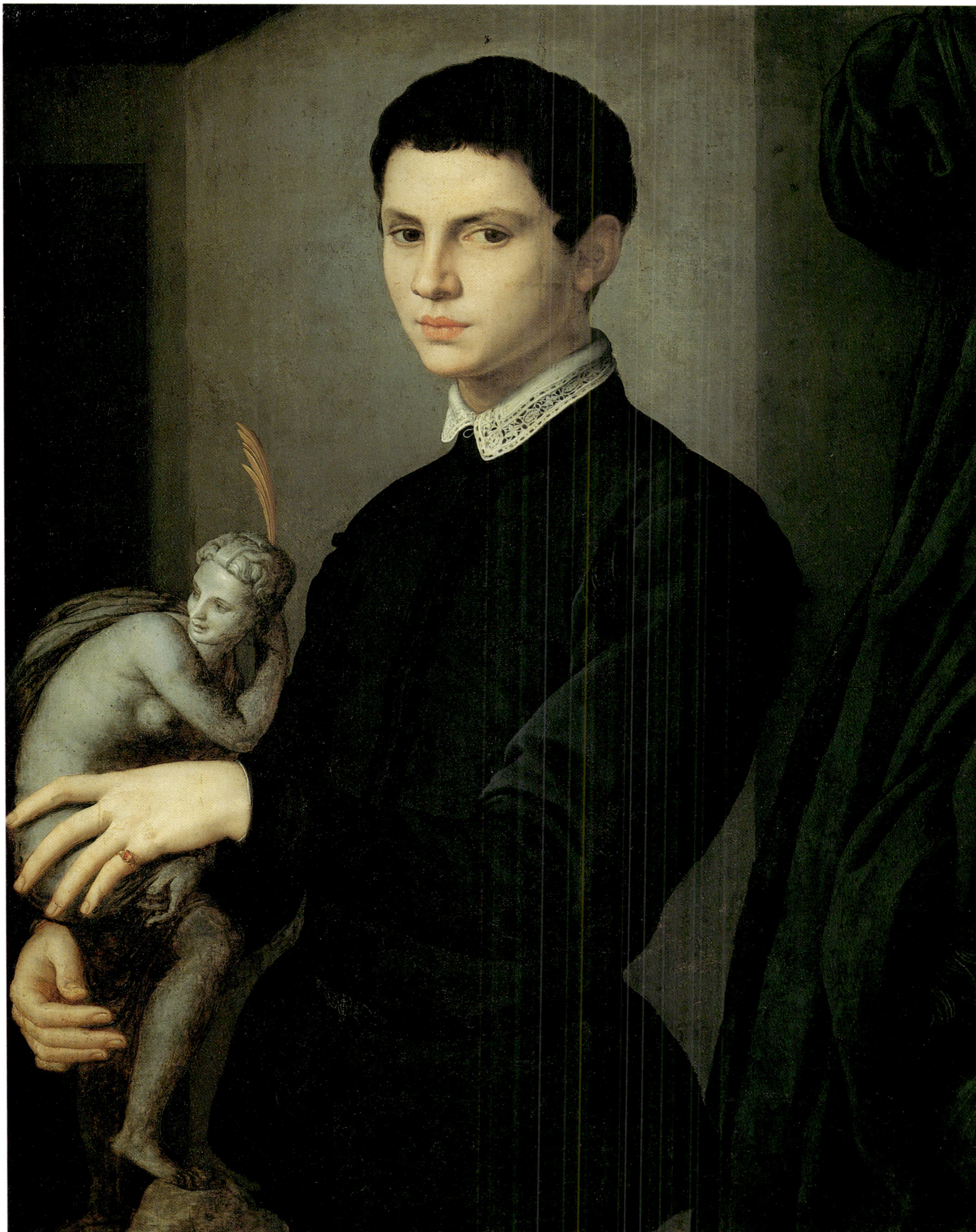

Hans Holbein d. J.

Holbeins kühl-distanzierte Porträtkunst gehört zu den Höhepunkten der deutschen Renaissancemalerei, ja der abendländischen Kunst überhaupt. Der Louvre besitzt mit fünf bestechenden Bildnissen ein einzigartiges Ensemble dieser neuen Menschendarstellung, die in der holländischen Malerei des 17. Jahrhunderts Schule machte. Im Porträt des *Erasmus von Rotterdam* bedient sich der Maler eines ungewöhnlichen, geradezu intimen Blickwinkels zur Charakterisierung des Dargestellten: Wir blicken dem Gelehrten über die Schulter, sehen gleichsam mit seinen Augen und nehmen so Teil an seinem Werk: der Niederschrift eines Kommentars zum Markus-Evangelium, der 1523 gedruckt erschien. Kein anderes Porträt des großen Humanisten erreicht diesen Grad der Intensität. Der Schreiber, des Beobachters nicht gewahr, ist ganz auf sein Manuskript konzentriert und sichtlich befriedigt von seinem geistigen Konzept. Der Betrachter empfindet indes nicht minder große Bewunderung für die hohe Kultur und Intelligenz des Malers, der mit Erasmus befreundet war und von diesem an den Hof Heinrichs VIII. nach England vermittelt wurde. Es ist vermutet worden, daß Erasmus dieses Bildnis für seinen Zeitgenossen, den englischen Humanisten Thomas Morus bestimmt hatte, der sich 1527 selbst von Holbein malen ließ. (Ein kleineres Erasmus-Bildnis aus dem gleichen Jahr befindet sich in Basel.)

Auch die Betrachtung der anderen Holbein-Porträts im Louvre bereitet gleichermaßen ästhetischen und geistigen Genuß. Im Bildnis des *Nikolaus Kratzer,* Astronom Heinrichs VIII., ist dem mathematischen Genie genauso Rechnung getragen wie einer humorvollen Wesensart. Charakterstudien von großer psychischer Intensität und physischer Präsenz sind auch die Bildnisse zweier anderer englischer Würdenträger: *William Warham* ist mit den Insignien seiner Würde als Erzbischof von Canterbury dargestellt, während *Sir Henry Wyatt,* der nicht eben verbindlich dreinblickende Berater des Königs, desto mehr für die Treffsicherheit des Malers Zeugnis ablegt. Meisterhaft in seiner strengen, auf jegliche Gefühlsäußerung verzichtenden Sachlichkeit ist das Bildnis der *Anna von Kleve.* Diese flächige, dekorative Auffassung, das Fehlen von Räumlichkeit und Attributen, ist typisch für die späteren Bildnisse Holbeins. Der starre Ausdruck des Gesichtes dieser vierten Gemahlin Heinrichs VIII. scheint ihr Schicksal anzudeuten: Der König fand keinen Gefallen an ihr und verstieß sie bald. Alle Aufmerksamkeit des Malers ist hier auf sachliche Elemente konzentriert, wie Kopfputz, Schmuck und die exquisite Behandlung des Stofflichen im hellen Licht. (Das Bildnis von Annas Vorgängerin Jane Seymour von der Hand Holbeins befindet sich im Kunsthistorischen Museum, Wien.)

Gegenüber
Hans Holbein d. J. Augsburg 1497 – London 1543
Erasmus von Rotterdam, 1523.
Holz, 42 × 32 cm. Aus der Sammlung Karls I. von England; Sammlung Ludwigs XIV., erworben 1671 von dem Bankier Eberhard Jabach. INV. 1345

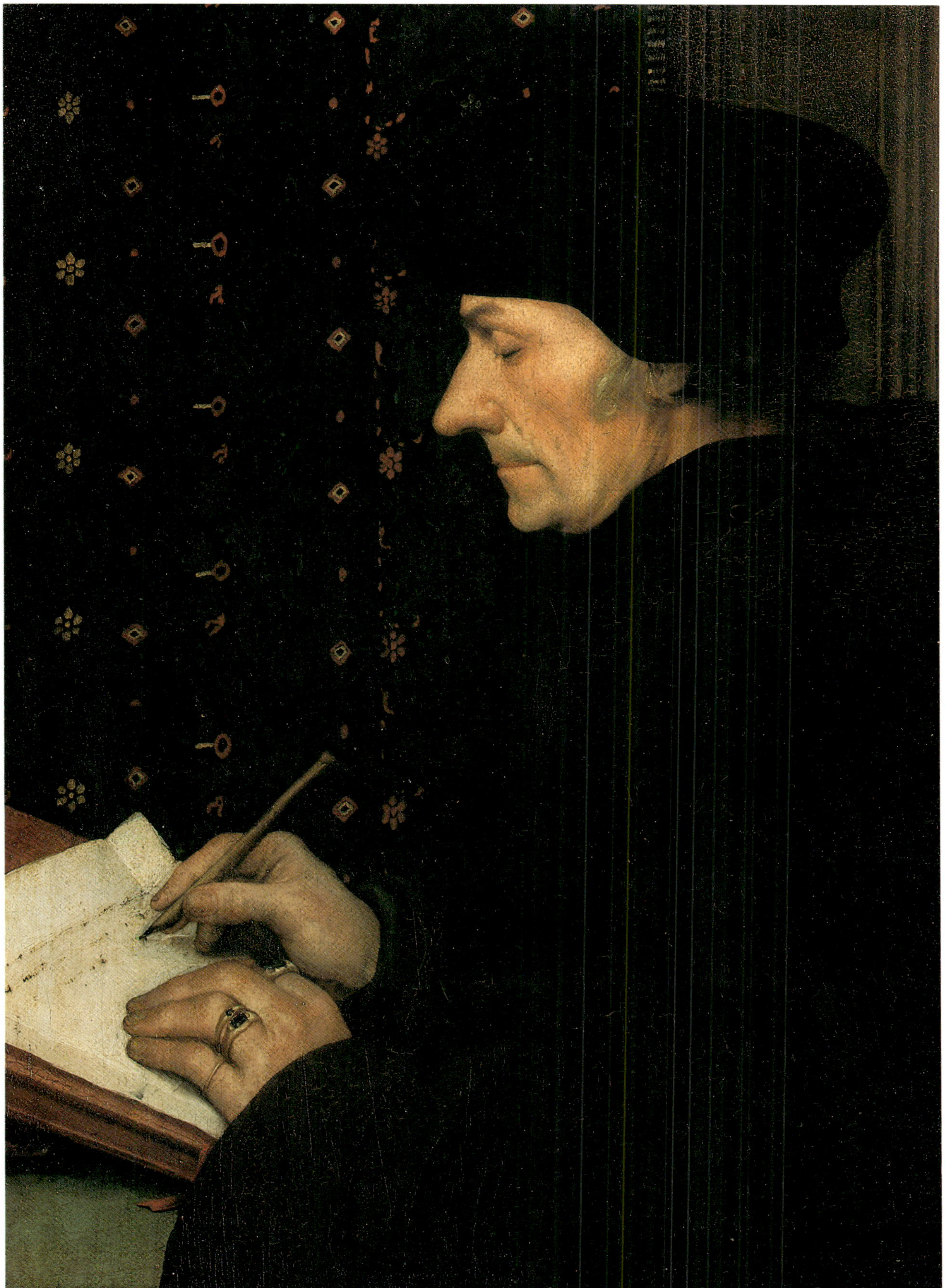

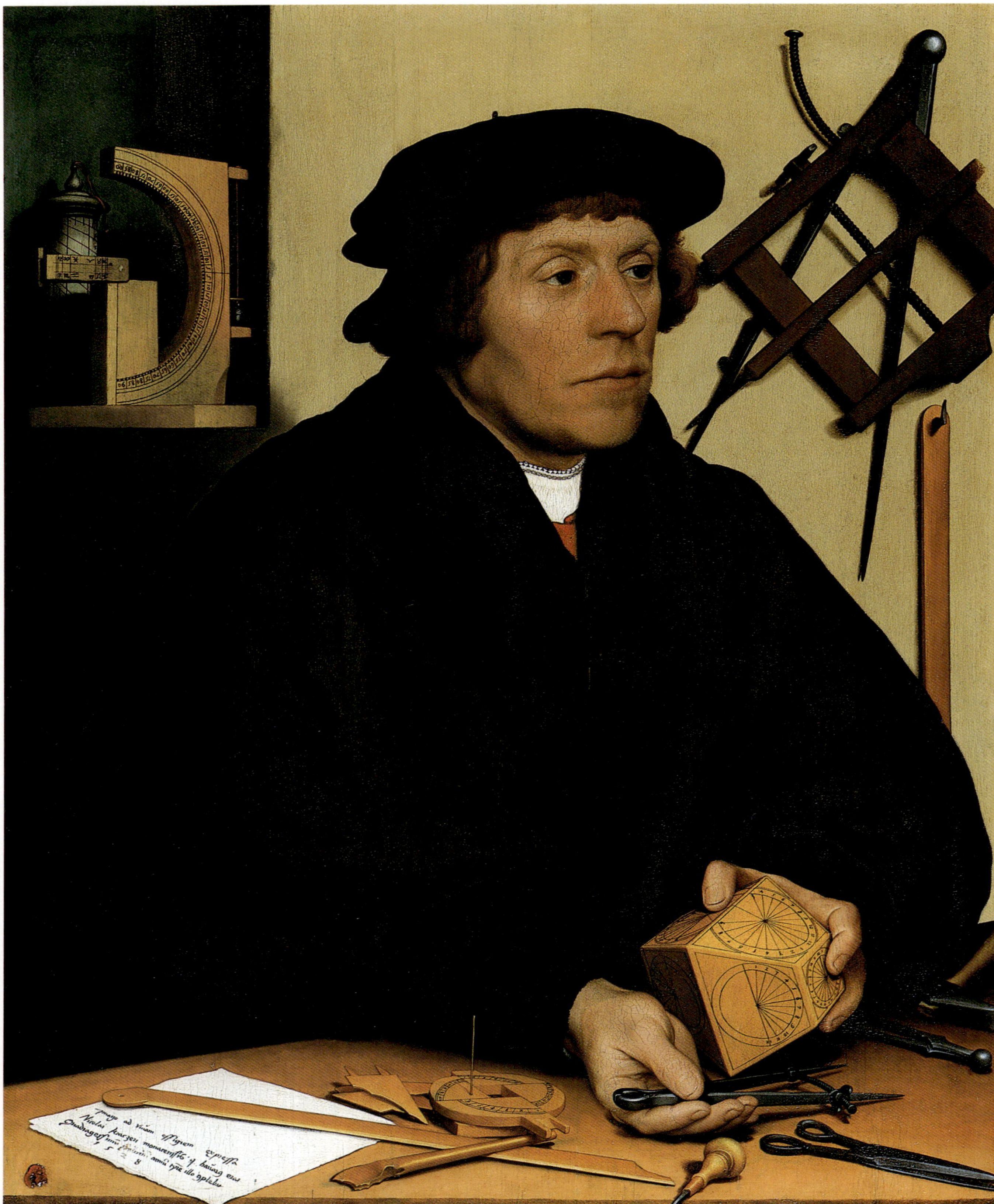

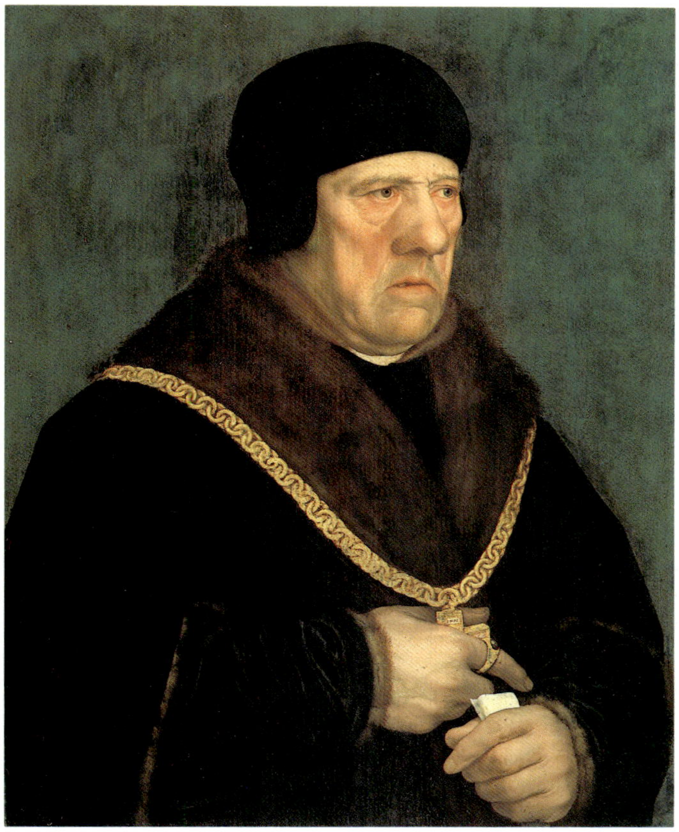

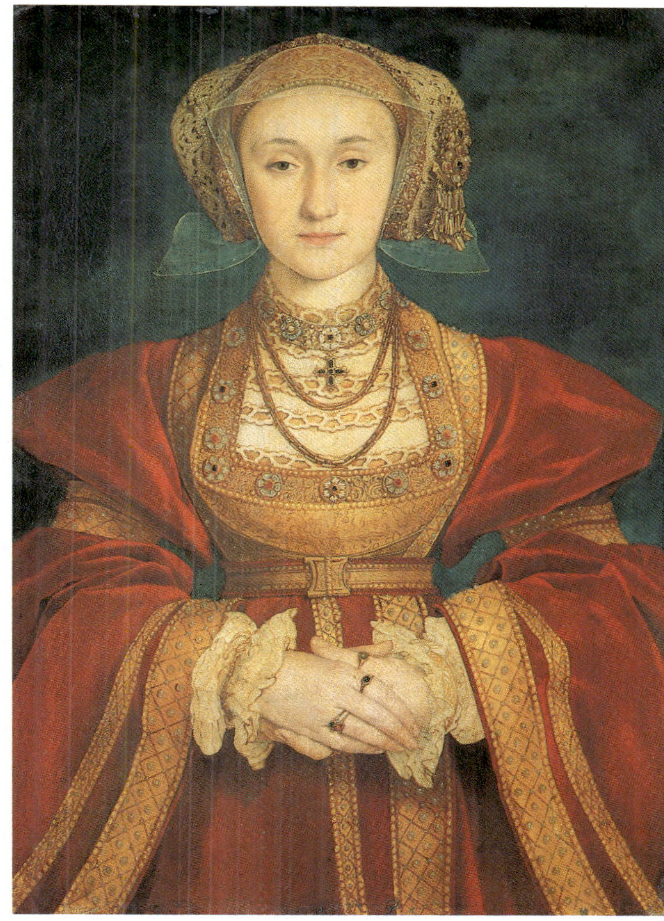

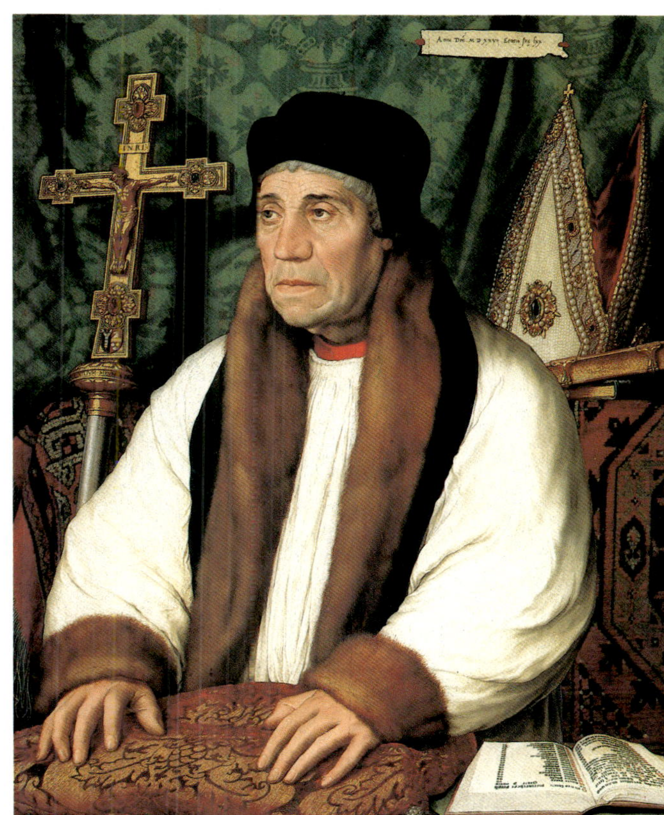

Hans Holbein d. J.
Sir Henry Wyatt.
Holz, 39 × 31 cm. Sammlung Ludwigs XIV., erworben 1671 von dem Bankier Eberhard Jabach. INV. 1347

Oben, rechts
Hans Holbein d. J.
Anna von Kleve, 1539.
Pergament auf Leinwand, 65 × 48 cm. Aus der Sammlung des Grafen Arundel in Utrecht; seit 1662 Sammlung Eberhard Jabach; von diesem erworben 1671 für die Sammlung Ludwigs XIV. INV. 1348

Hans Holbein d. J.
William Warham, 1527.
Holz, 82 × 66 cm. Aus der Sammlung des Grafen von Arundel in Utrecht; seit 1662 Sammlung Eberhard Jabach; von diesem 1671 erworben für die Sammlung Ludwigs XIV. INV. 1344

Gegenüber
Hans Holbein d. J.
Nikolaus Kratzer, 1528.
Holz, 83 × 67 cm. Aus der Sammlung des Grafen Arundel in Utrecht; seit 1662 Sammlung Eberhard Jabach; von diesem erworben 1671 für die Sammlung Ludwigs XIV. INV. 1343

Jean Clouet

Das *Bildnis Franz' I.* verkörpert in mehr als einer Beziehung den Beginn der Renaissance in Frankreich. Seit Karl VIII. 1494, das Erbe der Anjou für das Königreich Neapel-Sizilien beanspruchend, den Kampf um Italien aufgenommen hatte, war die Kultur dieses Landes für Frankreich zu einem großen Vorbild geworden. Schon Ludwig XII. (1498–1515) hatte sich in Mailand für Leonardos *Abendmahl* begeistert, doch erst seinem Nachfolger Franz I. (1515–1547) sollte es gelingen, den greisen Künstler an seinen Hof zu ziehen. Auch die französische Bautätigkeit war ganz vom Geist der Renaissance inspiriert: Unter dem Eindruck dieses neuen Stils entstanden an der Loire die Schlösser Chambord und Blois. Um der Hauptstadt näher zu sein, wählte Franz jedoch Fontainebleau als Hauptresidenz. Hier ließ er von Rosso Fiorentino und Primaticcio wahre Wunder an dekorativer Ausstattung ausführen, die sich mit den großen Vorbildern in Rom, Florenz und Mantua durchaus messen konnte. In den 1541/42 eingerichteten Bade- und Ruheräumen, zum Teil auch in den Kapellen, fand schließlich die exquisite Bildersammlung des Königs ihren Platz, der Kern der späteren Louvre-Galerie. Der Louvre selbst, das alte Symbol französischer Königsherrschaft, in dessen Gefängnissen mancher Gegner der zentralen Staatsgewalt geschmachtet hatte, begann sich unter Franz I. von einer mittelalterlichen Festung in einen wohnlich-repräsentativen Königspalast, das Zentrum des königlichen Verwaltungsapparates zu verwandeln.

Ein Porträt des Königs hat Tizian gemalt, jedoch ohne persönlichen Kontakt mit dem Modell, vielmehr nach einem Medaillen-Bildnis Cellinis. Es muß deshalb als idealisierte Vorstellung des Malers angesehen werden, das der physischen Erscheinung des Königs nur bedingt entsprach.

Jean Clouet, der 1516 als Maler des Königs bezeugt ist, war ein Porträtist von beinahe ebensolchen Graden wie Holbein. Es ist anzunehmen, daß er eine Zeichnung vom lebenden Modell anfertigte, die dann zur Grundlage des Gemäldes wurde, dessen dekorative Qualitäten für die französische Porträtkunst des 16. Jahrhunderts vorbildlich wurden. Die Tafel weist die kühle Unbestechlichkeit auf, die die Höhepunkte der Renaissancemalerei nördlich der Alpen kennzeichnet. Das Bildnis zeigt einen eleganten, majestätischen Renaissancefürsten mit durchdringendem Blick und leicht spöttischem Lächeln. Die Spuren des Malers, der den König so eindringlich verewigte, haben sich verwischt; man verwechselte ihn mit seinem Sohn François, der 1540 bezeugt ist. Erst in unserem Jahrhundert wird Jean Clouet wieder als Hauptvertreter der französischen Renaissancemalerei gewürdigt, wie er es verdient.

Gegenüber
François Clouet (?) – Paris 1572
Elisabeth von Österreich, Königin von Frankreich.
Holz, 36 × 26 cm. Aus der Sammlung des Roger de Gaignières; Sammlung Ludwigs XV.; Zugang 1817. INV. 3254

Jean Clouet Paris (?) um 1485/90 – 1540/41
Franz I., König von Frankreich.
Holz, 96 × 74 cm. Aus der Sammlung Franz' I. INV. 3256

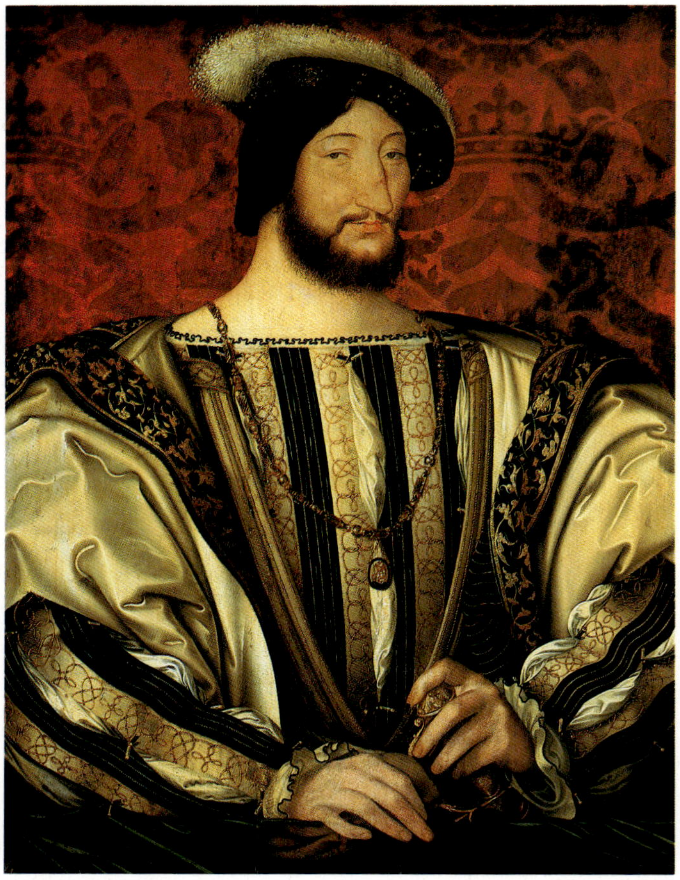

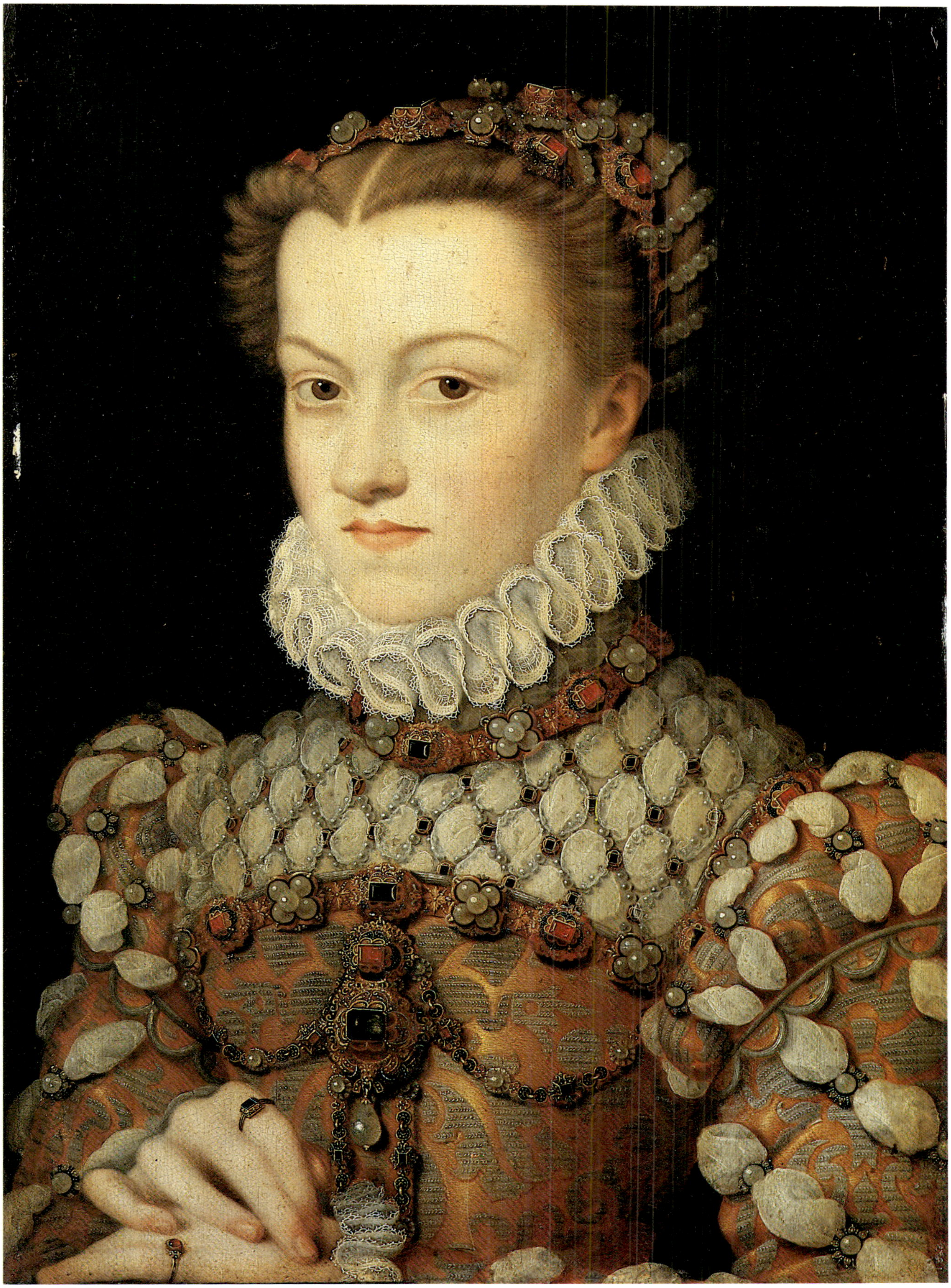

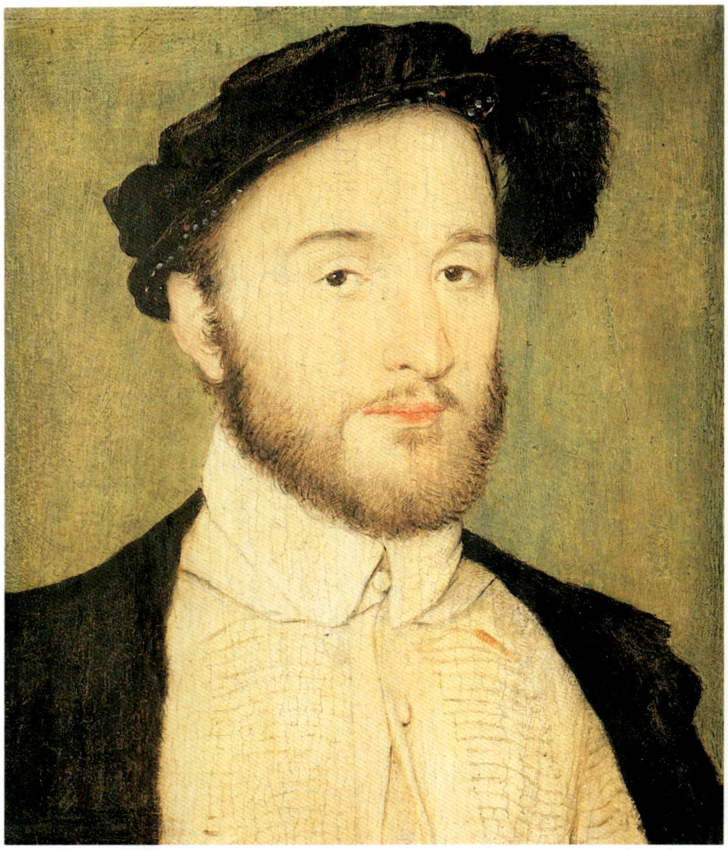

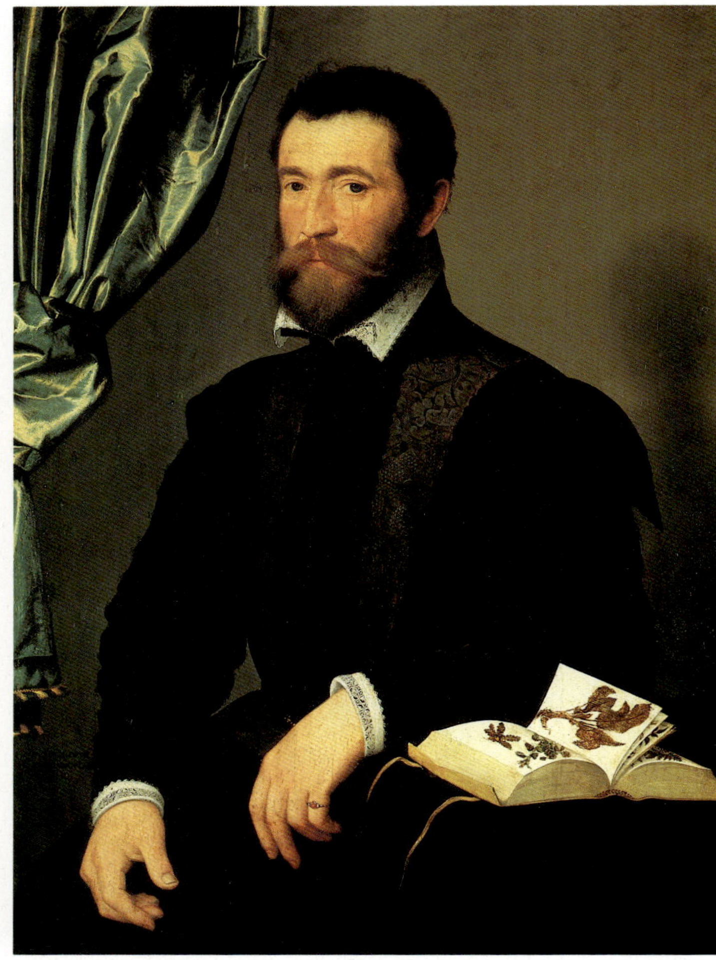

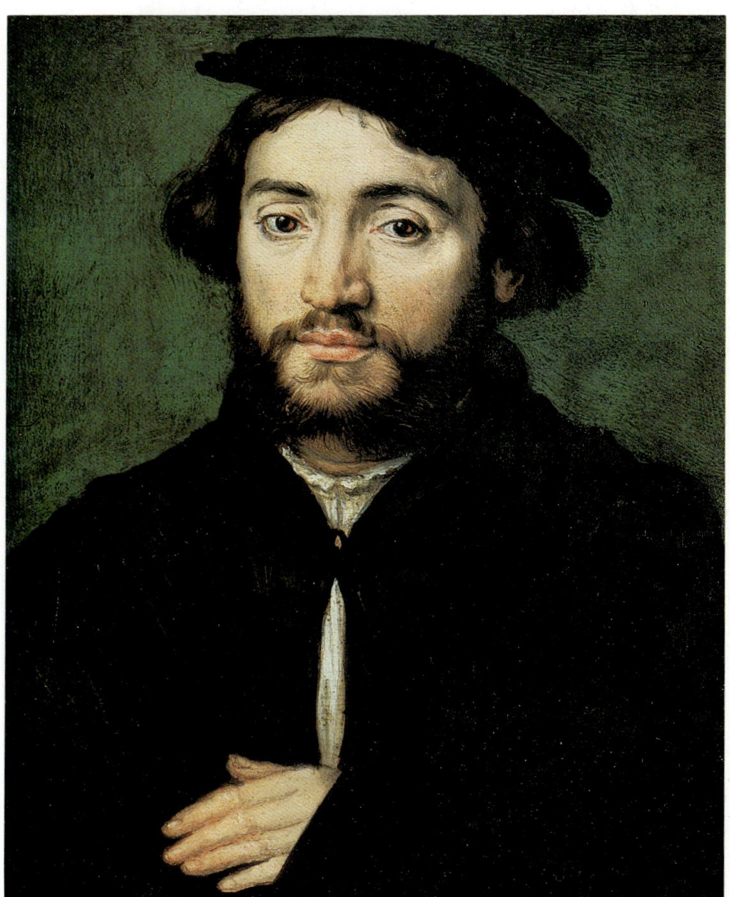

François Clouet
Der Apotheker Pierre Quthe, 1562.
Holz, 91 × 70 cm. Schenkung der Société des Amis du Louvre, 1908. R. F. 1719

Oben links
Corneille de Lyon   Den Haag um 1500 – Lyon (?) um 1575
Charles de la Rochefoucauld, Conte de Randan.
Holz, 16 × 14 cm. Aus der Sammlung des Roger de Gaignières; Legat Mme Claudius Côte, 1961. R. F. 1961-10

Unten links
Corneille de Lyon
Pierre Aymeric, 1534.
Holz, 165 × 140 cm. Erworben 1976. R. F. 1976-15

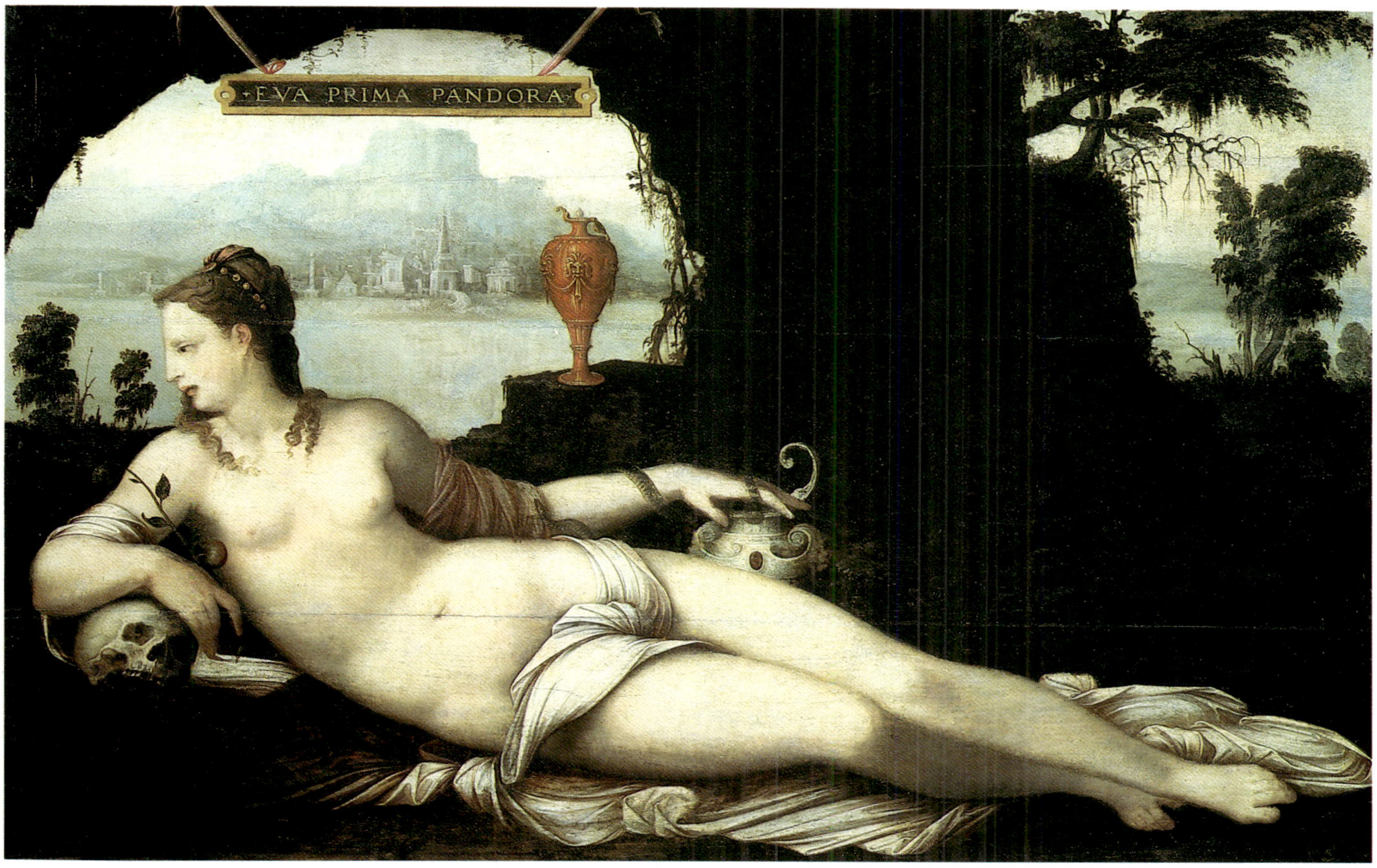

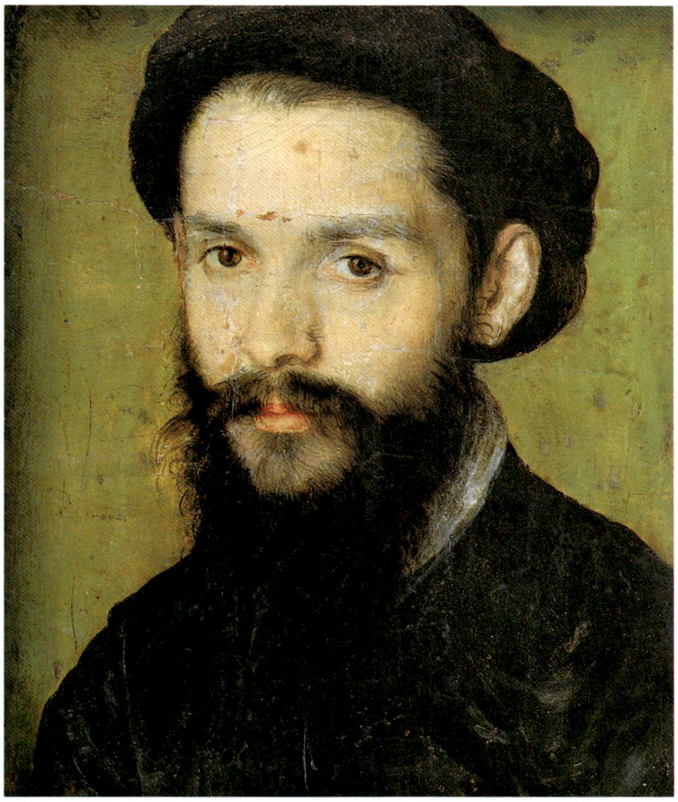

JEAN COUSIN D. Ä. Sens um 1490 – Paris um 1560
Eva Prima Pandora.
Holz, 98 × 150 cm. Bis Ende des 19. Jahrhunderts Privatbesitz Sens; Schenkung der Société des Amis du Louvre, 1922. R. F. 2373

CORNEILLE DE LYON
Clément Marot.
Holz, 12 × 10 cm. Schenkung Dr. und Mme P. E. Weil und Henri und Lucien Schloss, 1949. R. F. 1949-12

Tiziano Vecellio

Tizians *Dornenkrönung*, gemalt 1542 für die Kapelle Santa Corona in der Mailänder Kirche Santa Maria delle Grazie, wurde von dort 1797 in den Louvre überführt. Es ist ein Bild von vehementer Dramatik mit ausgeprägten manieristischen Zügen: Tizian hatte sich offensichtlich mit der zeitgenössischen Malerei in Rom auseinandergesetzt, bevor er 1545 selbst die Ewige Stadt besuchte; das bezeugen die Zitate aus der Antike wie die Marmorbüste des Kaisers und das Kettenhemd, die athletische Statur Christi und seiner Peiniger sowie die starken Torsionen der Körper. Die Dramatik wird gesteigert durch die bewußte Verzerrung der Komposition, denn das Haupt Christi ist durch Einwirkung brutaler Gewalt aus seinem »rechtmäßigen« Standort im Zentrum, markiert durch die sich kreuzenden Stangen, herausgedrückt. Kein anderer Maler in Rom wäre damals zu solcher Ausdruckskraft fähig gewesen. In der Dramatik dieser Inszenierung scheint das Barockzeitalter vorweggenommen.

Tizian ist rund 30 Jahre später noch einmal zu diesem Entwurf zurückgekehrt. Diese zweite Fassung des Themas in kleinerem Format ging nach seinem Tod in den Besitz Tintorettos über und ist heute ein Hauptwerk der Alten Pinakothek München. Das Münchner Bild zeigt alle Merkmale seines Altersstils: Der Naturalismus und das leuchtende Kolorit des Pariser Bildes sind einem gemilderten Pathos und vibrierenden Formen und Konturen im bedrohlich flackernden Schein eines Fackelleuchters gewichen; die Antikenzitate fehlen hier ganz.

Ein Meisterwerk aus Tizians klassischer Phase ist die ein Jahrzehnt früher entstandene, wohl an Raffaels Komposition orientierte *Grablegung* (Seite 182/183), gemalt für Federico Gonzaga von Mantua. Alle Qualitäten der venezianischen Malkunst – der schmelzende Stil Giorgiones, der atmosphärische Dialog von Licht und Schatten in der Abenddämmerung, die gestaltende Funktion der Farben – sind hier zu monumentaler Wirkung gesteigert. Auch von diesem Bild existiert eine zweite Fassung aus der Spätzeit des Malers, heute im Prado in Madrid.

Gegenüber
TIZIAN, eigentl. TIZIANO VECELLIO
Pieve di Cadore 1488/89 – Venedig 1576
Die Dornenkrönung, um 1543.
Holz, 303 × 180 cm. Aus der Corona-Kapelle der Kirche Santa Maria delle Grazie in Mailand, 1796; Zugang 1797. INV. 748

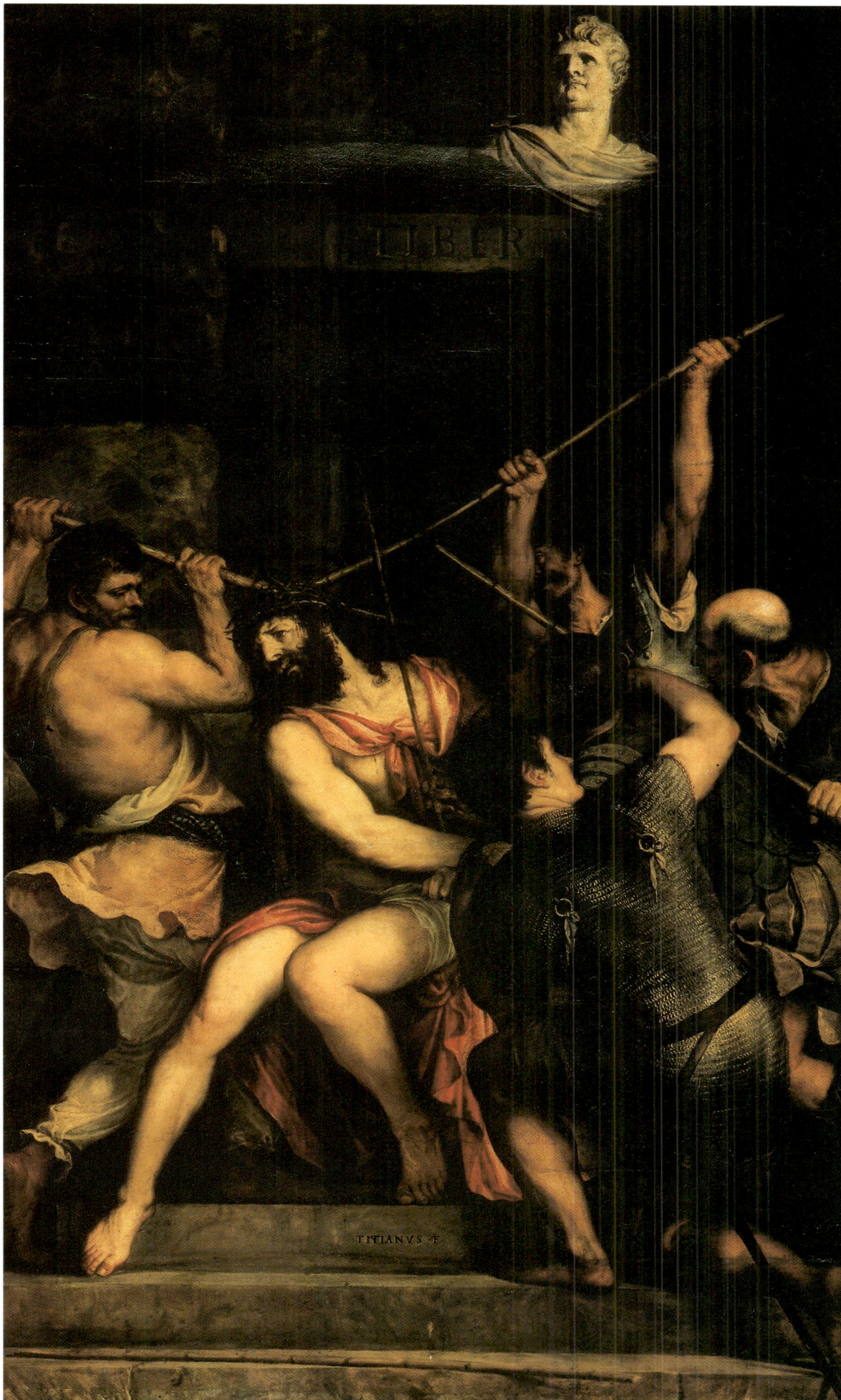
LIBER
TITIANVS F

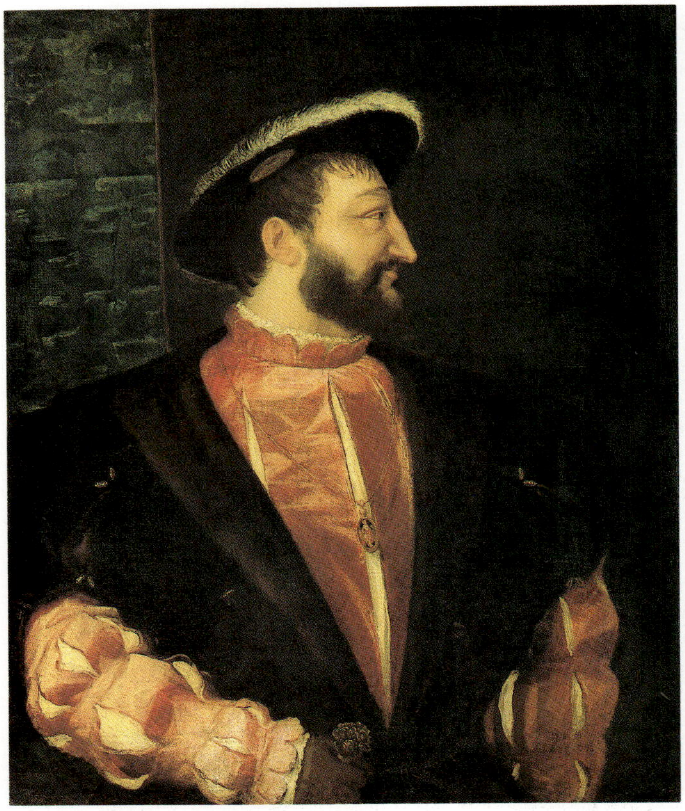
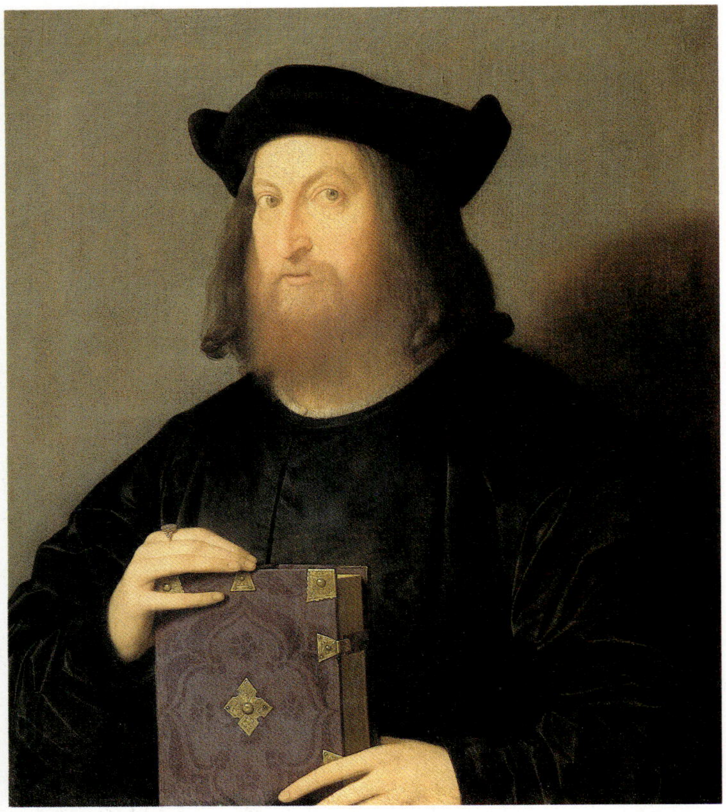
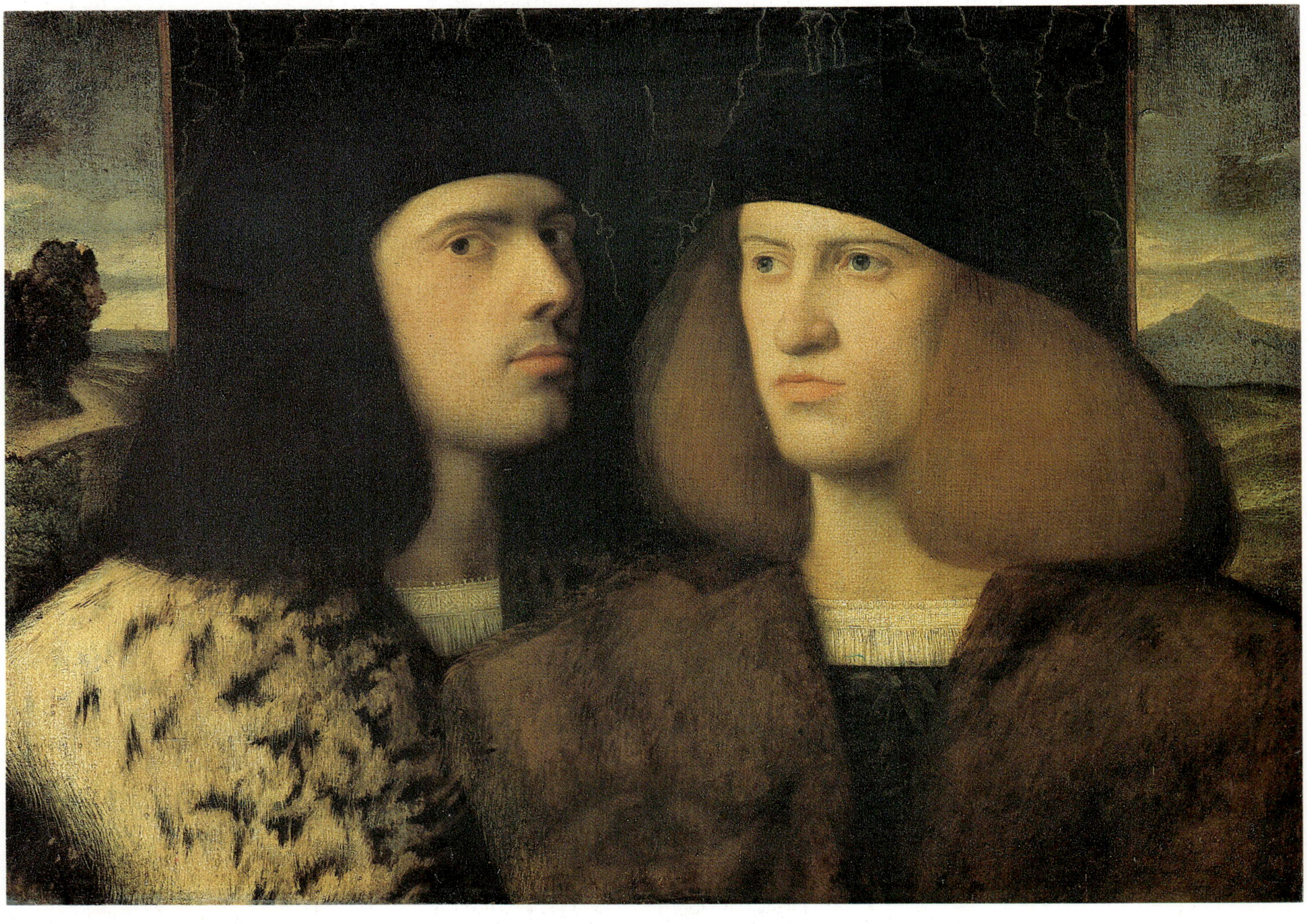

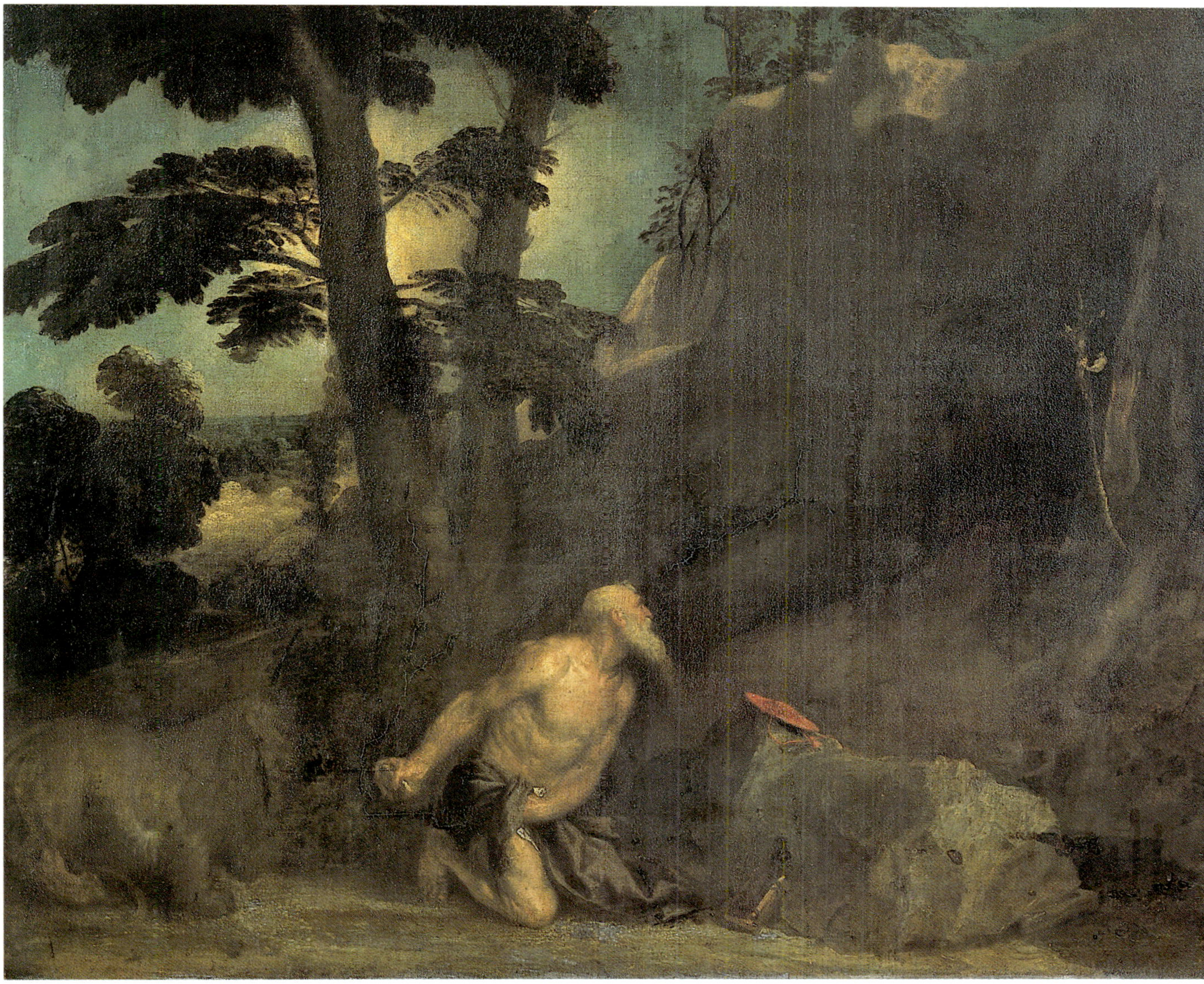

Tizian
Der hl. Hieronymus, 1531.
Leinwand, 80 × 102 cm. Aus der Sammlung Karls I. von England; Sammlung Ludwigs XIV., vor 1683. INV. 750

Gegenüber, oben links
Tizian
Franz I., König von Frankreich, 1538.
Leinwand, 109 × 89 cm. In Auftrag gegeben von Pietro Aretino für Franz I. Sammlung Ludwigs XIV. Gemalt nach einer Medaille von Benvenuto Cellini, 1537. INV. 753

Gegenüber, oben rechts
Vincenzo di Biagio, gen. Catena Venedig um 1480 – 1531
Giangiorgio Trissino.
Leinwand, 73 × 64 cm. Legat Baron Basile de Schlichting, 1914. R. F. 2098

Gegenüber, unten
Giovanni Cariani zugeschrieben Venedig 1480/85 – 1547 (?)
Bildnis zweier junger Männer.
Leinwand, 45 × 63 cm. Aus der Sammlung Vendramin, Venedig; Sammlung Karls I. von England; Sammlung Ludwigs XIV., vor 1683. INV. 101

Andrea Solario

Nicht alle Kunstwerke stehen auf der gleichen Höhe, und selbstverständlich gibt es auch in einer so fruchtbaren Epoche wie der Hochrenaissance beträchtliche Niveauunterschiede und viel Mittelmaß. Die Nachfolger des großen Leonardo in Mailand waren allenfalls imstande, ihm oberflächlich nachzueifern. Leonardos spekulativer Geist, die unglaubliche Vielseitigkeit seines schöpferischen Genius und die geistige Komponente seines Werkes blieben unerreicht.

Noch im 15. Jahrhundert hatte die lombardische Malerei eine ausgesprochen flache Vordergründigkeit angenommen, jene Sorte glatter, schmelzender Anmut, die allzuleicht ins Süßliche abgleitet, wie an den Bildern von Bernardino Luini abzulesen ist. Ein so ambitionierter, ausschweifender Renaissancehof wie der der skrupellosen Sforza in dem politischen und kulturellen Kraftzentrum Mailand, aus dem Ludovico il Moro 1499 vor den heranrückenden Truppen Ludwigs XII. hatte fliehen müssen, war solchen trivialen Tendenzen gegenüber naturgemäß aufgeschlossen. Auch die französischen Eroberer Norditaliens waren fasziniert von den attraktiven, schmeichelnden Reizen dieser Malerei. Andrea Solario, Leonardos begabtester Schüler, war bereits dem Ruf Ludwigs XII. gefolgt und arbeitete 1507–1510 am französischen Hof. Hier entstand wohl seine *Madonna mit dem grünen Kissen.* Zwar blieb dieser glatte Stil mit seinen gefälligen Linien und dem naiven Zierat der Bordüre nicht ohne Wirkung auf die folgende Malergeneration Frankreichs; im Grunde aber dominierte hier bald indirekt der Einfluß Raffaels, der in Fontainebleau Schule machte. Das Bild *Haupt Johannes des Täufers* – mit dem manieriert-melancholischen Effekt des Künstler-Selbstbildnisses im Lichtreflex des Schalenfußes – vermittelt eine erste Ahnung von jener makabren Sentimentalität, die im 19. Jahrhundert mit Gustave Moreau ihren Höhepunkt erreicht.

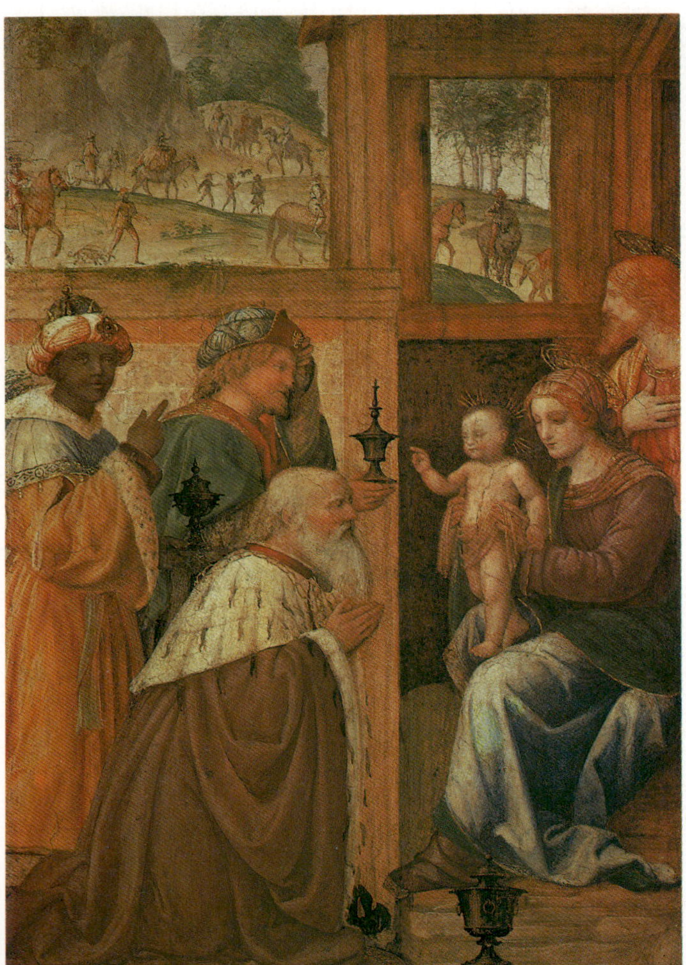

Bernardino Luini Luino 1480/90 – Mailand (?) 1532
Die Anbetung der Hl. Drei Könige.
Fresko, 222 × 165 cm. Aus dem Oratorium Greco Milanese, erworben 1867. M. I. 714

Gegenüber
Andrea Solario, eigentl. Andrea di Bartolo
Mailand (?) um 1470/74 – (?) 1514
Die Madonna mit dem grünen Kissen.
Holz, 60 × 48 cm. Erworben um 1616 von Maria de Medici aus dem Franziskanerkloster in Blois; Sammlungen Maria de Medici und Kardinal Mazarin; Sammlung Ludwigs XV., erworben 1742 aus der Sammlung des Prinzen Carignan. INV. 673

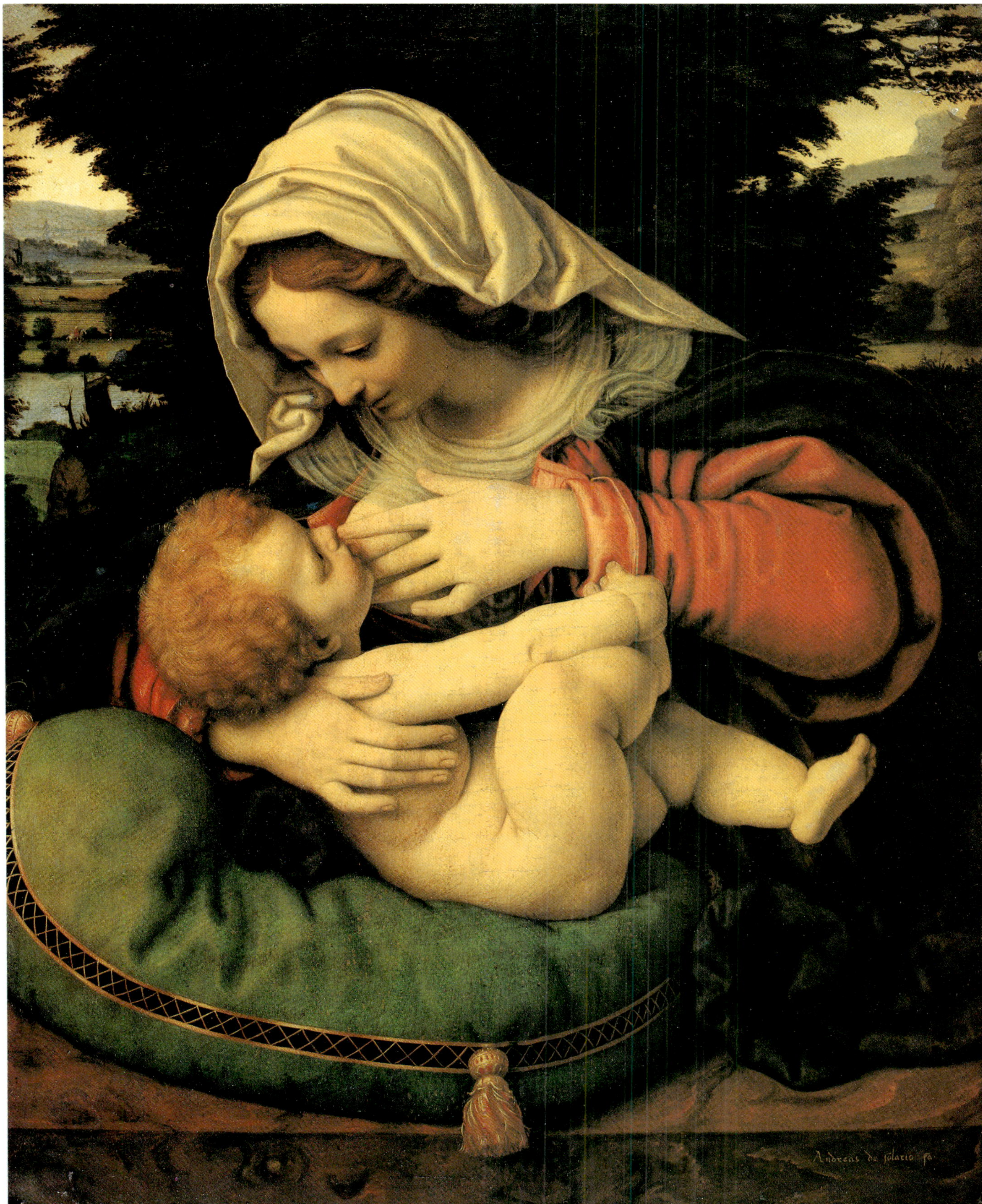
Andreas de solario fa

Gegenüber
Bernardino Luini
Der Schlaf des Jesuskindes oder *Maria trägt das schlafende Kind, begleitet von drei Engeln.*
Leinwand, 93 × 74 cm. Sammlung Ludwigs XIV., vor 1683.
INV. 360

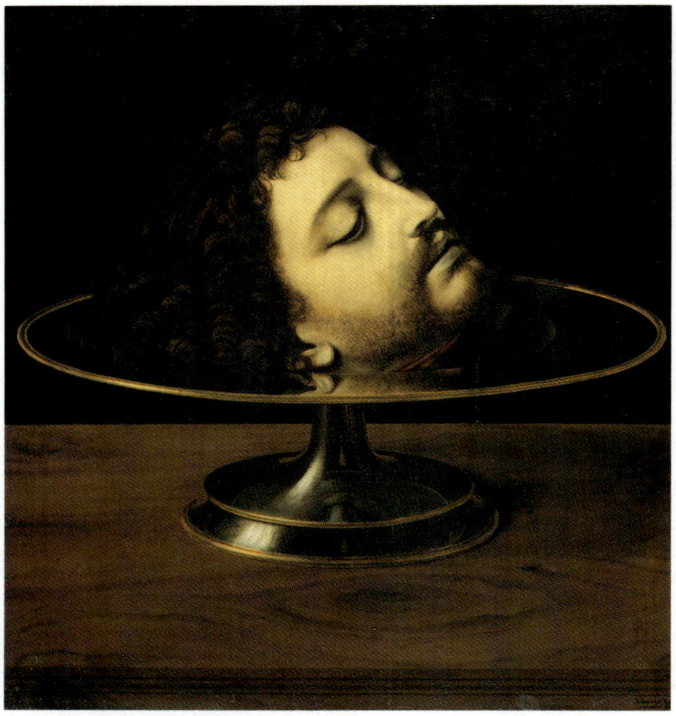

Andrea Solario
Das Haupt Johannes d.T., 1507.
Holz, 46 × 43 cm. Schenkung Eugène Le Comte, 1868. M. I. 735

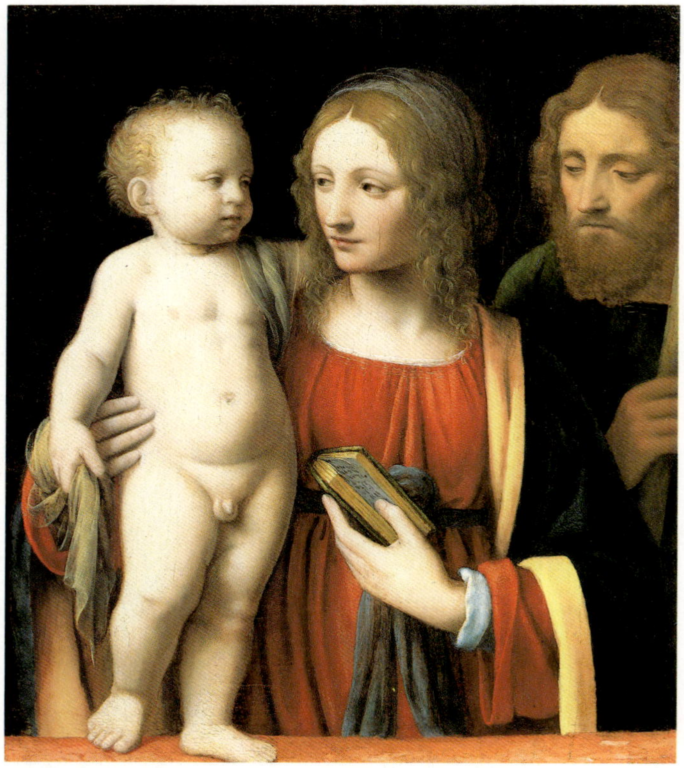

Bernardino Luini
Heilige Familie.
Holz, 51 × 44 cm. Alter Bestand. INV. 359

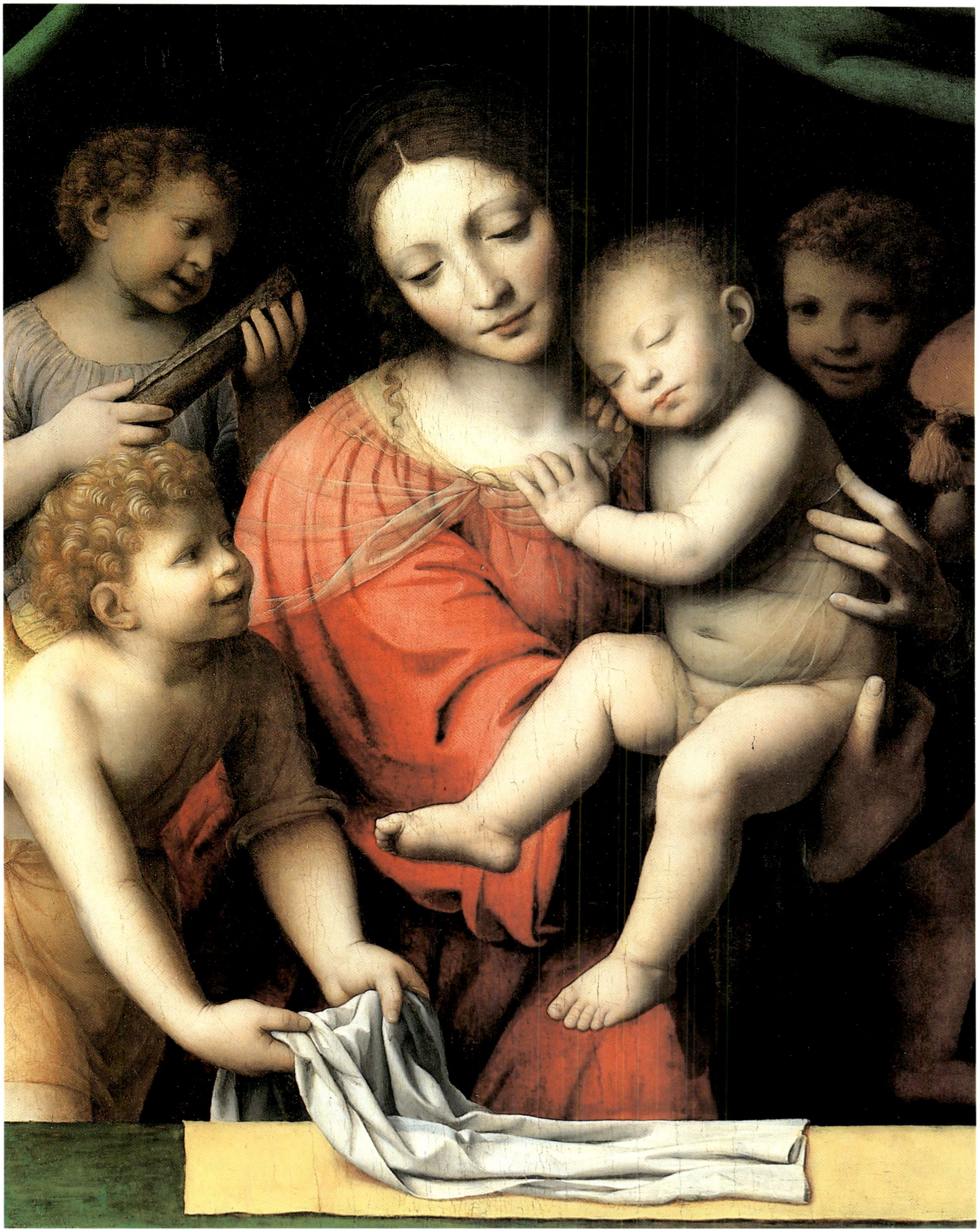

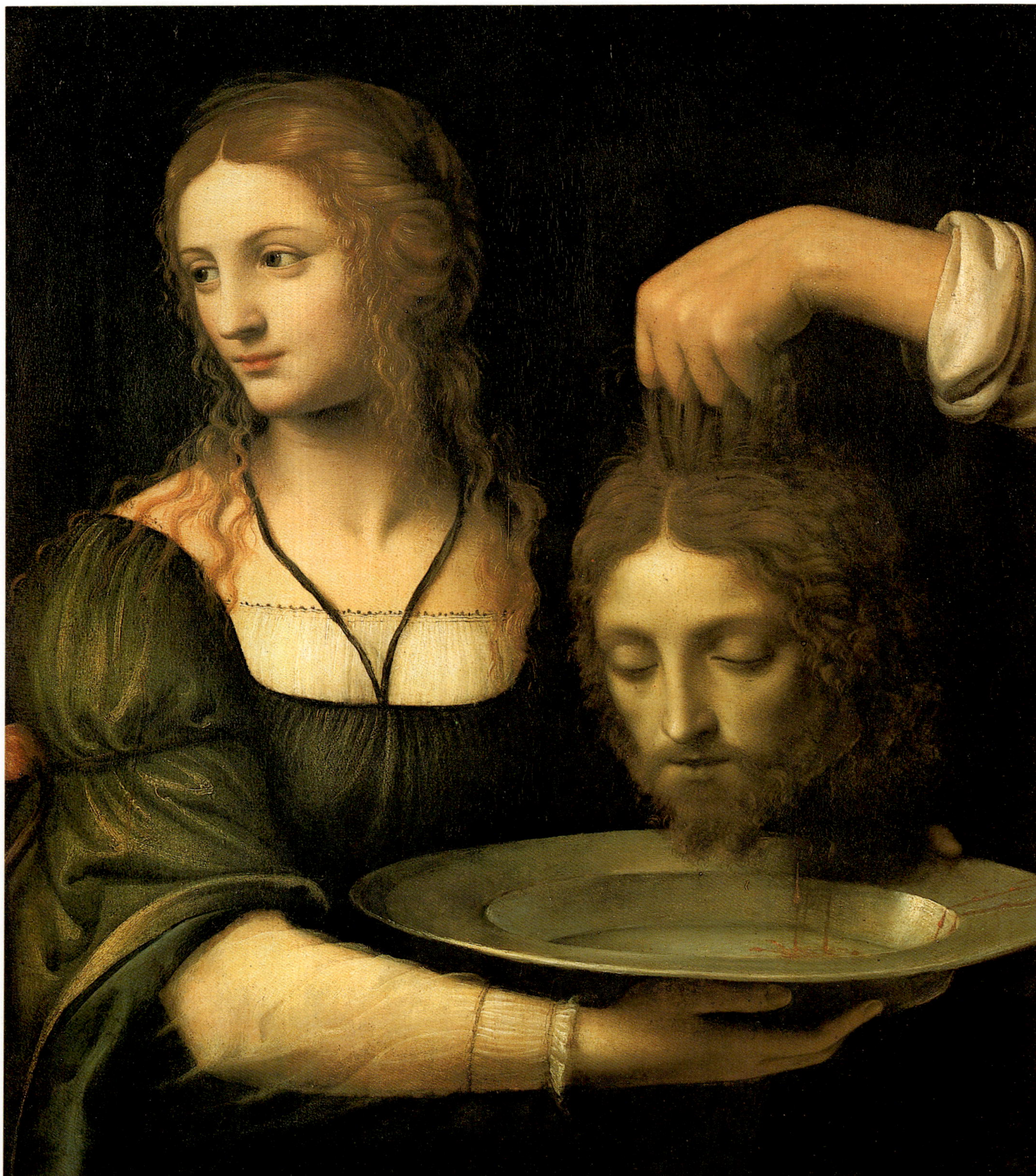

Bernardino Luini
Salome empfängt das Haupt Johannes d.T.
Leinwand, 63 × 55 cm. Sammlung Ludwigs XIV.,
erworben 1671 von dem Bankier Eberhard Jabach. INV. 361

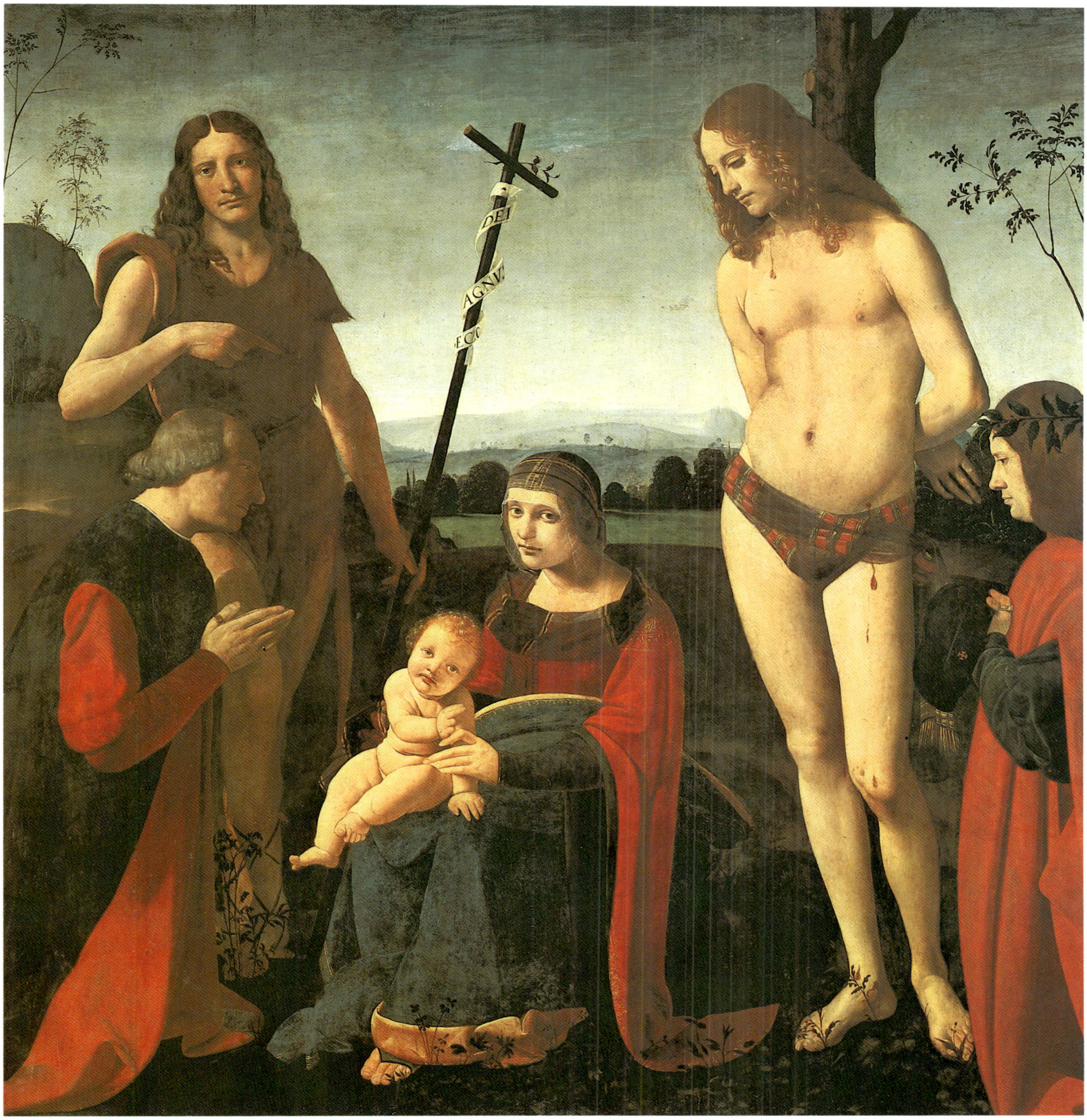

Giovanni Antonio Boltraffio Mailand (?) 1467 – 1516
Die Madonna der Familie Casio. Maria mit dem Kind und die hll. Johannes d.T. und Sebastian zwischen zwei Stiftern: Giacomo Casio und dessen Sohn Girolamo.
Holz, 186 × 184 cm. Aus der Kirche Santa Maria della Misericordia in Bologna; erworben 1812 im Austausch mit der Galleria Brera, Mailand. INV. 103

Sebastiano del Piombo

Sebastianos Kunst zeichnet sich aus durch eine frappierende Doppelpoligkeit: Zum einen sind Reminiszenzen an seine venezianische Heimat ebenso wie die Anlehnung an Vorbilder seiner römischen Wahlheimat unverkennbar, zum anderen besaß er unbestritten ein hohes Maß an Originalität und entwickelte einen sehr persönlichen Stil, der ihn als einen der großen Meister der Hochrenaissance ausweist. In Venedig waren Bellini, Giorgione und Tizian seine Mentoren. Giorgiones *Tempesta,* heute eines der berühmtesten Bilder der Accademia in Venedig, muß ihn tief beeindruckt haben, denn immer wieder tauchen ähnliche Landschaften, oft in gewittriger Stimmung, im Hintergrund seiner Bilder auf, wie in der *Heimsuchung* des Louvre. So typisch wurde dieses Element für seine Malerei, daß man ihn als Erfinder der romantischen Landschaft bezeichnet hat. Auch das warm leuchtende Kolorit ist venezianisches Erbe, wenngleich es in den römischen Bildern zur Steigerung des dramatischen Effektes kühler wird.

Seit 1511 in Rom, fand er sogleich Anschluß an die größten Meister seiner Zeit: Neben Raffael war er zunächst an der Ausmalung der Villa Farnesina beteiligt. Später wandte er sich dessen großem Gegenspieler Michelangelo zu, der ihn gern unterstützte; beide pflegten über zwei Jahrzehnte einen intensiven Briefwechsel. Michelangelo überließ dem Venezianer einzelne Figurenstudien, die dieser in seinen eigenen Kompositionen verarbeitete. Doch wenn auch die formale Bindung an Michelangelo, insbesondere der Eindruck von dessen Deckenausmalung der Sixtinischen Kapelle, deutlich hervortritt, so büßen die Kompositionen insgesamt nichts an Selbständigkeit und Ausdruckskraft ein. In der *Heimsuchung* können wir seinen sibyllinischen Frauentypus bewundern: Die monumentalen Gestalten von Maria und Elisabeth sind nicht mehr auf Schönheit angelegt; sie sind ganz durchglüht von einer spirituellen Autorität, in der sich der Manierismus ankündigt. Seine glänzendsten Leistungen vollbrachte Sebastiano in der Kategorie des Porträts. Hier erreicht er eine individuelle Spannung und Raffinesse der Stoffbehandlung, die ihn an Raffael und Tizian heranrücken.

Johann Stephan von Kalkar, gen. Giovanni Calcar
Kalkar bei Kleve 1499 – Neapel 1546
Melchior von Brauweiler, 1540.
Leinwand, 109 × 89 cm. Sammlung Ludwigs XIV., erworben 1662 von dem Bankier Eberhard Jabach. INV. 134

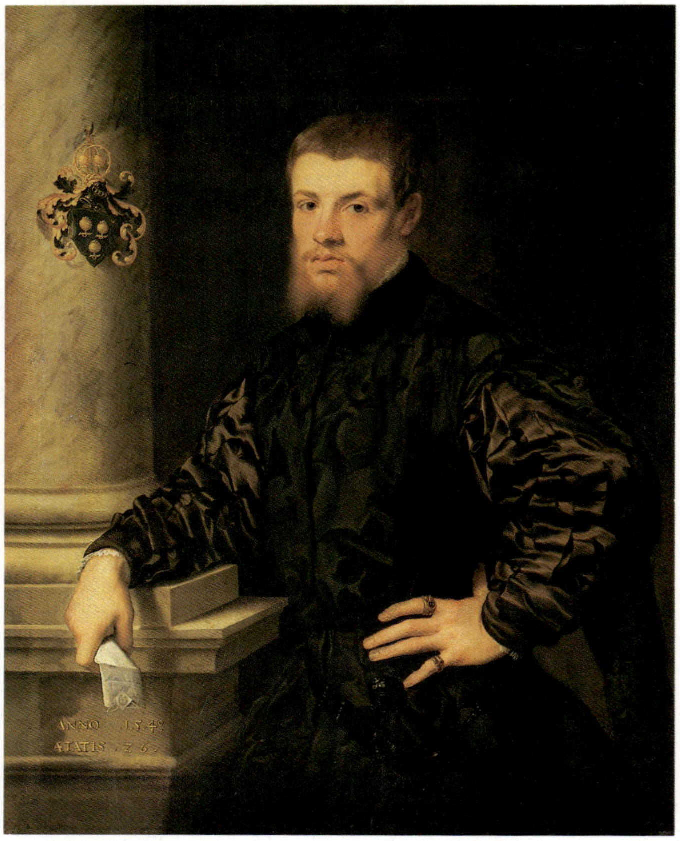

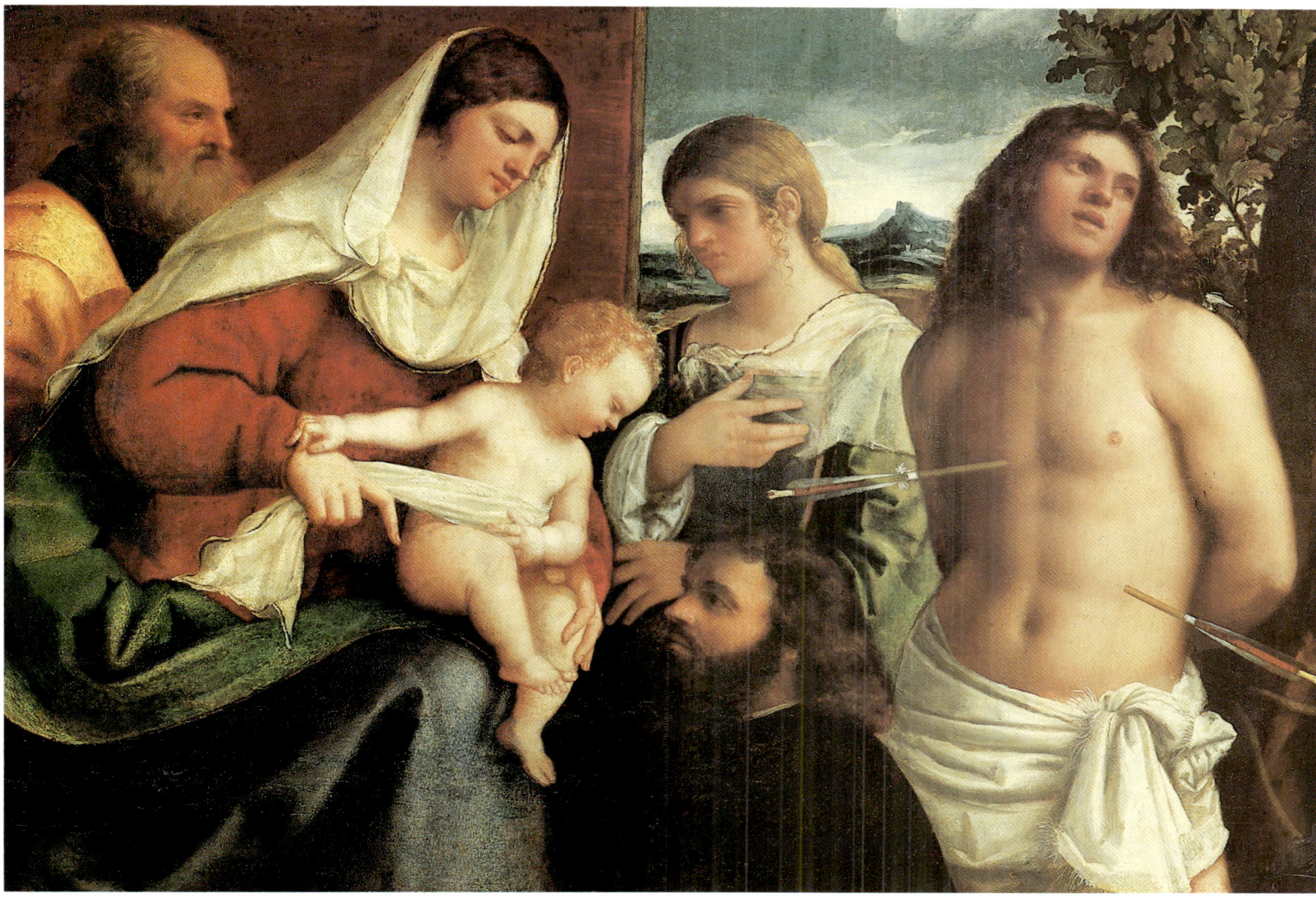

Gegenüber, oben
Sebastiano del Piombo, eigentl. Sebastiano Luciani
Venedig (?) um 1485 (?) – Rom 1547
Sacra Conversazione: Die Heilige Familie mit der hl. Katharina, dem hl. Sebastian und einem Stifter.
Holz, 95 × 136 cm. Aus der Sammlung des Herzogs von Mantua; Sammlung Karls I. von England; Sammlung Ludwigs XIV., erworben 1662 von dem Bankier Eberhard Jabach. INV. 70

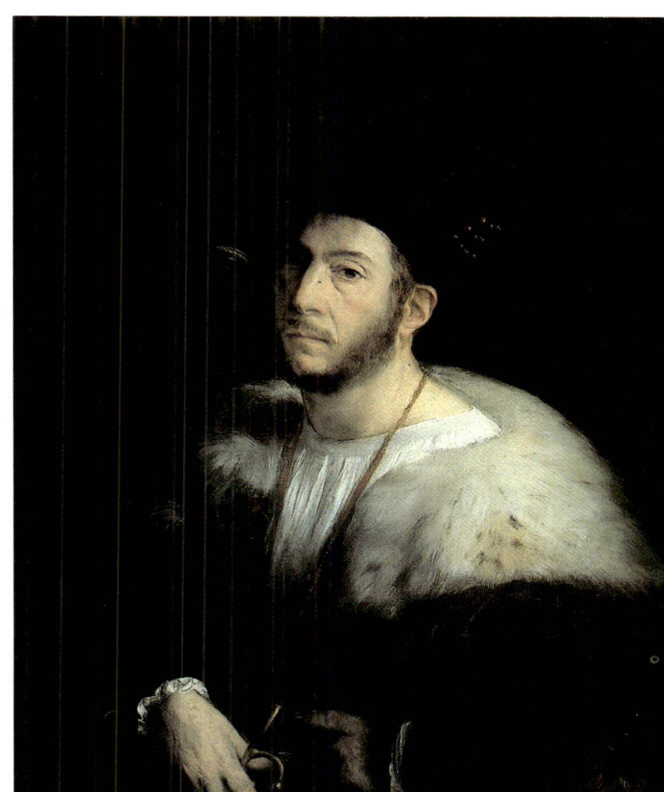

Dosso Dossi, eigentl. Giovanni di Lutero
Ferrara um 1489 – 1542
Bildnis eines Mannes.
Leinwand, 95 × 77 cm. Früher als Bildnis des Cesare Borgia angesehen. Alter Bestand. INV. 866

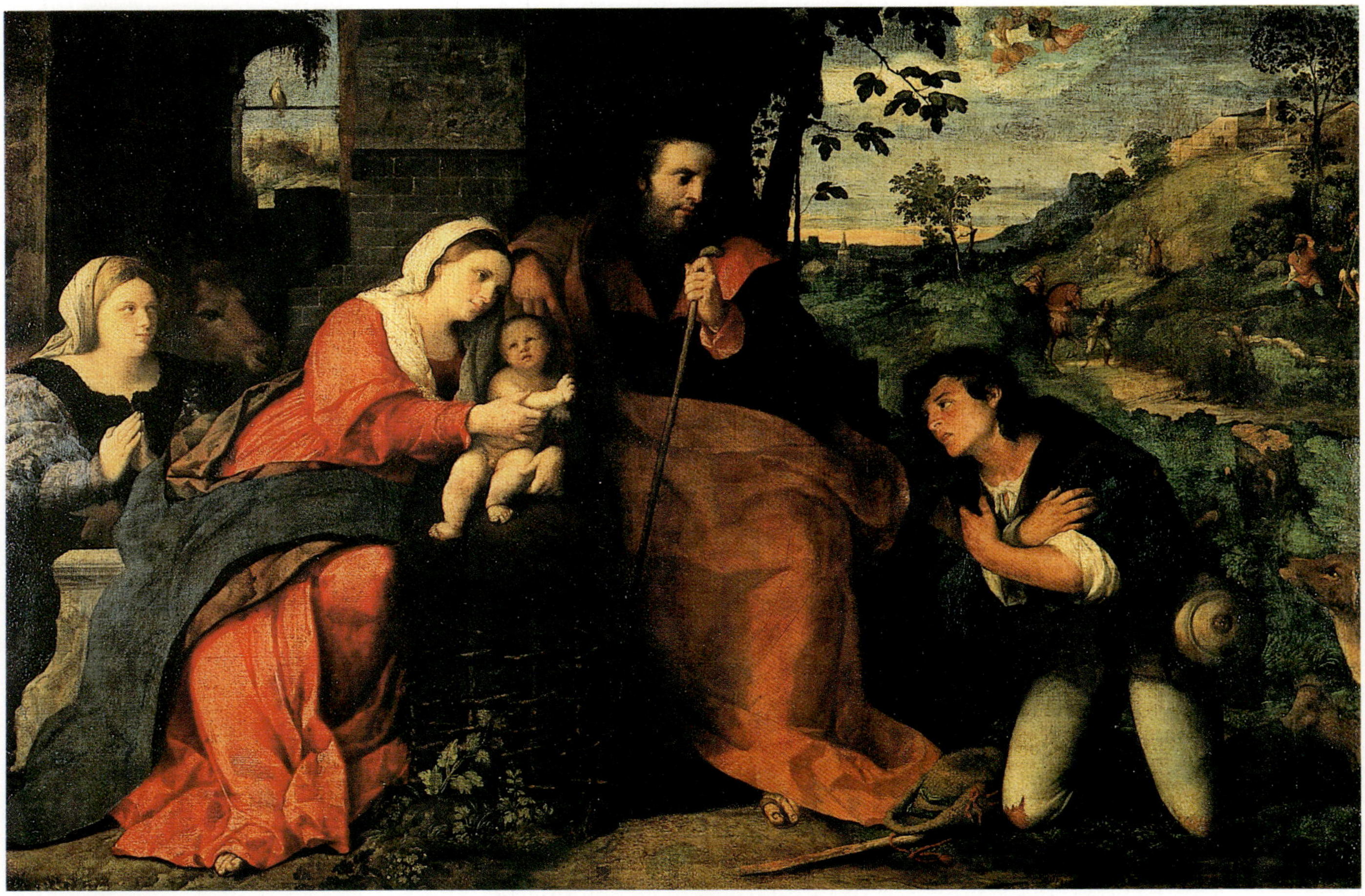

Palma il Vecchio, eigentl. Jacopo Negretti
Bergamo 1480 – Venedig 1528
Anbetung der Hirten mit Stifterin.
Leinwand, 140 × 210 cm. Sammlung Ludwigs XIV., 1685.
INV. 402

Gegenüber
Sebastiano del Piombo
Die Heimsuchung, 1519, datiert 1521.
Leinwand, 168 × 132 cm. Gemalt für Claude de France, Gemahlin Franz' I.; 1521 in der Sammlung Franz' I.; Sammlung Ludwigs XIV. INV. 357

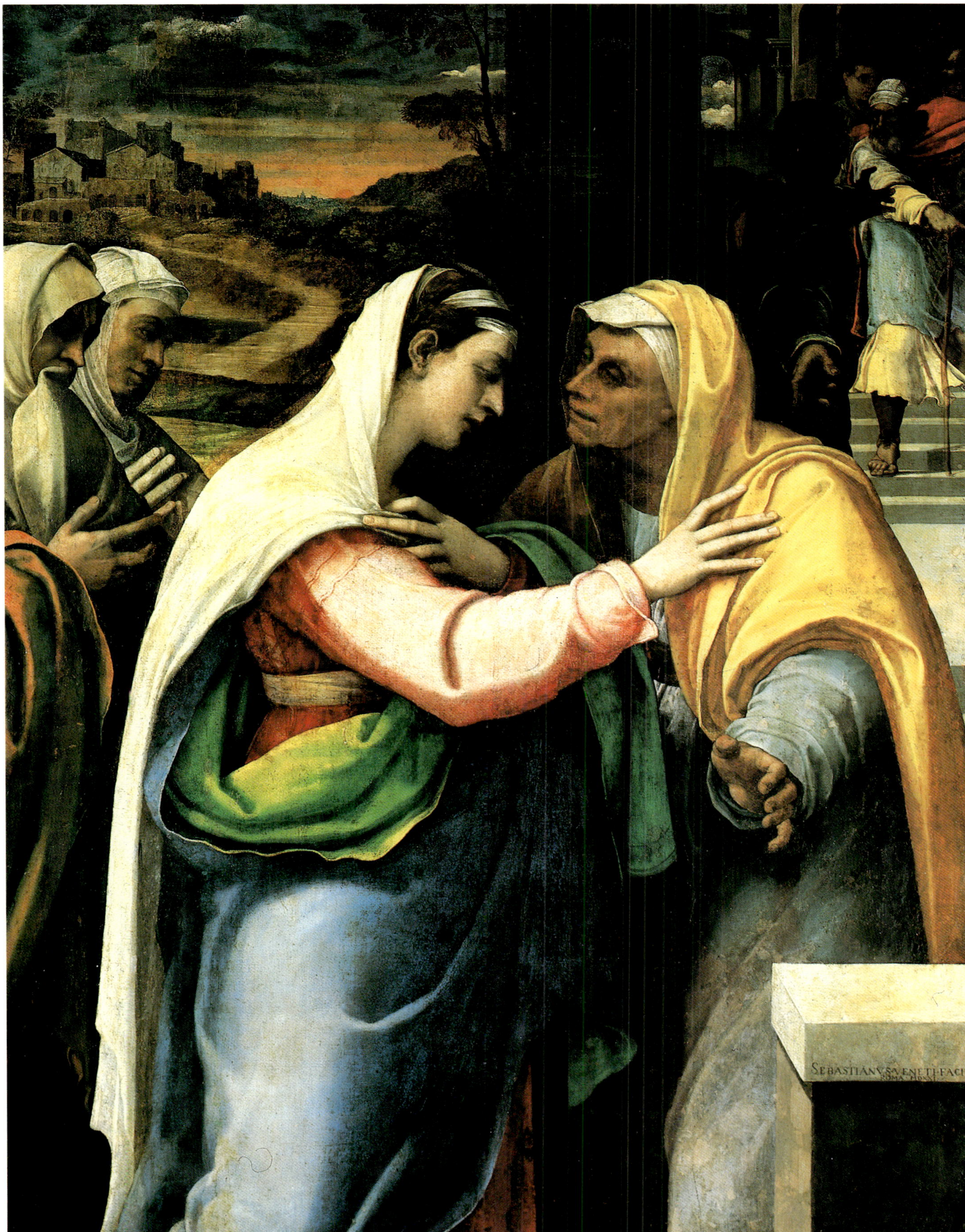
SEBASTIANVS VENETI FACIEB
ROMA MDXXI

Hans Baldung »Grien«

Im Verlauf unseres Jahrhunderts ist die Louvre-Sammlung um einige Bilder der altdeutschen Schule bereichert worden, die eine ganz andere Sprache sprechen als zeitgenössische französische oder italienische Werke. Innerhalb der deutschen Malerei markieren Namen wie Dürer, Cranach d. Ä., Grünewald, Holbein, Altdorfer, Huber und Baldung eine schöpferische Blütezeit ohnegleichen. Baldung, wegen seiner Jugend »Grien« (der Grüne) genannt, ging nach erster Ausbildung in Straßburg 1503 nach Nürnberg, um drei Jahre lang in der Werkstatt Dürers zu lernen. Lehrer und Schüler verbanden lebenslange Freundschaft und eine hohe gegenseitige Wertschätzung. Baldung sollte seinen großen Meister in mancher Beziehung noch übertreffen: Mit seinem leuchtenden Kolorit, eigenwilliger Charakterisierung und einer leidenschaftlichen, unverhüllten Sinnlichkeit überschritt er die geistigen Grenzen der altdeutschen Kunst und wandte sich mit Vorliebe profanen Themen zu – auch wenn sein Hauptwerk, der Hochaltar des Freiburger Münsters, seine Meisterschaft im traditionellen religiösen Bereich noch eindrucksvoll bezeugt. Baldung war fasziniert von der Schönheit des weiblichen Körpers und hat dieses Thema dem humanistischen Ideal entsprechend immer wieder gemalt: Jugendblüte und Reife, bedroht von Vergänglichkeit, als Allegorie der Natur und des Lebens schlechthin. Das erwachende Interesse an Naturschilderung zeigt sich auch in seinen Beschreibungen von Landschaft und Kreatur.

All diese Elemente sind in dem frühen Bild *Ritter, Mädchen und Tod* bereits enthalten: Ein blühendes junges Mädchen hat sich der Knochenmann Tod ausgesucht, um sich ihrer am Wegesrand zu bemächtigen, wo bereits die makabren Spuren von früheren Opfern zu sehen sind. Zwar ist ihr Rock noch zwischen den Zähnen des Totenschädels eingeklemmt, doch der kühne Ritter auf seinem feurigen Roß entreißt sie ihrem Schicksal und sprengt mit ihr davon in die blühende Sommerlandschaft – ins Leben.

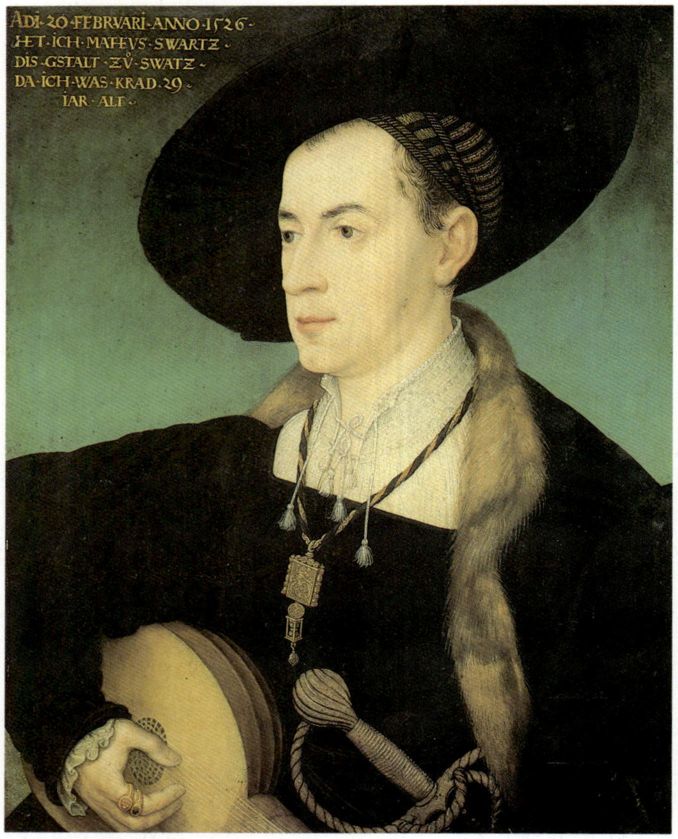

ADI·20·FEBRVARI·ANNO·1526·
HET·ICH·MATEVS·SWARTZ·
DIS·GSTALT·ZV·SWATZ·
DA·ICH·WAS·KRAD·29·
IAR·ALT·

Hans Maler   Tätig in Schwatz (Tirol) 1500 – 1529
Matthäus Schwartz, 1526.
Holz, 41 × 33 cm. Legat Mlle Elisabeth Mège, 1958. R. F. 1958-8

Gegenüber
Hans Baldung Grien   Gmünd 1484/85 – Straßburg 1545
Ritter, Mädchen und Tod.
Holz, 36 × 30 cm. Erworben 1924. R. F. 2467

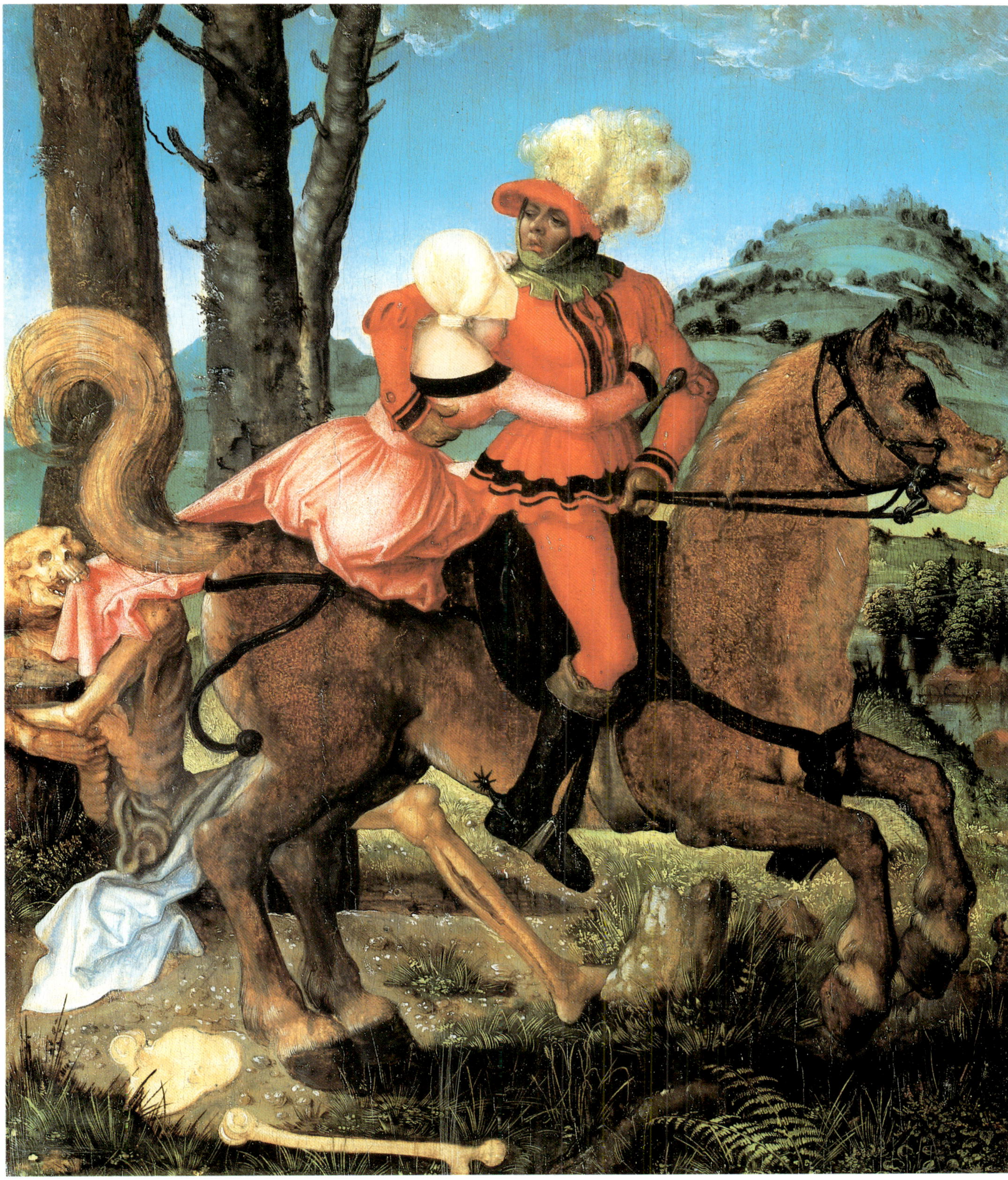

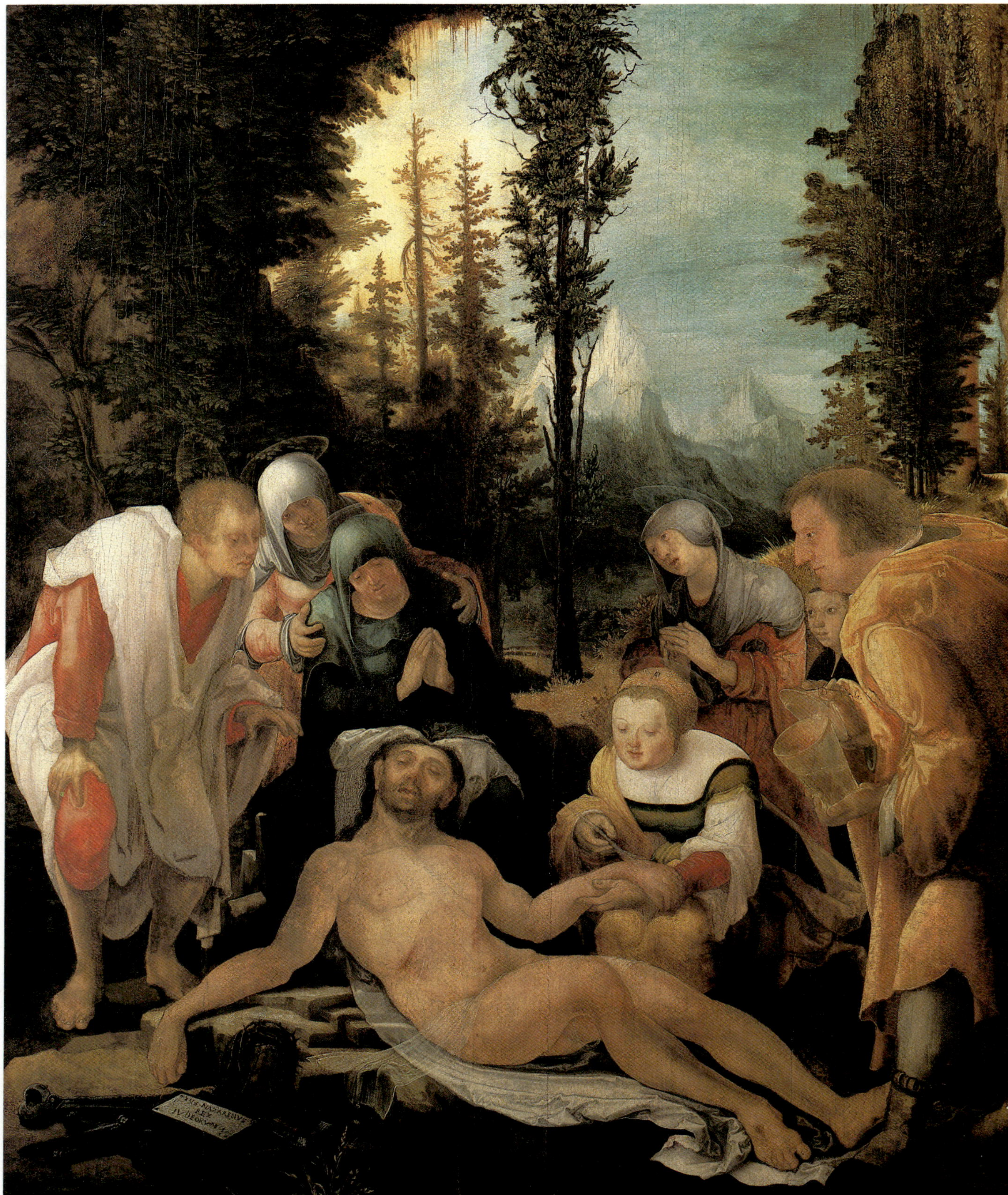

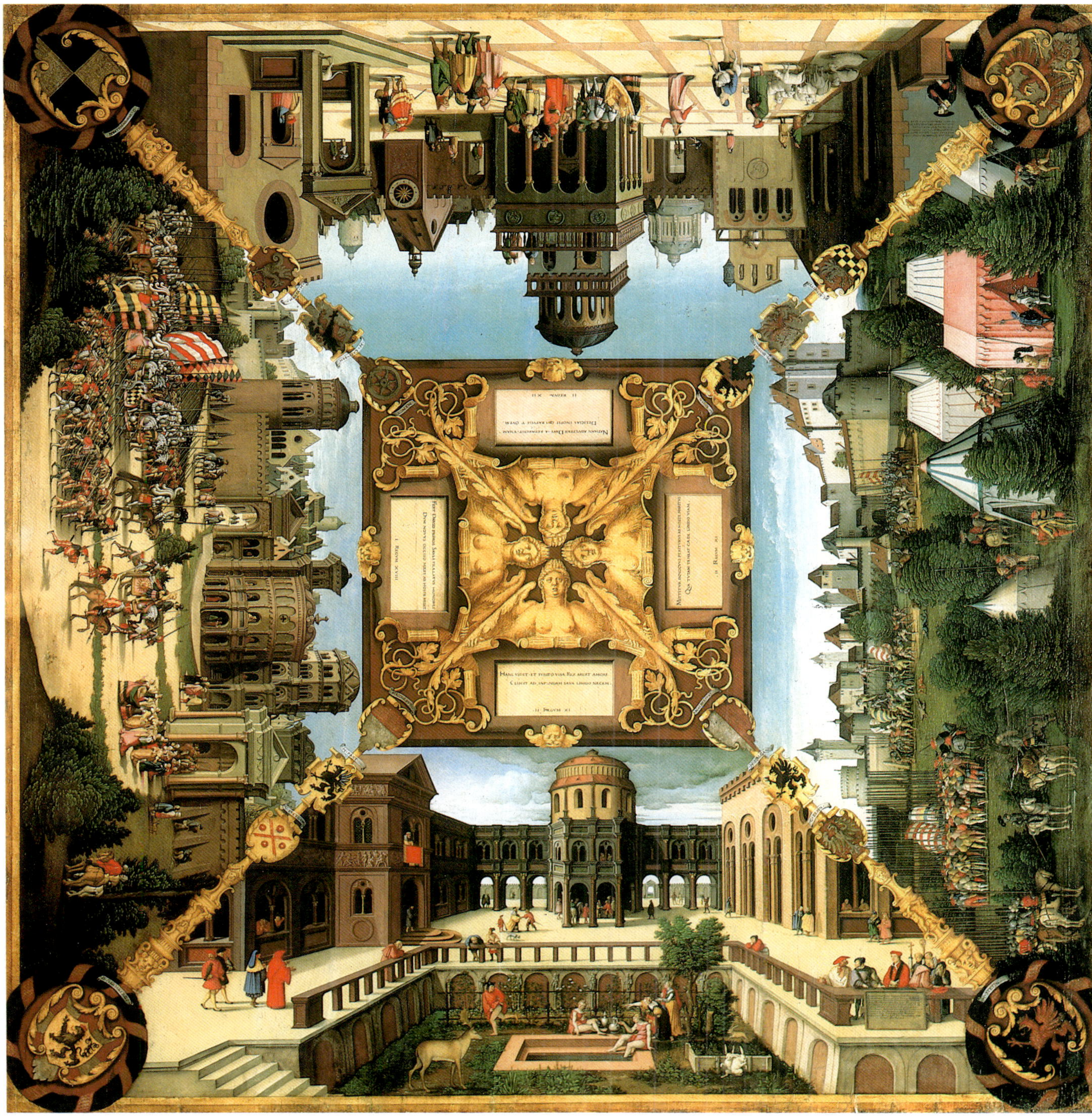

Hans Sebald Beham Nürnberg 1500 – Frankfurt/M 1550
Episoden aus dem Leben Davids, 1534.
Bemalter Tisch, Holz, 128 × 131 cm. Gemalt für Kardinal-Kurfürst Albrecht von Brandenburg. Sammlung Ludwigs XIV., erworben 1661 von den Erben des Kardinals Mazarin. INV. 1033

Gegenüber
Wolf Huber Feldkirch um 1480 – Passau 1553
Beweinung Christi, 1524.
Holz, 106 × 87 cm. Erworben 1968. R. F. 1968-1

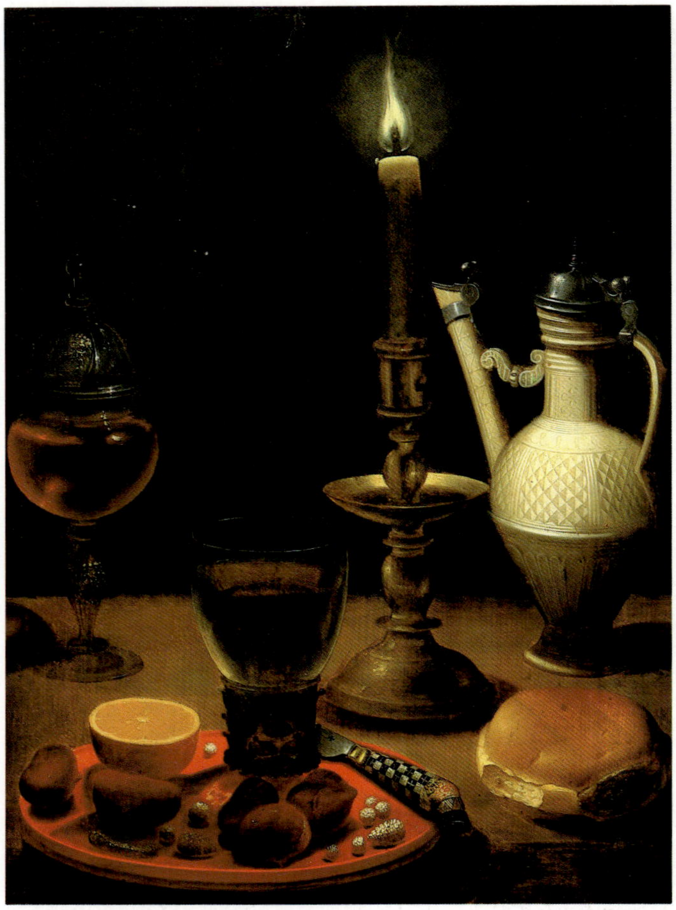

Gegenüber, oben
Sebastian Stosskopf Straßburg 1597 – Idstein 1657
Stilleben mit Statuette, Büchern und Muscheln.
Holz, 52 × 73 cm. Erworben 1981. R. F. 1981-18

Gegenüber, unten
Sebastian Stosskopf
Stilleben mit Büchern, Kerze und Bronze-Statuette.
Leinwand, 51 × 69 cm. Erworben 1982. R. F. 1982-22

Gottfried von Wedig Köln 1583 – 1641
Stilleben mit Kerze.
Holz, 50 × 37 cm. Leihgabe des Musée des Beaux-Arts Algier, 1970. D. L. 1970-9

Georg Flegel Olmütz (Mähren) 1566 – Frankfurt/M 1636
Stilleben mit Fischen und Weinflasche.
Holz, 19 × 15 cm. Erworben 1981. R. F. 1981-21

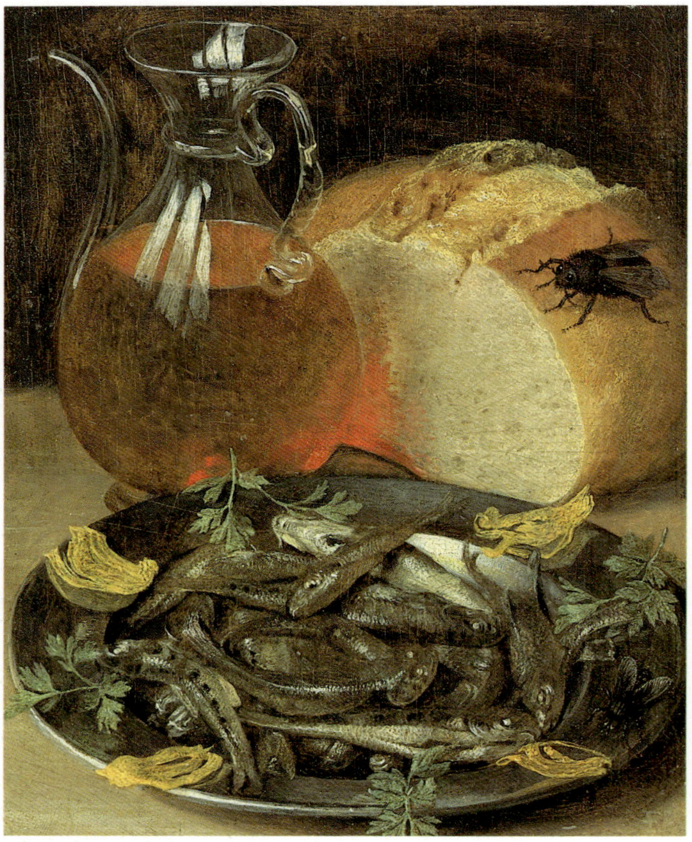

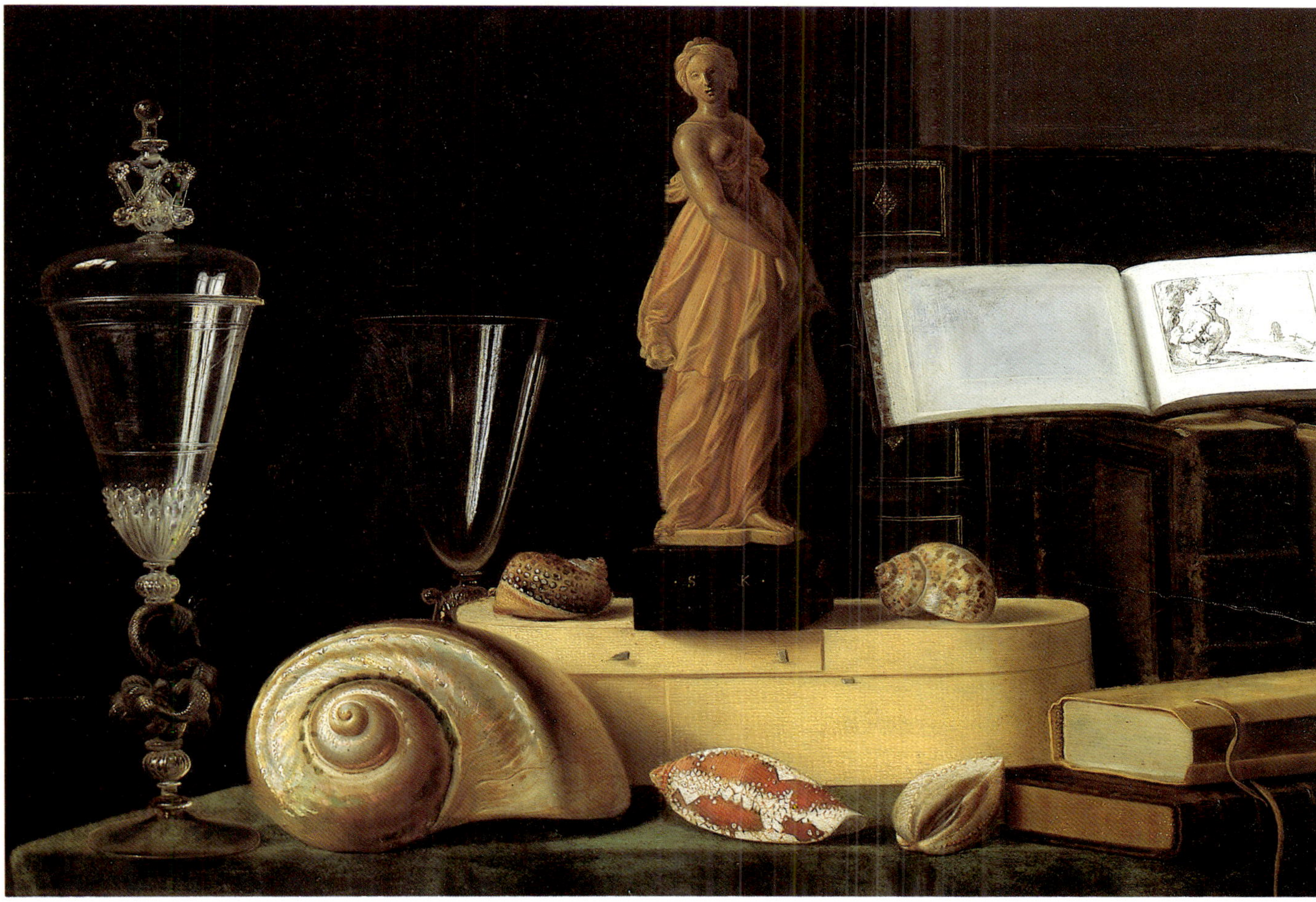

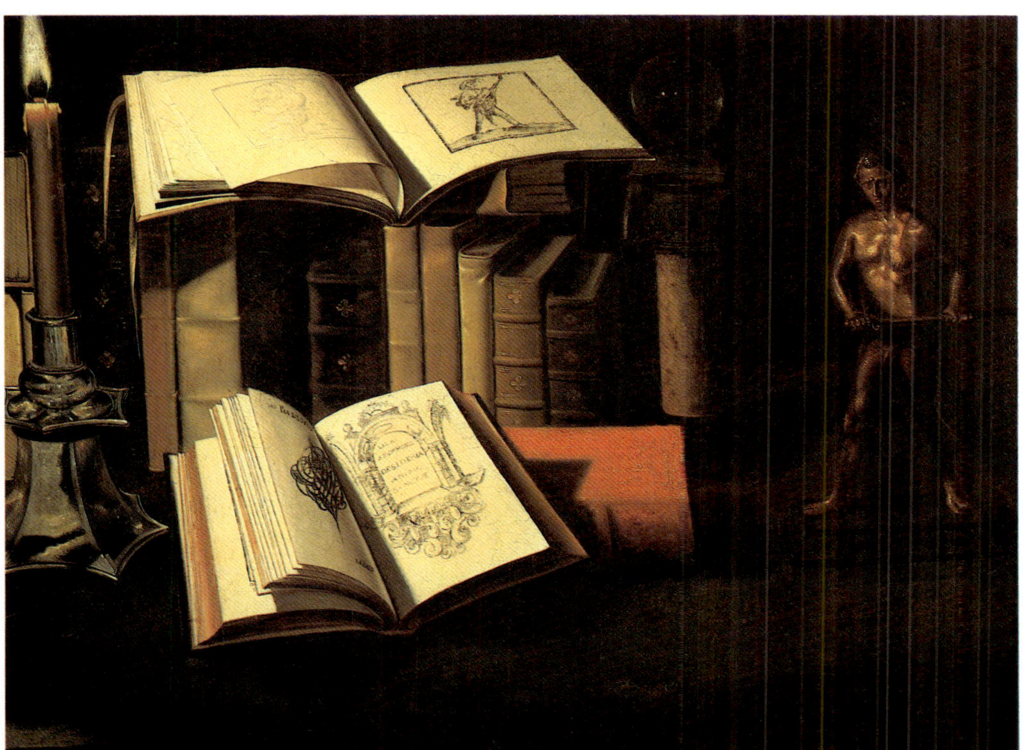

Quentin Massys

Quentin Massys (Metsys) war die überragende Leitfigur der niederländischen Malerei des 16. Jahrhunderts in Antwerpen; sein Ruhm ist später verblaßt, wenngleich sein Bild *Der Geldwechsler und seine Frau* immer als ein hervorragendes Zeugnis dieser Schule galt. 1806 für das Musée Napoléon erworben, hat es sich vormals wahrscheinlich im Besitz von Rubens befunden. Das Bild ist ein frühes Beispiel der Genremalerei: Es markiert die endgültige Verselbständigung einer empirischen Weltbeobachtung aus dem religiösen Kontext des gotischen Bildrepertoires an der Schwelle vom Mittelalter zur Neuzeit. Der Mensch ist bildwürdig geworden: War das Porträt – eigenständig oder im Stifterbildnis einer Andachtstafel – die Errungenschaft des 15. Jahrhunderts, so bereitet sich nun die Schilderung profaner alltäglicher Begebenheiten vor: eine Bildkategorie, die in den Niederlanden zu höchster Blüte entwickelt werden sollte.

Der Geldwechsler und seine Frau sind ganz normale Zeitgenossen, beobachtet in einer alltäglichen Szene: Der Mann hält prüfend die Waage, mit der er den Wert des Goldes mißt, während die Frau, in einem Stundenbuch blätternd, das Tun ihres Mannes aufmerksam verfolgt. So weit die vordergründige Handlung. Doch dieses Bild – wie auch die späteren Genrebilder – ist voller Implikationen: Sei es nun, daß die Lektüre der Frau als frommes Gegengewicht zu den weltlichen Geschäften des Mannes gemeint ist, sei es, daß die lockere Geste des Blätterns die Oberflächlichkeit des Glaubens in einer von materiellen Dingen beherrschten Welt anprangern soll. Das Sujet des Geldwechslers war als solches nicht neu: In der Gestalt des hl. Eligius taucht es religiös verbrämt bei Petrus Christus auf. Auch ein Bezug zu dem verlorenen Bild eines Kaufmanns von der Hand Jan van Eycks von 1440 ist konstruiert worden. Die liebevolle Schilderung der Details – kleine Stilleben für sich – erinnert ebenfalls an van Eyck, insbesondere das Zitat des Spiegels, in dem wie in dessen *Arnolfini-Hochzeit* (London, National Gallery) weitere Komponenten der Erzählung ins Bild gerückt werden. Hier ist ein im selben Raum befindlicher lesender Mann zu erkennen sowie jenseits des Fensters ein Paar, das sich auf der Straße trifft – wohl auch im Sinne der Polarität zwischen geistlich-geistiger Verinnerlichung und eitlem weltlichen Tun zu interpretieren. Das Bild ist ein wahrer Mikrokosmos solcher moralisierender Lebensregeln. In seiner exquisiten Malkultur und der Durchsichtigkeit der Atmosphäre steht der Maler noch ganz in der Tradition des 15. Jahrhunderts. Gleichermaßen retrospektiv wie bahnbrechend könnte man ihn als ein Bindeglied zwischen van Eyck und Vermeer bezeichnen.

Quentin Massys
Maria mit dem Kind, 1529.
Holz, 68 × 51 cm. Zugang 1903. R. F. 1475

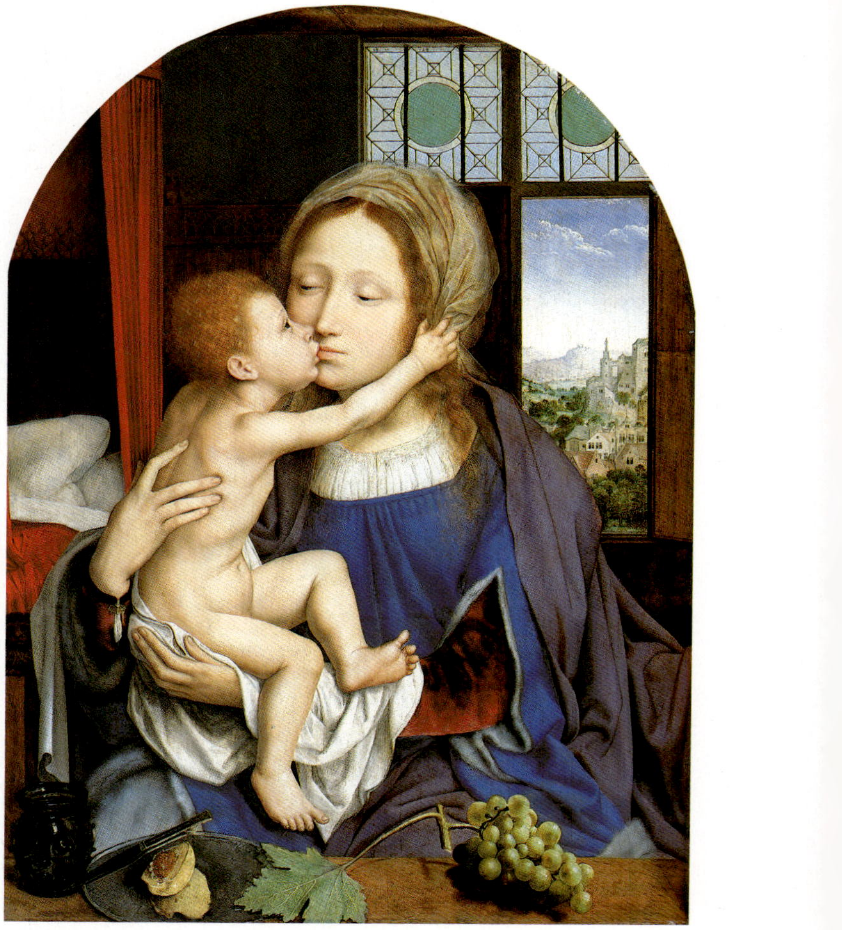

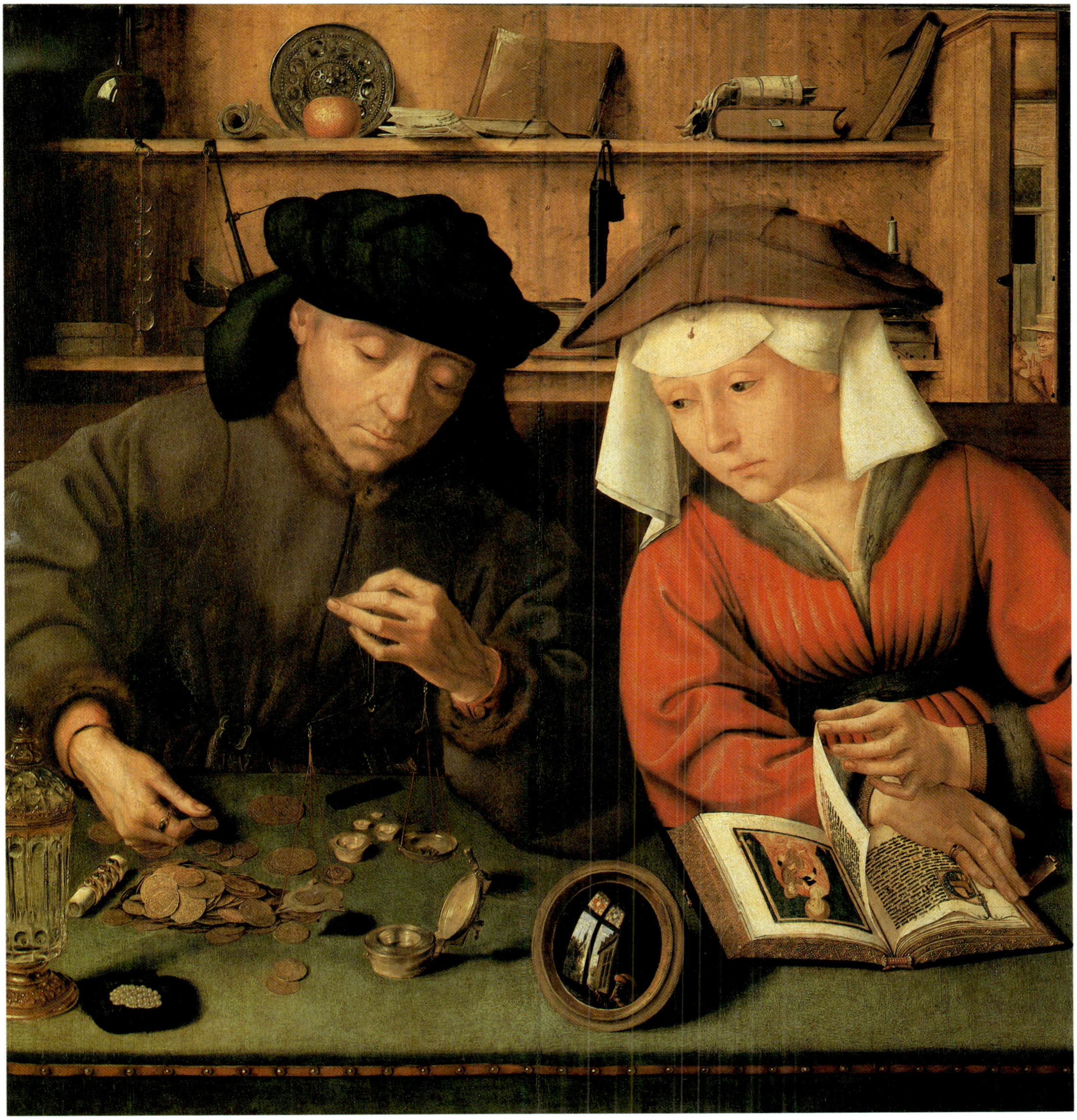

QUENTIN MASSYS Löwen 1465/66 – Antwerpen 1530
Der Geldwechsler und seine Frau, 1514.
Holz, 70 × 67 cm. Erworben 1806. INV. 1444

Seite 230/231
Der Geldwechsler und seine Frau, Detail

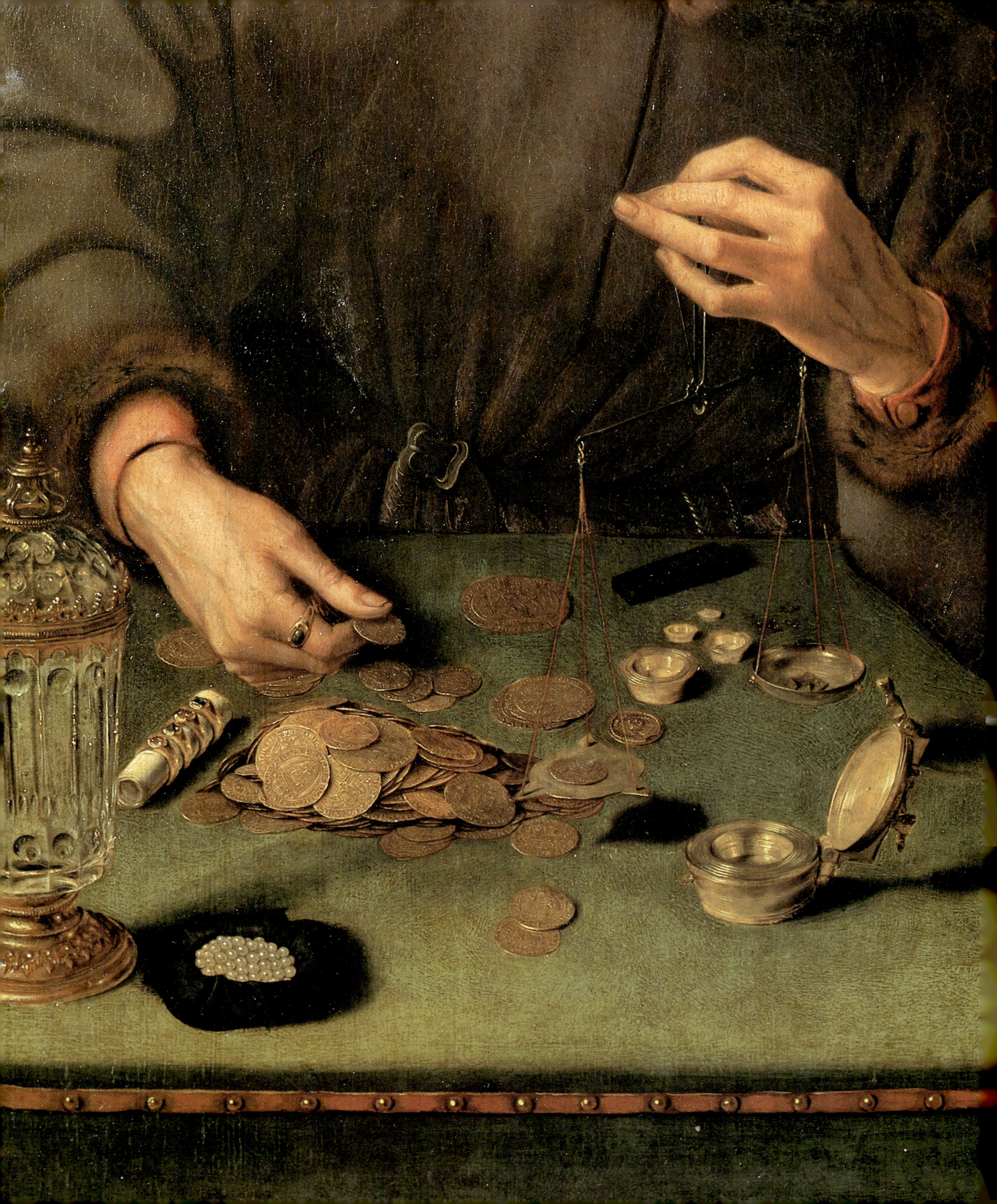

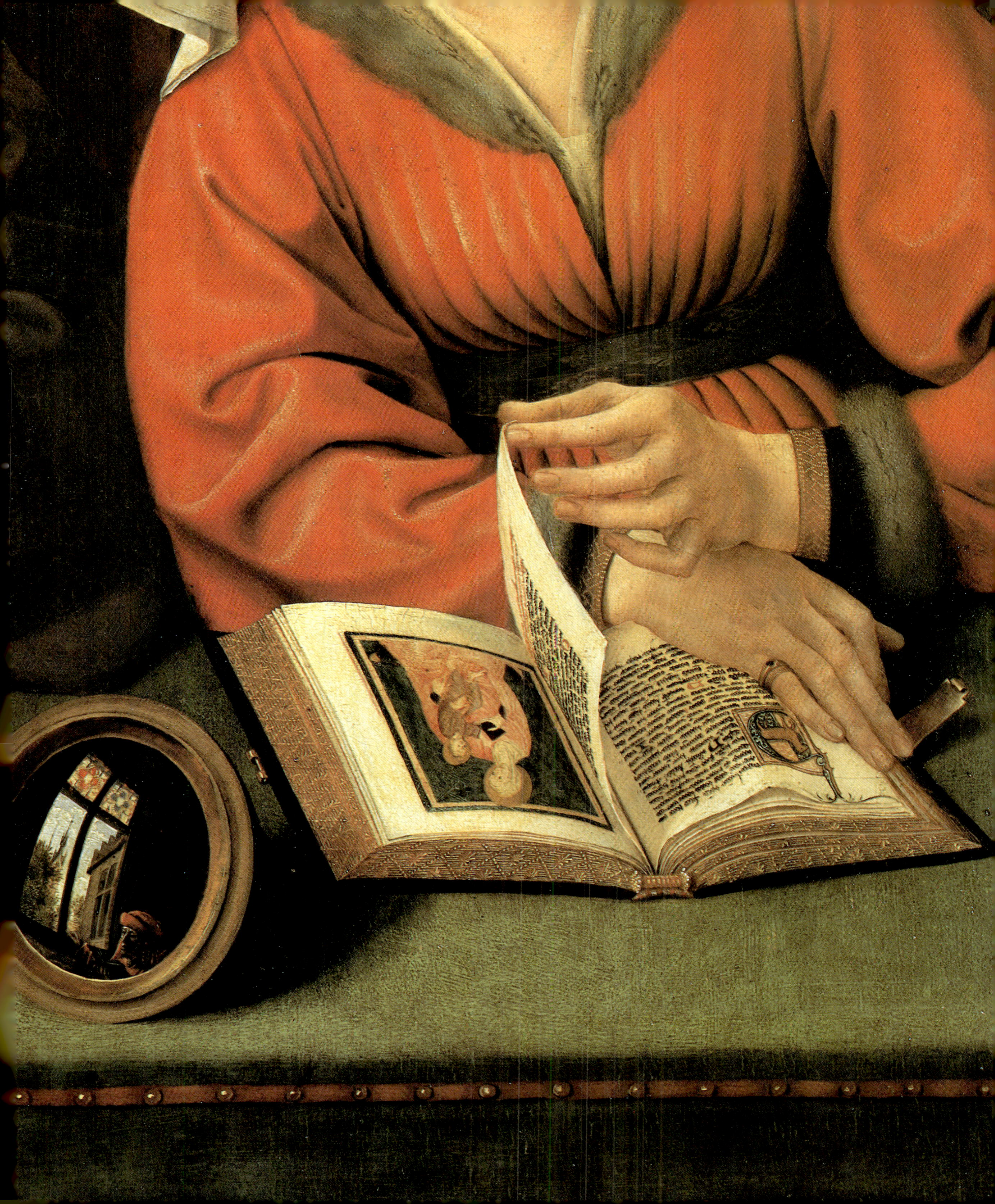

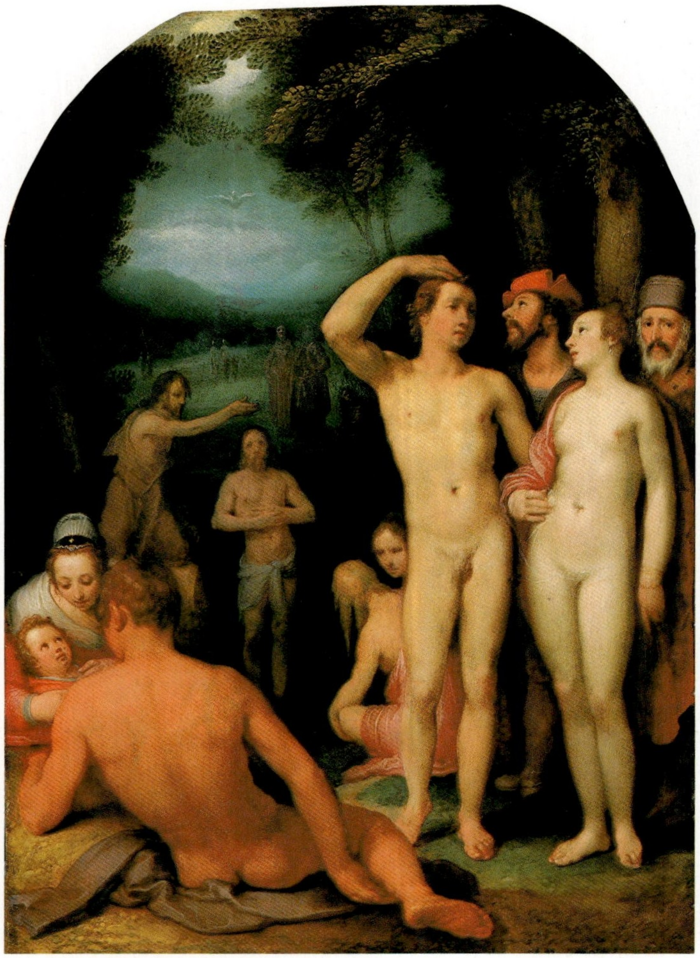

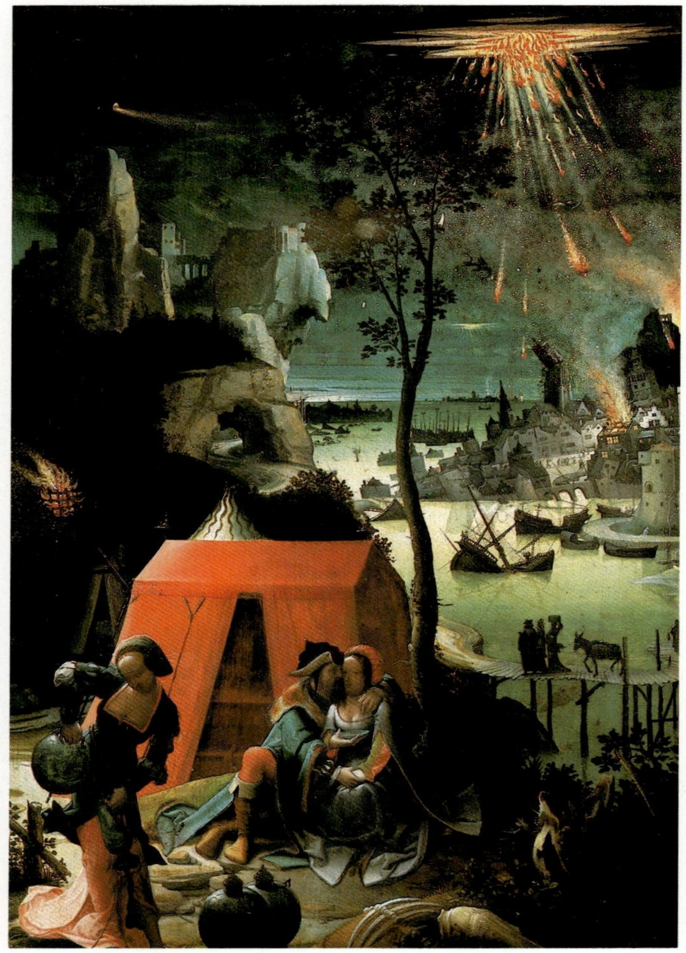

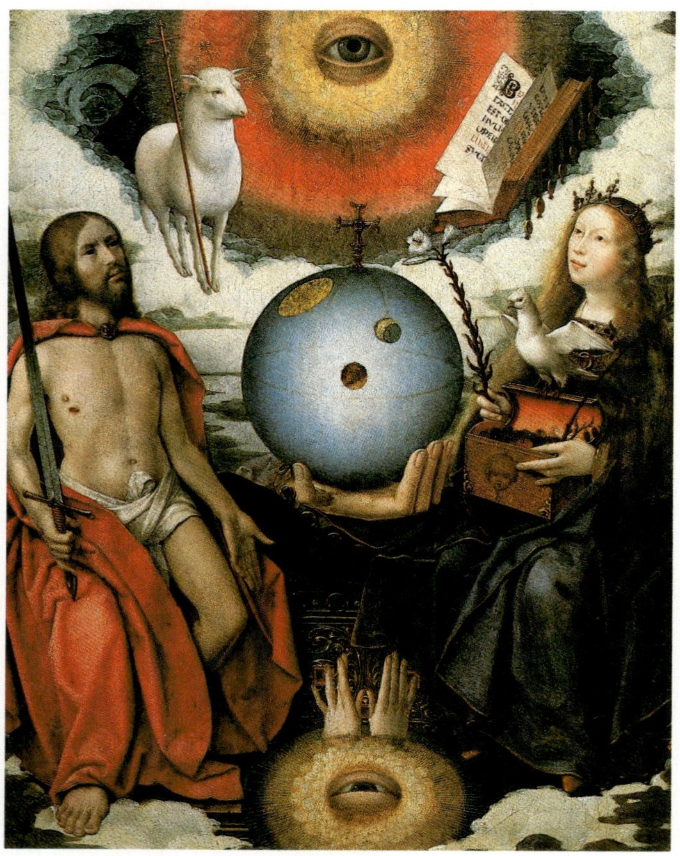

Antwerpener oder Leidener Meister 1. Hälfte 16. Jh.
Loth und seine Töchter, um 1520.
Holz, 48 × 34 cm. Erworben 1900. R. F. 1185

Oben links
Cornelis van Haarlem Haarlem 1562 – 1638
Die Taufe Christi.
Leinwand, 170 × 206 cm. Schenkung 1983. R. F. 1983-23

Unten links
Jan Provost Mons um 1465 – Brügge 1529
Christliche Allegorie.
Holz, 50 × 40 cm. Schenkung Christiane Aulanier, 1973.
R. F. 1973-44

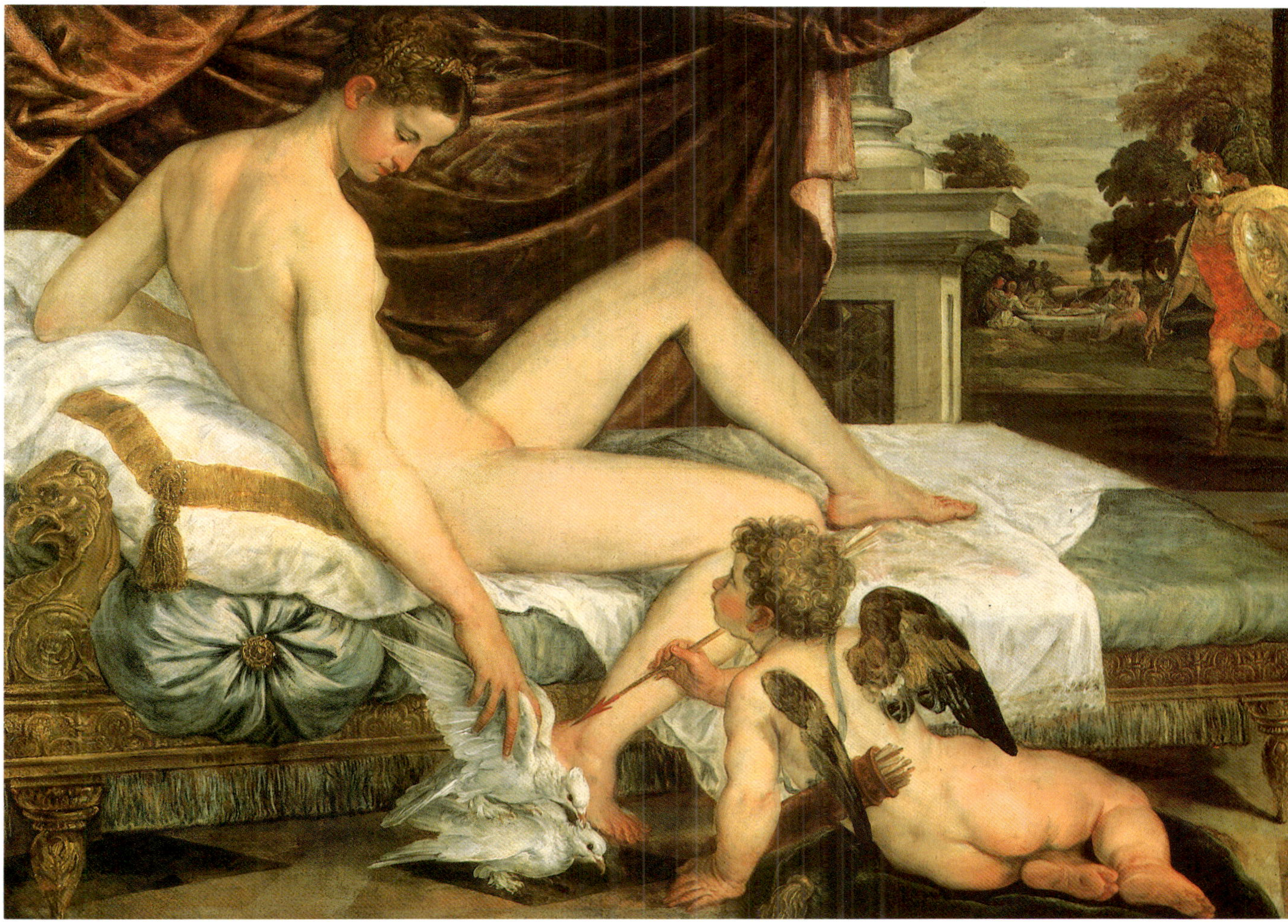

Lambert Sustris   Amsterdam 1515/20 – Padua (?) nach 1568
Venus und Amor.
Leinwand, 132 × 184 cm. Sammlung Ludwigs XIV., vor 1683.
INV. 1978

Barend van Orley   Brüssel um 1488 – 1541
Die Heilige Familie, 1521.
Holz, 107 × 89 cm. Erworben 1902. R. F. 1473

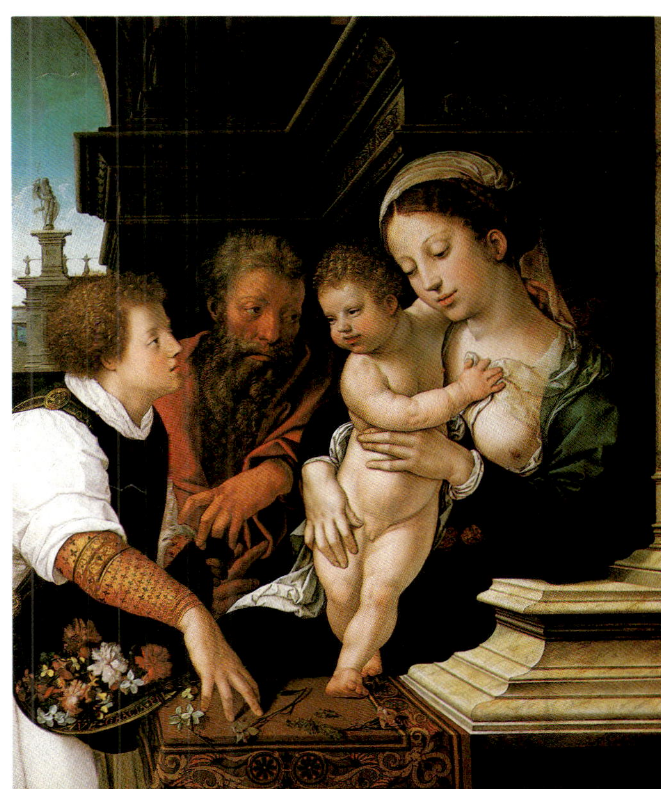

Joos van Cleve

Die grenzenlose Bewunderung für alles Italienische ist keineswegs immer das Beste, was die Kunst des Nordens zu Beginn des 16. Jahrhunderts zu bieten hatte. Hier war es vielmehr der freie Bürgersinn der Städte, in denen vor allem die graphischen Künste blühten, der die Kunst inspirierte; die hierzulande übliche Ursprünglichkeit der Sehweise, ein waches Naturverständnis und apokalyptische Glut gingen oft mit dem reformatorischen Impuls Hand in Hand. In der Handelsmetropole Antwerpen herrschte damals der italienische Geschmack vor. Von dem kultivierten Stil der Antwerpener Manieristen ist Joos van Cleve beeinflußt. Seine Identität hat lange darunter gelitten, daß kein signiertes Werk seiner Hand existiert und seine Namensnennung in den Quellen überdies Anlaß zur Verwirrung gibt. Lange Zeit behalf man sich mit dem Notnamen »Meister des Todes Mariä« (nach Tafeln in der Münchner Alten Pinakothek und im Wallraf-Richartz-Museum in Köln). In seinem Werk sind auch die Bildnisse von Franz I. und seiner Gemahlin nachgewiesen. Frankreich- und Italienaufenthalte werden angenommen.

Die große *Beweinung* mit Predella und Lünette aus einer Genueser Kirche hat der Künstler wohl in Antwerpen für den Export gemalt. In diesem Werk mischen sich altniederländische Traditionen – ein spätgotisches Lebensgefühl und tiefe Empfindung – mit manieristischen italienischen Zügen. Die figurenreiche Komposition ist von tragischer Spannung erfüllt. Dem Maler ging es offensichtlich um gestalterische Anmut und sensible Gefühlswerte, wobei ihm die überschlanken Hände als Ausdrucksmittel dienen. Der gespreizte Trauergestus der Magdalena fällt in diesem Rahmen etwas aus der Rolle; elegant und selbstzufrieden lassen sich die beiden Stifter präsentieren.

Das große Vorbild der italienischen Kunst hielt Fallen für die weniger geübten nordischen Künstler bereit: Die Figuren des Abendmahls – ein deutliches Leonardo-Zitat – scheinen in ihrer ungewohnten Monumentalität den schmalen Fries der Predellentafel sprengen zu wollen, zumal die großräumige Komposition der Haupttafel zusätzlich auf ihnen lastet. Auch in des Malers Madonnenbildern mit den niedergeschlagenen Augen wird die Verehrung für Leonardo deutlich. Im allgemeinen folgt Joos jedoch dem oberflächlichen Schönheitsideal der oberitalienischen Schule.

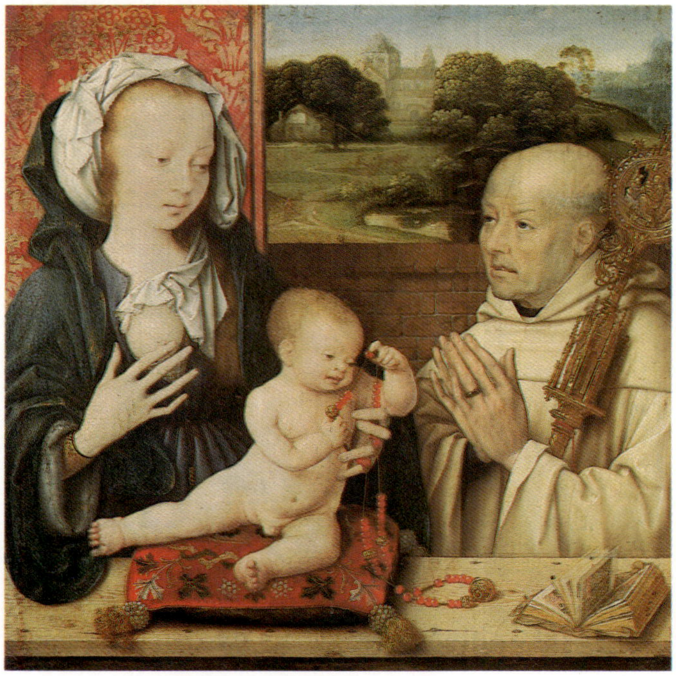

JOOS VAN CLEVE Kleve (?) um 1485 – Antwerpen 1540/41
Maria mit dem Kind und dem hl. Bernhard.
Holz, 29 × 29 cm. Schenkung Félix Doistau, 1919. R. F. 2230

Gegenüber
JOOS VAN CLEVE
Die Beweinung Christi (Mitteltafel), *Abendmahl* (Predella), *Stigmatisation des hl. Franziskus* (Lünette).
Holz, 145 × 206 cm; Predella: 45 × 206 cm; Lünette: 75 × 146 cm. Aus der Kirche Santa Maria della Pace in Genua; Zugang 1813. INV. 1996

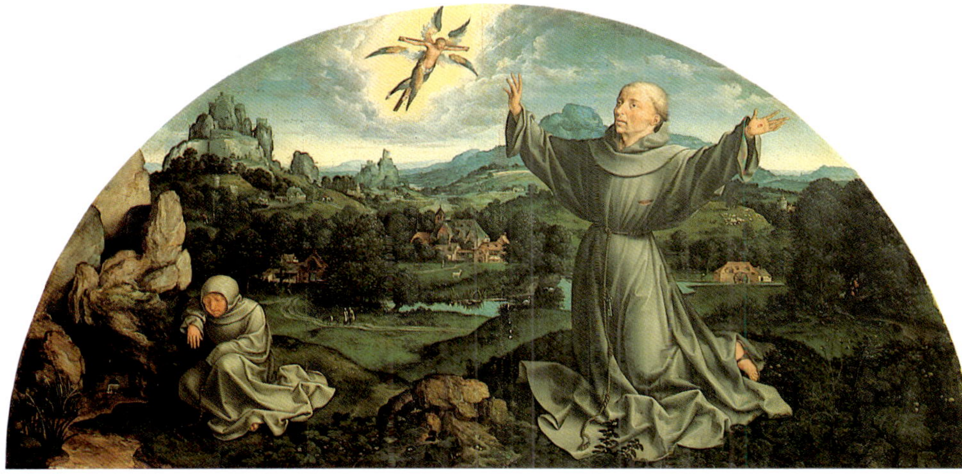

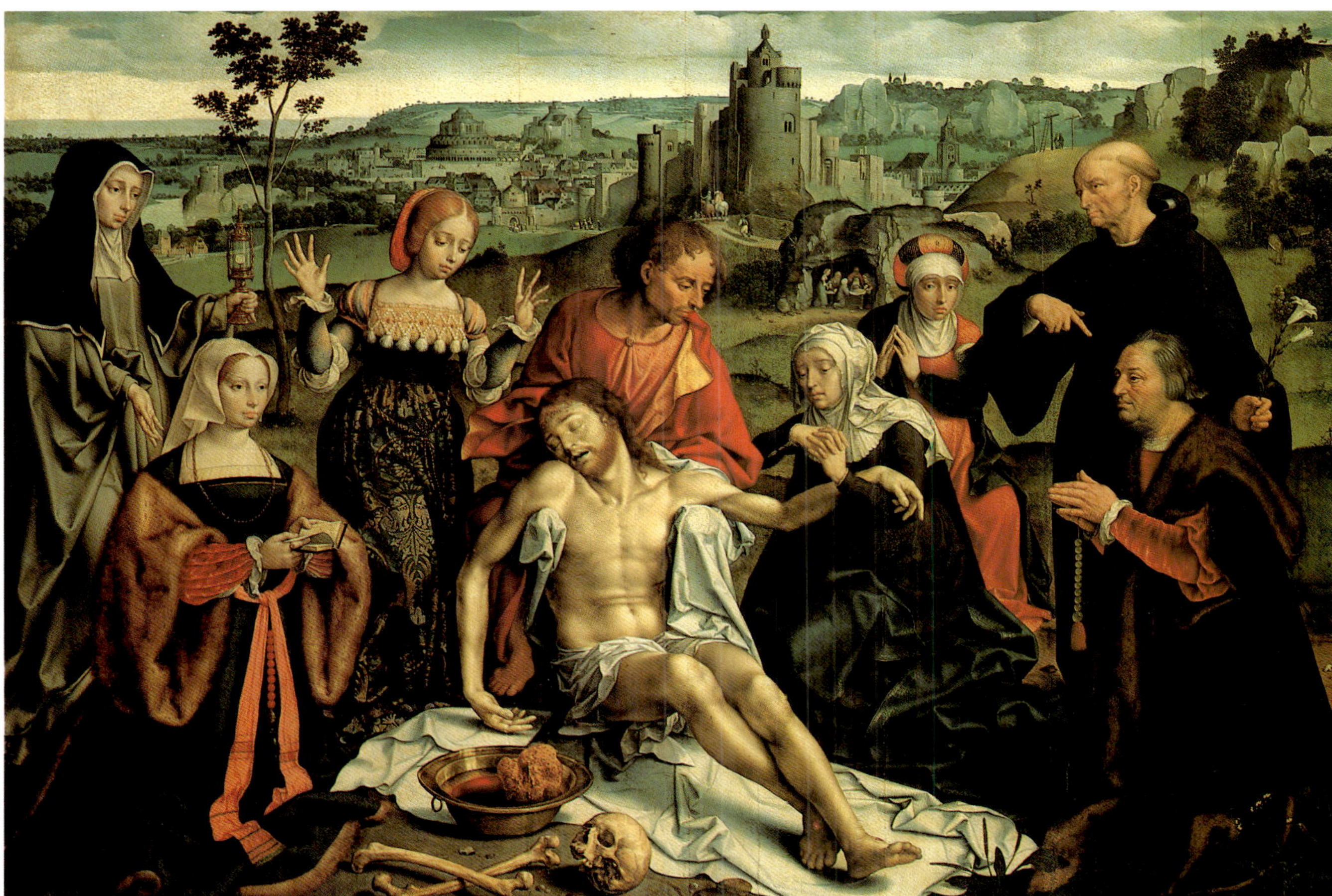

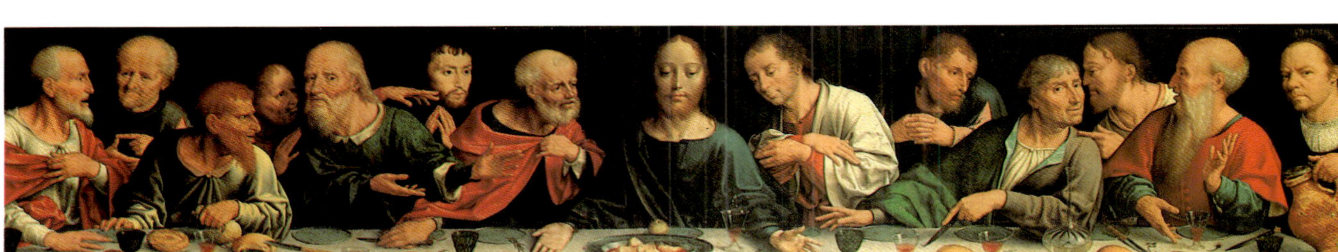

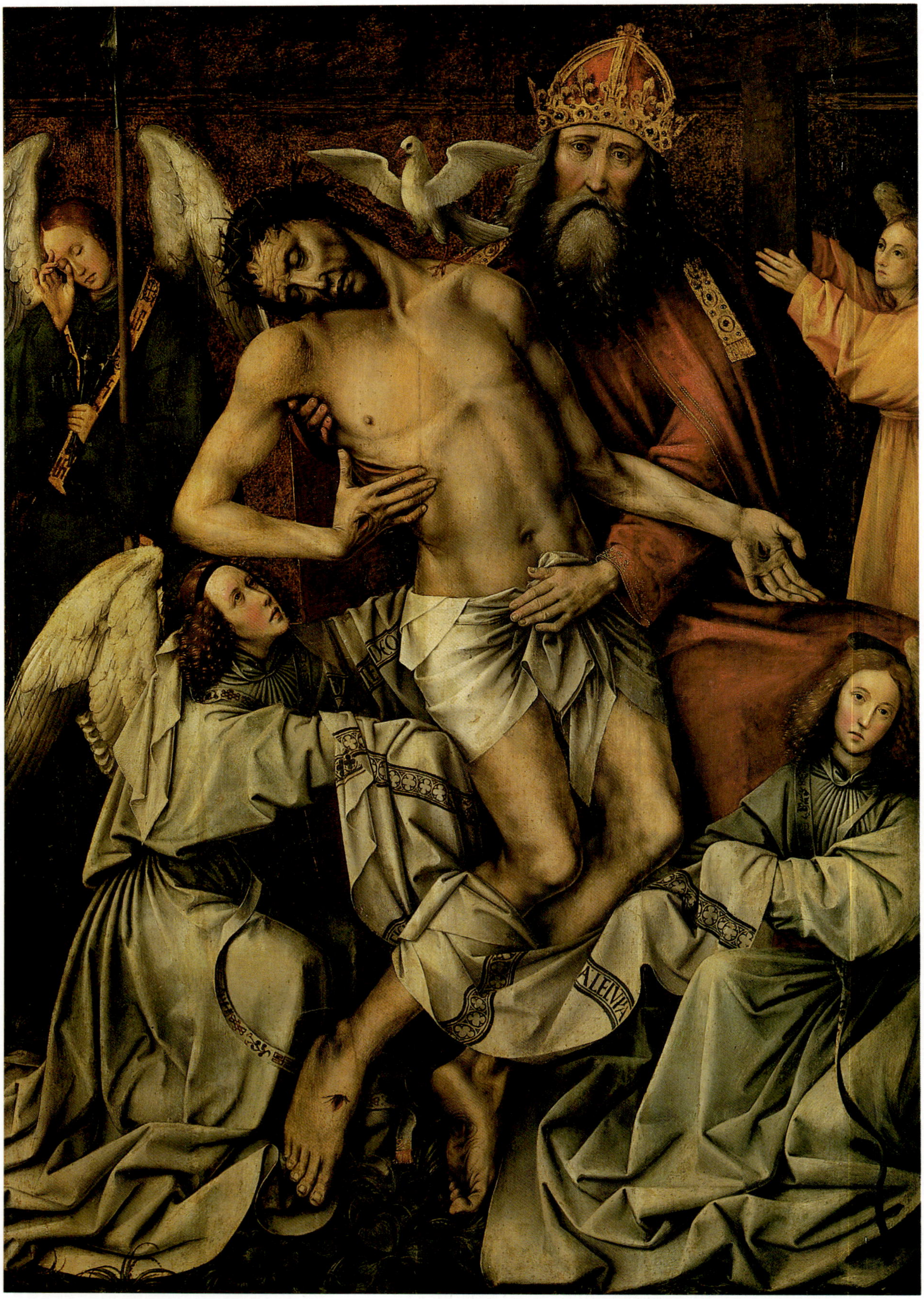

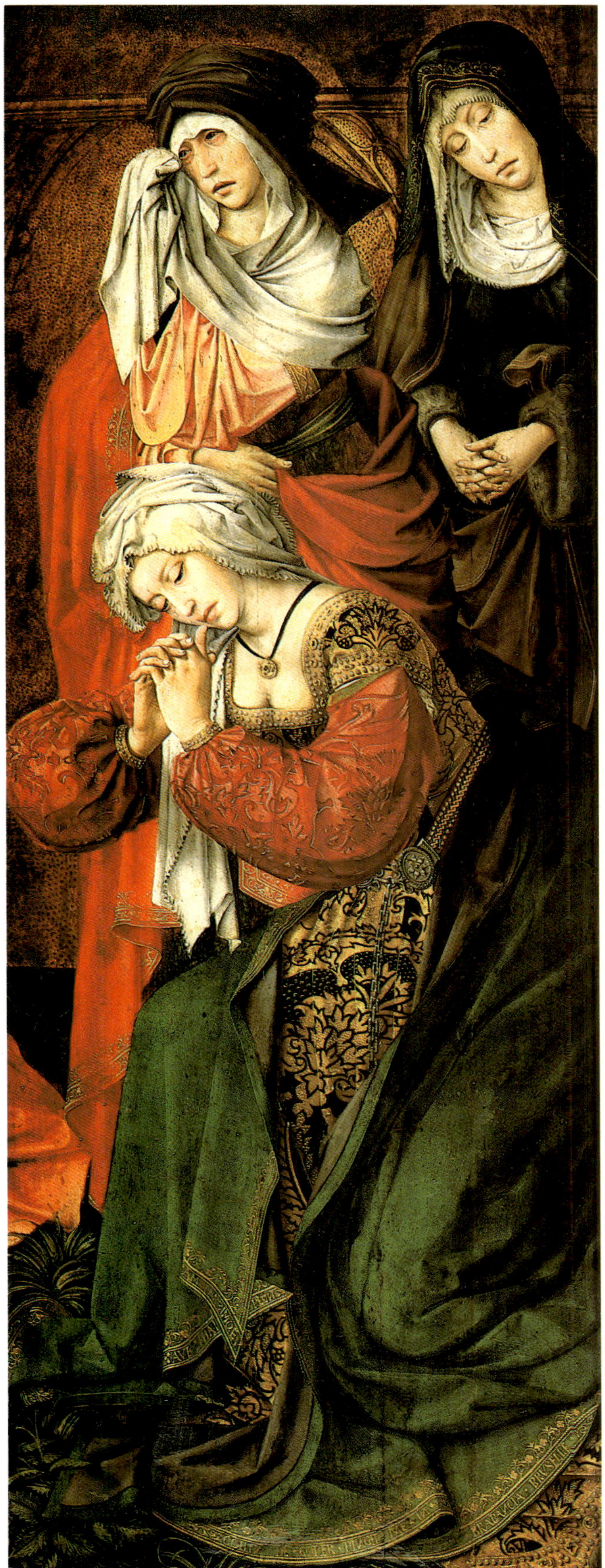

COLIJN DE COTER
Die drei trauernden Marien.
Rechter Flügel des Gnadenstuhl-Altars (auf der Rückseite: *Hl. Barbara,* Grisaille). Holz, 168 × 62 cm. Schenkung Claude Lafontaine, 1902. R. F. 1482

Gegenüber
COLIJN DE COTER Tätig in Brüssel nach 1500
Gnadenstuhl.
Holz, 167 × 118 cm. Aus der Kirche Saint-Denis in Saint-Omer; erworben 1889. R. F. 534

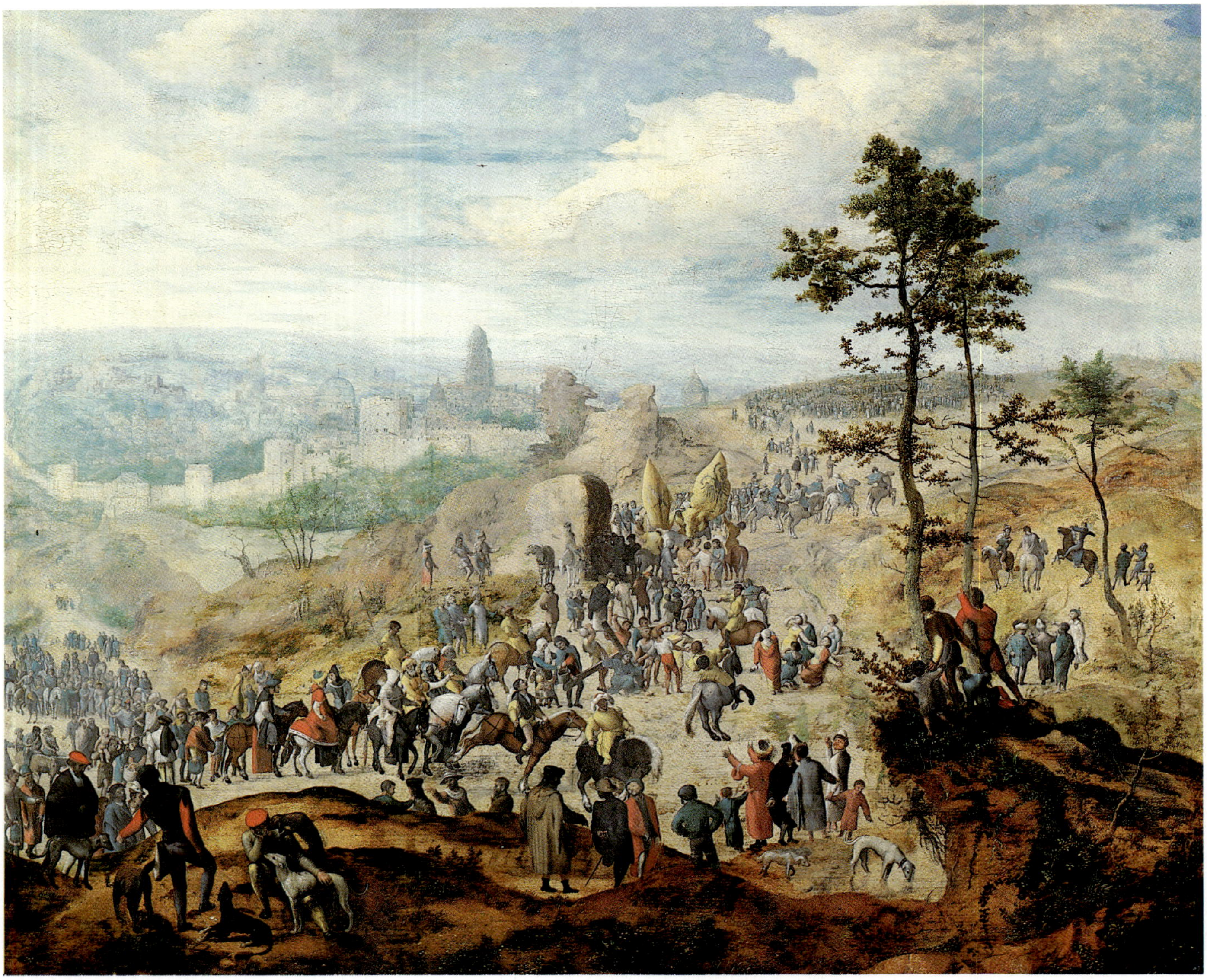

Braunschweiger Monogrammist (Jan van Amstel)
Tätig in Antwerpen vor 1550
Kreuzweg nach Golgatha.
Holz, 70 × 84 cm. Erworben 1893. R. F. 773

Gegenüber, oben
Aert Claesz., gen. Aertgen van Leyden Leiden 1498 – 1564
Die Geburt Christi.
Holz, 45 × 58 cm. Schenkung François Kleinberger, 1925.
R. F. 2502

Gegenüber, unten
Otto van Veen Leiden 1556 – Brüssel 1629
Selbstbildnis beim Malen, inmitten seiner Familie, 1584.
Leinwand, 176 × 250 cm. Erworben 1835. INV. 1911

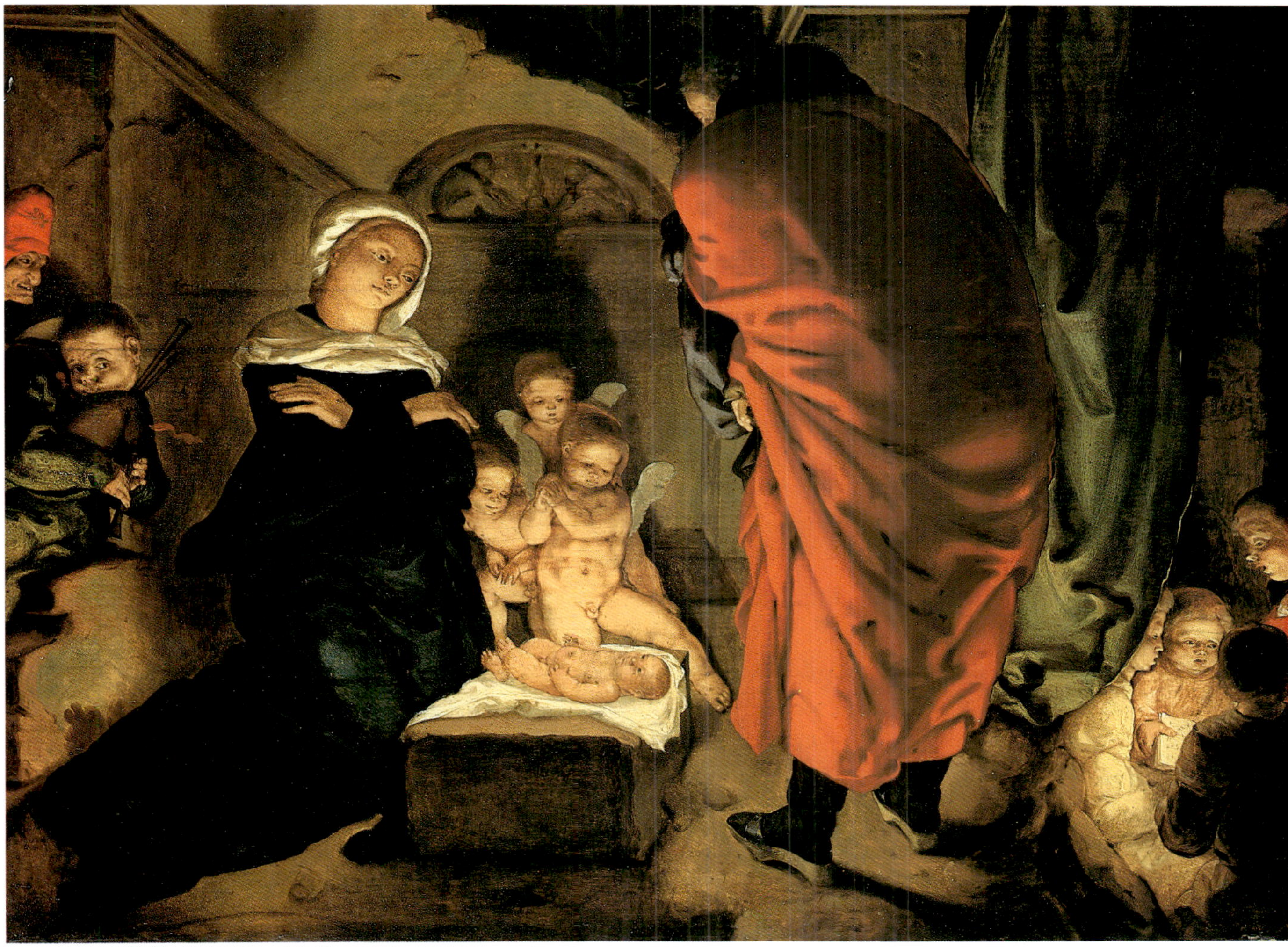

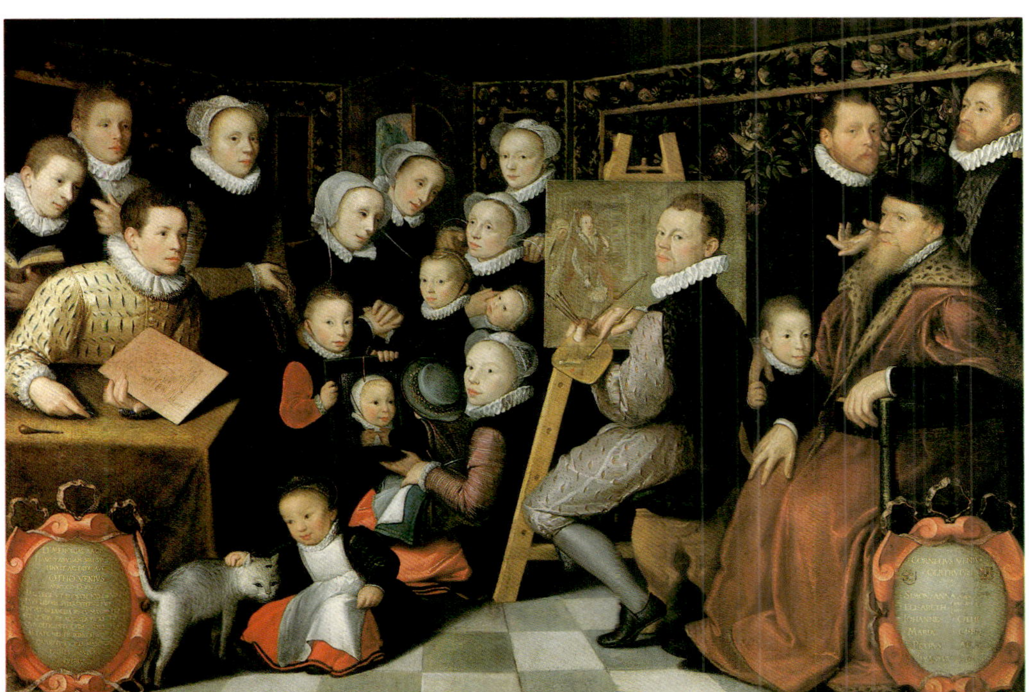

Joachim Patinir

Das Sujet der Landschaft in der abendländischen Malerei hat keine bestimmte Geburtsstunde. Elemente der gesehenen Umwelt und ein neues Interesse an der Natur tauchen allenthalben bei den frühen Niederländern auf, jedoch nur als Detail in einem größeren, immer sakralen Zusammenhang. Um 1515, dem Jahr, als Patinir in Antwerpen als Maler ansässig wurde, gab es zwar in der Donauschule schon einige kleinformatige Ölbilder, in denen die Landschaft Vorrang gegenüber dem eigentlichen Bildthema gewinnt (z.B. Altdorfers *Laubwald mit hl. Georg*, 1510, Alte Pinakothek, München), und schon 1498 hatte Albrecht Dürer von seiner ersten Italienreise mit seinen Aquarell-Ansichten von Trient die ältesten Porträtlandschaften der europäischen Malerei mitgebracht; von einer eigenständigen Bildkategorie konnte jedoch noch keine Rede sein. Bei seinem Tode im Jahr 1524 hinterließ Patinir eine Reihe von Bildern, in denen die Landschaft gegenüber der Erzählung dominiert; die Figuren sind zur Staffage herabgesunken. Dürer, der 1521 die Niederlande bereiste und Patinir in Antwerpen persönlich kennenlernte, erwähnt ihn in seinem Reisetagebuch als »gut landschafft mahler« – und prägt damit zugleich einen neuen Begriff. Formell bleibt es vorerst bei der traditionellen religiösen Thematik. Doch dem Maler ist der *Hl. Hieronymus in der Wüste* nur noch ein Vorwand für Interpretation von Welt. Als wäre er sich seiner untergeordneten Rolle bewußt, kauert der Heilige unscheinbar und demütig unter seinem zerlumpten Zeltdach, das ihn der Szenerie ringsum entrückt. Dem Blick des Betrachters dagegen eröffnet sich das ganze Panorama wie von einem schwebenden Aussichtspunkt, wobei die Perspektive ebenso idealisiert und differenziert ist wie der Charakter der Landschaft. Über die optische Barriere des Felsengebirges schweift das Auge durch die kristalline Luft bis hinaus in weite Fernen, wo ein silbriger Flußlauf sich am Horizont verliert.

Joachim Patinir Dinant um 1480 – Antwerpen 1524
Der hl. Hieronymus in der Wüste.
Holz, 78×137 cm. Schenkung Sir Joseph Duveen, 1923.
R.F. 2429
Seite 242/243 Der hl. Hieronymus in der Wüste, Detail

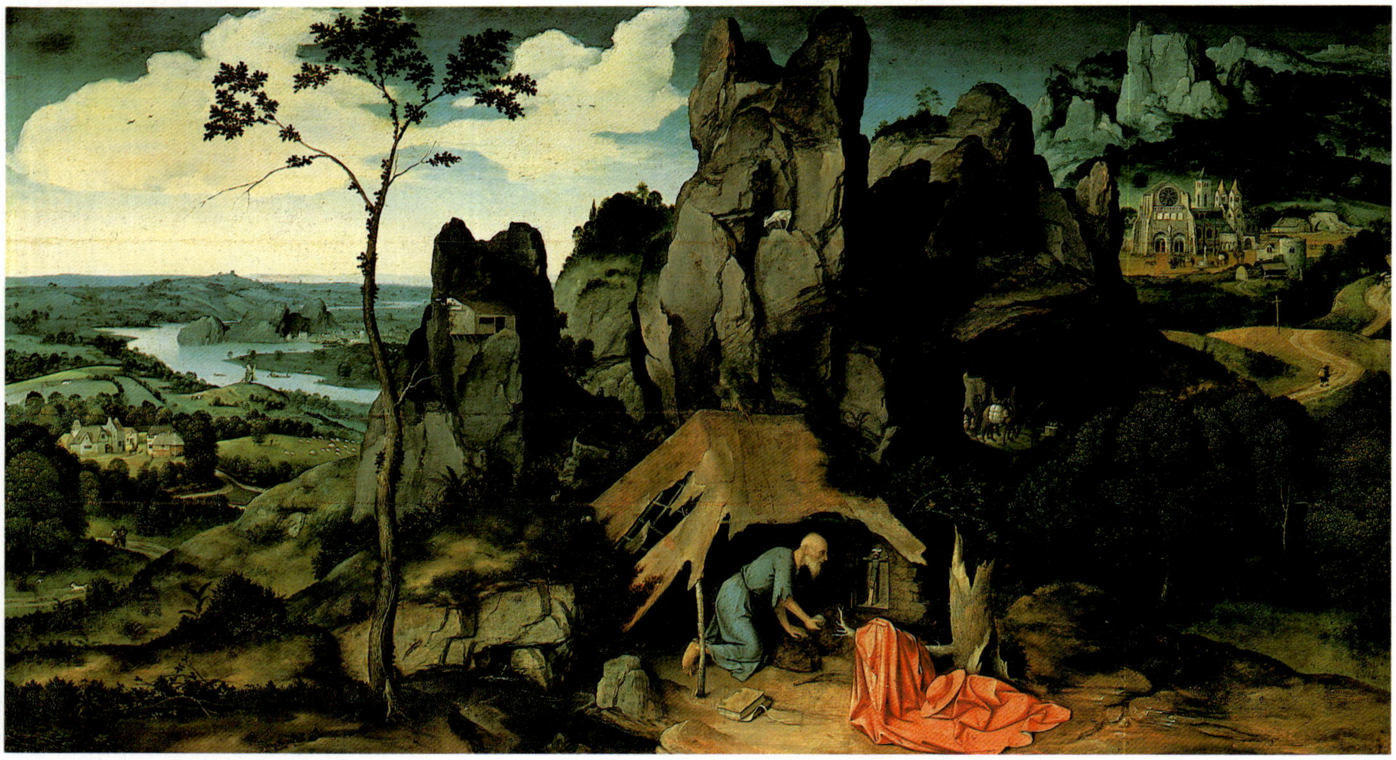

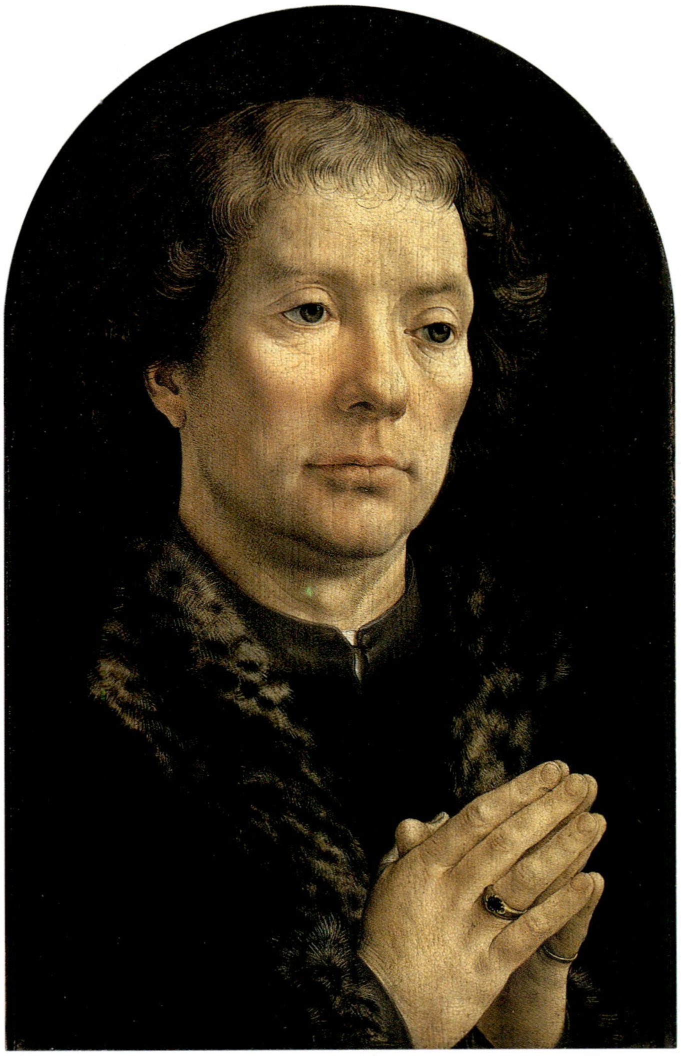

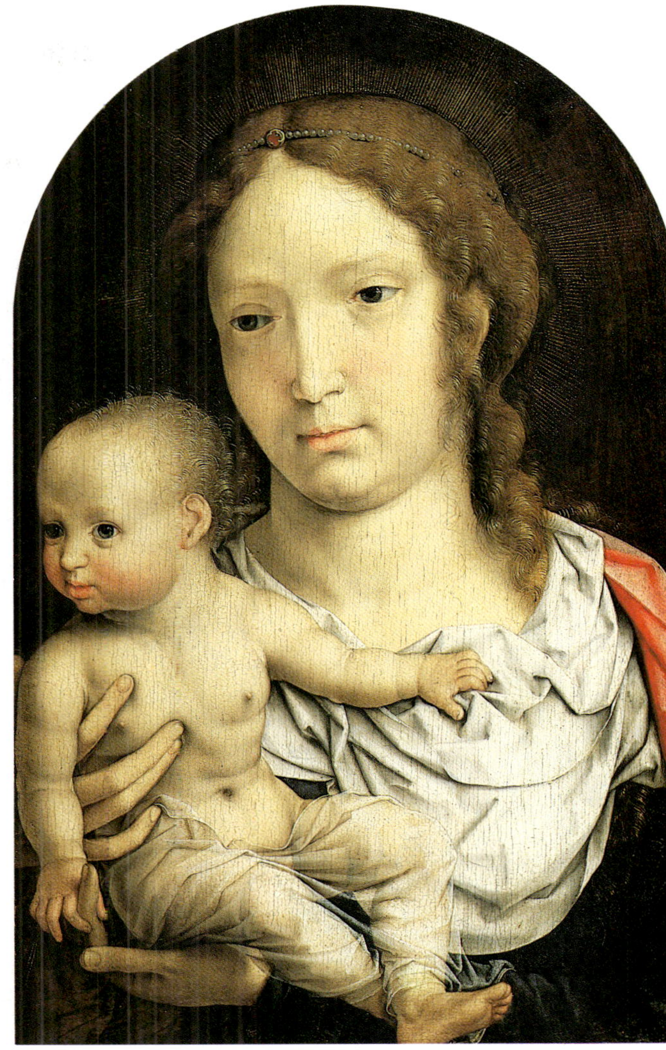

Jan Gossaert, gen. Mabuse
Maubeuge (?) um 1494 – Middelburg 1532
Diptychon des Jean Carondelet, 1517.
Linker Flügel: *Jean Carondelet*. Rechter Flügel: *Maria mit dem Kind*. Holz, je 43 × 27 cm. Erworben 1847. INV. 1442 und 1443

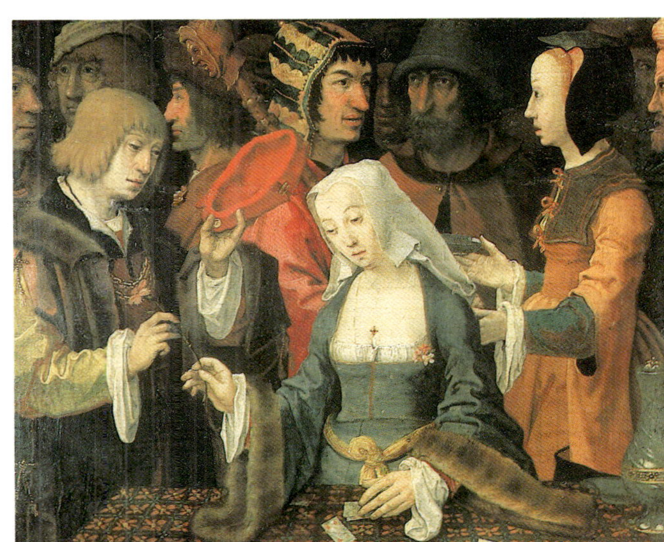

Lucas van Leyden Leiden 1494 – 1533 *Die Kartenlegerin*. Holz, 24 × 31 cm. Legat Mme Pierre Lebaudy, 1962. R. F. 1962-17

Mit dieser abstrakten Ideallandschaft geht Patinir über die naturalistischen Ausblicke und Details bei Vorbildern wie Gérard David und Bosch hinaus. Seine Landschaften sind zeitlos, eingetaucht in ein Luft- und Lichtkontinuum; sie evozieren eine unendliche Raumvorstellung. Sein Thema ist die Weltlandschaft, in die er seine religiöse Staffage einbettet, ohne selbst jemals den Schritt zur reinen Landschaft zu vollziehen. Dennoch kommt ihm das historische Verdienst zu, zur Emanzipation der Landschaft aus dem Kontext der traditionellen Ikonographie den entscheidenden Anstoß gegeben zu haben.

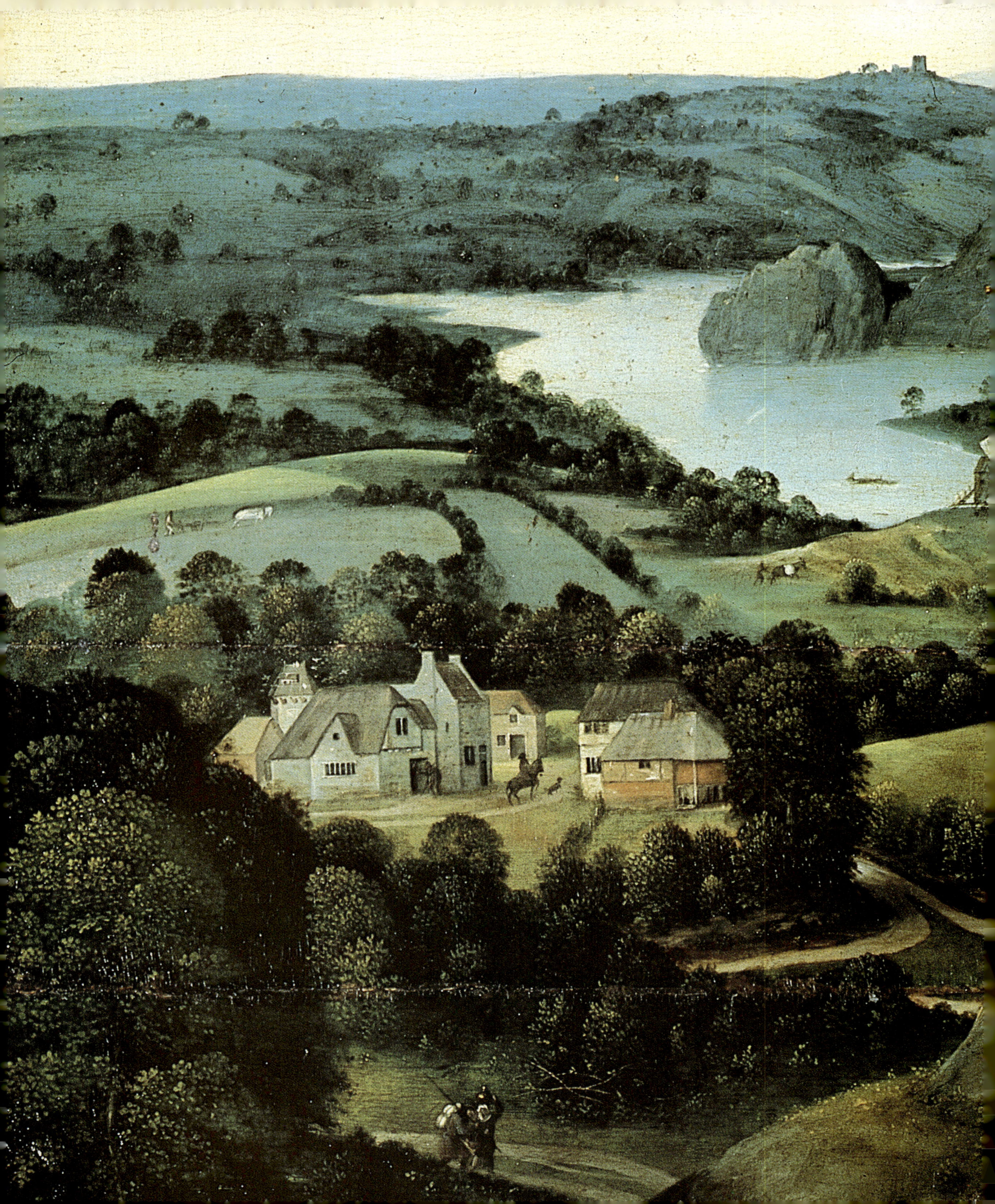

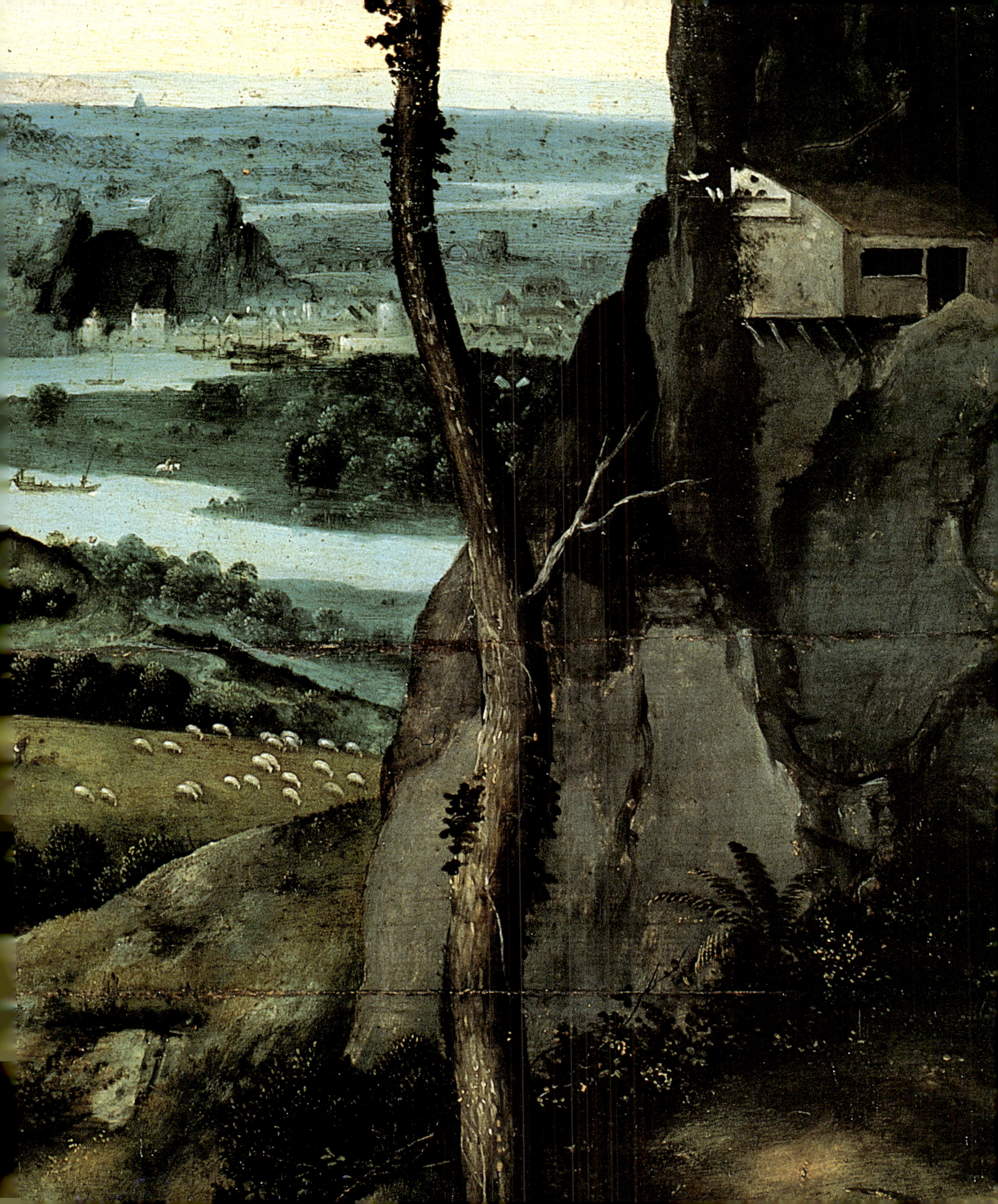

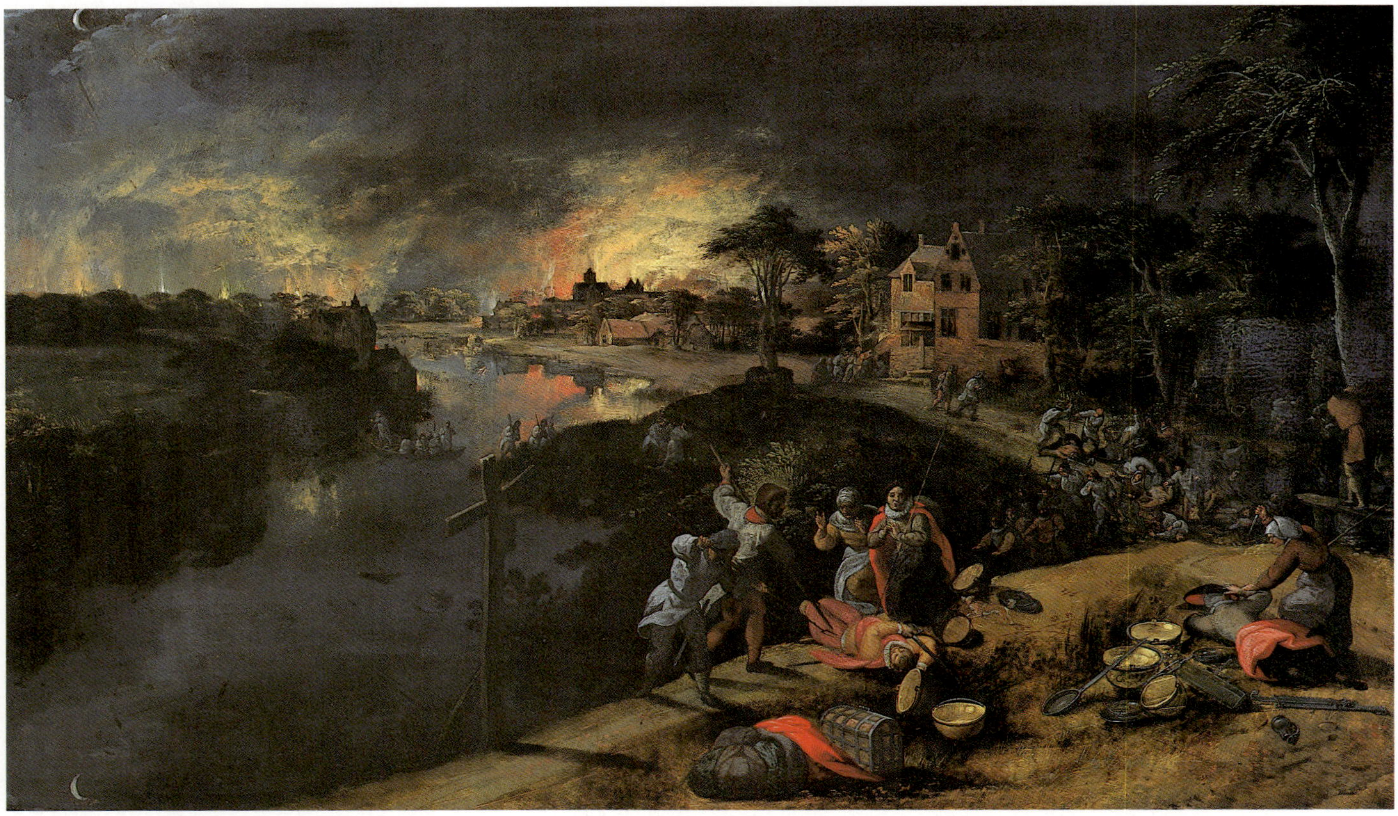

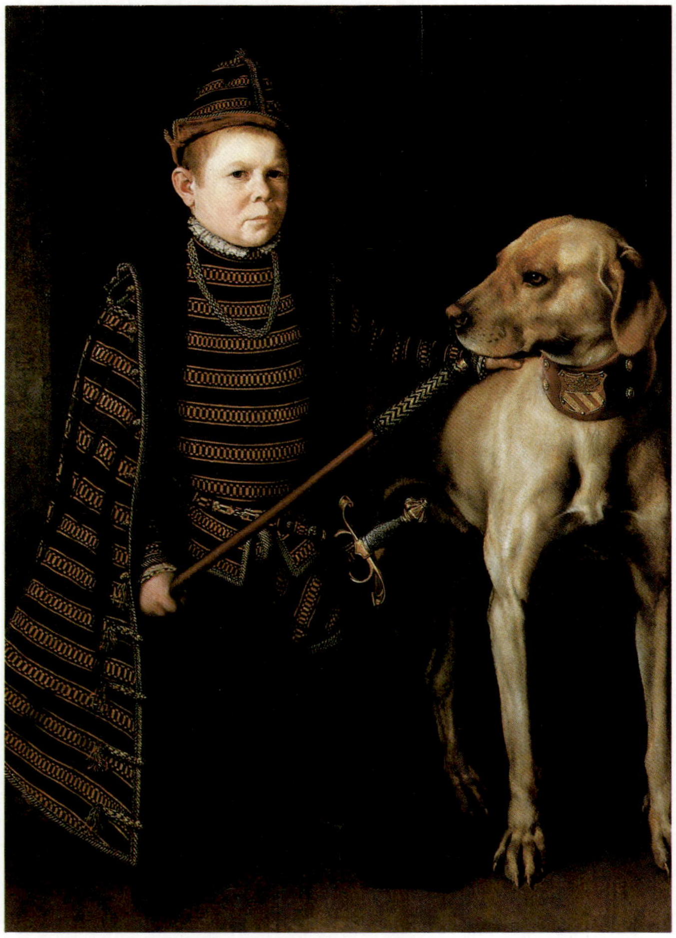

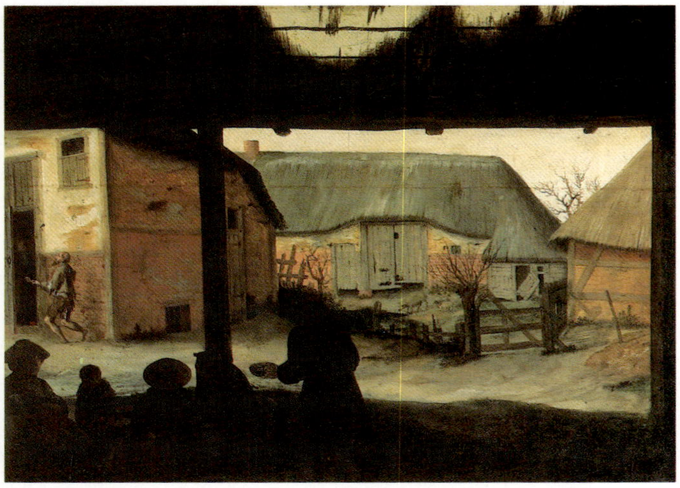

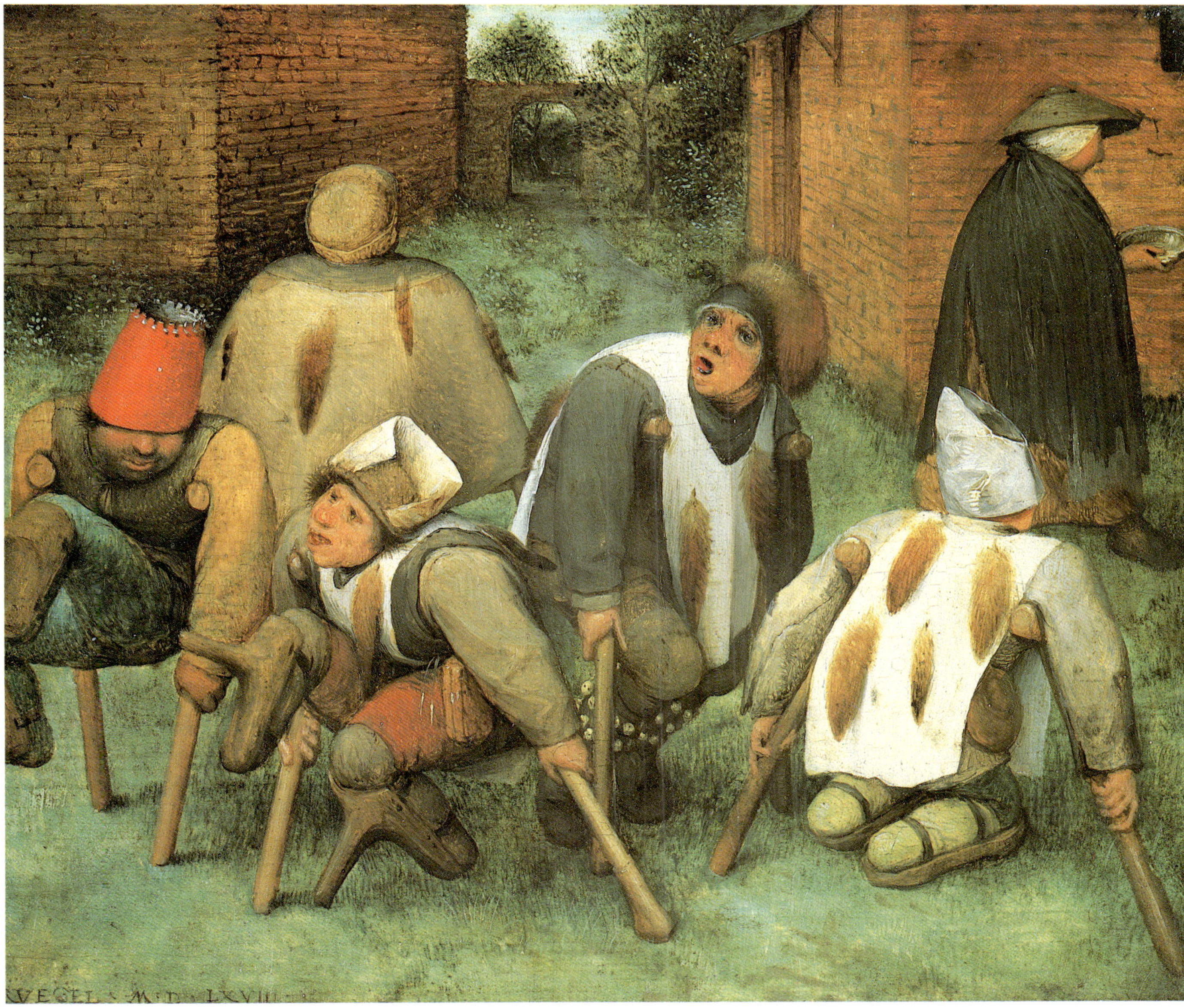

Gegenüber, oben
Gillis Mostaert
Hulst bei Antwerpen 1534 – Antwerpen nach 1598
Szenen aus Krieg und Brandschatzung, 1569.
Holz, 42 × 69 cm. Zugang 1950. M. N. R. 545

Gegenüber, unten links
Anthonis van Dashorst, gen. Antonio Moro
Utrecht 1519 – Antwerpen 1575
Der Zwerg des Kardinals Granvelle.
Holz, 126 × 92 cm. Sammlung Ludwigs XIV., vor 1683.
INV. 1583

Gegenüber, unten rechts
Cornelis van Dalem Tätig in Antwerpen 1545 – 1573/76
Hof eines Bauernhauses mit Bettler.
Holz, 39 × 52 cm. In der Sammlung des Eberhard Jabach 1696 Peter Bruegel d. Ä. zugeschrieben. Schenkung Camille Benoit, 1918. R. F. 2217

Pieter Bruegel d. Ä. Brueghel (?) um 1525 – Brüssel 1569
Die Bettler (Die Krüppel).
Holz, 19 × 22 cm. Schenkung Paul Mantz, 1892. R. F. 730

Schule von Fontainebleau

Als »Schule von Fontainebleau« ist das Werk jener meist aus Italien stammenden Künstler zusammengefaßt, die an der dekorativen Ausgestaltung des Schlosses von Fontainebleau unter Leitung führender italienischer Manieristen wie Francesco Primaticcio, Niccolò dell' Abate und Rosso Fiorentino Teil hatten. Durch sie wurde der zeitgenössische italienische Manierismus zum verbindlichen höfischen Vorbild Frankreichs – ein Stil, der mit einigen Zwischenstufen eine wesentliche Quelle für die große Linie der französischen Malerei darstellt; einige seiner Charakteristika – der Lyrismus, die Schönlinigkeit, auch die von schmalen Figuren bevölkerten Landschaften, nicht zuletzt die allgemeine Orientierung am italienischen Geschmack – sollten ihre Gültigkeit über Jahrhunderte hinweg behalten.

Das dekorative ebenso wie das poetische Element in den Bildern der meist anonym gebliebenen Maler der sogenannten Ersten Schule von Fontainebleau trägt bereits französische Züge. Die legendäre Diane de Poitiers, Mätresse Heinrichs II. mit dominierendem Einfluß, verkörperte und prägte in einer bis dahin unbekannten Weise den damaligen Zeitgeschmack. Das Motiv der Diana war zur Zeit Heinrichs II. gleichermaßen beliebt in Kunst und Literatur, denn es spielte in doppelter Weise auf die Vorlieben des Königs an, der außer seiner Mätresse auch der Jagdleidenschaft ergeben war. In Gestalt mythischer Personifikationen, wie hier als Jagdgöttin Diana, hat Diane de Poitiers sowohl in der Malerei als auch in der Skulptur ihre Reize verewigen lassen. Die Meisterwerke dieser Zeit zeichnen sich aus durch geschmackvolle Erotik und offenen Sinn für die Schönheit des Körpers.

Nach der Unterbrechung der Religionskriege war die französische Kunst zunächst deutlich ärmer. Erst die Zweite Schule von Fontainebleau – nun überwiegend Künstler französischer Herkunft – konnte an die manieristische Tradition ihrer italienischen Vorgänger anknüpfen. Nach wie vor beherrschen antike Themen und der nackte weibliche Körper das Bildrepertoire, doch sind nun auch allegorische Bezüge zum Zeitgeschehen von Interesse. Einige Bilder nehmen eine Art Zwitterstellung ein zwischen dem schon traditionellen Manierismus und einem neuen Klassizismus, der das 16. Jahrhundert ankündigt.

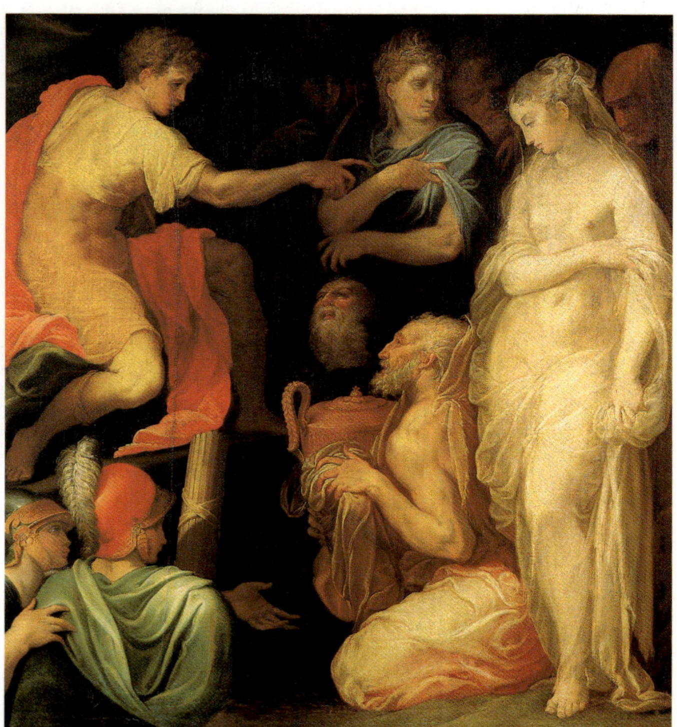

Nicolò dell'Abate
Modena um 1509/12 – Fontainebleau (?) um 1571 (?)
Die Großmut des Scipio.
Leinwand, 128 × 115 cm. Aus der Sammlung des Herzogs von Penthièvre im Schloß von Chanteloup während der Revolution beschlagnahmt. INV. 444

Gegenüber
Schule von Fontainebleau   Mitte 16. Jh.
Diana als Jägerin, um 1550.
Leinwand, 191 × 132 cm. Erworben 1840. INV. 445

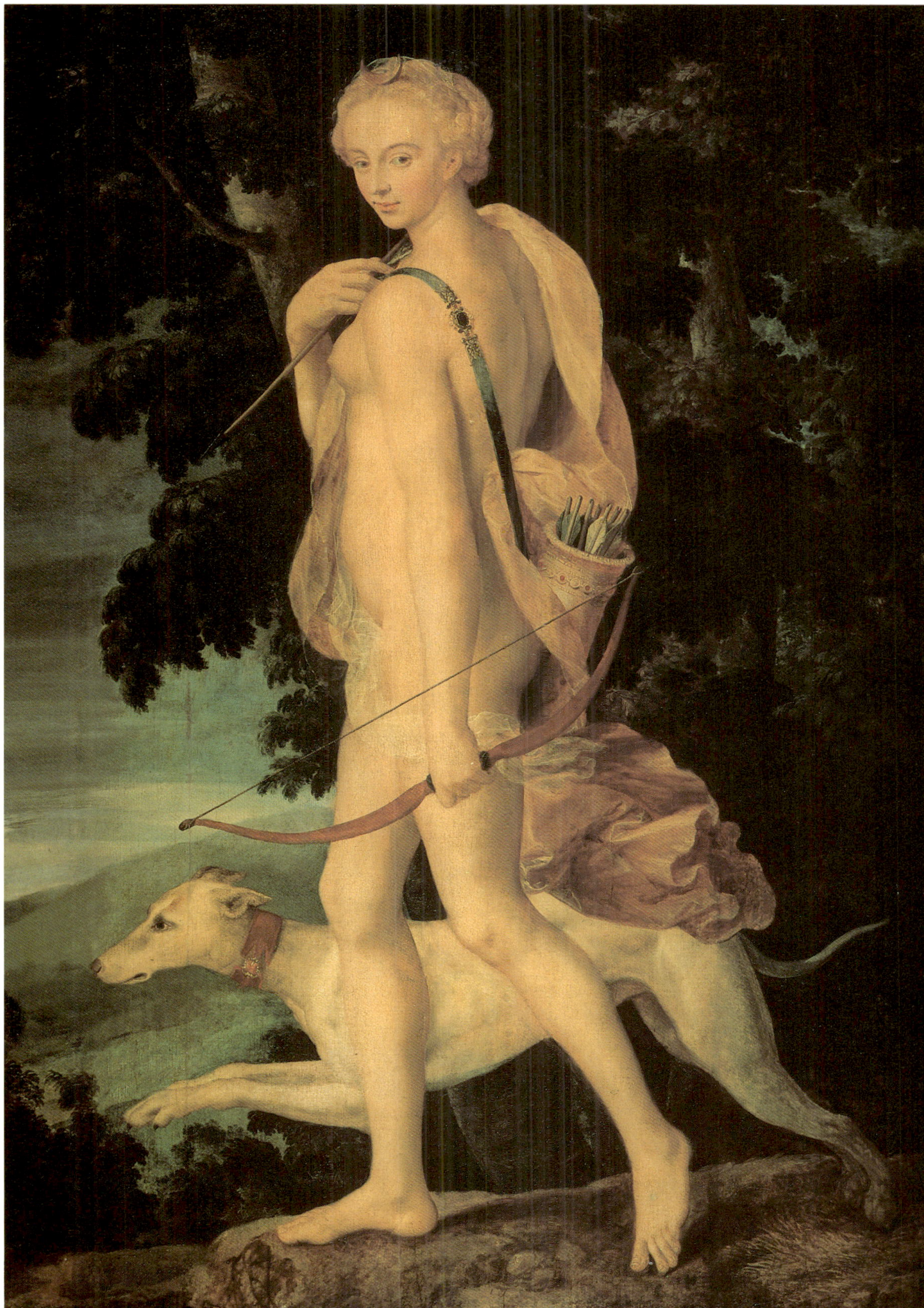

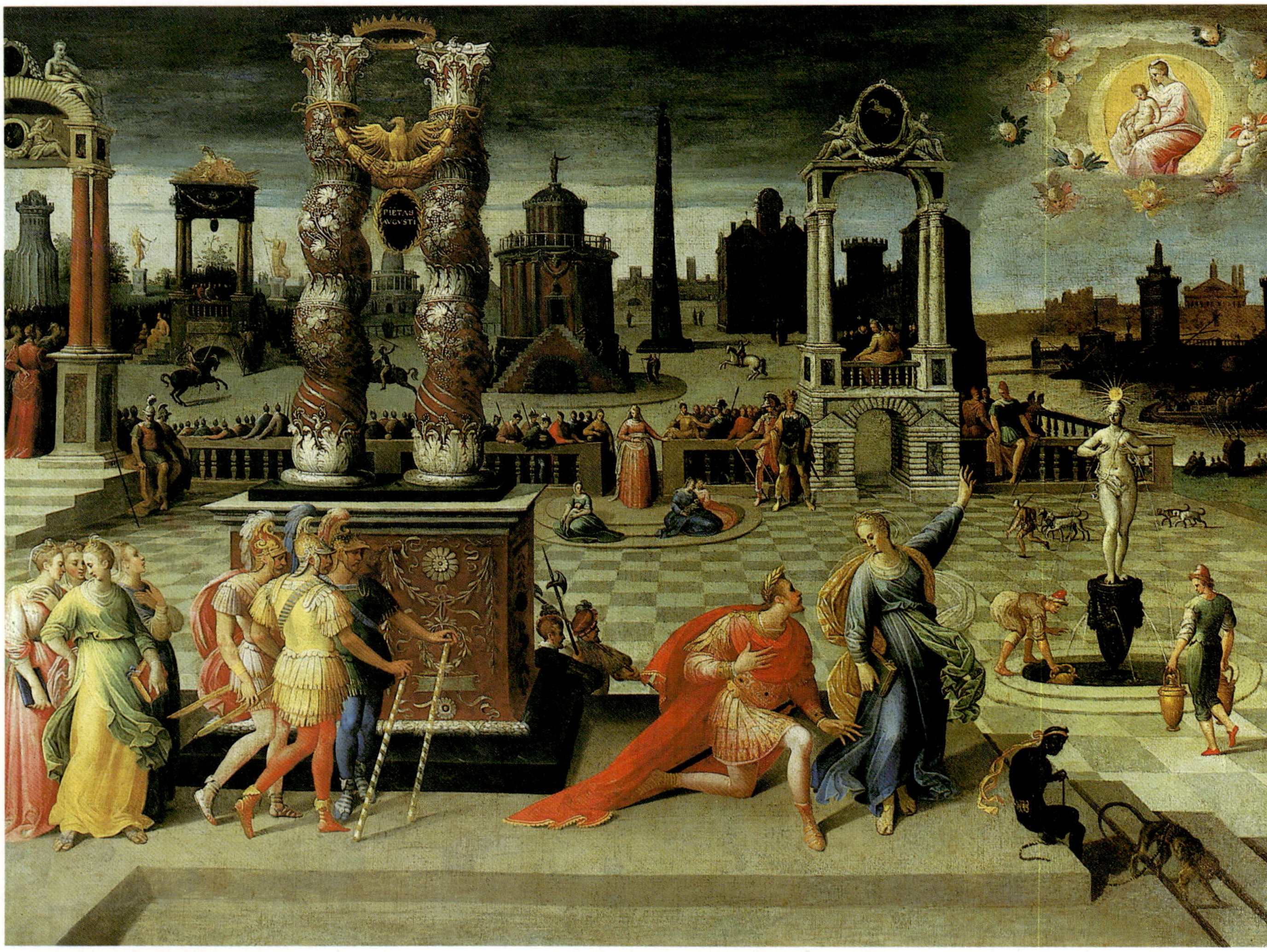

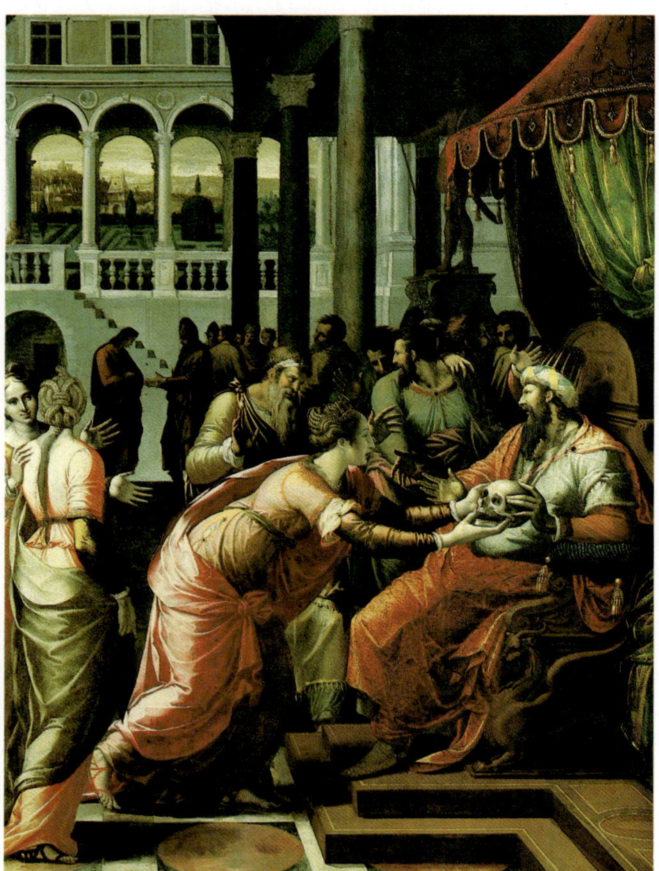

Antoine Caron Beauvais 1521 – Paris 1599
Augustus und die Tiburtinische Sibylle.
Leinwand, 125 × 170 cm. Schenkung Gustave Lebel, 1938.
R. F. 1938-101

Luca Penni Florenz 1500/04 – Paris 1557
Die Gerechtigkeit des Otho (?).
Leinwand, 102 × 74 cm. In der Sammlung des Lucien Bonaparte 1816 Primaticcio zugeschrieben. Schenkung der Société des Amis du Louvre, 1973. R. F. 1973–49

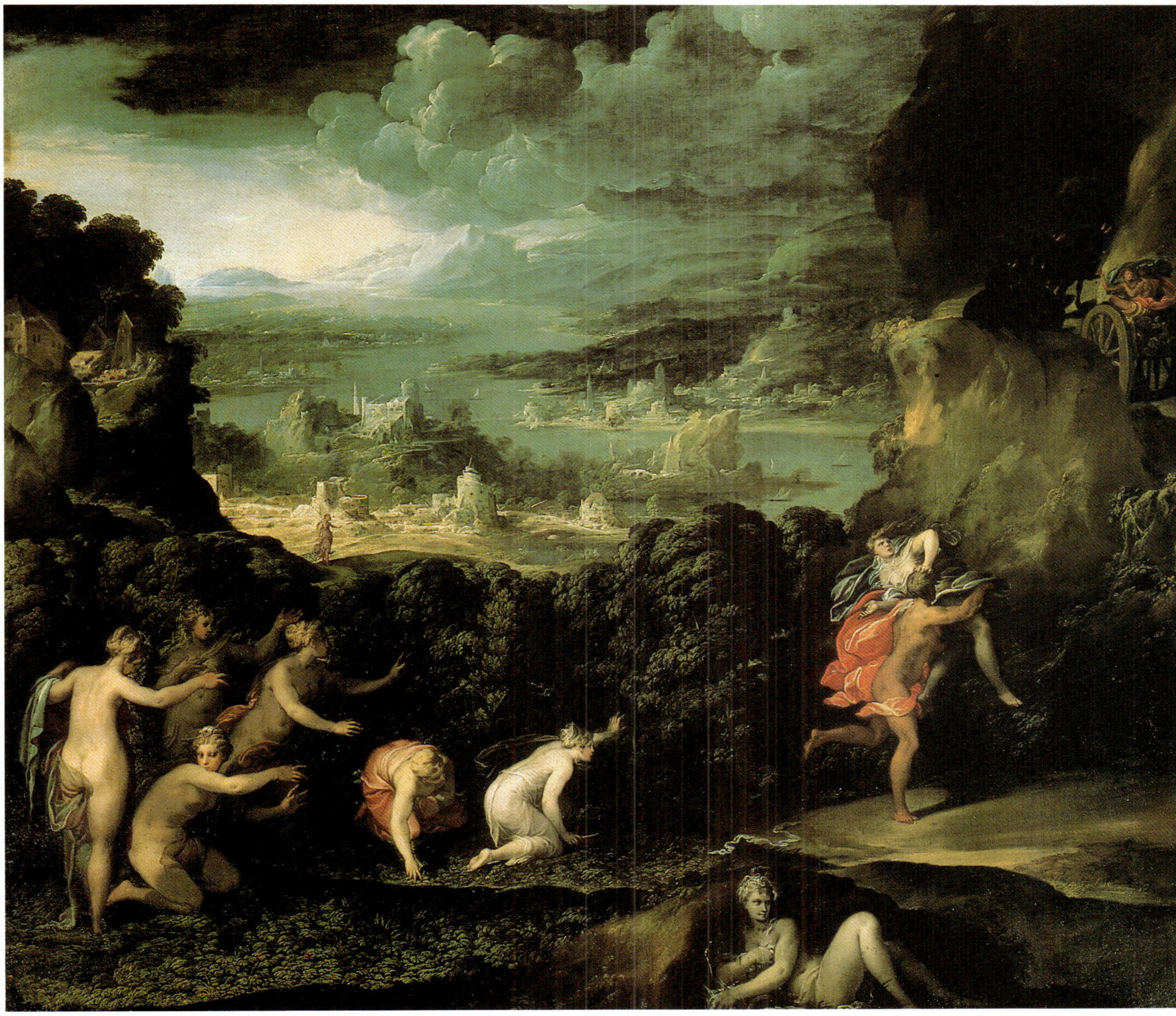

Nicolò dell'Abate
Der Raub der Proserpina.
Leinwand, 196 × 215 cm. Aus der Sammlung des Herzogs von Orléans im Palais Royal; erworben 1933. R. F. 3772

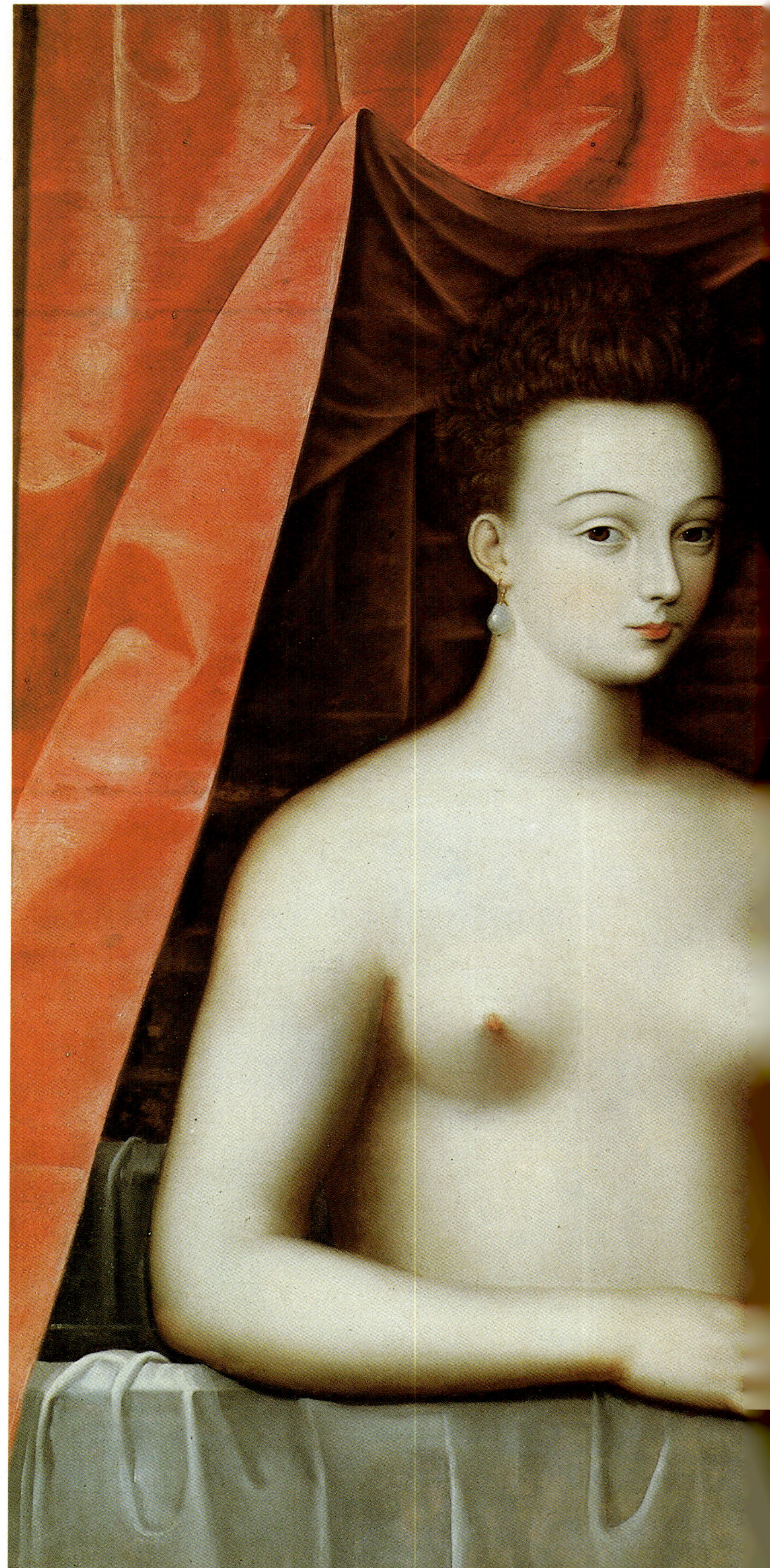

Schule von Fontainebleau Ende 16. Jh.
Gabrielle d'Estrées und eine ihrer Schwestern.
Holz, 96 × 125 cm. Erworben 1937. R. F. 1937-1

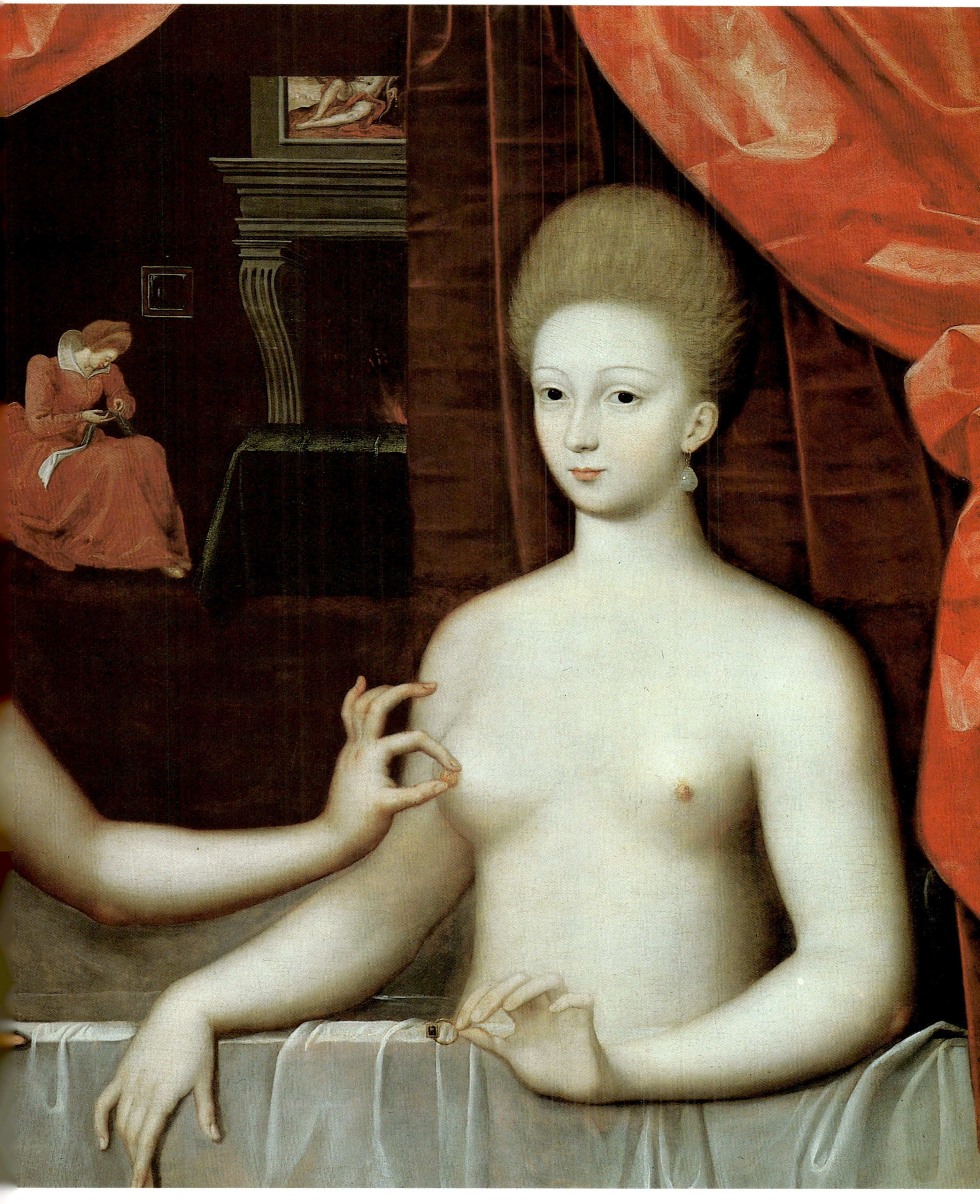

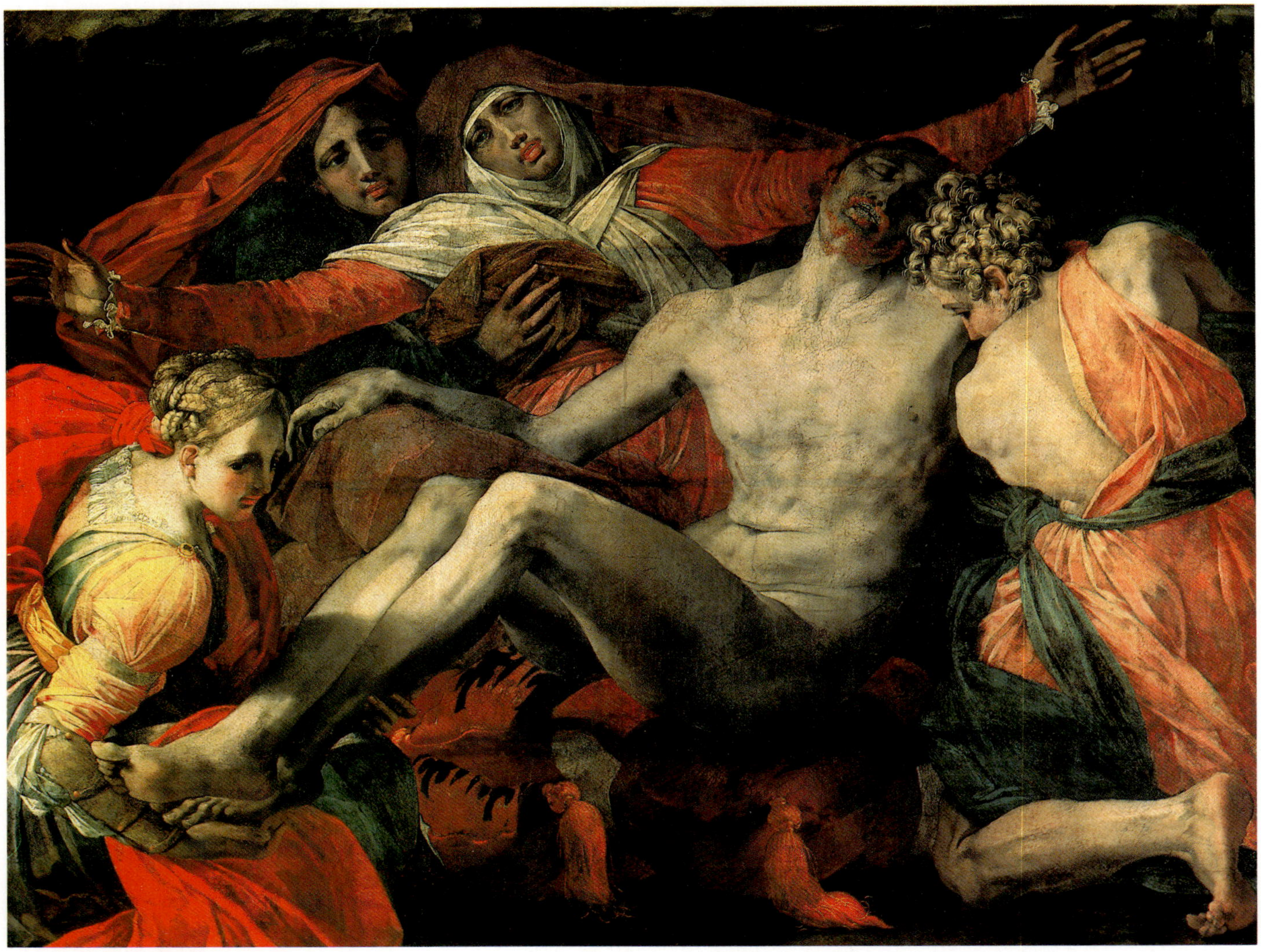

Rosso Fiorentino, eigentl. Giovanni Battista di Jacopo
Florenz 1495 – Fontainebleau 1540
Pietà, 1530/35.
Ausgeführt für den Konnetabel Anne de Montmorency. Aus der Sammlung Louis-Joseph de Bourbon im Schloß von Ecouen während der Revolution beschlagnahmt. INV. 594

Rosso Fiorentino

Mit Rosso Fiorentino holte König Franz I. 1530 einen der Bahnbrecher des florentinischen Manierismus an seinen Hof. In der Hochrenaissance-Atmosphäre seiner Heimat unter dem Eindruck eines Andrea del Sarto und Fra Bartolommeo aufgewachsen, wandte er sich schon früh auffallend heftig von diesem Ideal ab. Mit bizarrem Bild- und Figurenbau und expressiven, dissonanten Farben betrieb er eine Entwicklung, die dem Manierismus, dem exaltierten Stil des 16. Jahrhunderts, die Reputation der Perversität eintrug. Diese geistige Krisenstimmung, die Neigung zu Hysterie und grotesken Übertreibungen, wurde durch den Eindruck eines Rom-Aufenthalts seit 1524 gemildert, so daß Rosso, der beim Sacco di Roma vor den Landsknechten Karls V. hatte fliehen müssen und einige Jahre mit Aufträgen in Umbrien, Arezzo und Venedig zubrachte, als eine der genialsten Künstlerpersönlichkeiten seiner Zeit Geltung genoß. Auf Empfehlung von Pietro Aretino machte Franz I. ihn zum leitenden Maler bei der Ausgestaltung seines Schlosses Fontainebleau. Die plastischen und malerischen Dekorationen Rossos in der Großen Galerie Franz' I. – ein kompliziertes Ensemble von allegorisch verschlungenen Bilderzyklen und figurativen und ornamentalen Stukkaturen – sind Meisterwerke an Eleganz und geistreichem inhaltlichen und formalem Erfindungsreichtum. Die Kunst nicht nur Frankreichs, sondern ganz Mitteleuropas hat lange von diesem ästhetischen Vorbild gezehrt. Seine Tafelbilder aus jener Zeit, auch das letzte bekannte Werk, die *Pietà* im Louvre, sprechen eine expressive Sprache: Die gesteigerte Dehnung der Körper und scharfe Farbkontraste sprengen den Rahmen des traditionellen Andachtsbildes. Die emotionale Spannung, die die französische Skulptur im folgenden Jahrhundert kennzeichnet, ist eine späte, letztlich aber durchschlagende Reminiszenz an Rosso. Die Schule von Fontainebleau bezog von dem Italiener die dekorativen Qualitäten und die Neigung zu allegorischen Bildinhalten.

Giovanni Gerolamo Savoldo

Savoldo ist ein Hauptvertreter der lokalen lombardo-venetischen Schule von Brescia, deren Maler im zweiten Viertel des 16. Jahrhunderts unter dem Eindruck des in Venedig von Giorgione und dem jungen Tizian entwickelten Luminismus mit dem Phänomen von Glanzlichtern und Gegenlichteffekten spielten. Giovanni Bellini und Giorgione hatten die effektvolle Wirkung von Lichtreflexen auf blankem Metall oder in Spiegeln »erfunden«, und auch Tizian bediente sich noch in seinem 1530/35 entstandenen Bild *Allegorie der Hochzeit* (vgl. Seite 178) dieser Tradition mit einer schimmernden Rüstung, bevor die venezianische Malerei unter seiner Führung den schmelzenden Stil der klassischen Phase ablegte. Spiegel sind bei Tizian unverzichtbarer Bestandteil der Vanitas-Ikonographie und das charakteristische Attribut der Venus.

Savoldo hatte in seiner Jugend einige Zeit in Florenz verbracht, von wo die Schärfe der Beobachtung beeinflußt sein mag. Überwiegend ist jedoch die sinnliche Naturnähe des Giorgione-Kreises in Venedig, wo auch Savoldo seit 1521 lebte. Seine Spezialität sind Halbfiguren, die beinahe den ganzen Bildraum füllen, eingespannt in eine komplizierte Bildstruktur. Sein Stil ist brillant, monumental in der Anlage und zugleich von höchster Präzision in der Ausführung. Farbe und Formen werden von einem meist seitlich einfallenden Licht bestimmt; Licht und Schatten modellieren die Gewänder. Eine deutliche Neigung zu dunklen Innenräumen und Nachtstücken ist erkennbar – Eigenschaften, die später einem Caravaggio Vorbild sein sollten.

In dem *Bildnis eines Mannes in Rüstung*, wohl als Selbstbildnis anzusehen, verstrickt der Maler den Betrachter in ein kompliziertes Bildkonzept: eine dreiseitige Ansicht, komponiert aus einer verwirrenden Synthese von Spiegelperspektiven und Raumbeleuchtung. Der Dargestellte scheint sich geradezu aus der Bildfläche herauszubeugen, um dem Betrachter Einblick in den raffinierten Realismus der Komposition zu gewähren: malerischer Illusionismus par excellence. Wenn sich dieses extravagante Zeugnis der Terra-Ferma-Malerei in der Sammlung Franz' I. in Fontainebleau befand, wie anzunehmen ist, so bezeugt das einmal mehr den kultivierten Geschmack des Königs, der das Besondere zu schätzen wußte.

Gegenüber
GIOVANNI GEROLAMO SAVOLDO Tätig in Brescia 1508 – 1548
Bildnis eines Mannes in Rüstung (Selbstbildnis), um 1531/32.
Leinwand, 91 × 123 cm. Sammlung Franz' I. (?), Sammlung Ludwigs XIV. INV. 659

GIAMBATTISTA MORONI
Albino bei Bergamo 1520/25 – Bergamo 1578
Bildnis eines Geistlichen (Der Kanonikus Bressani?).
Leinwand, 98 × 83 cm. Erworben 1888. R. F. 532

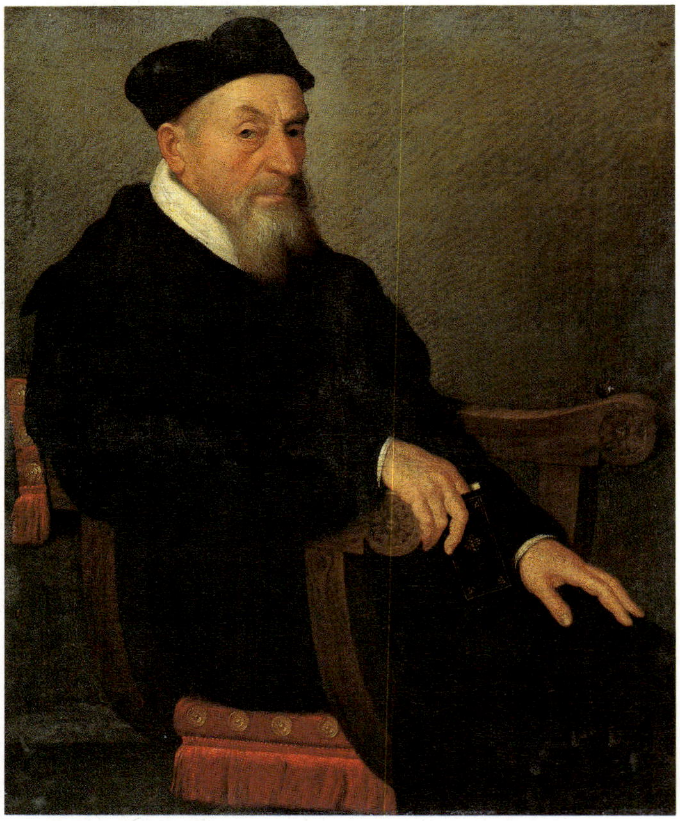

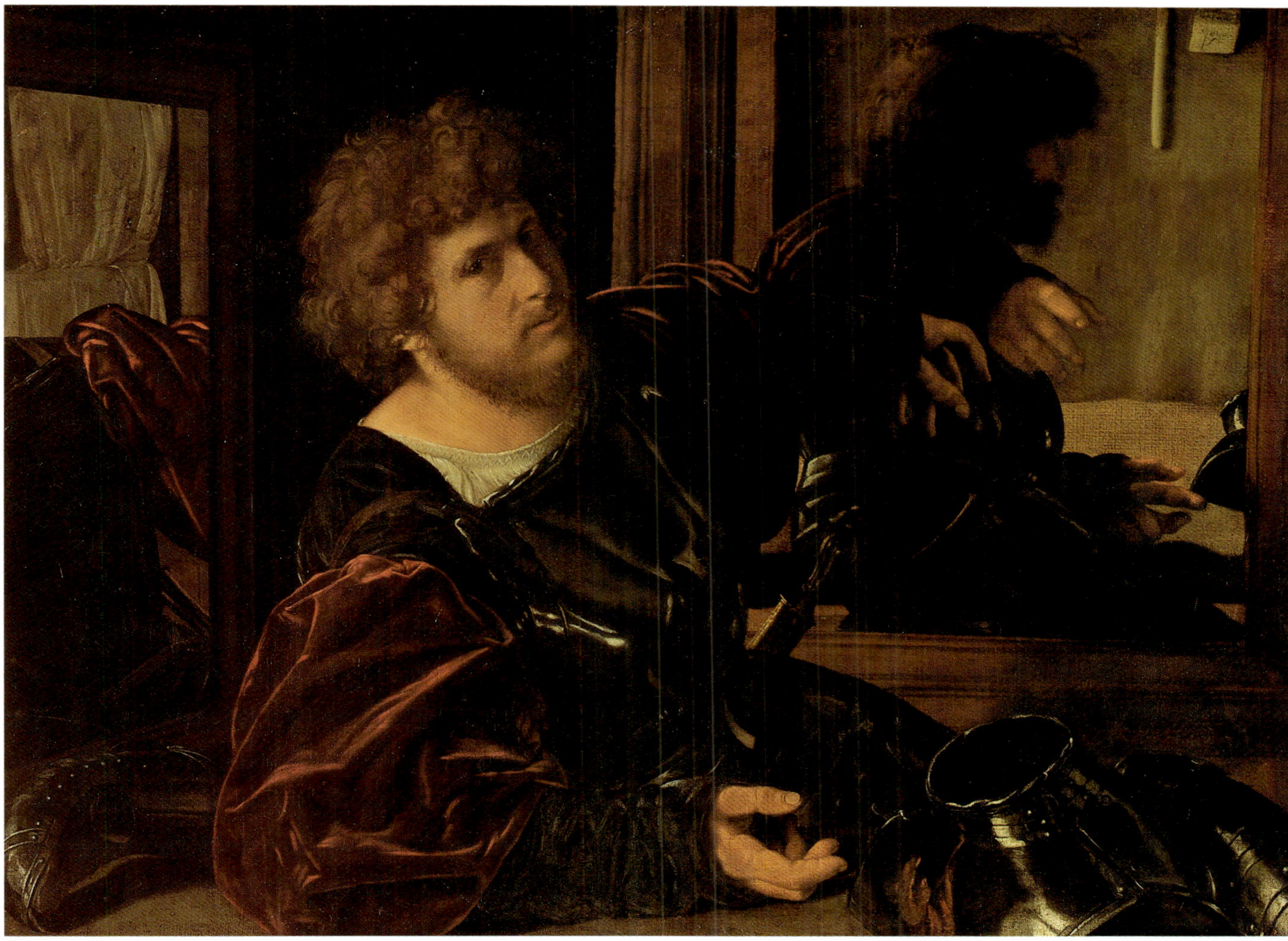

Seite 256
Alessandro Moretto Brescia um 1498 – 1554
Die hll. Bonaventura und Antonius von Padua.
Holz, 113 × 60 cm. Linker Flügel eines Triptychons. Erworben 1812 im Austausch mit der Galleria Brera, Mailand. INV. 123

Seite 257 (3 Bilder)
Lorenzo Lotto Venedig 1480 – Loreto 1556
Christus und die Ehebrecherin.
Leinwand, 124 × 156 cm (ursprünglich 99 × 127 cm). Sammlung Ludwigs XIV., erworben 1671 von M. de Lafeuille. INV. 353

Lorenzo Lotto
Der hl. Hieronymus in der Wüste, 1506.
Holz, 48 × 40 cm. Erworben 1857. M. I. 164

Lorenzo Lotto
Die Kreuztragung, 1526.
Leinwand, 66 × 60 cm. Erworben 1981/82. R. F. 1982-50

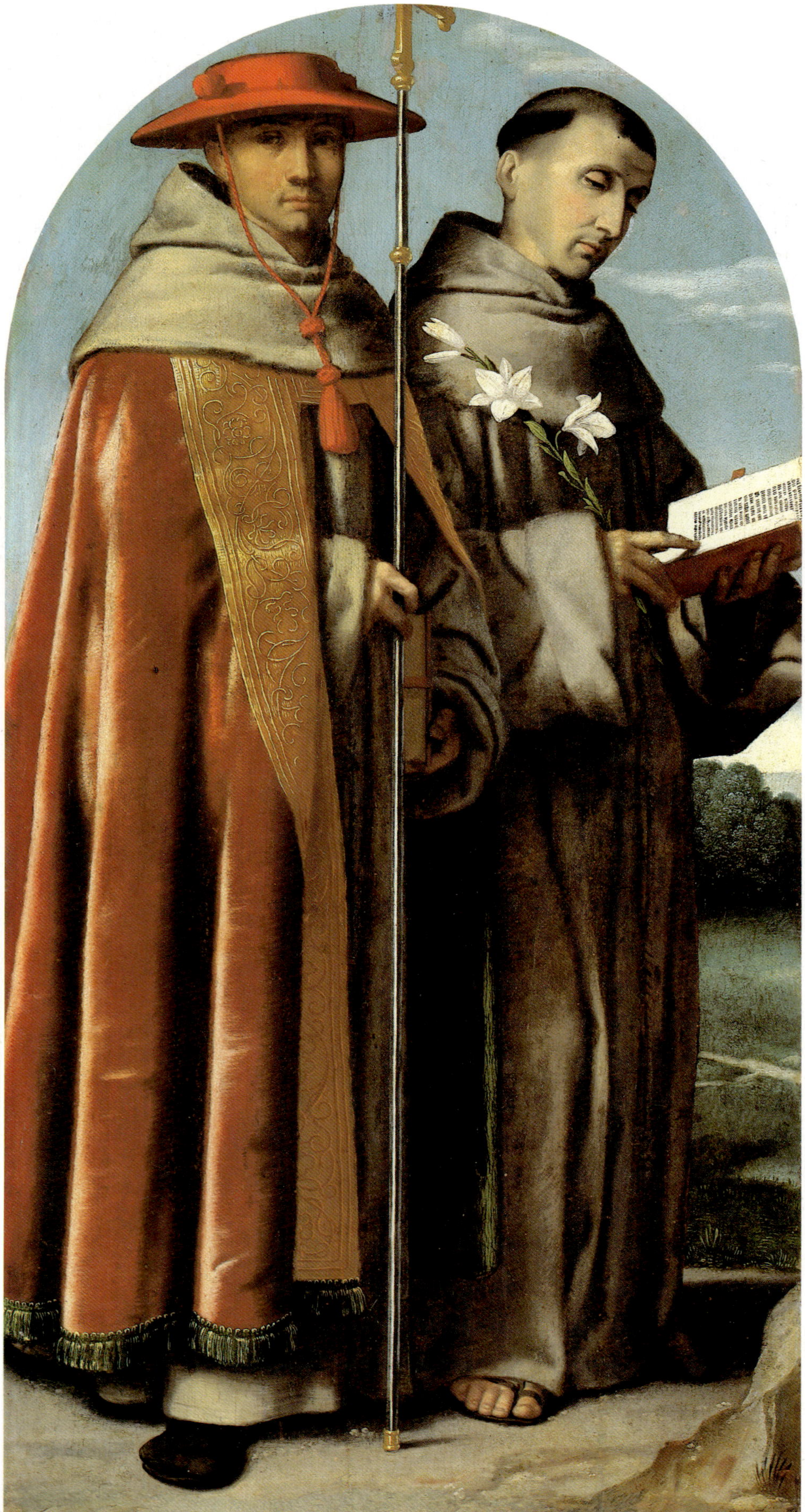

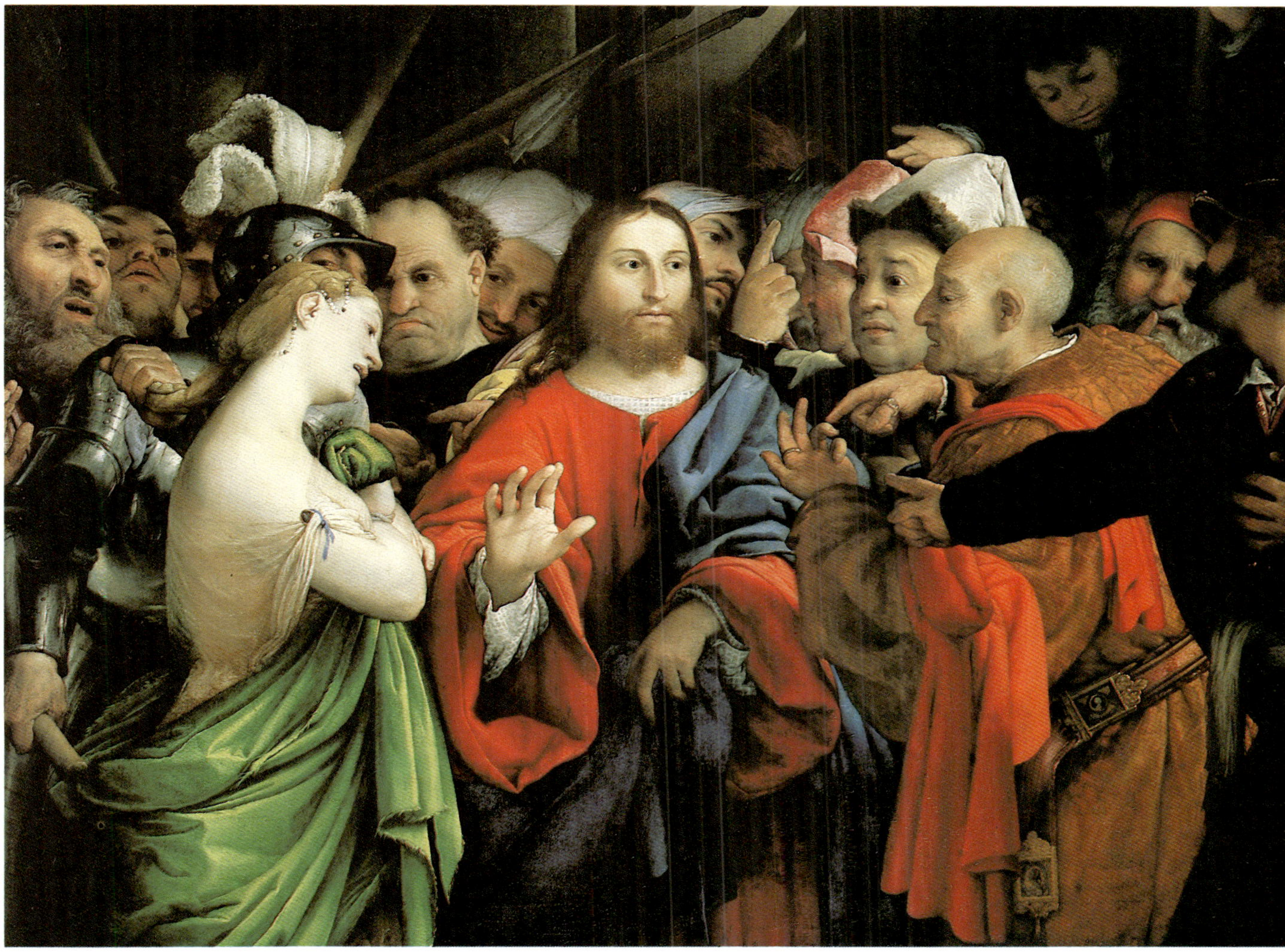

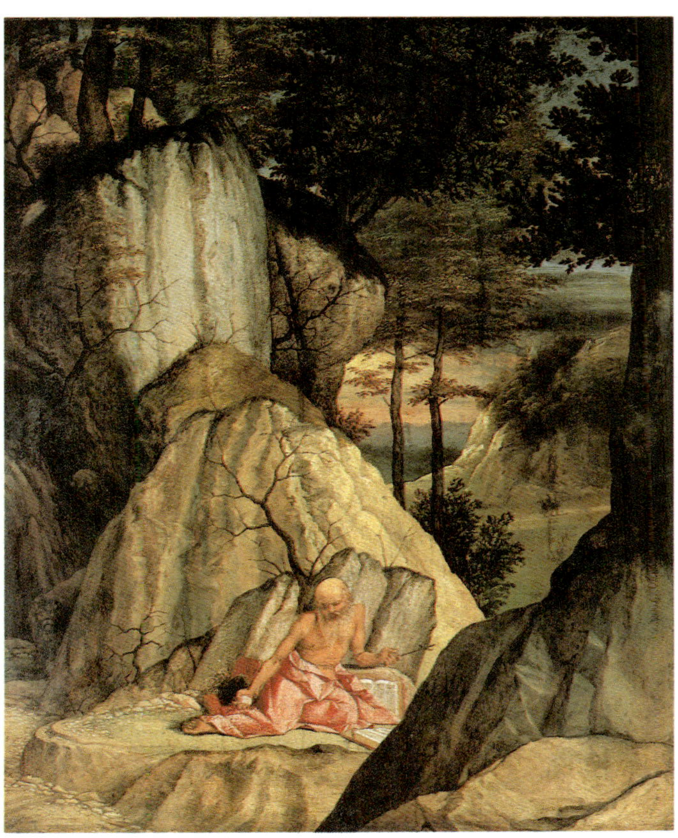

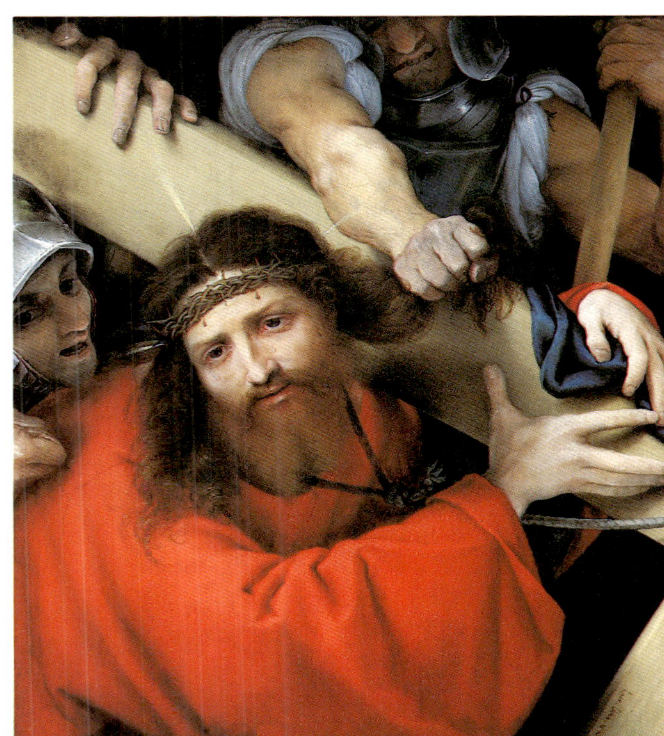

Federico Barocci

Barocci stellt innerhalb der manieristischen Malerei Italiens eine seltsame Einzelerscheinung dar. Nicht die feste malerische Struktur der heimatlichen umbrischen Schule, aus der letztlich auch ein Raffael hervorging, nahm er sich zum Vorbild, vielmehr eine so ephemere Erscheinung wie Leonardos Sfumato, das die Konturen weich und geheimnisvoll verschwimmen läßt. Von Correggio beeinflußt sind die Betonung des Gefühls und das schmelzende Licht, auch der Liebreiz der Figuren und die Neigung zu komplizierten Kompositionen, so daß man ihn als »Correggio von Urbino« pries. Seine Gestaltungsmittel – ungewöhnlich malerisch – scheinen nur aus Lichtreflexen und farbigen Schatten zu bestehen. Während die Bilder seiner manieristischen Zeitgenossen von idealen Figurentypen bevölkert sind, bringt er das realistische Menschenbild ins Spiel. Kaum jemals ist wohl ein Hirte so lebensecht und menschlich dargestellt worden wie jener junge Bursche, der in der *Beschneidung* des Louvre sein Schaf als Opfer im Tempel darbringt.

Baroccis Anfänge als Maler bewegten sich durchaus im konventionellen Rahmen, so daß Vasari ihm Lob spendete. Kaum über dreißig, warf ihn eine lebensbedrohende Krankheit nieder – wahrscheinlich die Folge eines Giftanschlags, durch den ein neidischer Rivale ihn aus dem Weg zu räumen gedachte, was kein Einzelfall war. Nach vierjähriger Zwangspause steigerte er seinen Stil: Seine Kompositionen werden figurenreicher und komplizierter und besitzen bereits eine barocke Tendenz, während der Hang zum Lieblichen und die weiche Malweise an Bilder des 18. Jahrhunderts denken lassen. Höchst eigenwillig sind seine typischen provozierenden Farbdissonanzen. In dem Louvre-Bild beispielsweise das er als Fünfziger gemalt hat, ist die konventionelle Hell-Dunkel-Malerei des 16. Jahrhunderts durch luminose Farbflächen von schimmernder Transparenz und unerhört vitale Pinselstriche aufgebrochen: flammendes Orange, Schwefelgelb und ein kühles Blau – erstaunlich selbst für die immer extravaganter werdenden Maßstäbe der manieristischen Malerei Mittelitaliens, doch objektiv schön und reizvoll.

Gegenüber
Federico Barocci Urbino um 1535 – 1612
Die Beschneidung, 1590.
Leinwand, 356 × 251 cm. Gemalt für den Hochaltar der Kirche der Bruderschaft Nome di Gesù in Pesaro. Zugang 1798; 1802 Notre-Dame in Paris überlassen; 1862 vom Domkapitel wieder dem Louvre gestiftet. M. I. 315

Giuseppe Cesari, gen. Il Cavalier d' Arpino
Rom 1568 – 1640
Die Vertreibung von Adam und Eva aus dem Paradies.
Kupfer, 51 × 38 cm. Sammlung Ludwigs XVI., 1777. INV. 249

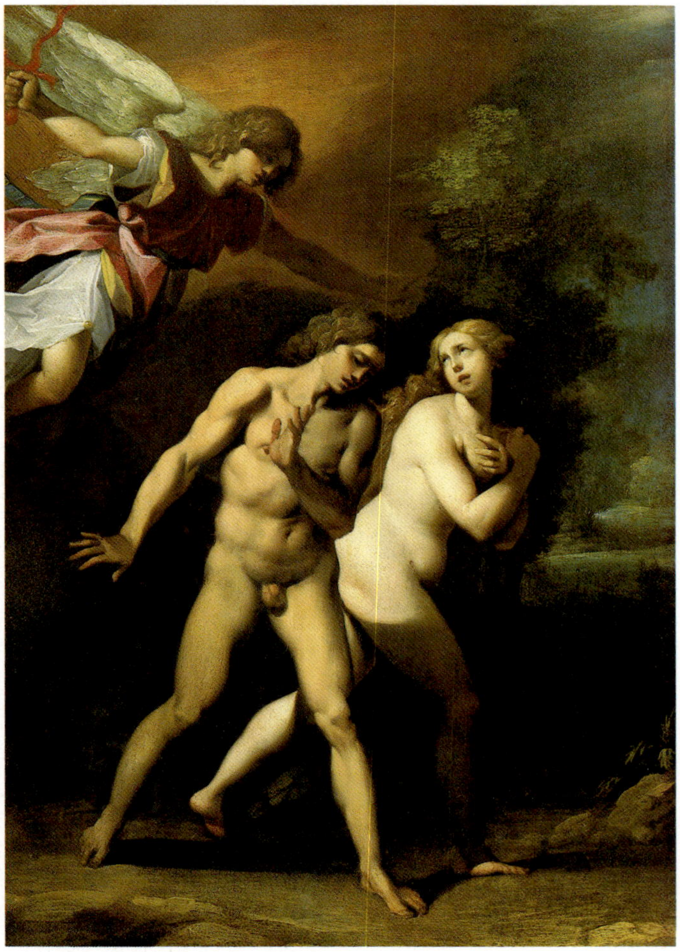

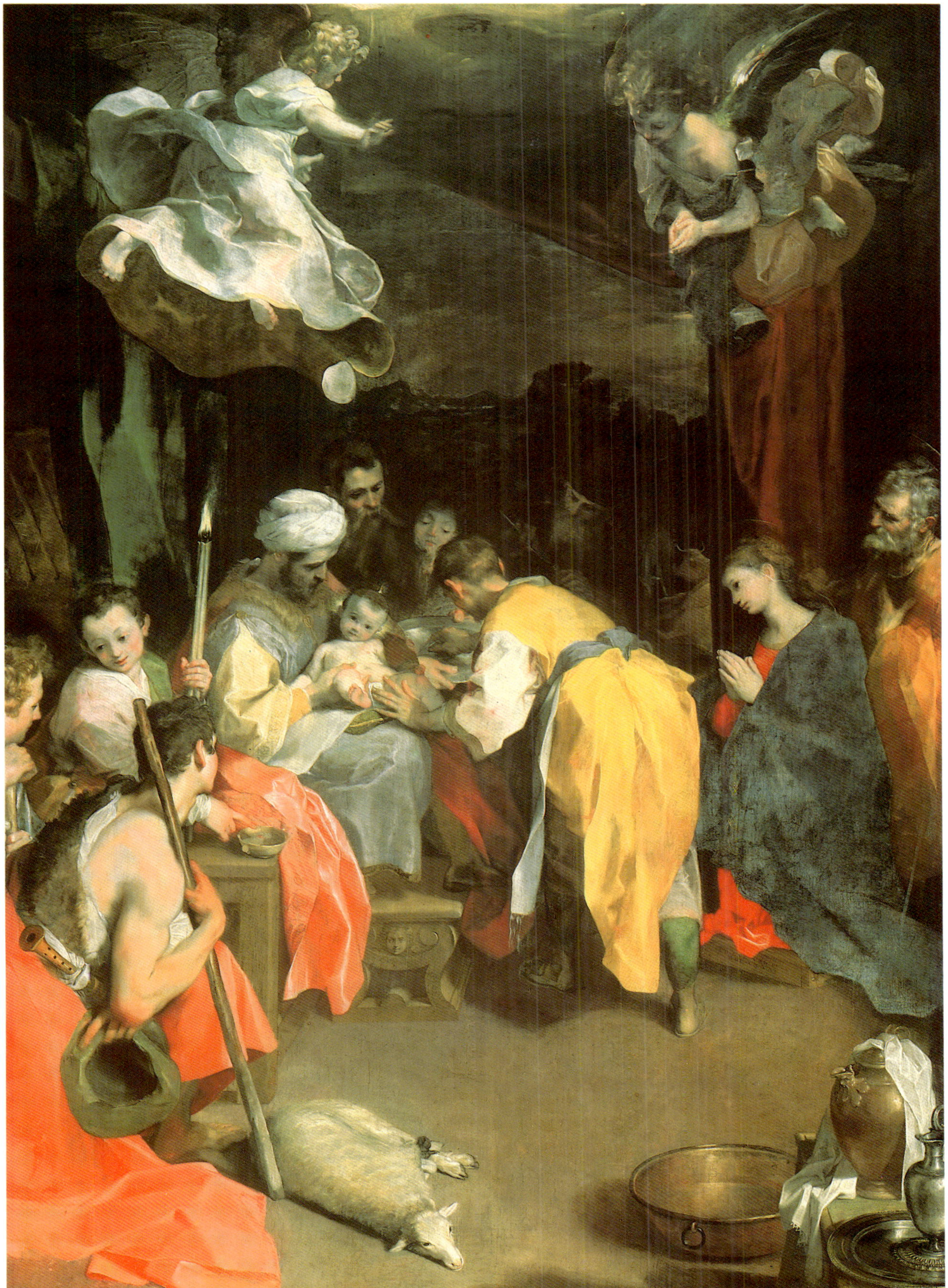

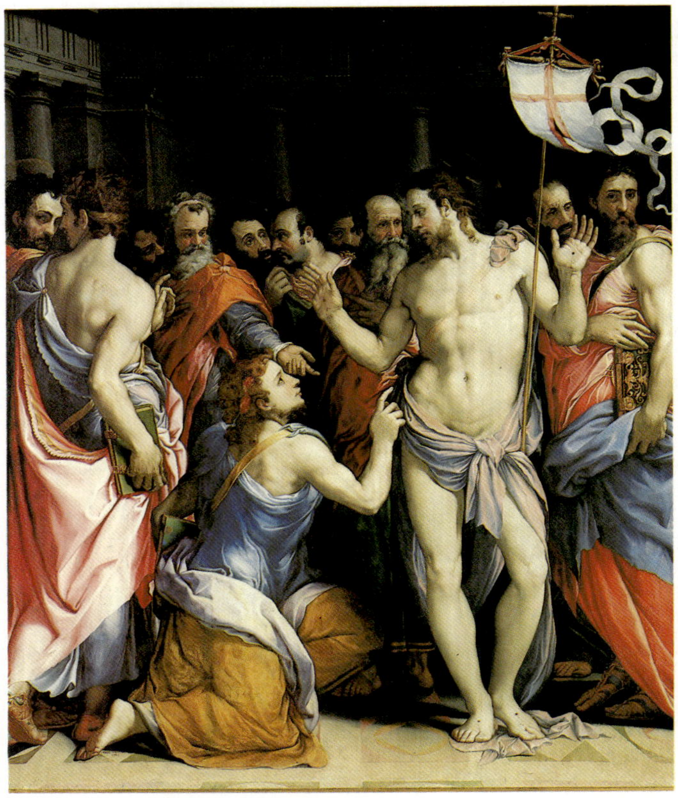

Francesco de' Rossi, gen. Salviati Florenz 1510 – Rom 1563
Die Ungläubigkeit des hl. Thomas, um 1547.
Leinwand, 275 × 234 cm. Aus dem Jakobinerkloster in Lyon; Zugang 1794. INV. 593

Giorgio Vasari Arezzo 1512 – Florenz 1574
Die Verkündigung.
Holz, 216 × 166 cm. Mittelteil eines Triptychons. Aus der Kirche Santa Maria Novella in Arezzo, 1813; Zugang 1814. INV. 732

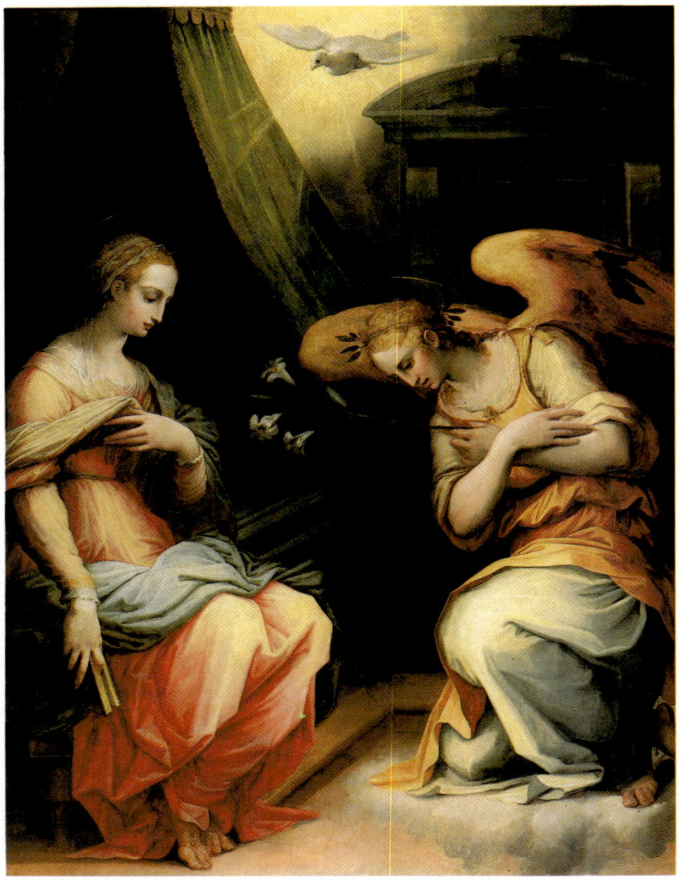

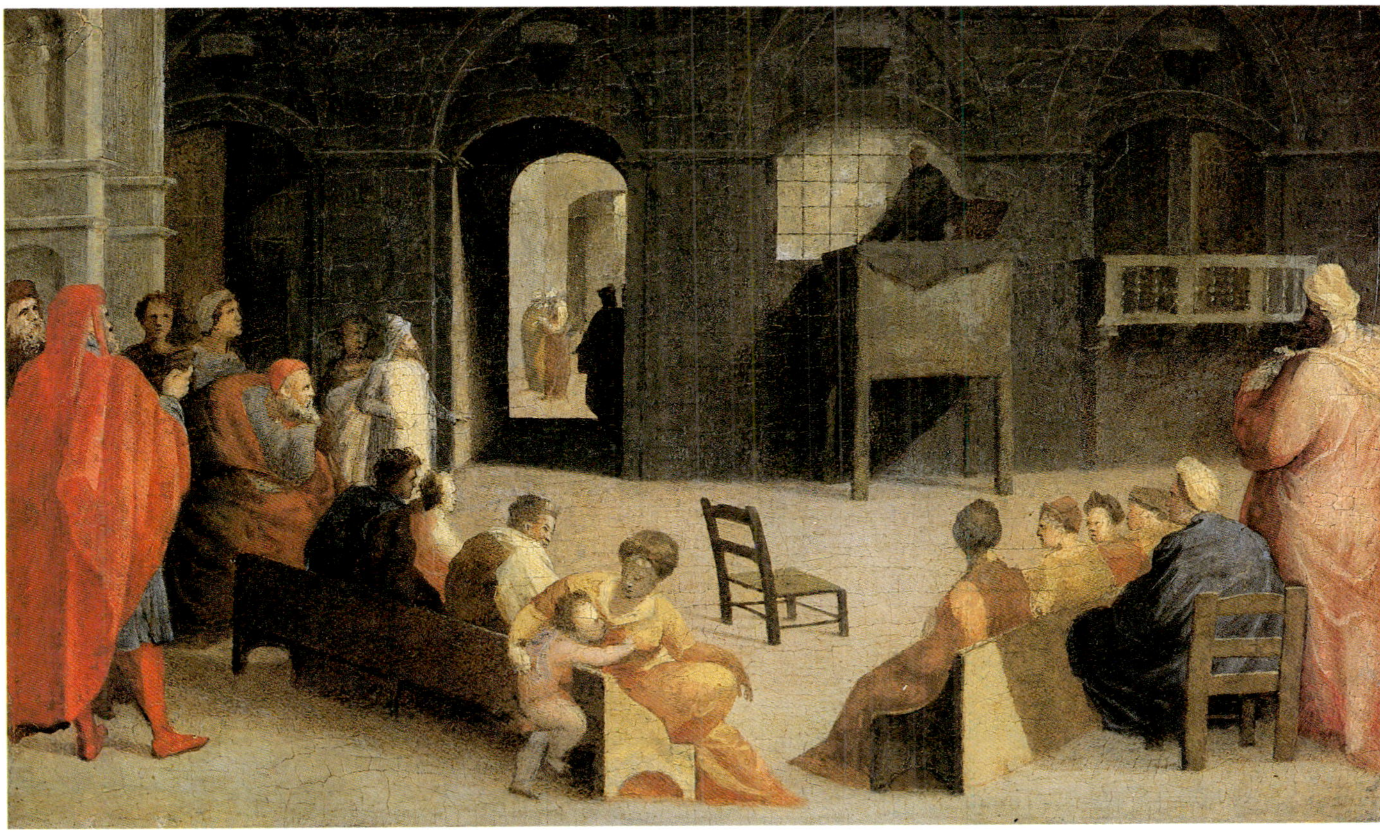

Domenico Beccafumi
Valdibiena (Montaperti) um 1486 – Siena 1551
Die Predigt des hl. Bernardino von Siena.
Holz, 33 × 51 cm. Erworben 1966 zusammen mit den beiden folgenden Tafeln derselben Predella. R. F. 1966-1

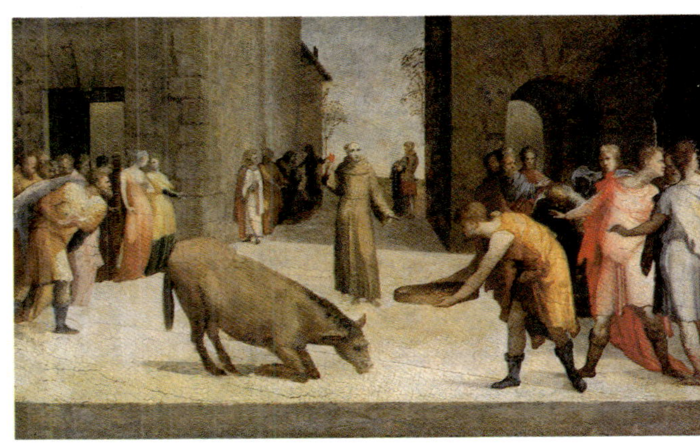

Domenico Beccafumi
Antonius von Padua und das Wunder mit dem Maulesel.
Holz, 33 × 51 cm. R. F. 1966-2

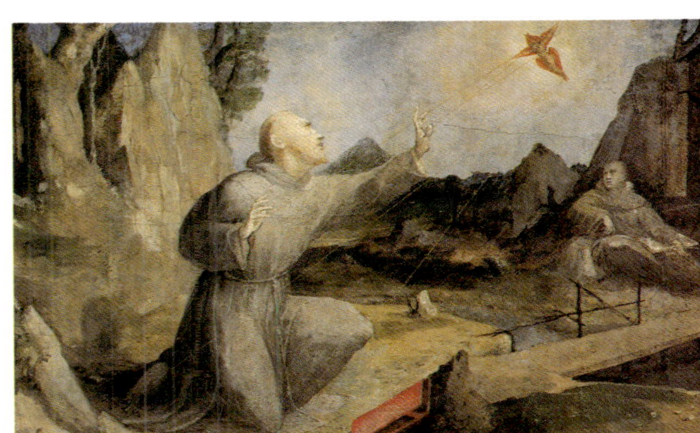

Domenico Beccafumi
Die Stigmatisation des hl. Franziskus.
Holz, 33 × 51 cm. R. F. 1966-3

Paolo Caliari, gen. Veronese

Napoleons Aquisitionspolitik für die Sammlungen des Louvre diente ebenso wie der doktrinäre Klassizismus eines Jacques-Louis David dem ambitionierten Ziel, der französischen Kunst in Europa Vorrang zu verschaffen. Kaum ein anderes der erbeuteten Werke im Musée Napoléon sollte seine historische Funktion vollkommener erfüllen als Veroneses *Hochzeit zu Kana.* Das kolossale Format des Bildes, das bereits bei seiner Überführung aus dem Refektorium des Klosters San Giorgio Maggiore in Venedig in zwei Teile hatte zerlegt werden müssen, verhinderte nach dem Sturz des Kaiserreiches seine Rückkehr: Man einigte sich auf Tausch gegen einen Le Brun. So kam es, daß diese früheste der monumentalen Bankettszenen (vgl. Venedig, Accademia, und Vicenza, Madonna di Monte Berico) als Schulbeispiel der klaren Tageslichtfarben Veroneses der französischen Kunst erhalten blieb. Hier im Louvre haben die folgenden Generationen französischer Koloristen den großen venezianischen Meister studiert und von ihm profitiert: Es war dies einer der wenigen dauerhaften Erfolge der flüchtigen napoleonischen Eroberungen.

Den Franzosen galt Veronese als der größte Kolorist aller Zeiten', wie Théophile Gautier es 1860 formulierte, weil er statt mit Hell-Dunkel-Kontrasten, wie es die akademische Chiaroscuro-Technik vorschrieb, mit reinen Farbharmonien modellierte. Delacroix hat einmal geäußert, daß Veronese ohne scharfe Kontraste auskam, um Lichtwirkung zu erzielen, und daß dieses Licht auch in seinen Schattenpartien noch Leuchtkraft besitze. Das Phänomen kann nicht besser beschrieben werden. Veroneses hohe Malkultur und sein Naturlicht erhellten und inspirierten das ganze 19. Jahrhundert. »Das ist Malerei. Jedes Stück, das ganze, die Körperlichkeit, die Valeurs, die Komposition, der Schauer... alles ist da. Das ist fabelhaft!«, rief Cézanne angesichts der *Hochzeit zu Kana* begeistert aus. »Er sprach in Farben. Alle, die ihn verstehen, macht er glücklich.« Ob Veroneses Malweise indes als naturalistisch im Sinne der Impressionisten gewertet werden kann, ob sie nicht eher ein illusionistisches Raffinement darstellt, mag jede Generation für sich entscheiden. Eine Abstraktion bzw. Idealisierung der Wirklichkeit ist auch die an Palladio inspirierte Architekturkulisse der »Hochzeit«. Das biblische Thema diente als Vorwand, eine prachtvolle Renaissance-Vorstellung zu inszenieren, als deren Protagonisten Fürsten wie Karl V. und Franz I. sowie zeitgenössische venezianische Künstler agieren.

VERONESE Verona 1528 – Venedig 1588
Jupiter zerschmettert die Laster, 1553/56.
Leinwand (oval), 560 × 330 cm. Deckengemälde aus der Sala del Consiglio dei Dieci im Dogenpalast in Venedig, 1797; Zugang 1798. INV. 147

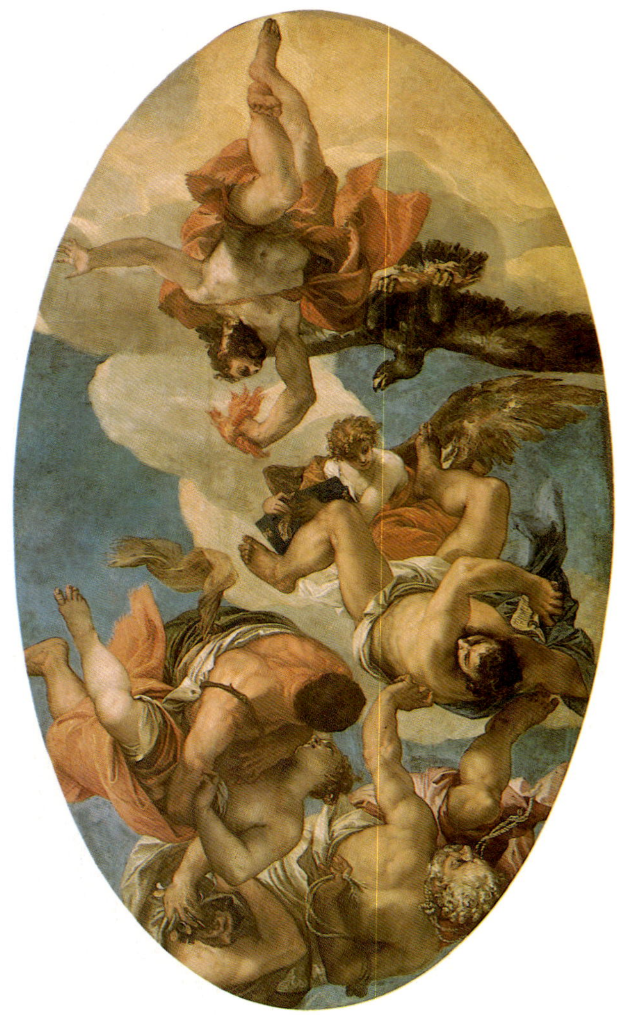

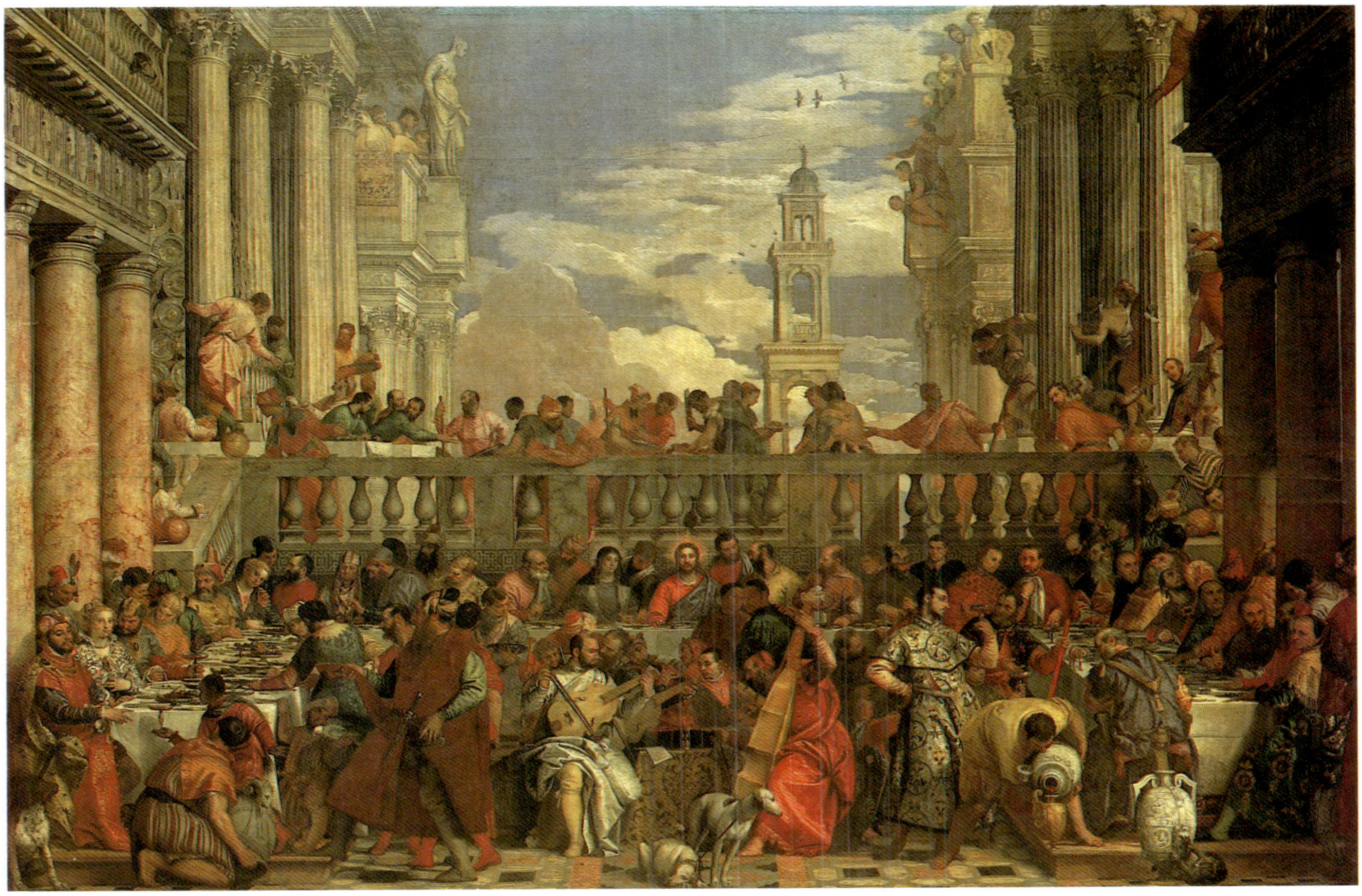

VERONESE, eigentl. PAOLO CALIARI
Die Hochzeit zu Kana, 1562/63.
Leinwand, 666 × 990 cm. Aus dem Refektorium des Klosters San Giorgio Maggiore in Venedig, 1797; Zugang 1798. INV. 142

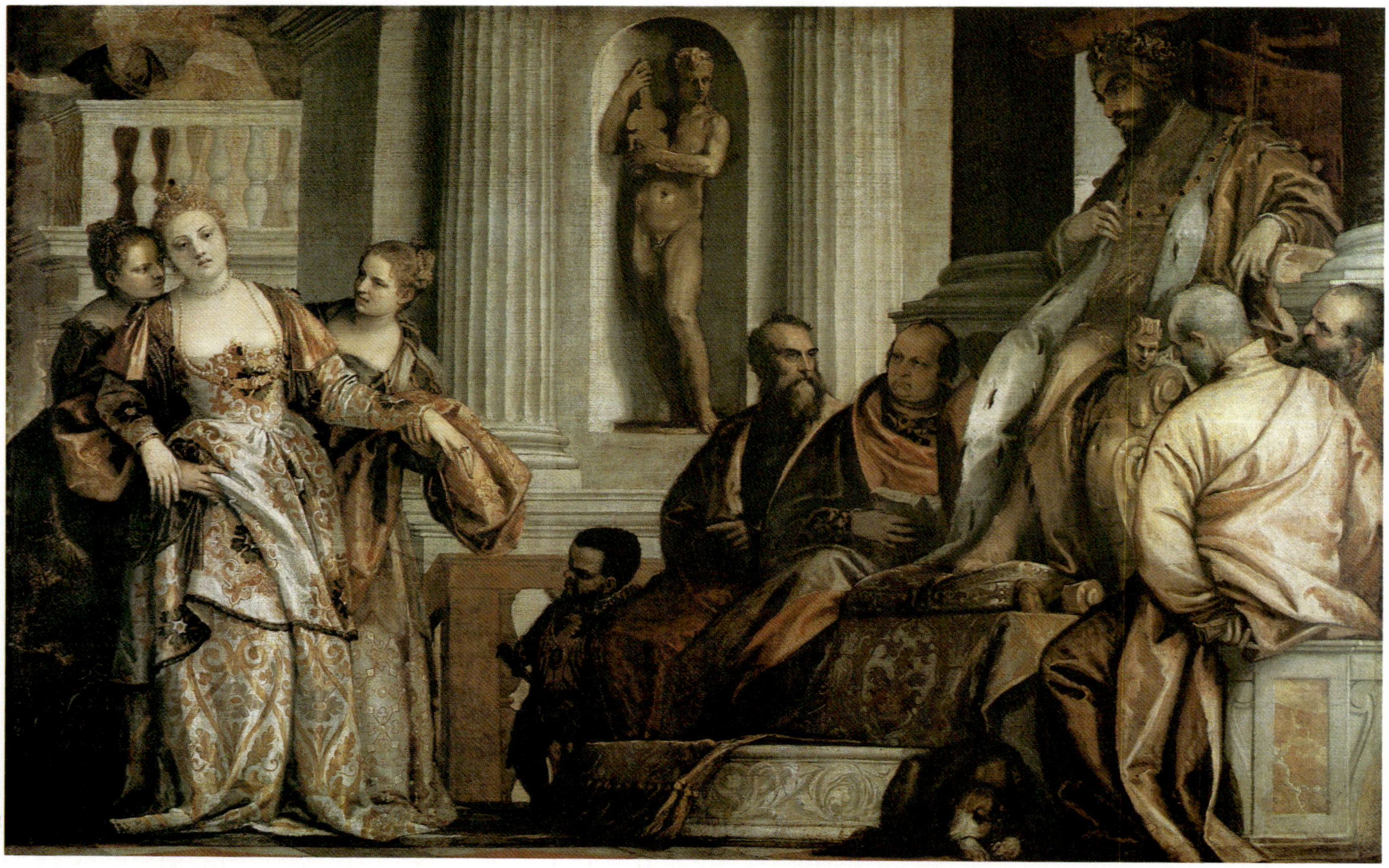

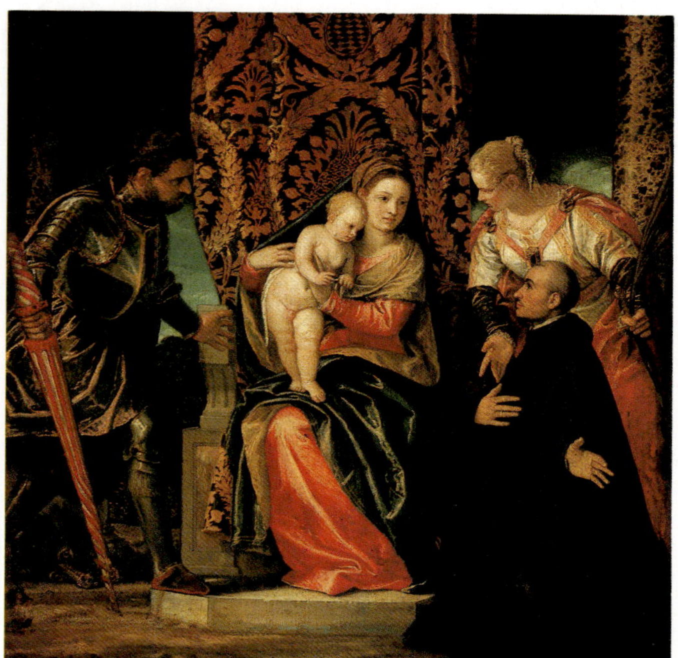

Veronese
Esther und Ahasver.
Leinwand, 198 × 306 cm. Sammlung der Familie Bonaldi, Venedig, 1648; Sammlung Ludwigs XIV., erworben 1662 von dem Bankier Eberhard Jabach. INV. 138

Veronese
Maria mit dem Kind und den hll. Justina, Georg und einem Benediktinermönch.
Leinwand, 100 × 99 cm. Aus den Sammlungen des Herzogs von Liancourt und des Grafen von Brienne; Sammlung Ludwigs XIV., erworben 1671 von dem Bankier Eberhard Jabach. INV. 139

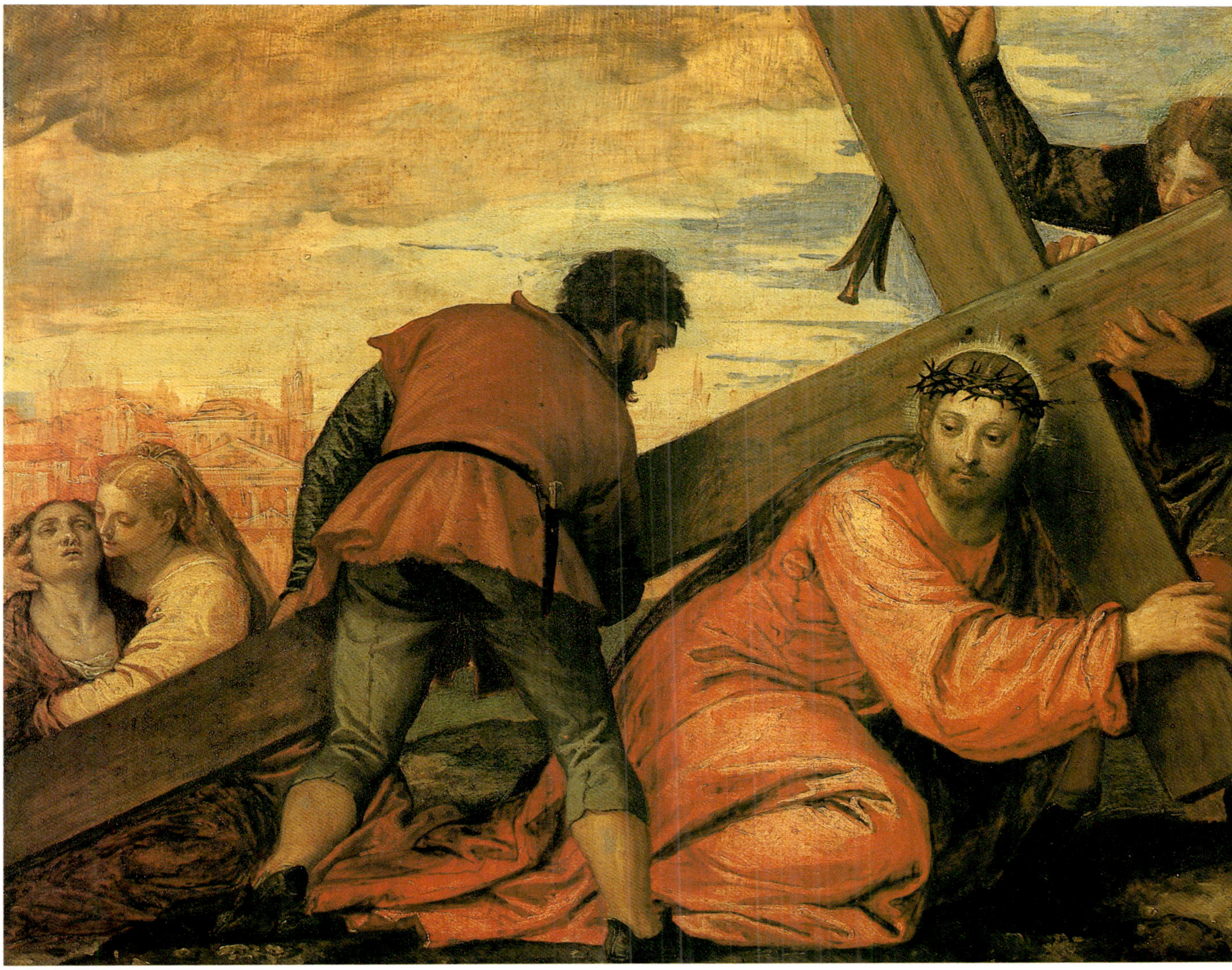

VERONESE und Werkstatt
Jesus bricht unter dem Kreuz zusammen.
Holz, 57×76 cm. Sammlung Ludwigs XIV., vor 1683. INV. 144

Jacopo Robusti, gen. Tintoretto

Tintoretto brachte in die venezianische Malerei eine formale und geistige Expressivität ein, die bis heute nichts von ihrer Kraft verloren hat. Er war Autodidakt; schon sein Frühwerk zeigt die Neigung zu dramatischer Steigerung der Komposition, skizzenhafter Malweise und düsterem Kolorit, das von künstlichen Beleuchtungseffekten unruhig, oft magisch durchbrochen wird. Die zeichnerische Artikulierung der Gestalten, ihre plastische Durchbildung sowie die komplizierten Drehungen, Verkürzungen und Perspektiven sind in der Tat Erbe des florentinisch-römischen Manierismus, der hier mit venezianischer Farbigkeit eine charakteristische Synthese eingeht. Cézanne, der im Louvre die alten Meister studierte, bezeichnete Tintoretto als »den kühnsten der Venezianer«.

Knisternde Erotik durchzieht das Bild *Susanna im Bade* in seiner ganzen Breite und Tiefe, ausgehend von den beiden lüsternen Alten, die der Toilette der Schönen als Voyeure beiwohnen. Diese Diagonale der Komposition ist ein bevorzugtes Kunstmittel Tintorettos, um Raumillusion und Spannung zu erzeugen, in die der Betrachter einbezogen wird.

Tintorettos komplexe Charaktereigenschaften lassen sich recht deutlich aus seiner Kunst herauslesen: eine Mischung aus Ehrgeiz, Frömmigkeit und Patriotismus – er war als einziger der großen venezianischen Maler in der Lagunenstadt geboren. Aus den Bildern spricht ein hoher Grad an Emotionalität, was auch die schriftlichen Quellen über sein Leben bezeugen: Er war ein unruhiger Geist, ungeduldig und intolerant gegenüber seinen Rivalen, stets ängstlich bemüht, Aufträge an sich zu ziehen, die er mit Hilfe einer großen Werkstatt in kürzester Zeit ausführte. So ist auch ein gigantisches Werk wie die Tafelbilder in der Scuola di San Rocco nur unter weitgehendem Einsatz von Gehilfen denkbar. Bei der Auftragsvergabe vor Ort von der Kommission nach seinem Konzept befragt, wies Tintoretto nur an die Decke: Es war ihm gelungen, dort über Nacht seinen Entwurf zu installieren.

Wenngleich in erster Linie Figurenmaler von einer drängenden Leiblichkeit, so sind doch auch die Landschaften, in die er seine Handlungen emotional einbindet, ein machtvolles Ausdrucksmittel. Auch hier gibt es Einbrüche des Übernatürlichen, visionäre

TINTORETTO, eigentl. JACOPO ROBUSTI   Venedig 1518 – 1594
Das Paradies, nach 1588.
Entwurf für das Wandbild der Sala del Maggior Consiglio im Dogenpalast zu Venedig. Leinwand, 143 × 362 cm. Aus dem Palais Bevilacqua in Verona, 1797; Zugang 1798. INV. 570

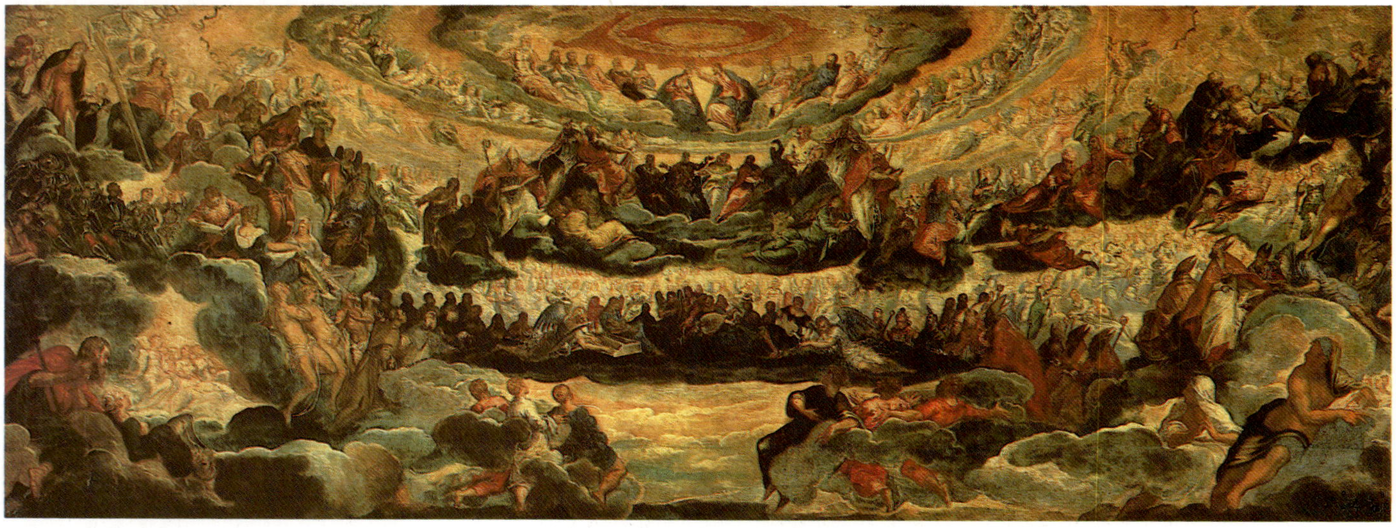

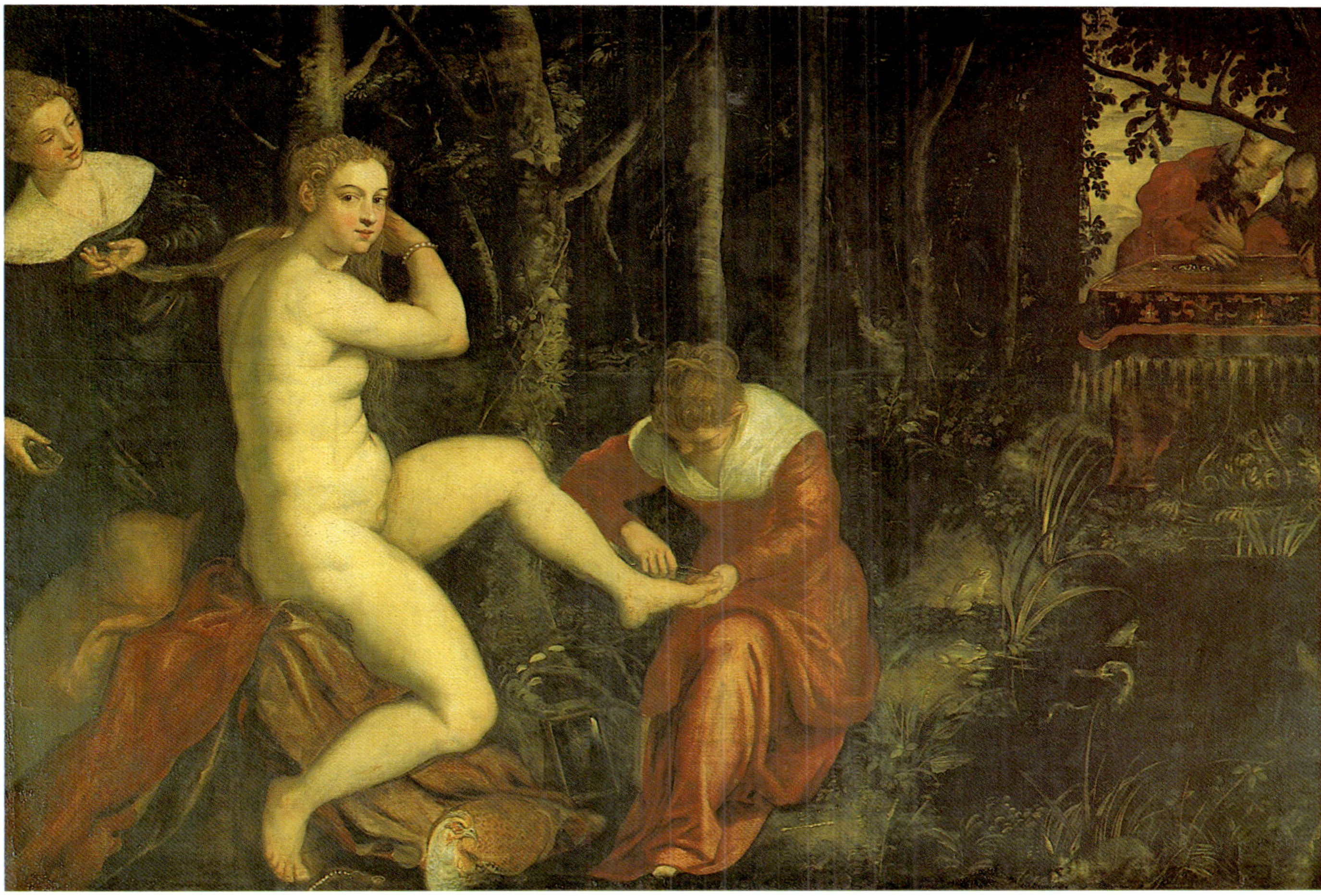

TINTORETTO
Susanna im Bade.
Leinwand, 167 × 238 cm. Aus der Sammlung Karls I. von England (?); Sammlung Ludwigs XIV., erworben 1684 aus der Sammlung des Marquis d' Hauterive. INV. 568

Stimmungen in gebrochenen, mysteriös glühenden Tönen – ein Vorgeschmack auf die große Zeit der Landschaftsmalerei im folgenden Jahrhundert. Im Porträt erreicht er höchste Intensität mit seinen späten Bildnissen alternder Männer, die ein inneres Feuer zu verzehren scheint. Zu dieser eindrucksvollen Gruppe gehört auch das *Selbstbildnis* im Louvre, das 1588 gestochen wurde; es hat unsere Vorstellung von diesem exzentrischen Maler-Genie, der seine Vaterstadt so gut wie nie verließ und dort ein bürgerliches Familienleben führte, nachhaltig geprägt.

Tintorettos Figuren sind in spannungsreichem Dialog aufeinander bezogen; in seiner Vorliebe für dramatische Inszenierungen ist er ein Vorläufer des Barock. Den furiosen Höhepunkt bei der Eroberung des Raumes im zweidimensionalen Medium der Malerei stellt Tintorettos Konzeption für das kolossale Wandgemälde dar, das das durch Brand zerstörte Jüngste Gericht an der Stirnwand der Sala del Maggior Consiglio im Dogenpalast ersetzen sollte. Ein Wettbewerb wurde ausgeschrieben, den zunächst Veronese gewann; nach dessen Tod erhielt Tintoretto den Auftrag (1588–92). Besser als das nachgedunkelte, inzwischen jedoch restaurierte Original in situ zeigt der Entwurf, den Goethe 1786 in Verona sehr bewunderte, die grandiose Paradiesesvision in einem von kosmischem Licht durchstrahlten unendlichen Raum: Im Zentrum Christus, der Maria krönt, und um ihn her in konzentrischen Kreisen das heilige Personal und die Auserwählten, insgesamt 500 Figu-

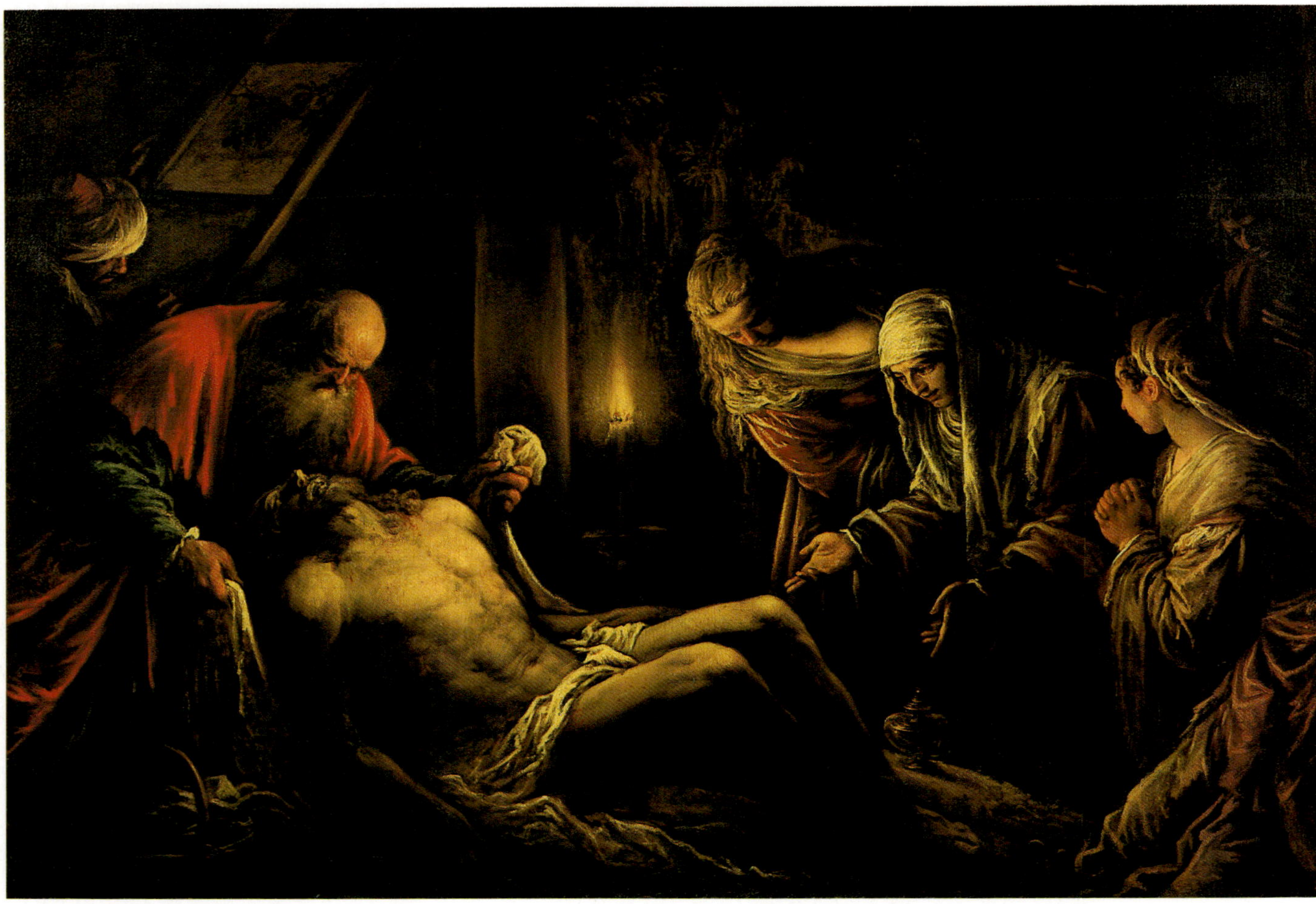

Jacopo Bassano, eigentl. Jacopo da Ponte
Bassano um 1515 – 1592
Die Beweinung Christi.
Leinwand, 154 × 225 cm. Sammlung Ludwigs XIV.,
erworben 1661 von den Erben des Kardinals Mazarin. INV. 433

ren. Seine Neigung zu expressiver Auffassung religiöser Themen und sein Interesse an illusionistischer Räumlichkeit regten Tintoretto wohl zu dieser komplexesten und vollendetsten Komposition an, die die venezianische Malerei je hervorgebracht hat. Der Maler hat gleichsam Ränge von in den Raum vorstoßenden Wolkenbändern angelegt, auf denen er die Zuschauer der Marienkrönung theatralisch anordnet – im Gegenlicht silhouettenhaft beleuchtet oder im vollen Schein der unsichtbaren Lichtquelle im Hintergrund. Auch hier zeigt sich Tintorettos rhetorische Meisterschaft, religiöse Inhalte mit weltlichen, ja sinnlichen Ausdrucksmitteln dramatisch zu gestalten und geistig zu durchdringen.

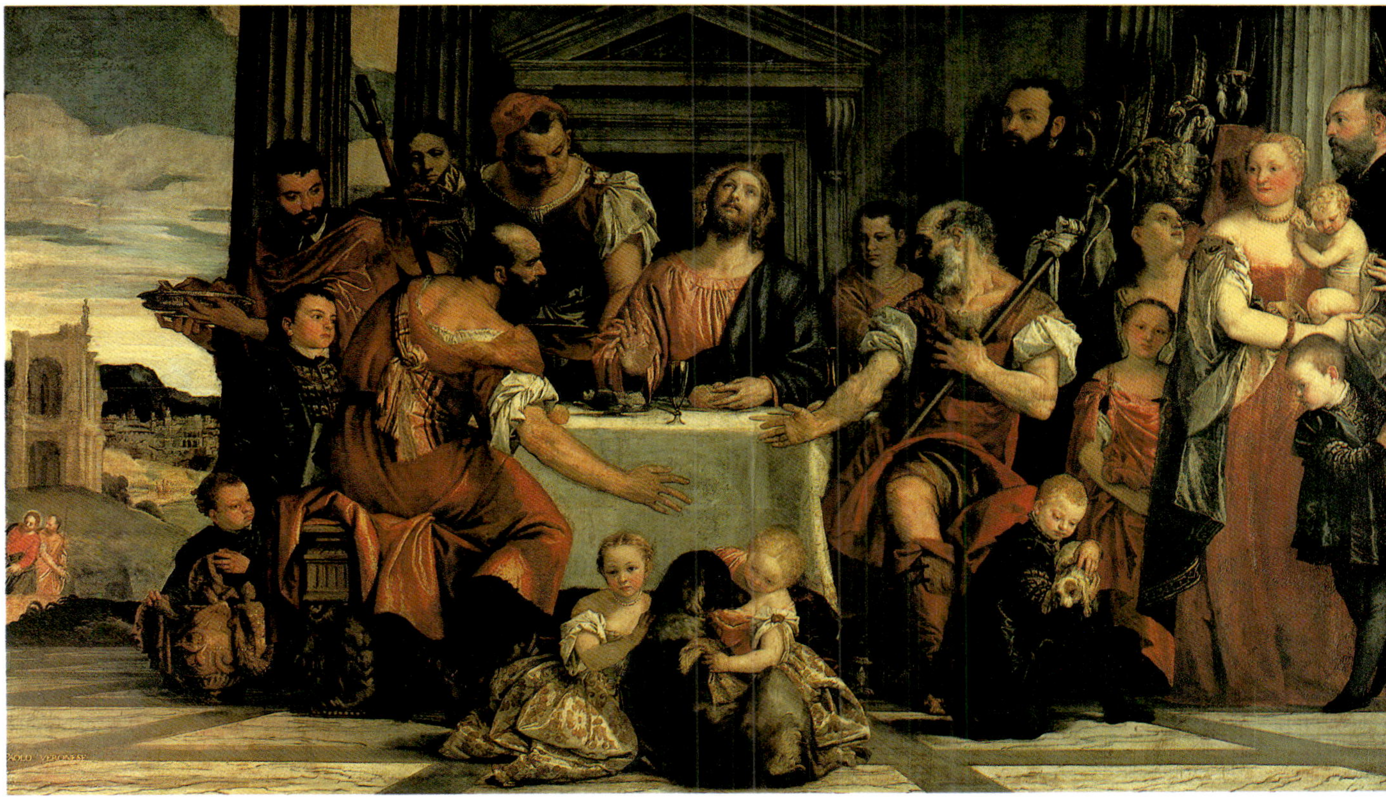

VERONESE
Das Mahl in Emmaus.
Leinwand, 241 × 415 cm. Aus der Sammlung des Kardinals Richelieu, 1642; Sammlung Ludwigs XIV. INV. 146

Seite 270
TINTORETTO
Selbstbildnis, vor 1588.
Leinwand, 65 × 52 cm. Sammlung Ludwigs XIV. (?). INV. 572

Seite 271
VERONESE
Bildnis einer Frau, gen. *La bella Nani.*
Leinwand, 119 × 103 cm. Legat Baron Basile de Schlichting, 1914. R.F. 2111.

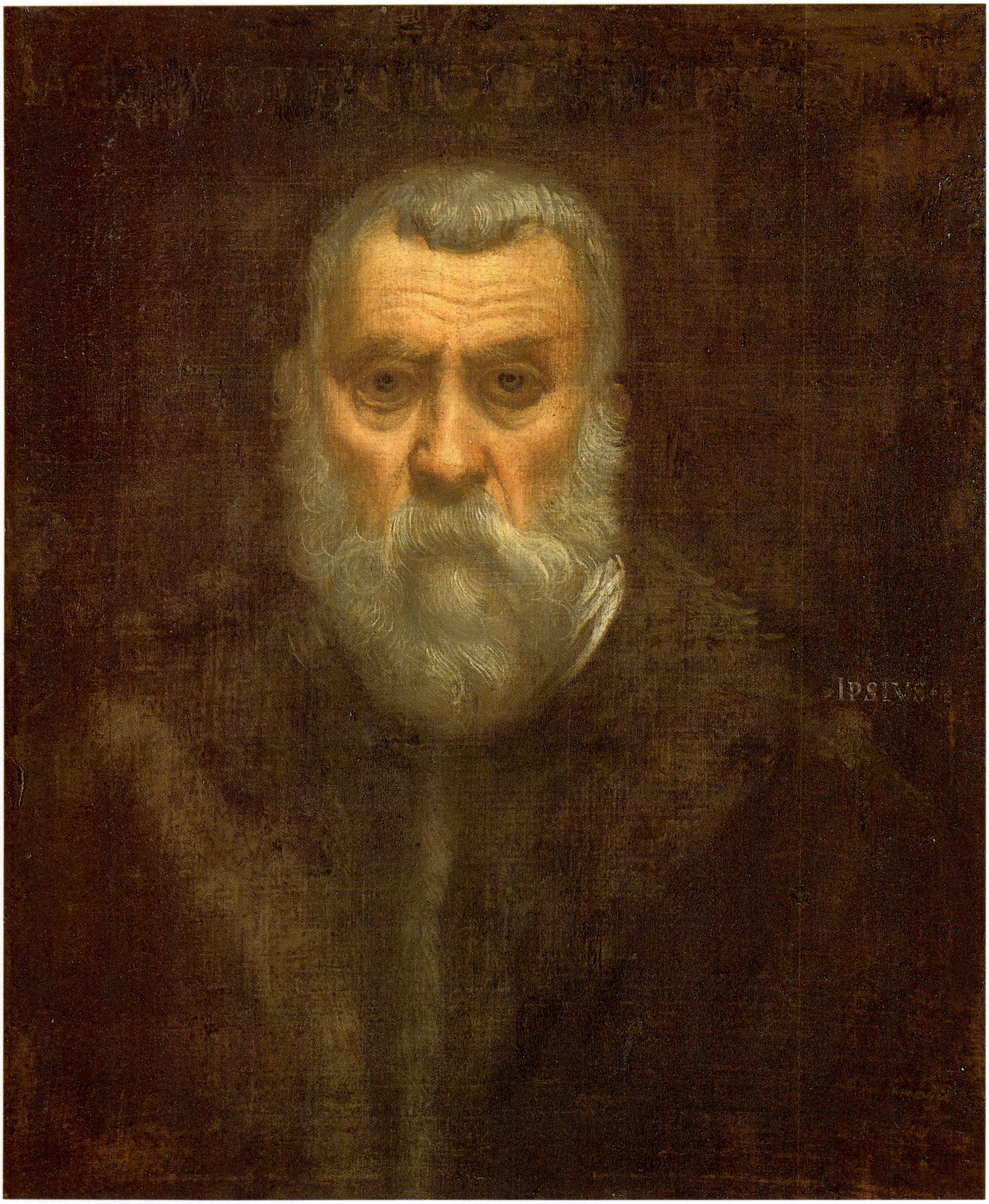
IPSIVS

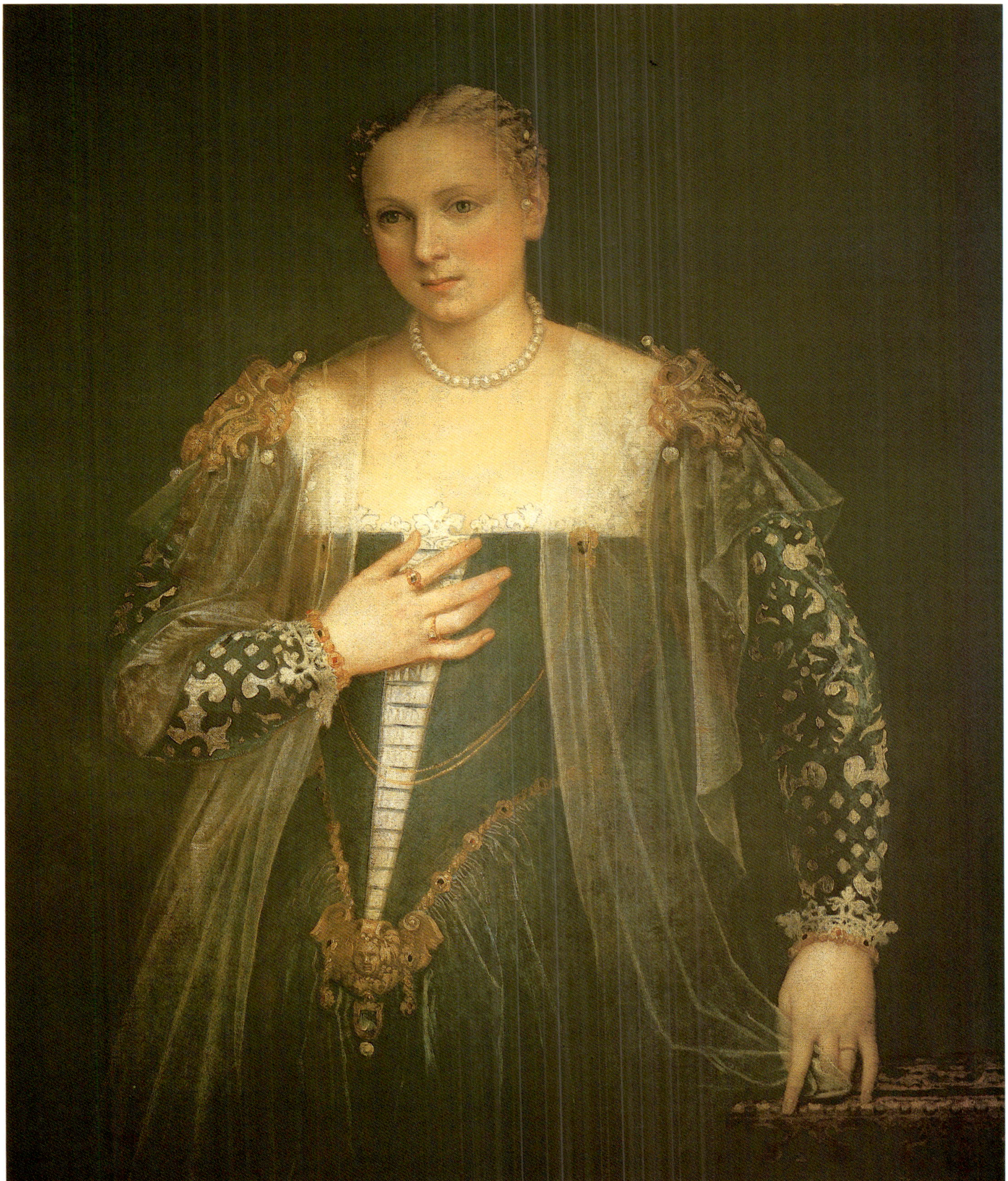

1600 – 1700

Domenicos Theotocopoulos, gen. El Greco

Als El Greco sechsunddreißigjährig in das verfeinerte geistige Klima von Toledo kam, war er von vielfältigen, sehr gegensätzlichen Einflüssen geprägt: einerseits von den großen Meistern der Hochrenaissance und des Manierismus in Venedig und Rom, allen voran Tintoretto, andererseits von der griechisch-byzantinischen Tradition, mit der er in seiner Heimat Kreta aufgewachsen war. In dem Bild *Christus am Kreuz, angebetet von zwei Stiftern,* das er zwei Jahre nach seiner Ankunft malte, sind alle diese Elemente auf eine sehr eigenwillige Art miteinander verschmolzen: Ein dramatisch gesteigerter, turbulenter Nachthimmel hinterfängt das erhöhte Kreuz mit dem fahlen Körper des Heilands in ekstatischer Leidenspose: mehr visionäre Erscheinung als Realität. Diese Verachtung der Wirklichkeit, die Übersteigerung des Ausdrucks und die Torsionen und Längungen sind reinster Manierismus, während die freie Pinselführung an den reifen Tizian erinnert. Byzantinisch ist dagegen die traditionelle Auffassung als Andachtsbild, als Ikone. Der charakteristische antinaturalistische Stil des späteren Werkes ist hier bereits vorgebildet. Dieser ersten Fassung folgen zahlreiche im Bildaufbau ähnliche Varianten des Themas; doch nur in dieser Darstellung sehen wir zwei Anbetende – zweifellos die Stifter des für ein Kloster in Toledo bestimmten Gemäldes. Den inbrünstig verhaltenen Ausdruck nobler Frömmigkeit hat El Greco später zu höchster Expressivität gesteigert.

Dieser Stil El Grecos ist ohne Parallele. Zur Darstellung seines religiösen Ideals, einer ekstatischen Frömmigkeit und mystischen Verzückung, hat er sich einer ganz neuartigen Ästhetik bedient. Ein leuchtendes, extrem gestuftes Kolorit, verzerrte und übersteigerte Proportionen, flackernde Konturen und zunehmende Entmaterialisierung des Körperlichen evozieren das spirituelle Feuer, das er gestalten wollte. Das strenge Klima von Inquisition und Gegenreformation, Musikalität und die zeitgenössische manieristische Kunsttheorie waren die Quellen für eine solche Vergeistigung, wie sie in der Malerei bis zum Anbruch der Moderne einzigartig bleiben sollte. Dieser »Expressionismus«, die geistige Komponente im Werk El Grecos, hat logischerweise vor knapp einem Jahrhundert zu einer Wiederentdeckung seiner Kunst geführt; die Kunstgeschichte sieht in ihm einen Propheten der modernen Malerei.

Gegenüber
El Greco, eigentl. Domenicos Theotocopoulos
Chania (Kreta) 1541 – Toledo 1614
Christus am Kreuz, angebetet von zwei Stiftern.
Leinwand, 260 × 171 cm. Aus dem Hieronymitenkloster in Toledo. Spanische Galerie Louis Philippes. Erworben 1908. R. F. 1713

El Greco
Antonio de Covarrubias y Leiva.
Leinwand, 68 × 58 cm. Zugang 1941 im Austausch mit spanischen Museen. R. F. 1941-32

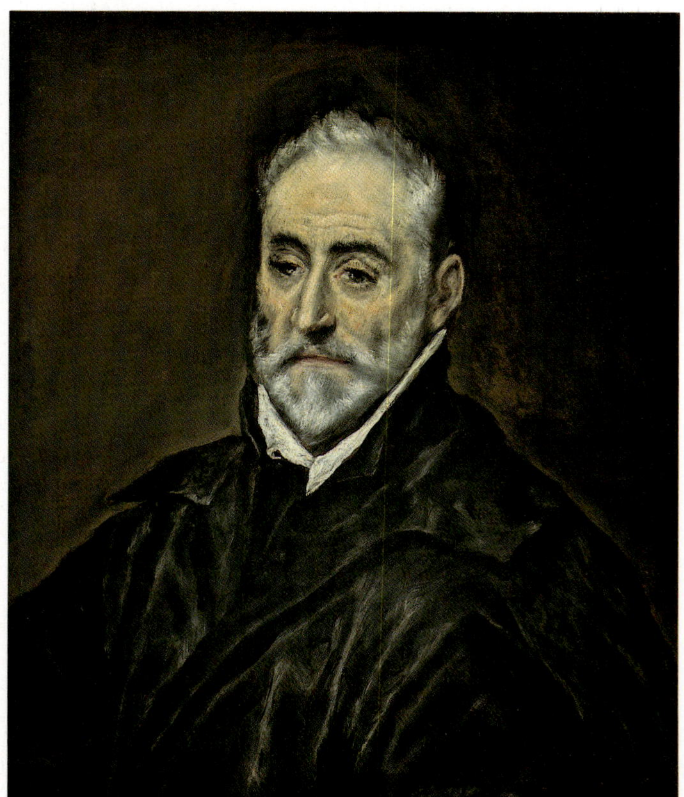

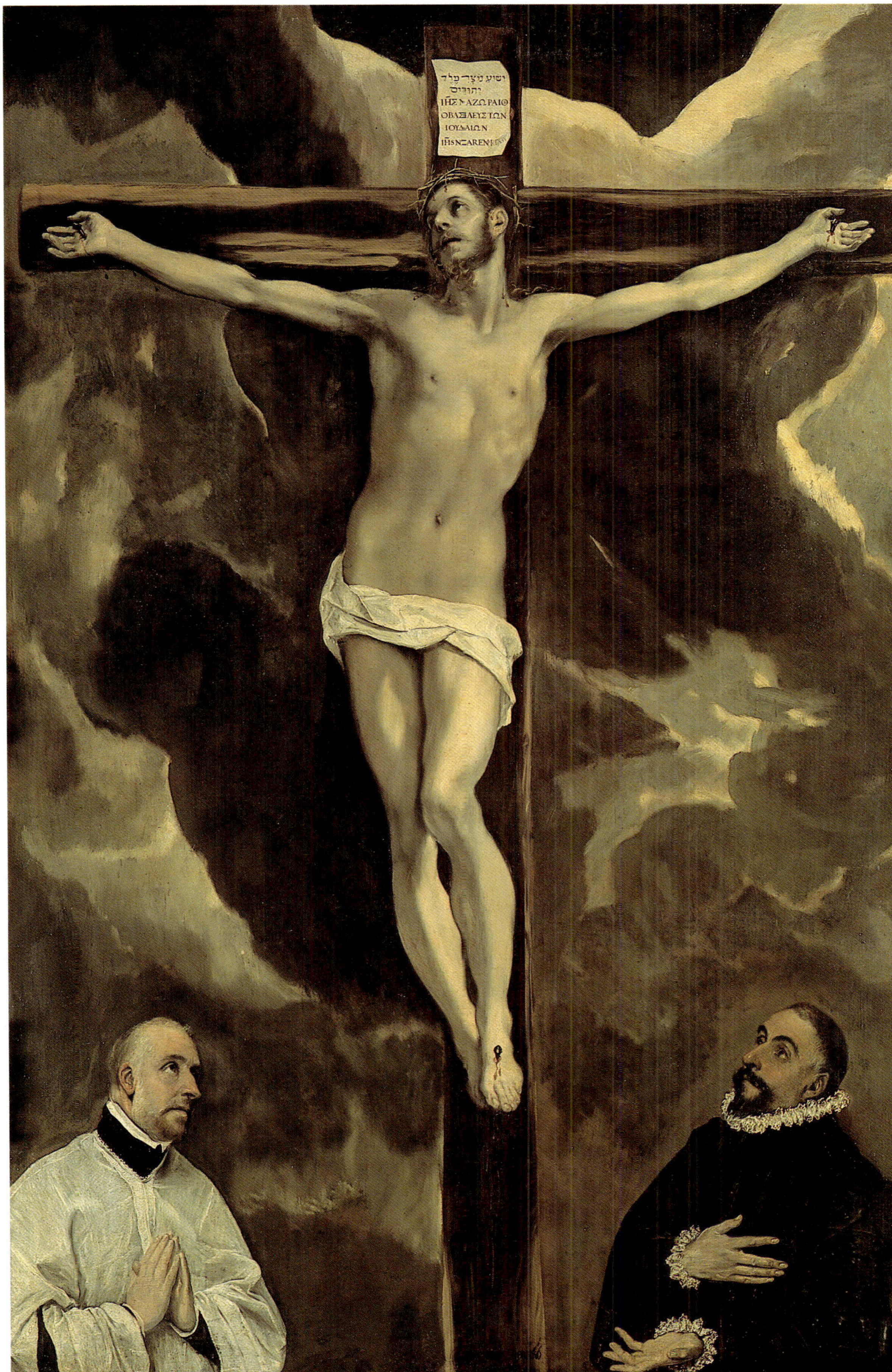
ΟΒΑΣΙΛΕΥΣ ΤΩΝ
ΙΟΥΔΑΙΩΝ

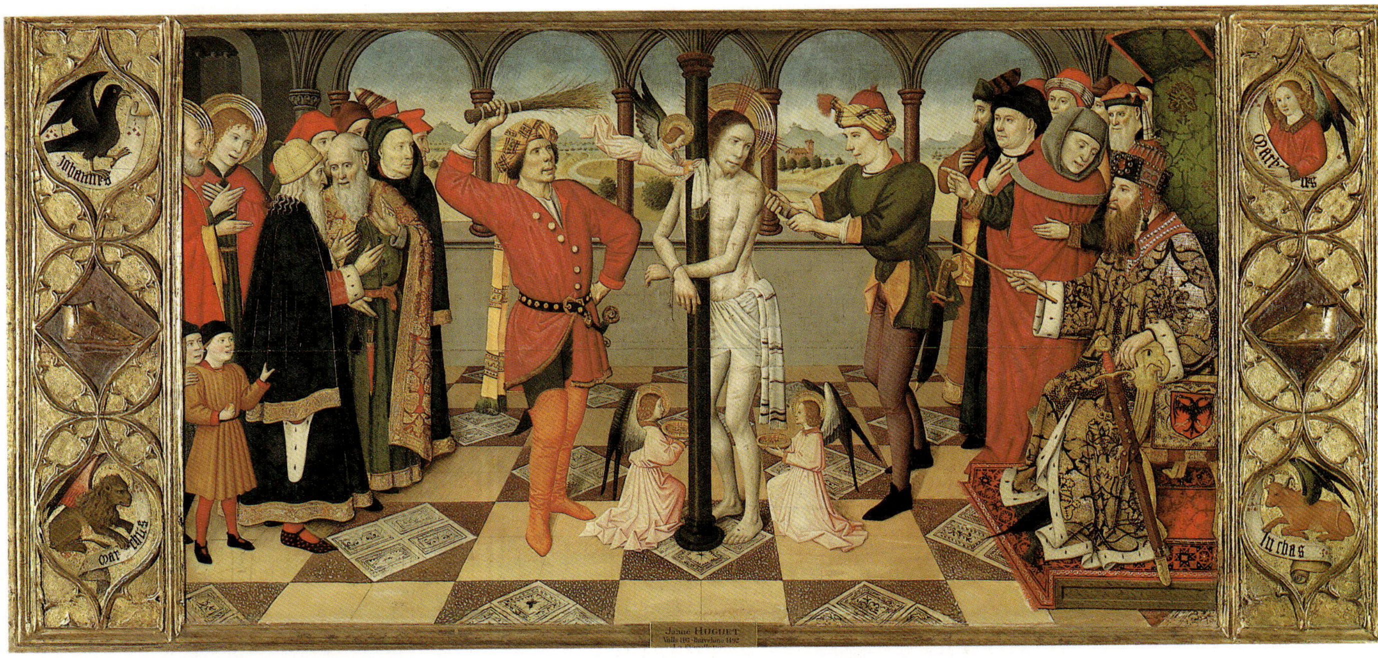

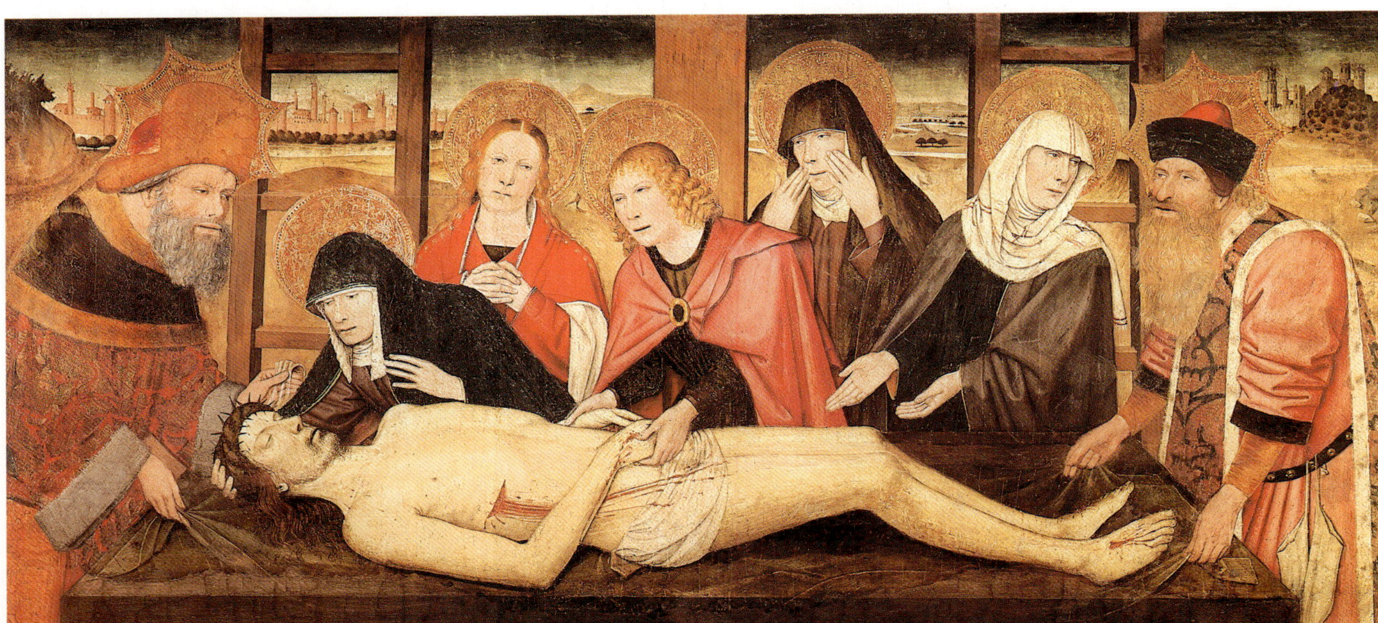

Jaime Huguet Valls (Katalonien) um 1415 – Barcelona 1492
Geißelung Christi. Im Rahmen: *Evangelistensymbole.*
Holz, 92 × 156 cm. Antependium des Altars der Markuskapelle in der Kathedrale von Barcelona. Erworben 1967 mit Hilfe der Société des Amis du Louvre. R. F. 1967-6

Jaime Huguet
Die Beweinung Christi.
Leinwand, 73 × 158 cm. Aus der Spanischen Galerie Louis Philippes, nach 1850 im Louvre verblieben. INV 8562 bis

Gegenüber
Meister des hl. Ildefons Kastilien Ende 15. Jh.
Maria übergibt dem hl. Ildefons das Meßgewand.
Holz, 230 × 167 cm. Erworben 1904. R. F. 1537

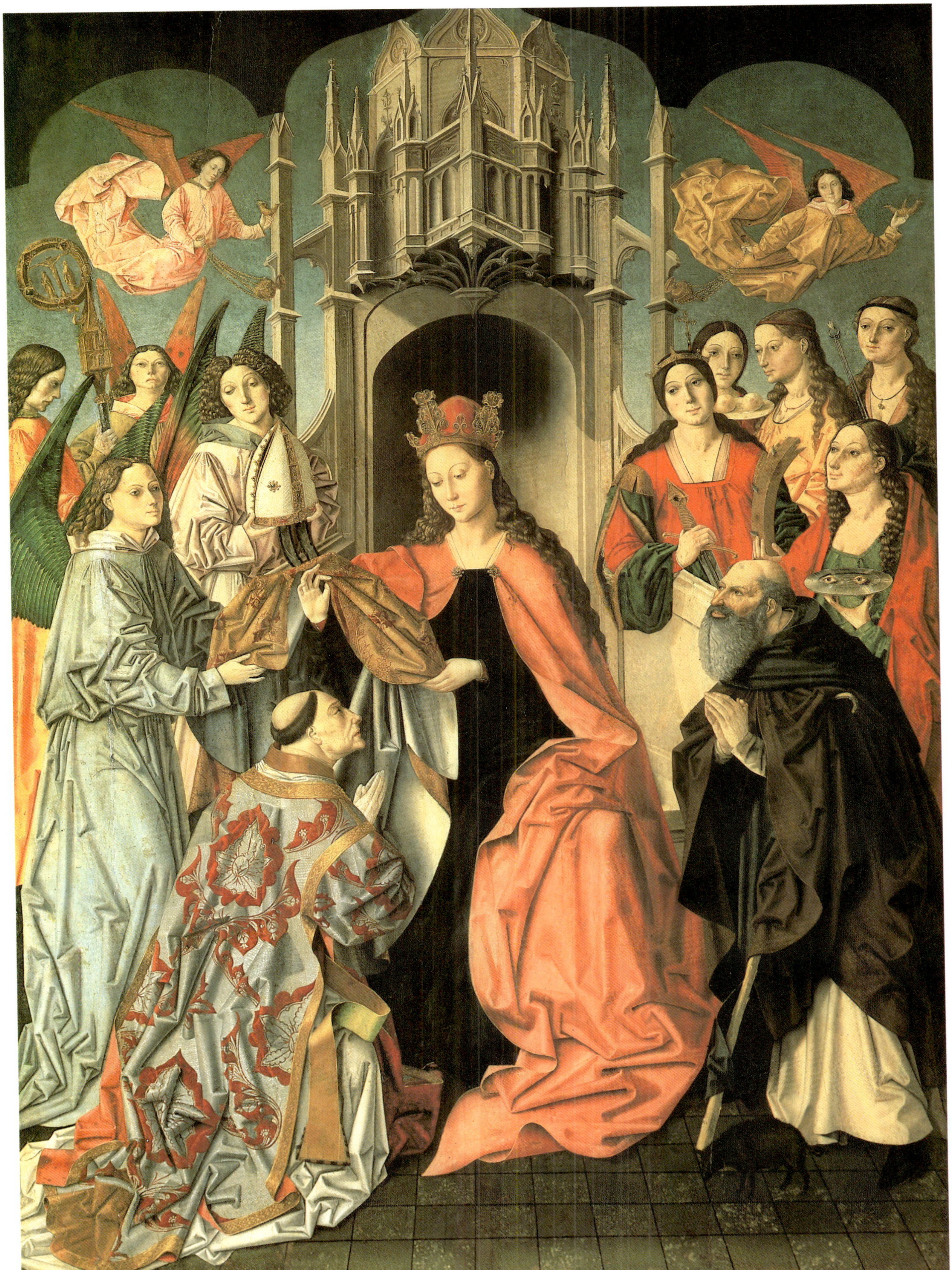

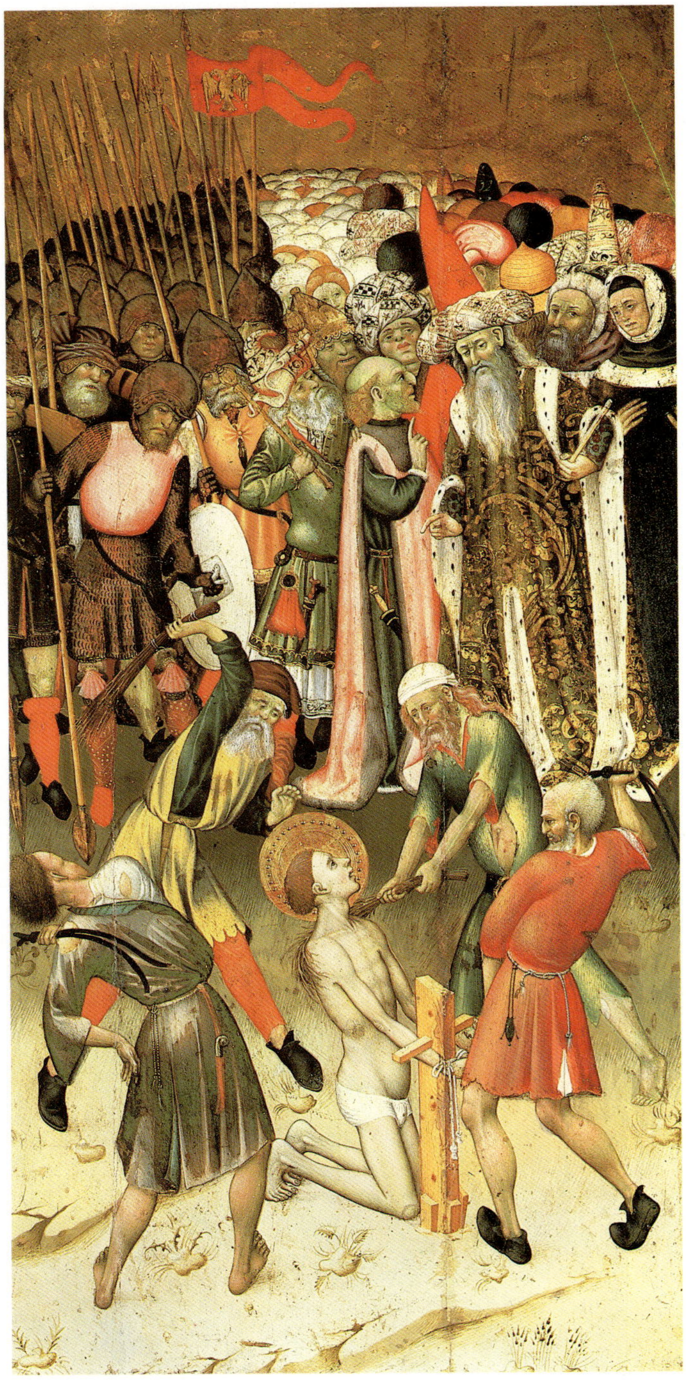

BERNARDO MARTORELL
Tätig in Katalonien seit 1427; gest. 1452
Szenen aus dem Leben des hl. Georg: Die Geißelung.
Holz, 107 × 53 cm. Schenkung der Société des Amis du Louvre, 1904. R.F. 1572

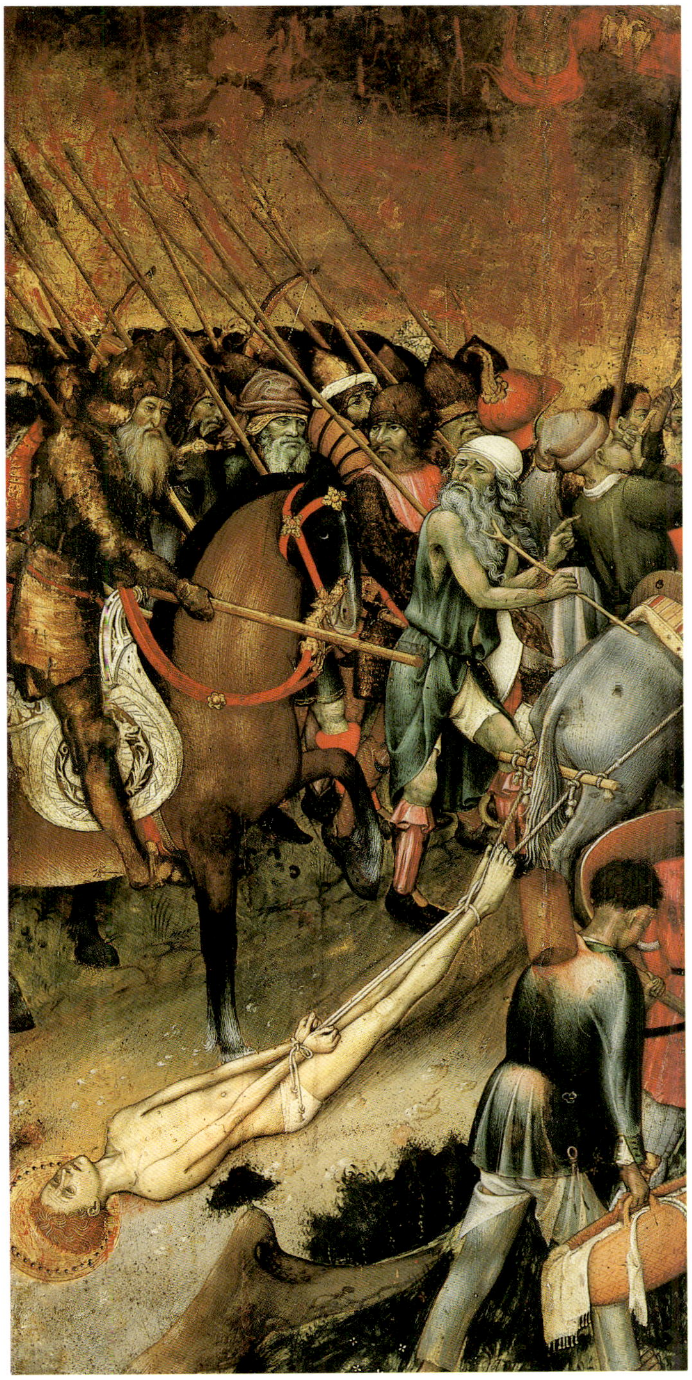

Bernardo Martorell
Szenen aus dem Leben des hl. Georg: Der Heilige wird zur Richtstätte geschleift.
Holz, 107 × 53 cm. Schenkung der Société des Amis du Louvre, 1904. R. F. 1571

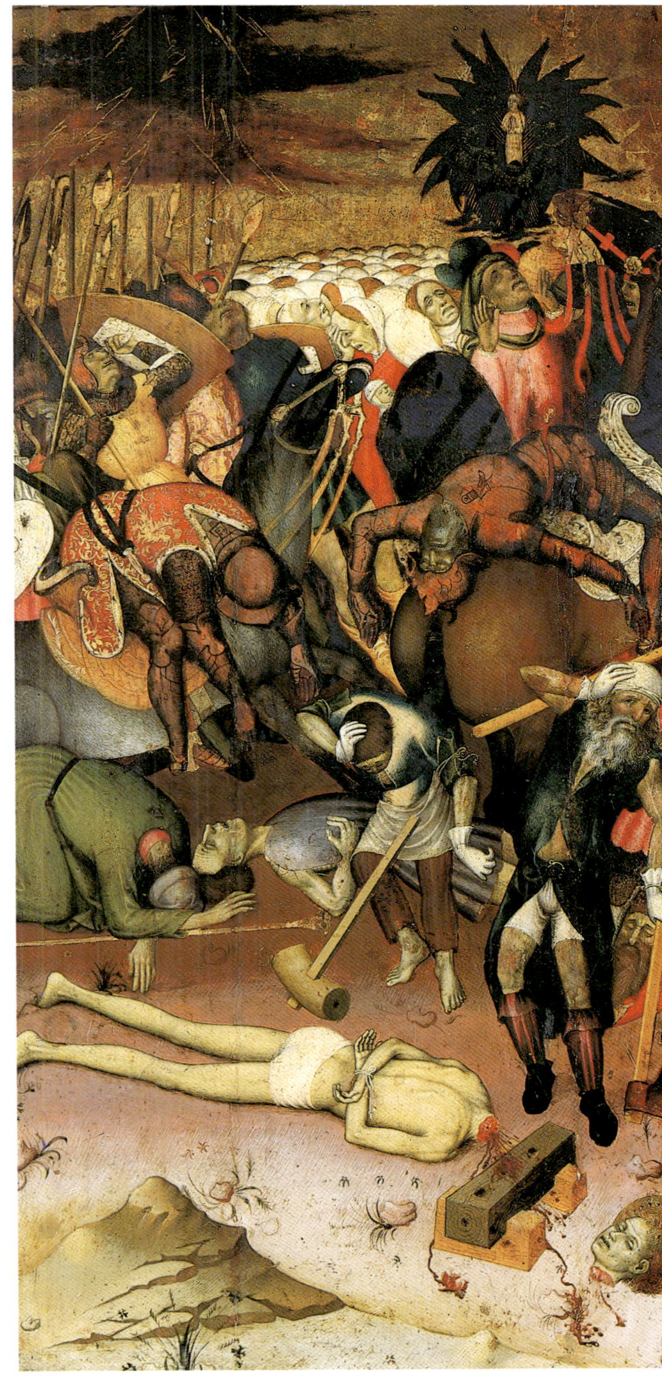

Bernardo Martorell
Szenen aus dem Leben des hl. Georg: Die Enthauptung.
Holz, 107 × 53 cm. Schenkung der Société des Amis du Louvre, 1904. R. F. 1573

El Greco

Es ist typisch für El Greco, ein Bildthema in mehreren Fassungen zu wiederholen. Das Dreiviertelbildnis des *Hl. Ludwig, König von Frankreich, mit einem Pagen* hat er nur ein einziges Mal gemalt. Es existiert allerdings eine Variante des Themas von dem Greco-Schüler Luis Tristan, der 40 Jahre später in Anlehnung an seinen Meister den *Hl. Ludwig Almosen austeilend* ins Bild gesetzt hat. Es bestand also nach wie vor ein Interesse an diesem Thema; der hl. Ludwig von Frankreich (1226–1270) war immerhin ein Sohn der Blanche von Kastilien. El Grecos Hl. Ludwig entstand etwa fünf Jahre nach dem *Christus am Kreuz,* zeitgleich mit dem ersten großen Meisterwerk, dem *Begräbnis des Grafen von Orgaz* (Toledo, San Tomé).

Der Schutzheilige des 13. Jahrhunderts, das Idealbild des wohltätigen Königs schlechthin, das bis in die Zeit El Grecos Gültigkeit besaß, ist als Zeitgenosse in einer Rüstung des 16. Jahrhunderts dargestellt, ähnlich den Gestalten, die das Begräbnis des Grafen von Orgaz begleiten. Für den Pagen stand offensichtlich derselbe Knabe Modell, der dort im Vordergrund links abgebildet ist: El Grecos Sohn Jorge Manuel. Wieder mischen sich bei diesem Bildnis Idealität und realistische Wahrnehmung: Ohne die Lilienbekrönung des Stabes in seiner Linken wäre der Bezug zu Frankreich, dessen Herrscher schon damals das Lilienwappen führten, kaum zu erkennen. Die Krone ist wohl mit Absicht eine romantische Erfindung im Stil des Mittelalters – Beweis dafür, daß an die französische Tradition der Verehrung königlicher Heiligkeit angeknüpft werden sollte. Die porträthaften Züge des Königs lassen auch hier El Grecos hohe Meisterschaft als Bildnismaler aufscheinen.

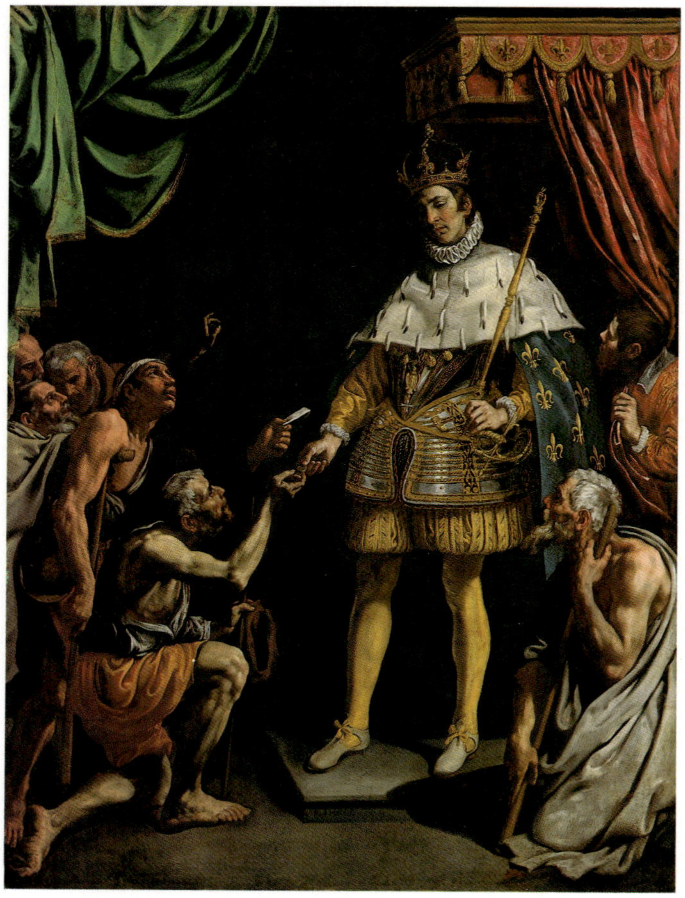

Luis Tristan   Provinz Toledo um 1585 – Toledo 1624
Ludwig der Heilige, König von Frankreich, Almosen austeilend.
Leinwand, 245 × 183 cm. Gemalt für den Kreuzgang des Dominikanerklosters St. Petrus Martyr in Toledo. Schenkung 1932. R. F. 3698

Gegenüber
El Greco, eigentl. Domenicos Theotocopoulos
Chania (Kreta) 1541 – Toledo 1614
Ludwig der Heilige, König von Frankreich, mit einem Pagen.
Leinwand, 120 × 97 cm. Erworben 1903. R. F. 1507

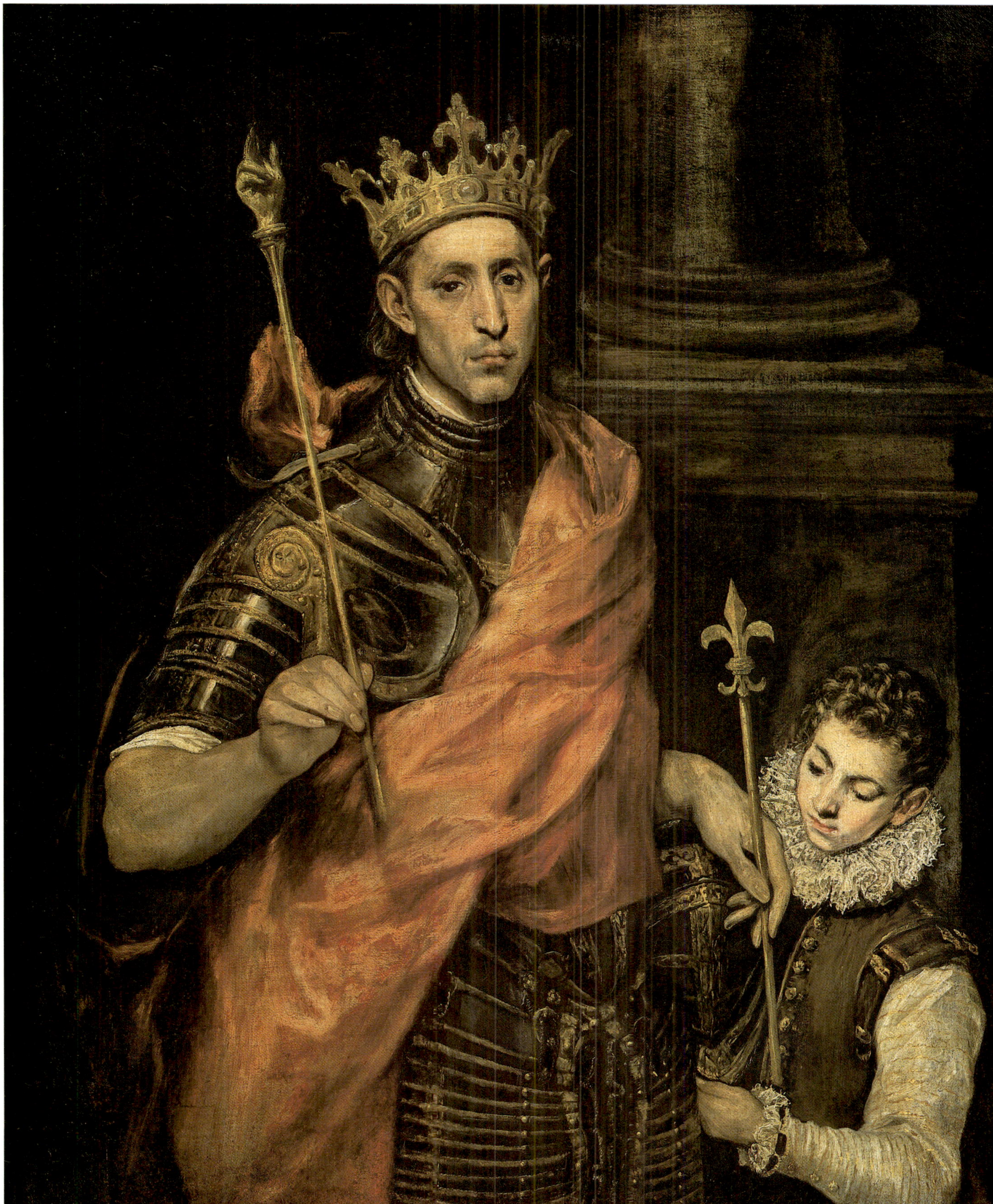

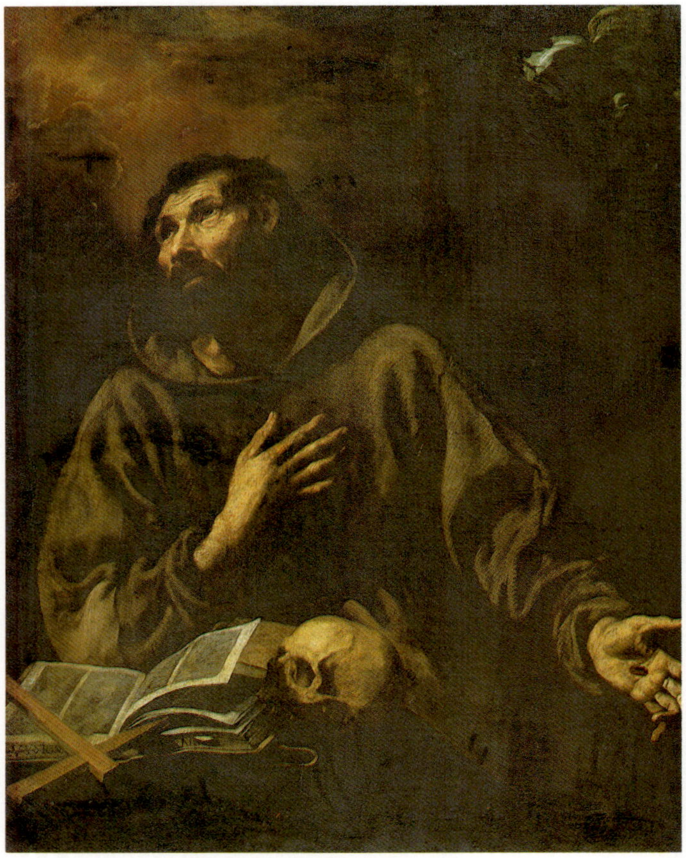

Luis Tristan
Vision des hl. Franziskus von Assisi.
Leinwand, 125 × 104 cm. Schenkung Isaak Pereire, 1879.
R. F. 240

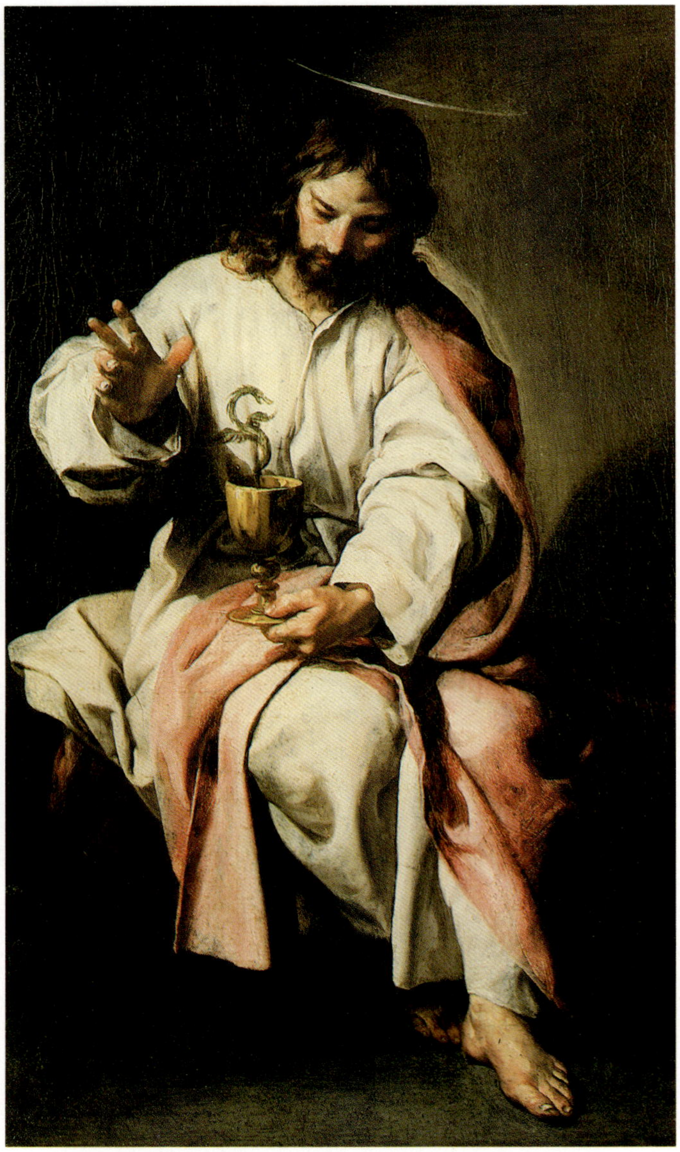

Alonso Cano Granada 1601–1667
Der hl. Johannes Ev. mit dem Giftbecher, 1636/38.
Leinwand, 54 × 36 cm. Aus dem Kloster Santa Paula in Sevilla.
Erworben 1977. R. F. 1977-2

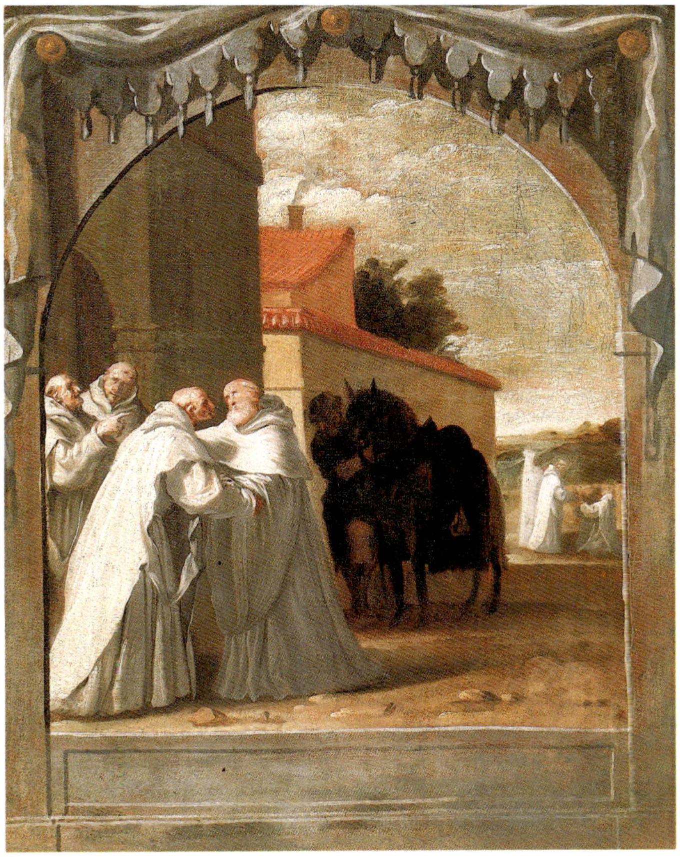

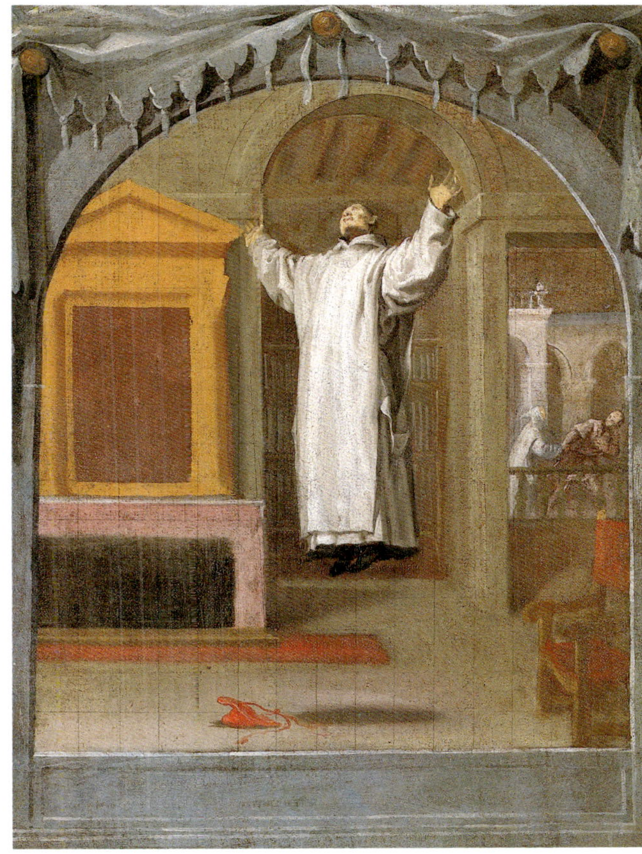

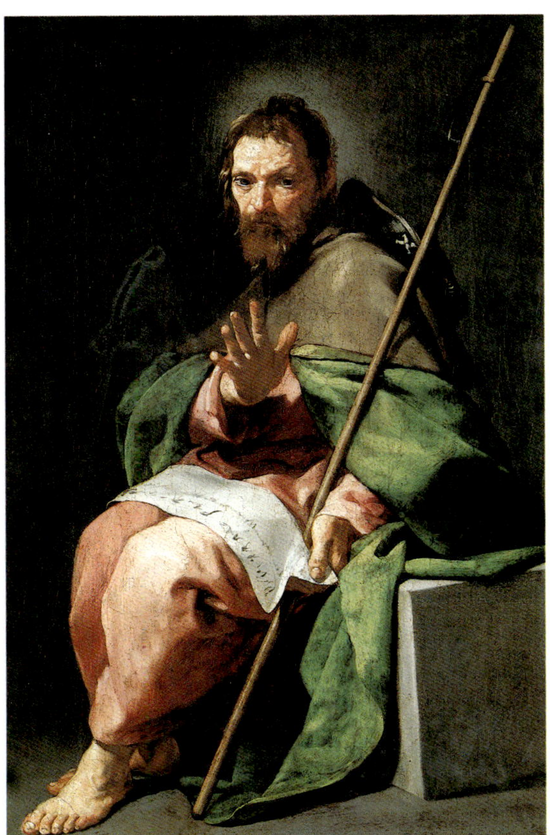

Vicente Carducho   Florenz um 1576/78 – Madrid 1638
Der hl. Bernhard von Clairvaux besucht den Ordensgeneral Guigues I. (gest. 1136) und *Die Ekstase des Pater Birelli.*
Zwei Skizzen (von insgesamt sechs im Louvre) für einen 23teiligen Gemäldezyklus, ausgeführt 1626–32 für die Kartause von Paular, Kastilien. Leinwand, je 60 × 48 cm. Aus der Sammlung Contini-Bonacossi. Erworben 1980. R. F. 1980-37 und 1980-38

Alonso Cano
Hl. Jakobus der Ältere, 1636/38.
Leinwand, 54 × 36 cm. Aus dem Kloster Santa Paula in Sevilla. Erworben 1977. R. F. 1977-3

Ludovico und Annibale Carracci

Ludovico Carracci ist der Begründer der Bologneser Schule, die dem gängigen Manierismus eine Neubewertung eklektischer Stile entgegensetzte: eine Rückbesinnung auf die Malerei um 1500, insbesondere auf Raffael. Die spirituelle Auffassung des Manierismus sollte von einer neuen Beherrschung der Wirklichkeit abgelöst werden. Die Carracci und ihre Bologneser Akademie spannen den Bogen von der Renaissance zum Barock, dem sie durch ihre antimanieristische Reform in Oberitalien zum Durchbruch verhelfen.

Geboren 1555, war Ludovico um wenige Jahre älter als seine beiden Vettern, die Brüder Annibale und Agostino, mit denen er eine Werkstattgemeinschaft bildete. In seinen frühen Bildern steht er noch unter dem Einfluß des formelhaft-dekorativen Stils seiner Zeit. Die vollendete malerische Modellierung und der sinnliche Liebreiz, wie es Correggio vorgebildet hatte, lassen kaum die zukunftweisenden Elemente ahnen, welche sich unter der Oberfläche der formelhaften emilianischen Kunst bereits zu regen begannen. 1594, aus Anlaß der Heiligsprechung des Dominikaners Hyazinthus, genannt »Apostel der Slawen«, malte er das Altarbild *Die Muttergottes erscheint dem hl. Hyazinth,* das den Durchbruch eines neuen Realitätsbewußtseins anzeigt. Die noch konventionell-liebliche Erscheinung der Madonna mit dem puttohaften Christusknaben wird nun umstrahlt von apokalyptischer Glut. Der Heilige mit den naturalistisch zerfurchten Zügen ist anbetend auf die Knie gesunken, während Engel von michelangelesker Statur die Wolkenregion bevölkern. Mit einem Schlage ist das monotone Vokabular des Manierismus von elementarer Leidenschaft und rhetorischem Pathos überlagert.

Das Naturerlebnis, nach dem die Carracci strebten, verwirklichte vor allem der weniger melodramatische Annibale, der seine Anfänge als Maler Ludovico verdankte; auch er profitierte von der neu gewonnenen Freiheit: Der Weg war bereitet für eine diesseits orientierte, vitale Darstellungsweise, die ihre klassischen Wurzeln nicht verleugnete. Seit 1595 in Rom, wandte sich Annibale einer Richtung zu, die das klassische Prinzip der Antike dem barocken Überschwang vorzog. Seine Hauptleistung besteht in der Entwicklung eines Landschaftsstils idyllisch-heroischer Prägung, in dem Mensch und Natur harmonisch aufeinander bezogen sind. Poussin hat diesen Stil nach Frankreich vermittelt.

Gegenüber
LODOVICO CARRACCI Bologna 1555 – 1619
Die Muttergottes erscheint dem hl. Hyazinth, 1594.
Leinwand, 375 × 223 cm. Aus der Turrini-Kapelle der Kirche San Domenico in Bologna, 1796; Zugang 1797. INV. 186

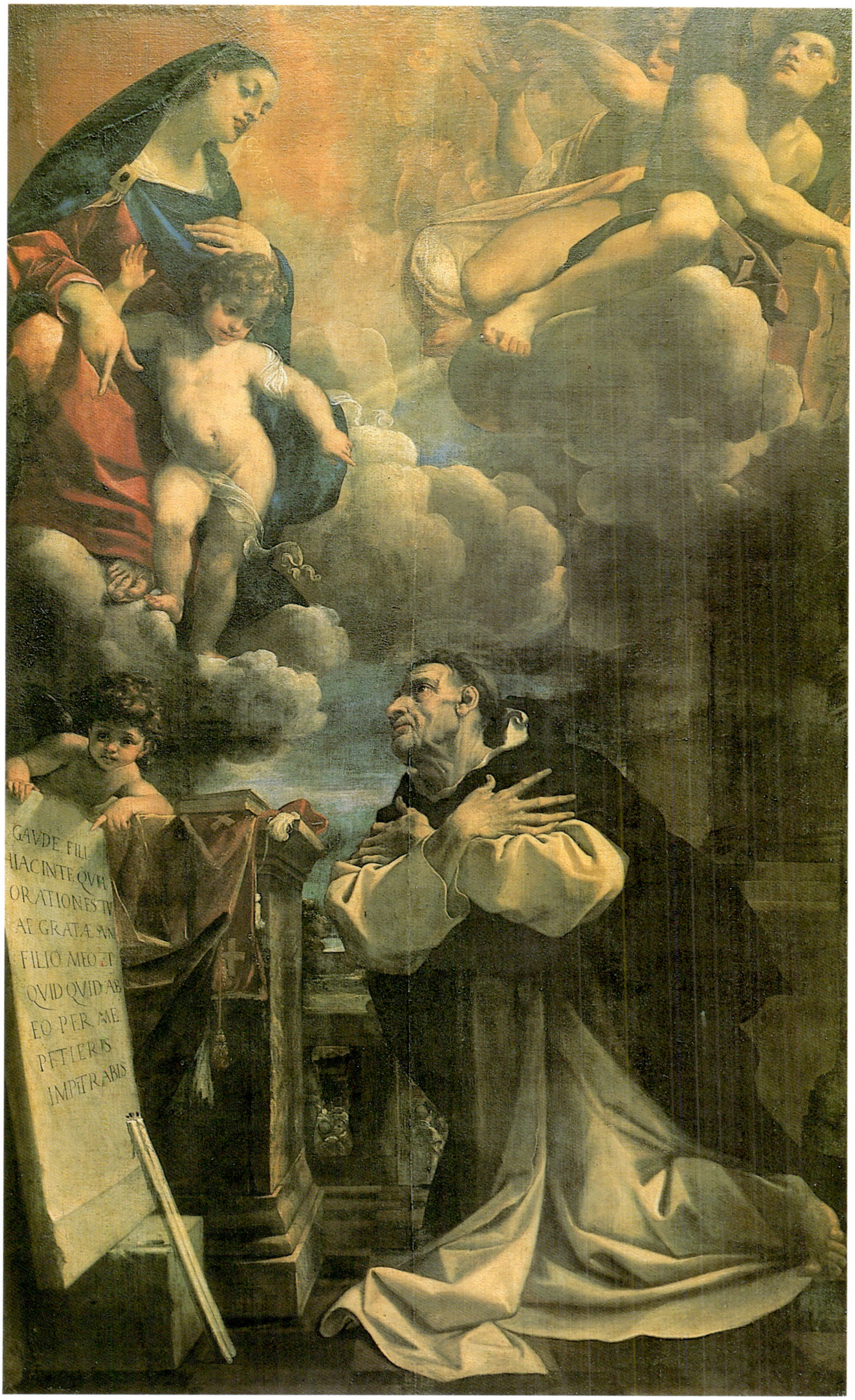
GAVDE FILI
HIACINTE QVIA
ORATIONES TVÆ
GRATÆ SVNT
FILIO MEO ET
QVID QVID AB
EO PER ME
PETIERIS
IMPETRABIS

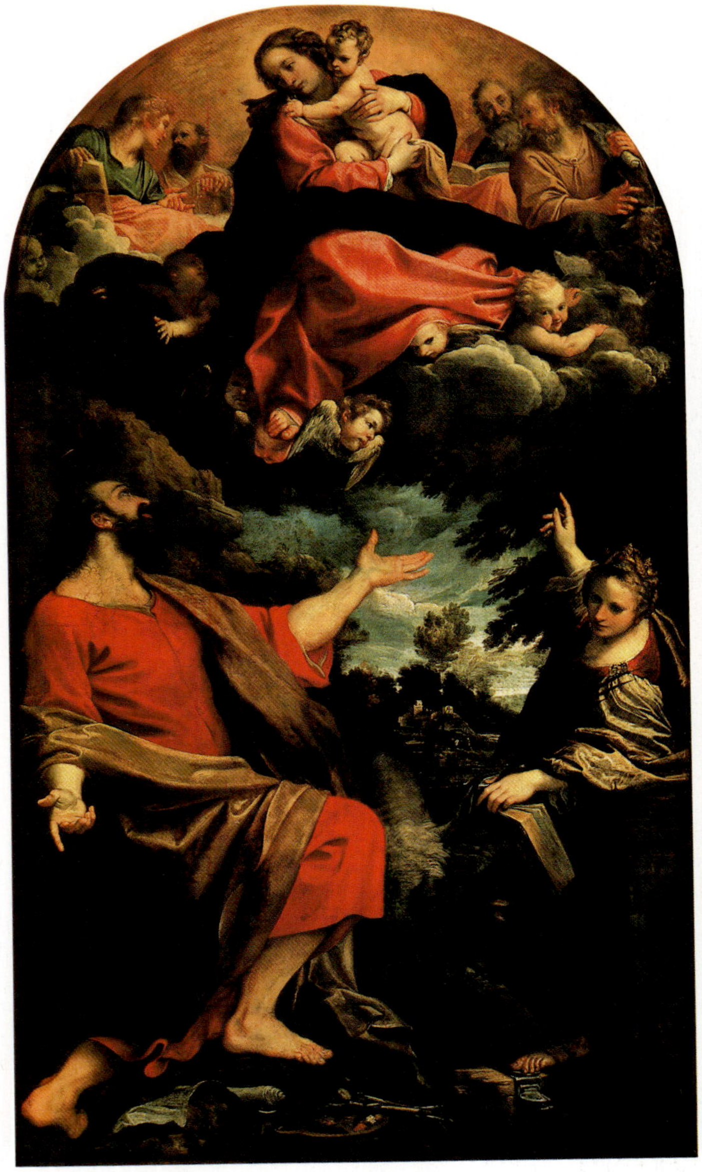

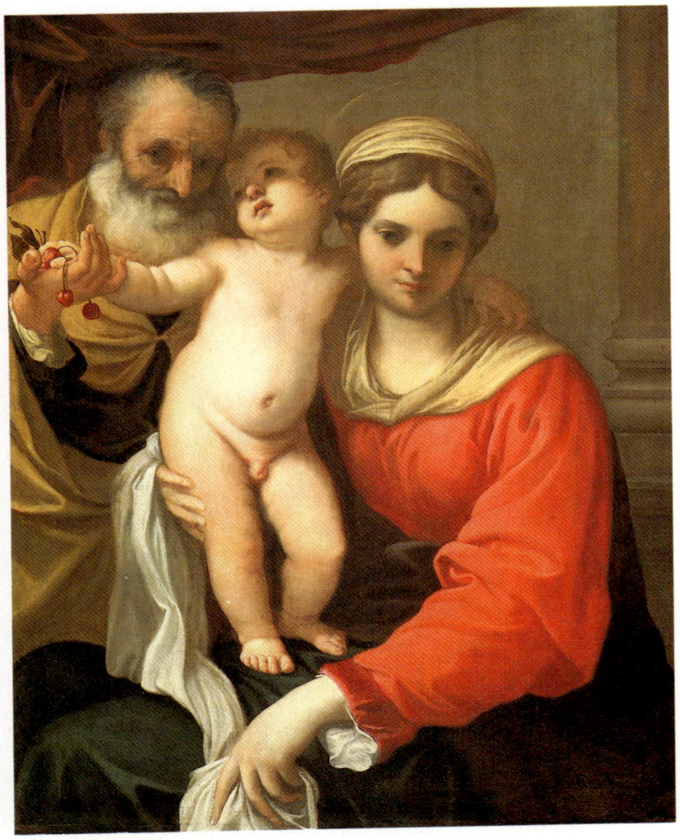

Annibale Carracci Bologna 1560 – Rom 1609
Die Muttergottes erscheint dem hl. Lukas und der hl. Katharina, 1592.
Leinwand, 401 × 226 cm. Aus der herzoglichen Galerie in Modena, 1796; Zugang 1797. INV. 196

Annibale Carracci
Heilige Familie, gen. *Madonna mit Kirschen.*
Leinwand, 120 × 98 cm. Aus dem Schloß der Isle-Adam (Val-d'Oise); Zugang um 1800. INV. 194

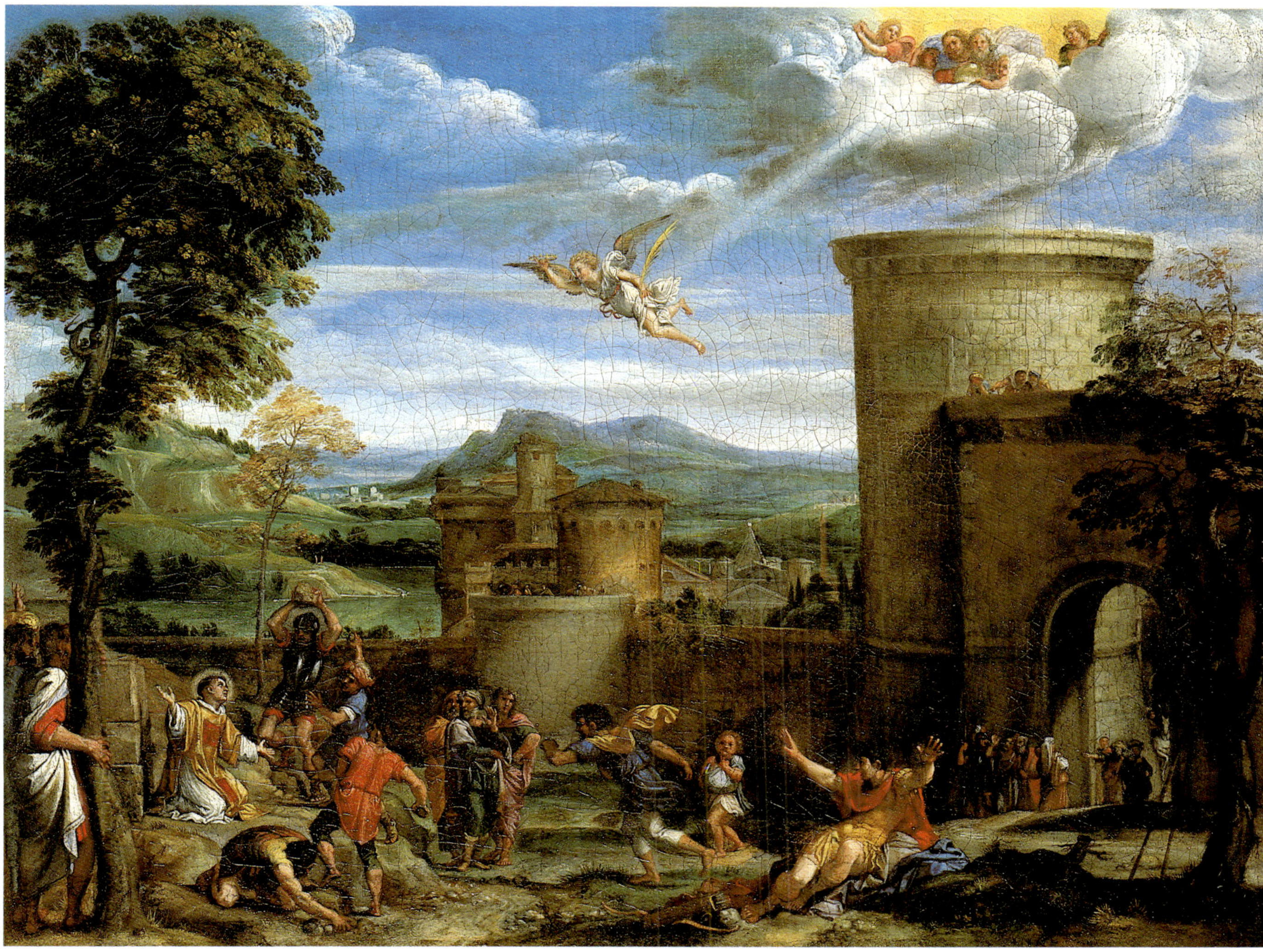

Annibale Carracci
Steinigung des hl. Stephanus.
Leinwand, 51 × 68 cm. Sammlung Ludwigs XIV., erworben 1665 vom Herzog von Richelien. INV. 203

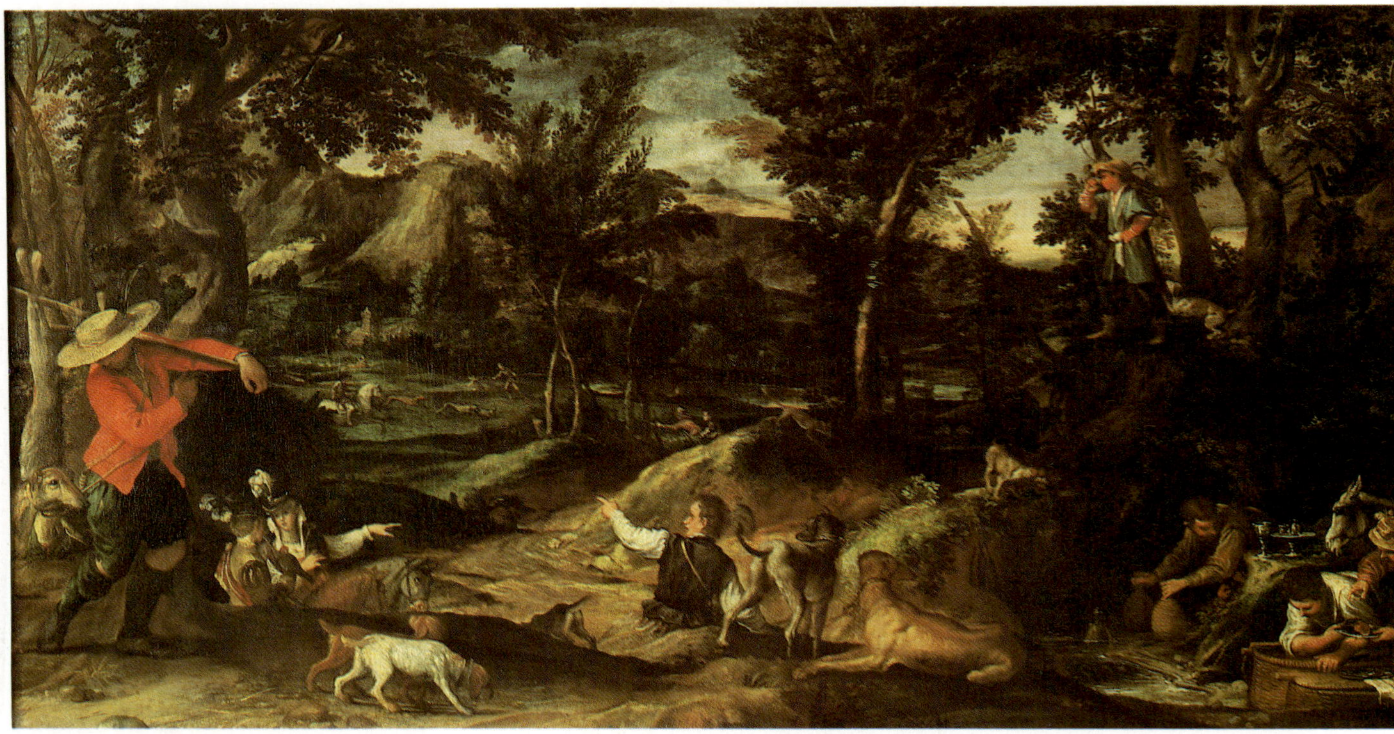

Annibale Carracci
Die Jagd.
Leinwand, 136×253 cm. Sammlung Ludwigs XIV., Schenkung Camillo Pamphili, 1665. INV. 210

Gegenüber, oben
Annibale Carracci
Der Fischfang.
Leinwand, 136×253 cm. Sammlung Ludwigs XIV., Schenkung Camillo Pamphili, 1665. INV. 209

Gegenüber, unten
Filippo d'Angeli, gen. Filippo Napoletano
Neapel 1587/91 – (?) 1629
Landschaft mit Ruinen und Personen.
Kupfer, 32 × 42 cm. Sammlung Ludwigs XIV., Schenkung von Le Nôtre an den König, 1693. M.N.R.723

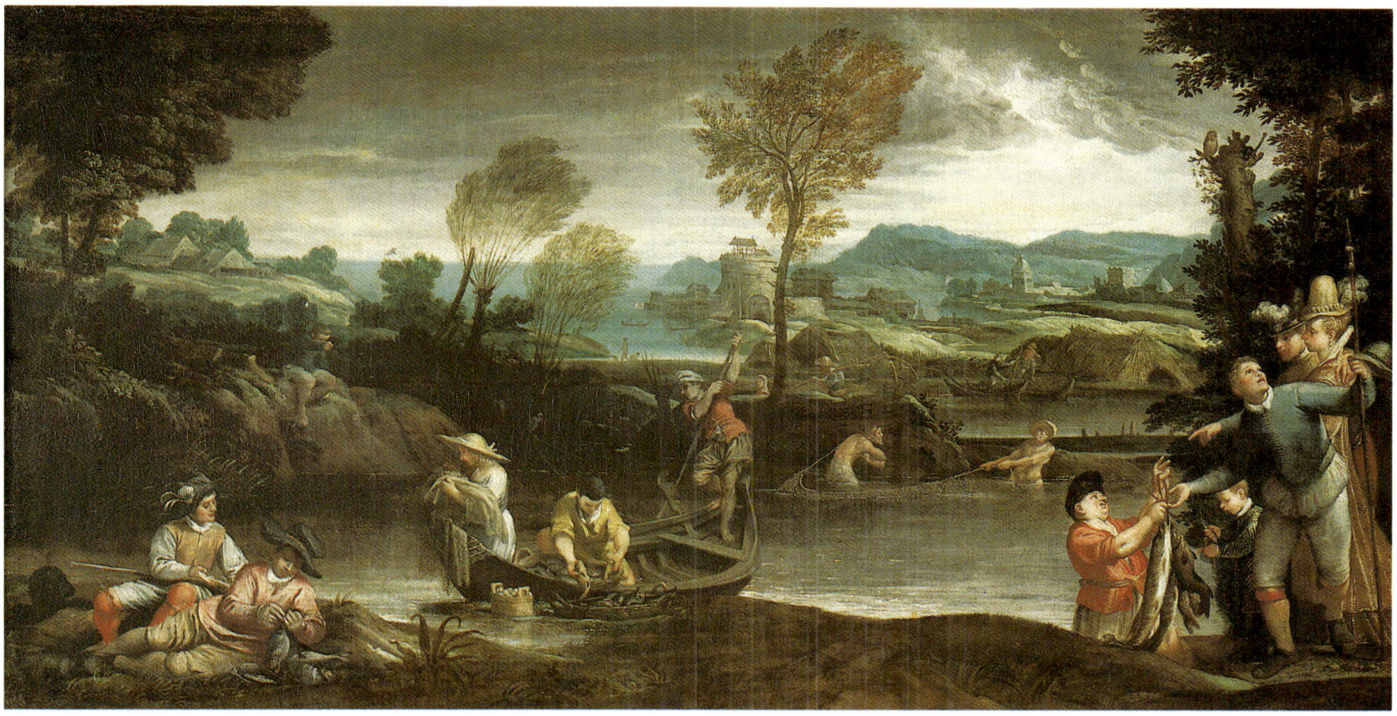

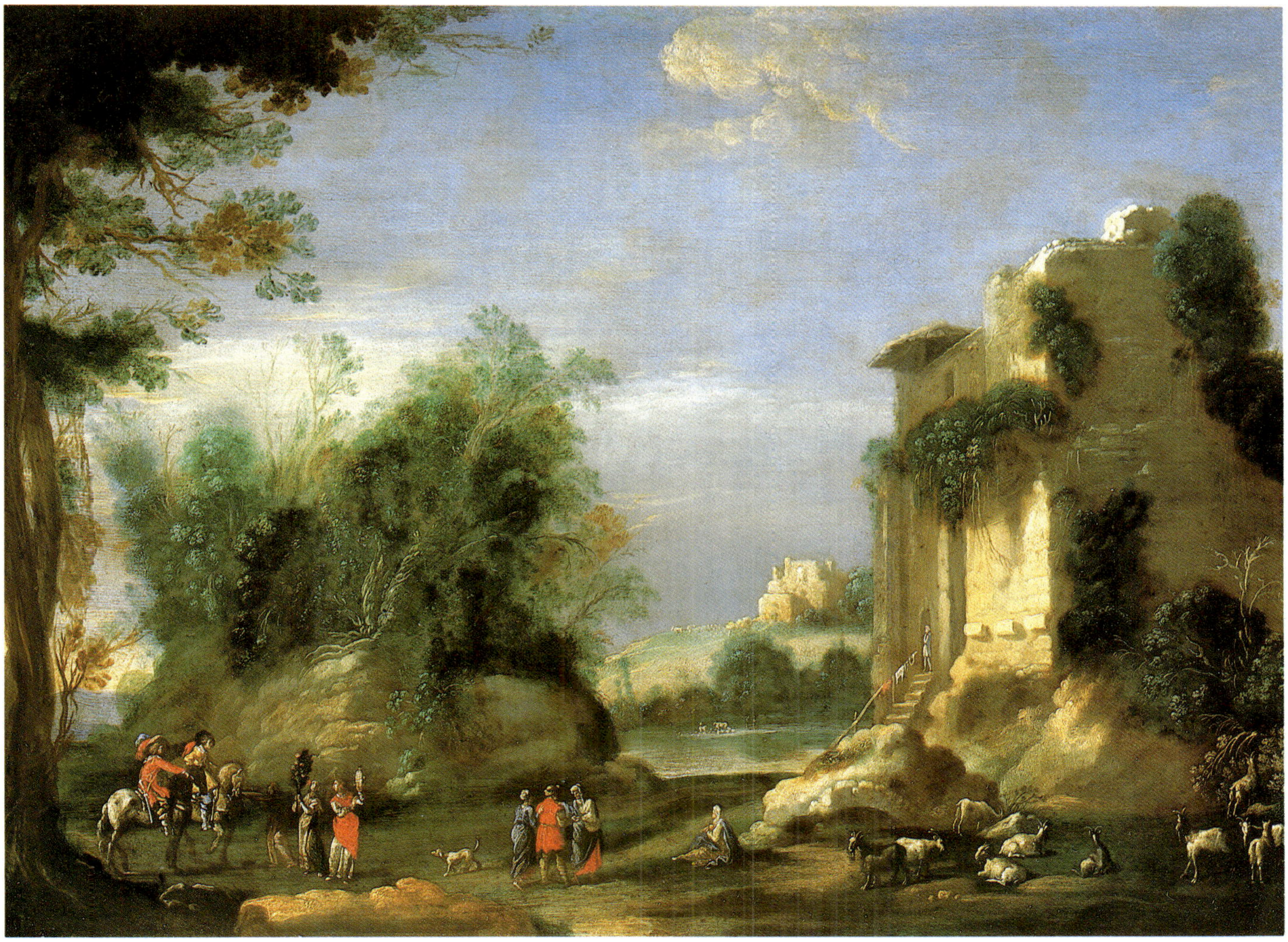

Michelangelo Merisi, gen. Caravaggio

Caravaggio war die bahnbrechende Kraft bei der Überwindung der idealisierten Sehweisen des 16. Jahrhunderts; durch ihn erfolgte der Einbruch eines kompromißlosen Realismus in die Malerei, der seine Nachfolger stark beeindruckte. Seine Zeitgenossen schockierte Caravaggio mit offener Verachtung für die traditionellen Stilrichtungen und mit der These, daß nur der als Künstler gelten dürfe, der die Natur nachzuahmen verstehe. Einen Bruch mit den Konventionen des römisch-florentinischen Manierismus bedeutete allein schon die Arbeitsweise nach einem konkreten Modell, wobei der Maler die Beleuchtung im Atelier durch einzelne Schlaglichter regelrecht in Szene setzte. Die durch krasse Helldunkel-Effekte plastisch gesteigerte, oft bestürzend harte Bildwirkung trägt durchaus Züge seines zwielichtigen, gewalttätigen Charakters – eine Spannung, die das Werk des Malers ebenso durchzieht wie sein ruheloses Leben. Die moderne Kritik hat sich denn auch schwer getan, einen so heftigen, emotionsgeladenen Stil allein mimetisch zu interpretieren, sondern vor allem das persönliche psychologische Element darin gesehen. Fest steht, daß der schroffe Realismus seiner dem Leben abgeschauten »Heiligen« die Malerei revolutioniert hat.

Der *Tod Mariä,* das letzte in Rom entstandene Altarbild, bevor der Maler 1606 nach einem Streit mit Todesfolge vor der römischen Polizei fliehen mußte, ist eines der aufregendsten und zugleich erschütterndsten Bilder der gesamten Louvre-Sammlung. Noch vor seiner Fertigstellung verkündigten die Barfüßigen Karmeliter von Santa Maria della Scala in Trastevere, sie würden etwas so Anstößiges nicht akzeptieren. Die hemmungslose Intensität der Trauer, die derb-gewöhnliche Physiognomie der toten Frau, dazu der krasse Lichteinfall, der die Banalität der Szene bloßlegt und eine gnadenlose Schilderung des physischen Todes gibt, stießen in der Tat auf allgemeine Empörung, außer bei der jungen Malergeneration in Rom. Auf Empfehlung von Rubens gelangte diese radikale Profanierung des Marientodes in die Sammlung des Herzogs von Mantua, um in Zukunft uneingeschränkte künstlerische Anerkennung zu finden.

Gegenüber
CARAVAGGIO, eigentl. MICHELANGELO MERISI
Caravaggio um 1570 – Porto Ercole 1610
Tod Mariä, 1605.
Leinwand, 369 × 245 cm. Aus der Sammlung des Herzogs von Mantua; Sammlung Karls I. von England; Sammlung Ludwigs XIV., erworben 1671 bei dem Bankier Eberhard Jabach. INV. 54

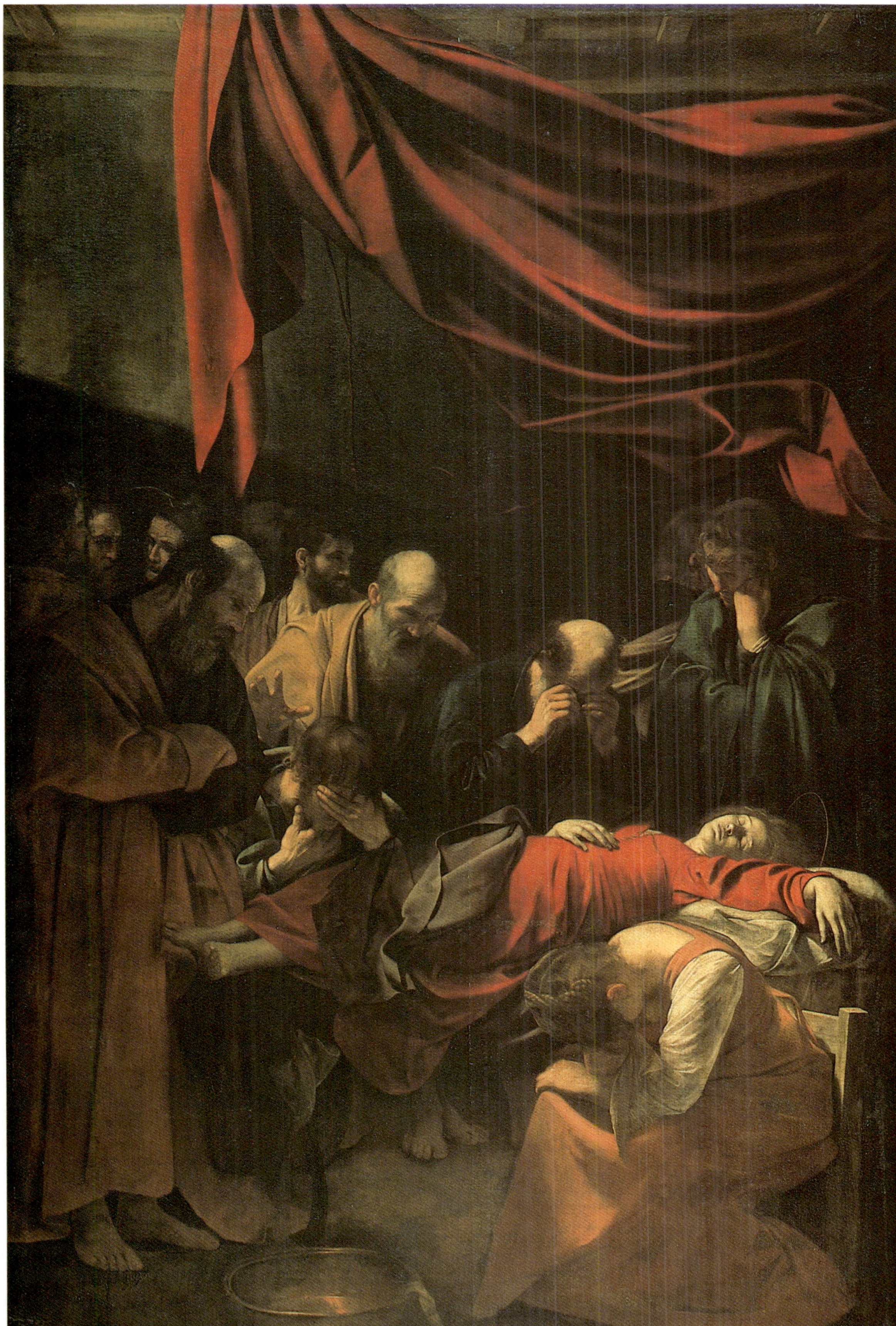

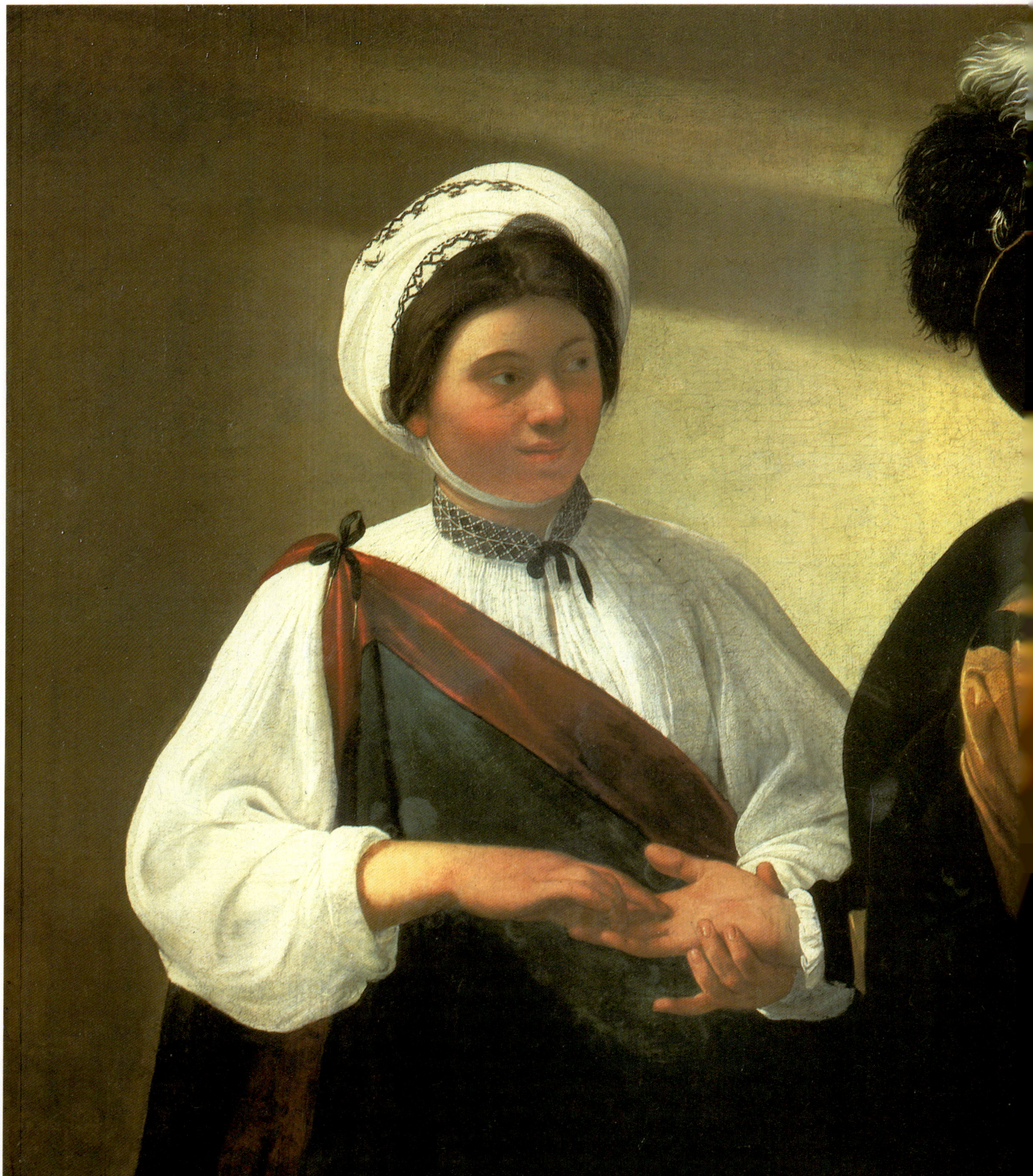

CARAVAGGIO
Die Wahrsagerin.
Leinwand, 99 × 131 cm (original 89 × 131 cm). Sammlung Ludwigs XIV., Schenkung Camillo Pamphili, 1665. INV. 55

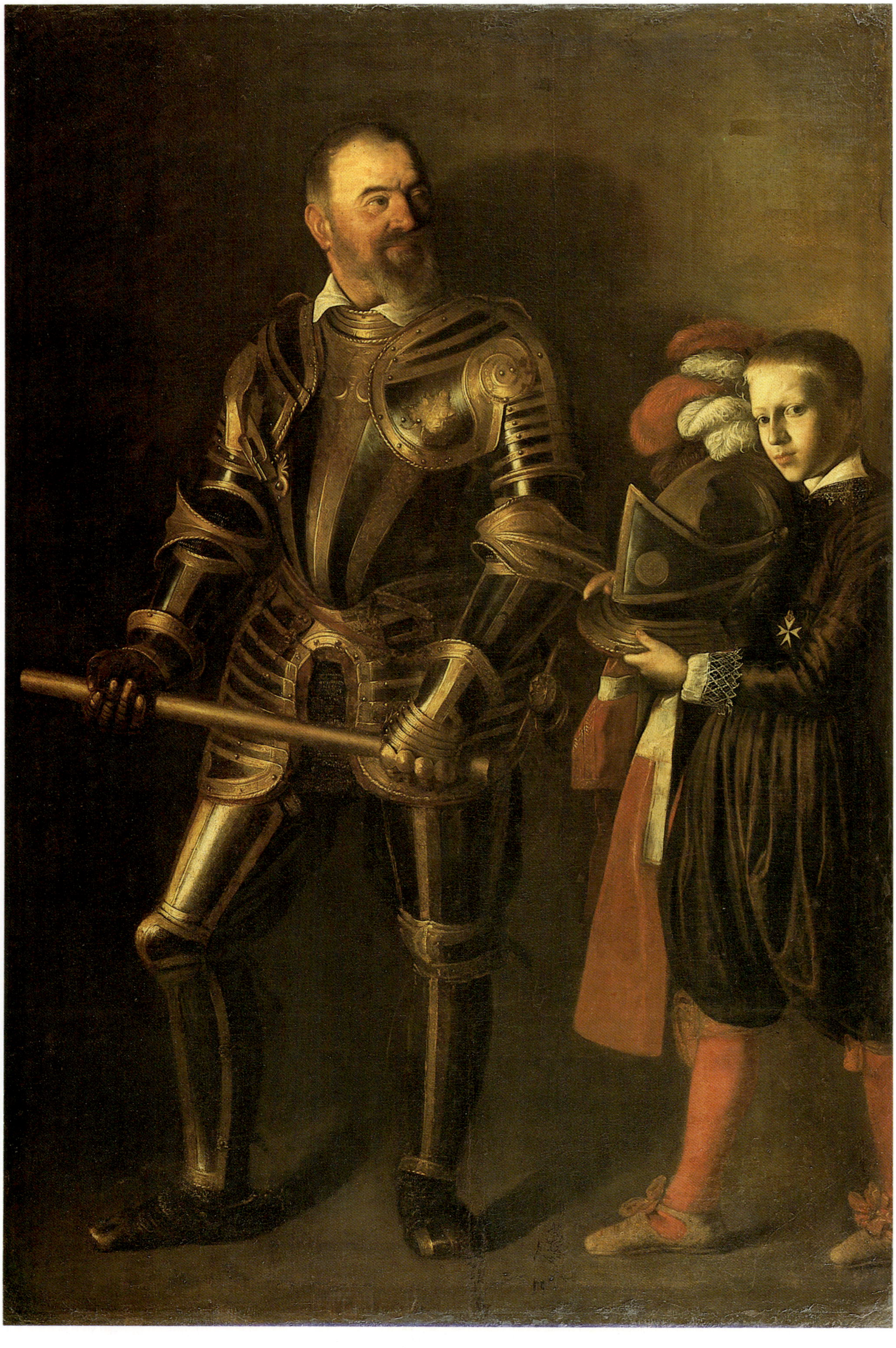

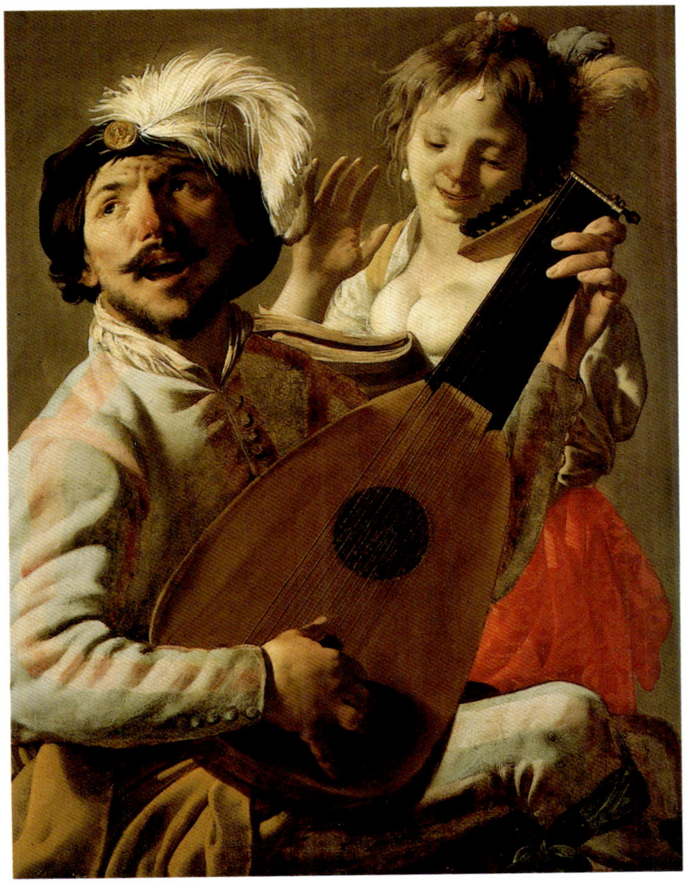

Hendrick Ter Brugghen Deventer 1588 – Utrecht 1629
Das Duett, 1628.
Leinwand, 106 × 82 cm. Erworben 1954. R. F. 1954-1

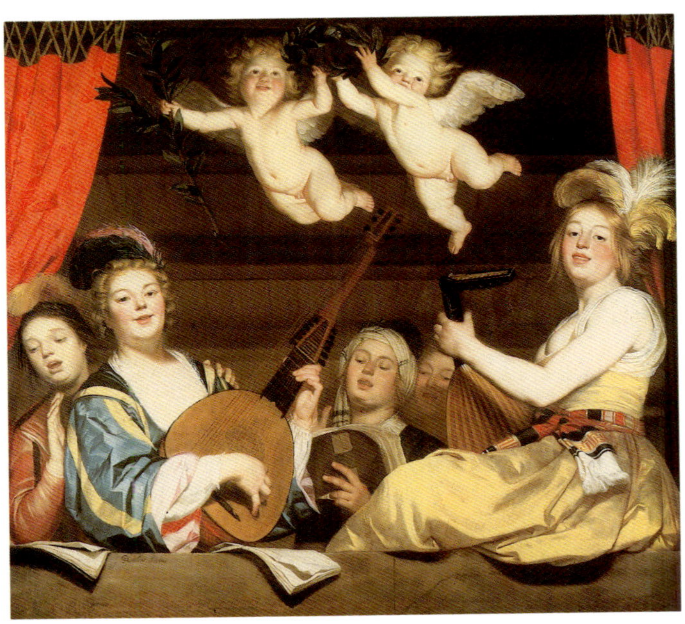

Gerrit van Honthorst Utrecht 1590 – 1656
Das Konzert, 1624.
Leinwand, 168 × 178 cm. Kaminaufsatz aus dem Palais Nordeinde in Den Haag. Aus der Stadhouder-Sammlung, Den Haag, 1795; Zugang 1795. INV. 1364

Seite 296 oben
Gerrit van Honthorst
Der Zahnzieher, 162(8)?
Leinwand, 130 × 186 cm (original 130 × 186 cm). Aus der Sammlung des Grafen l'Espine; Schenkung seiner Tochter, Princesse Louis de Croy, 1930. R. F. 2852

Seite 296 unten
Giovanni Serodine Tessin 1600 – Rom 1630
Christus unter den Schriftgelehrten.
Leinwand, 145 × 224 cm. Erworben 1983. R. F. 1983-4

Gegenüber
Caravaggio
Alof de Wignacourt, Großmeister des Malteserordens, und sein Page, um 1608.
Leinwand, 194 × 134 cm. Sammlung Ludwigs XIV., 1670.

Seite 297
Carlo Saraceni Venedig 1585 – 1620
Geburt Mariä.
Kupfer, 72 × 42 cm. Schenkung 1974. R. F. 1974-18

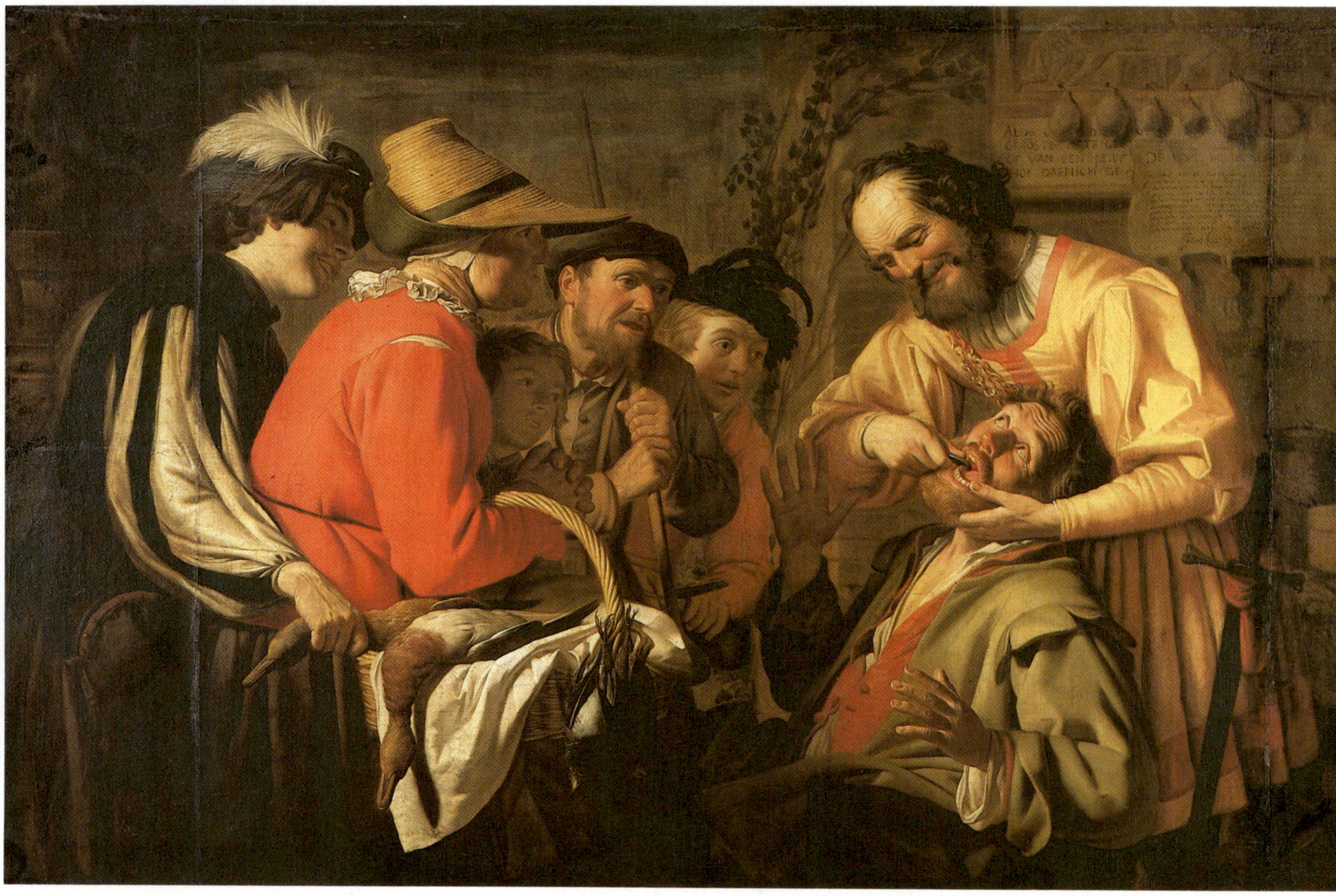

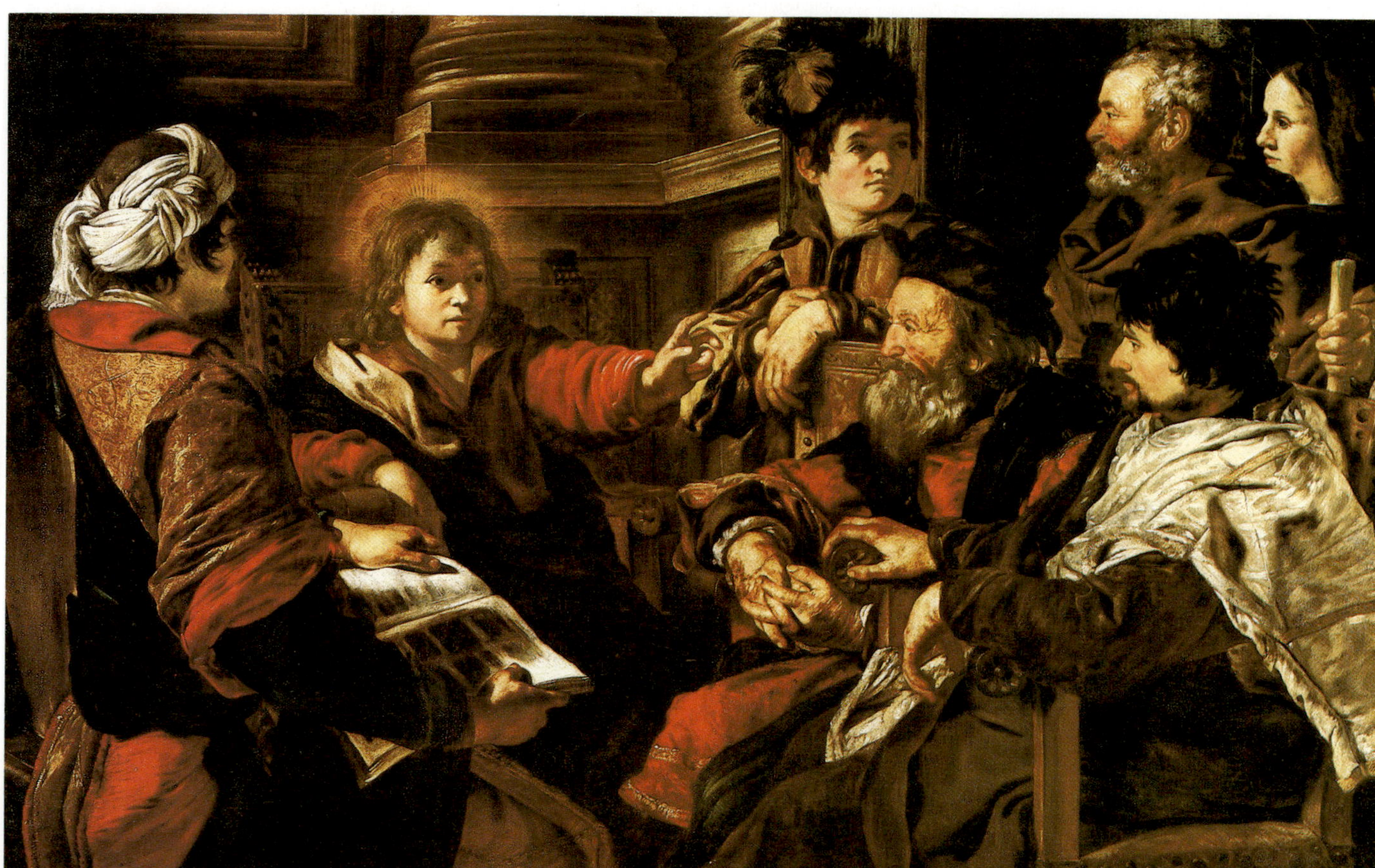

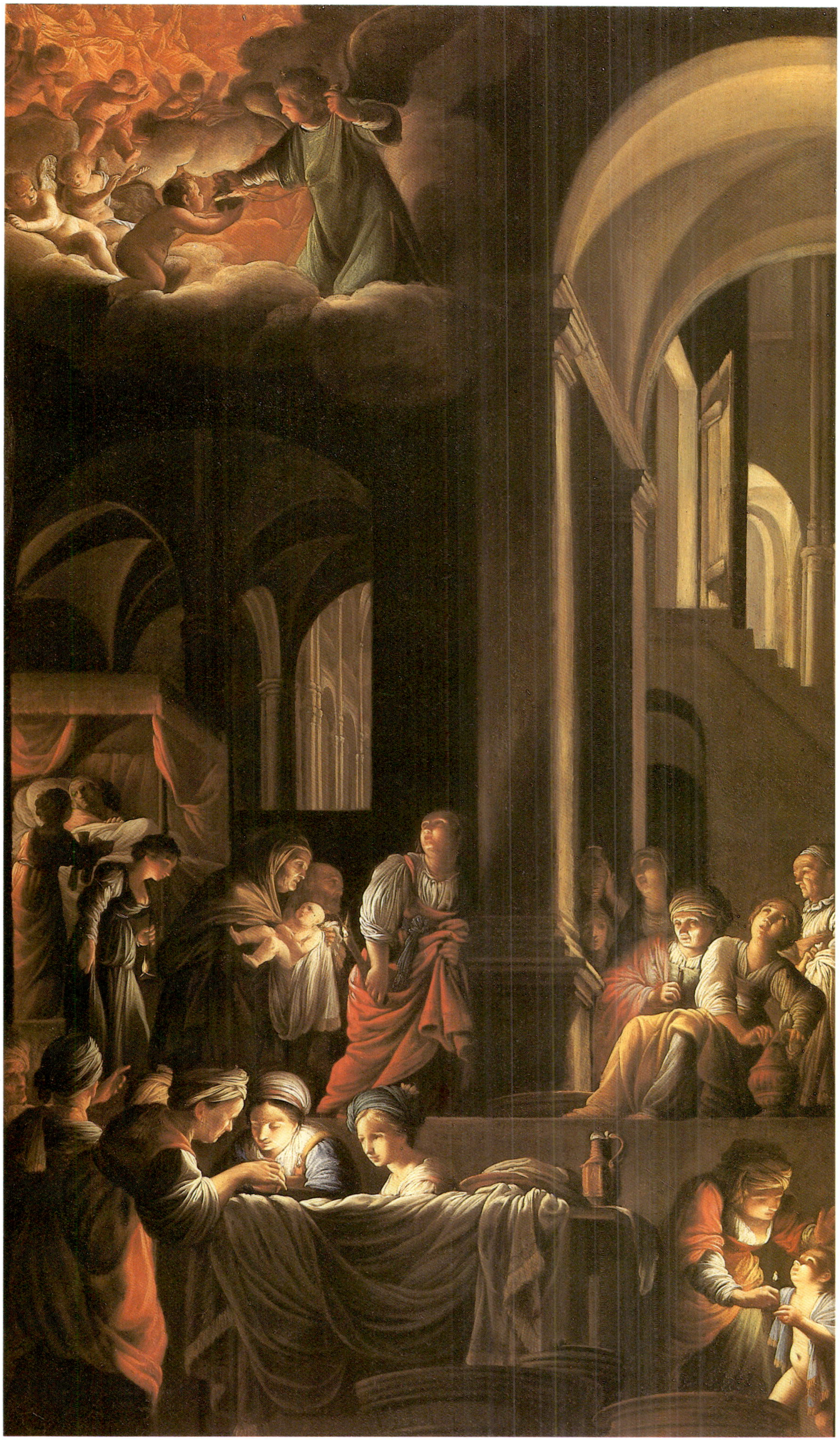

Bartholomäus Spranger

Spranger war zugleich Schöpfer und Geschöpf des internationalen Manierismus, dessen vielfältige Einflüsse er verarbeitete und weitervermittelte. Auf jeder Station seines bewegten Künstlerlebens sammelte er neue Eindrücke und brachte sie in Einklang mit geschmeidiger Virtuosität und sinnlichem Reiz, je nachdem wie es den jeweiligen höfischen Bedürfnissen und dem individuellen Geschmack entsprach. Aus seiner Heimatstadt Antwerpen übernahm er den Landschaftsstil des Joachim Patinir (vgl. *Hieronymus in der Wüste,* Seite 240) und bereicherte ihn mit der ihm eigenen Erfindungsgabe. In Paris erlernte er die Kunstfertigkeit der Miniaturmalerei und die juwelenhaft leuchtenden Töne. Mailand lehrte ihn den üppigen Reichtum der Farben und Formen. In Parma schließlich, wo er als Mitarbeiter der Kuppelfresken des Parmigianino in der Kirche Santa Maria della Steccata tätig war, vervollkommnete er den eigenen Stil durch eine verfeinerte Maltechnik. Er war der bevorzugte Maler des habsburgischen Hofes; seine Arbeiten in Wien, Prag und Augsburg brachten ihm allerhöchste kaiserliche Anerkennung sowie den Adelstitel ein. Auf einer Reise in die Niederlande gab er seine reichen künstlerischen Erfahrungen an die Maler der Haarlemer Akademie weiter, die das Erbe der Antwerpener Manieristen angetreten hatten, aus deren Kreis er selbst stammte. In seinem Werk kommen der zarte Schmelz der oberitalienischen Schule und echt niederländische Derbheit zu einer harmonischen Synthese. Diese physisch präsenten Heiligen oder die allegorischen und mythologischen Gestalten – seine bevorzugte Thematik – sind in ihrer dynamischen Körperhaftigkeit sowohl Michelangelo als auch Tintoretto verwandt. Eine solche manieristische Ästhetik hat die europäische Malerei nahezu ein Dreivierteljahrhundert bestimmt.

Gegenüber
BARTHOLOMÄUS SPRANGER Antwerpen 1546 – Prag 1611
Allegorie der Gerechtigkeit.
Leinwand, 131 × 106 cm. Erworben 1936. R. F. 3955

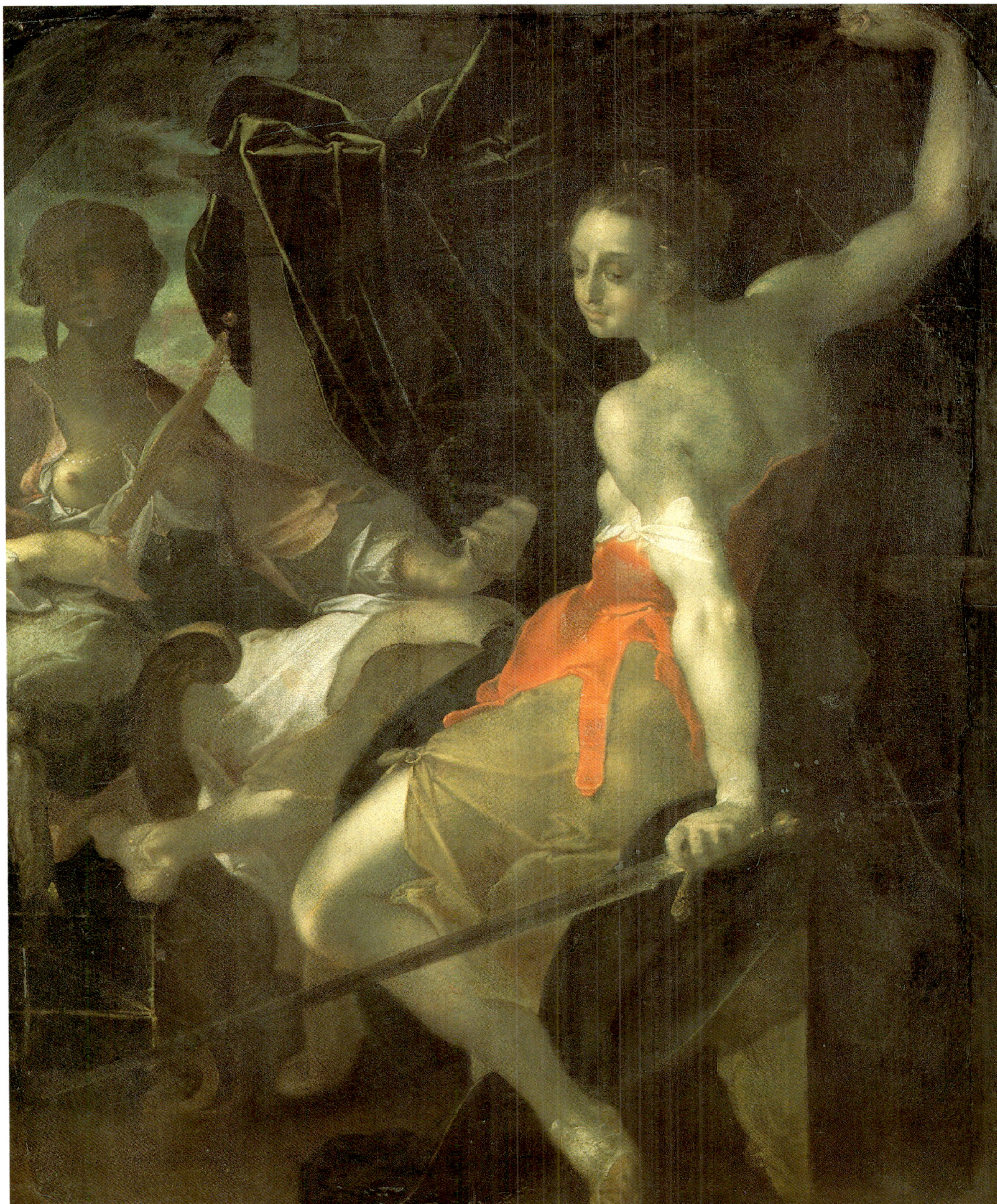

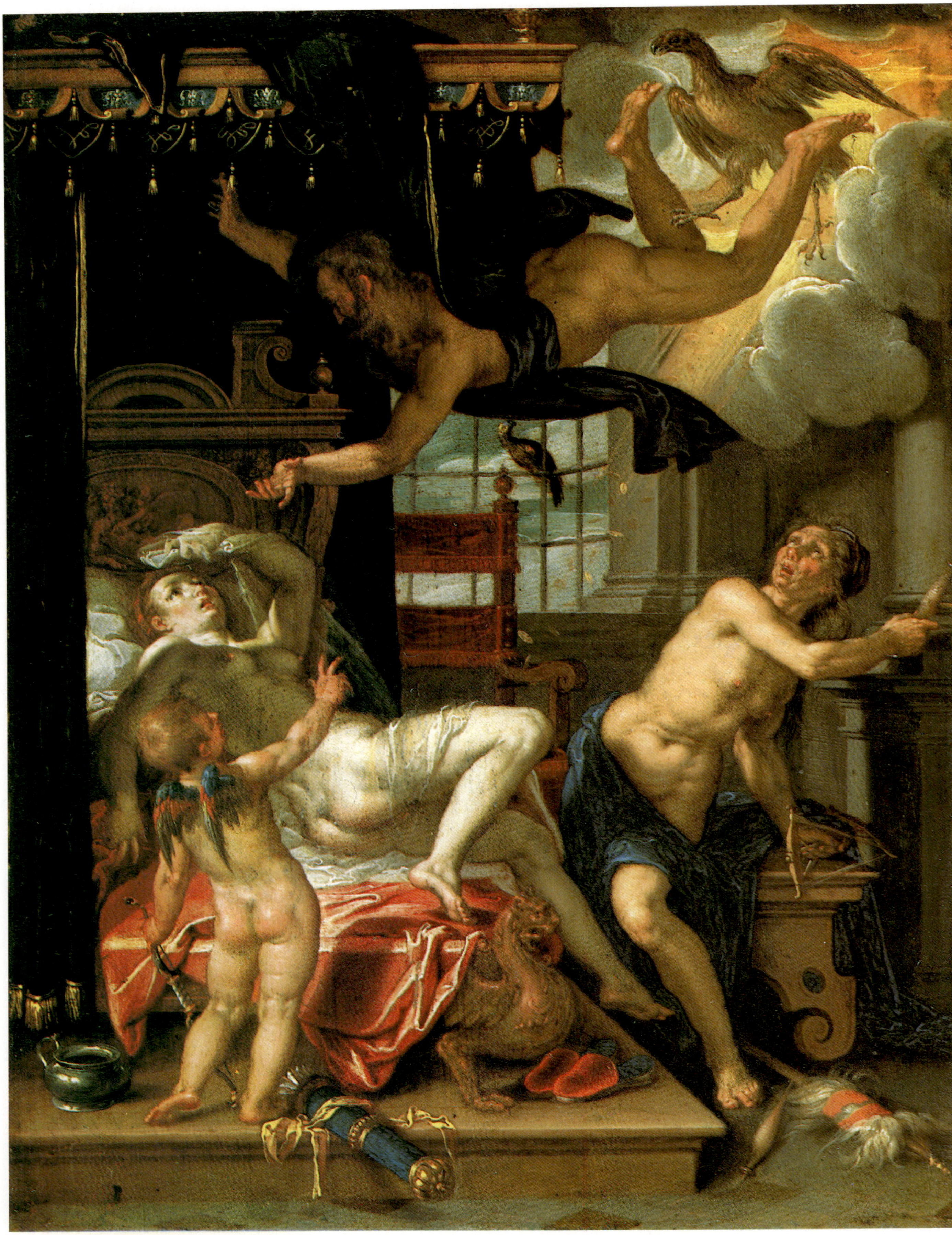

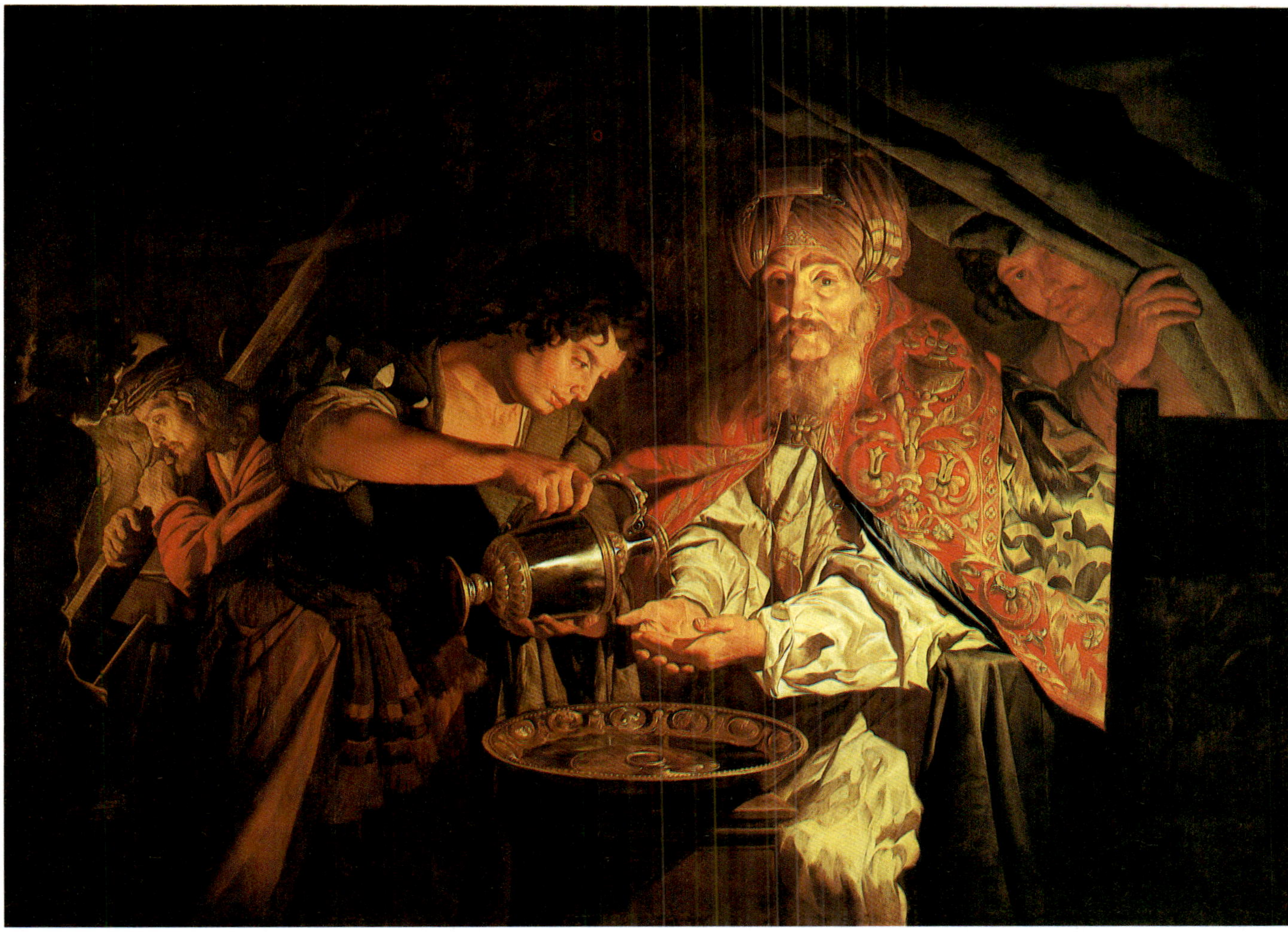

Mathias Stomer Amersfoort um 1600 – Sizilien nach 1650
Pilatus, seine Hände waschend.
Leinwand, 153 × 205 cm. Erworben 1795. INV. 1363

Jan Woutersz Amsterdam (?) 1599 – 1663 (?)
Alter Mann mit Kappe.
Holz, 68 × 49 cm. Zugang 1950. M. N. R. 485

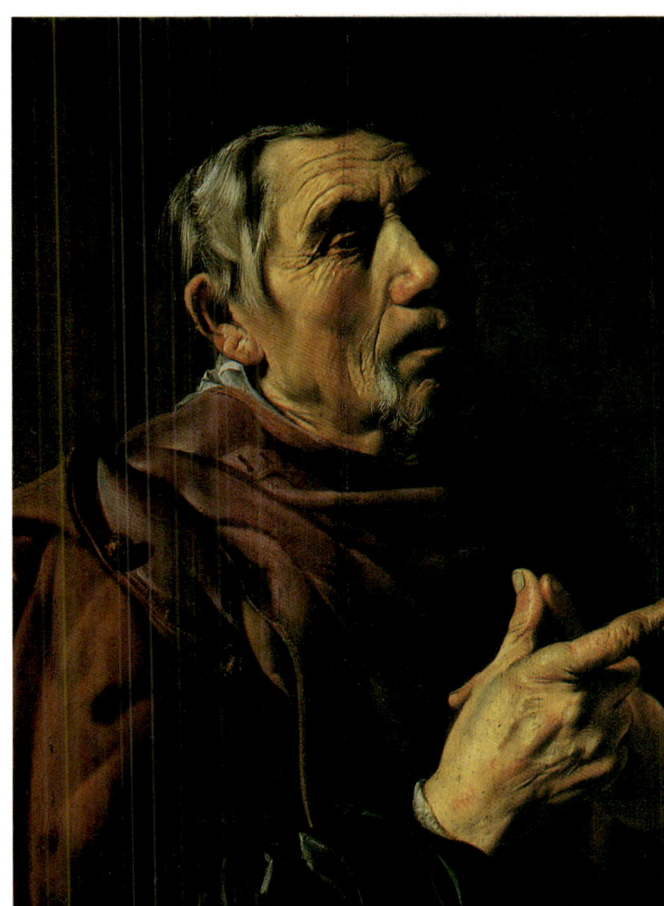

Gegenüber
Joachim Wtewael Utrecht 1556 – 1638
Jupiter und Danae.
Kupfer, 21 × 16 cm. Erworben 1979. R. F. 1979-23

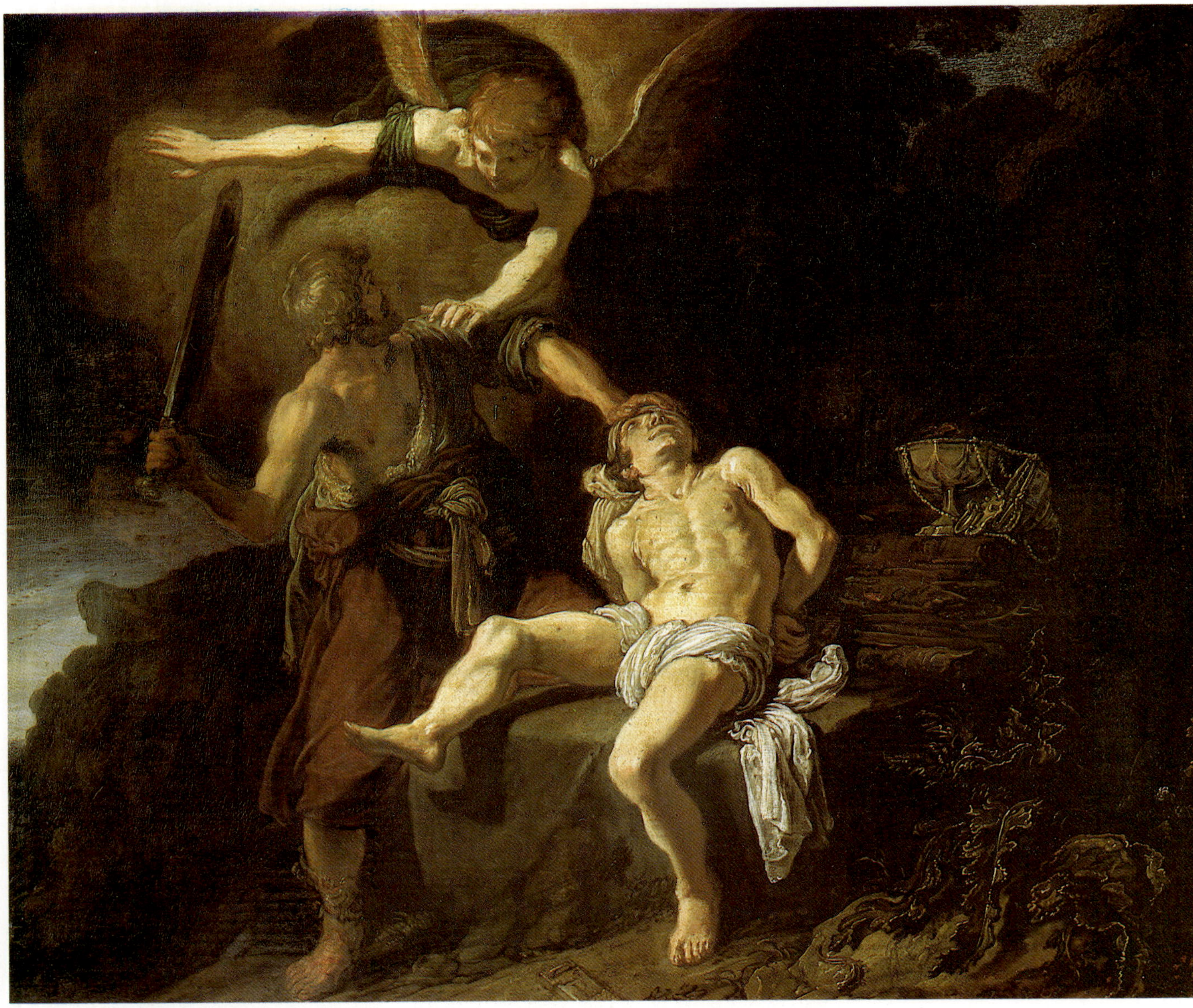

Pieter Lastman Amsterdam 1583 – 1633
Das Opfer Abrahams, 1616.
Holz, 36 × 42 cm. Erworben 1895. R. F. 920

Gegenüber
Joachim Wtewael
Perseus und Andromeda, 1611.
Leinwand, 180 × 150 cm. Schenkung der Société des Amis du Louvre, 1982. R. F. 1982-51

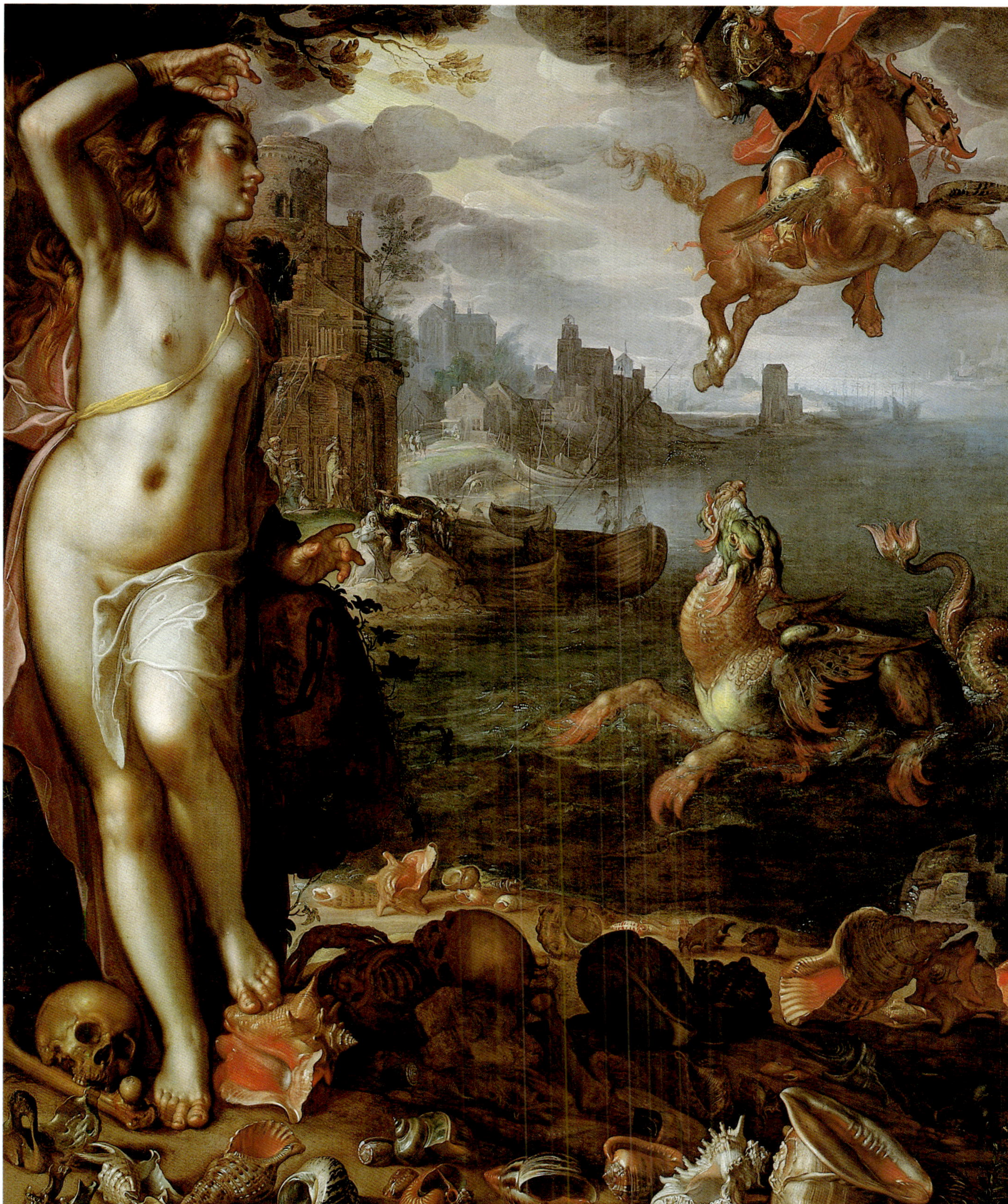

Nicolas Poussin

Poussins Anfänge als Maler stehen im krassen Gegensatz zu dem strengen intellektuellen Stil seines reifen Werkes. In Frankreich ausgebildet, empfing er wichtige Impulse durch die Begegnung mit der sinnenfrohen venezianischen Malerei auf seinem Weg nach Rom, wo er sich 1624 niederließ. Nur einmal noch, 1640–1642, sollte er sich in seiner französischen Heimat aufhalten, um als »Erster Maler des Königs« an der Ausmalung des Louvre teilzunehmen – eine unbefriedigende Erfahrung für den Maler. Dennoch ist er das große Leitbild der französischen Malerei des 17. Jahrhunderts, die sich ganz seinem klassischen Ideal verschrieb.

Zuvor allerdings hatte sich auch der junge Wahlrömer Poussin dem Einfluß des dort vorherrschenden dynamischen Barockstils, der die Förderung der Päpste genoß, genausowenig entziehen können wie vor ihm seine Landsleute Valentin und Vouet. Die römische Kunstszene war spontan von Poussin beeindruckt; er genoß die Protektion des Kardinals Francesco Barberini, und so erreichte er in relativ kurzer Zeit das begehrte Ziel eines jeden jungen Malers: den Auftrag für das Altarbild einer Kapelle in der Peterskirche. Gleichzeitig entstand das Altarbild *Maria erscheint dem hl. Jakobus Major,* das von allen seinen Bildern der herrschenden barocken Auffassung am nächsten kommt; es war für eine Kirche in Valenciennes in den Spanischen Niederlanden bestimmt, erreichte aber dieses Ziel nie.

Der aus Diagonalen komponierte Bildaufbau besitzt eine Spannung und Dramatik, die im Bereich der Skulptur von Bernini vorgeprägt war. Überdies entdecken wir gleichsam als Hommage an Caravaggio das realistische Zitat der bloßen Fußsohlen, die der Betende im Vordergrund dem Betrachter darbietet (vgl. Caravaggios *Pilgermadonna* in Sant' Agostino in Rom). Das leidenschaftliche Pathos des römischen Barock erfüllt die Darstellung, während die Leuchtkraft der Farben den venezianischen Eindruck verraten. Das Ungezügelte dieses Stils läßt auf die Lebensweise des Malers in diesen römischen Jahren rückschließen. Die weitere Entwicklung vollzieht sich mit seltener Homogenität im persönlichen und künstlerischen Bereich: Die Wende zeichnet sich 1629 ab, als Poussin an einem Geschlechtsleiden erkrankt. Er wird »bürgerlich« und heiratet die Tochter seines Hauswirts. Gleichzeitig gibt er, enttäuscht und entmutigt von mangelnden Aufträgen im harten Konkurrenzkampf um die offiziellen Altarbilder, den vormaligen Stil ganz auf und wendet sich nun jenem ausgewogenen klassischen Ideal zu, das ein ganzes Zeitalter prägte.

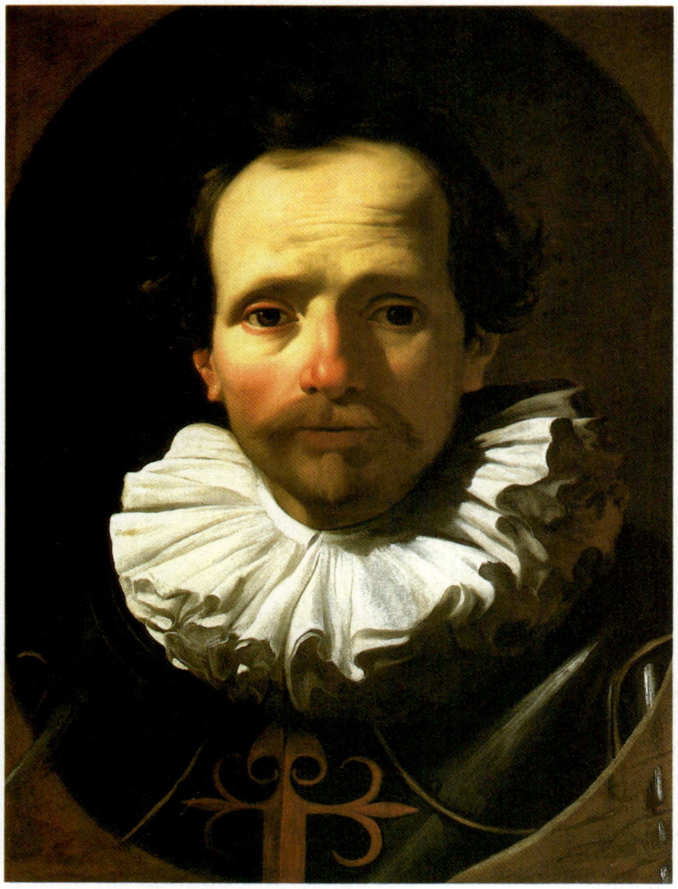

SIMON VOUET Paris 1590 – 1649
Prinz Marcantonio Doria, 1621.
Leinwand, 127 × 96 cm. Schenkung 1979. R. F. 1979-20

Gegenüber
NICOLAS POUSSIN Les Andelys 1594 – Rom 1665
Maria erscheint dem hl. Jakobus d. Ä. auf einer Säule, um 1629/30.
Leinwand, 301 × 242 cm. Sammlung Ludwigs XIV., erworben 1665 aus der Sammlung des Herzogs von Richelieu. INV. 7285

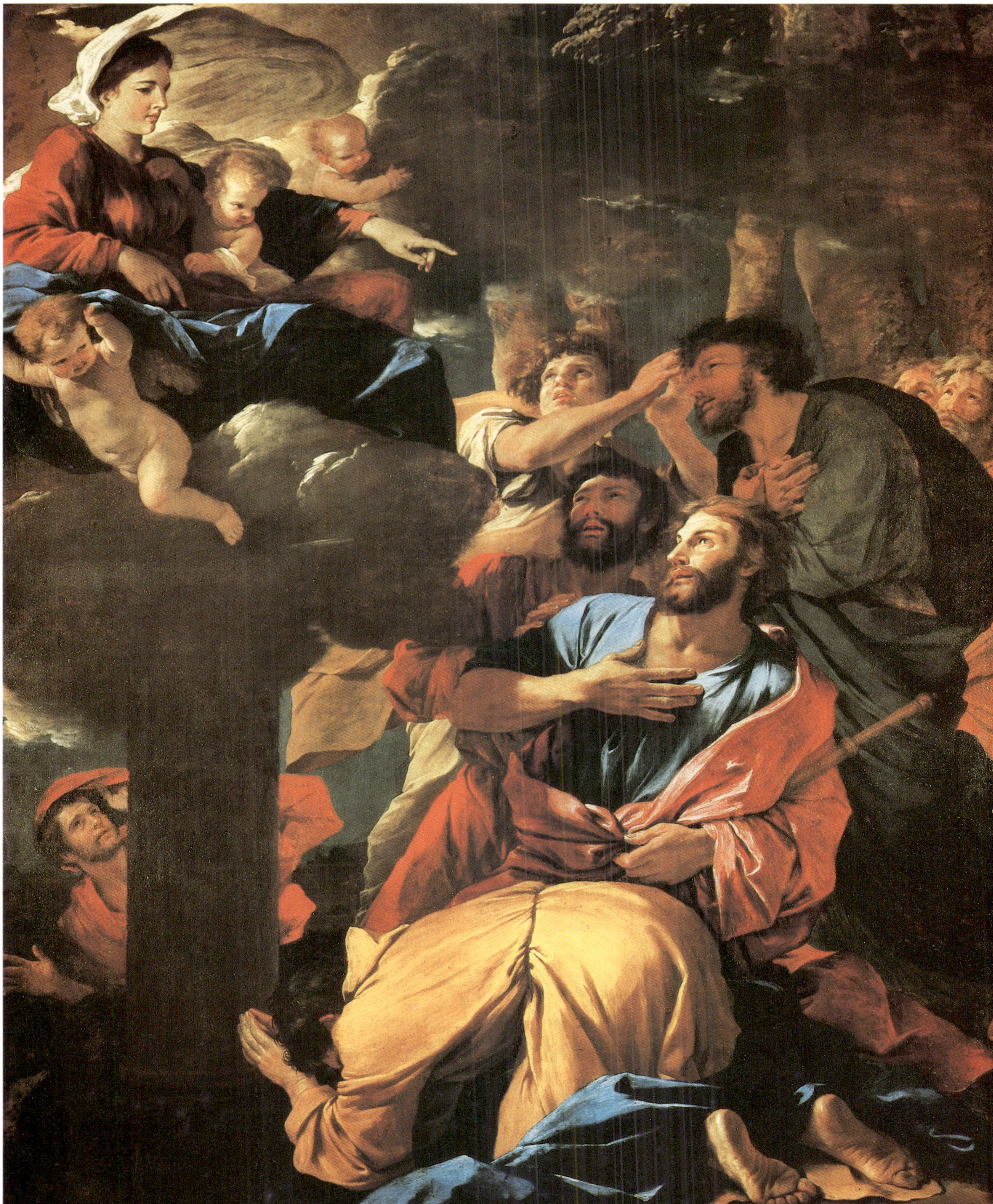

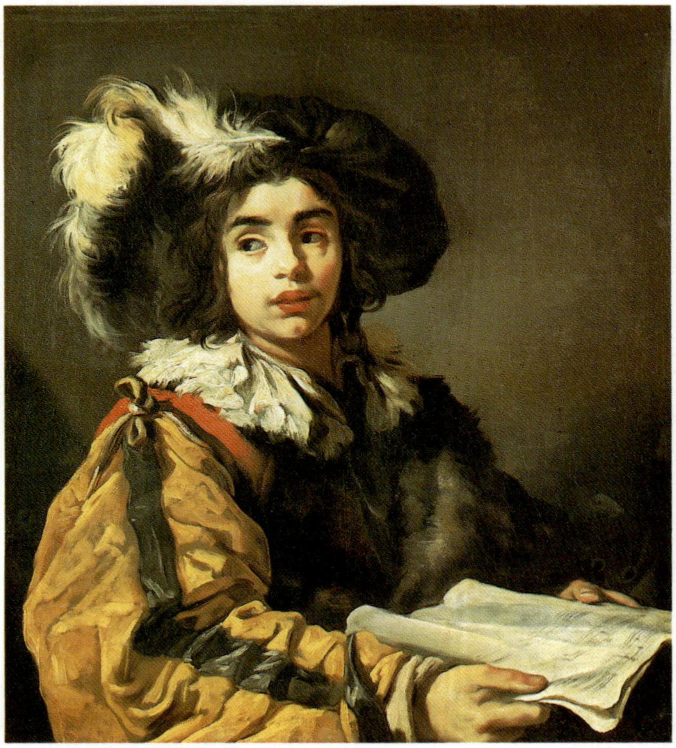

CLAUDE VIGNON Tours 1593 – Paris 1670
Der junge Sänger.
Leinwand, 95 × 90 cm. Schenkung der Société des Amis du Louvre, 1966. R. F. 1966-6

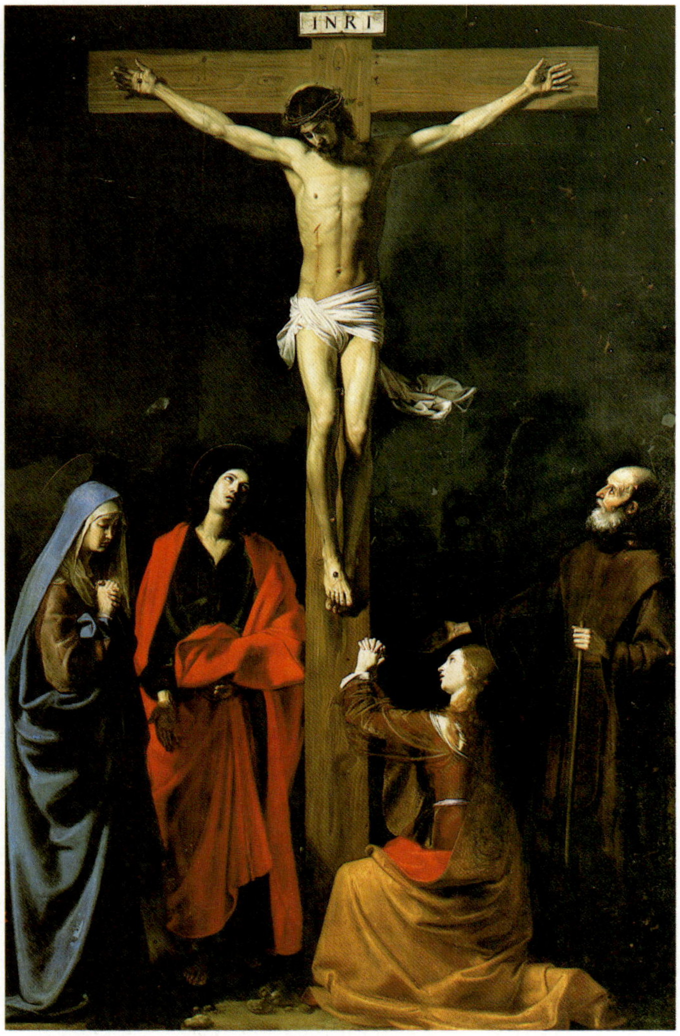

NICOLAS TOURNIER Montbéliard 1590 – Toulouse 1639
Der gekreuzigte Christus, Maria, Maria Magdalena, Johannes und der hl. Franz von Paula.
Leinwand, 422 × 292 cm. Vom Hauptaltar der Kirche der Minderen Brüder in Toulouse. Während der Revolution beschlagnahmt; Zugang 1800 im Austausch mit dem Muséum du Midi, Toulouse. INV. 20007

Gegenüber, oben
NICOLAS RÉGNIER Maubeuge um 1590 – Venedig 1667
Die Wahrsagerin.
Leinwand, 127 × 150 cm. Erworben 1816. INV. 366

Gegenüber, unten
VALENTIN DE BOULOGNE, gen. LE VALENTIN
Coulommiers (Seine-et-Marne) 1594 – Rom 1632
Die Wahrsagerin.
Leinwand, 125 × 175 cm. Sammlung Ludwigs XIV., vor 1683. INV. 8254

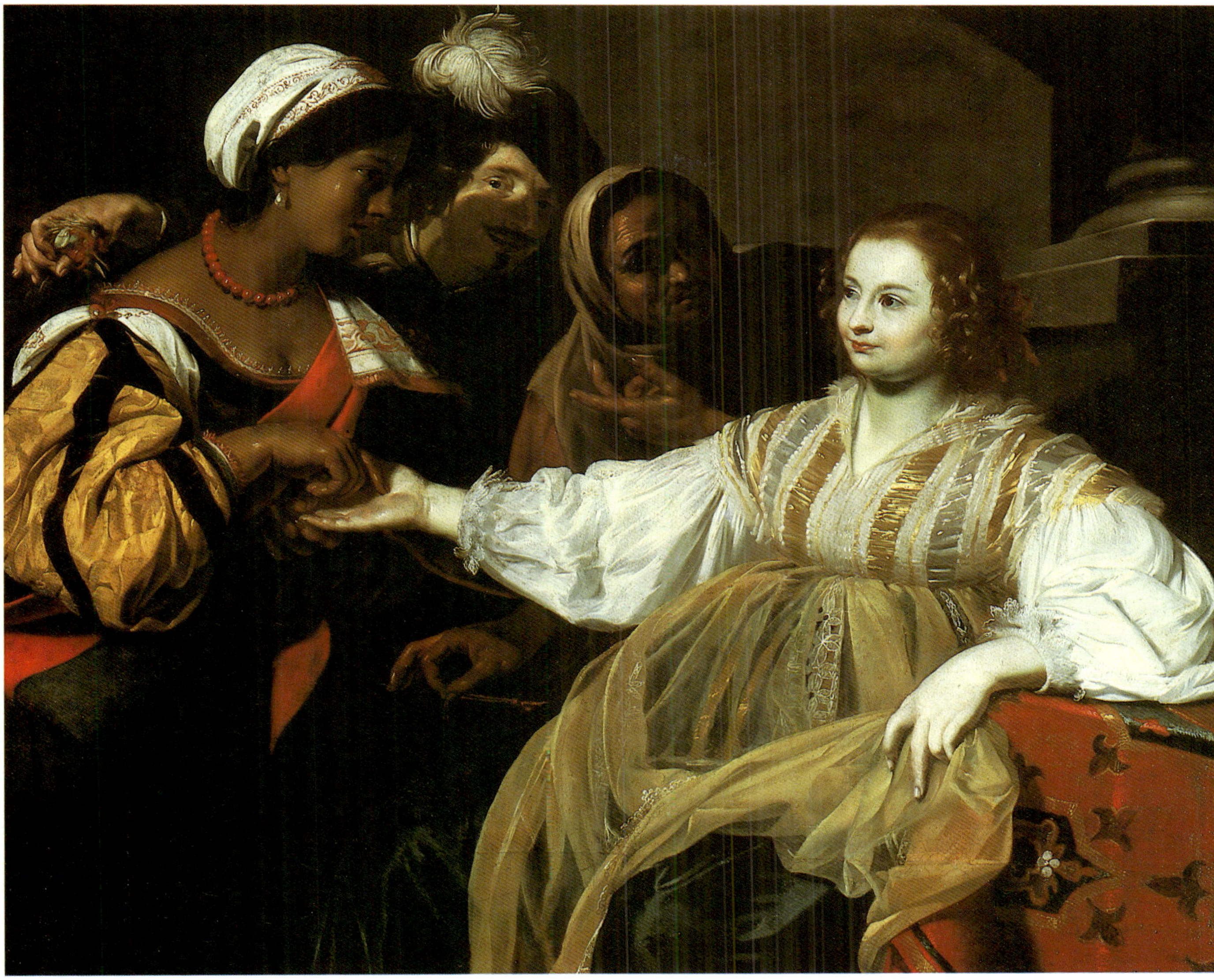

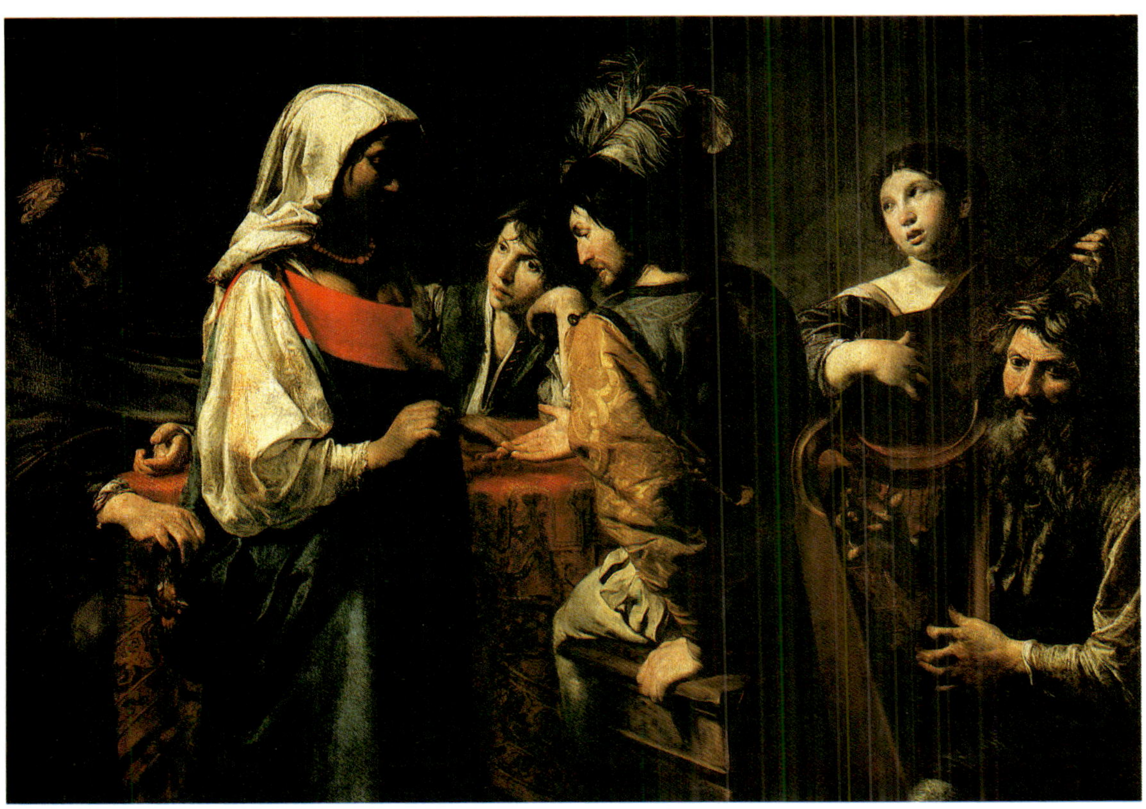

Bartolomeo Schedone

Es scheint, daß Schedone früher als andere – ausgenommen vielleicht Ludovico Carracci, der ihn beeinflußte – die Bedeutung der Kunst Correggios nicht nur für den Manierismus des 16. Jahrhunderts, sondern deutlicher noch für die folgende Epoche des Barock erkannt hat. Schedone war einer der brillantesten, wenngleich kurzlebigen Wegbereiter der Barockmalerei. Es ist sein Verdienst, daß Maler wie Giovanni Lanfranco den in Parma geschaffenen Stil bereits um die theatralische Komponente bereichert vorfanden, die sie anstrebten – ein Stil, der von der Konkurrenz der gemäßigteren Klassizisten wie Domenichino entsetzt abgelehnt wurde.

Manche Maler neigen dazu, bei extremen Effekten ins Schablonenhafte abzugleiten. Correggios luminose Licht-Schatten-Wirkungen und seine glühende Farbigkeit sind hier wohl ganz von selbst zu scharfen, kantigen Drapierungen in künstlicher Buntheit geraten. Zonen hellen Lichts stehen unvermittelt gegen tiefe Schatten, die die Bilderzählung eher verunklären und das durchdringende Gefühl eines seelischen Notstands erzeugen. Solche luministischen Effekte gehören kaum zu den großen Leistungen ihrer Zeit, doch sie sind von verblüffend aufregender Wirkung. Und so mag man auch bei einem Maler wie Schedone den frühreifen, kompromißlosen Geist des Umbruchs finden, wie wir ihn genialer von Caravaggio kennen.

Gegenüber
BARTOLOMEO SCHEDONE Modena 1578 – Parma 1615
Grablegung Christi.
Leinwand, 248 × 181 cm. Gemalt für ein Kloster in der Umgebung von Parma. Aus der Accademia in Parma, 1796; Zugang 1797. INV. 663

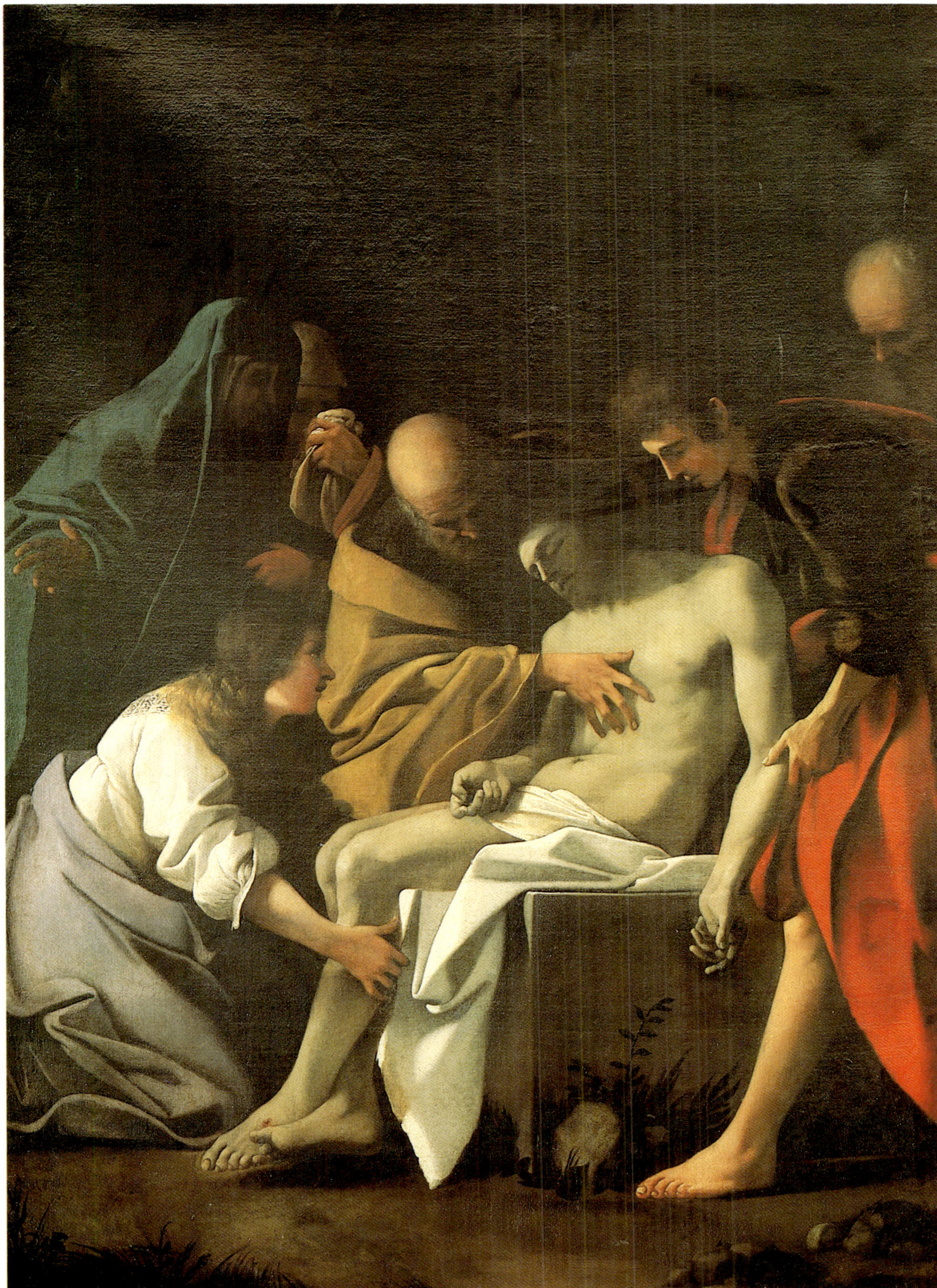

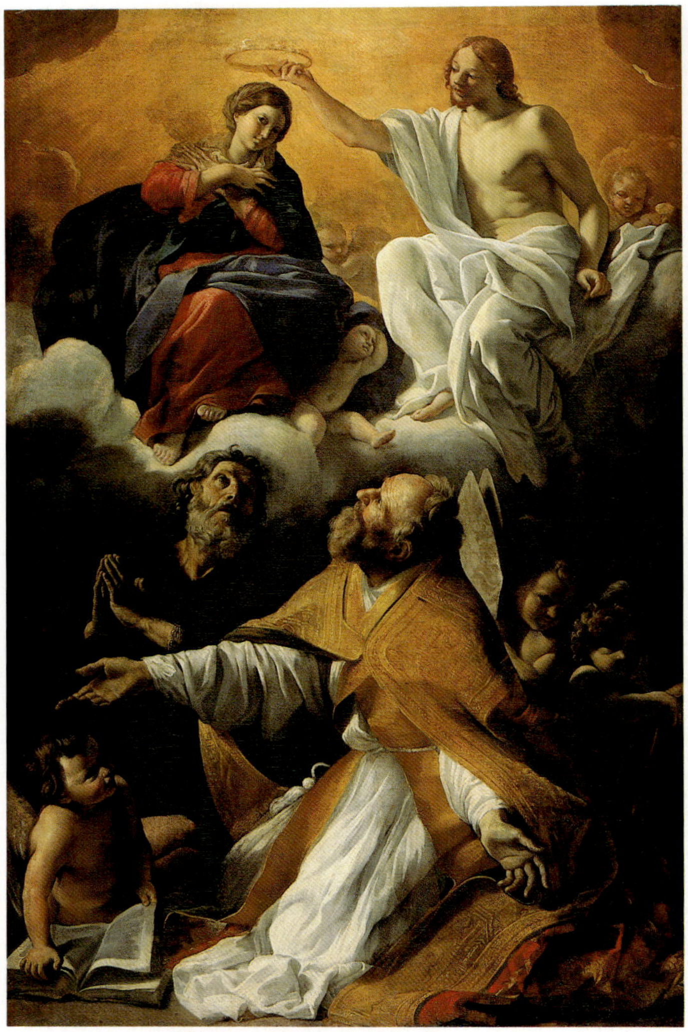

Giovanni Lanfranco Parma 1582 – Rom 1647
Marienkrönung mit den hll. Augustinus und Wilhelm von Aquitanien.
Leinwand, 220 × 144 cm. Sammlung Ludwigs XIV., 1671 von dem Bankier Eberhard Jabach erworben. Eine spätere Fassung des Bildes wurde 1616 für die Kirche Sant' Agostino in Rom gemalt. INV. 332

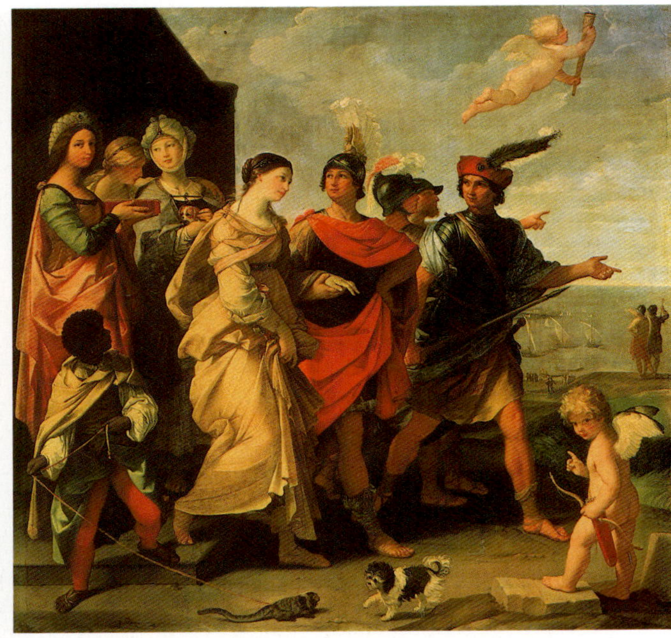

Guido Reni Calvenzano 1573 – Bologna 1642
Der Raub der Helena, 1631.
Leinwand, 253 × 265 cm (16 cm auf der rechten Seite sind spätere Hinzufügung). In Auftrag gegeben 1626/28 vom spanischen Botschafter in Rom für die Galerie Philipps IV. von Spanien. Erworben vom Marquis de la Vrillière für sein Haus in Paris; während der Revolution beschlagnahmt aus der Sammlung des Herzogs von Penthièvre. INV. 539

Gegenüber
Lionello Spada Bologna 1576 – Parma 1622
Heimkehr des verlorenen Sohnes.
Leinwand, 160 × 119 cm (original 140 × 100 cm).
Aus der herzoglichen Galerie in Modena, 1796; Zugang 1797.
INV. 677

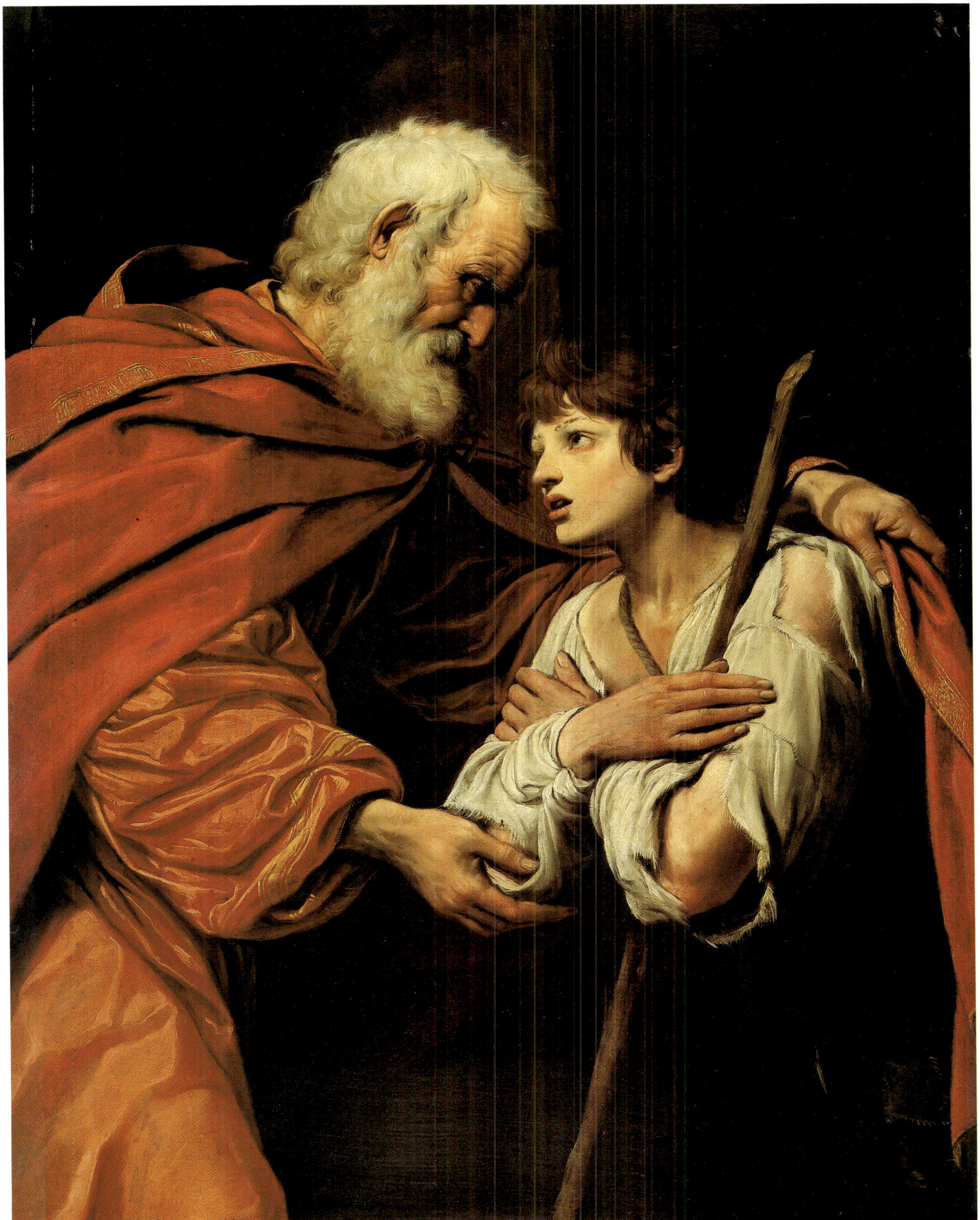

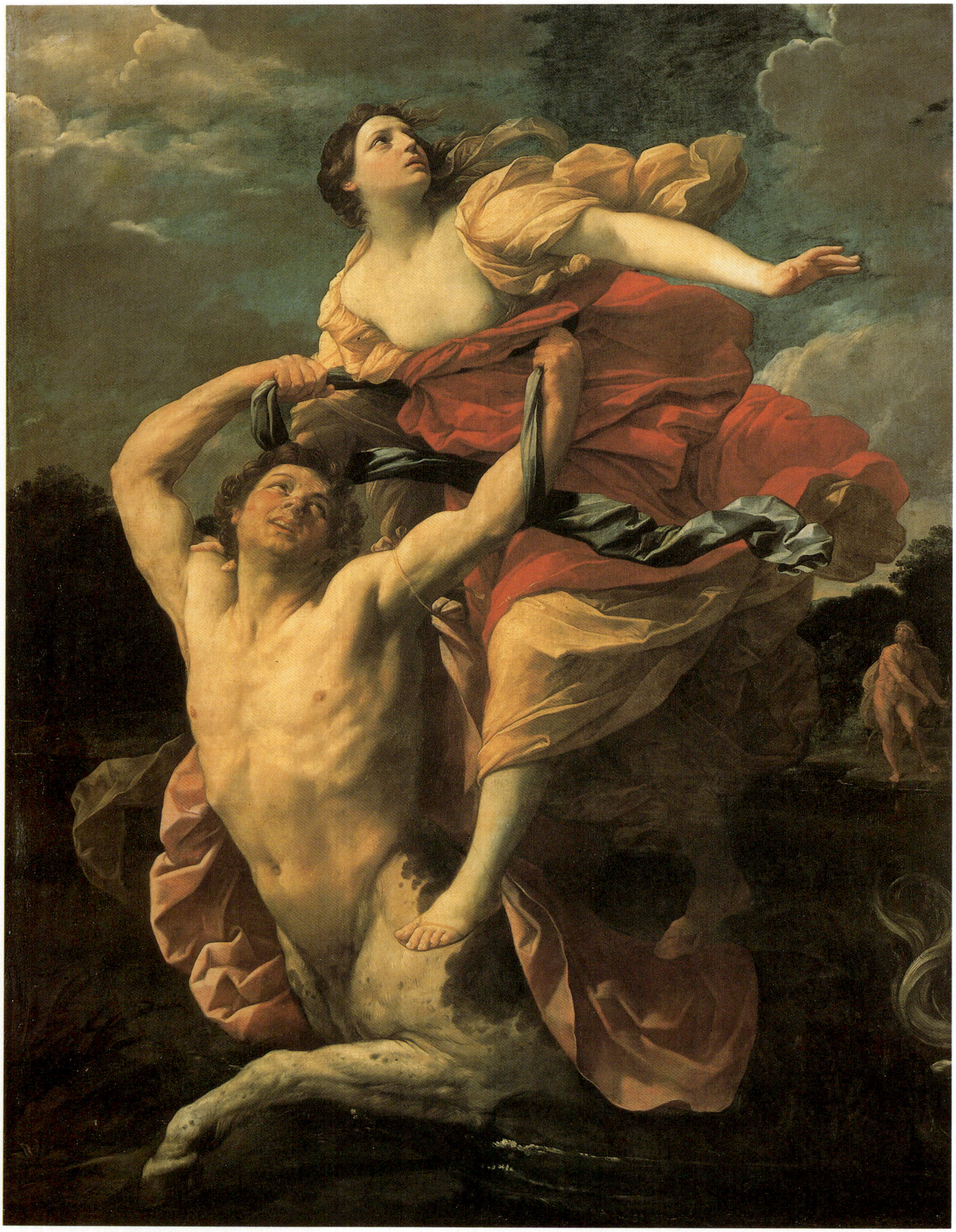

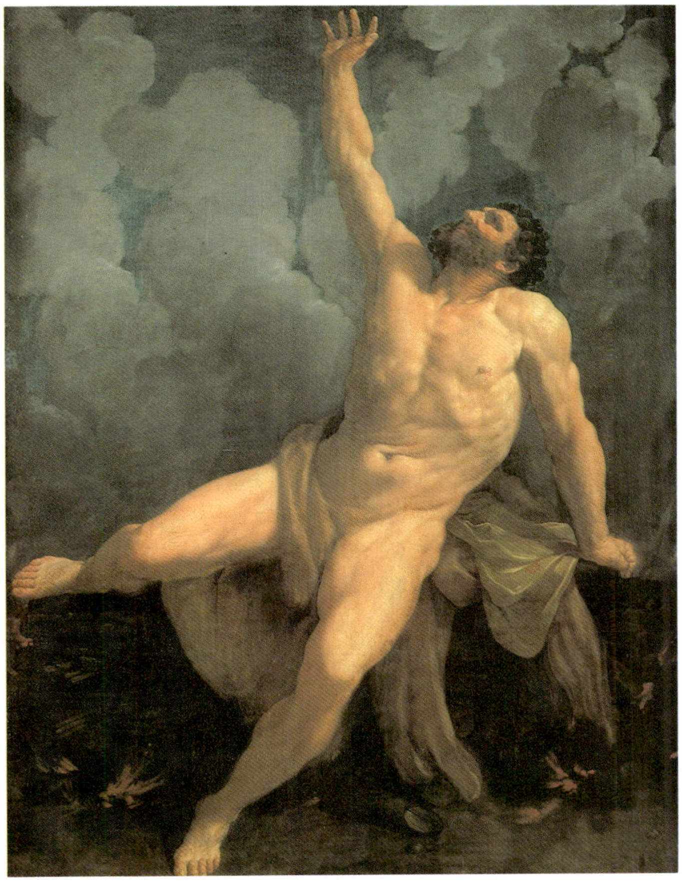

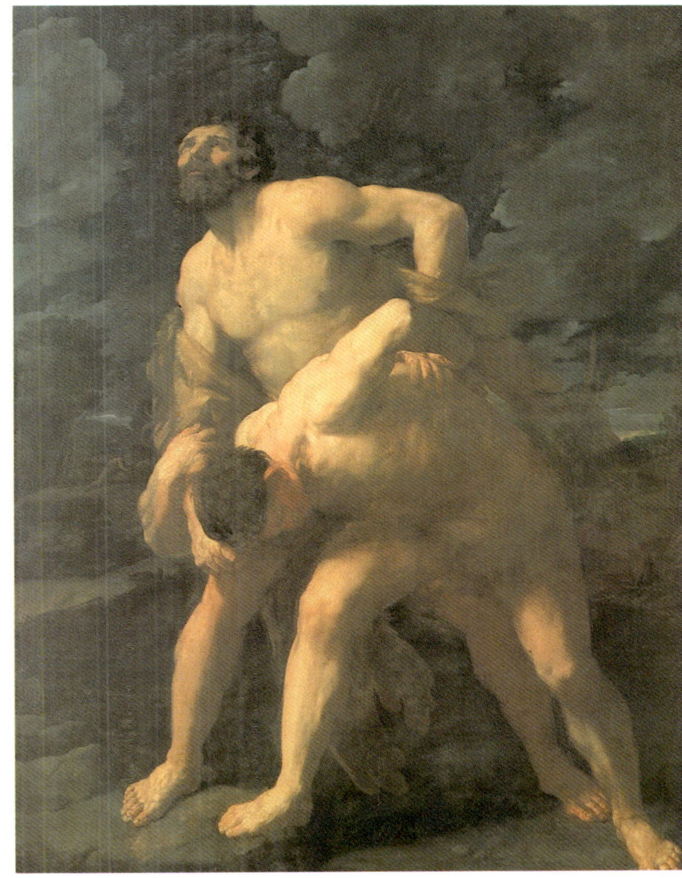

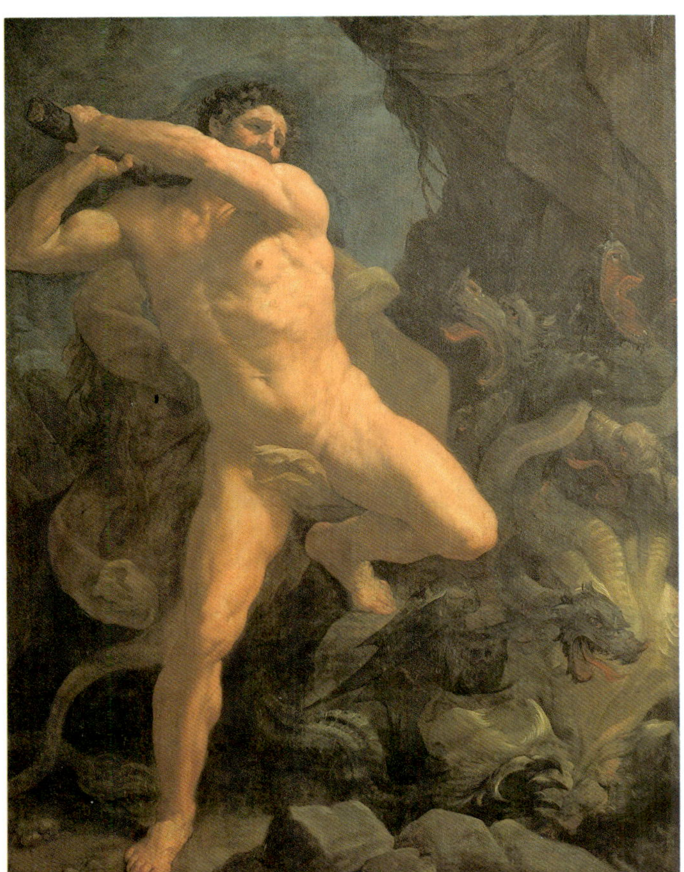

Guido Reni
Herkules auf dem Scheiterhaufen, 1617.
Leinwand, 260 × 192 cm. INV. 538
Zusammen mit den anderen drei Bildern dieser Doppelseite in Auftrag gegeben 1617 von Ferdinando Gonzaga, Herzog von Mantua, für einen Raum der Villa Favorita bei Mantua. Der allegorische Zyklus feiert die siegreiche Herrschaft der Gonzaga in Mantua.
Aus der Sammlung Karls I. von England; Sammlung Ludwigs XIV., erworben 1662 von dem Bankier Eberhard Jabach.

Herkules ringt mit Acheloos, 1620/21.
Leinwand, 261 × 192 cm. INV. 536

Herkules bekämpft die Hydra, 1620/21.
Leinwand, 260 × 192 cm. INV. 535

Gegenüber
Nessus entführt Deianeira, 1620/21.
Leinwand, 239 × 193 cm. INV. 537

Denys van Alsloot

Das Interesse an der gesehenen Umwelt und der Schilderung der Natur hat in den Bildern des Nordens von van Eyck bis Bruegel eine nicht zu übersehende Rolle gespielt. Das bezeugt nicht zuletzt die Massenproduktion der kleinformatigen Landschaften, die im 16. Jahrhundert die lokalen Märkte überschwemmte. Aber erst in den ersten Jahrzehnten des 17. Jahrhunderts wird Naturschilderung mit Lebensgefühl verbunden, werden Landschaft und Dingwelt Gleichnisse der menschlichen Natur schlechthin. Es erwacht das Bedürfnis nach Bildern, die die alltägliche Wirklichkeit widerspiegeln. Das Verhältnis des einzelnen privaten Menschen zu seinen Mitmenschen, seiner Umgebung tritt nun in den Vordergrund. In dieser Auseinandersetzung entstehen neue Bildtypen. Und so entdecken wir auch in Alsloots *Winterlandschaft* über die objektive Naturbeobachtung hinaus die subjektive Empfindung, die sinnliche Erfahrung von klirrender Kälte und dem juwelenhaften Glanz des klaren Wintertages. Wir dürfen nicht

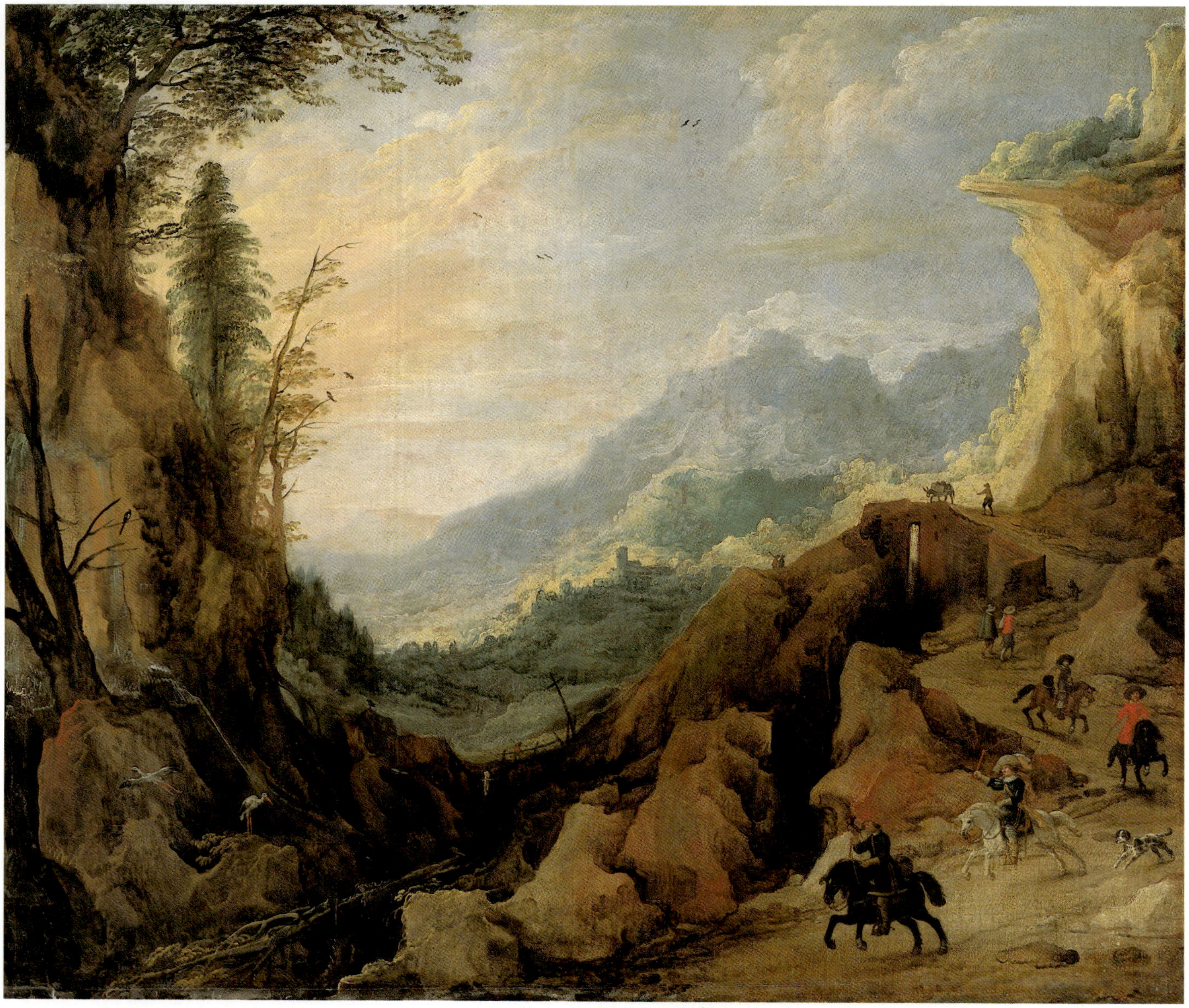

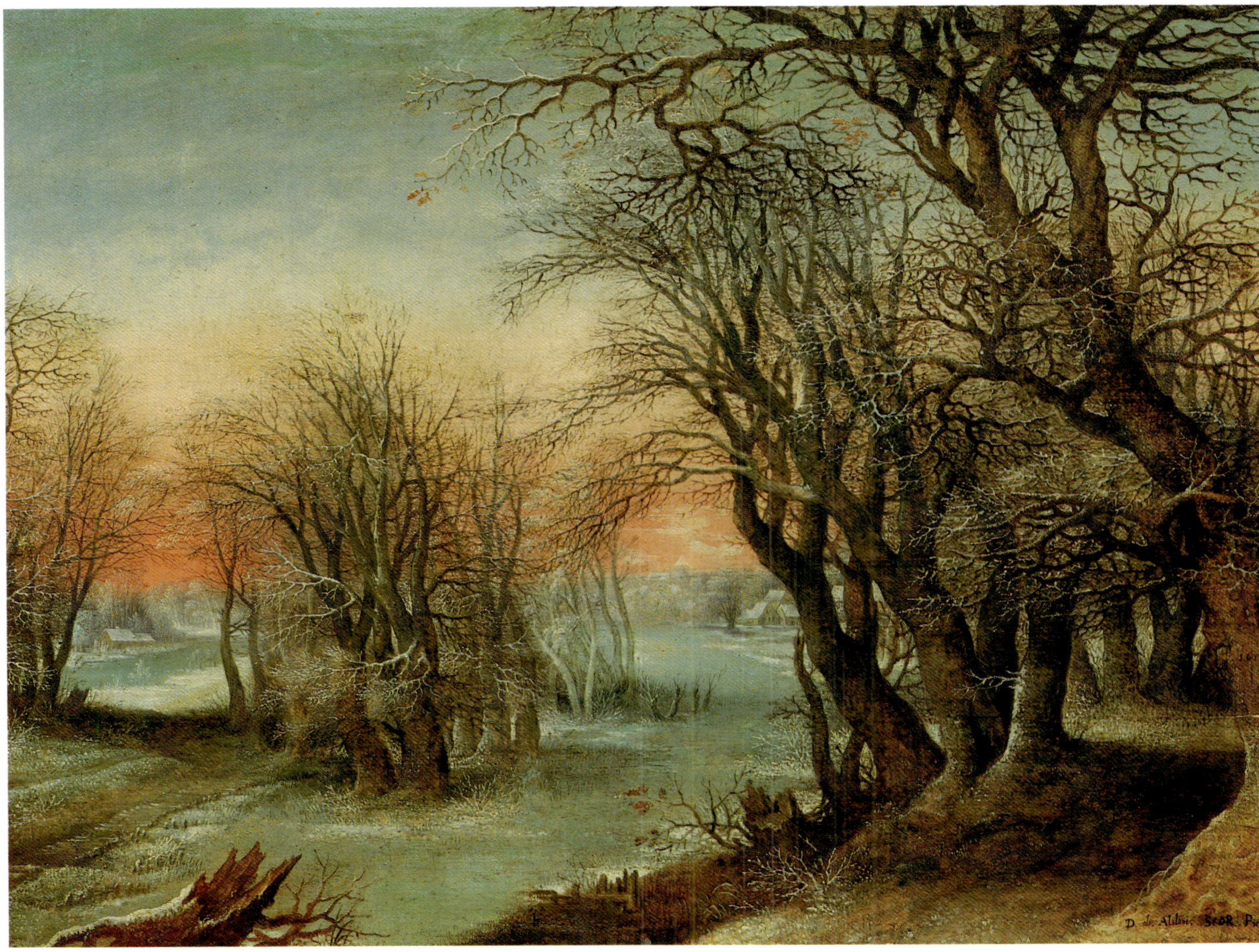

ausschließen, daß die Schönheit der winterlichen Natur nicht auch schon vor 1600 empfunden wurde, aber so etwas war wohl noch kein Bildthema. Ein neues Naturverständnis bahnt sich hier an; es wird letztendlich dazu führen, daß die Maler die atmosphärischen Nuancen, das Flirren des Lichts unter freiem Himmel, zum Gegenstand ihrer Kunst machen.

Denys van Alsloot Malines 1570 – Brüssel 1628
Winterlandschaft, 1610.
Holz, 36 × 47 cm. Zugang 1950. M.N.R. 431

Gegenüber
Joos de Momper Antwerpen 1564 – 1635
Hochgebirgslandschaft mit galoppierenden Reitern.
Leinwand, 135 × 156 cm. Sammlung Ludwigs XIV. (?), erwähnt in einem Inventar von 1733. INV. 1104

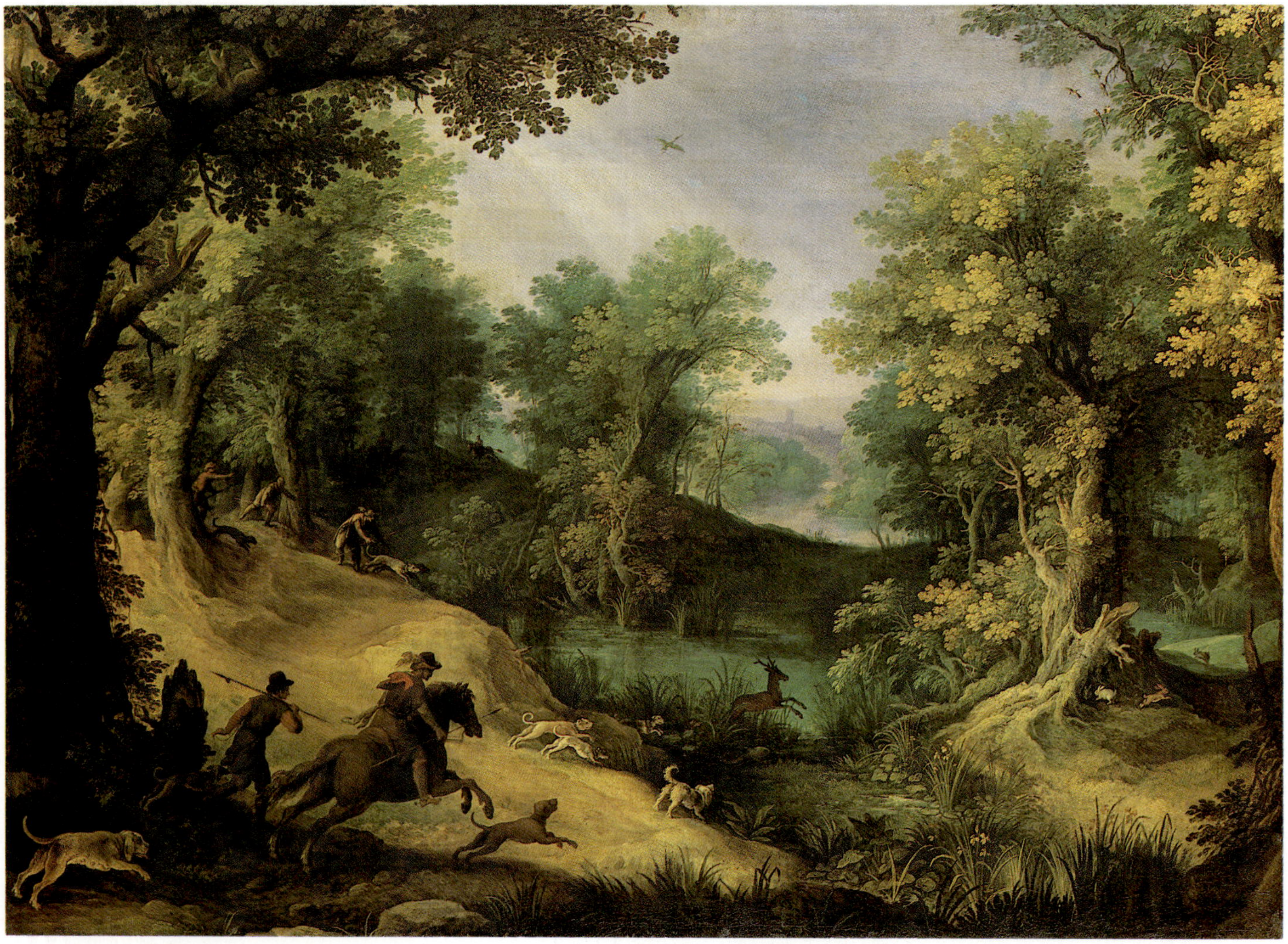

PAUL BRIL Antwerpen 1554 – Rom 1626
Hirschjagd.
Leinwand, 105 × 137 cm. Sammlung Ludwigs XIV., vor 1683.
INV. 1109

Gegenüber, oben
JAN BRUEGHEL D. Ä. Brüssel 1568 – Antwerpen 1625
Die Schlacht von Issos, 1602.
Holz, 87 × 136 cm. Sammlung Ludwigs XIV., Schenkung von Le Nôtre an den König, 1693. INV. 1094

Gegenüber, unten
ADRIAEN PIETERSZ. VAN DE VENNE Delft 1589 – Den Haag 1662
Allegorie auf den Waffenstillstand von 1609 zwischen dem Erzherzog von Österreich, Gouverneur der südlichen Niederlande, und den Nordprovinzen, 1616.
Holz, 62 × 113 cm. Sammlung Ludwigs XIV., vor 1683.
INV. 1924

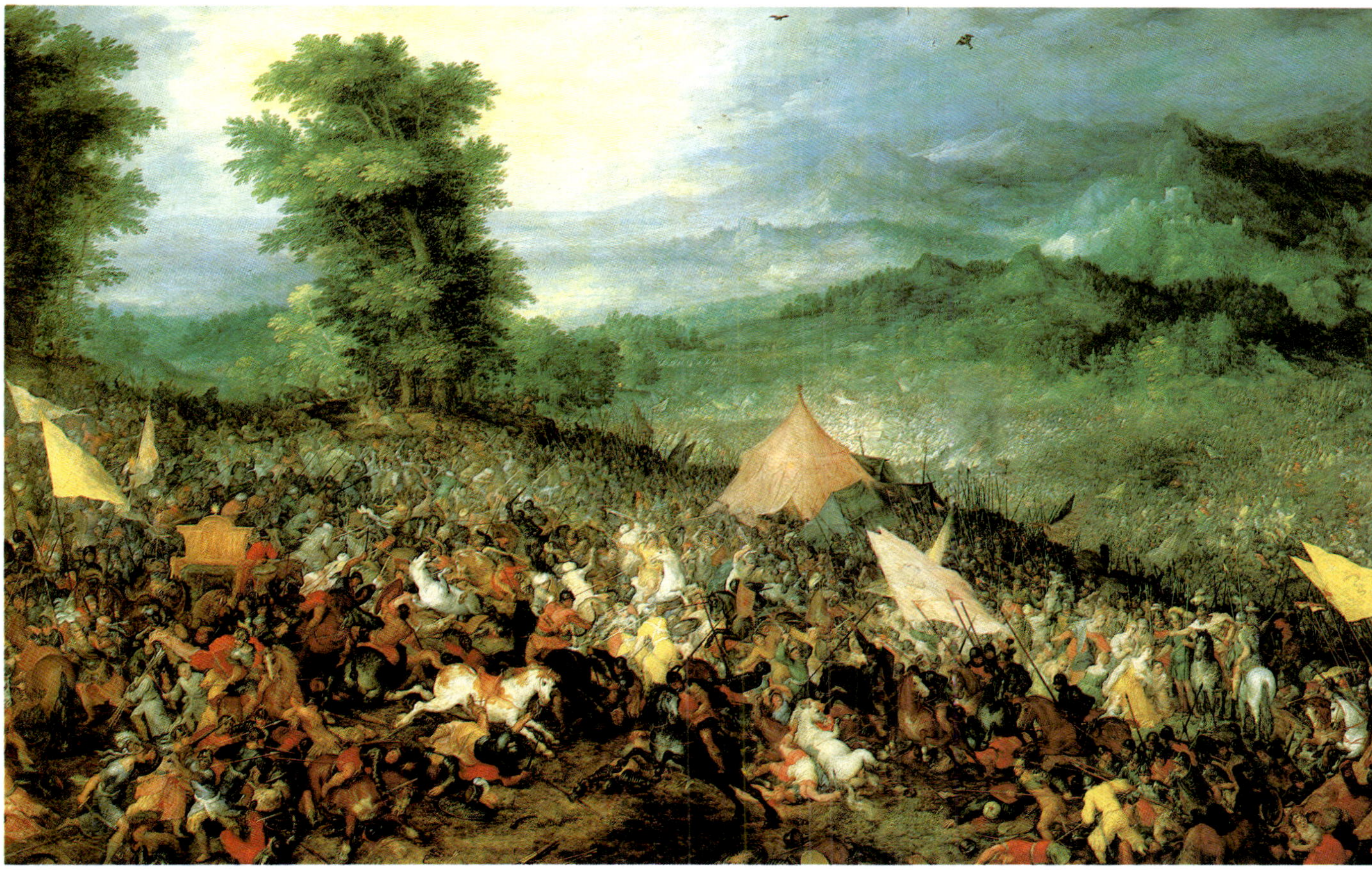

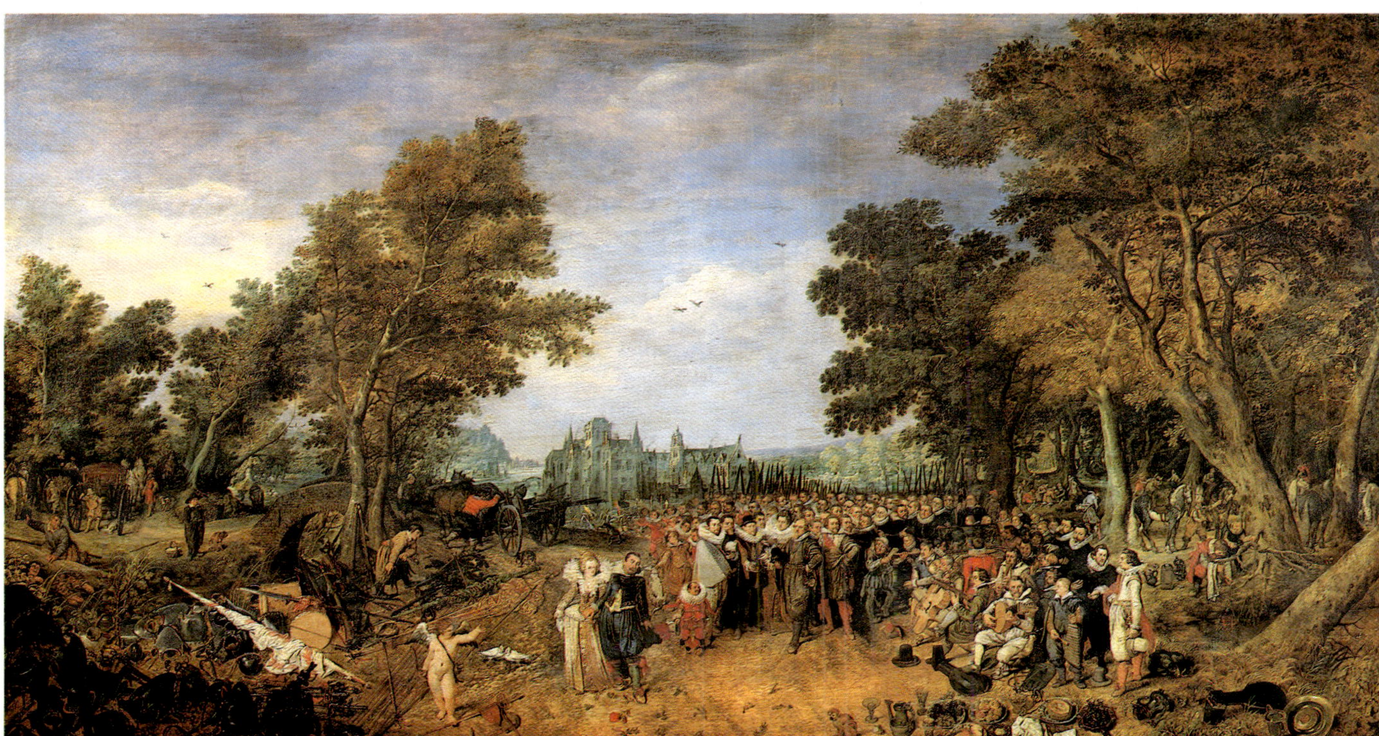

Frans Hals

Wenn das Aufblühen eines neuen Stils Hand in Hand geht mit künstlerischem Genie, darf man von einer Sternstunde sprechen. Der aus Flandern stammende, wohl religiöser Verfolgung wegen nach Haarlem ausgewanderte Frans Hals war um die Dreißig, als seine Kunst der Menschendarstellung mit einer ganz neuartigen, brillanten Maltechnik hervortrat. Mit einer farbenfrohen Palette, in der die bunte Vielfalt des Lebens eingefangen scheint, und mit raschem Pinselstrich vermochte er seine scharf beobachteten Motive mit einer so unmittelbar anmutenden Vitalität pointiert auf die Leinwand zu bannen, wie es in der Malerei in solcher Vollkommenheit bisher nicht vorgekommen war. Die opulente Farbenpracht, die Spontaneität der Auffassung und vor allem die Treffsicherheit, auch im Allgemeinen das Wesentliche auszudrücken, verleihen seiner Malerei eine neue Qualität der Unbestechlichkeit, machen sie zu zwanglos-natürlichen Abbildern des Lebens. Hatten bisher alle Stile auf der Kunst der Zeichnung aufgebaut, so begann die Malerei nun, sich von solchen Hilfsmitteln zu befreien; nur mit Pinsel und Farbe konnte der Maler künftig die flüchtigen Erscheinungen des Lebens auf die Leinwand übertragen. Der malerische Stil ist geboren.

Die jungen Haarlemer Maler begriffen diese neuen Möglichkeiten und machten alsbald Gebrauch davon. Es entstanden jene funkelnden Bilder von den fröhlichen Festen, mit denen sich die Mitglieder der Haarlemer Schützengilde mit ihren Frauen gegen Ende des Dreißigjährigen Krieges die Zeit vertrieben. Die Kunst des Frans Hals erscheint uns heute noch viel bemerkenswerter als den damaligen Zeitgenossen. Sie war nicht nur über jegliche Konkurrenz erhaben, sondern auch unnachahmlich in ihrer Originalität und damit wohl nur von einer Nachwelt voll zu würdigen, die ihre eigenen Ziele hier vorweggenommen sah. Inzwischen schätzen wir nicht nur die getreue Schilderung der Wirklichkeit, sondern auch die psychologische Schärfe, die in der Durchdringung der animalisch-humanen Natur zum Ausdruck kommt: die affenartigen Gesellschaften und das gakkernde Gekicher in Zuständen von euphorischer Lebensfreude.

Gegenüber
FRANS HALS Antwerpen um 1581/85 – Haarlem 1666
Spaßvogel mit Laute.
Holz, 71 × 62 cm. Zugang 1984. R. F. 1984-32

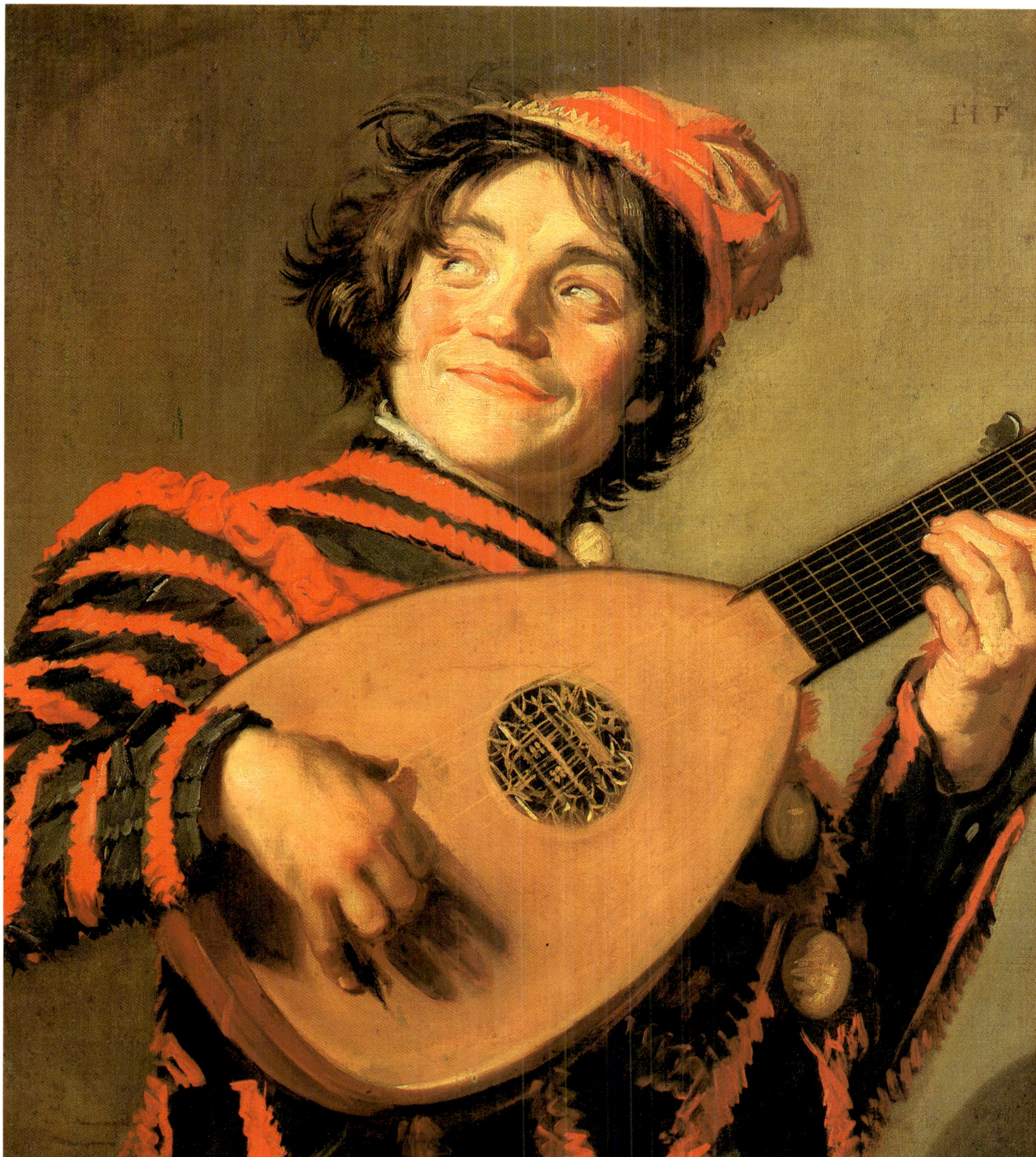

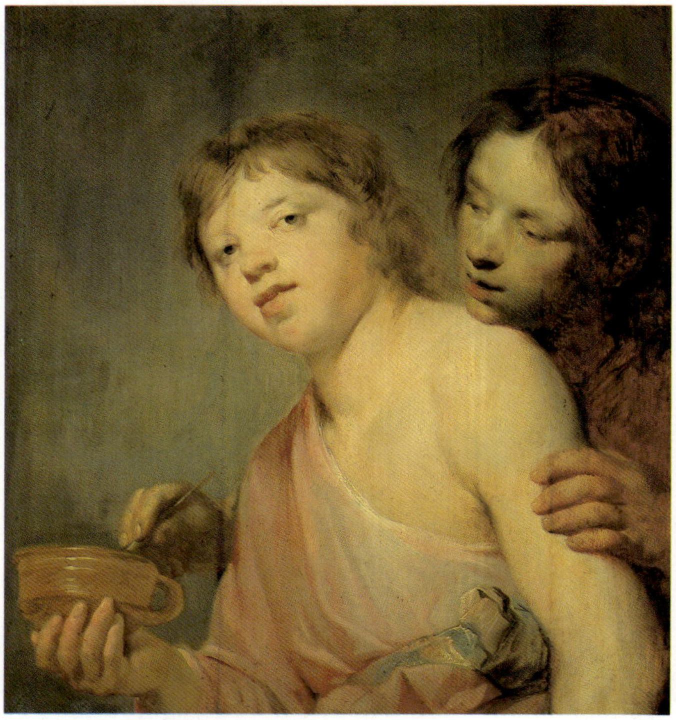

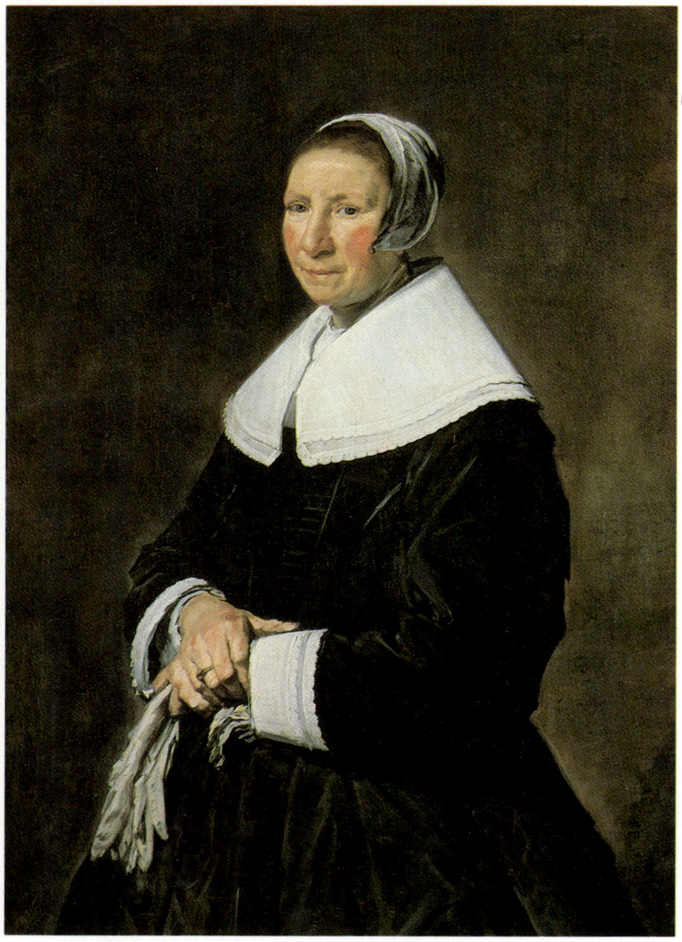

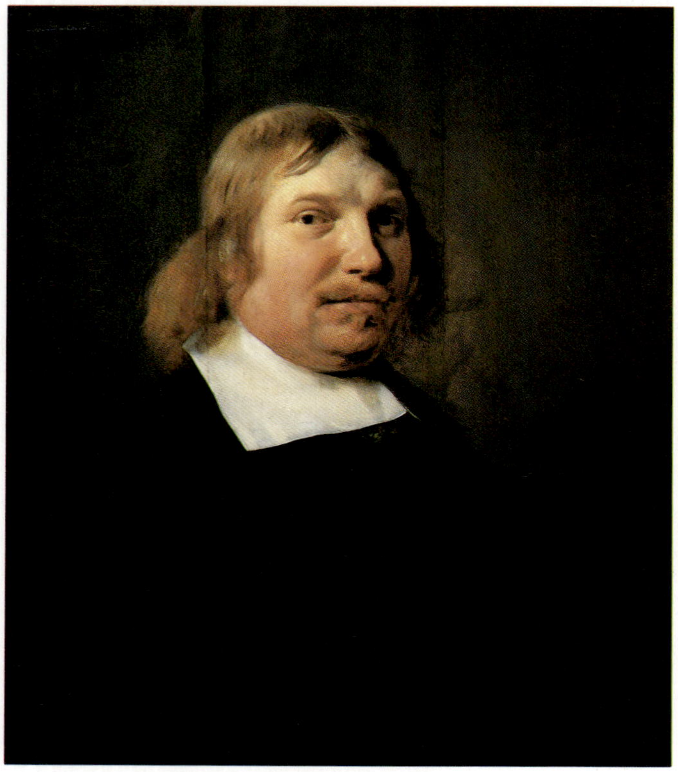

Frans Hals
Bildnis einer Frau.
Leinwand, 108 × 80 cm. Legat Louis La Caze, 1869. M. I. 927

Oben links
Pieter Fransz. de Grebber Haarlem um 1600 – 1652/53
Unterricht im Tätowieren.
Holz, 62 × 57 cm. Legat Baron Basile de Schlichting, 1914.
R. F. 2136

Unten links
Jan de Bray Haarlem 1627 – 1697
Bildnis eines Mannes, 165(8)?
Holz, 67 × 56 cm. Legat Mme Emile-Louis Sevène, 1910.
R. F. 1760

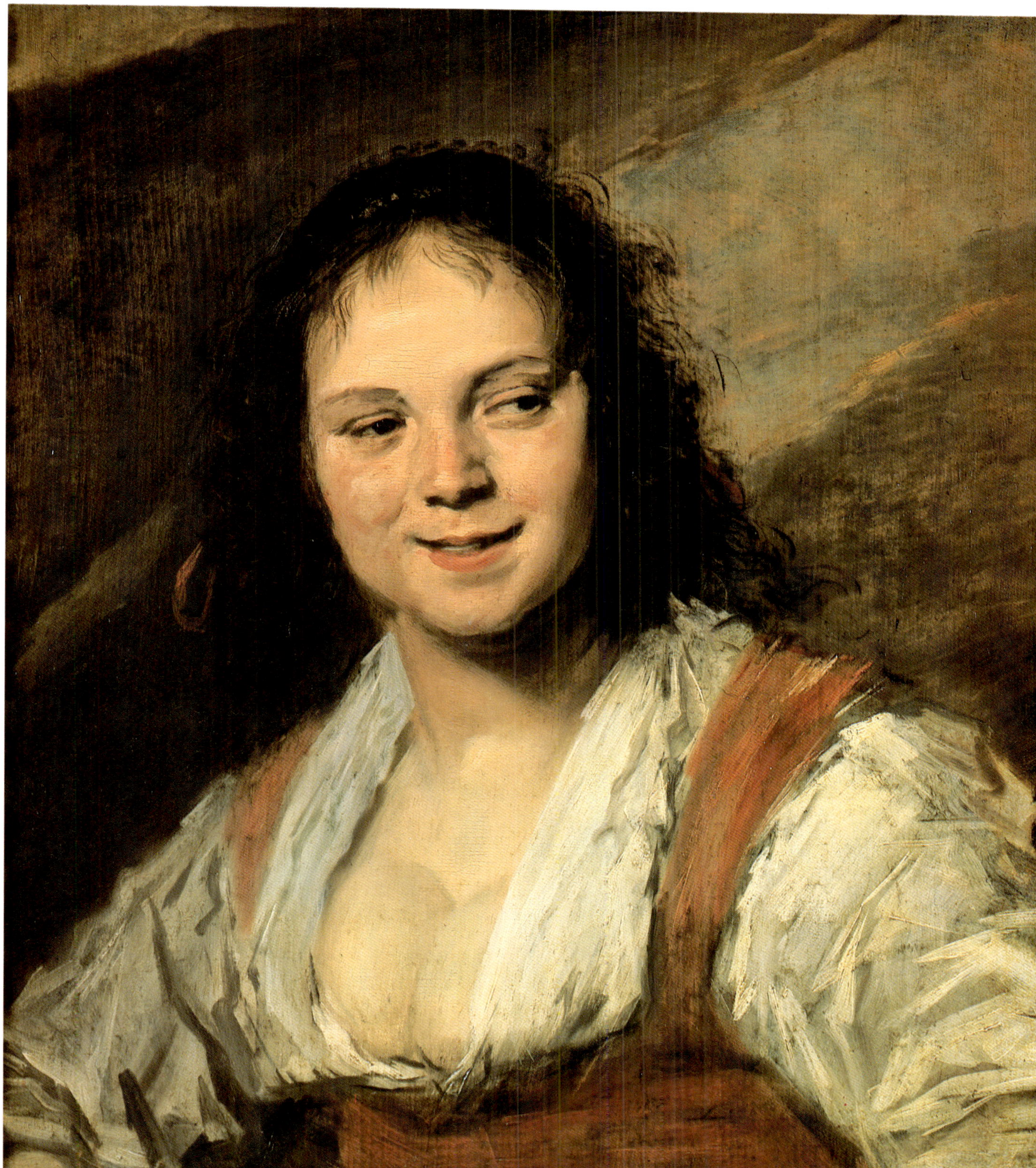

Frans Hals
Die Zigeunerin.
Holz, 58 × 52 cm. Legat Louis La Caze, 1869. M. I. 926

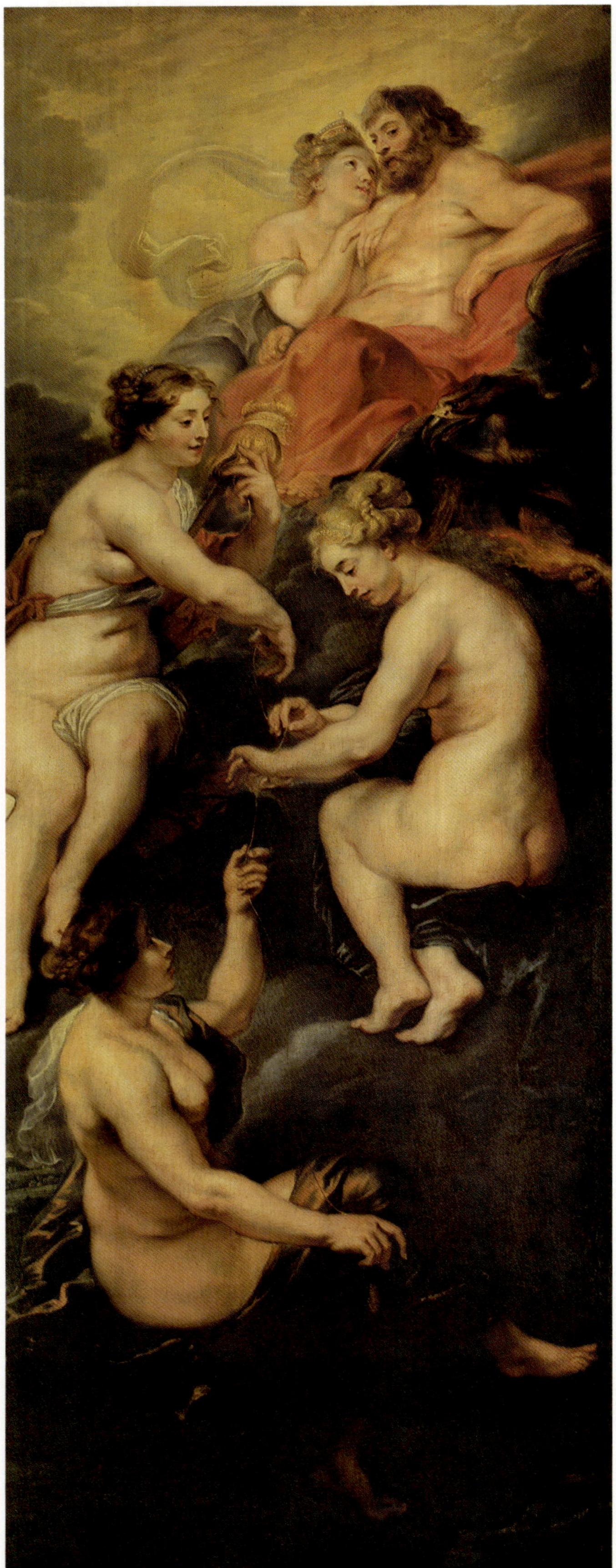

Peter Paul Rubens

Mit 43 Jahren stand Rubens auf der Höhe seiner Schaffenskraft. Kurz zuvor hatte er die Deckengemälde für die Jesuitenkirche in Antwerpen vollendet, ein Werk, das mit seinem atemberaubenden Erfindungsreichtum dem Barock auch im Norden zum Durchbruch verhalf (vgl. *Die Kreuzaufrichtung*, Seite 365). Mit dem ihm eigenen unverhohlenen, unerschütterlichen Selbstvertrauen war er nun auf der Suche nach einem gleichrangigen weltlichen Auftrag. In einem Brief an einen englischen Kunsthändler schreibt er im September 1621: »Mein Talent ist so beschaffen, daß noch kein Auftrag meinen Schaffensmut übertroffen hat, wie übermäßig an Vielheit und Verschiedenheit der Gegenstände er auch gewesen sein mag.« Wenige Monate später konnte er sich über den Verlust des erhofften Londoner Auftrags mit einer selbst für seine Verhältnisse überaus großartigen Aufgabe trösten: Man rief ihn nach Paris, wo ihm die Folge von insgesamt 24 großformatigen Gemälden übertragen wurde, die das Leben der Maria de Medici, Witwe des ermordeten Königs Heinrich IV., verherrlichen sollten. Der monumentale Zyklus war für den westlichen Galerietrakt im neuerbauten Palais du Luxembourg bestimmt, der Residenz der jetzigen Königinmutter, wohin sie nach der Aussöhnung mit ihrem Sohn Ludwig XIII. zurückgekehrt war. Ein weiterer Zyklus zum Ruhme Heinrichs IV. wurde gleichzeitig für die östliche Galerie geplant, doch Maria gab bezeichnenderweise der Medici-Galerie Vorrang.

Zurück in Antwerpen, machte sich Rubens unverzüglich an die Entwürfe für den Medici-Zyklus. Die

Peter Paul Rubens Siegen 1577 – Antwerpen 1640
Sogenannter *Medici-Zyklus*.
Zyklus von 21 Bildern über das Leben der Maria de' Medici, Königin von Frankreich und Gemahlin Heinrichs IV., gemalt zwischen 1621 und 1625 für eine Galerie im Palais du Luxembourg, dem Wohnsitz der Königin (heute Senat). Sammlung Ludwigs XIV., 1693; im Louvre seit 1816. INV. 1767 – 1792

Das Schicksal der Maria de' Medici.
Die drei Parzen spinnen den Lebensfaden des ungeborenen Kindes, beobachtet von Jupiter und Juno.
Leinwand, 394 × 155 cm. INV. 1769

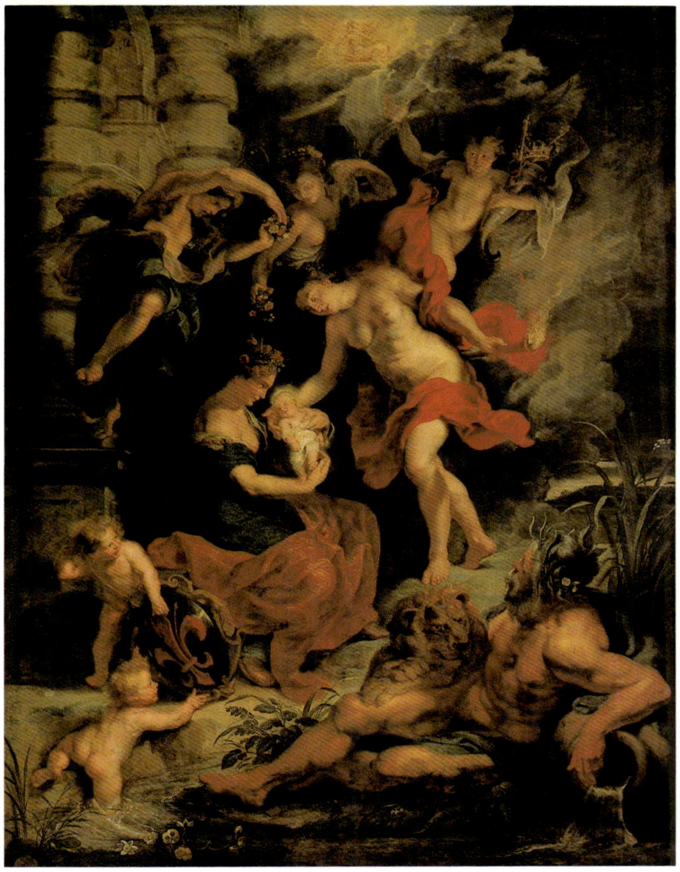

Die Geburt der Maria de' Medici.
Die Geburtsgöttin Lucina bringt das Kind der Personifikation von Florenz dar.
Leinwand, 394 × 295 cm. INV. 1770

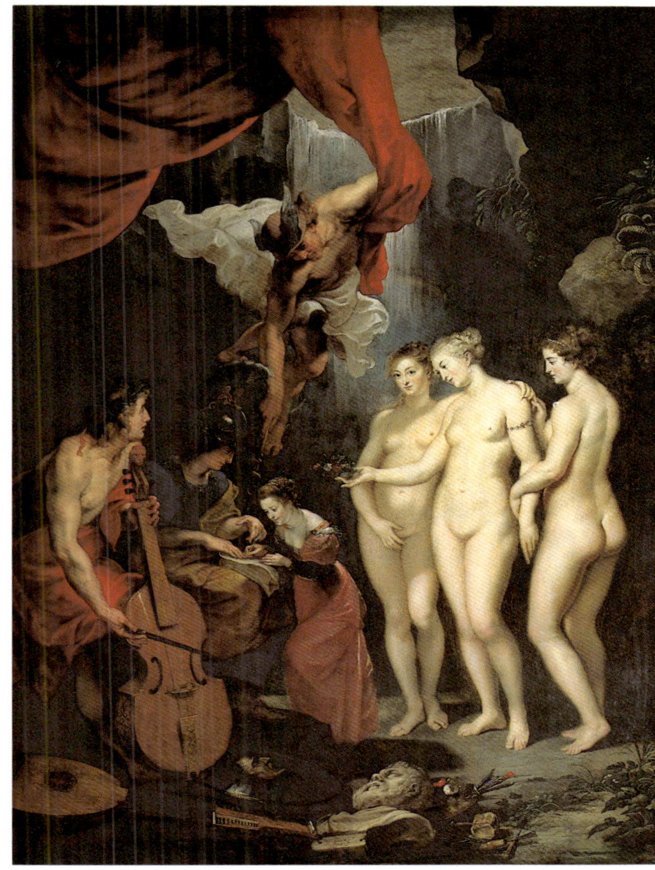

Die Erziehung der Maria de' Medici.
Apollo und Merkur lehren sie Musik und Eloquenz, Minerva gibt ihr Unterricht im Lesen und die drei Grazien beschenken sie mit Schönheit.
Leinwand, 394 × 295 cm. INV. 1771

im Auftrag Ludwigs XIII. zu erarbeitenden Tapisserie-Entwürfe zum Leben Konstantins des Großen für die Pariser Manufaktur mußten dagegen zurücktreten. Angesichts der politisch heiklen Thematik und einer Auftraggeberin, die bekanntermaßen schwierig war, machte sich Rubens keinerlei Illusionen über die Problematik des ambitionierten Projektes. Der Auftrag selbst war nicht nur Ausdruck eitler Selbstbeweihräucherung, sondern auch ein politischer Schachzug im noch immer gespannten Verhältnis Marias zu ihrem Sohn Ludwig XIII. Rubens, der sich sonst seinen Themen gern vom realistischen Standpunkt genähert hatte, mußte hier auf eine metaphorische Bildsprache ausweichen. Was ihn eigentlich reizte, war eine lebensnahe, sinnlich-materielle Darstellung von Mensch und Umwelt, vorgetragen mit einem hinreißenden Schwung.

Der Medici-Zyklus macht von Anfang an deutlich, daß die Persönlichkeit des Malers auf dieser höfisch-dekorativen Stilstufe und angesichts des vorgegebenen glorifizierenden Bildprogramms in den Hintergrund treten und eine gewisse Distanz wahren muß. Die frei erfundenen Szenen sind zumeist in Form allegorischer und mythologischer Überhöhung dargestellt. Die erste und letzte der 21 Szenen zum Leben der Maria de Medici, heute im Louvre – drei zugehörige Gemälde, die die Eltern Marias und sie selbst als Bellona darstellen, befinden sich im Depot in Versailles –, sind bei gleicher Höhe schmaler als die übrigen und bilden an der Eingangswand des Louvre-Saales den äußeren Rahmen. Schon die erste Szene, gewissermaßen der Prolog, macht uns mit dem formalen Symbolismus dieser Malerei bekannt: Die drei Parzen spinnen den Schicksalsfaden der ungeborenen

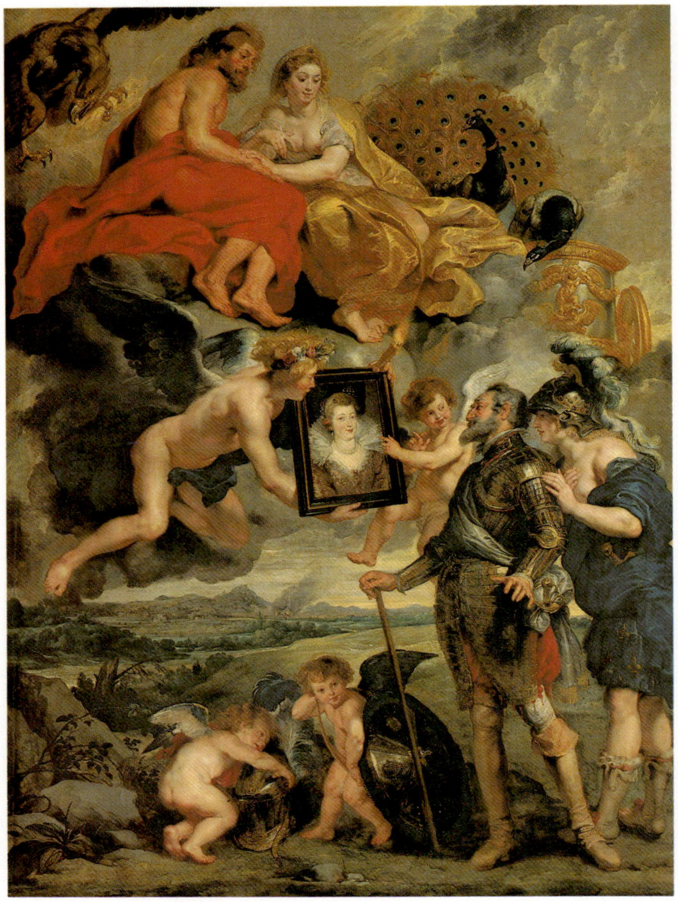
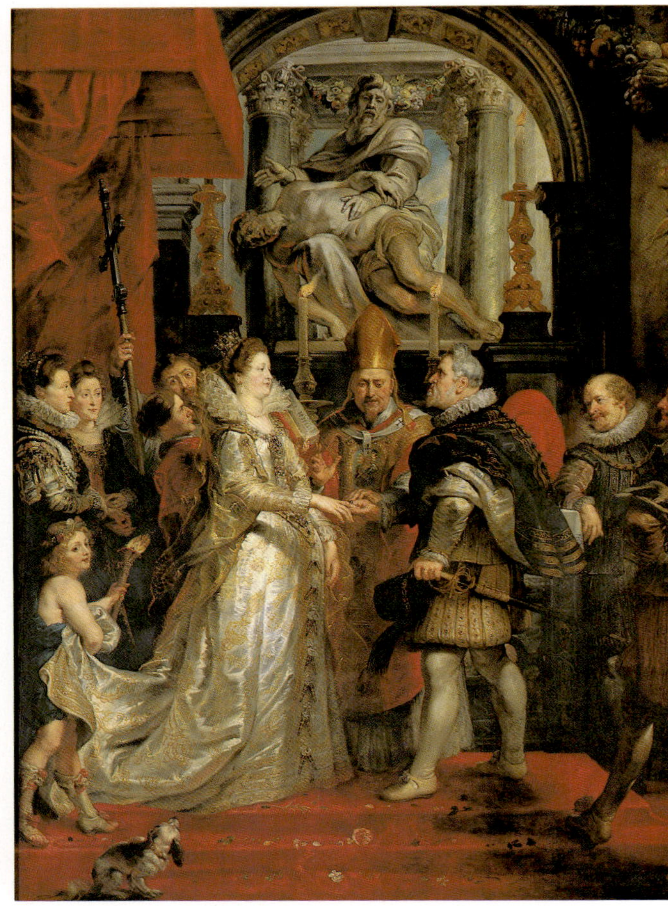
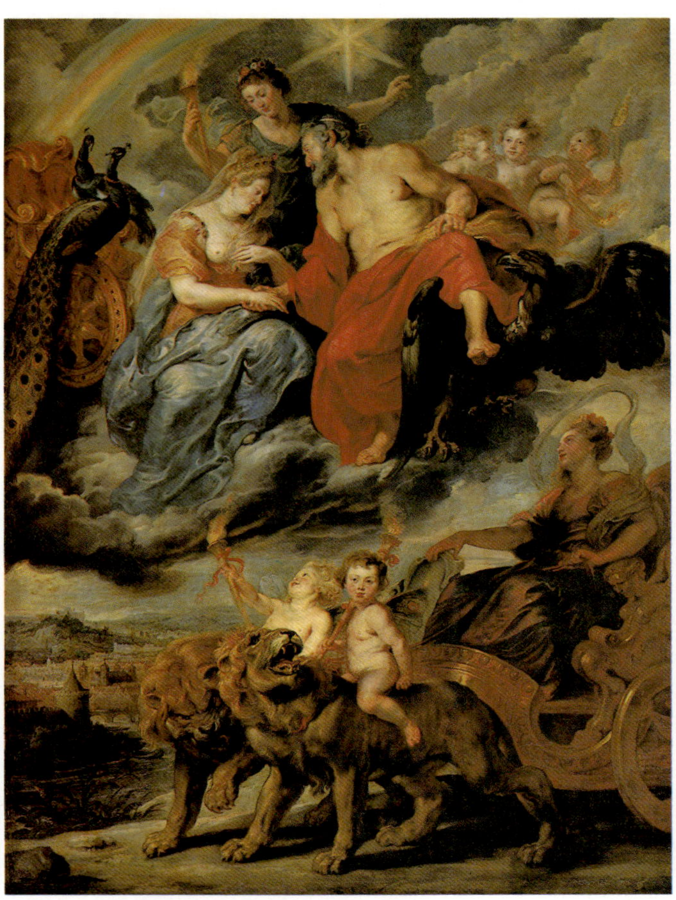
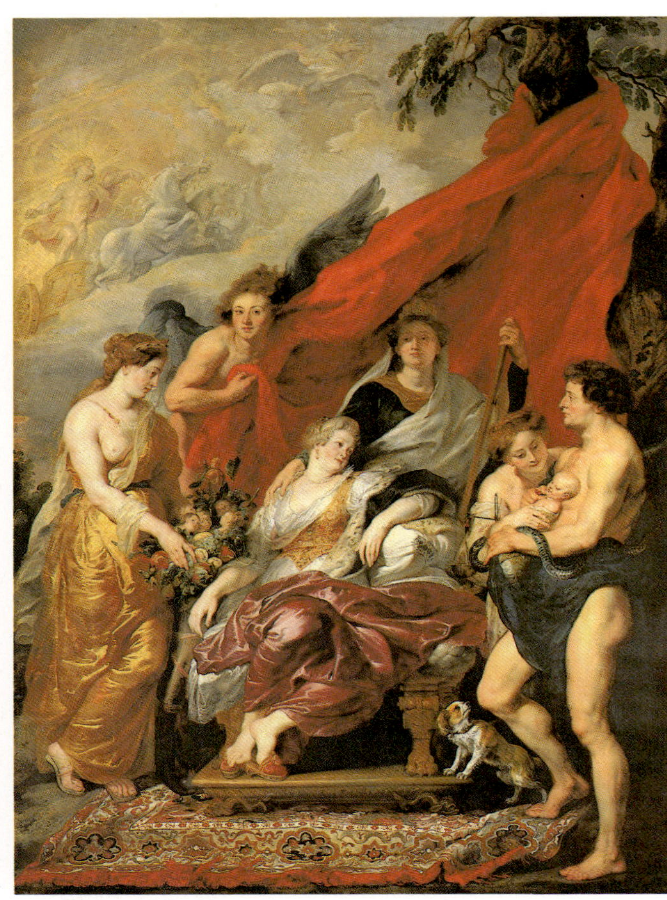

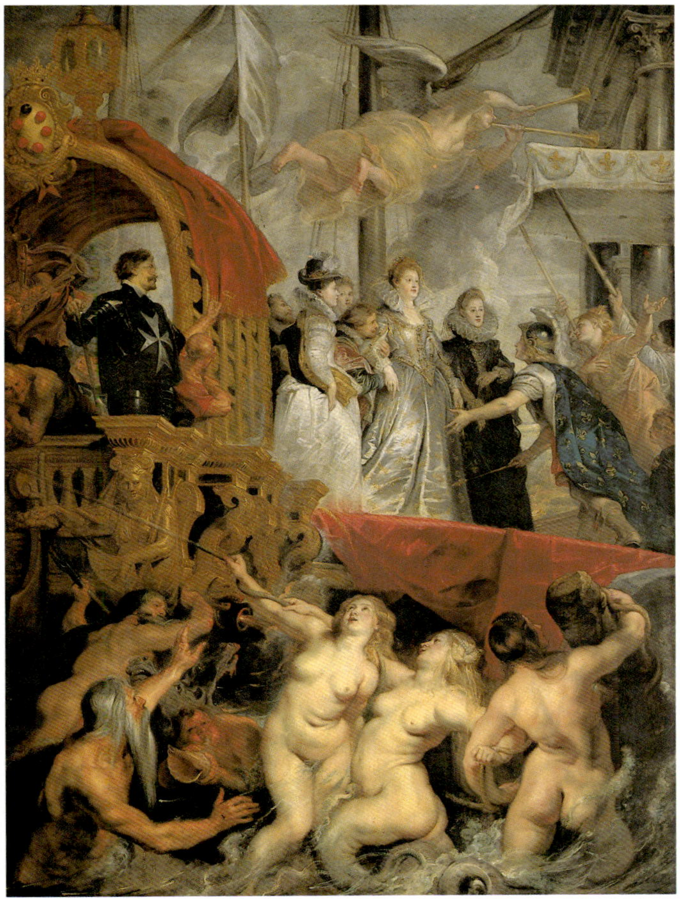

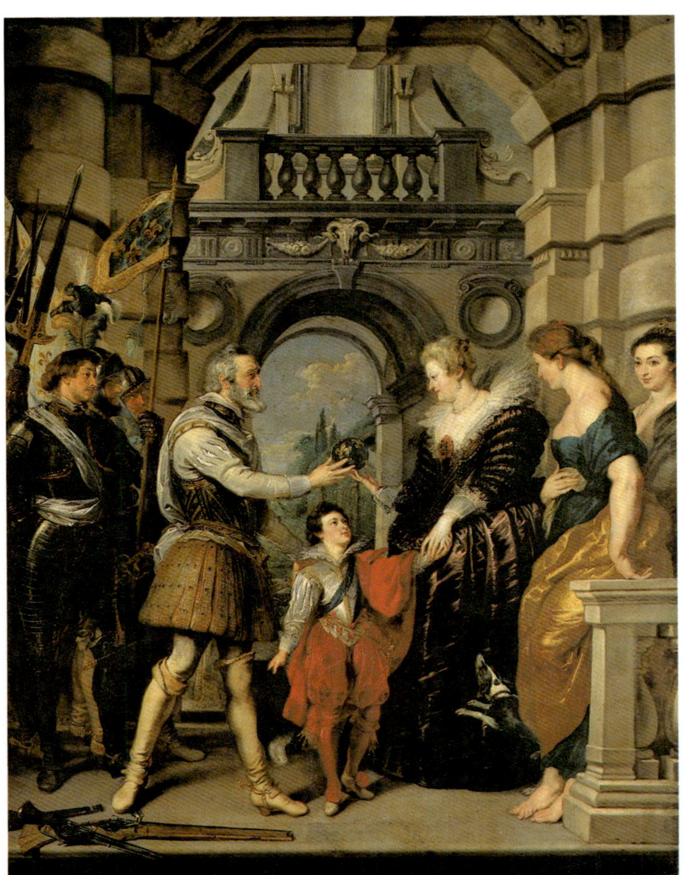

Prinzessin: Klotho hält die Spindel und leitet den Faden weiter an ihre Schwestern Lachesia und Atropos. Die drei üppigen Frauen sind nackt bis auf lose drapierte Tücher, die ihre Reize kaum verhüllen. Im oberen Bildteil schmiegt sich Juno an Jupiter (beide tragen die Züge Marias und Heinrichs). Die zärtliche Geste in der sonst kühl-konventionellen Darstellung erweckt Gefühle intimer Vertrautheit und Sympathie; die Vorstellungskraft des Betrachters wird von den sinnenfrohen Gestalten beflügelt.

In der gleichen symbolhaften Weise wird anschließend *Marias Geburt* in Szene gesetzt: Die Personifikation von Florenz empfängt das Neugeborene aus den Händen der Geburtsgöttin Lucina, während Genien von oben Blumen streuen und der Flußgott Arno im Vordergrund dem Geschehen zuschaut. Und auch hier ist im Dialog des Spiels von Licht und

Obere Reihe, von links
Heinrich IV. empfängt das Bildnis der Maria de' Medici.
Das Götterpaar Jupiter und Juno sendet Heinrich IV. durch den Hochzeitsgott Hymen und Amor ein Bildnis, das ihm die Schönheit Marias offenbart.
Leinwand, 394 × 295 cm. INV. 1772

Die Hochzeit per Prokuration, 5. Oktober 1600.
Der König, an seine Regierungsgeschäfte in Paris gebunden, heiratet Maria de' Medici in Florenz durch einen Vertreter.
Leinwand, 394 × 295 cm. INV. 1773

Die Landung Maria de' Medicis in Marseille, 3. November 1600.
In Begleitung von prunkvollen Meeresgöttern wird Maria, angekündigt von Fama, von der Personifikation Frankreichs empfangen.
Leinwand, 394 × 295 cm. INV. 1774

Untere Reihe, von links
Erste Begegnung des Königs mit Maria de' Medici in Lyon, 9. November 1600.
Die Stadt empfängt das als Jupiter und Juno thronende Königspaar im Triumphwagen des Hymen, von Löwen gezogen.
Leinwand, 394 × 295 cm. INV. 1775

Die Geburt Ludwigs XIII. in Fontainebleau, 27. September 1601.
Der neugeborene Dauphin wird dargebracht von einer Personifikation der Gesundheit, während die Fruchtbarkeit Maria de' Medici einen Korb voller Kinder und Blumen präsentiert.
Leinwand, 394 × 295 cm. INV. 1776

Die Übergabe der Regentschaft, 20. März 1610.
Heinrich IV. bricht auf in den Krieg gegen Österreich. Er übergibt die Regierung (symbolisiert durch den Reichsapfel mit einer Lilie) und den künftigen Ludwig XIII. der Königin.
Leinwand, 394 × 295 cm. INV. 1777

Seite 326/327
Die Landung in Marseille, Detail

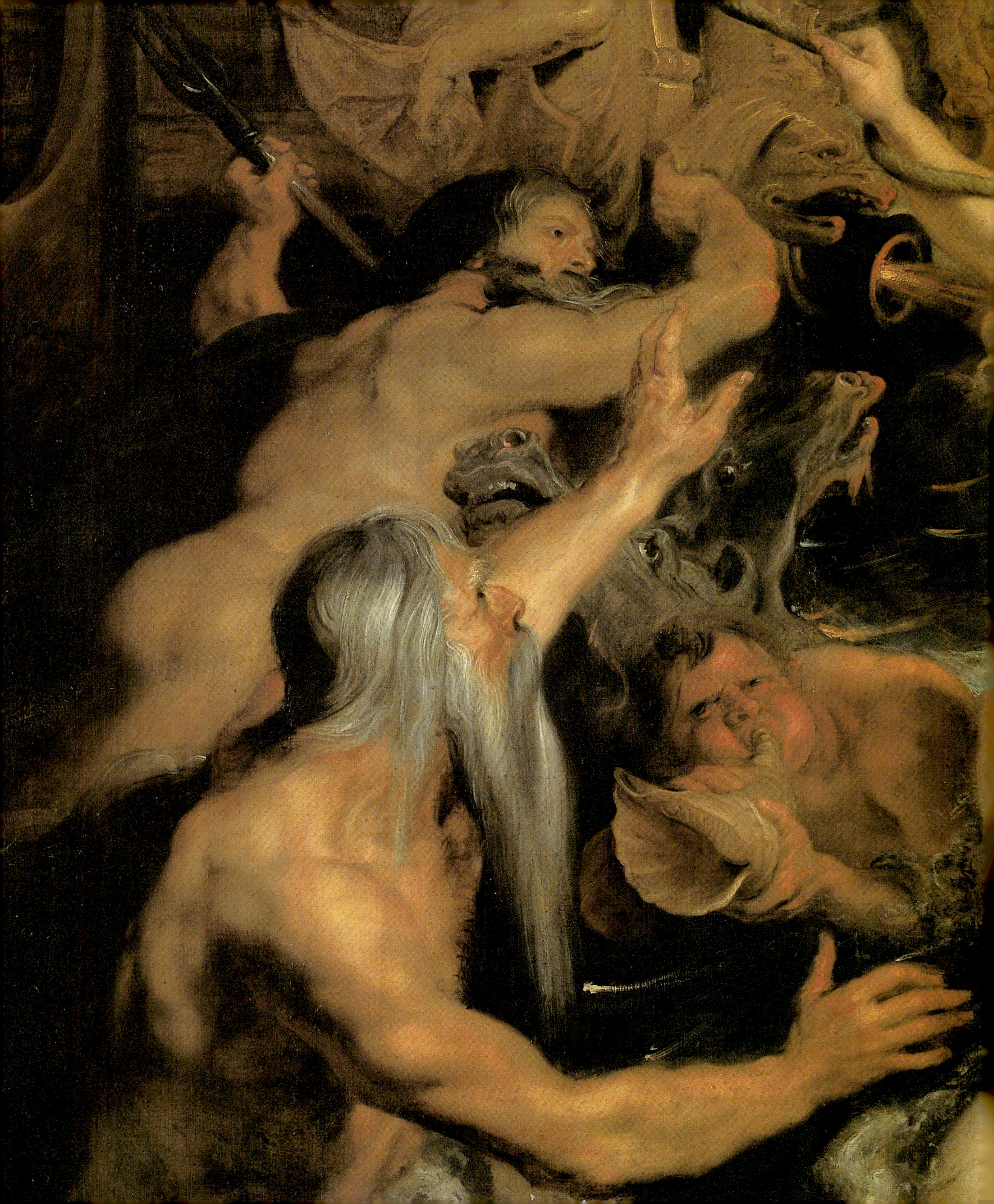

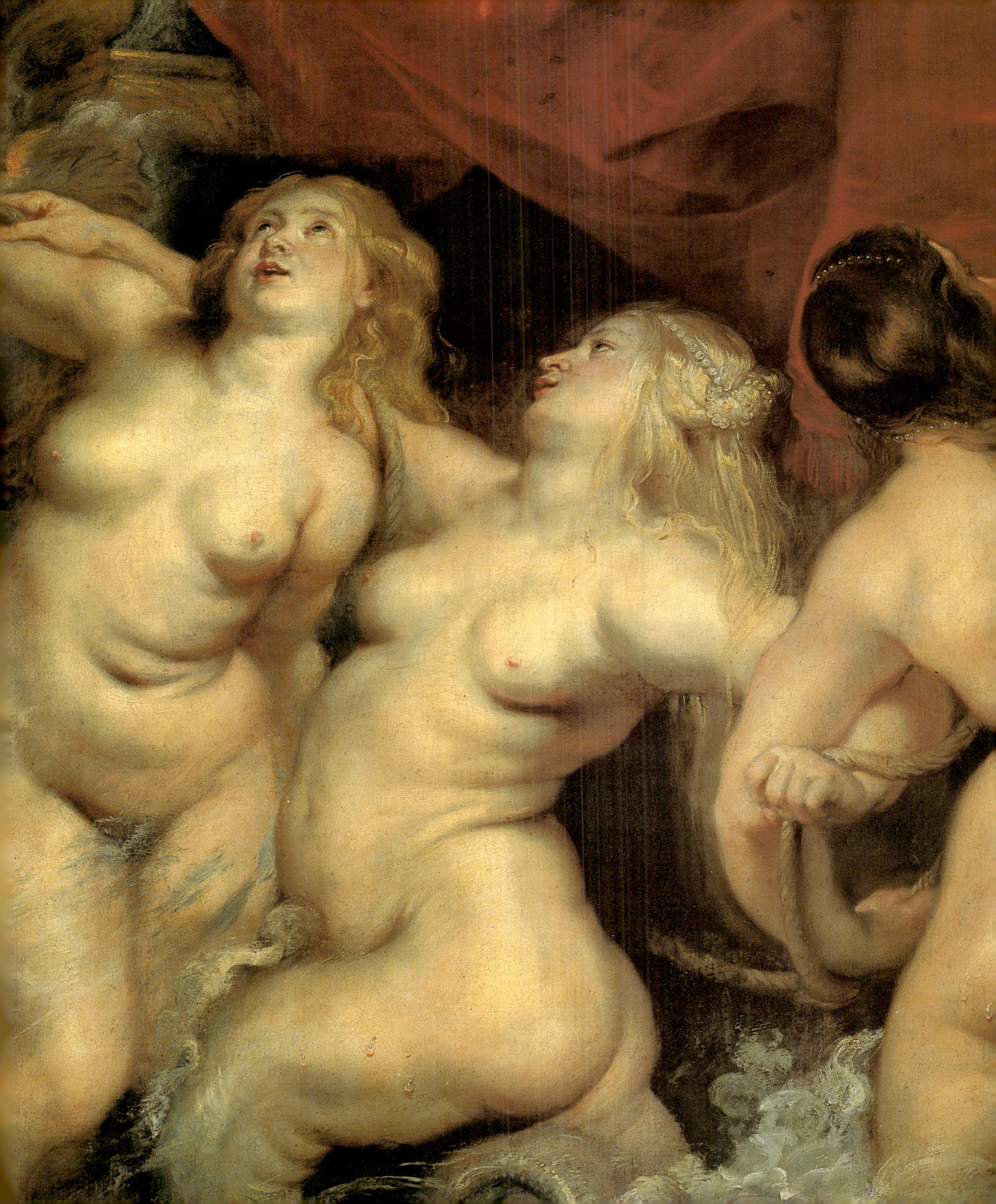

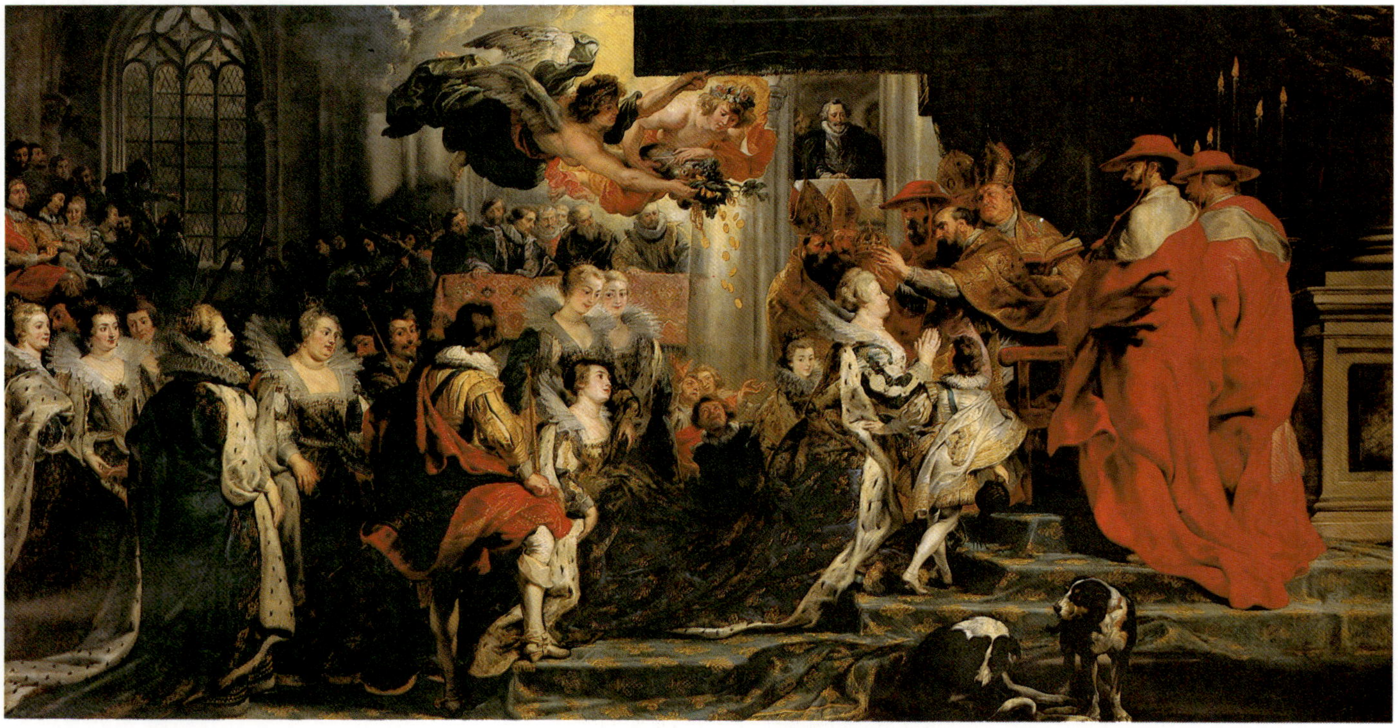

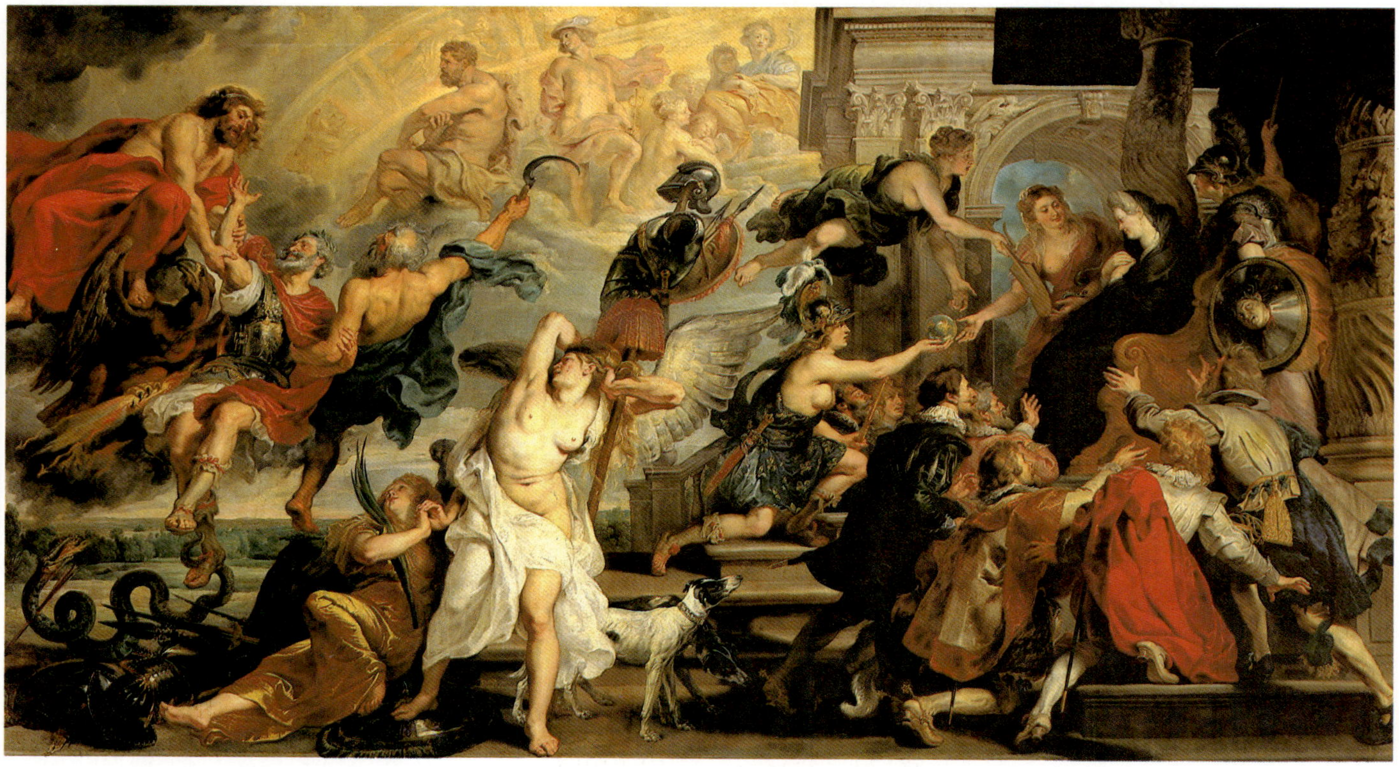

Oben
Die Krönung der Königin in Saint-Denis, 13. Mai 1610.
Zur Festigung der Regentschaft läßt der König Maria de' Medici in Saint-Denis krönen.
Leinwand, 394 × 727 cm. INV. 1778

Apotheose Heinrichs IV. und Proklamation der Regentschaft Maria de' Medicis, 14. Mai 1610.
Der König, von einem Wahnsinnigen ermordet, wird von Jupiter und Saturn in den Himmel erhoben, während die trauernde Königin den Reichsapfel von der Personifikation Frankreichs in Empfang nimmt.
Leinwand, 394 × 727 cm. INV. 1779

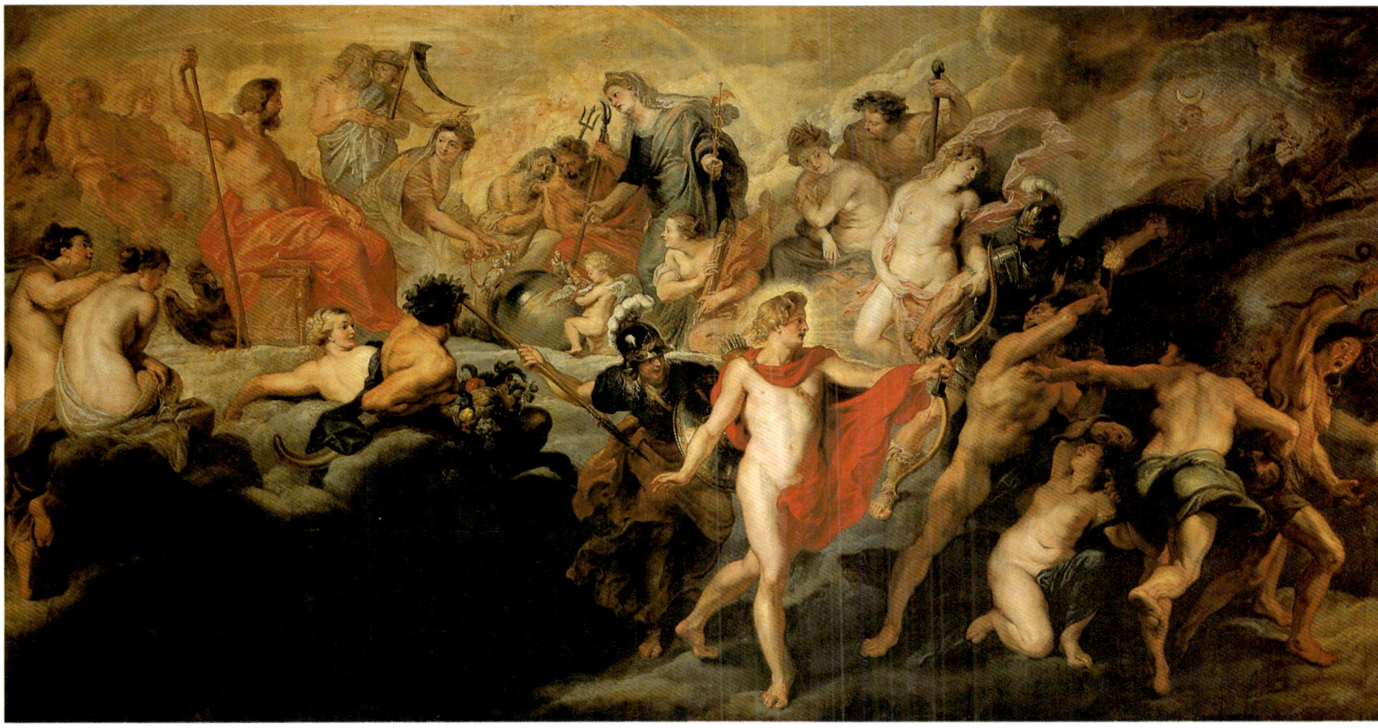

Die Herrschaft der Königin oder *Der Rat der Götter.*
Zur Verdeutlichung der Rolle der Königin als die gottgewollte Herrscherin Frankreichs wird sie dargestellt im Kreise der Olympier, um Hilfe bittend für ihre Allianz mit Spanien.
Leinwand, 394 × 702 cm. INV. 1780

Schatten auf den nackten Körpern mit den scharlachroten, gebauschten Tüchern eine lebensvolle Wärme eingeführt, die die kalte Formelhaftigkeit der Allegorie mildert.

In der folgenden Szene *Die Erziehung der Maria de Medici* begleitet der aus der Höhe herabstoßende Merkur den Auftritt der Drei Grazien, die die Götter bei der Unterweisung des Mädchens in Künsten und Wissenschaften mit ihren Gaben bereichern sollen. Die grandiose Invention – die Szene ist in eine Grotte verlegt, in die das Himmelslicht von oben einbricht – bleibt dennoch im Formalen streng und kühl. Immerhin entspricht die Betonung körperlicher Reize, wie sie Rubens beim Motiv der Grazien mehrfach gern gemalt hat, durchaus den sinnlichen Neigungen und Gepflogenheiten des zeitgenössischen Hoflebens. Auch die Familie Rubens hatte ihre Erfahrungen damit gemacht; denn als Rubens 1577 geboren wurde, lebte die Familie im westfälischen Siegen, wo sein Vater, vormals Rechtsberater der Prinzessin Anna von Oranien, unter Arrest stand: Er hatte sich der Vaterschaft an ihrem Kinde schuldig gemacht und mußte fürchten, für diesen Ehebruch mit dem Leben zu bezahlen.

Trotz seiner Synthese aus historischer und allegorischer Thematik verliert der Medici-Zyklus nie an Lebendigkeit. Rubens malte zum Beispiel die von späteren Malern immer wieder bewunderten Najaden, die Marias Schiff auf dem Bild *Die Landung in Marseille* umspielen, nach lebenden Modellen, die er eigens ausgewählt hatte: Frauen der Familie Capaio aus der Rue du Verbois. Sie verkörpern eine pralle italienische Weiblichkeit, wie man sie nur selten in nördlichen Gefilden findet. Gelegentlich tritt die allegorisch verbrämte Erzählung zurück zugunsten echter historischer Darstellung, wie im Falle der *Hochzeit.* Zufällig war Rubens in Florenz anwesend, als am 5. Oktober 1600 im Florentiner Dom die Vermählung der Medici-Prinzessin mit dem französischen König Heinrich IV. »in procuratione« vollzogen wurde: Heinrich, selbst zu beschäftigt, um bei seiner eigenen Hochzeit persönlich anwesend zu sein, ließ sich von Roger de Bellegarde vertreten. Wohl in Erinnerung an Michelangelos Pietà mit Nikodemus, die damals in den Boboli-Gärten zu sehen war, bevor sie rund 100 Jahre später in den Dom gelangte, hat Rubens hier als Festdekoration im Hintergrund der Szene die barocke Pietà mit Gottvater aufgebaut.

Die Arbeit am Medici-Zyklus ging ungewöhnlich rasch voran; innerhalb von zwei Jahren waren neun Bilder vollendet, die restlichen zwölf nach weiteren zwei Jahren – nicht zu vergessen die Serie der Modellskizzen (16 davon in der Alten Pinakothek, München). Für die Porträts Heinrichs IV. diente der Abguß einer Statue als Vorbild, während Rubens sich bei Maria auf eigene Skizzen stützen konnte. Das Maskenhafte seiner poetischen Erfindungen und die pathetische Würde, mit der er die umstrittene Regentschaft der Königinwitwe wohl wider besseres Wissen glorifizierte, erreicht seinen Höhepunkt in den drei zentralen, überbreiten Leinwänden. Die erste, *Die Krönung der Königin,* sollte zur feierlichen Apotheose absolutistischen Gottesgnadentums werden; J. L. David hat Rubens' Entwurf später für das Krönungsbild Napoleons zum Vorbild genommen (vgl. Seite 592). Nicht nur im Zeremoniell bietet sich hier der Vergleich an, sondern auch in manchen Eigenschaften der Hauptakteure wie Prunksucht und Personenkult. Die folgende *Apotheose Heinrichs IV. und Proklamation der Regentschaft* ist als großes Panorama kompositorisch verwoben. An das Ereignis selbst und den religiösen Fanatiker, der den König am 14. Mai 1610 ermordete, erinnert nur mehr eine züngelnde Schlange am linken Bildrand. Die Götter, die Heinrich in den Olymp erheben, haben in der französischen Romantik nachgewirkt; Delacroix und später Cézanne profitierten gleichermaßen von der spannungsreichen Erfindung. Die die Haare raufende Kriegsgöttin Bellona im Vordergrund kehrt des öfteren als zentraler Blickfang bei Cézannes Badenden wieder. Als letztes Bild der monumentalen Dreiergruppe ist im *Götterrat* die Blüte Frankreichs unter der Regentschaft der Königin dargestellt (sie selbst erscheint in der Personifikation des Friedens). Nie ist wohl der Anspruch göttlich gelenkten königlichen Ratschlusses deutlicher ausgesprochen worden als in dieser allegorischen Darbietung durch Rubens, wenn die Laster – Sinnbilder für Marias Feinde – von der olympischen Autorität eines Apoll vom Belvedere in die Flucht geschlagen werden. Kein anderes Werk im Louvre hat das nationale Selbstbewußtsein der Franzosen mehr beflügelt als der Medici-Zyklus.

Angesichts der von Rubens meisterhaft eingeführten klassischen Zitate erweist sich die traditionelle Antithese zwischen seiner Kunst und der von Poussin als nicht ganz stimmig: Wenn im *Friedensschluß von Angers* die Statue des Fechters Borghese in ihrer typischen Ausfallstellung als Vorlage für die Darstellung gewisser zerstörerischer Kräfte im Staat diente, so beweist diese Antikenrezeption die starke Integrationskraft dieses so dynamischen und ausgleichenden Rubens-Stils. An anderer Stelle wird die inhaltliche Logik der Erzählung bei allem Symbolismus mit ebenso einfachen wie brillanten malerischen Mitteln unterstrichen: Der Dreiklang der Farben in der Szene *Die Geburt Ludwigs XIII.* – Gold, Scharlachrot und ein höchst eigenwilliges Kirschrot – dient dazu, die Freude über die Geburt des Thronerben zum Ausdruck zu bringen, und zeigt einmal mehr, daß die Bilder an Lebendigkeit und Überzeugungskraft gewinnen, je mehr des Meisters spontane Frische und

Gegenüber, oben links
Die Einnahme von Jülich, 1. September 1610.
An der Spitze ihrer Armee erobert die Königin die von den Österreichern gehaltene Stadt. Sie wird von der Siegesgöttin gekrönt und begleitet von der Großherzigkeit.
Leinwand, 394 × 295 cm. INV. 1781

Gegenüber, oben rechts
Der Austausch der Prinzessinnen in Hendaye, 9. November 1615.
Um die Allianz zu festigen, sind die Prinzessinnen von Frankreich und Spanien ausersehen, die Prinzen der Nachbarländer zu heiraten und die Königreiche zu tauschen.
Leinwand, 394 × 295 cm. INV. 1782

Gegenüber, unten links
Die glückliche Regentschaft.
Eine Allegorie auf die Wohltaten der Regentschaft, gemalt 1625 als Ersatz für ein als ungeeignet befundenes Bild, das die Königin als Vertriebene aus Paris zeigte.
Leinwand, 394 × 295 cm. INV. 1783

Gegenüber, unten rechts
Die Volljährigkeit Ludwigs XIII., 20. Oktober 1614.
Im Jahre 1614 volljährig geworden, übernimmt der Dauphin das Ruder des Staatschiffs, das von Stärke, Glauben, Gerechtigkeit und Vorsicht gesteuert wird.
Leinwand, 394 × 295 cm. INV. 1784

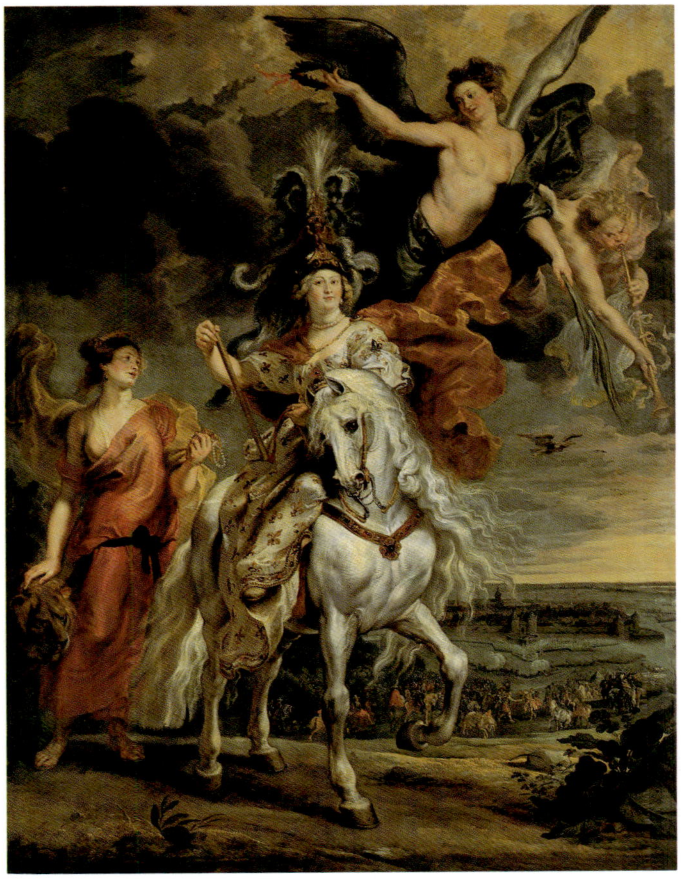
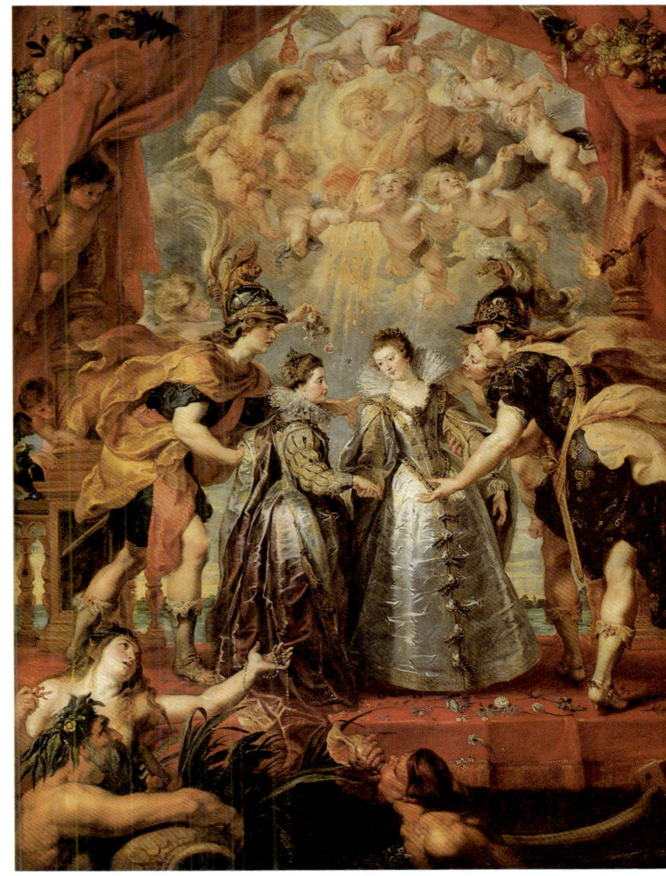
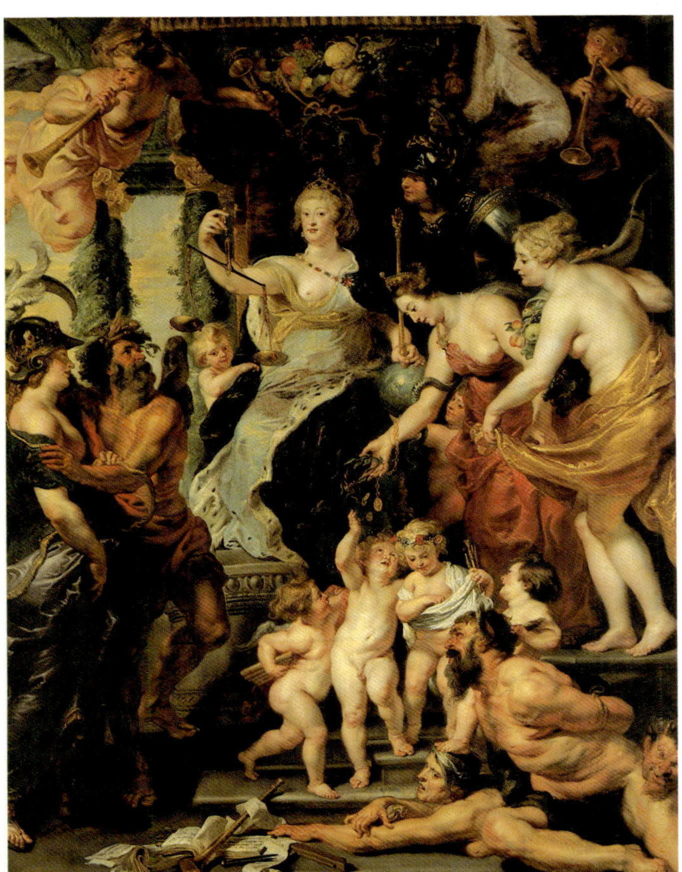
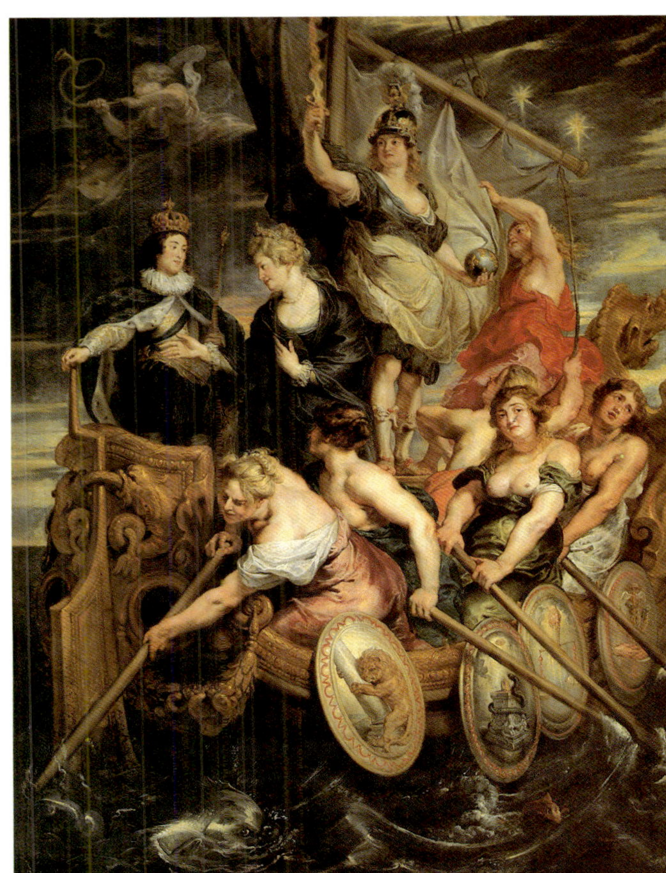

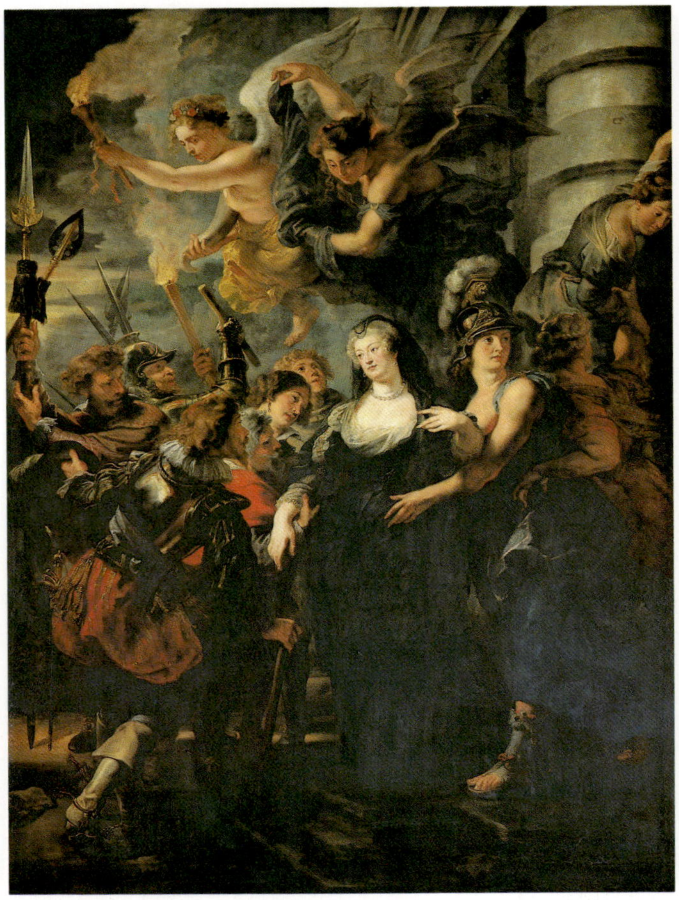

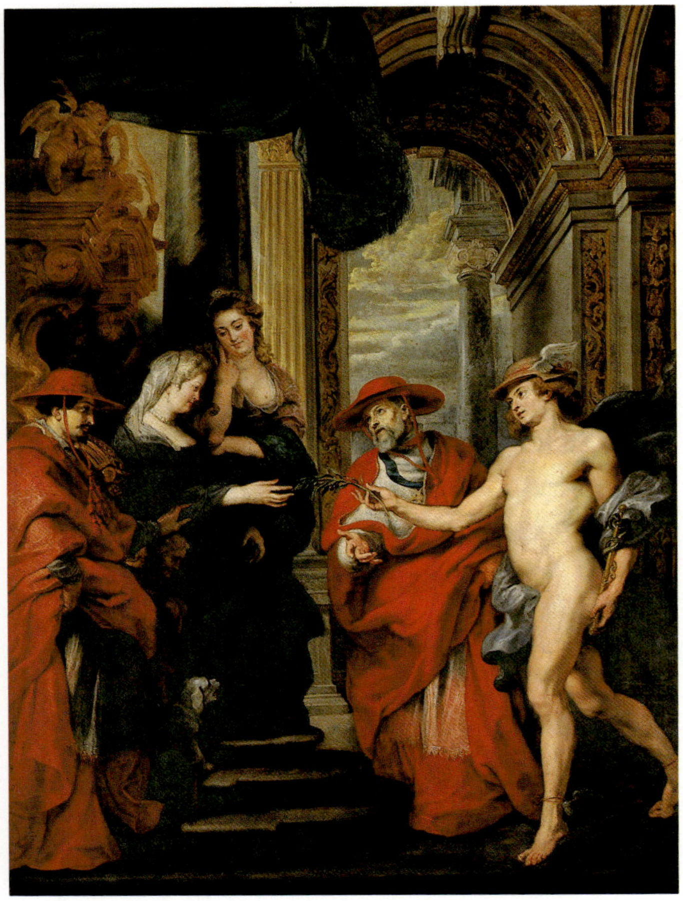

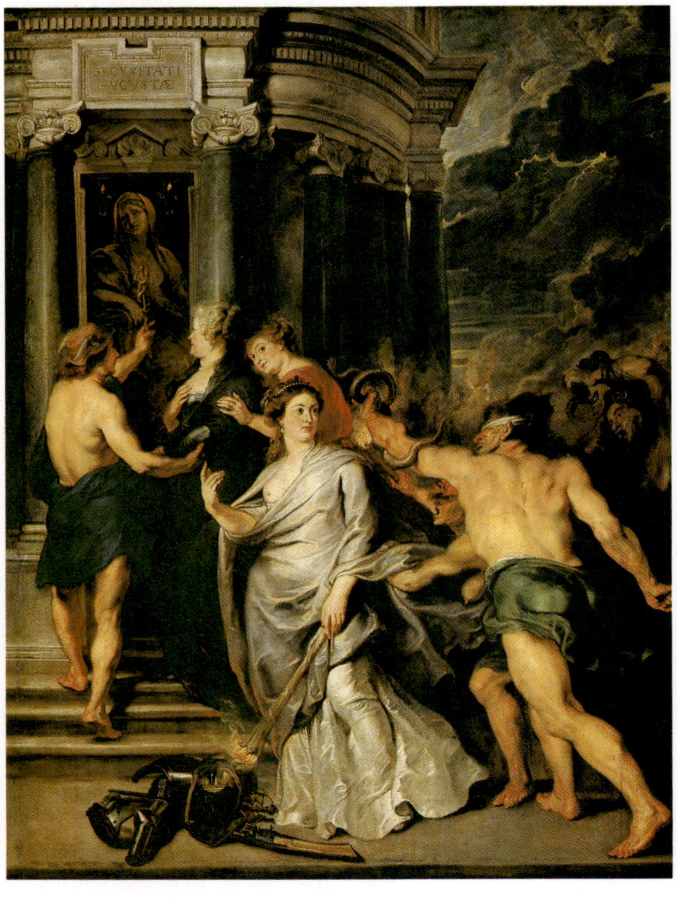
SECVRITATI
AVGVSTÆ

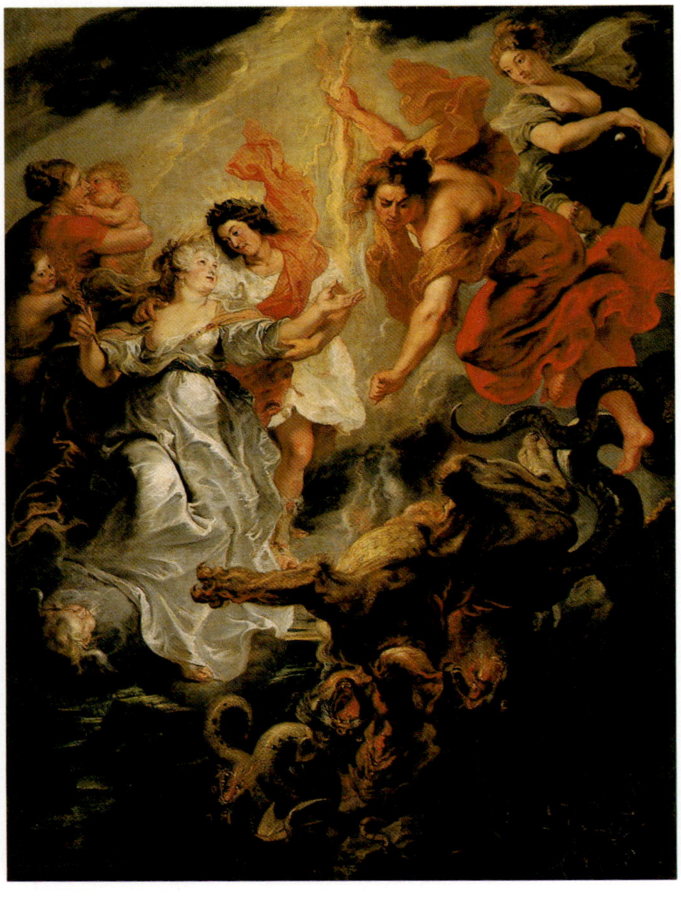

die ihm eigene chromatische Palette zur Anwendung kommen. Indem der Maler die Königin ihre kaum überstandenen Strapazen der Geburt mit liebenswürdiger Natürlichkeit zur Schau tragen und sogar ihre Pantöffelchen lässig abstreifen läßt, verleiht er dem Geschehen eine rührende Glaubwürdigkeit; und daß die Heldin als gewinnende Schönheit vorgestellt wird, trägt bewußt dazu bei, über ihre eher zweifelhaften politischen Fähigkeiten hinwegzutäuschen.

Wie in seiner Malerei war Rubens auch persönlich stets ein Mann des Ausgleichs und der Versöhnung. Richelieu, der inzwischen allmächtige Kardinal, fürchtete wohl den politischen Einfluß des Malers bei Hofe, dessen Befürwortung einer guten Beziehung zu Spanien er nicht gerne sah, und so kam ein weiterer Auftrag dieser Art nicht zustande. Die Heinrich-Galerie, eine Thematik, die Rubens selbst als »für zehn Galerien ausreichend« einschätzte, blieb in den Anfängen stecken. In der Medici-Folge hat Rubens eine monumentale Apotheose des barocken Herrscherbildes geschaffen; dabei ist es ihm gelungen, die Zwänge der offiziellen Aufgabenstellung höchst bildwirksam und mitreißend zu bewältigen.

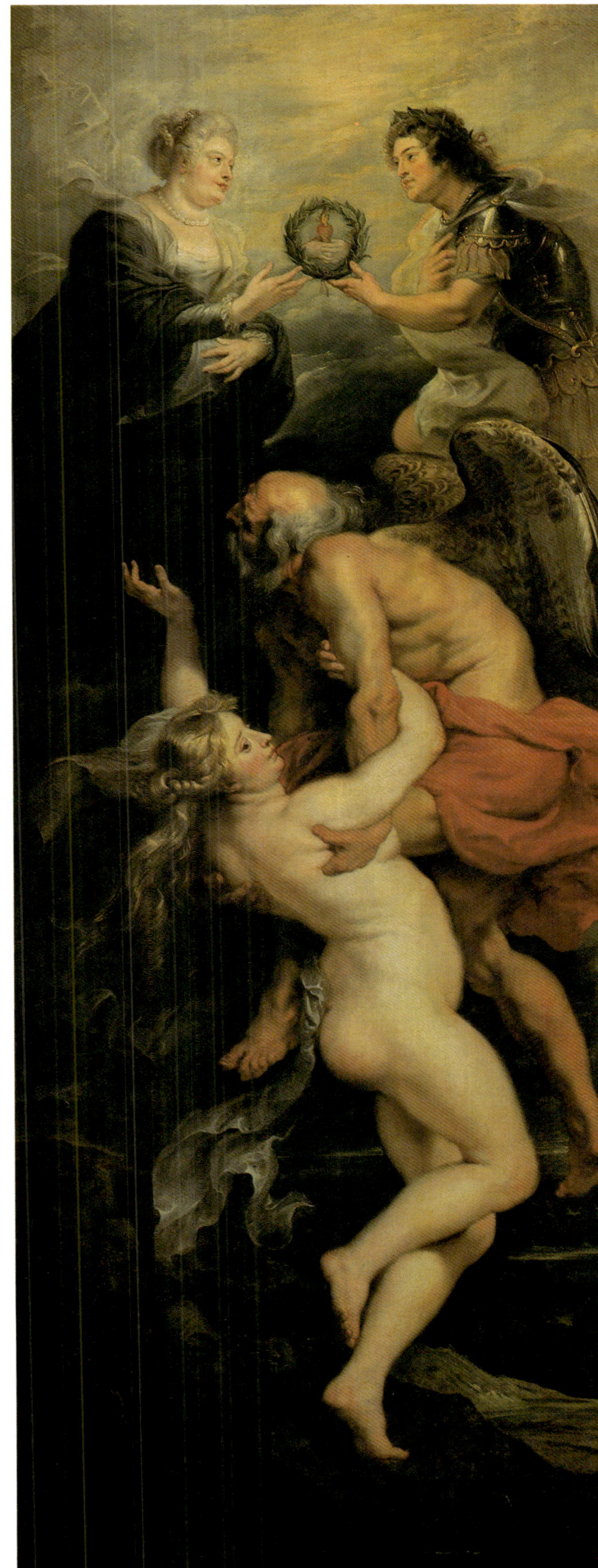

Gegenüber, oben links
Die Flucht der Königin aus Blois, 21./22. Februar 1619.
Die Unstimmigkeiten mit ihrem Sohn führen zur Gefangenschaft der Königin in Blois, von wo sie eines Nachts entflieht.
Leinwand, 394 × 295 cm. INV. 1785

Gegenüber, oben rechts
Der Vertrag von Angoulême, 30. April 1619.
Die Königin nimmt einen Olivenzweig von Merkur an und stimmt der Versöhnung mit ihrem Sohn zu.
Leinwand, 394 × 295 cm. INV. 1786

Gegenüber, unten links
Der Friedensschluß von Angers, 10. August 1620.
Merkur führt die Königin in den Tempel der Eintracht, während die Unschuld Wut, Betrug und Neid den Eintritt verwehrt.
Leinwand, 394 × 295 cm. INV. 1787

Gegenüber, unten rechts
Die Versöhnung der Königin mit ihrem Sohn, 15. Dezember 1621.
Während die Gerechtigkeit Blitze gegen die hydraköpfigen Verleumdungen des kürzlich verstorbenen Günstlings des Königs, de Luynes, schleudert, erhebt der gottähnliche Ludwig seine Mutter in den sich aufklärenden Himmel.
Leinwand, 394 × 295 cm. INV. 1788

Der Triumph der Wahrheit.
Die Zeit bringt die Wahrheit an den Tag, damit sie an der Wiedervereinigung von Mutter und Sohn teilhaben kann.
Leinwand, 394 × 160 cm. INV. 1789

Orazio Gentileschi

Unter den Malern des Frühbarock, die von Caravaggio beeinflußt waren, sind Carlo Saraceni (vgl. *Geburt Mariä,* Seite 297) und Orazio Gentileschi zu nennen. Letzterer gehörte zum Kreis der römischen Caravaggisten, ging aber später eigene Wege und entwickelte einen monumentalen sinnlichen Stil, der sich von dem schicksalsträchtigen Verismus eines Caravaggio deutlich unterscheidet. Die ausgeprägte Körperhaftigkeit und das fahle Zwielicht der Szene *Ruhe auf der Flucht nach Ägypten* sprechen eine verblüffend naturalistische Sprache, die an Ribera denken läßt. Aber Gentileschi hatte immer mehrere Eisen im Feuer. Zwar scheint ein Stil wie der seine mit klaren Farben und harten Lichtern auf den ersten Blick durchaus ungeeignet für den dekorativen Geschmack höfischer Allegorien. Dennoch führte er parallel zu Rubens für Maria de Medici einen Zyklus aus, der ebenfalls den Ruhm ihrer Herrschaft zum Thema hatte. Später malte er auch am Hofe Karls I. von England und für die englische Aristokratie.

Auch Guercinos Manier, mit satten Kontrasten von Halbschatten und hellem Naturlicht zu arbeiten, ist dem Einfluß des damals bereits überholten Caravaggio-Realismus zugeschrieben worden, hat jedoch im Grunde wenig damit zu tun. Eher stand hier die protobarocke Kunst des Ludovico Carracci Pate, der die luminosen Licht-Schatten-Wirkungen in die Bologneser Schule eingeführt hatte. In seinem Spätwerk hat Guercino die weichen Farbübergänge und seine lebendige Erzählweise zugunsten einer kälteren Farbigkeit, klar umgrenzter Formen und statischer Ruhe aufgegeben, wie es der idealisierende Klassizismus Guido Renis in Anlehnung an Raffael um die Jahrhundertmitte in Mittelitalien vorschrieb.

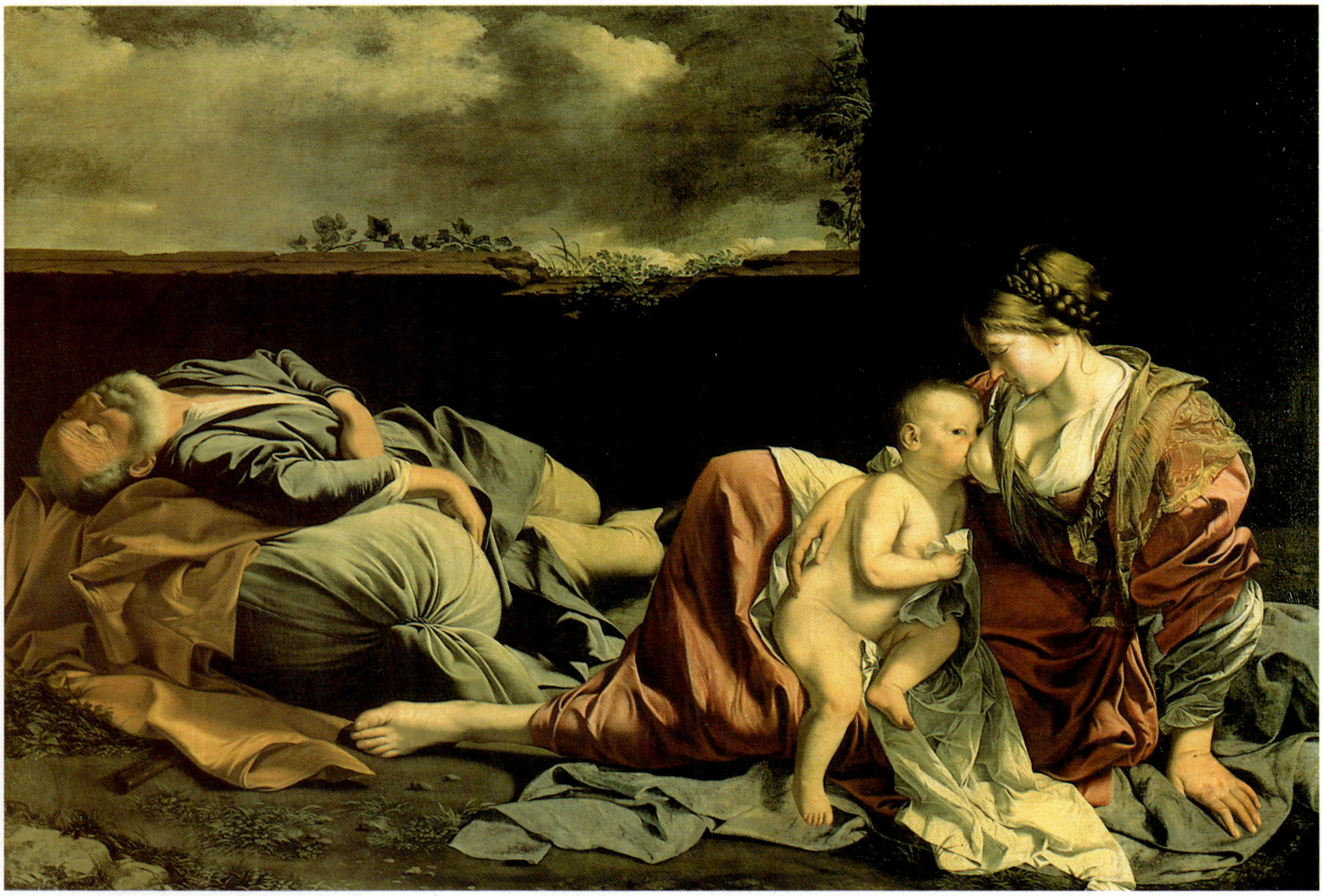

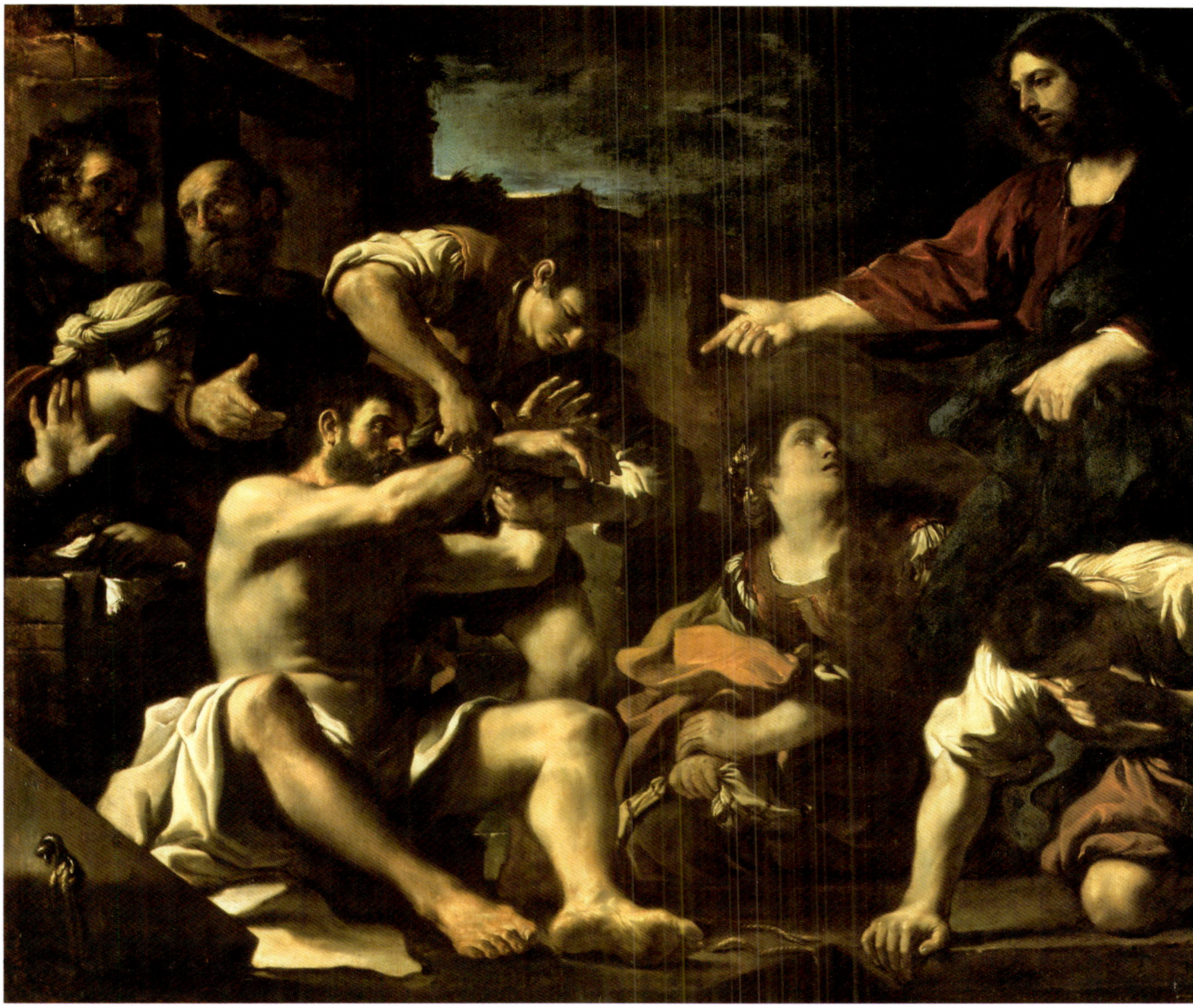

Guercino, eigentl. Giovanni Francesco Barbieri
Cento 1591 – Bologna 1666
Die Auferweckung des Lazarus, um 1619.
Leinwand, 199 × 233 cm. Sammlung Ludwigs XVI., 1785.
INV. 77

Gegenüber
Orazio Gentileschi Pisa 1562 – London 1647
Die Ruhe der Heiligen Familie auf der Flucht nach Ägypten, 1628.
Leinwand, 157 × 225 cm. Gemalt in England für Karl I. Sammlung Ludwigs XIV., erworben 1671 von dem Bankier Eberhard Jabach. INV. 340

Seite 336
Orazio Gentileschi
Das Gemeinwohl triumphiert über die Gefahren, um 1624/25.
Leinwand, 268 × 170 cm. In Auftrag gegeben von Maria de' Medici. Sammlung Ludwigs XIV., 1694, als das Palais du Luxembourg Eigentum der Krone wird. INV. 6809

Seite 337
Guercino
Selbstbildnis des Künstlers mit Palette.
Leinwand, 77 × 62 cm. Alter Bestand. INV. 87

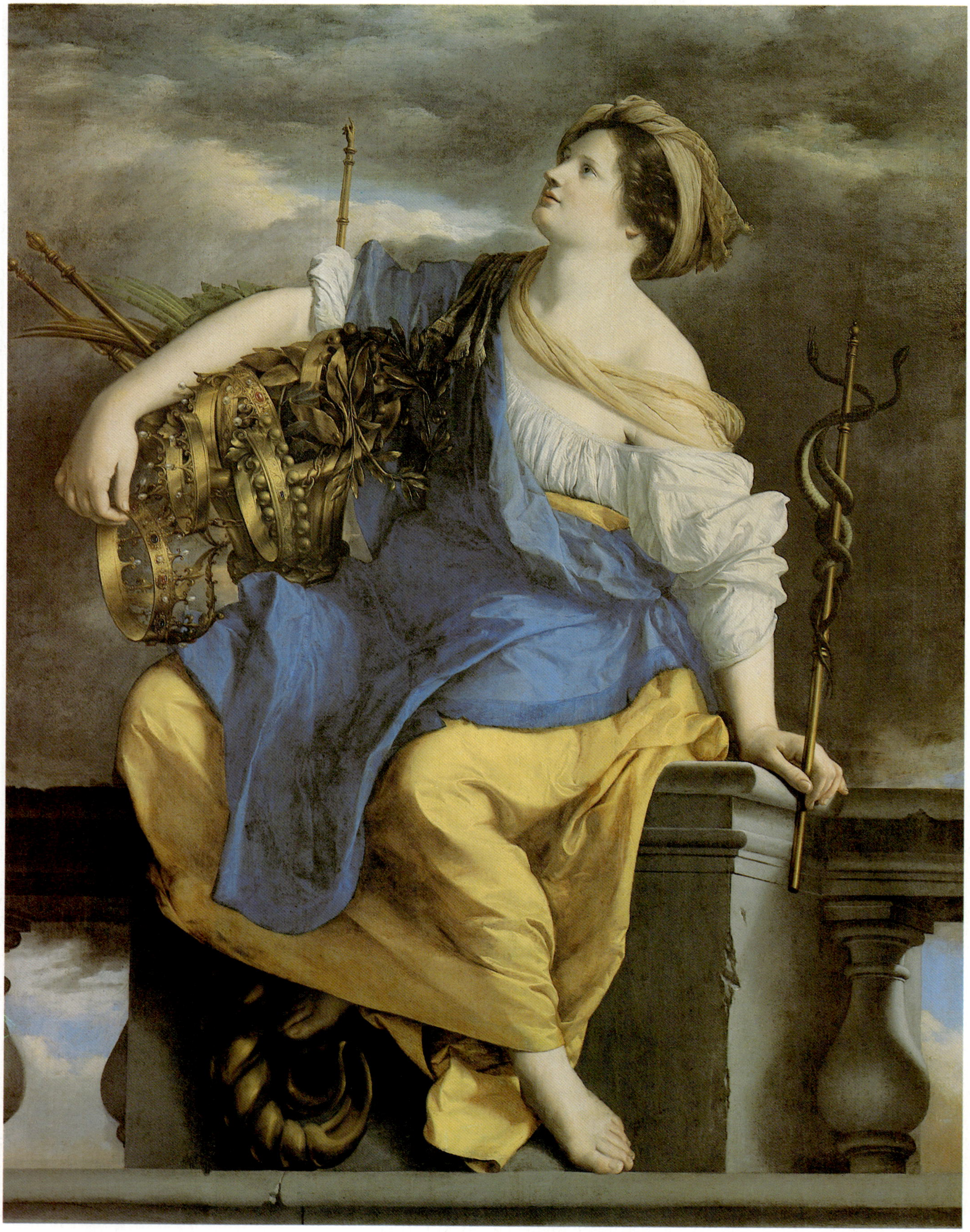

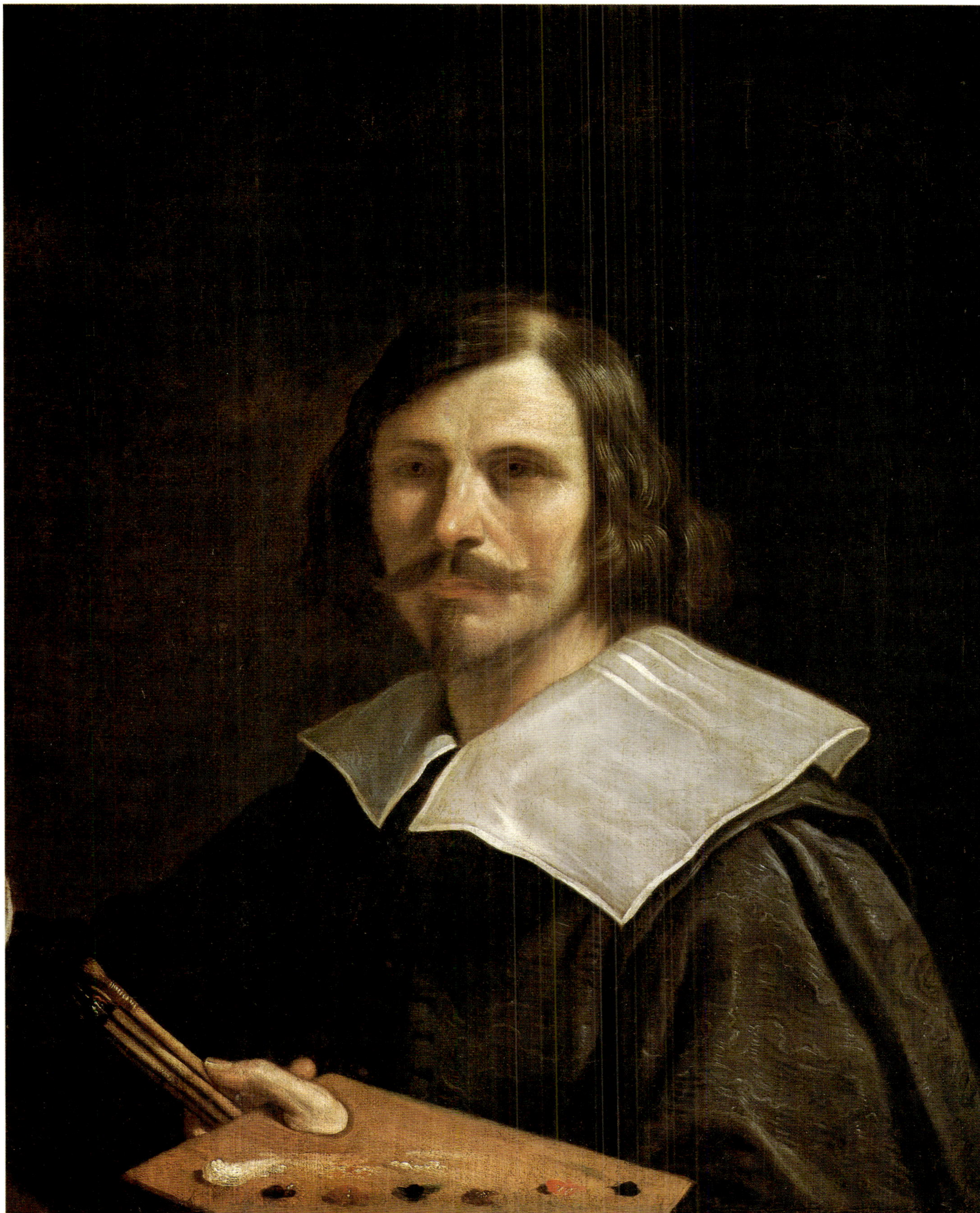

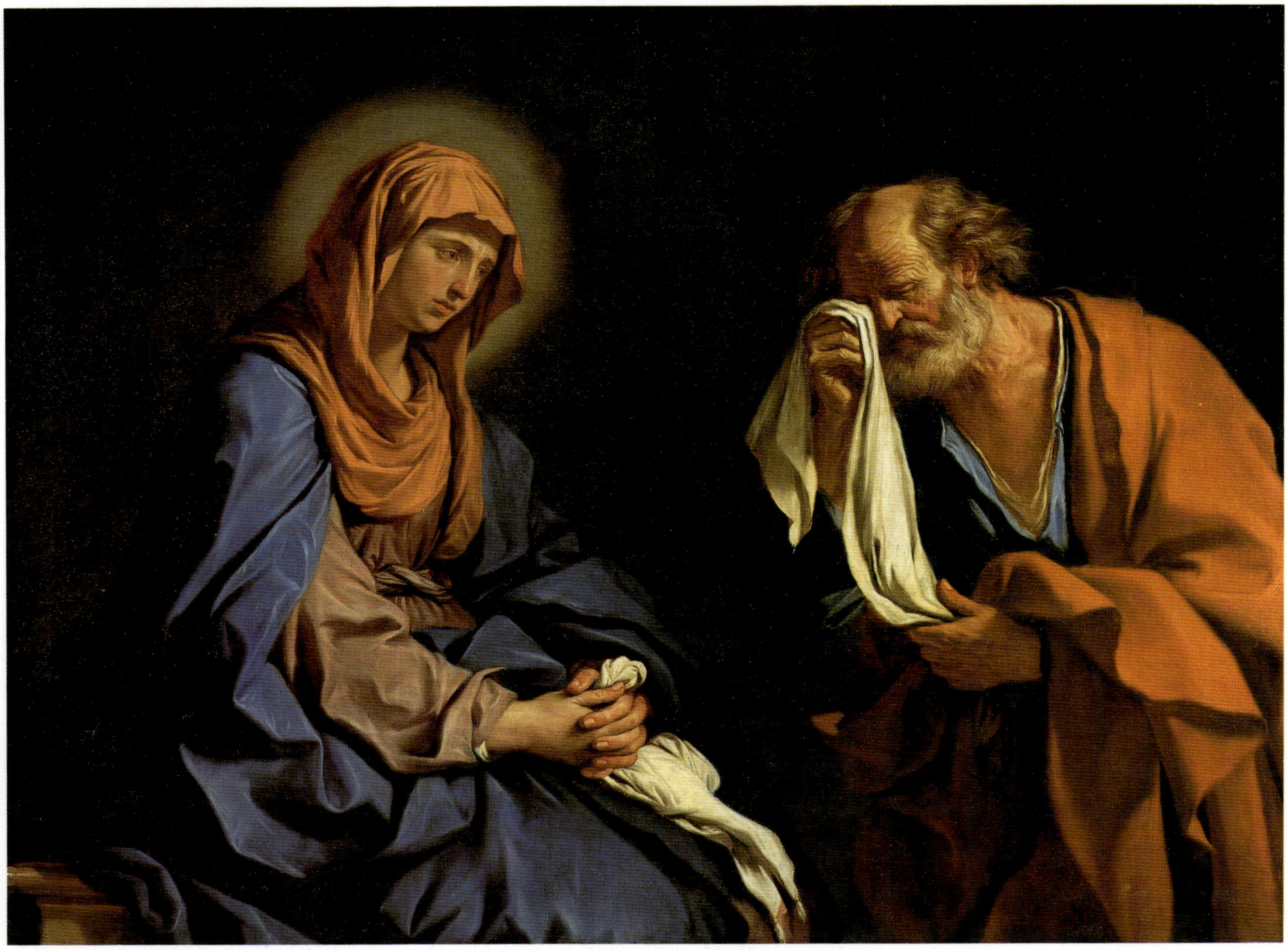

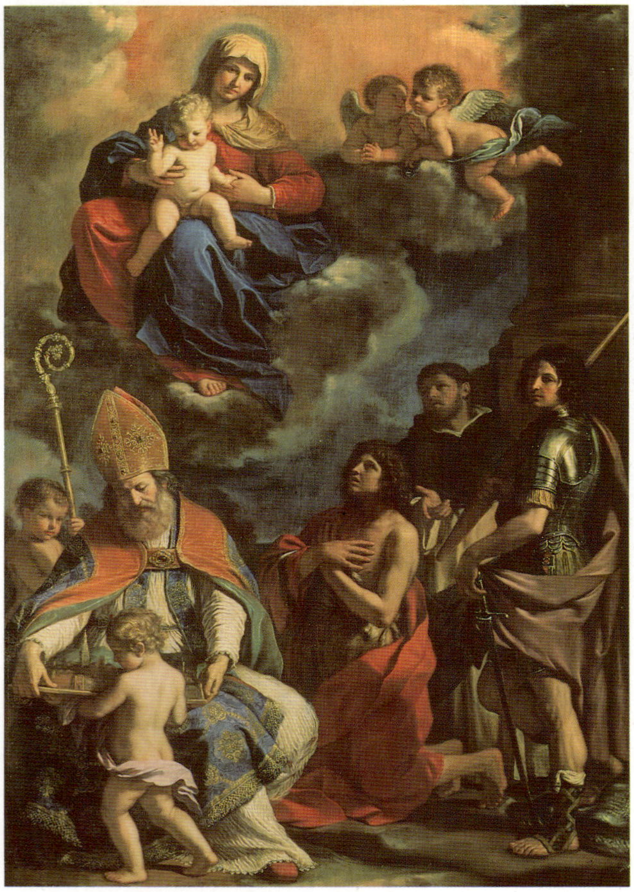

GUERCINO
Die Tränen des hl. Petrus, 1647 (?).
Leinwand, 122 × 159 cm. Sammlung Ludwigs XIV., vor 1683. INV. 78

GUERCINO
Maria mit dem Kind und die Schutzpatrone der Stadt Modena, um 1651/52.
Leinwand, 332 × 230 cm. In Auftrag gegeben für eine Kirche in Modena, wo es erst 1668 seinen Platz fand. 1783–96 in der herzoglichen Galerie von Modena; Zugang 1797. INV. 84

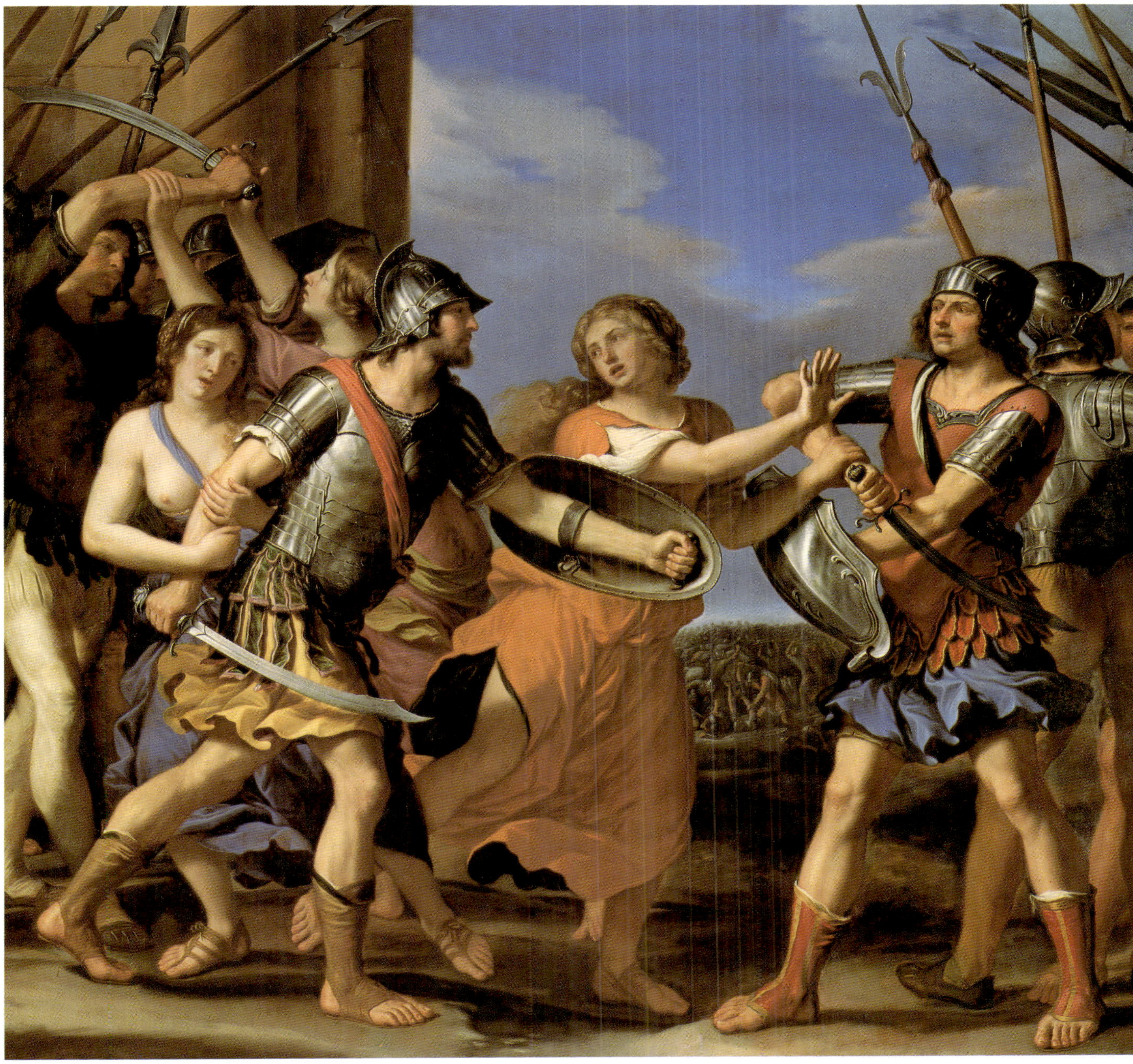

Guercino
Hersilia trennt Romulus und Tatius, um 1645.
Leinwand, 253×267 cm. In Auftrag gegeben von Louis Phélipeaux, Marquis de la Vrillière, für sein Stadthaus in Paris, 1645. Beschlagnahmt während der Revolution aus der Sammlung des Herzogs von Penthièvre in Paris. INV. 85

Pieter van Laer, gen. Il Bamboccio

Die Hausierer und Straßenhändler aus den Niederlanden, die in den letzten Jahrzehnten des 16. und zu Anfang des 17. Jahrhunderts ihre politisch unruhige Heimat verließen und in Rom auftauchten, haben dort unerwartet Karriere gemacht, indem sie zum Mittelpunkt einer neuen Art der Genrekunst wurden. In ärmlichen Verhältnissen lebend, kauften oder verkauften sie alles Erdenkliche an beweglichen Ständen, mit denen sie umherzogen. In ihrem Warenangebot befanden sich auch jene typischen, auf kleine Holztafeln gemalten Bilder mit ländlichen Szenen, Feuersbrunst, Weltuntergang und anderen malerischen Motiven, wie sie in ihrer Heimat äußerst populär waren und seit langem im Überfluß produziert wurden. Alsbald schlossen sich auch Handwerker und Künstler an, die ihre Fertigkeiten in Italien anboten; Claude Gellée beispielsweise gelangte in der Reisegesellschaft eines lothringischen Pastetenbäckers nach Rom. Die Erzeugnisse wurden auf Jahrmärkten und am Rande der Straßen angeboten. Nicht lange, und die Maler entdeckten diese pittoresken Schauplätze mit ihrem buntgemischten Publikum als Motiv. Und so wurden die »bambocci« (=Zwerge, so genannt nach dem verkrüppelten holländischen Maler Pieter Jacobsz. van Laer, der seit 1624 in Rom lebte), selbst Händler von Kunstgegenständen oder gar Maler, unversehens zum Bildgegenstand einer Genremalerei, die hier in Italien den Typus vielfiguriger Volksszenen mit caravaggesken Stilmitteln verband. Der Begriff »bambocciate« bezeichnet folglich Bilder und Zeichnungen aus dem Volks- und Bauernleben. Da sich die Bambocci auf dem freien Lande wohler fühlten als in der Stadt, lagen die Plätze, wo sie sich aufhielten und Handel trieben, vorzugsweise an den Toren, von wo aus man rasch in die Campagna gelangen konnte. Was diese Maler von Haus aus interessierte, waren Eindrücke von Luft und Licht, Morgen- und Abenddämmerung, vor allem aber die Beobachtung ihrer Mitmenschen. In ihrer Heimat waren witterungs- und jahreszeitlich bedingte Stimmungen und menschliche Alltagssituationen als eigenständige Bildmotive etabliert. Die Italiener indes haben nie eine derartige Beziehung zu ihrer Umwelt gehabt; erst die Venezianer sollten im ausgehenden 18. Jahrhundert einen Sinn dafür entwickeln. Vorerst blieb diese Art des Sehens den Künstlern des Nordens vorbehalten. Als die Wirren des Dreißigjährigen Krieges vorüber waren und auch die Niederlande im Westfälischen Frieden endlich zur Ruhe kamen, kehrten die Maler in ihre Heimat zurück, wo die Genrekunst traditioneller Bestandteil der Bilderwelt war und blieb.

Gegenüber, oben
PIETER VAN LAER, gen. IL BAMBOCCIO Haarlem 1592/95 – 1642
Abfahrt von einer Gaststätte.
Holz, 32×43 cm. Beschlagnahmt während der Revolution aus der Sammlung des Herzogs von Brissac. INV. 1417

Gegenüber, unten
BAMBOCCIO
Hirten in einer bergigen Landschaft.
Holz, 32×43 cm. Beschlagnahmt während der Revolution aus der Sammlung des Herzogs von Brissac. INV. 1418

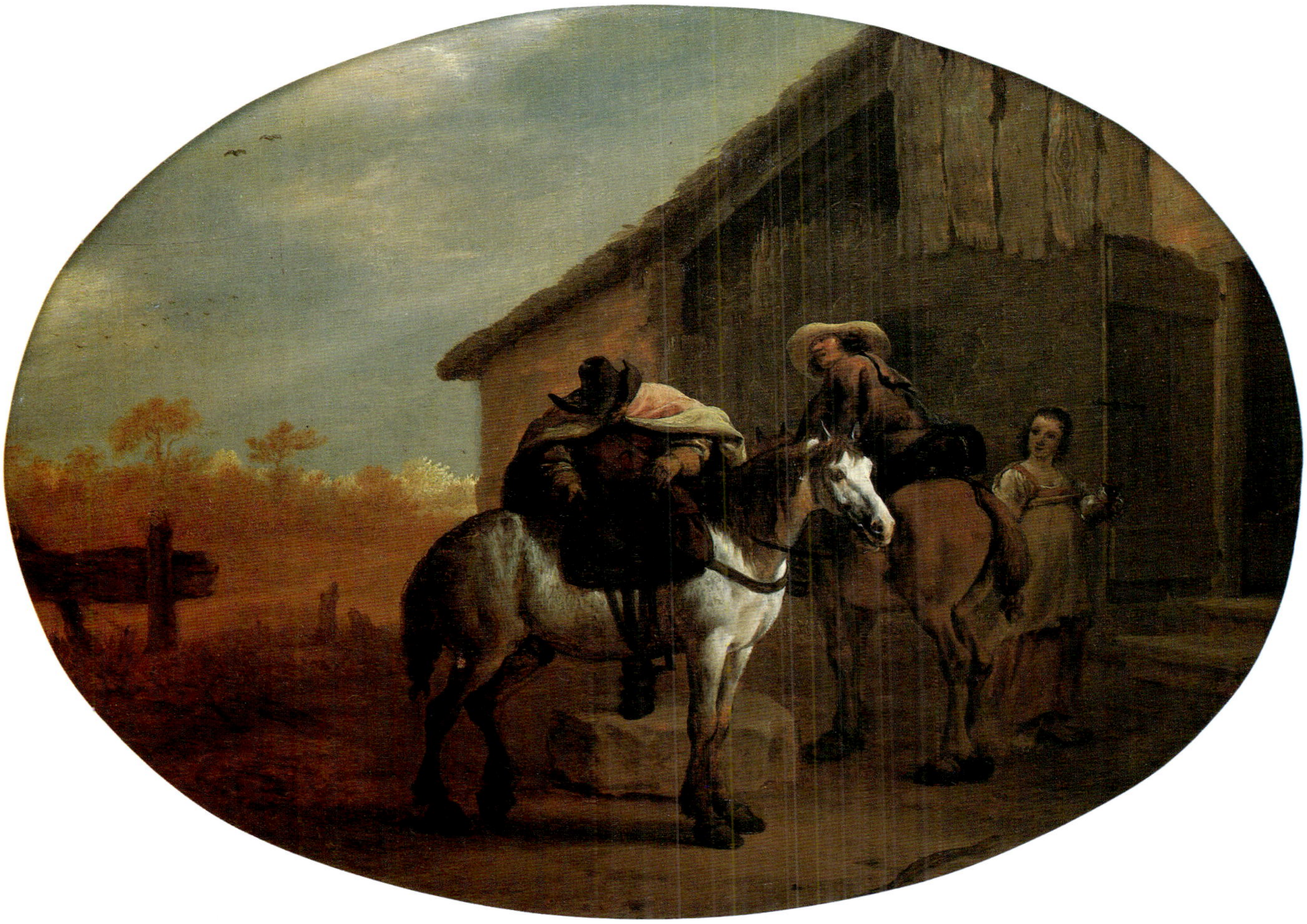

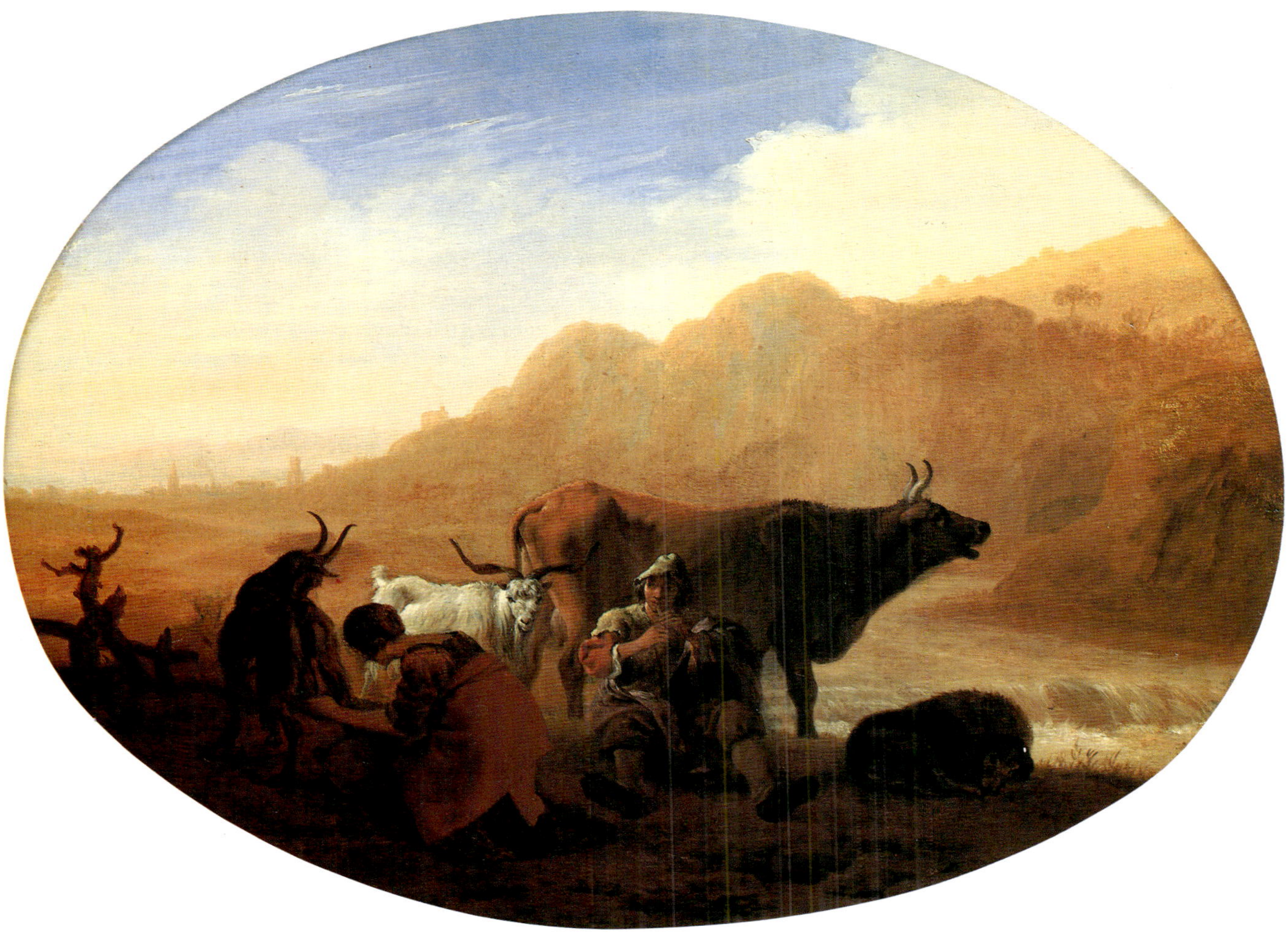

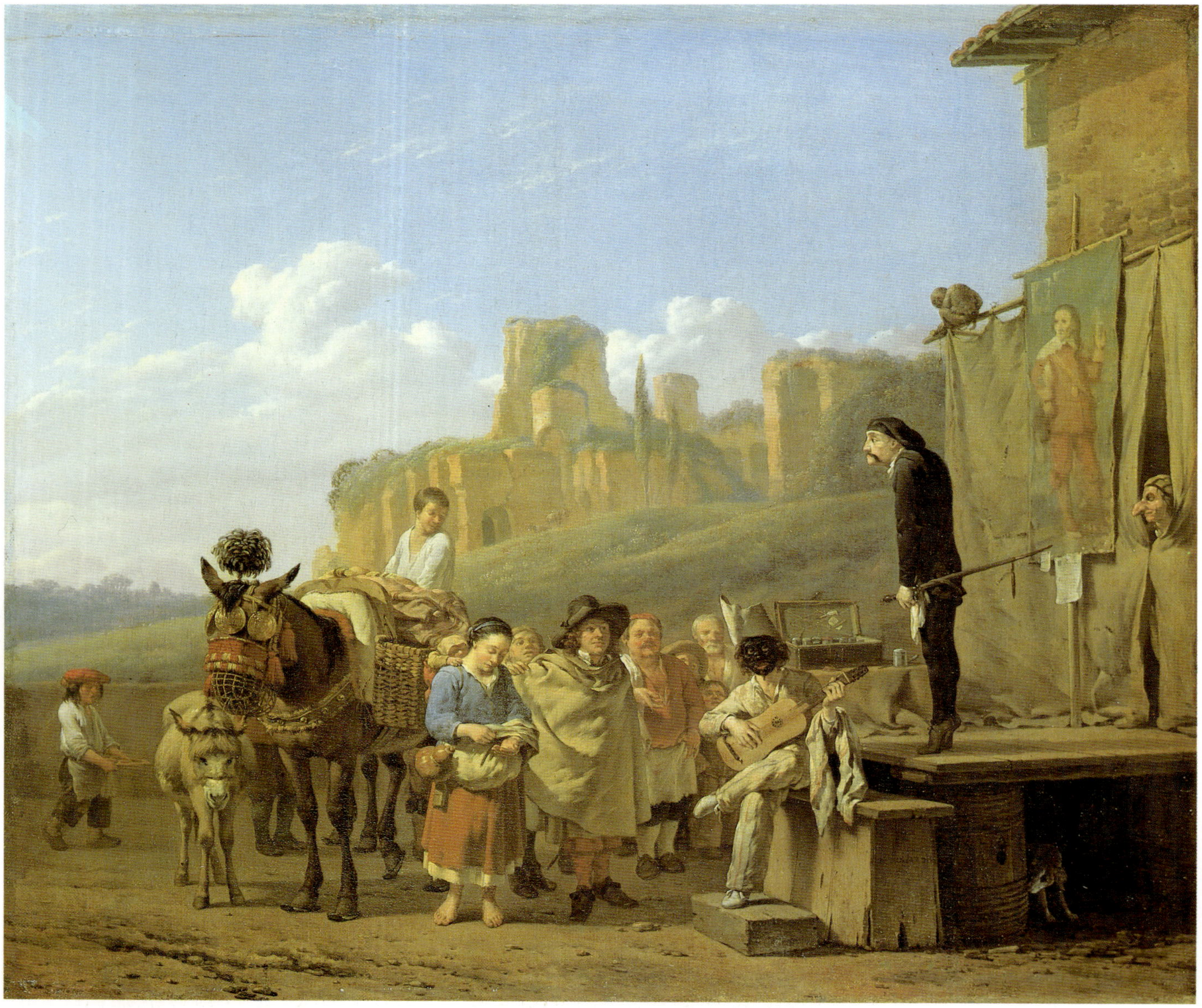

Karel Dujardin Amsterdam 1621/22 – Venedig 1678
Die italienischen Gaukler vor den Ruinen des Palatin, 1657.
Leinwand, 45 × 52 cm. Sammlung Ludwigs XVI., 1783.
INV. 1394

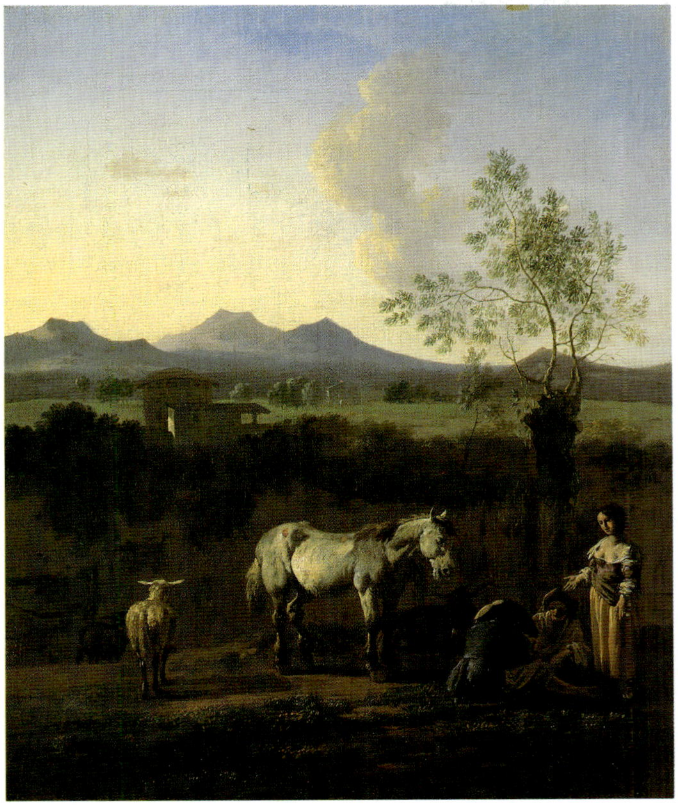

Karel Dujardin
Die Weide. Pferde, Kühe und Schafe in einer Wiese mit Bäumen.
Leinwand, 52 × 47 cm. Sammlung Ludwigs XVI., 1784.
INV. 1396

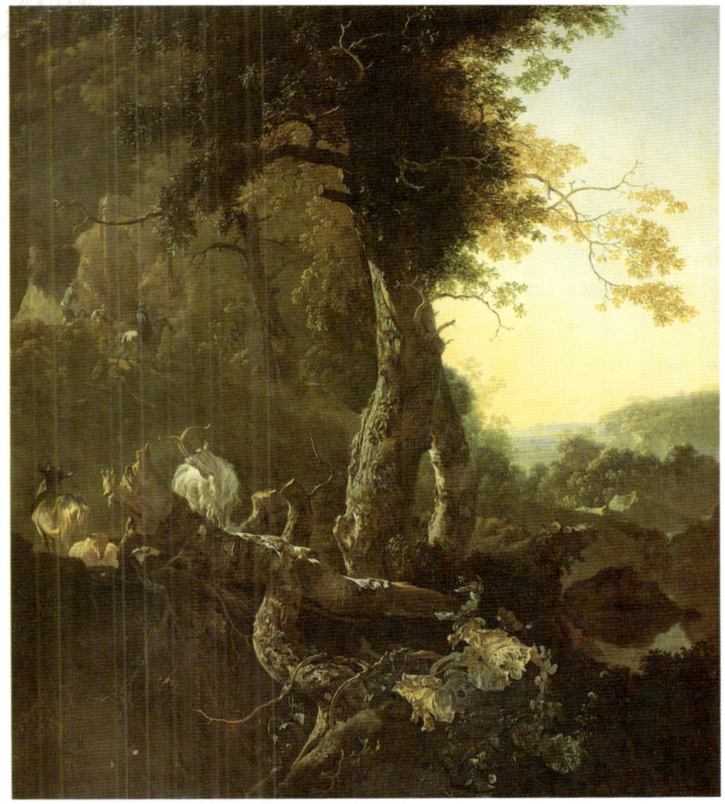

Adam Pynacker   Pynacker bei Delft 1622 – Delft 1673
Landschaft bei Sonnenaufgang.
Leinwand, 122 × 103 cm. Legat Léon Moreaux, 1891. R. F. 709

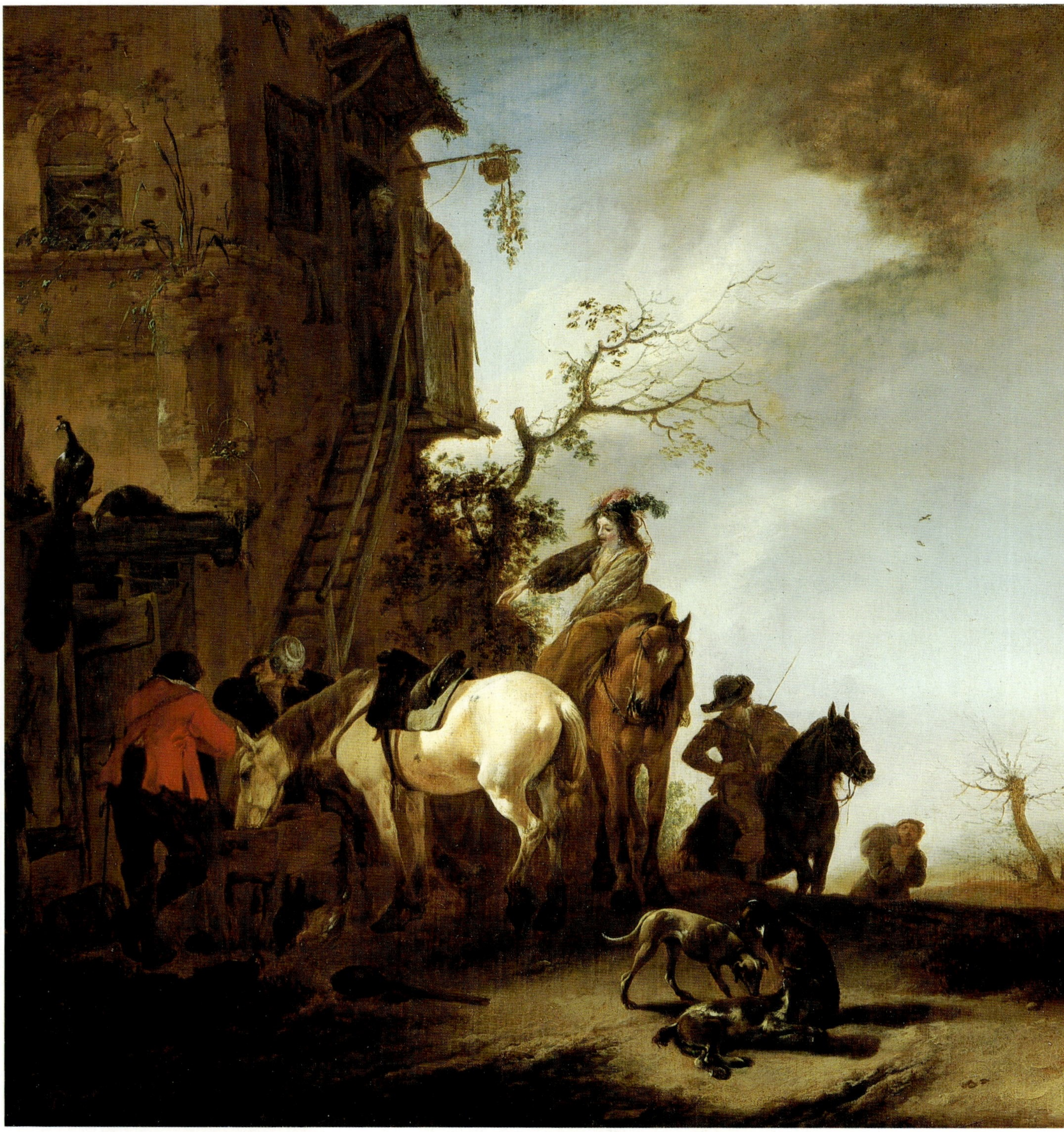

Philips Wouwerman Haarlem 1619 – 1668
Jäger und Reiter an einer Straße.
Holz, 36 × 34 cm. Beschlagnahmt während der Revolution aus der Sammlung Pestre de Senef. INV. 1960

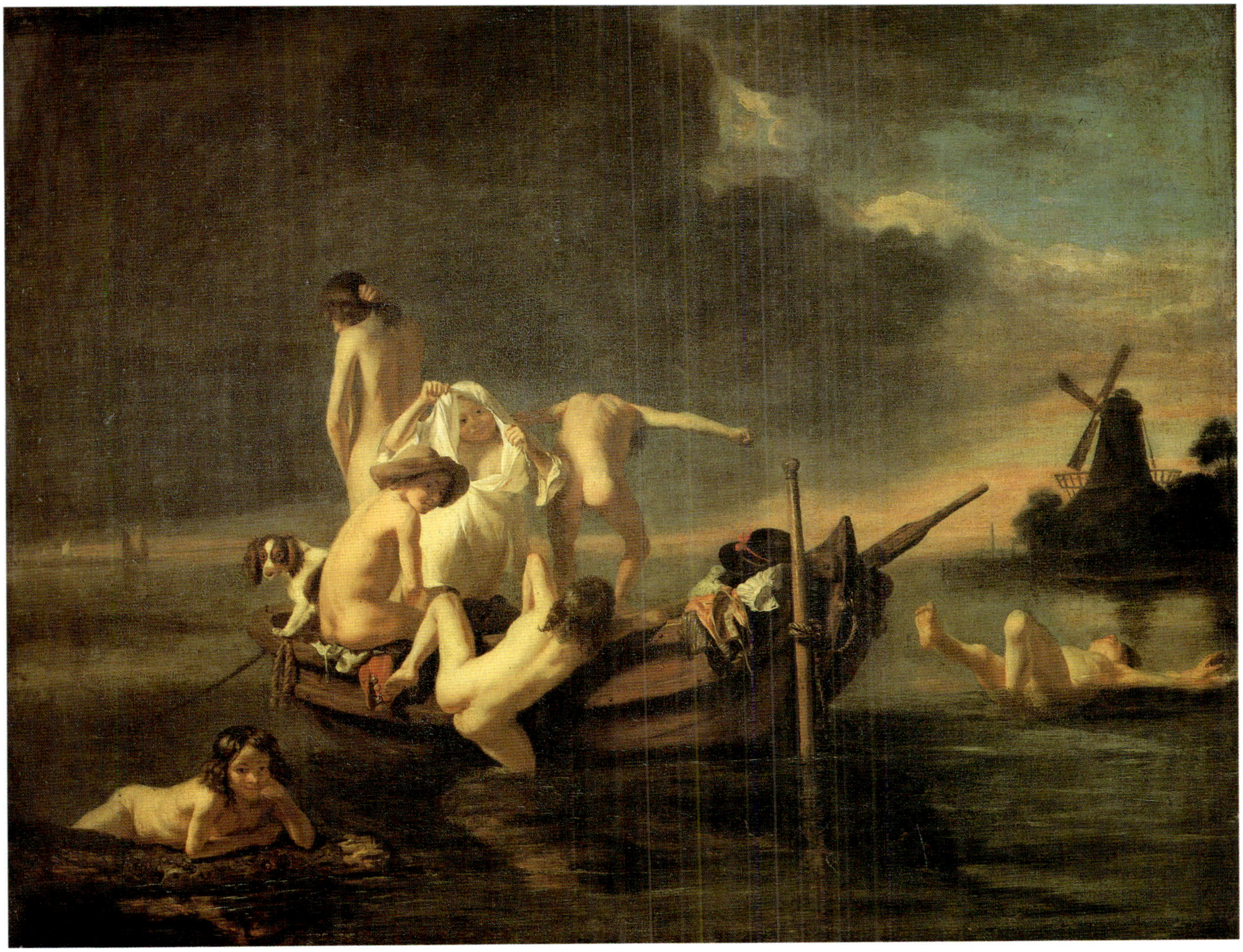

Nicolaes Maes Dordrecht 1634 – Amsterdam 1693
Badende Knaben.
Leinwand, 73 × 92 cm. Legat Baron Basile de Schlichting, 1914.
R. F. 2132

Domenicho Zampieri, gen. Domenichino

Domenichino gilt neben Guido Reni als der bedeutendste Vertreter der der römischen Barockmalerei vorausgehenden klassischen Stilstufe. Das raffaeleske Schönheitsideal hatte er von Annibale Carracci übernommen, als dessen Gehilfe er ab 1602 bei der Dekoration der Galleria Farnese in Rom wirkte. In intellektuellen Kreisen wurde vor allem das Geistige seiner Kunst geschätzt: die Idealisierung der Wirklichkeit als reinster Ausdruck der wahren Natur und die harmonische Klarheit der Komposition. Mit seinen theoretischen Interessen, die außer dem Studium der Antike und der Malerei auch die Musik einschlossen, vor allem aber mit der zeichnerischen Akribie seiner Naturbeobachtung, der Komposition reiner, idealer Landschaften aus wirklichkeitsgetreuen Einzelelementen, geriet er jedoch in schärfsten Gegensatz zu Zeitgenossen wie Lanfranco (vgl. *Marienkrönung mit den hll. Augustinus und Wilhelm von Aquitanien,* Seite 310) und Ribera (vgl. *Grablegung,* Seite 425), die im Sinne des sinnlich-naturalistischen Erbes von Correggio und Caravaggio jegliche Betonung der Zeichnung ablehnten und ganz auf die malerische Wirkung setzten. Diese Rivalen, die Ursprünglichkeit und schöpferischen Impuls forderten, waren um so mehr empört, als Domenichino einen triumphalen Erfolg mit einem Altarbild verzeichnete, in dem offensichtlich Zitate von Carracci verarbeitet waren. Der Neid über die Anerkennung seiner Werke in Rom und Neapel mag schließlich bei seinem geheimnisvollen Tod mitgespielt haben, bei dem Giftmord nicht auszuschließen ist.

Die hl. Cäcilie im Louvre verbindet die akademischen Interessen des Malers mit stilistischen Qualitäten, die von der Idee der Schönheit vorgezeichnet sind. Raffaelesk in Zeichnung und Komposition, ist die Helligkeit der Malerei Veronese nachempfunden, während das Thema selbst die Inspiration des Malers unmittelbar beflügelte. Es heißt, daß Domenichino schon als Kind »die Musik über alles liebte«, und, obwohl er selbst nicht ausübend war, mit so viel Sachverstand über theoretische Fragen gesprochen habe, daß selbst Experten ihm mit Gewinn zuhörten. Er ließ eine Harfe und ein Spinett in den alten chromatischen Tonleitern stimmen, die er glaubte, entdeckt zu haben. Der siebensaitige Kontrabaß, den die hl. Cäcilie spielt, ist jedoch ein Instrument, auf dem Monteverdi erklingen könnte. In dem Wechselgesang zu Ehren der Heiligen, der für Basso-continuo-Begleitung im damaligen Bologneser Stil geschrieben ist, heißt es, daß »die Jungfrau Cäcilia zu Gott dem Allmächtigen betete: »Herr, möge mein Herz rein und mein Körper unbefleckt bleiben, damit ich nicht elendig zugrunde gehe«. 1616/17 hatte Domenichino eine Kapelle in San Luigi dei Francesi, der Nationalkirche der Franzosen in Rom, mit Fresken zum Leben der hl. Cäcilie ausgemalt, deren wunderbarerweise unversehrter Leichnam kurz zuvor in Rom wiederentdeckt worden war.

Gegenüber
Domenichino, eigentl. Domenico Zampieri
Bologna 1581 – Neapel 1641
Hl. Cäcilie, um 1620.
Leinwand, 160 × 120 cm. Gemalt für Kardinal Ludovico Ludovisi. Sammlung Ludwigs XIV., erworben 1662 von dem Bankier Eberhard Jabach. INV. 793

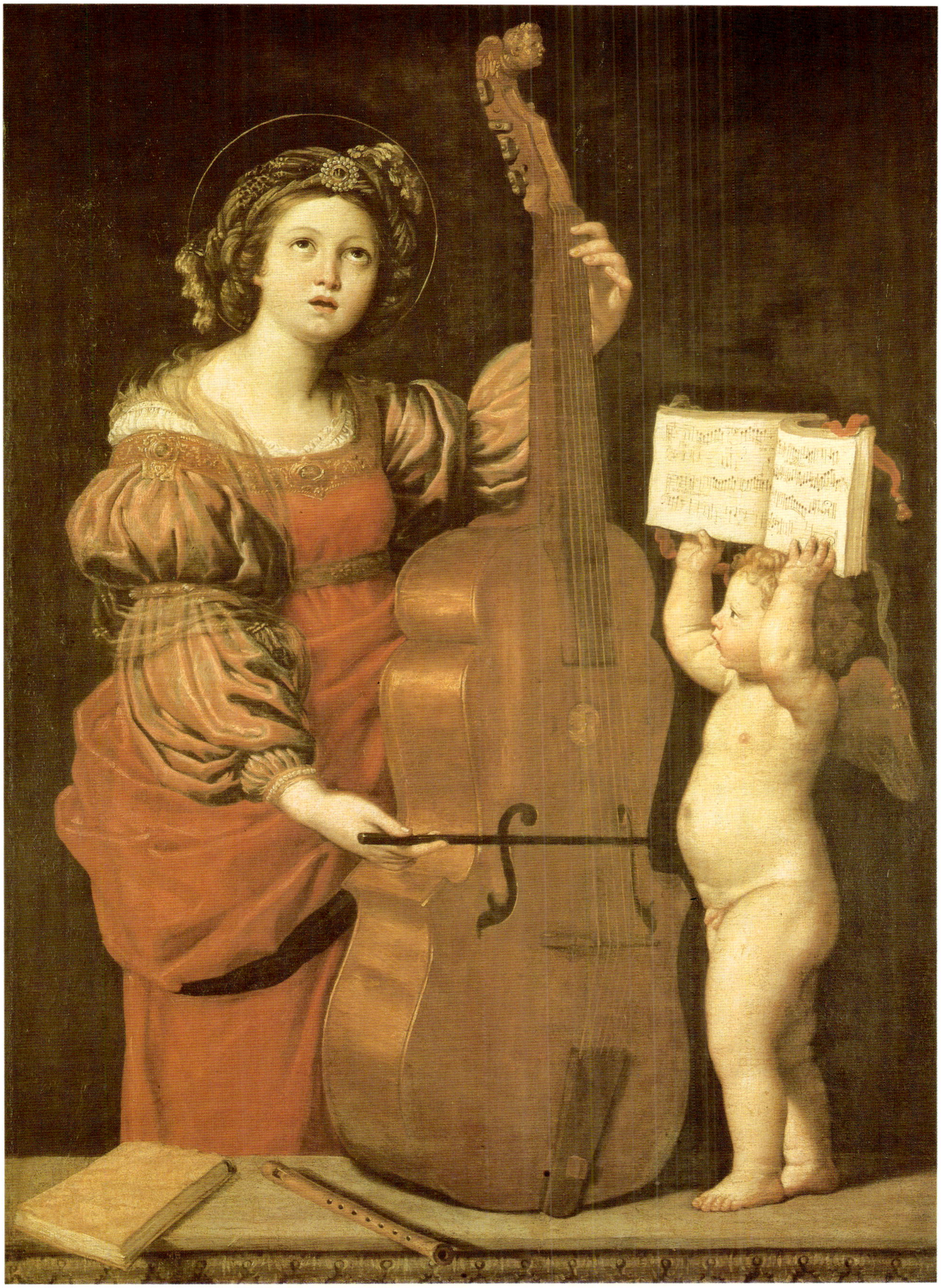

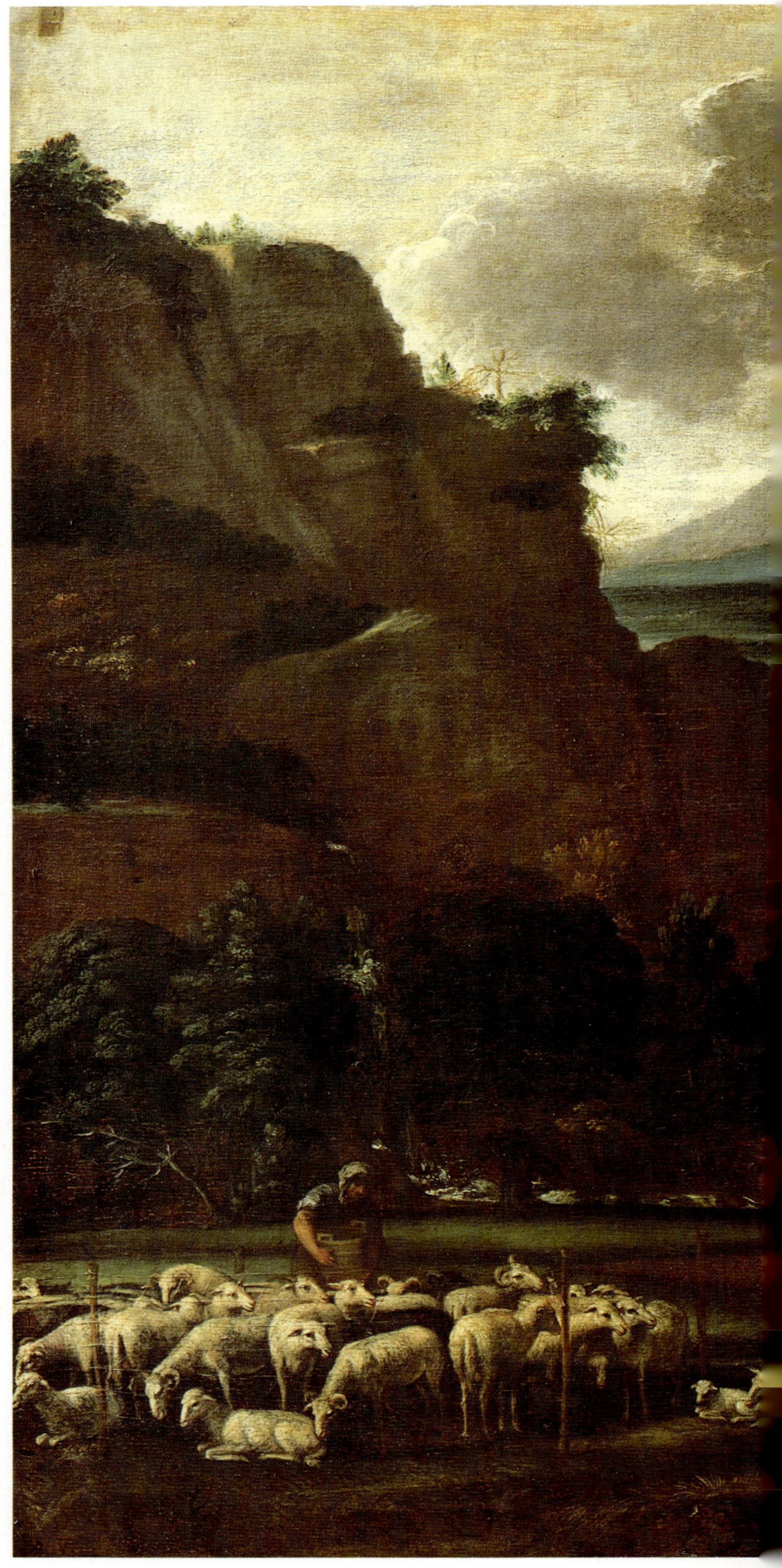

Domenichino
Herminia bei den Hirten.
Leinwand, 123 × 181 cm. Sammlung Ludwigs XIV., erworben 1661 von dem Bankier Eberhard Jabach. INV. 799

Seite 350 oben
Domenichino
Landschaft mit Flucht nach Ägypten, um 1620.
Leinwand, 165 × 212 cm. Gemalt für Kardinal Ludovico Ludovisi. Aus den Sammlungen des Kardinals Mazarin und des Grafen Loménie de Brienne. Sammlung Ludwigs XIV., erworben 1668. INV. 800

Seite 350 unten
Domenichino
Landschaft mit Herkules und Cacus, um 1621.
Leinwand, 121 × 149 cm. Gemalt für die Villa des Kardinals Ludovico Ludovisi an der Porta Pinciana, Rom. Sammlung Ludwigs XIV., vor 1683. INV. 795

Seite 351, oben
Francesco Albani Bologna 1578 – 1660
Aktaions Verwandlung in einen Hirsch.
Leinwand, 77 × 99 cm (original 66 × 89 cm). Sammlung Ludwigs XIV., vor 1683. INV. 16

Seite 351, unten
Francesco Albani
Die Toilette der Venus.
Leinwand, 202 × 252 cm. In Auftrag gegeben von Ferdinando Gonzaga, 6. Herzog von Mantua, für die Villa Favorita in Mantua. Sammlung Ludwigs XIV., 1684. INV. 9

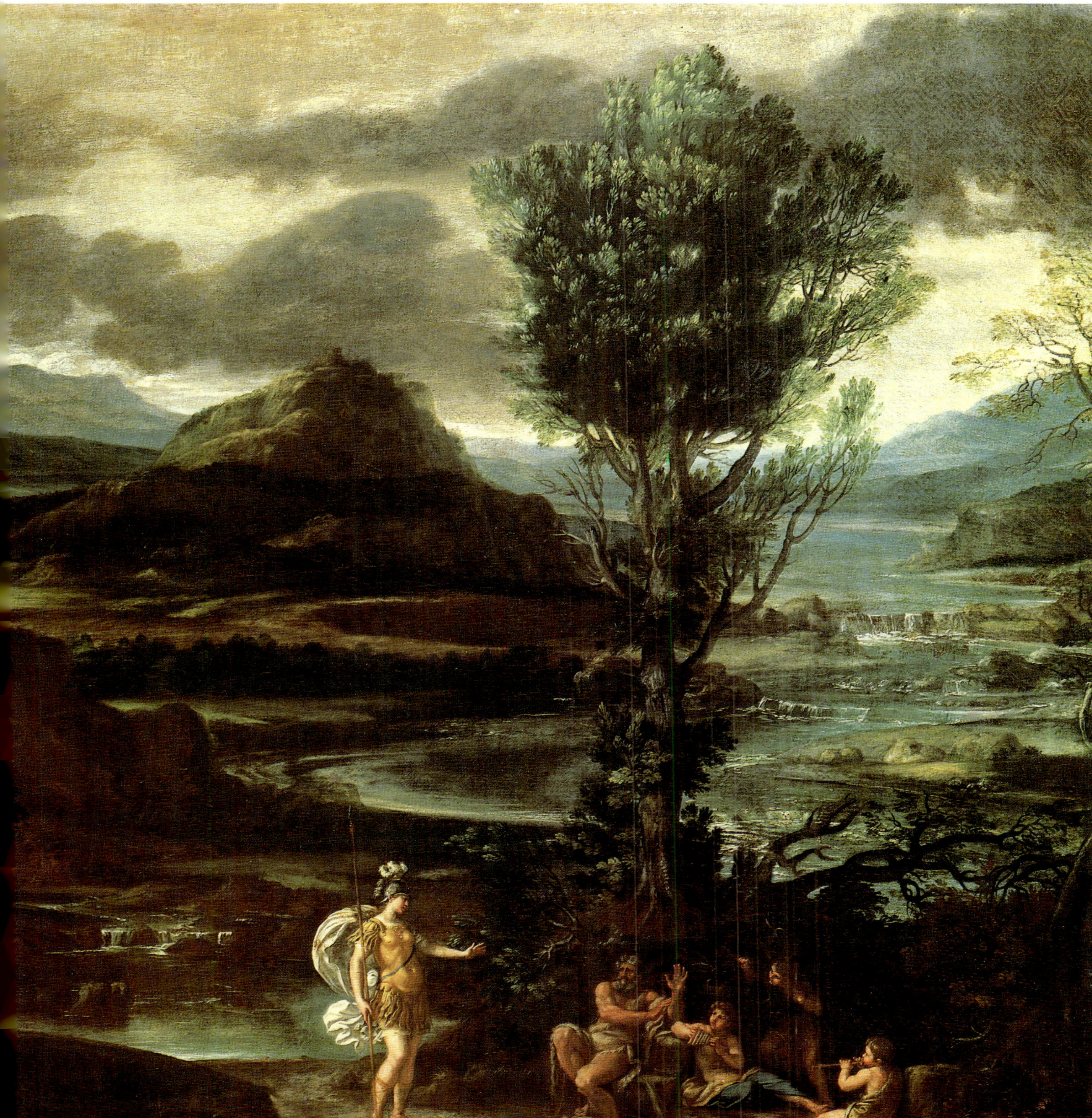

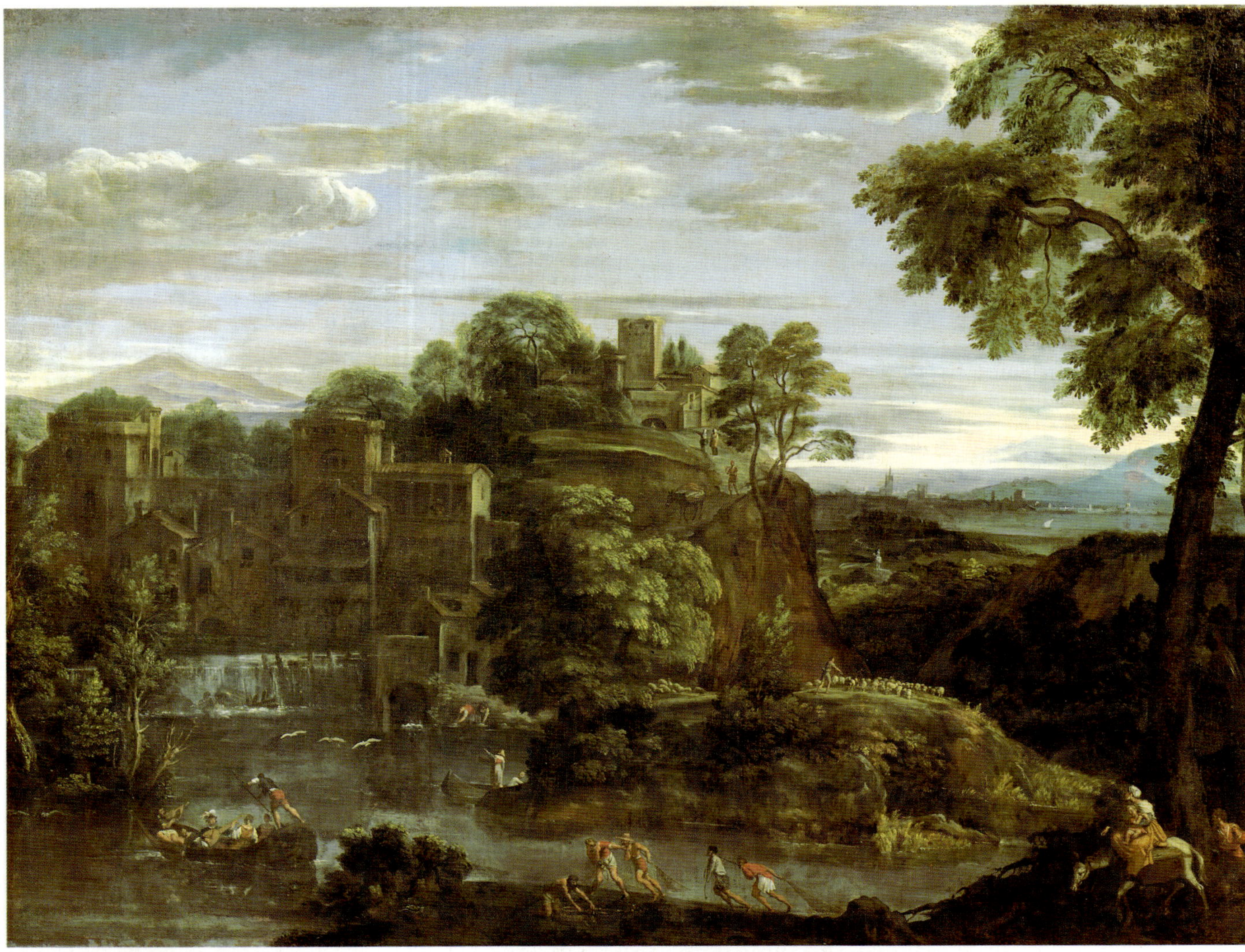

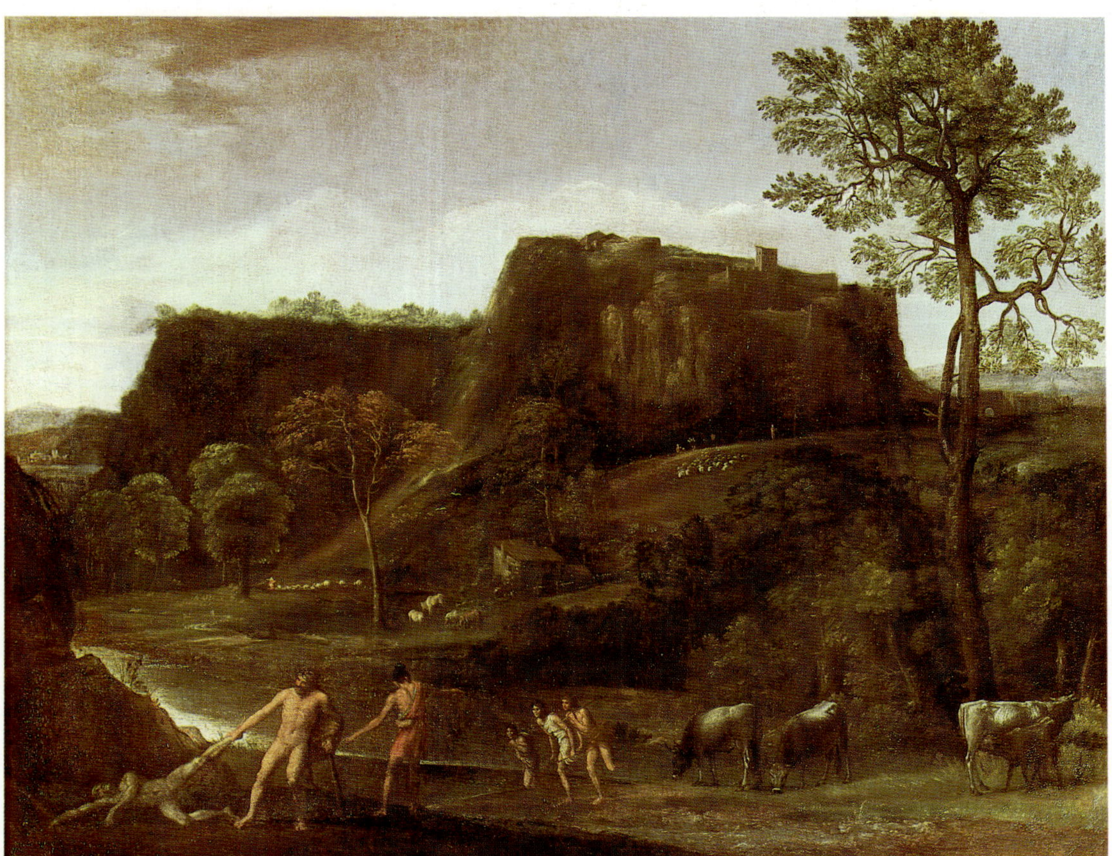

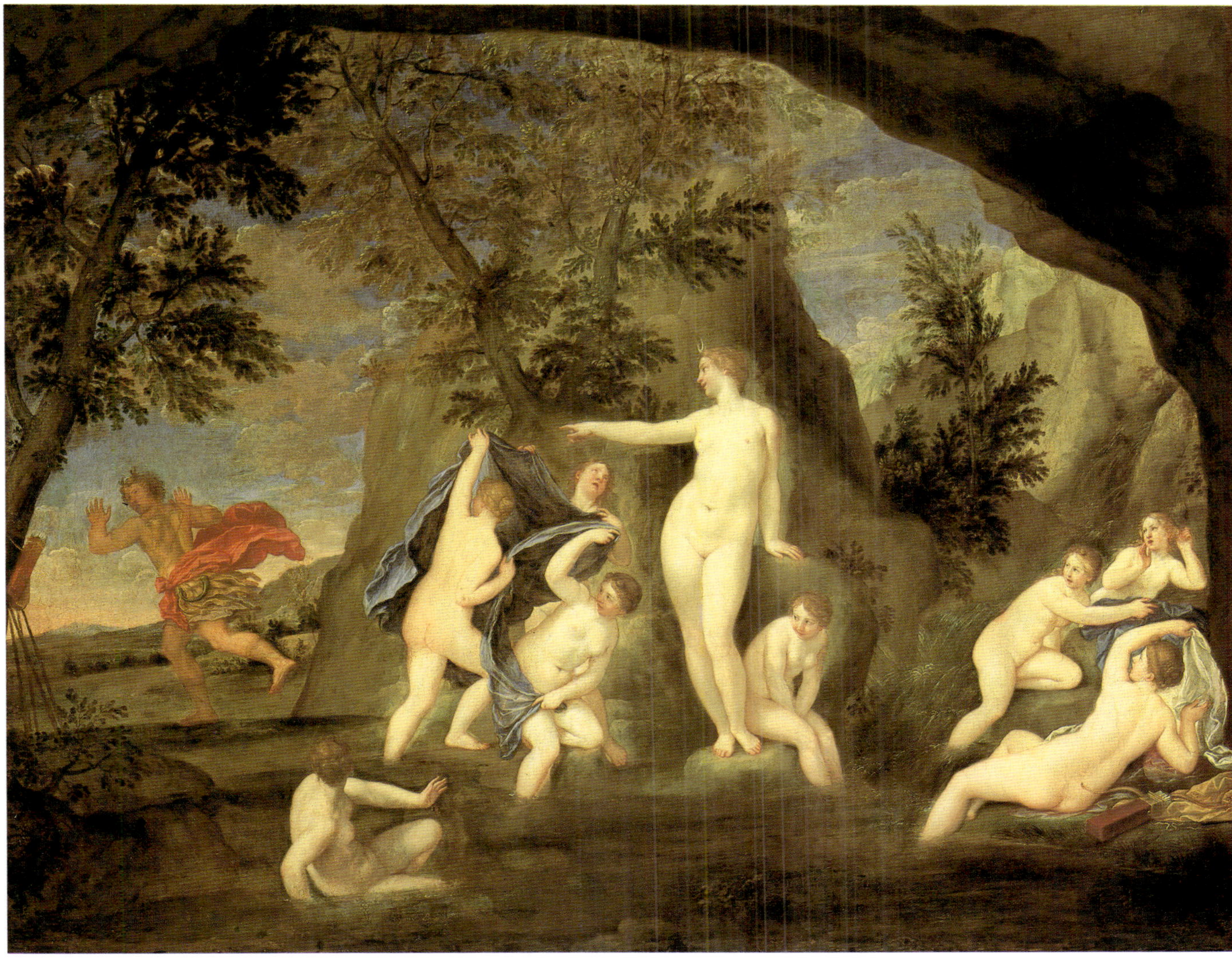

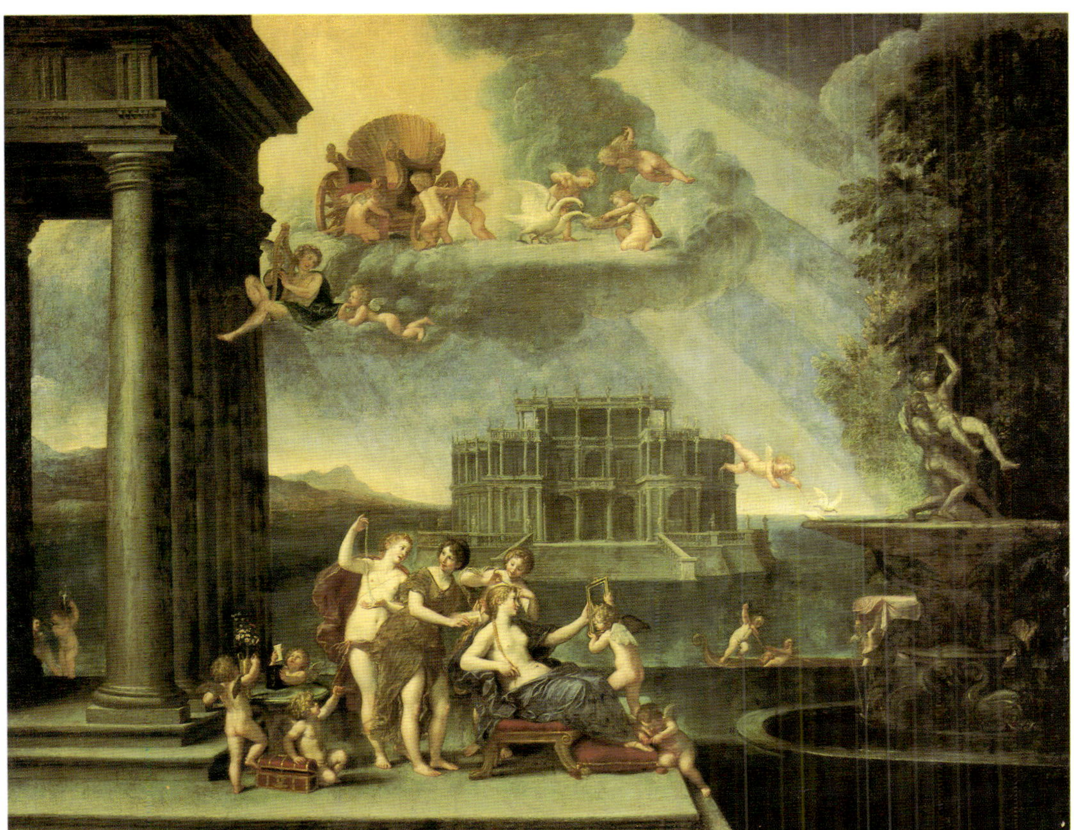

Pietro Berrettini, gen. Pietro da Cortona

Die römische Kunstszene unter Papst Urban VIII. aus dem Hause Barberini wurde von Pietro da Cortona als Maler und Gianlorenzo Bernini als Architekt und Bildhauer beherrscht. Beide Künstler verstanden sich darauf, ihre vielseitigen Gaben zeitgemäß einzusetzen. Während der Bildhauer dramatisch bewegte Skulpturenensembles von theatralisch-effektvoller Spannung erfand, betonte der Maler seinerseits mit großer Geste den zeremoniellen Charakter des Barock. Anmut und Hoheit dieser Malerei hatten ihre Vorbilder in den mit Farbe und Licht durchtränkten festlichen Kompositionen eines Veronese. Durchaus originell ist indes die extravagante Häufung der dekorativen Elemente, die in dem symbolträchtigen Deckenfresko des Palazzo Barberini in Rom zu einer überschwenglichen Hymne auf die Familie des päpstlichen Auftraggebers gesteigert sind, während das Auge buchstäblich den Himmel offen sieht. Pietros künstlerische Vielseitigkeit war wohl ein Erbe seiner toskanischen Herkunft. Wir kennen ihn nicht nur als Maler mit einem Talent »für zwei« – tatsächlich stammen einige seiner besten Bilder von Ciro Ferri –, sondern ebenso als begabten Architekten. Und wenn er selbst auch kein Bildhauer war, so vermochten doch seine eigenwilligen Stuckdekorationen, nicht weniger üppig als sein Erfindungsreichtum als Maler, anspruchsvolle Auftraggeber zu befriedigen.

Pietros barocker Illusionismus macht Staunen, doch er hinterläßt zugleich ein vages Gefühl der Besorgnis, der dekorative Augenschmaus seiner Inszenierungen könnte der wirklich großen Kunst Mittelitaliens eher Schaden zugefügt haben.

Gegenüber
Pietro da Cortona, eigentl. Pietro Berrettini
Cortona 1596 – Rom 1669
Die Geburt Mariä.
Leinwand, 168 × 119 cm. Sammlung Ludwigs XIV., erworben 1662 von dem Bankier Eberhard Jabach. INV. 106

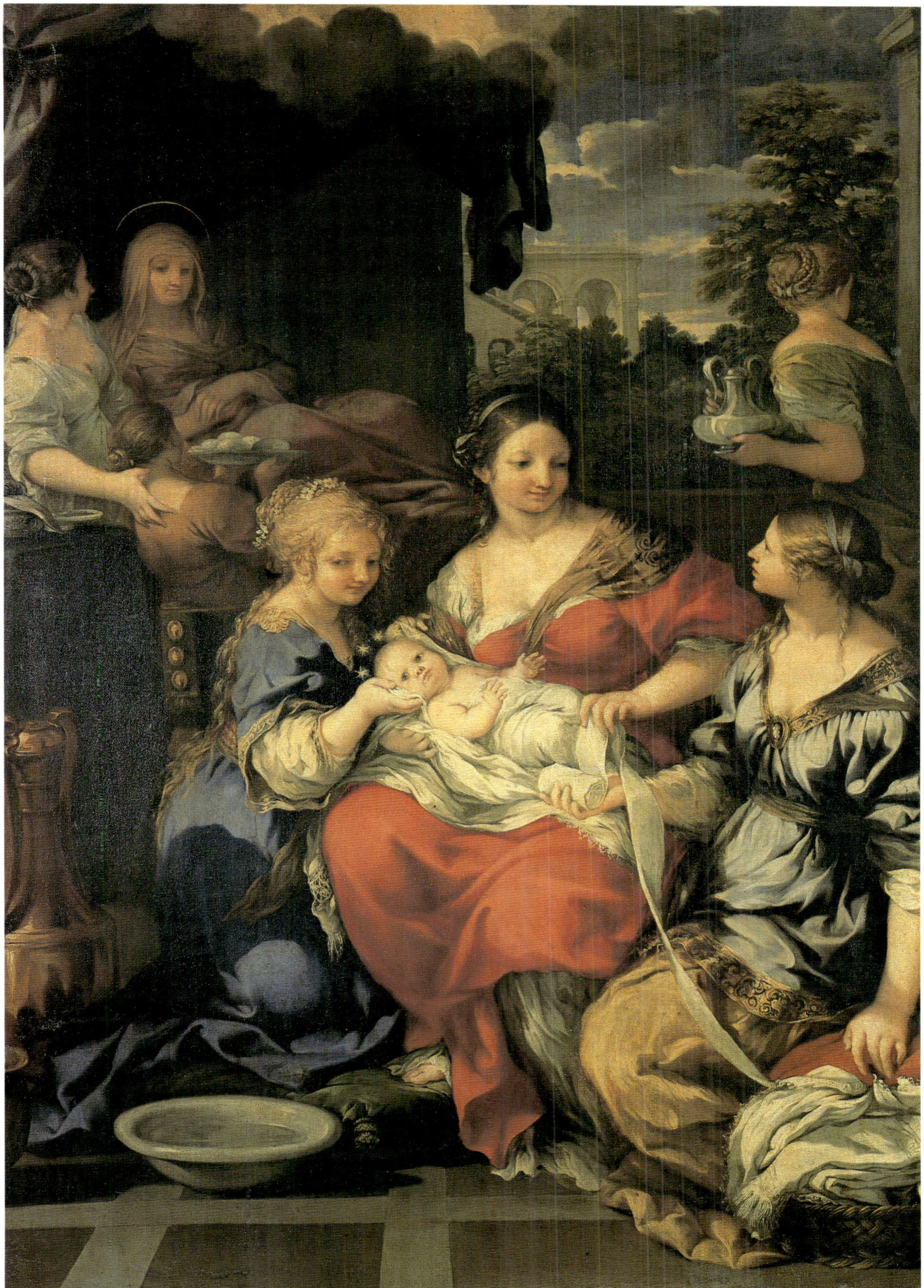

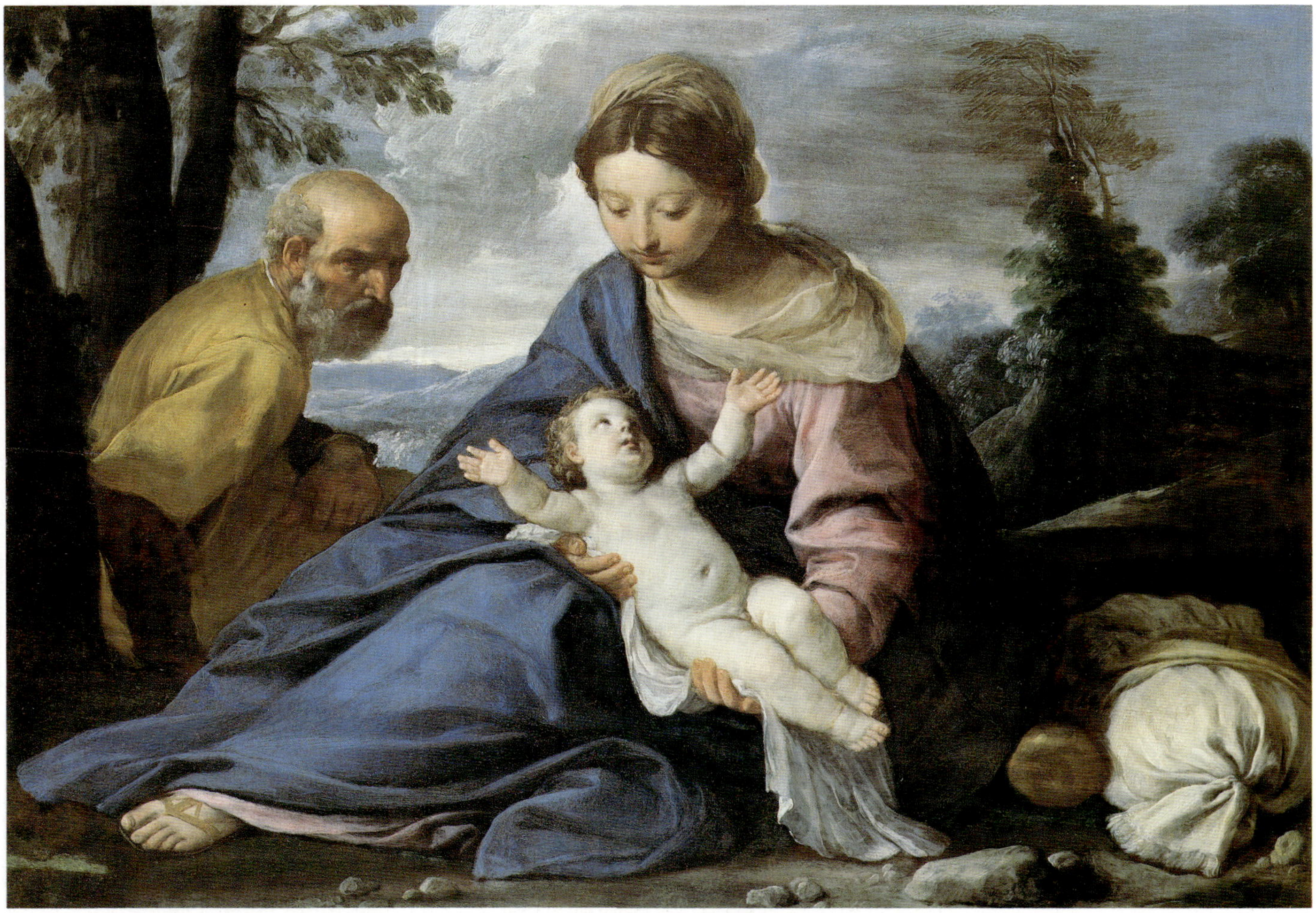

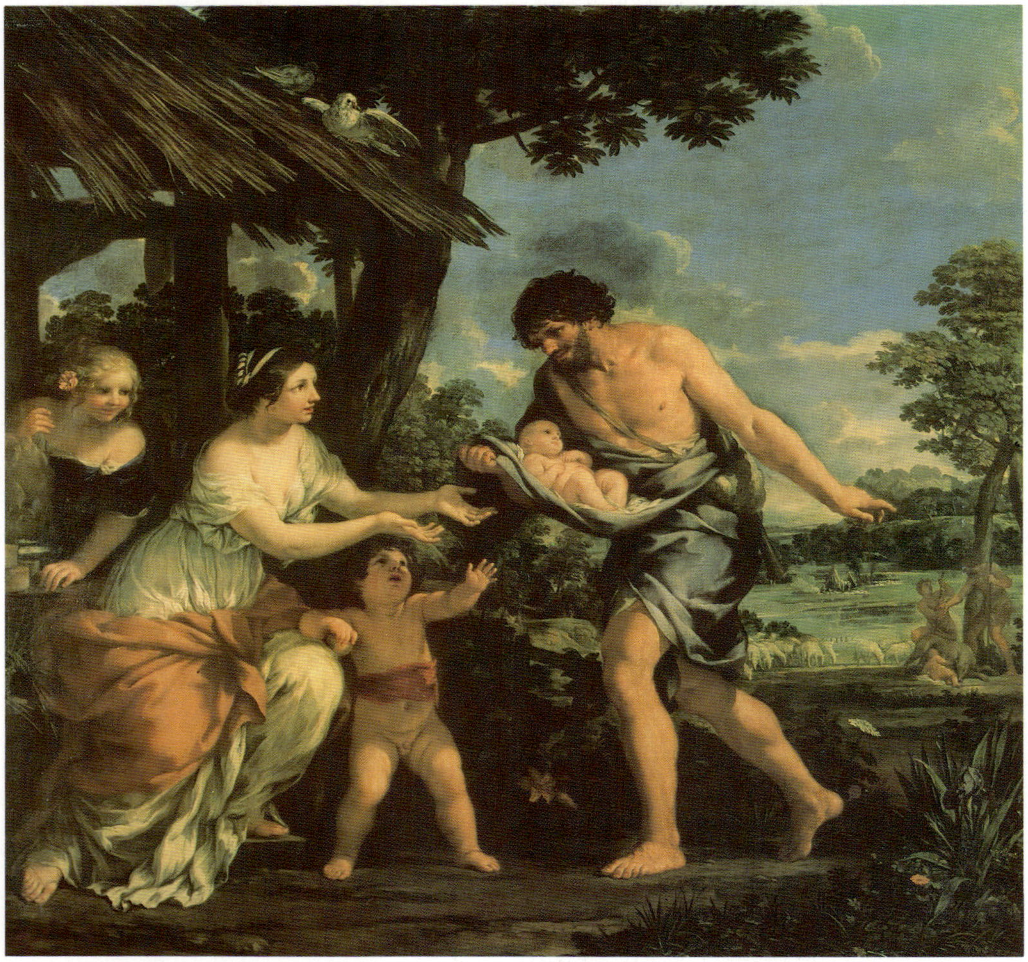

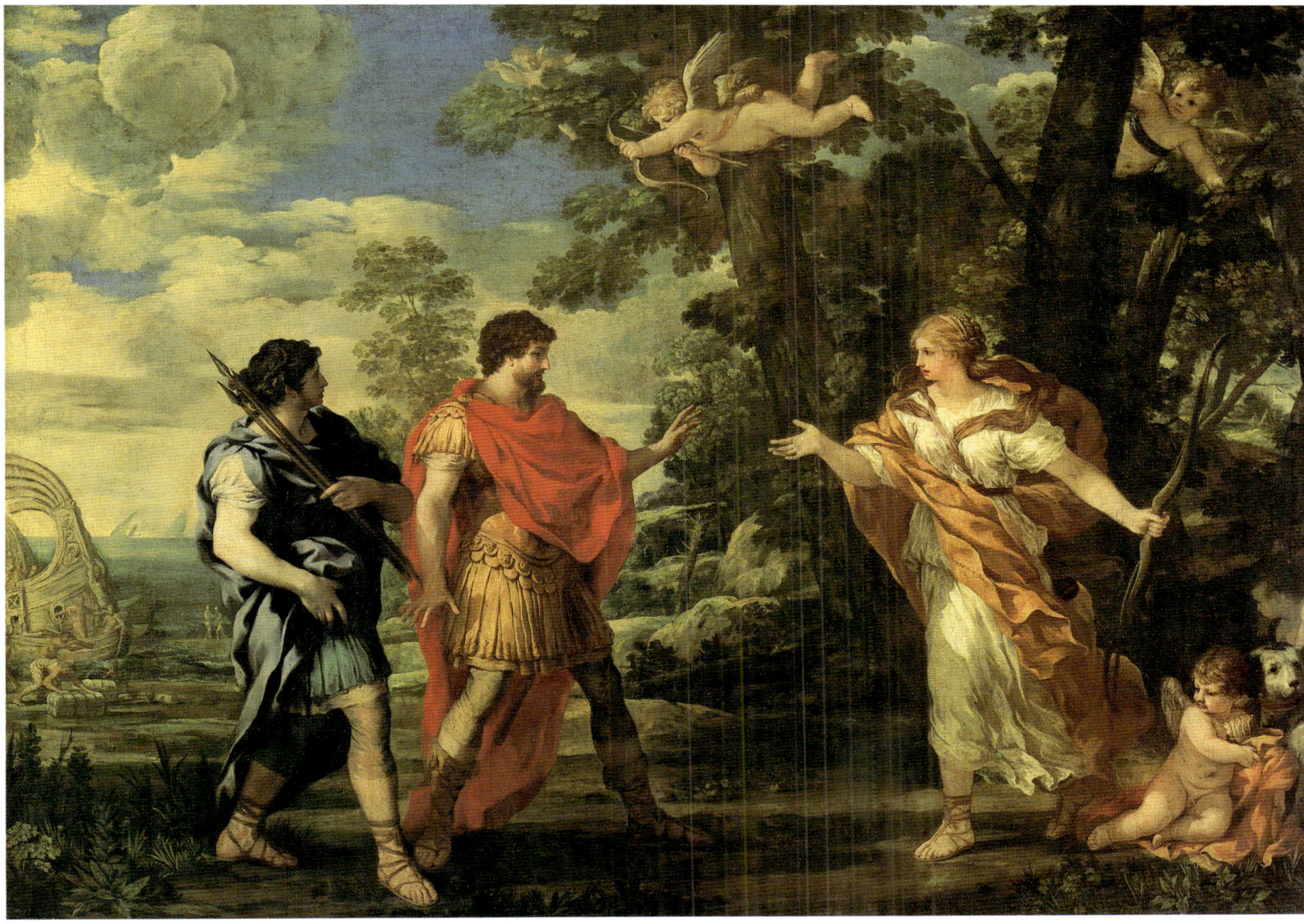

Pietro da Cortona
Venus erscheint Äneas als Jägerin.
Leinwand, 127 × 176 cm. Möglicherweise in Zusammenarbeit mit Romanelli. Alter Bestand. INV. 112

Gegenüber, oben
Simone Cantarini, gen. Il Pesarese
Pesaro 1612 – Bologna 1648
Ruhe auf der Flucht nach Ägypten.
Holz, 40 × 57 cm. Sammlung Ludwigs XVI., 1784. INV. 175

Gegenüber, unten
Pietro da Cortona
Romulus und Remus werden von Faustulus aufgenommen.
Leinwand, 251 × 265 cm. In Auftrag gegeben um 1643 von Louis Phélipeaux, Marquis de la Vrillière, Staatssekretär unter Ludwig XIII. und Ludwig XIV., zusammen mit einer Reihe weiterer Arbeiten von Guercino, Reni, Turchi und Poussin. Während der Revolution beschlagnahmt aus der Sammlung des Herzogs von Penthièvre in Paris. INV. 111

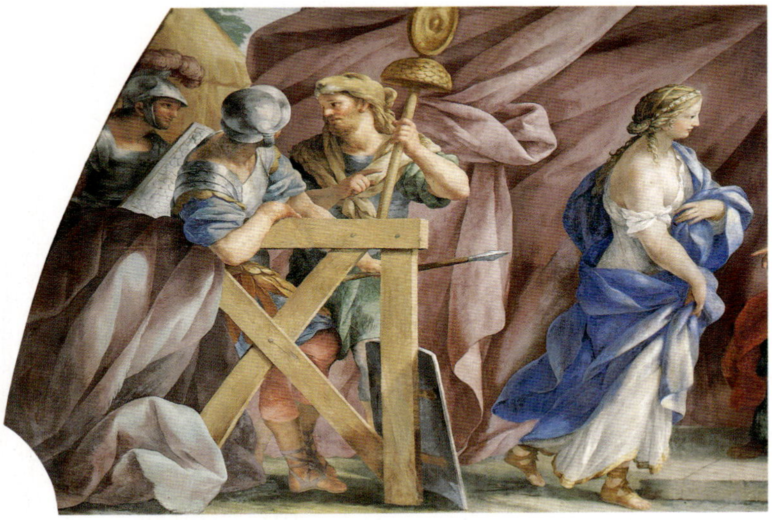

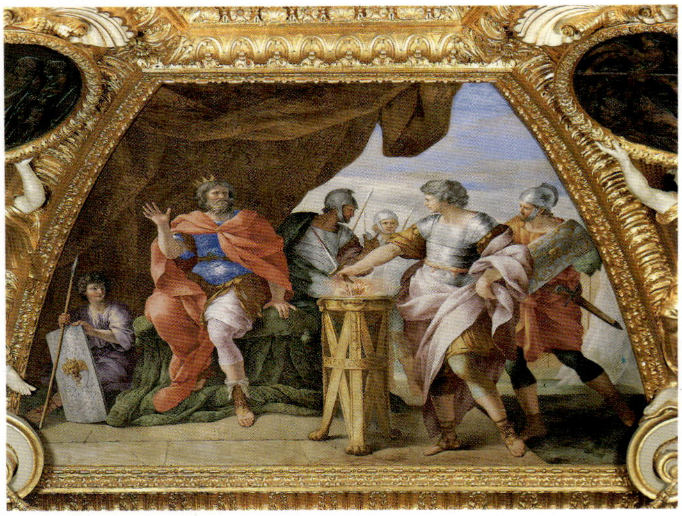

Giovanni Francesco Romanelli Viterbo 1610 – 1662
Deckenfresken in den Sommergemächern der Anna von Österreich, Saal des Septimius Severus, 1655–58. INV 2053

Obere Reihe
Die Großmut des Scipio

Untere Reihe, links
Die Feuerprobe des Mucius Scaevola

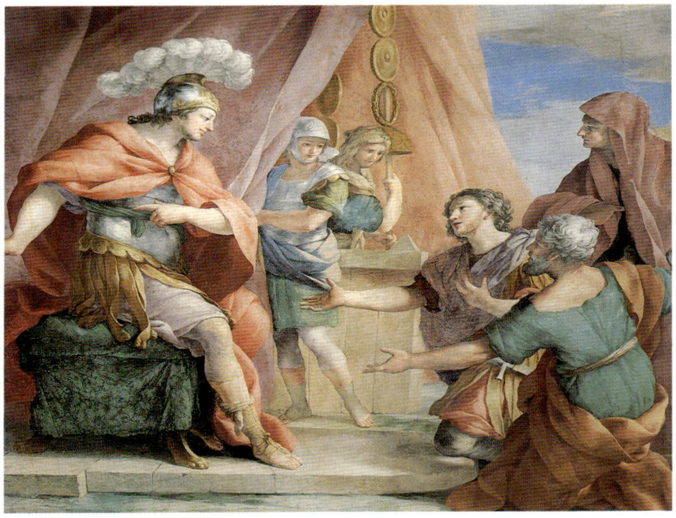

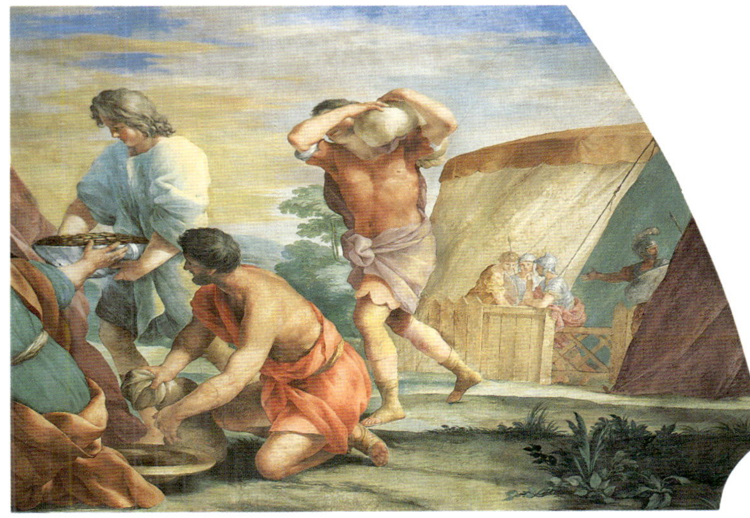

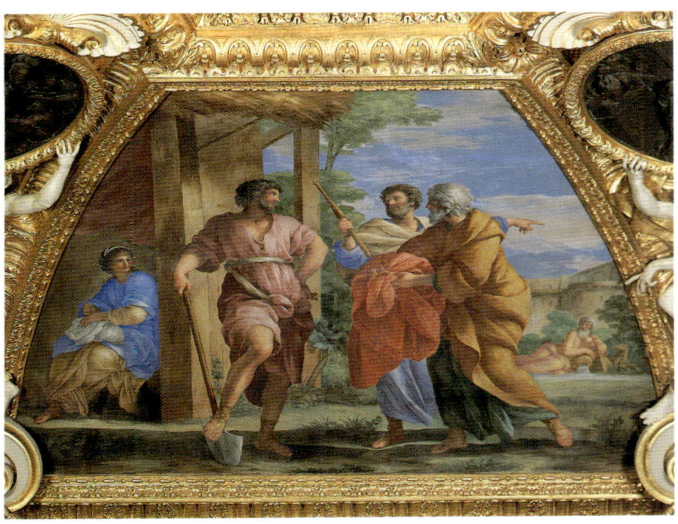

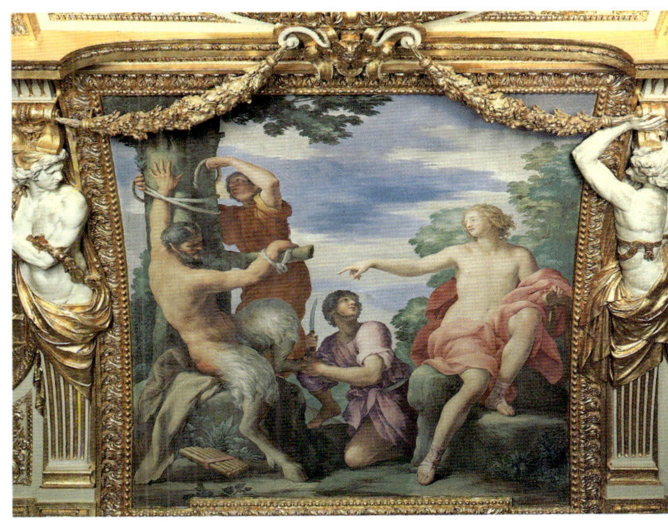

Untere Reihe, Mitte
Abgesandte des römischen Senats überreichen Cincinnatus den Purpurmantel

Untere Reihe, rechts
GIOVANNI FRANCESCO ROMANELLI
Apoll und Marsyas.
Eines von vier Deckenfresken aus dem Saal der Jahreszeiten in den Sommergemächern der Anna von Österreich im Louvre, gemalt 1655–58. INV. 20348

Nicolas Poussin

Von seiner Krankheit genesen und in gesicherten häuslichen Verhältnissen lebend, schlug Poussin um 1630 eine Richtung ein, die seinem Stil der vorangegangenen Jahre durchaus entgegengesetzt war. Der barocke Überschwang wich einem klassischen Maß und klar durchdachten Kompositionen. Anstatt sich um die großen kirchlichen Aufträge zu bemühen, wandte er sich den akademisch gebildeten Kreisen in Rom zu: Humanisten und Archäologen, die eine rationale, klassisch orientierte Malerei bevorzugten. *Die Inspiration des Dichters* – mit dem hier vielleicht Vergil gemeint ist – zählt zu den ersten Meisterwerken aus dieser neuen Schaffensperiode. Die hoheitsvolle Gestalt der Muse Kalliope, die im Vordergrund neben der zentralen Figur des Apollon den leuchtenden Blickfang bildet, hat ihre Vorbilder weniger in der klassischen römischen Kunst als bei Veronese, und das kühle Tageslicht, das den Augenblick göttlicher Inspiration erhellt, bezeugt eine bewußte Loslösung von der zuvor bevorzugten warmen Farbkultur eines Tizian. Das grundlegend Neue gegenüber dem Frühwerk liegt in dem klaren Aufbau, der das Bild »lesbar« macht. Poussin bekannte sich damit zu jenem klassischen Kompositionsschema, das sich auf das Vorbild Raffaels berief und im krassen Gegensatz stand zu den zeitgenössischen Strömungen der Barockmalerei. Deren Anhänger, wie zum Beispiel Lanfranco (vgl. *Marienkrönung mit den hll. Augustinus und Wilhelm von Aquitanien,* Seite 310) waren direkt oder indirekt von Correggio und Caravaggio beeinflußt und sahen ihr Ziel darin, der ekstatischen Frömmigkeit der Gegenreformation mit einem theatralisch-effektvollen, emotionalen Stil zu entsprechen. Dieses barocke Ideal hat auf dem Gebiet der Skulptur am erfolgreichsten Bernini verwirklicht.

Mit seinem episch-erhabenen Stil, der nur eine gewisse Steigerung der Ausdrucksmittel aufweist, wenn ein Thema wie *Der Raub der Sabinerinnen* es nahelegt, stand Poussin im Einklang mit dem Zeitgeist der französischen Klassik, wie in der Literatur von Corneille und Racine vollzogen. Unter denen, die ihm im intellektuellen Ansatz und dem raffaelesken Schönheitsideal nachfolgten, gelangten Simon Vouet und Eustache Le Sueur als Hofmaler in Paris zu Ansehen. Poussin selbst kehrte nach nur zweijährigem Aufenthalt in Paris 1642 nach Rom zurück und blieb dort bis zu seinem Lebensende. Dennoch ist er das Leitbild des französischen Klassizismus geworden, der Geschmack und Stil des 17. Jahrhunderts beherrscht hat. Erst nach 1700 setzte sich die sinnliche Stilrichtung der Rubens-Partei durch.

Gegenüber, oben
NICOLAS POUSSIN Les Andelys 1594 – Rom 1665
Die Inspiration des Dichters.
Leinwand, 182 × 213 cm. Erworben 1911. R. F. 1774

Gegenüber, unten
NICOLAS POUSSIN *Echo und Narziß.*
Leinwand, 74 × 100 cm. Sammlung Ludwigs XIV., 1682.
INV. 7297

SIMON VOUET Paris 1590 – 1649 *Allegorie des Reichtums.*
Leinwand, 170 × 124 cm. Sammlung Ludwigs XIII., vielleicht aus dem Schloß Saint-Germain-en-Laye. INV. 8500

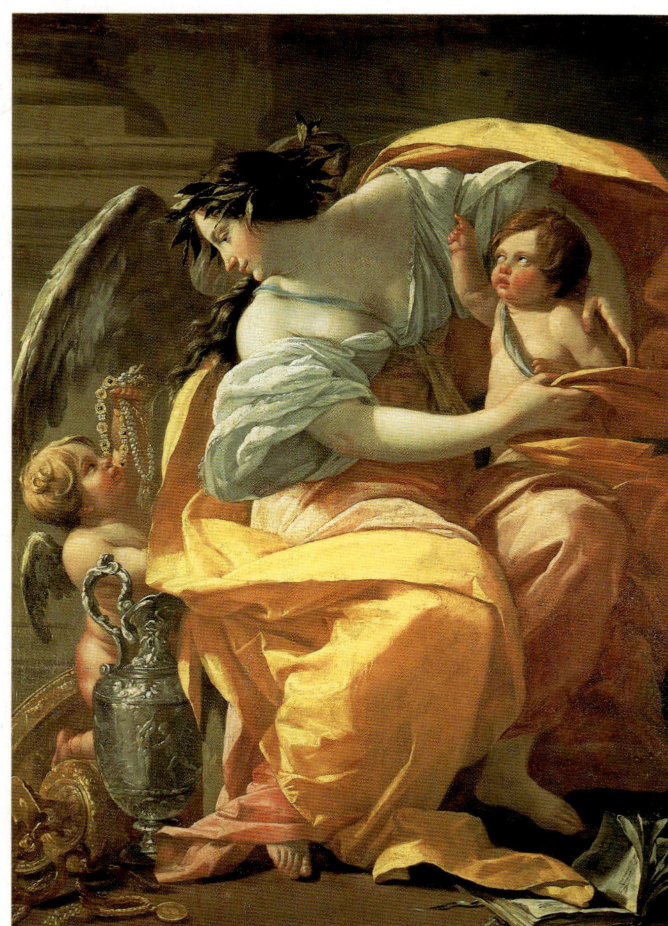

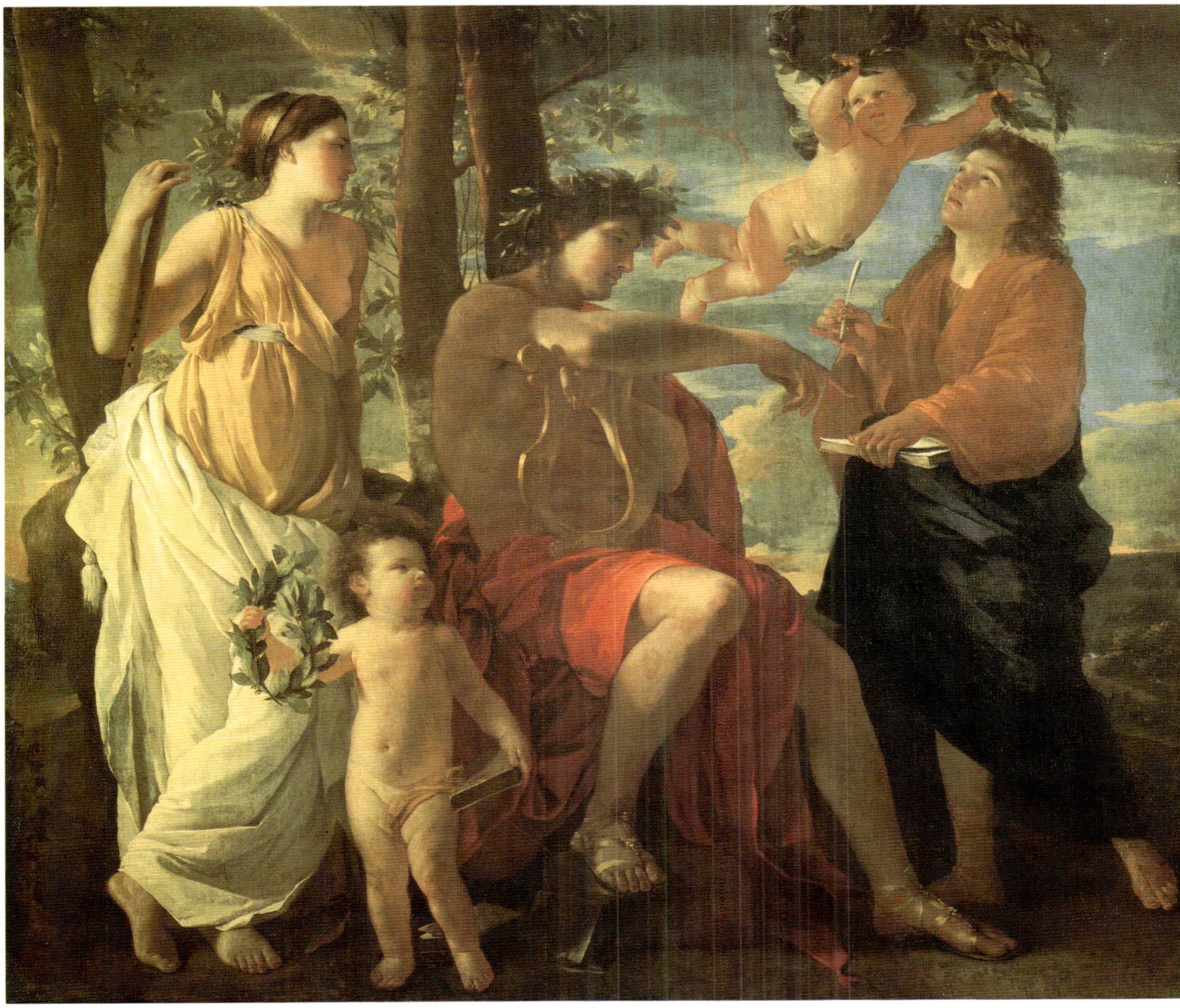

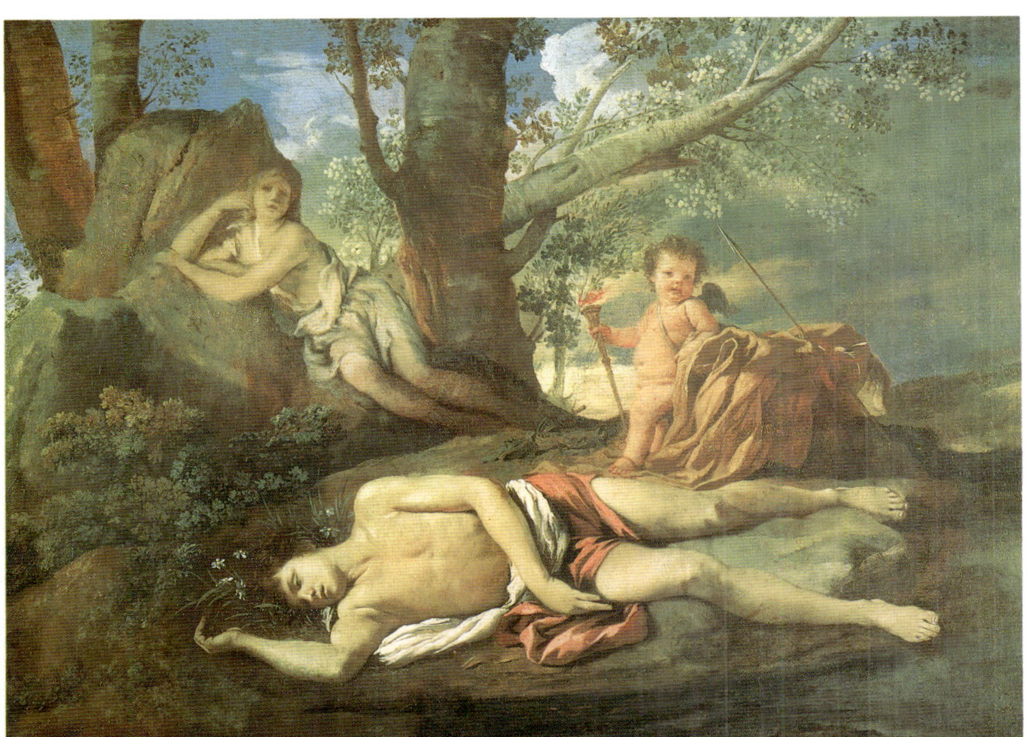

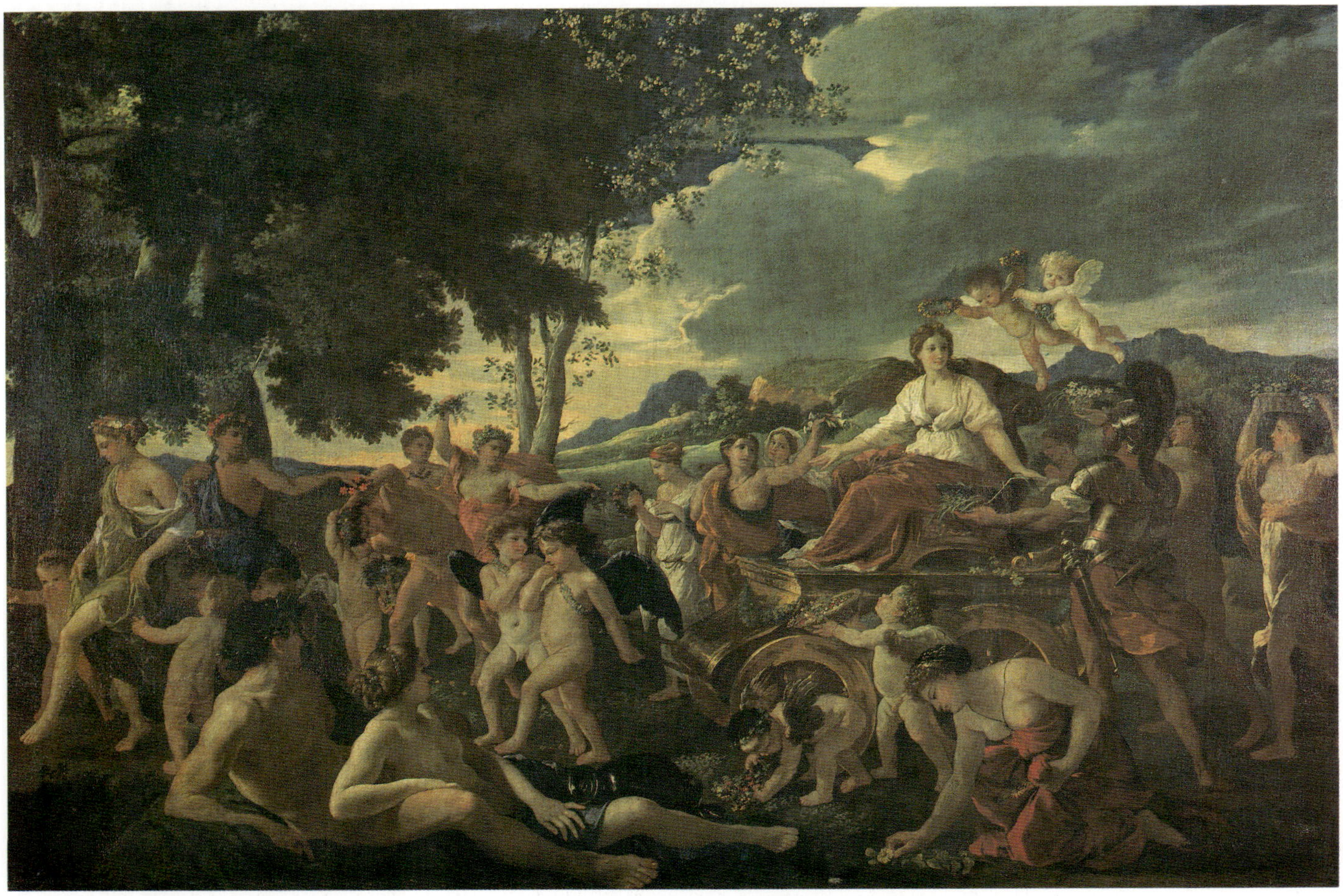

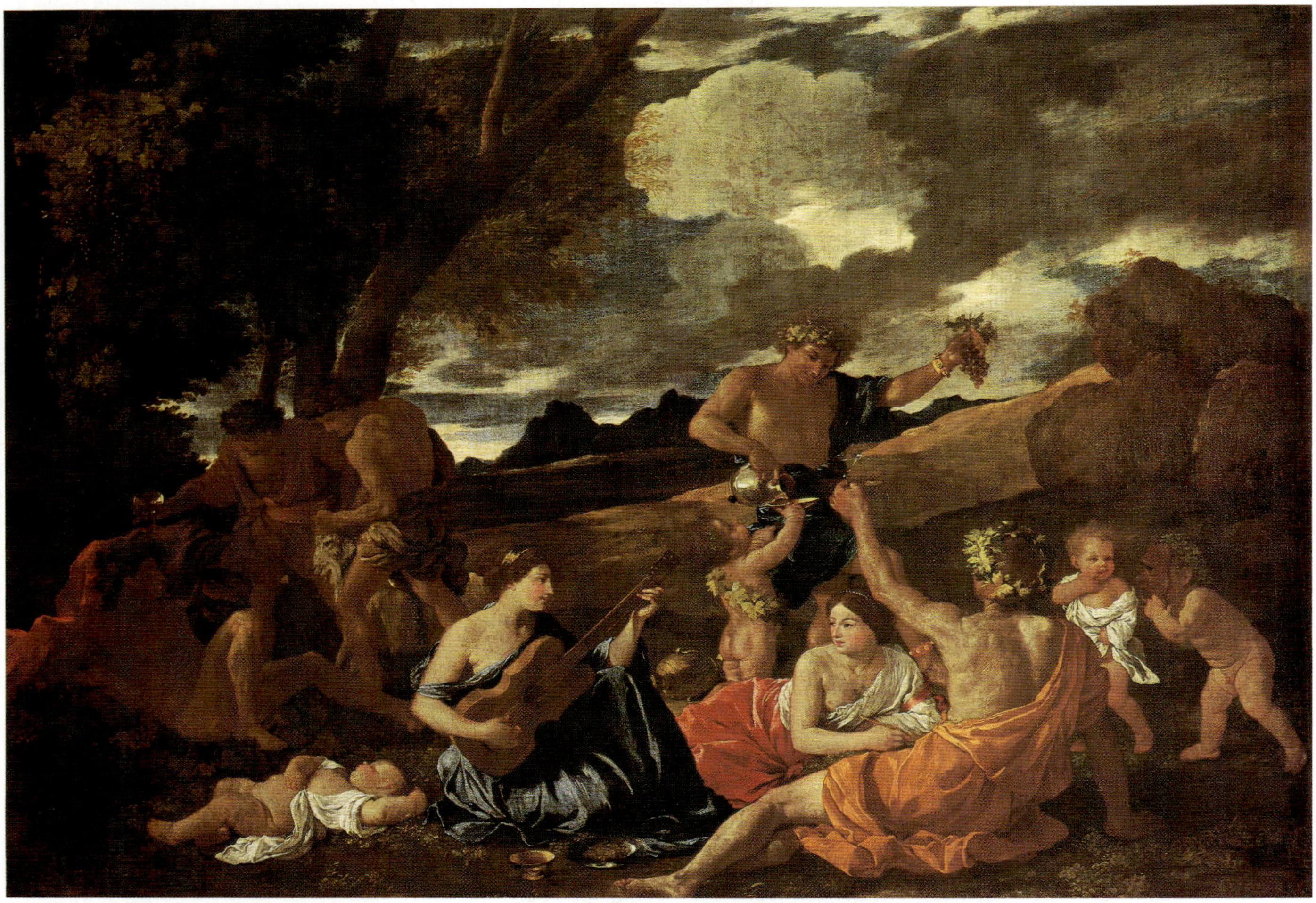

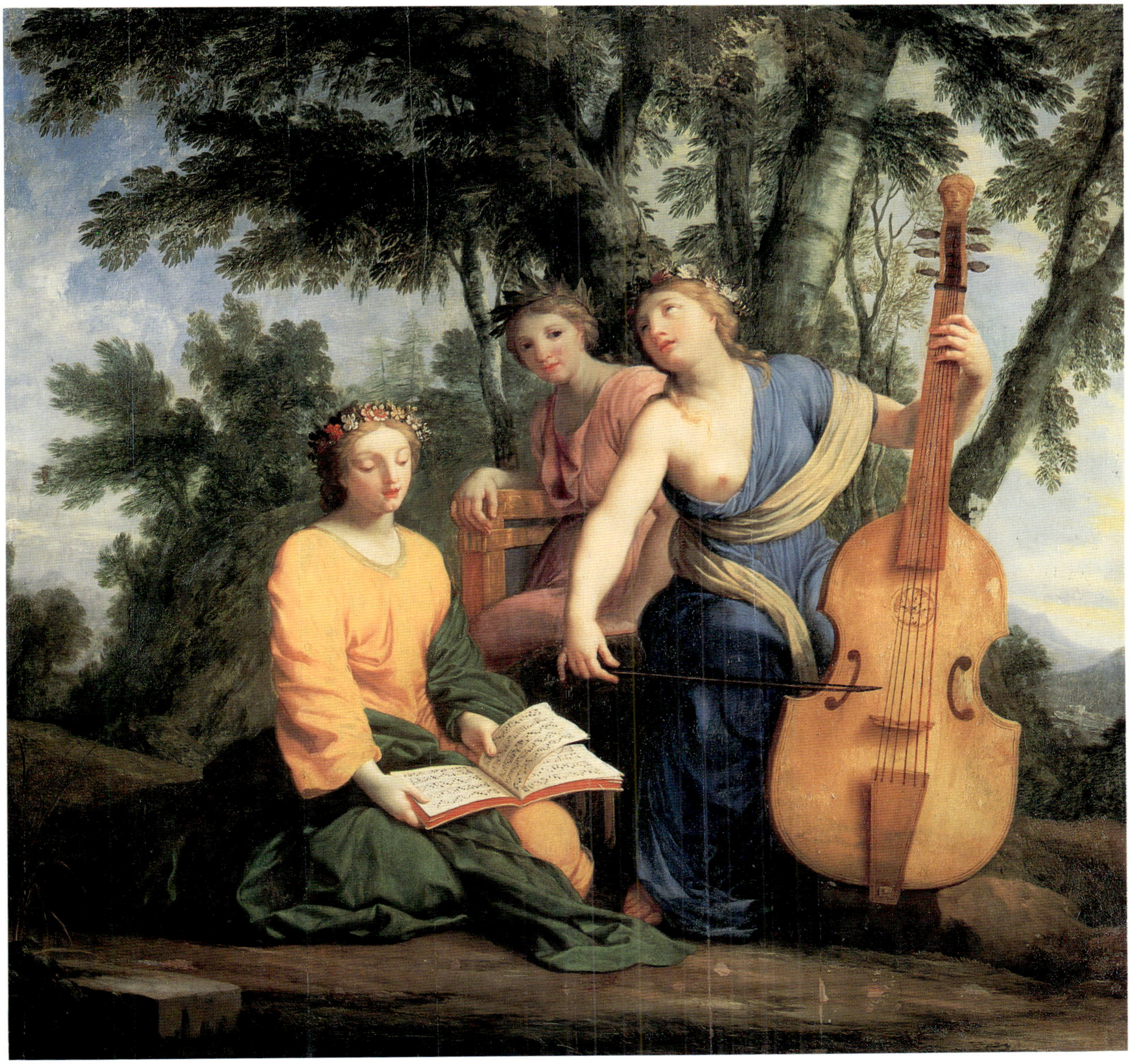

Eustache Le Sueur Paris 1616 – 1655
Melpomene, Erato und Polyhymnia.
Holz, 130 × 130 cm. Aus dem Musenzimmer des Hôtel Lambert in Paris. Sammlung Ludwigs XVI., 1776. INV. 8058

Gegenüber, oben
Nicolas Poussin
Der Triumph der Flora.
Leinwand, 165 × 241 cm. Sammlung Ludwigs XIV., 1685. INV. 7298

Gegenüber, unten
Nicolas Poussin
Bacchanal mit Lautenspielerin.
Leinwand, 121 × 175 cm. Sammlung Ludwigs XIV., erworben 1665 aus der Sammlung des Herzogs von Richelieu. INV. 7296

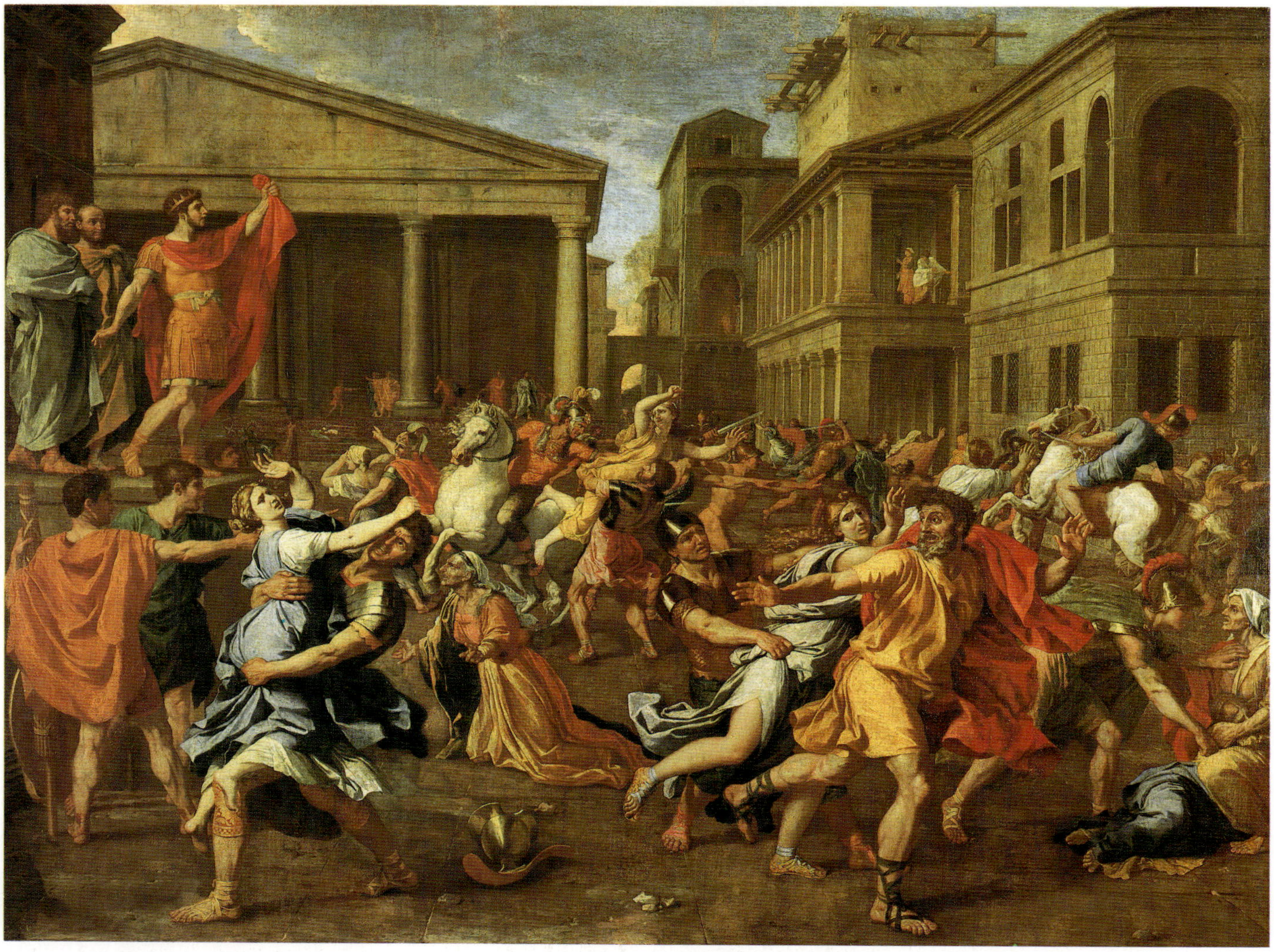

NICOLAS POUSSIN
Der Raub der Sabinerinnen.
Leinwand, 159 × 206 cm. Gemalt für Kardinal Aluigi Omodei.
Sammlung Ludwigs XIV., 1685. INV. 7290

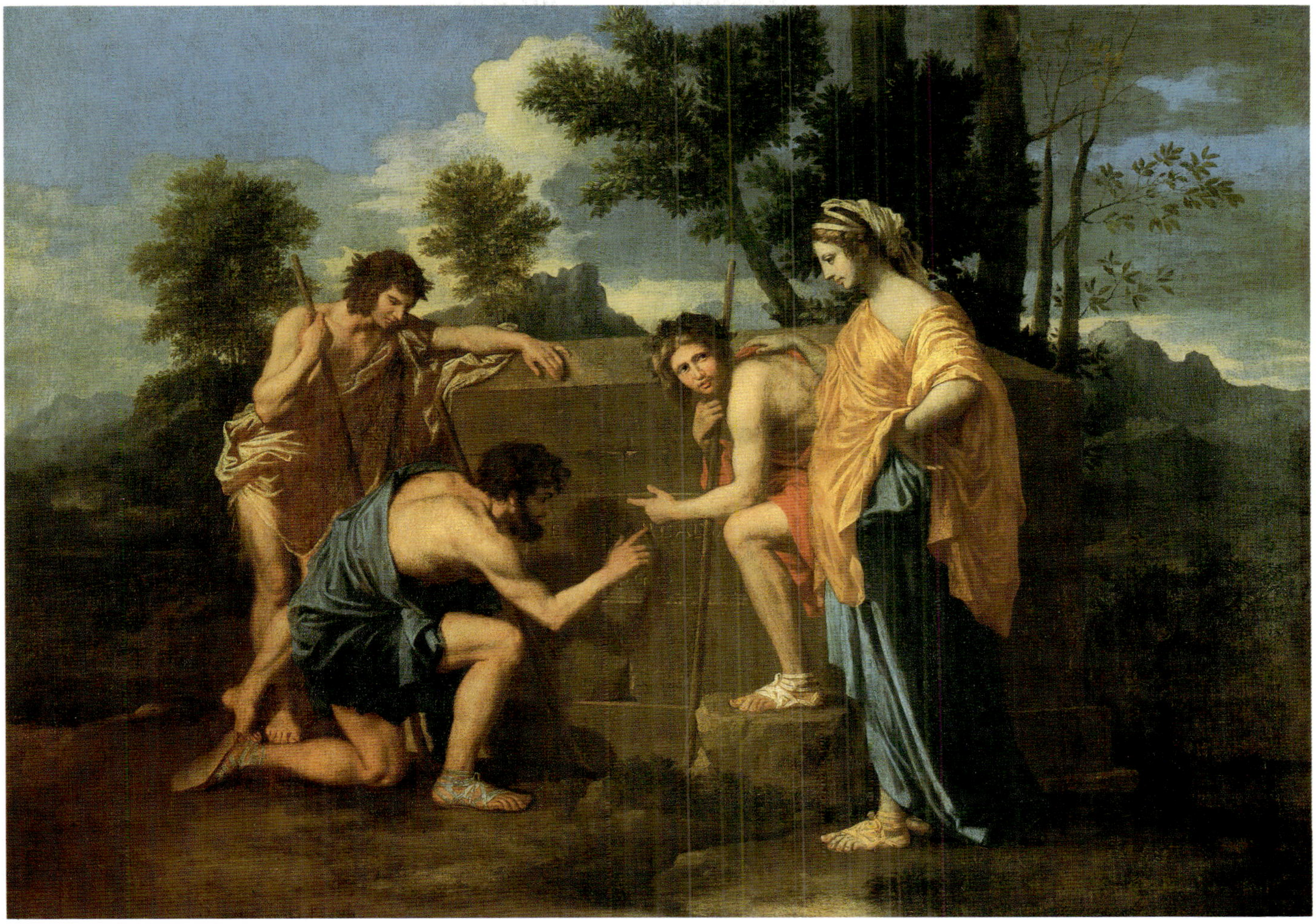

Nicolas Poussin
Et in Arcadia ego II.
Leinwand, 85 × 121 cm. Sammlung Ludwigs XIV., 1685.
INV. 7300

Peter Paul Rubens

Rubens war mit einem unerschöpflichen und ungezügelten malerischen Temperament begabt, das nicht seinesgleichen hatte. Nichts konnte ihn daran hindern, ein gestecktes Ziel zu erreichen. Seine künstlerischen Fähigkeiten spiegeln vor allem die hinreißend spontanen Skizzen, zum Beispiel die *Kreuzaufrichtung* für das Deckengemälde der Jesuitenkirche zu Antwerpen. Bemerkenswert ist nicht nur die Kühnheit des Entwurfs, sondern auch der Grad der Perfektion: Es gibt so gut wie keine Korrekturen. Tatsächlich hat sich Rubens in seinem ganzen Künstlerleben kaum jemals die Mühe gemacht, einen Entwurf zu korrigieren. War wirklich einmal etwas zu ändern, fertigte er lieber eine ganz neue Version an und gab die alte auf. Denn unversiegbar wie der Quell seiner Invention war seine gestalterische Kraft, unfehlbar seine Meisterschaft.

Noch in anderer Beziehung hat Rubens' virtuoser Stil Maßstäbe gesetzt: Seit der Renaissance war zwar die irdische Wirklichkeit in das vormals ausschließlich heiligmäßige Bildrepertoire eingedrungen, doch nicht in ihrer natürlichen Erscheinung, sondern in einer idealisierten Form. Kunst diente dazu, innere Gesetzmäßigkeiten darzustellen, sei es in der gesehenen Welt, sei es als erfundene Metapher. Bei Rubens jedoch deckt sich der Inhalt vollkommen mit den Darstellungsmitteln. Sein Stil umspannt scheinbar mühelos die ganze Skala menschlicher Daseinsform: Menschliches und Mythologisches sind von vehementer, echter Lebendigkeit. Kunst und Natur greifen ineinander. Der schöpferische Genius eines Rubens besteht darin, die Vitalität seines Motivs unmittelbar in seinen Pinsel fließen zu lassen, so daß Form und Farbe zu pulsieren scheinen. In der *Bauernhochzeit* scheint man Musik und Gejohle geradezu zu hören. Rubens hat intensive Studien betrieben für dieses bäuerliche Bacchanal, in dem die sinnliche Erfassung des Augenblicks zu einer Karikatur von

Peter Paul Rubens
Die Kirmes oder *Bauernhochzeit.*
Holz, 149 × 261 cm. Sammlung Ludwigs XIV., 1685. INV. 1797

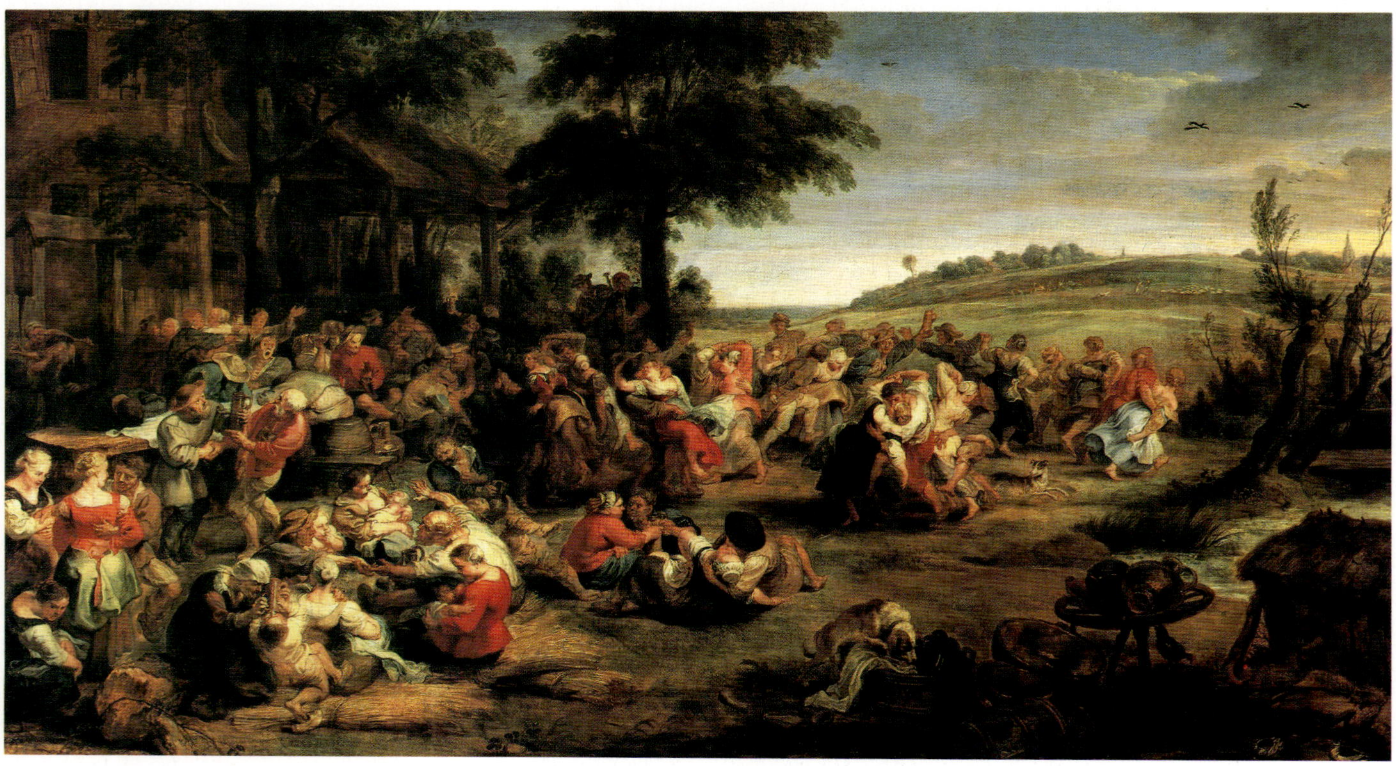

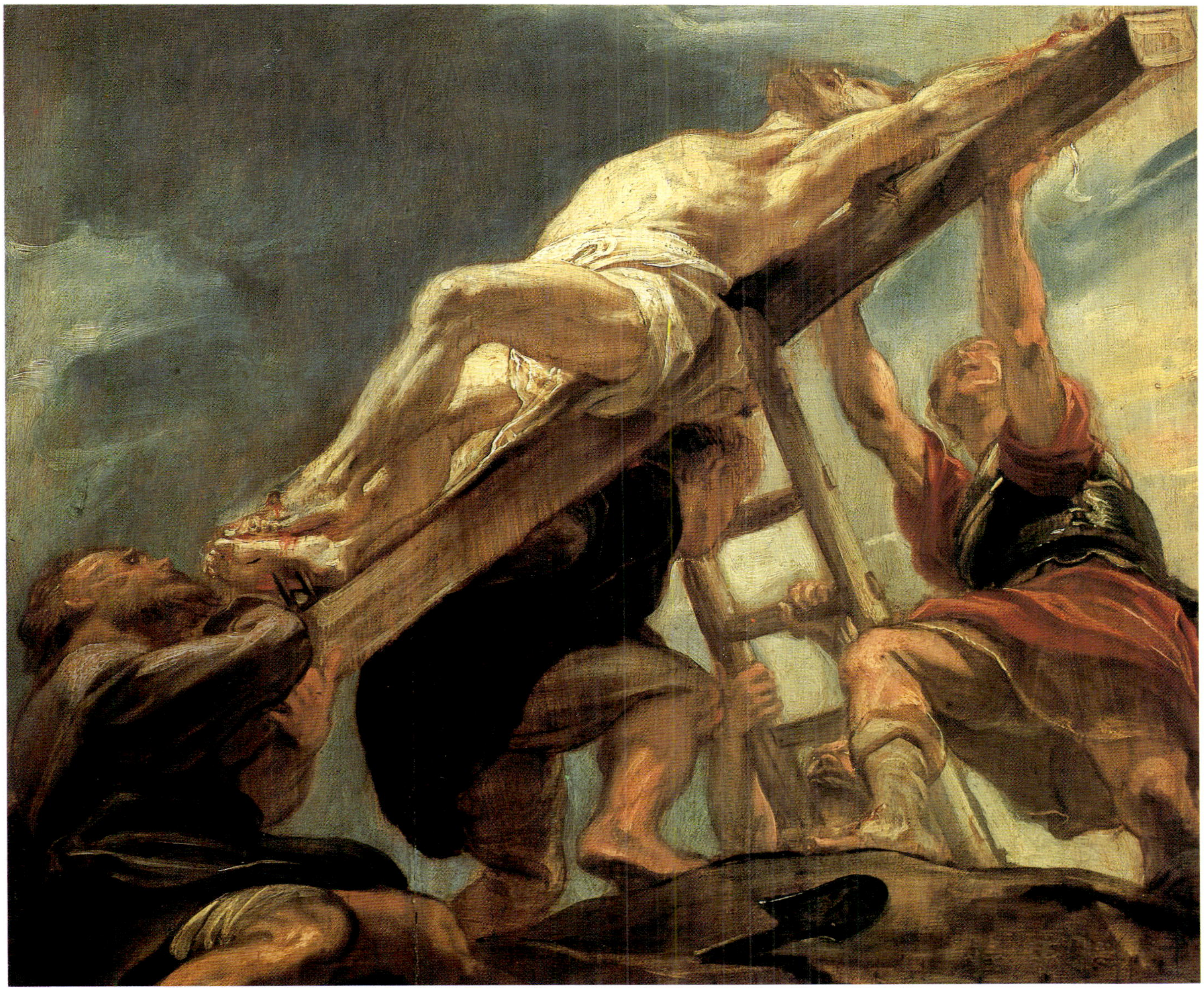

Peter Paul Rubens
Siegen 1577 – Antwerpen 1640
Die Aufrichtung des Kreuzes.
Holz, 32×37 cm. Skizze für einen Teil des Deckengemäldes in der Jesuitenkirche von Antwerpen, ausgeführt 1620/21, 1718 durch Feuer zerstört. Legat Louis La Caze, 1869. M. I. 964

Rausch und Überschwang wird, während am Horizont der Abend über einer idyllischen Landschaft dämmert.

Diese letzte Schaffensperiode ist geprägt vom Leben auf dem Land, wohin sich Rubens nach 1635 mit dem Erwerb von Schloß und Herrschaft Steen bei Mecheln zurückgezogen hatte. Seine Landschaften, die nun das weitgespannte Repertoire seiner Kunst beherrschen, zeigen dieselbe Übereinstimmung von Bild und Natur wie die früheren Motive. Auch der Mensch und Liebhaber Rubens ist wie der Maler unwiderstehlich, hingebungsvoll und erstaunlich produktiv. Mit 53 Jahren hatte er in zweiter Ehe die junge Hélène Fourment geheiratet, die ihm fünf Kinder gebar; das letzte trug sie unter dem Herzen, als er 1640 starb. Die Familienbildnisse aus diesen letzten Jahren bezaubern durch die Frische und Aufrichtigkeit der sinnlichen Empfindung.

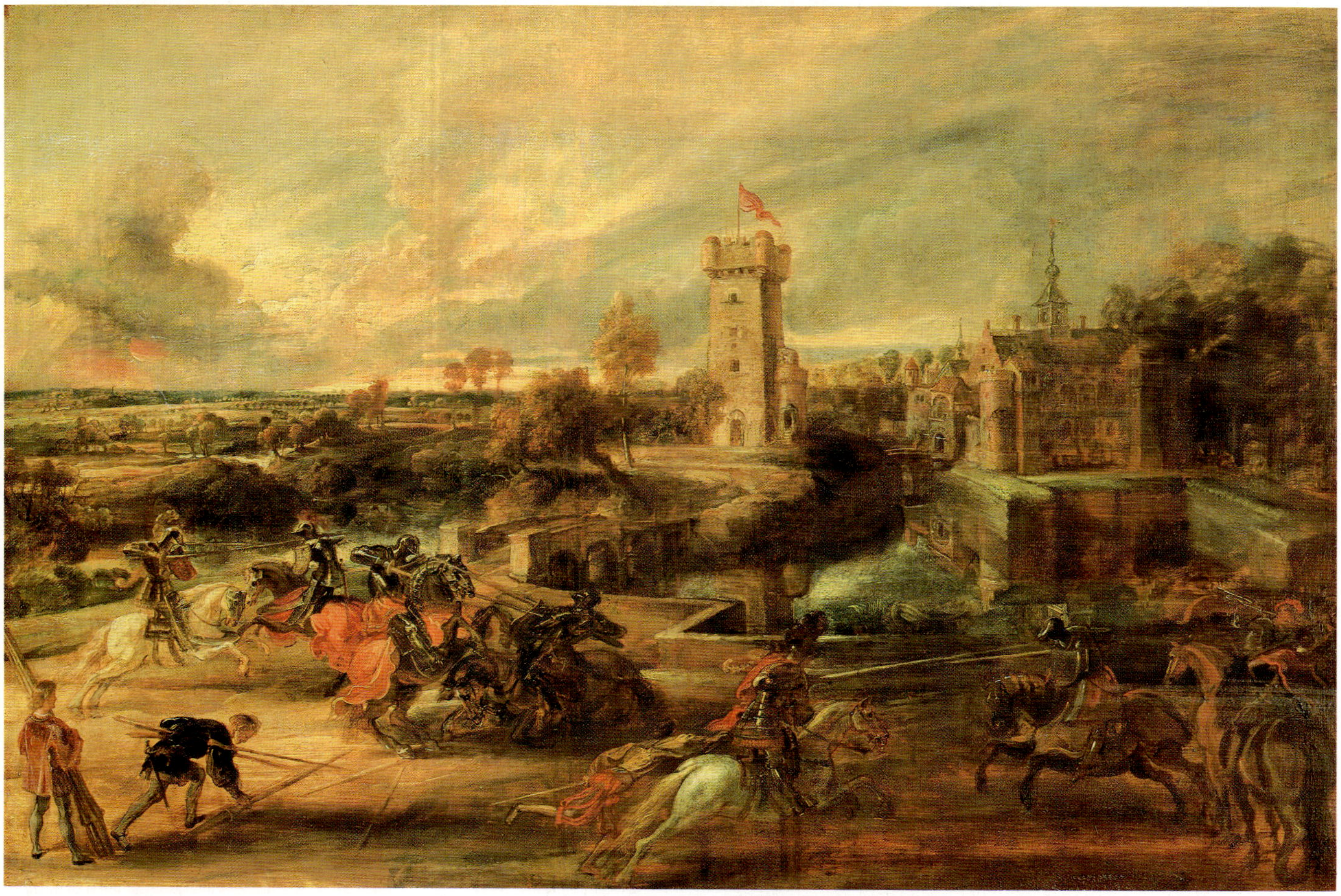

PETER PAUL RUBENS
Turnier beim Wassergraben des Schlosses Steen.
Holz, 72 × 106 cm. Sammlung Ludwigs XV., erworben 1742.
INV. 1798

Gegenüber
PETER PAUL RUBENS
Hélène Fourment und ihre Kinder, 1636/37.
Holz, 115 × 85 cm. Sammlung Ludwigs XVI., 1784. INV. 1795

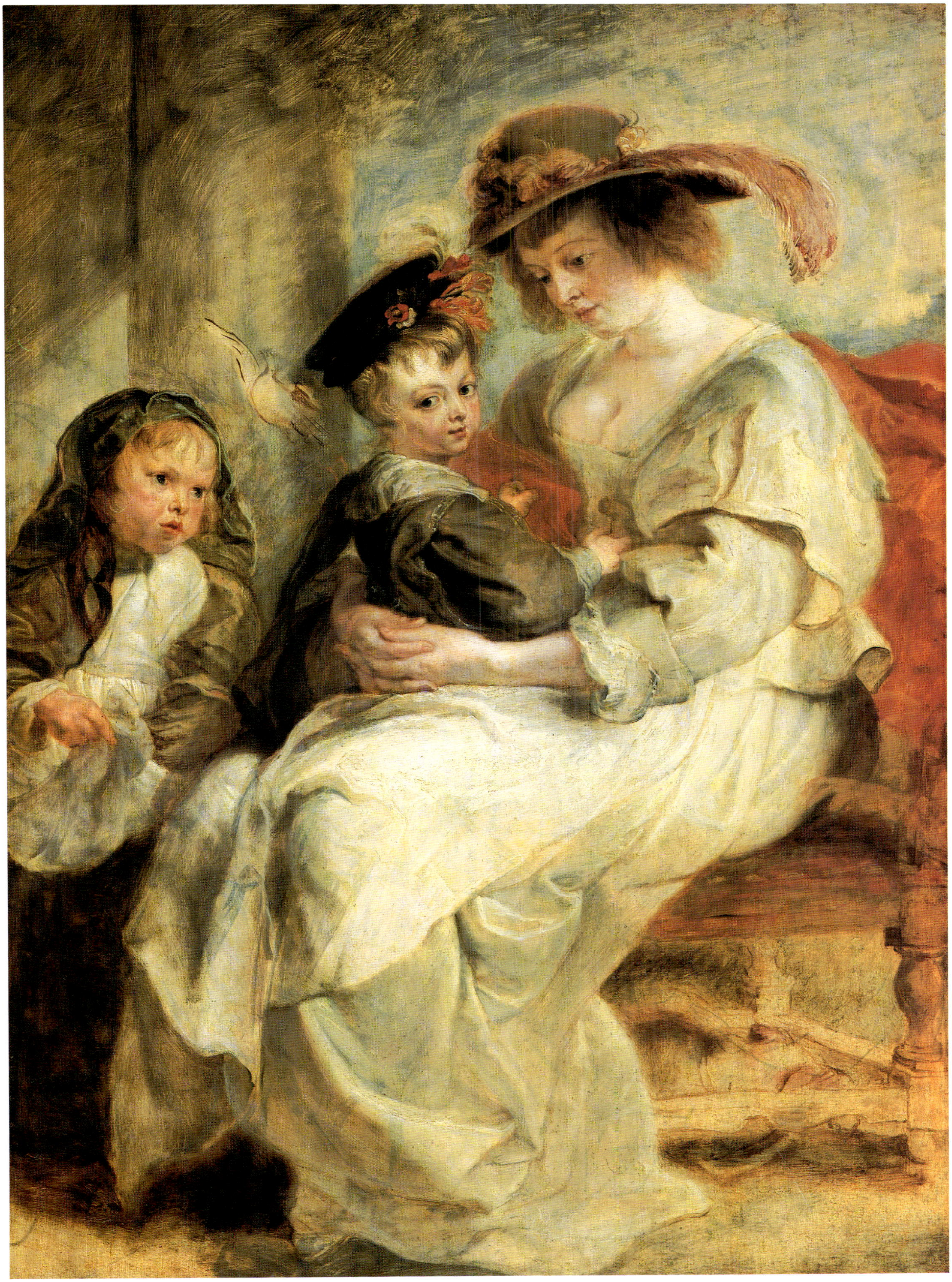

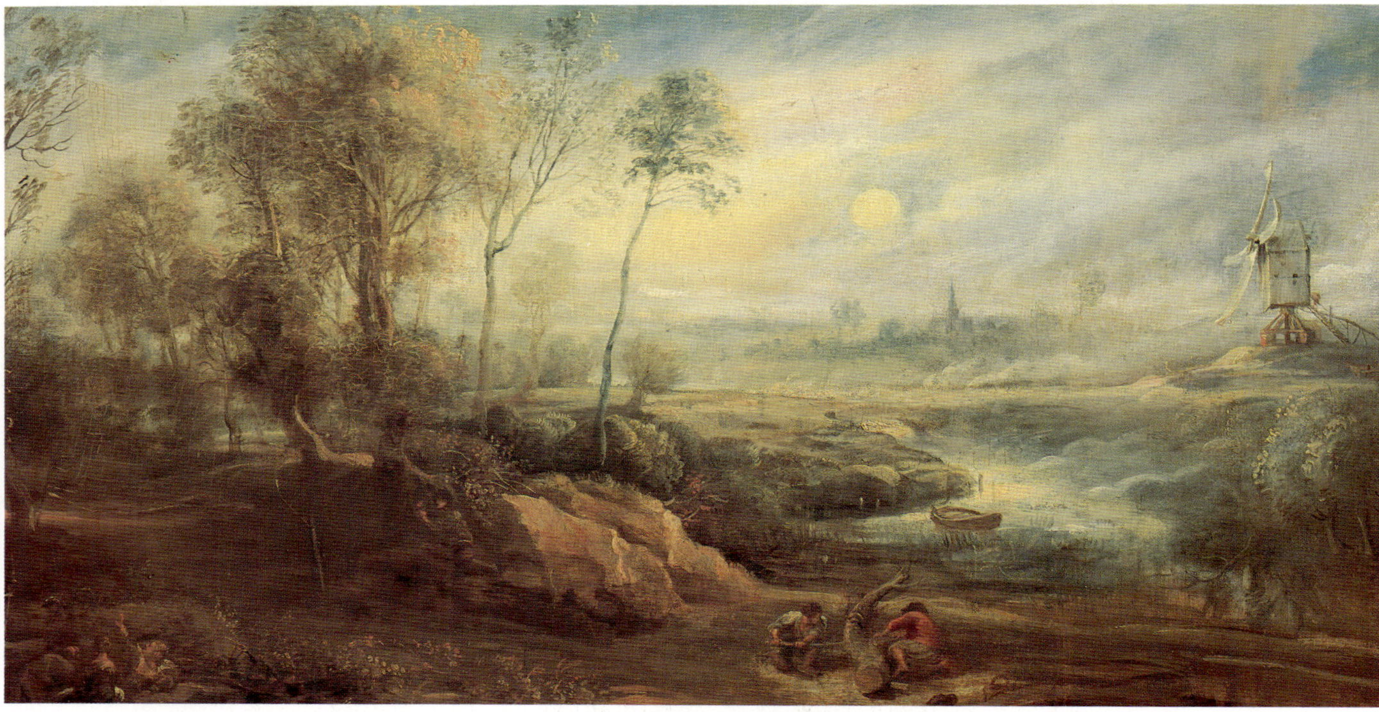

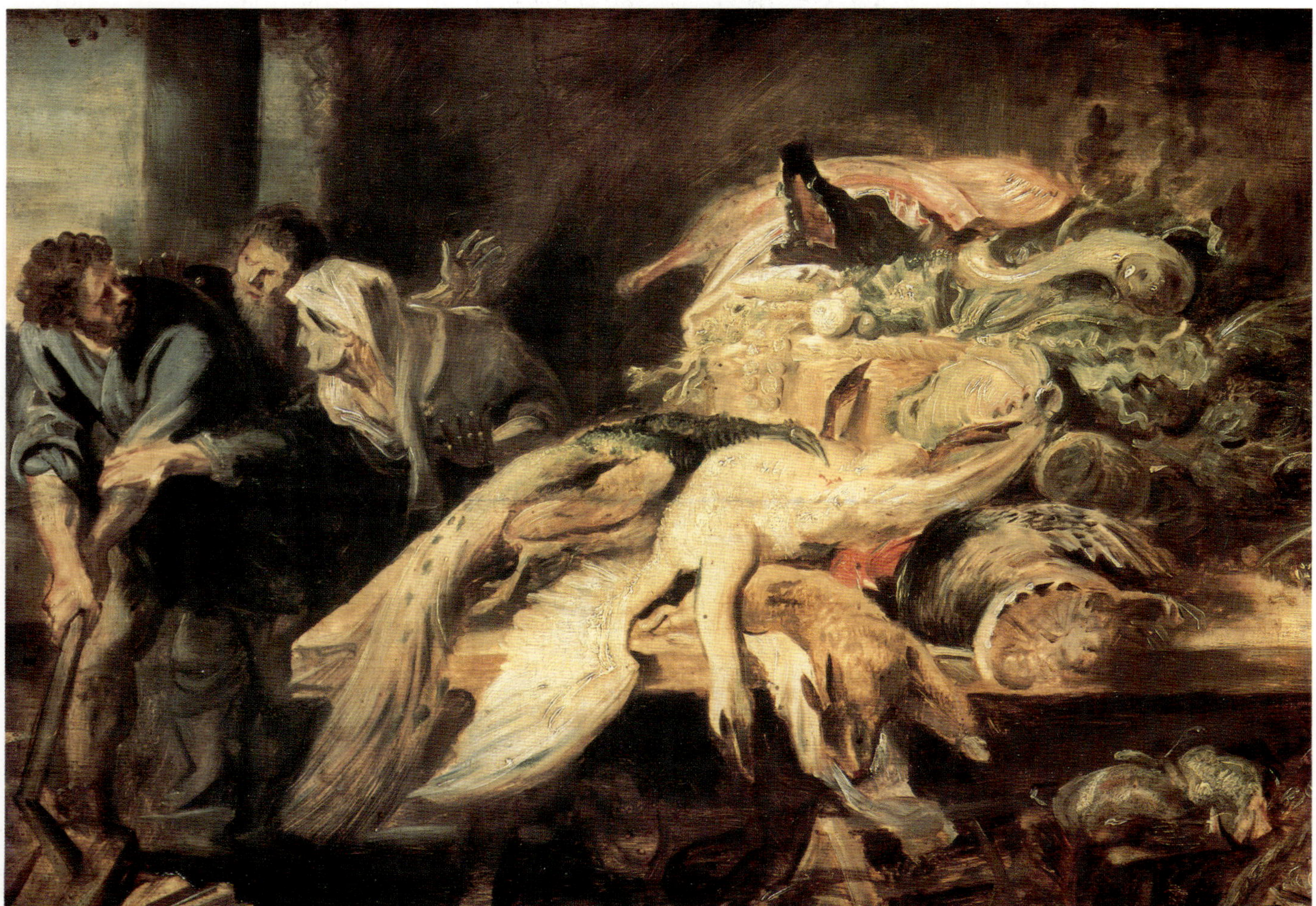

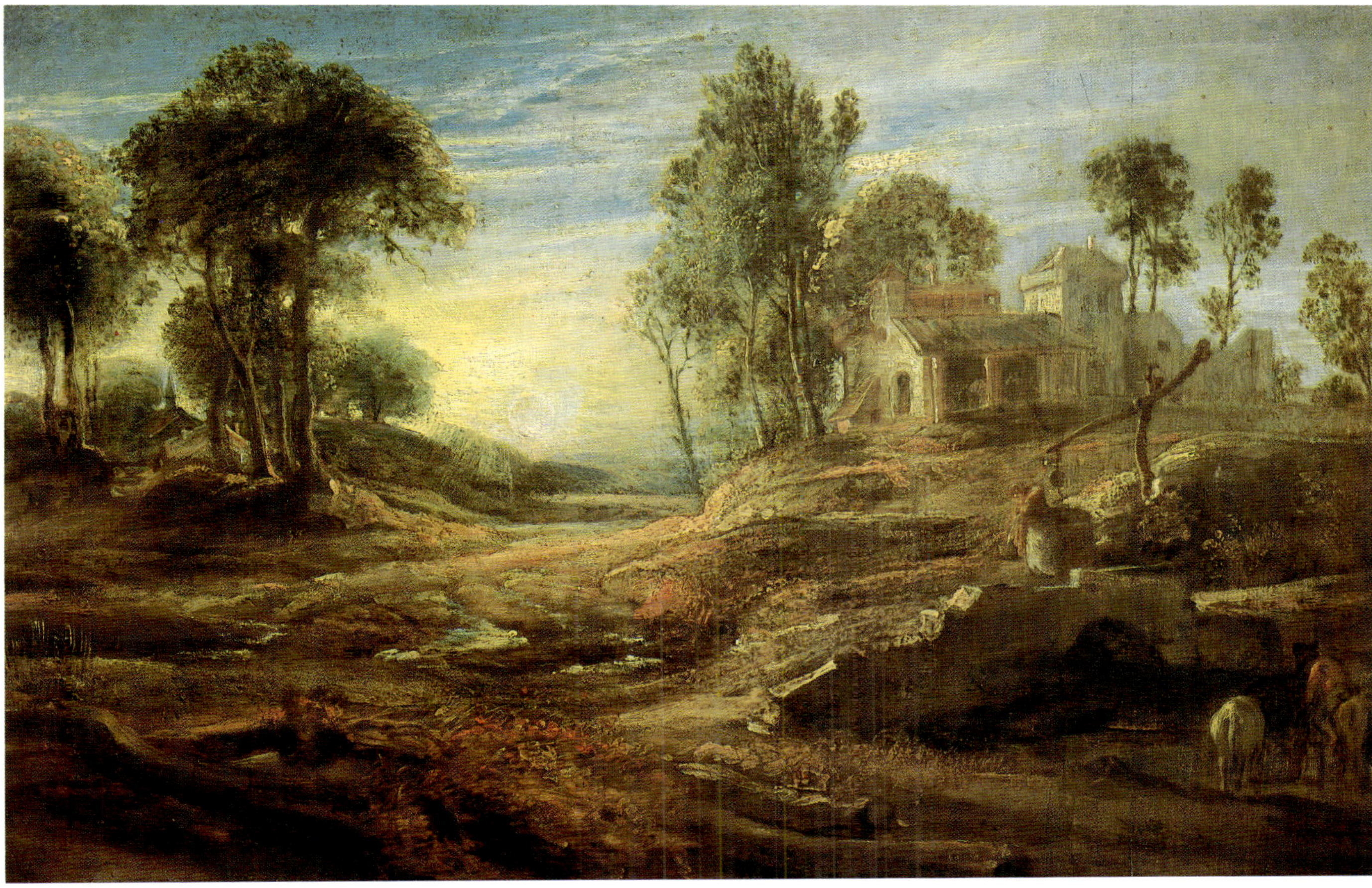

PETER PAUL RUBENS
Landschaft mit Tränke.
Holz, 29 × 43 cm. Alter Bestand. INV. 1816

Gegenüber, oben
PETER PAUL RUBENS
Landschaft mit Vogelfänger.
Holz, 46 × 85 cm. Aus der Stadhouder-Sammlung in Den Haag; Zugang 1795. INV. 1800

Gegenüber, unten
PETER PAUL RUBENS
Philopoemen, General der Achaier, von seinen Gastgebern in Megara wiedererkannt, um 1610.
Holz, 50 × 66 cm. Skizze nach Plutarch für ein großes Bild, gemalt von Snyders unter Mithilfe von Rubens. Legat Louis La Caze, 1869. M. I. 967

Bernardo Strozzi

Eine neue malerische Seh- und Ausdrucksweise eröffnet in der Epoche des Frühbarock neue Aspekte und spannt den Bogen von der großen Zeit der venezianischen Malerei im 16. Jahrhundert zu der zweiten Blütezeit im folgenden 18. Jahrhundert. Das Ideal einer spontanen Natürlichkeit des Ausdrucks tritt an die Stelle akademischer Regelhaftigkeit und schärft die visuelle Empfindung des Malers für sein Modell. Auch die Intensivierung der Farben und des Lichts, wie in Venedig vorgegeben, trägt zu der neuen Frische des Eindrucks bei. Der rasche, flüchtige Pinselstrich und die Skizzenhaftigkeit dieses malerischen Stils, in der Fachwelt als »sprezzatura« bezeichnet, gelten von nun an als reizvolle Qualitäten.

Bernardo Strozzi, der Genuese, der in Venedig seinen künstlerischen Nährboden fand, war eine der größten Begabungen dieses malerischen Stils. Er verstand es, aus vielfältigen Quellen, wozu toskanische und venezianische Traditionen, Caravaggio und Rubens gehörten, eine eigene Handschrift zu entwikkeln, die mit subjektivem Strich und pastosem Farbauftrag ganz auf koloristische Wirkung abzielte. Seine mit sparsamsten Mitteln erzeugte Brillanz, der mit Farbe modellierende Pinsel und kühle Glanzlichter auf der Oberfläche steigern die lebhafte Bildwirkung, die sich dem optischen Eindruck der Wirklichkeit annähert.

Die lockere Malweise und dekorative Oberflächenwirkung hat Strozzi seinen Genueser Landsleuten, die im Louvre und auf den hier folgenden Seiten reichlich vertreten sind, weitervermittelt. Keine andere Schule beherrschte damals diese launenhafte, überaus brillante Maltechnik, der bereits etwas Modernes anhaftet, wie diese Maler. Sie mag hier noch etwas frühreif erscheinen, allzu dekorativ und sogar ein wenig leer hinter der glänzenden Fassade.

Gegenüber, oben
BERNARDO STROZZI Genua 1581 – Venedig 1644
Die Heilige Familie mit dem Johannesknaben.
Leinwand, 82 × 104 cm. Zugang 1950. M. N. R. 290

Gegenüber, unten
ALESSANDRO MAGNASCO Genua 1667 – 1749
Hochzeitsmahl der Zigeuner.
Leinwand, 86 × 119 cm. Gegenstück zu *Hochzeitszug der Zigeuner* (Gemäldegalerie Berlin-Dahlem). Schenkung M. und Mme Christian Lazard, 1927. R. F. 2619

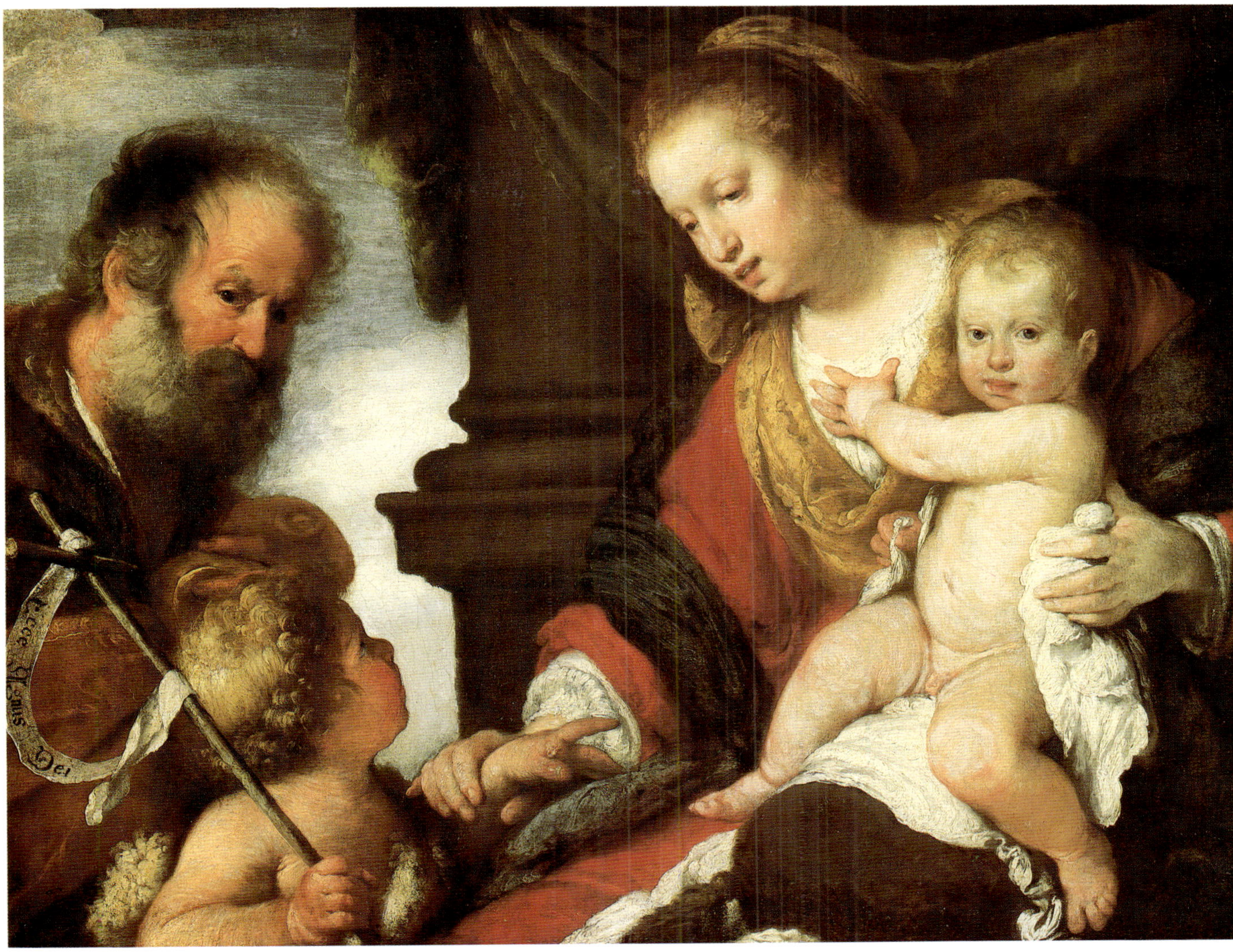

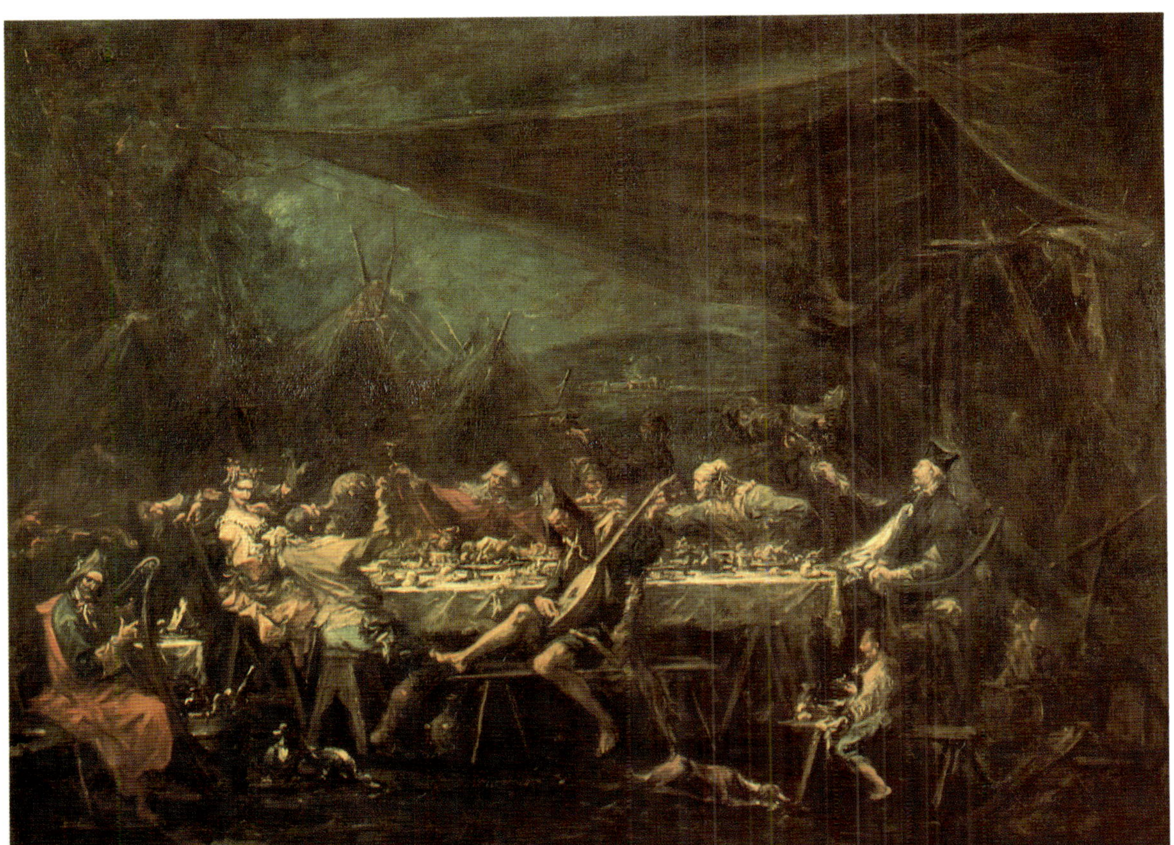

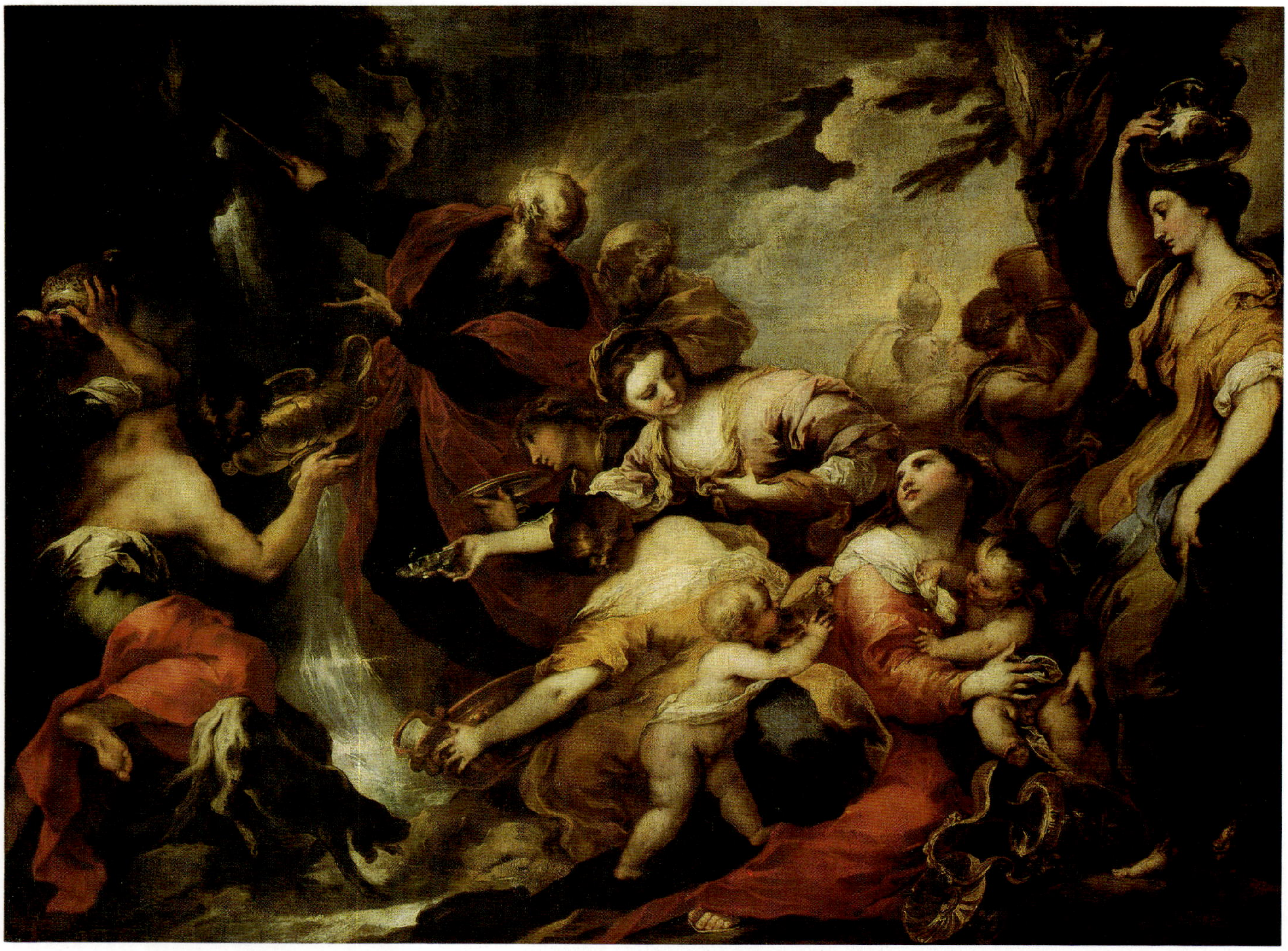

Valerio Castello Genua 1624 – 1659
Moses schlägt Wasser aus dem Felsen.
Leinwand, 195 × 259 cm. Legat Louis La Caze, 1869. M. I. 863

Gegenüber
Giovanni Benedetto Castiglione
Genua 1609 – Mantua 1663/65
Die Anbetung der Könige.
Kupfer, 68 × 52 cm. Sammlung Ludwigs XV., 1742. INV. 240

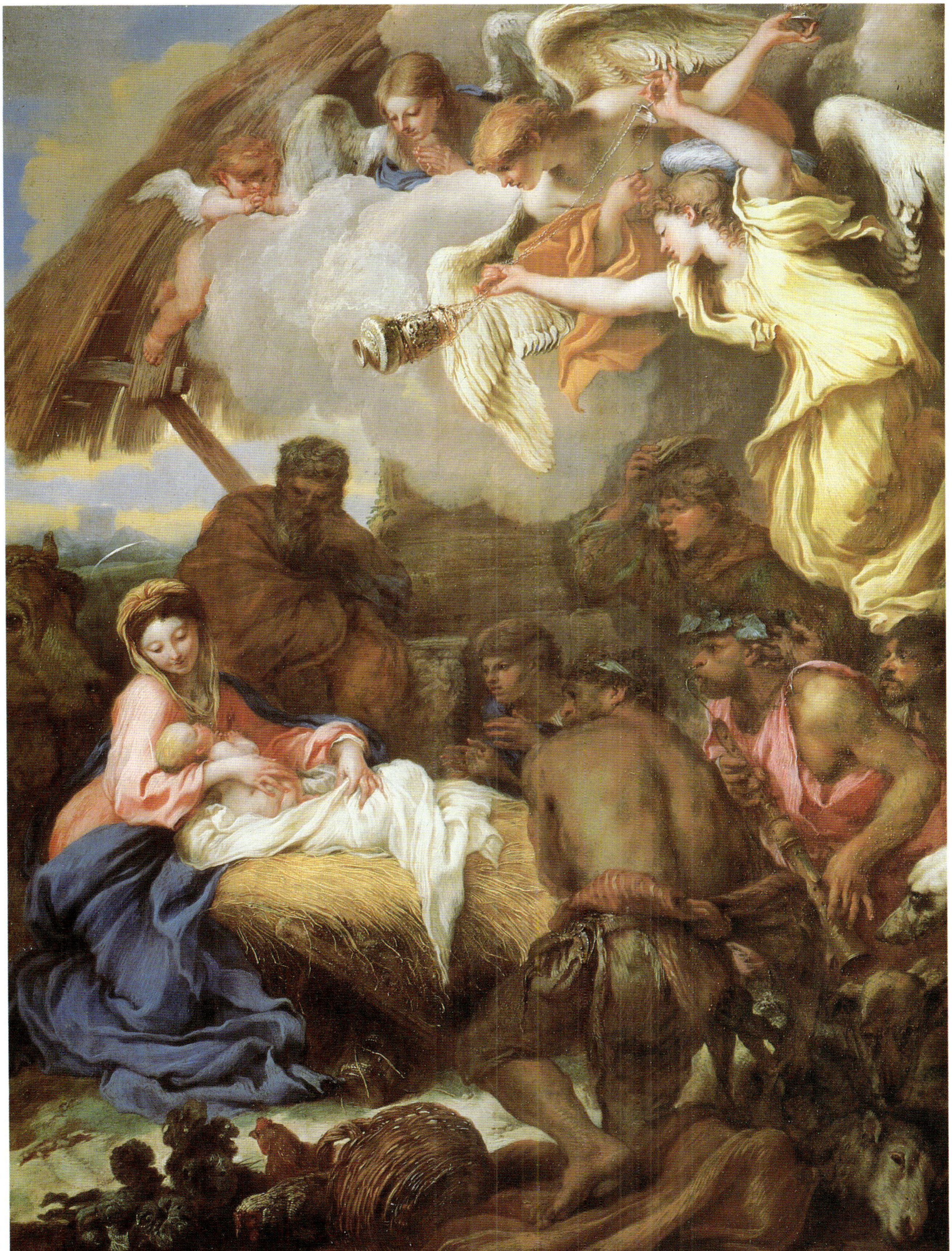

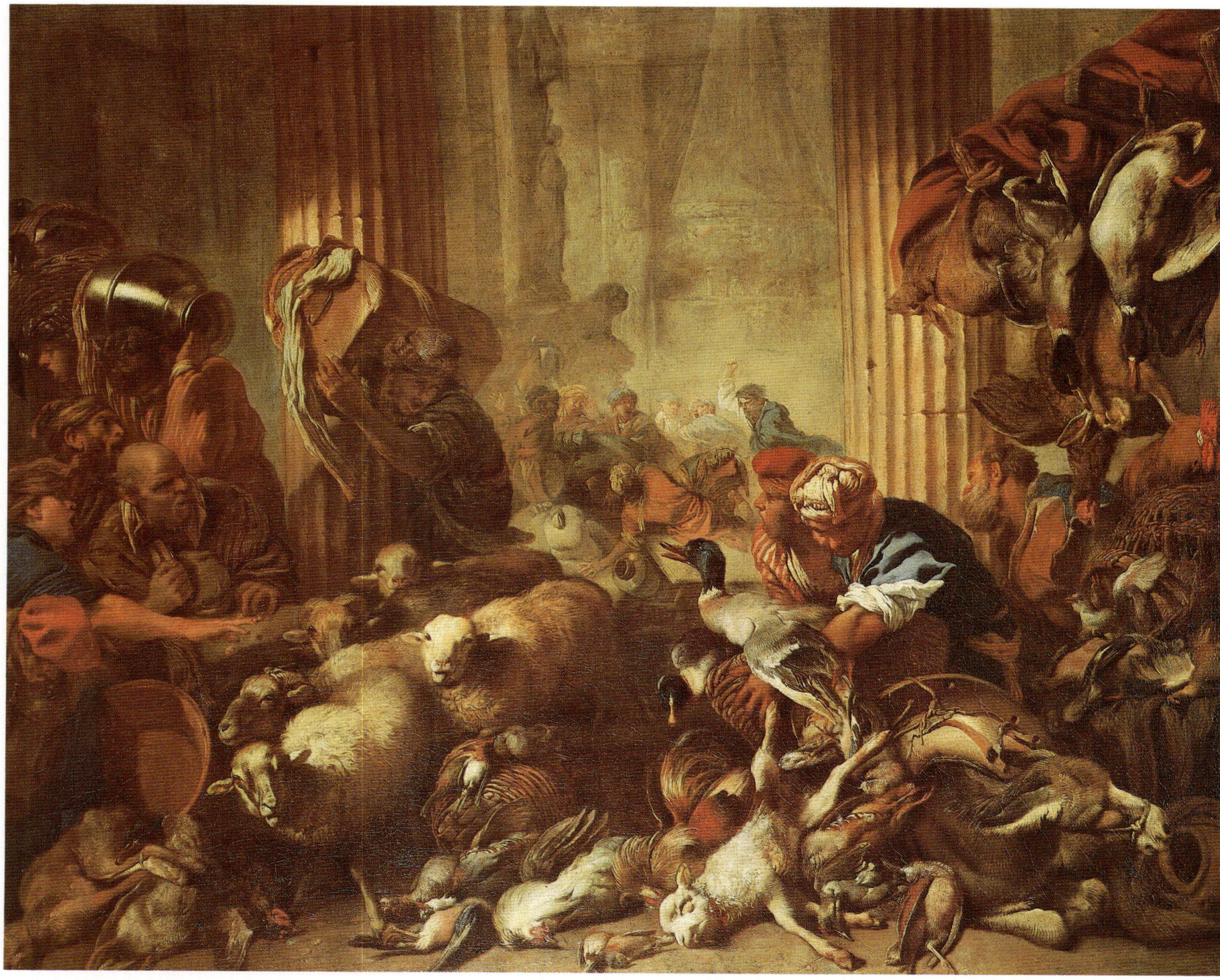

Giovanni Benedetto Castiglione
Christus verjagt die Händler aus dem Tempel.
Leinwand, 100 × 124 cm. Sammlung Ludwigs XV., 1742.
INV. 241

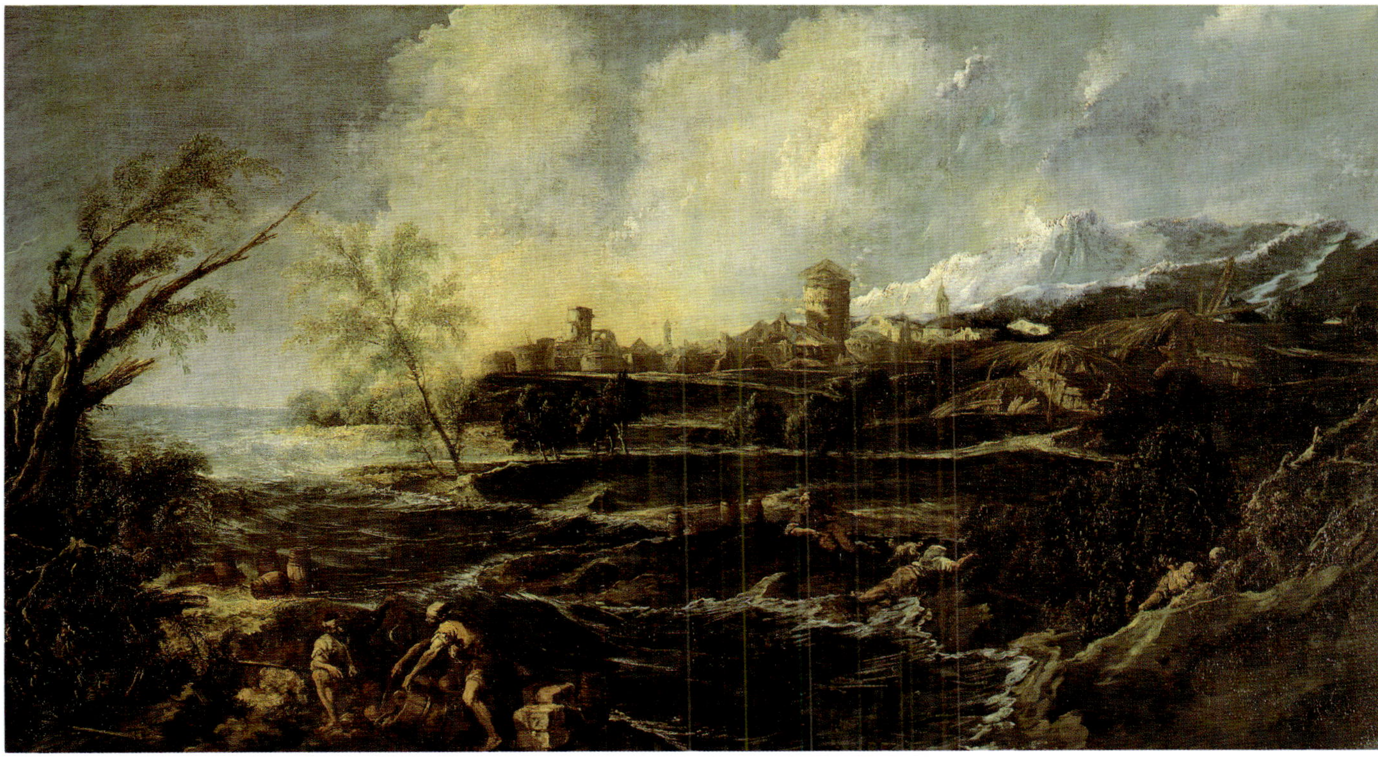

Alessandro Magnasco
Landschaft mit einem Mann, der ein Faß am Ufer eines Flusses treibt.
Leinwand, 114 × 203 cm. Schenkung Zacharie Birtschansky, 1939. R. F. 1939-1

Rembrandt Harmensz. van Rijn

Rembrandts außergewöhnliches Genie ist über jeden Zweifel erhaben. Man hat ihm zuweilen einen Hang zur Häßlichkeit vorgeworfen, den Mangel an Idealisierung und schönem Anschein getadelt. In der Tat sind Form und Farbe für Rembrandt nur Ausdrucksmittel für etwas Seelisches, das der Maler im Natürlichen und Elementaren aufzeigen will. Das Mysterium seiner Kunst zeigt sich früh in einer frappierenden Meisterschaft der Charakterisierung, der Gabe, menschliche Physiognomien aus dem Gedächtnis frei zu skizzieren: Mit der ihm eigenen scharfen Beobachtung dringt er durch Verarbeitung verschiedener Aspekte des Menschseins wie sozialer Status, emotionale Veranlagung, physische und psychische Zustände zum Wesentlichen vor. Schon seine Zeitgenossen erkannten, daß diese Kunst seiner persönlichen humanitären Einstellung entsprang, die den Menschen in all seinem Widerspruch von Gemeinheit und Größe begriffen hatte. Als der kunstsinnige Sekretär des Prinzen von Oranien, Constantijn Huygens, sah, wie der damals dreiundzwanzigjährige Rembrandt den größten Verrat der Menschheitsgeschichte dargestellt hatte (*Der reuige Judas,* Whitby/Yorkshire), konstatierte er, daß keiner der alten Meister imstande gewesen wäre, zu ersinnen geschweige denn zu malen, was der milchbärtige Holländer hier an »Lebendigkeiten und Leidenschaften« entfesselt hatte. Diese seelische Durchdringung hat weder in der Vergangenheit noch in der Gegenwart ihresgleichen gefunden.

Das Louvre-Bild *Der Engel verläßt die Familie des Tobias* entstand acht Jahre später. Alle charakteristischen Eigenschaften seiner Kunst sind hier musterhaft vereinigt: Eigenwillig ist zunächst die Wahl des Sujets: eine Begebenheit aus der Geschichte des Tobias, wie in den Apokryphen erzählt. Rembrandt suchte bewußt allgemeinverständliche Zusammenhänge wie diese familiäre Geschichte, um Seelisches und Übersinnliches desto eindringlicher zur Wirkung zu bringen. Die naturnahe Existenz dieser soeben von ihrer Bedrängnis befreiten Menschen, ihre Verwirrung angesichts des Wunders, das sich vor ihren Augen abspielt, Glaube und tiefe Dankbarkeit sind psychologisch differenziert. Strahlender Blickfang ist die immaterielle Lichtgestalt des Engels, der sich nach vollendeter Mission mit erstaunlicher Dynamik und Schwerelosigkeit in die Lüfte erhoben hat, um in seine Sphären – die leuchtende Tiefe des aufgerissenen Himmels – zurückzukehren.

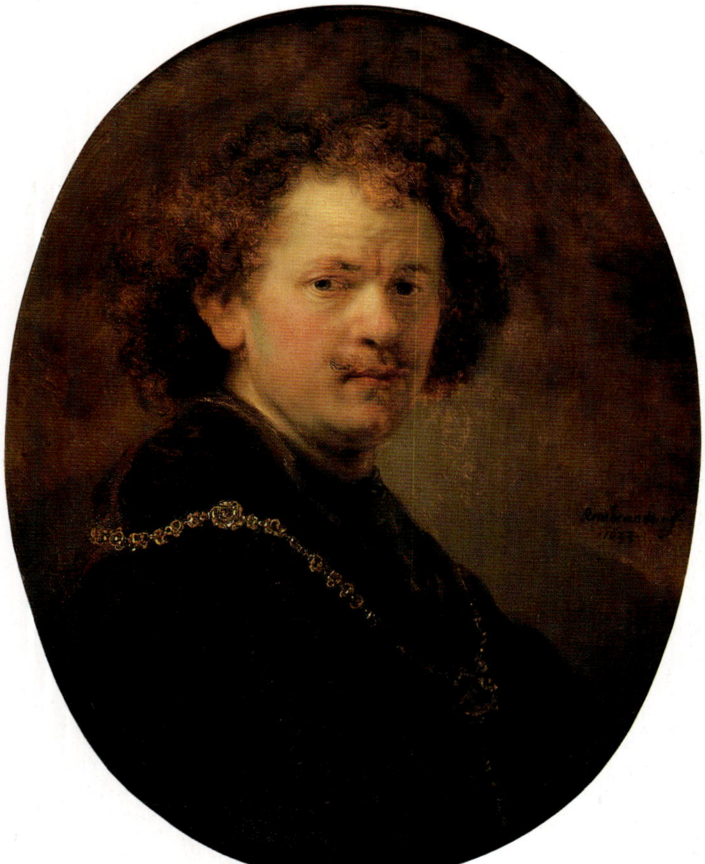

Rembrandt Harmensz. van Rijn
Leiden 1606 – Amsterdam 1669
Selbstbildnis mit entblößtem Haupt, 1633.
Holz, 60 × 47 cm. Alter Bestand. INV. 1744

Gegenüber
Rembrandt Harmensz. van Rijn
Der Erzengel Raphael verläßt die Familie des Tobias, 1637.
Holz, 66 × 52 cm. Sammlung Ludwigs XV., 1742. INV. 1736

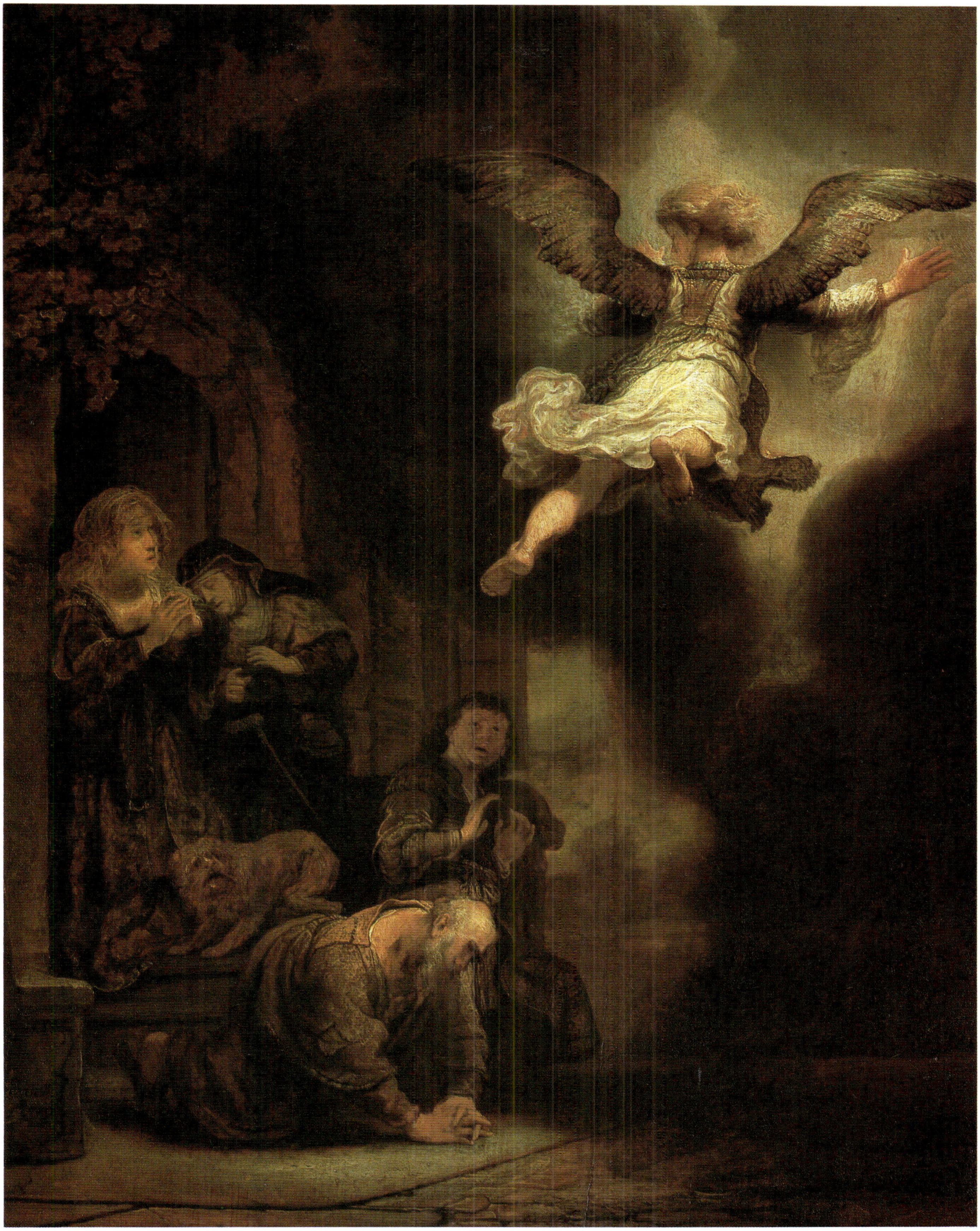

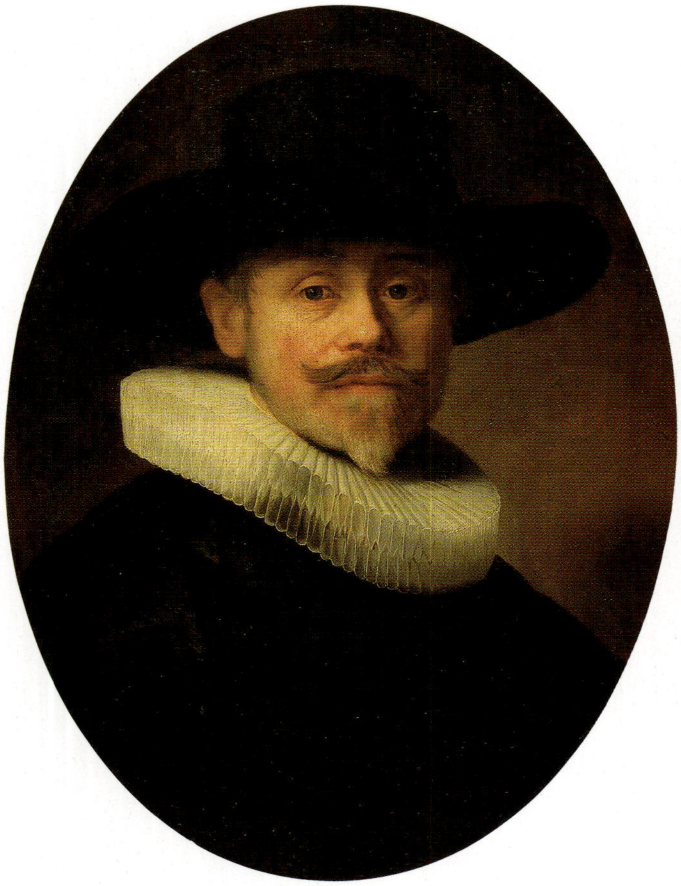

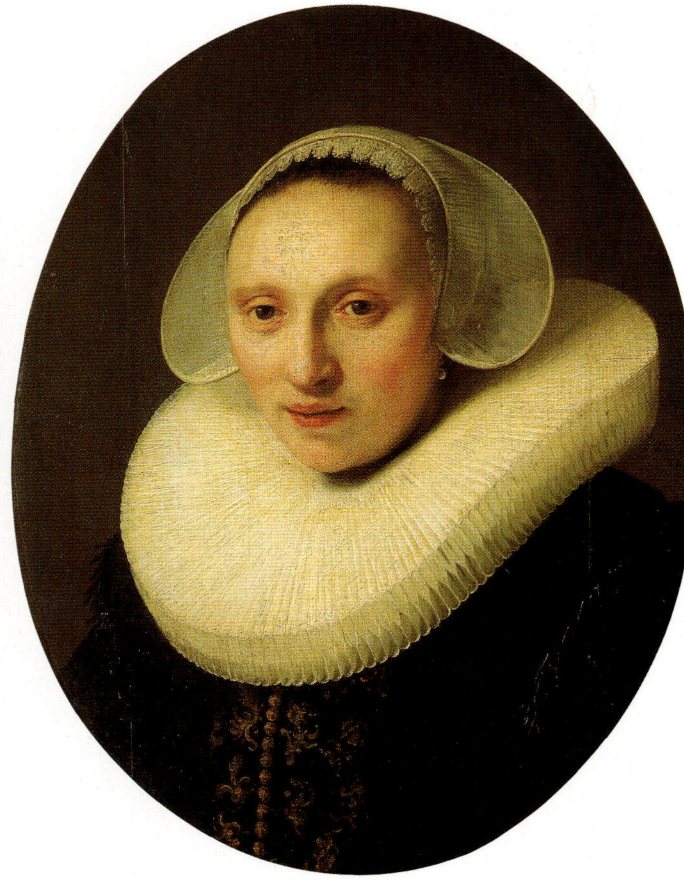

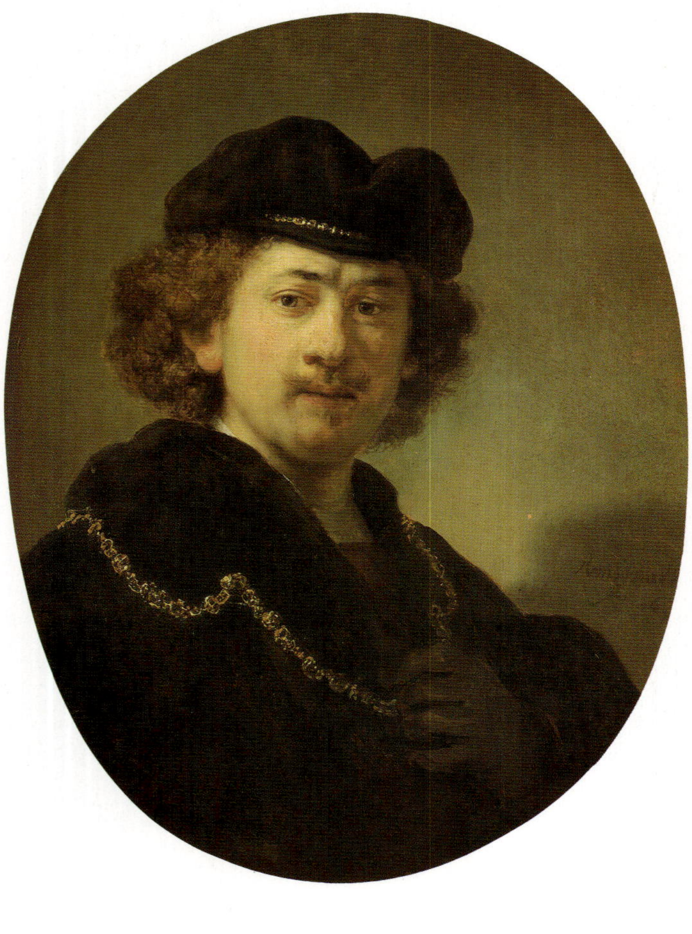

Rembrandt Harmensz. van Rijn
Albert Cuyper, 1632.
Holz, 61 × 45 cm. Legat Henri Pereire, 1930; Zugang 1933.
R. F. 3743

Rembrandt Harmensz. van Rijn
Cornelia Pronck, Frau des Albert Cuyper, 1633.
Holz, 60 × 47 cm. Legat Henri Pereire, 1930; Zugang 1933.
R. F. 3744

Rembrandt Harmensz. van Rijn
Selbstbildnis mit Barett und goldener Kette, 1633.
Holz, 70 × 53 cm. Während der Revolution beschlagnahmt aus der Sammlung des Herzogs von Brissac. INV. 1745

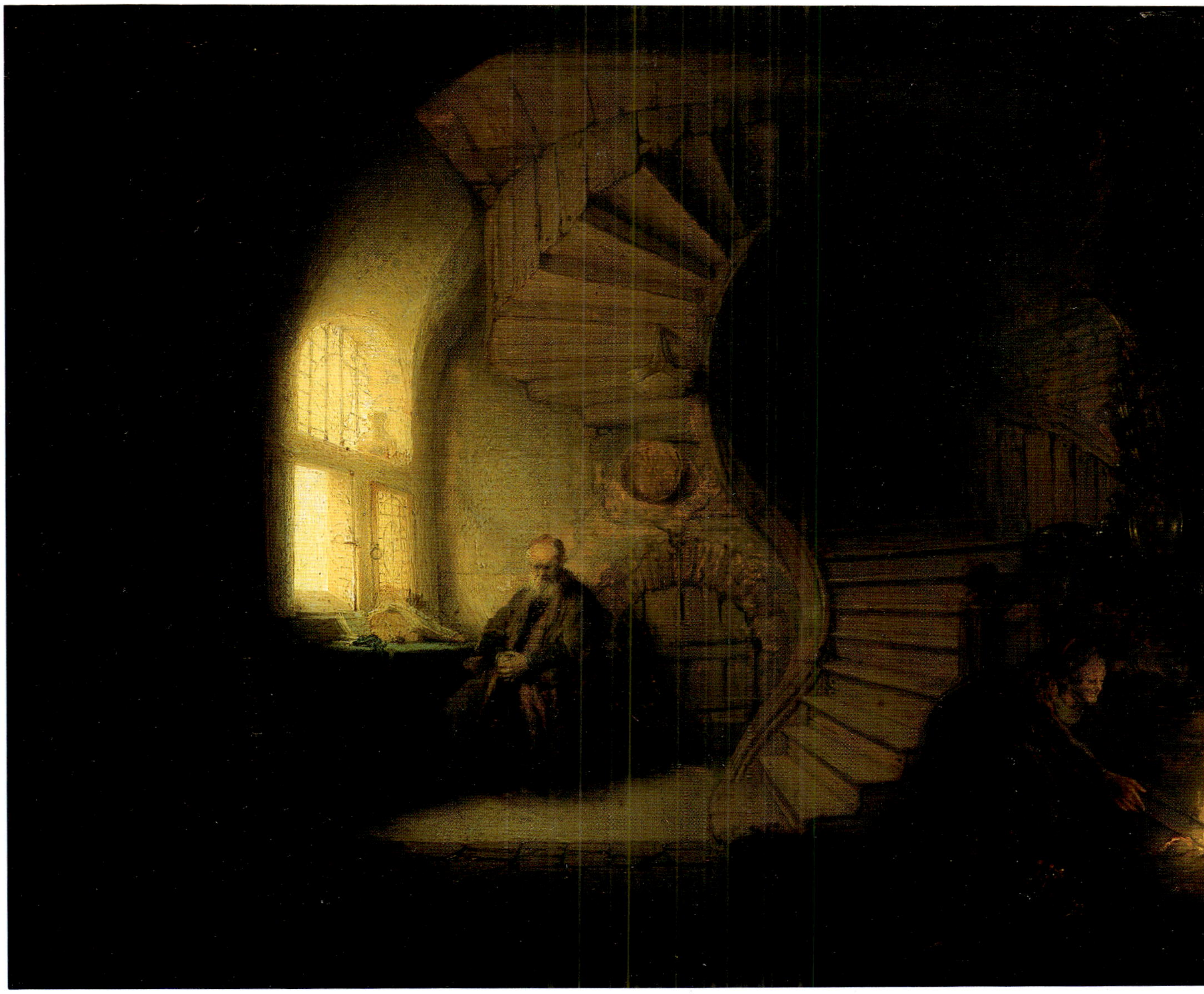

REMBRANDT HARMENSZ. VAN RIJN
Meditierender Philosoph, 1632.
Holz, 28 × 34 cm. Sammlung Ludwigs XVI., 1784. INV. 1740

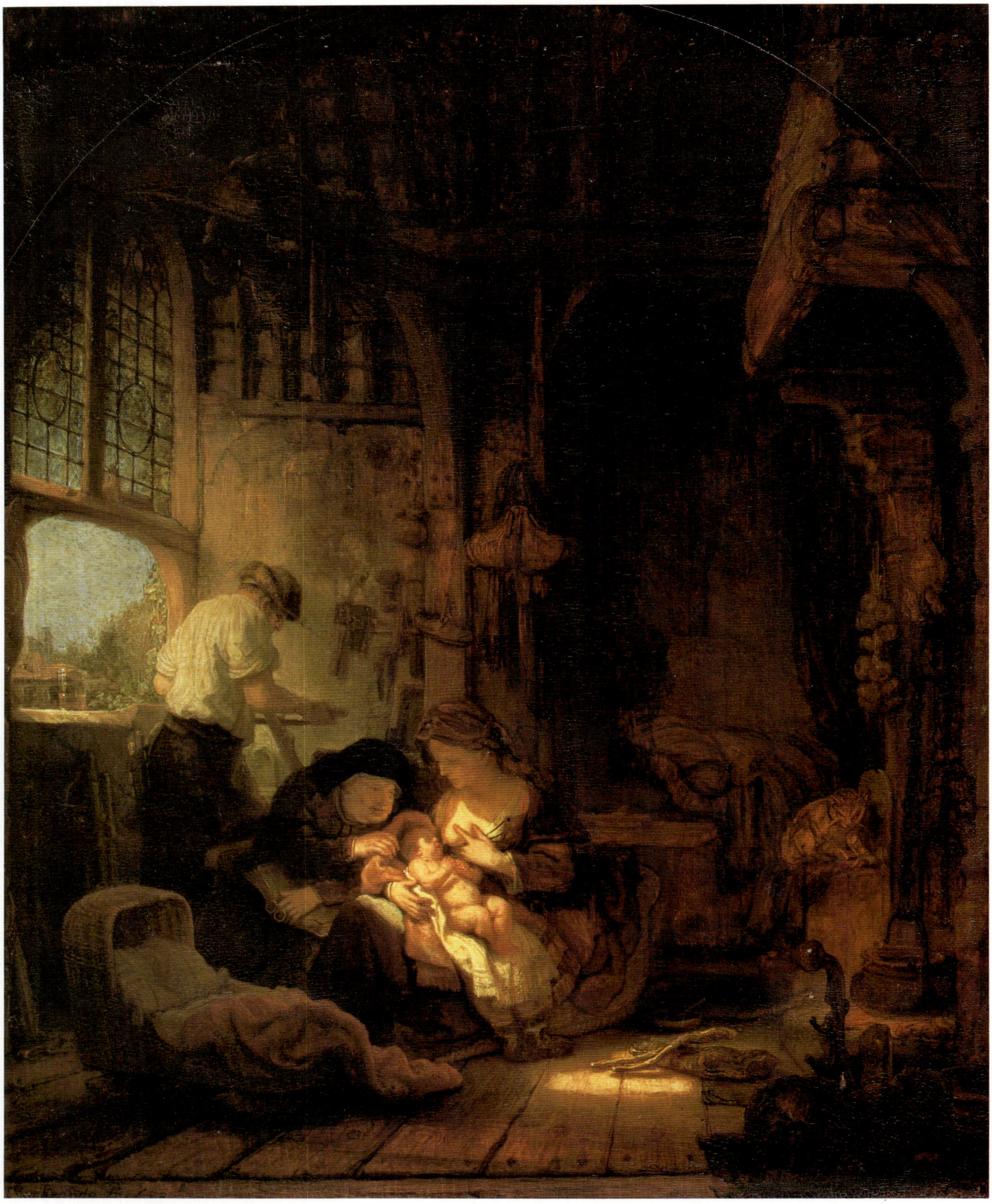

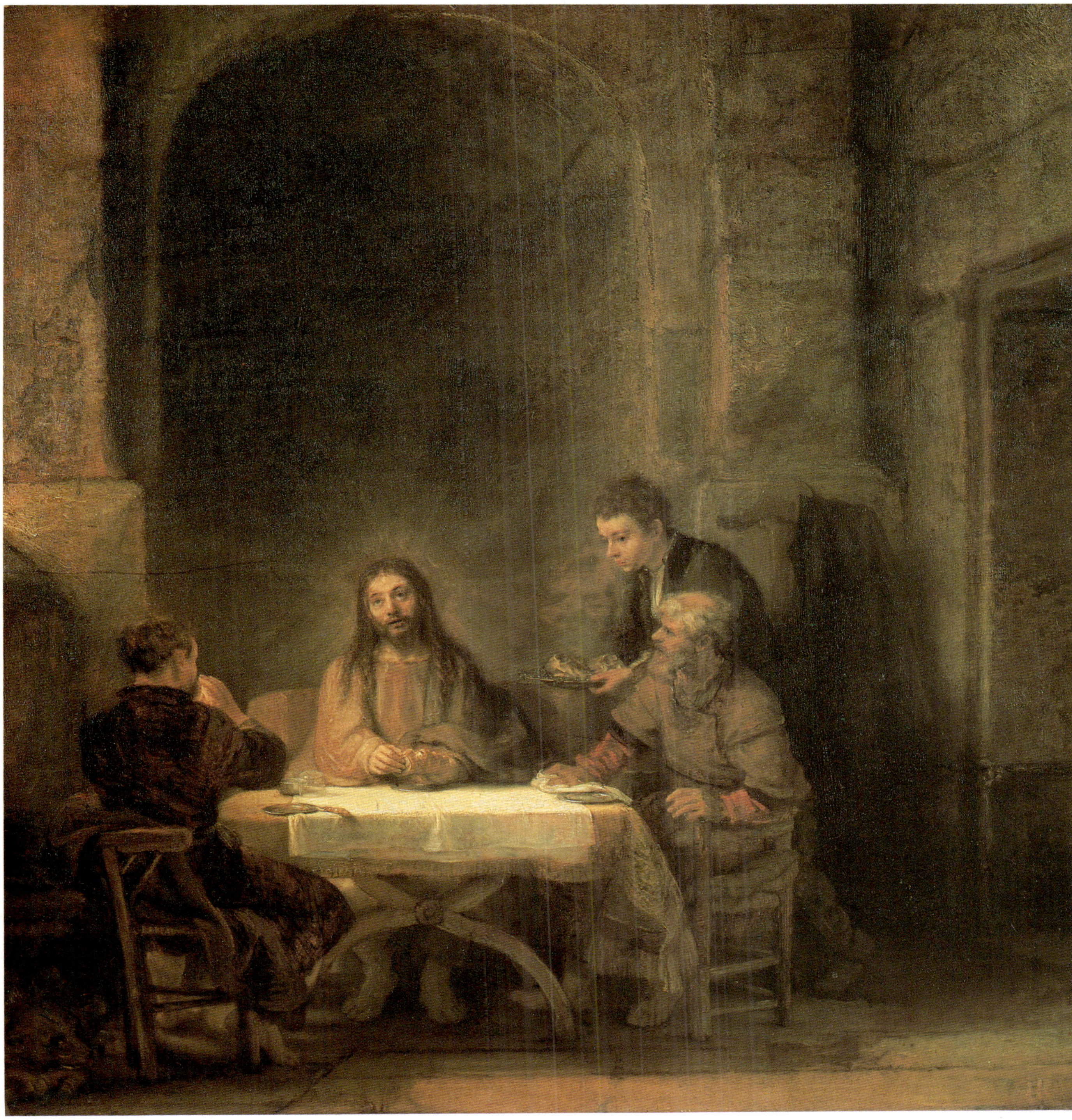

Rembrandt Harmensz. van Rijn
Das Mahl in Emmaus, 1648.
Holz, 68 × 65 cm. Sammlung Ludwigs XVI., 1777. INV. 1739

Gegenüber
Rembrandt Harmensz. van Rijn
Die Heilige Familie, 1640.
Holz, 41 × 34 cm. Erworben 1793. INV. 1742

Louis Le Nain

Das Interesse an der Darstellung alltäglicher Szenen, mit dem sich zu Beginn des 17. Jahrhunderts ein allgemeiner Geschmackswandel ankündigte, äußerte sich in den einzelnen Kunstlandschaften durchaus verschieden. Das Werk der drei Brüder Le Nain aus der nordfranzösischen Stadt Laon nimmt innerhalb dieser neuen Gattung »Genremalerei« eine Sonderstellung ein.

Den Ruhm von Louis Le Nain, des wohl genialsten der Brüder, deren Einzelleistung sonst schwer zu identifizieren ist, begründeten die Schilderungen des ärmlichen bäuerlichen Milieus: die Familie bei ihrem kargen Mahl, Szenen häuslicher Arbeit, Heimkehr von den Feldern – Bilder eines Lebens voller Anstrengung und Entbehrung. Ihnen allen sind ein feierlicher Ernst und eine klassisch anmutende, würdevolle Gemessenheit und Tiefe eigen: Erschütternd wie die offensichtliche Dürftigkeit ihrer Existenz wirkt der Ausdruck der um den niedrigen Tisch versammelten Familie bei der *Bauernmahlzeit.* Bei Le Nain gibt es keine fröhlichen Gesellschaften wie auf den Haarlemer Genrebildern oder schwelgerische italienische Lebensfreude, wie von den Utrechter Malern aufgegriffen. In der *Wachstube* ist nichts zu sehen von den zweifelhaften Heldentaten und den ausschweifenden Vergnügungen des Soldatenlebens. Diese Bilder haben nichts Komisches, Galantes, Schelmenhaftes oder Besserwisserisches, auch kaum dekorative Elemente wie die sonst beliebten kleinen Stilleben innerhalb der Bilderzählung; Moralpredigten erübrigen sich, wo es keine Unmoral gibt.

Ein kühles, bräunliches Kolorit und eine realistische Licht-Schatten-Wirkung, hervorgerufen durch das seitlich einfallende, fahle Licht, das die einzelnen Figuren der Gruppe in dem sonst dunklen Raum plastisch hervortreten läßt, steigern die erhabene, anrührende Wirkung der großformatigen *Bauernfamilie* im Louvre. Stumm und gefaßt blicken die Familienmitglieder den Betrachter an, halten still, als warteten sie darauf, gemalt zu werden. Das eigentliche Thema ist die Armut der Landbevölkerung unter den harten Bedingungen, die der Absolutismus ihnen auferlegte. In den würdevollen Gestalten verkörpert sich eine Lebensphilosophie, die ein karges Los in Demut auf sich zu nehmen und jeglichen Lebensgenüssen zu entsagen bereit ist – ein Element, das auch in anderen Bildern der Le Nain wiederkehrt, auch solchen biblischen oder mythologischen Inhalts.

Man hat den Eindruck, daß diese Bauernfamilie in ihrer schlichten, monumentalen Präsenz eine Mischung aus Erinnerung, Erfindung und genauer Beobachtung ist. Fest steht, daß solche klassisch-kühle Objektivität, wie sie an den bedeutenden Bildern von Louis Le Nain bestícht, sonst im Werk der Le Nain nur mühsam erreicht und durchgehalten wurde. Bei den zahlreichen Wiederholungen dieser und anderer Themen gingen der tiefe, ergreifende Ernst und die Klarheit der Komposition verloren, um einem süßlich-sentimentalen Ausdruck Platz zu machen, der kaum zu überzeugen vermag.

Das klassisch-schlichte häusliche Leben ist ein häufig wiederkehrendes Thema in der französischen Malerei. Der Realismus der Le Nain wurde im 19. Jahrhundert von Malern wie Corot und Millet aufgegriffen, wo der Einfluß dieses Vorbildes zumindest in der geistigen Verwandtschaft eines Humanitätsideals, wie es Louis Le Nain verwirklicht hat, faßbar ist.

Gegenüber, oben
Louis Le Nain Laon 1600/10 – Paris 1648
Die Bauernfamilie.
Leinwand, 113 × 159 cm. Erworben 1915. R. F. 2081

Gegenüber, unten
Louis Le Nain
Bauernmahlzeit, 1642.
Leinwand, 97 × 159 cm. Legat Louis La Caze, 1869. M. I. 1088

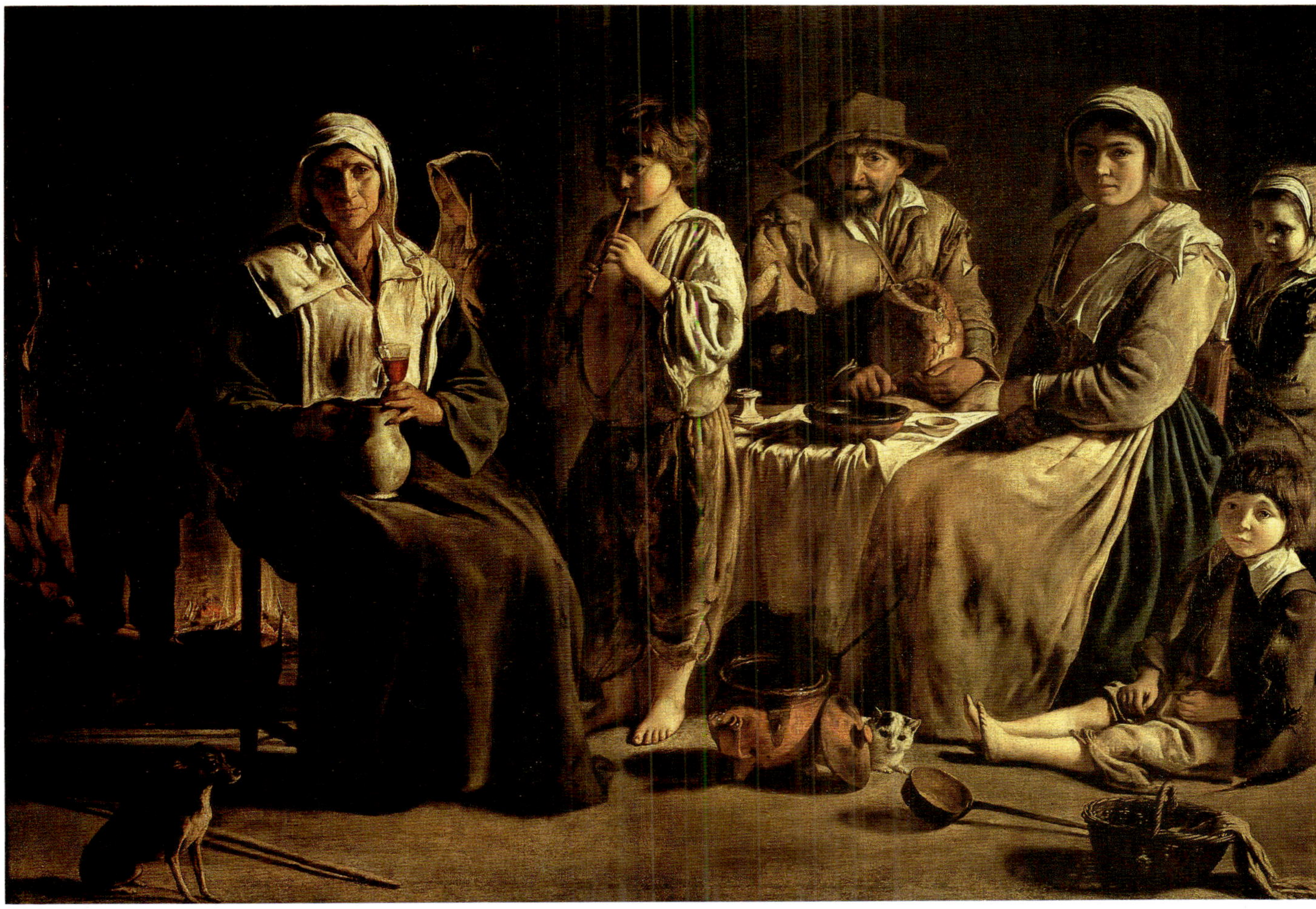

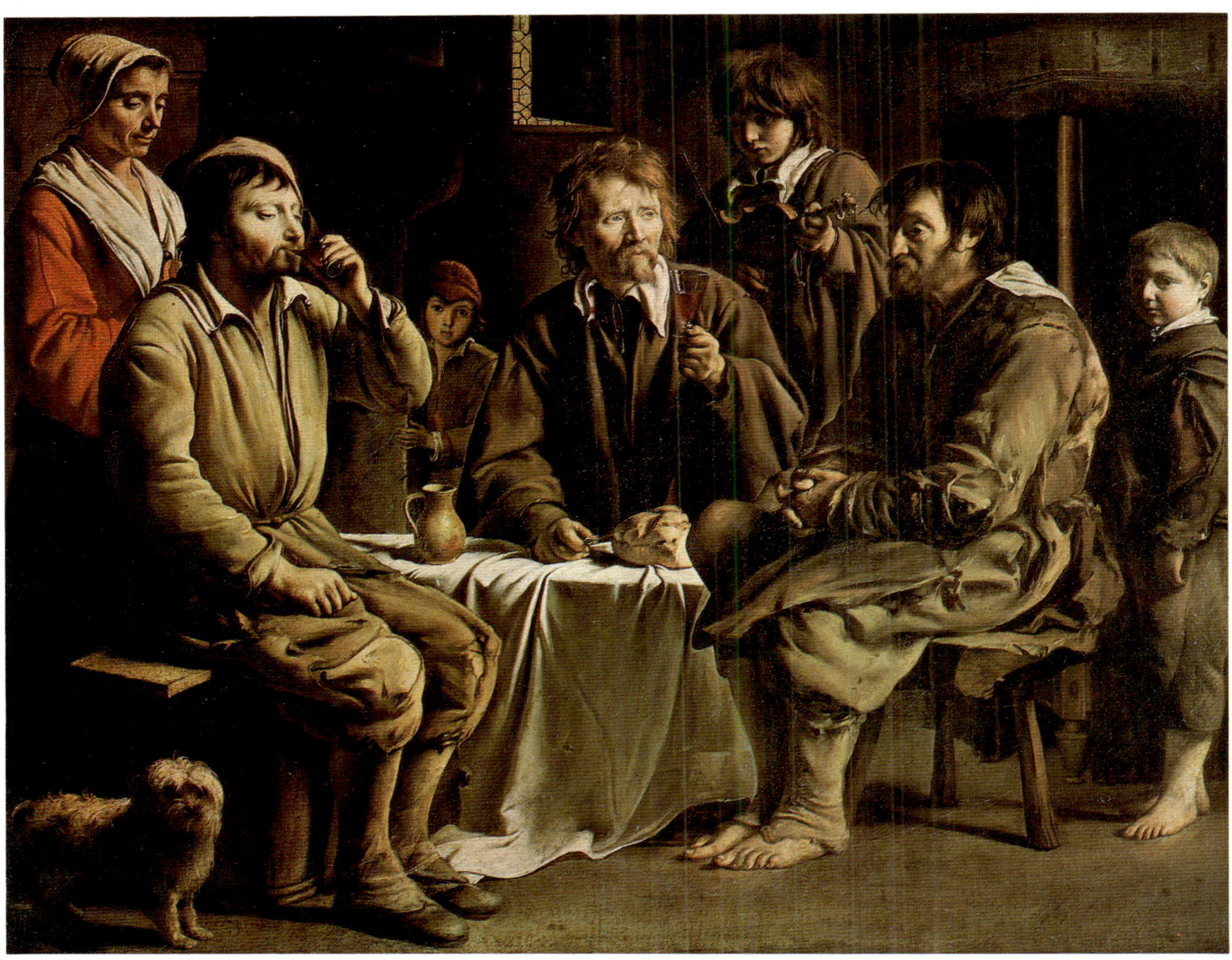

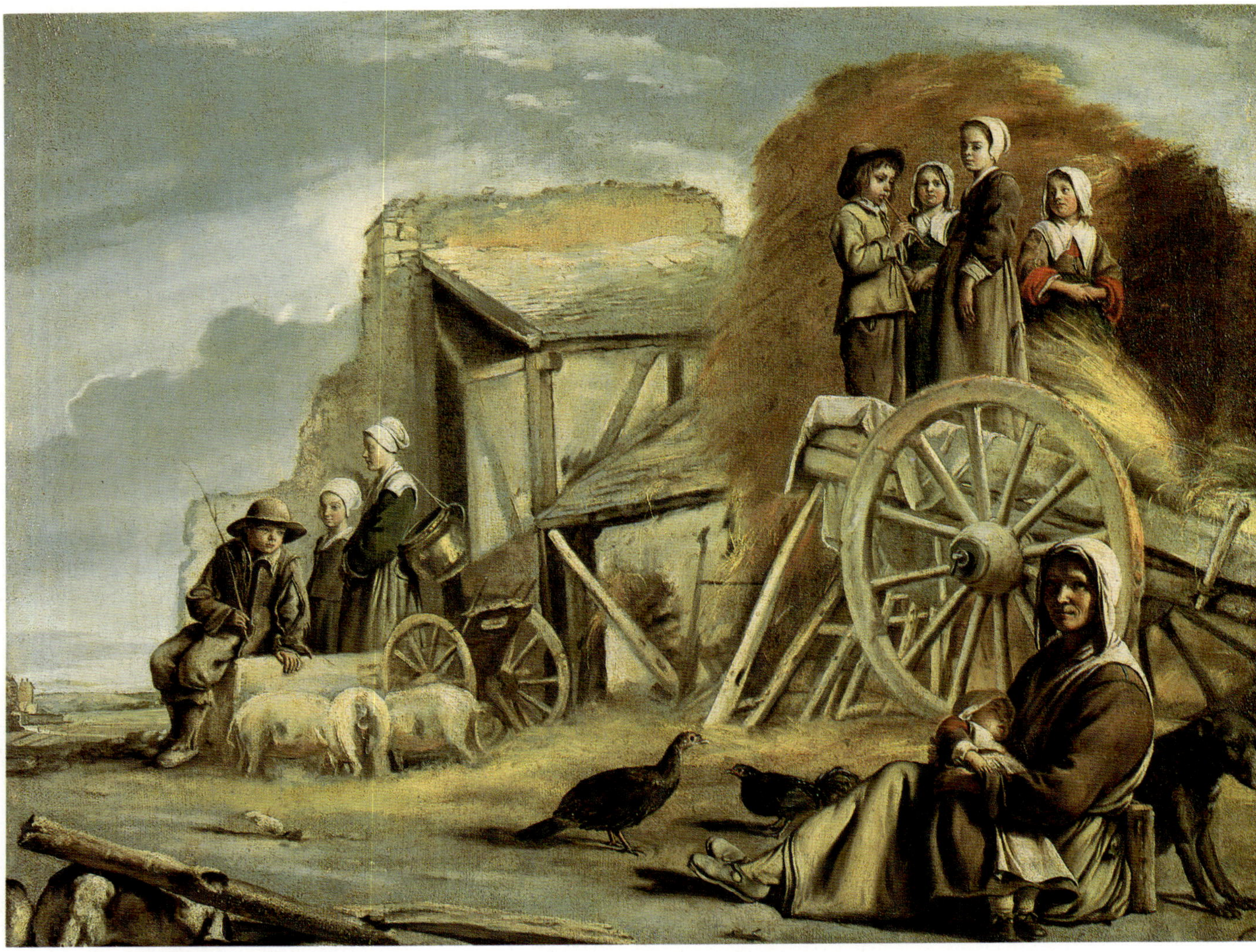

Louis Le Nain
Der Karren oder *Die Rückkehr von der Heuernte,* 1641.
Leinwand, 56×72 cm. Legat Vicomte Philippe de Saint-Albin 1879. R. F. 258

Gegenüber
Louis oder Mathieu Le Nain
Die Anbetung der Hirten, 1630/32.
Leinwand, 287×140 cm. Gemalt für den Marquis de Mirabel, Spanischer Botschafter in Frankreich. Aus dem Kloster der Petits-Augustins während der Revolution beschlagnahmt.
INV. 6837

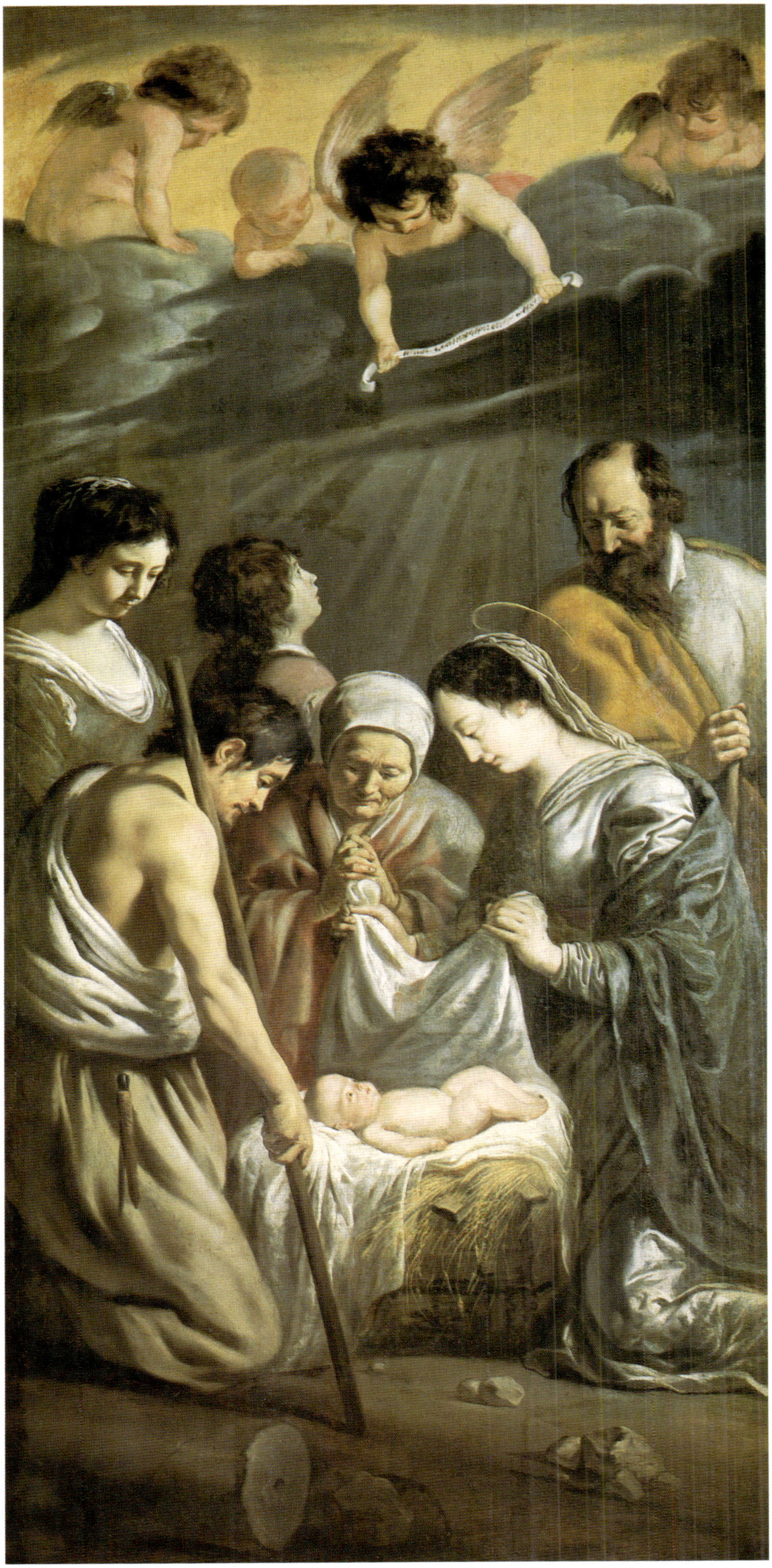

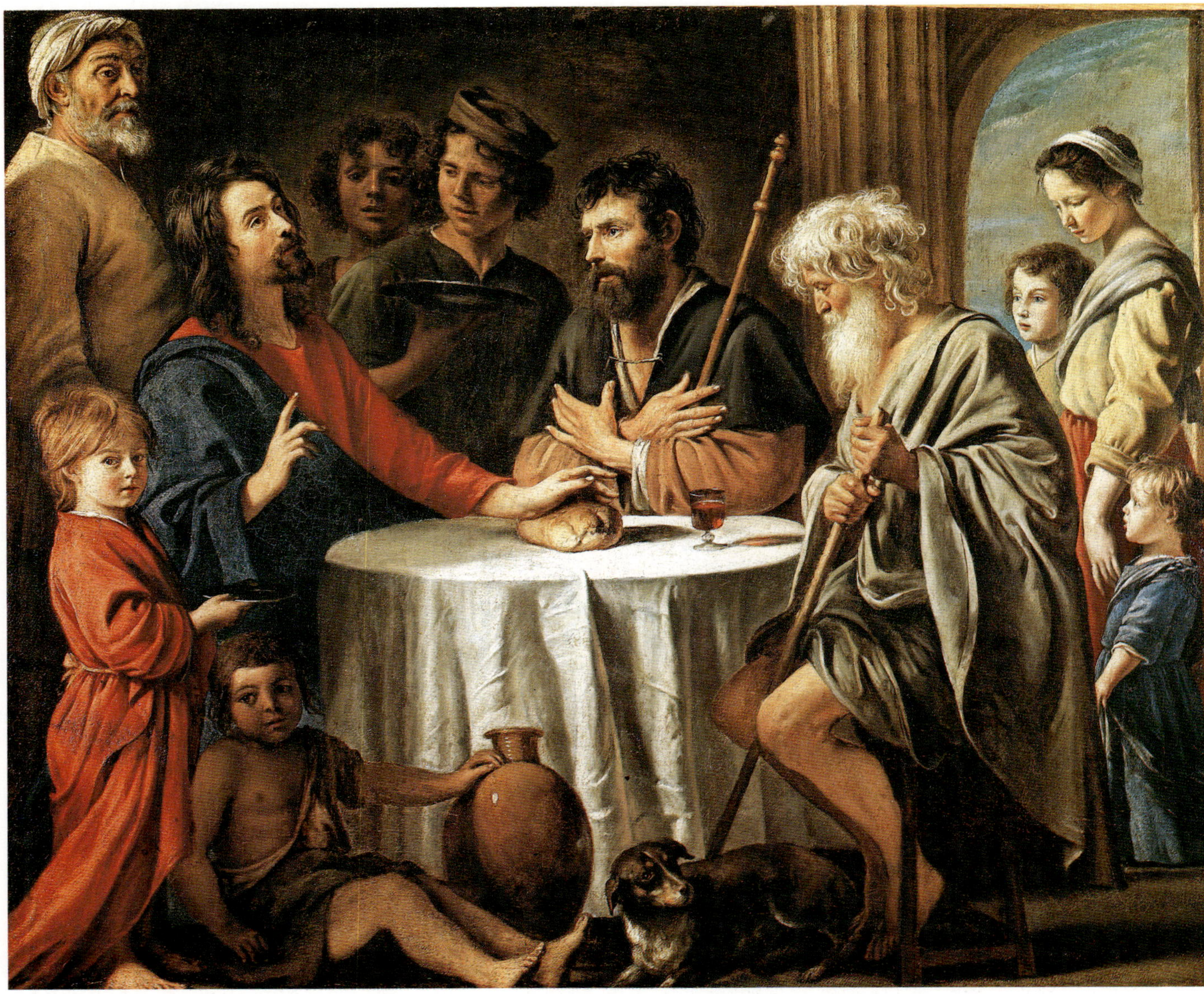

Mathieu (?)Le Nain Laon 1607 (?) – Paris 1677
Das Mahl in Emmaus.
Leinwand, 75 × 92 cm. Erworben 1950. R. F. 1950-8

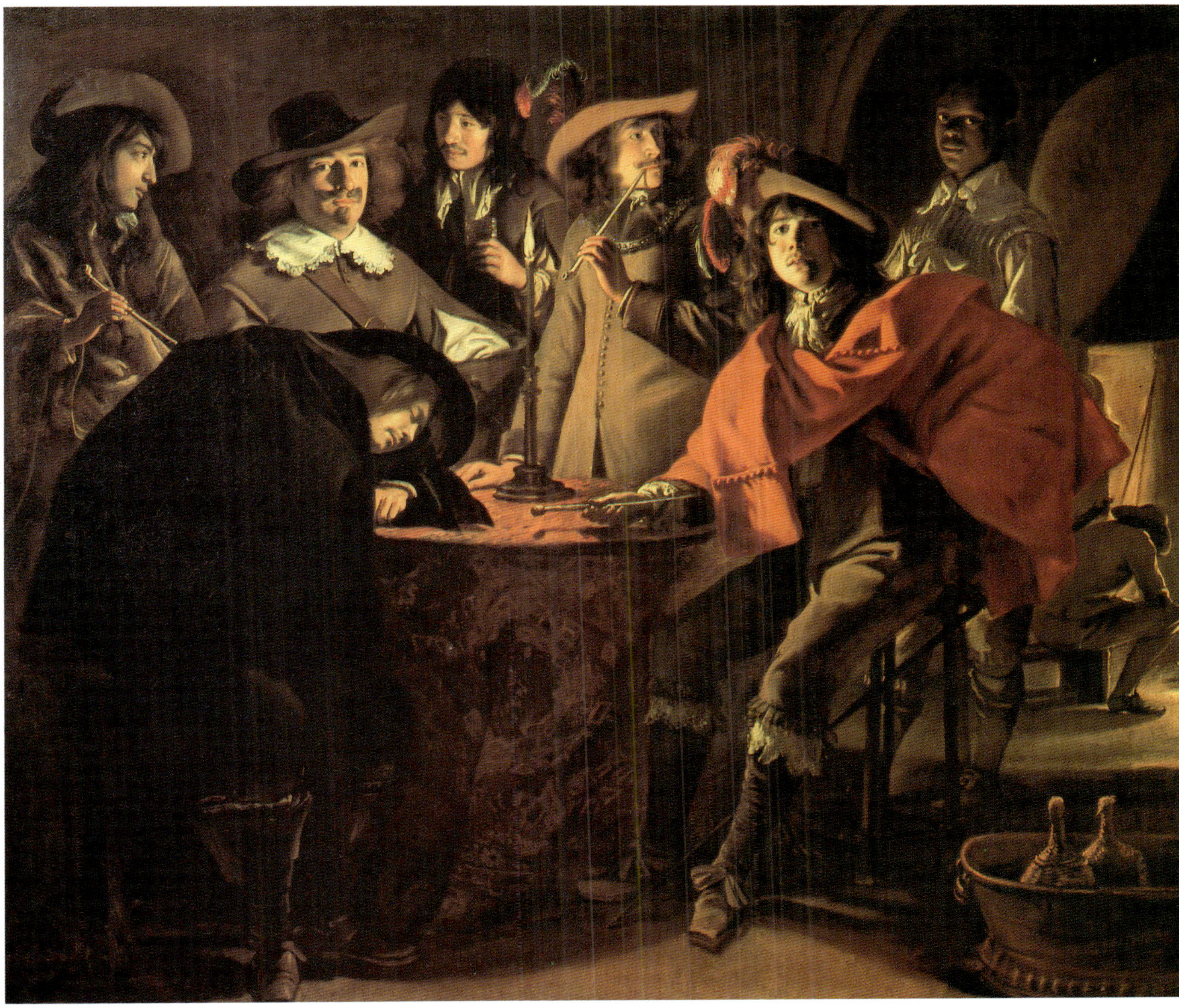

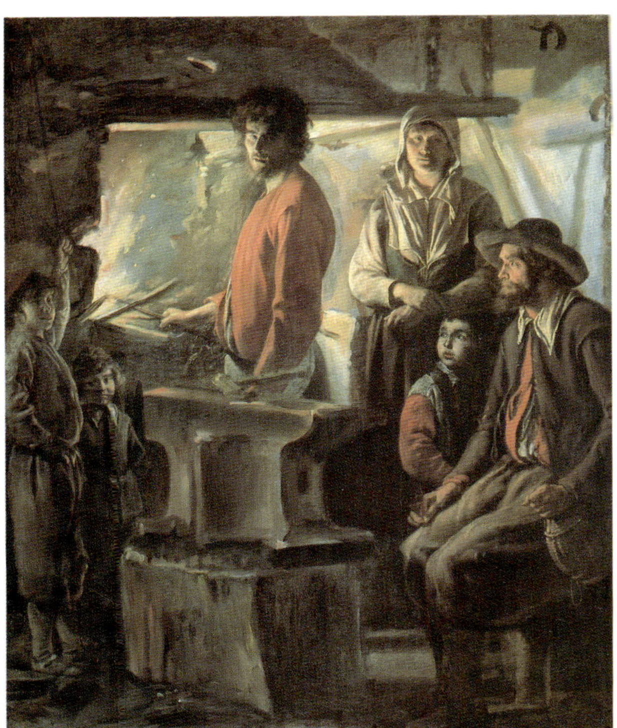

Louis oder Antoine Le Nain
Antoine: Laon um 1600 – Paris 1648
Die Wachstube, 1643.
Leinwand, 117 × 137 cm. Erworben 1969. R. F. 1969-24

Louis Le Nain
Die Schmiede.
Leinwand, 69 × 57 cm. Beschlagnahmt während der Revolution aus der Sammlung des Grafen d'Angiviller. INV. 6838

Nicolas Poussin

Malen war für Poussin ein im höchsten Maße geistiger Prozeß; kaum ein anderer hat seine Bilder so sehr »gedacht« wie er. Seine Gemälde sind das Resultat abstrakter Überlegung und praktischer Vorbereitung mit dem Ziel, Gefühl und Verstand gleichermaßen zu befriedigen, indem er stets zutiefst menschliche Elemente oder solche einer rationalistischen Naturauffassung in seine Themen mit einbezog. Mit äußerster Sorgfalt und einer akribischen Wirklichkeitsbeobachtung ging er ans Werk. Nachdem Thema und Bildkomposition in seinem Geist geboren waren, wurde jede einzelne Figur nach dem Vorbild antiker Skulpturen erarbeitet und in Wachs modelliert. Diese Wachsfiguren komponierte er in einer entsprechenden Kulisse auf einer kleinen Bühne, die zur Erprobung der Beleuchtung mit Blenden ausgestattet war. Das gewünschte Ergebnis hielt er dann zunächst mit Kohle und Tusche fest. Erst jetzt war er bereit, die Szene mit Pinsel und Farbe auf die Leinwand zu übertragen. Je nach Thema wählte er seinen Stimmungsgehalt in Analogie zur griechischen Musik in fünf »Tonarten« (Modi), über die er sich in einem Brief vom November 1647 äußert. Ein »gefälliges und heiteres« Thema wie *Orpheus und Eurydike* mag demnach in der phrygischen Manier gemalt sein, die »sanfte Übergänge« schaffte, aber auch »furchteinflößend« wirken konnte; und in der Tat läßt der in der Ferne über einem Kastell aufsteigende Rauch die Vorstellung von Kriegsgeschehen aufkommen. Die *Verzückung des hl. Paulus* dagegen verlangte nach der hypolydischen Malweise »für Göttliches, Himmel und Paradies«, die den Betrachter entzücken sollte. Für das frühere *Bacchanal mit Lautenspieler* (Seite 360) wäre der ionische Modus »für Tänze und Festivitäten« geeignet, für *Echo und Narziß* (Seite 359) schließlich die »Traurigkeit« der lydischen Stimmung. Poussin erwähnt in einem späteren Brief außerdem das Dorische als »fest, streng und ernst« für die Verkörperung von Tugend und Weisheit, wie es für eine feierliche Darstellung wie *Das Wunder des hl. Franz Xaver* zutreffen mag.

Es entsprach der intellektuellen Kunstauffassung Poussins, seinem Bestreben, in einer Epoche widerstrebender Strömungen ein Ordnungsprinzip zu etablieren, daß er die Modulationen seiner malerischen Expressivität nach dem musikalischen Vorbild der Antike »stimmte«. Die weitgespannte Ausdrucksskala innerhalb dieser Tonarten kann der Betrachter an den genannten Beispielen im Louvre nachvollziehen.

Gegenüber, oben
Nicolas Poussin Les Andelys 1594 – Rom 1665
Orpheus und Eurydike.
Leinwand, 124 × 200 cm. Gemalt für den Bankier Pointel. Sammlung Ludwigs XIV., 1685. INV. 7307

Gegenüber, unten
Nicolas Poussin
Die Verzückung des hl. Paulus, 1649/50.
Leinwand, 148 × 120 cm. Gemalt für den Schriftsteller Paul Scarron. Sammlung Ludwigs XIV., erworben 1665 aus der Sammlung des Herzogs von Richelieu. INV. 7288

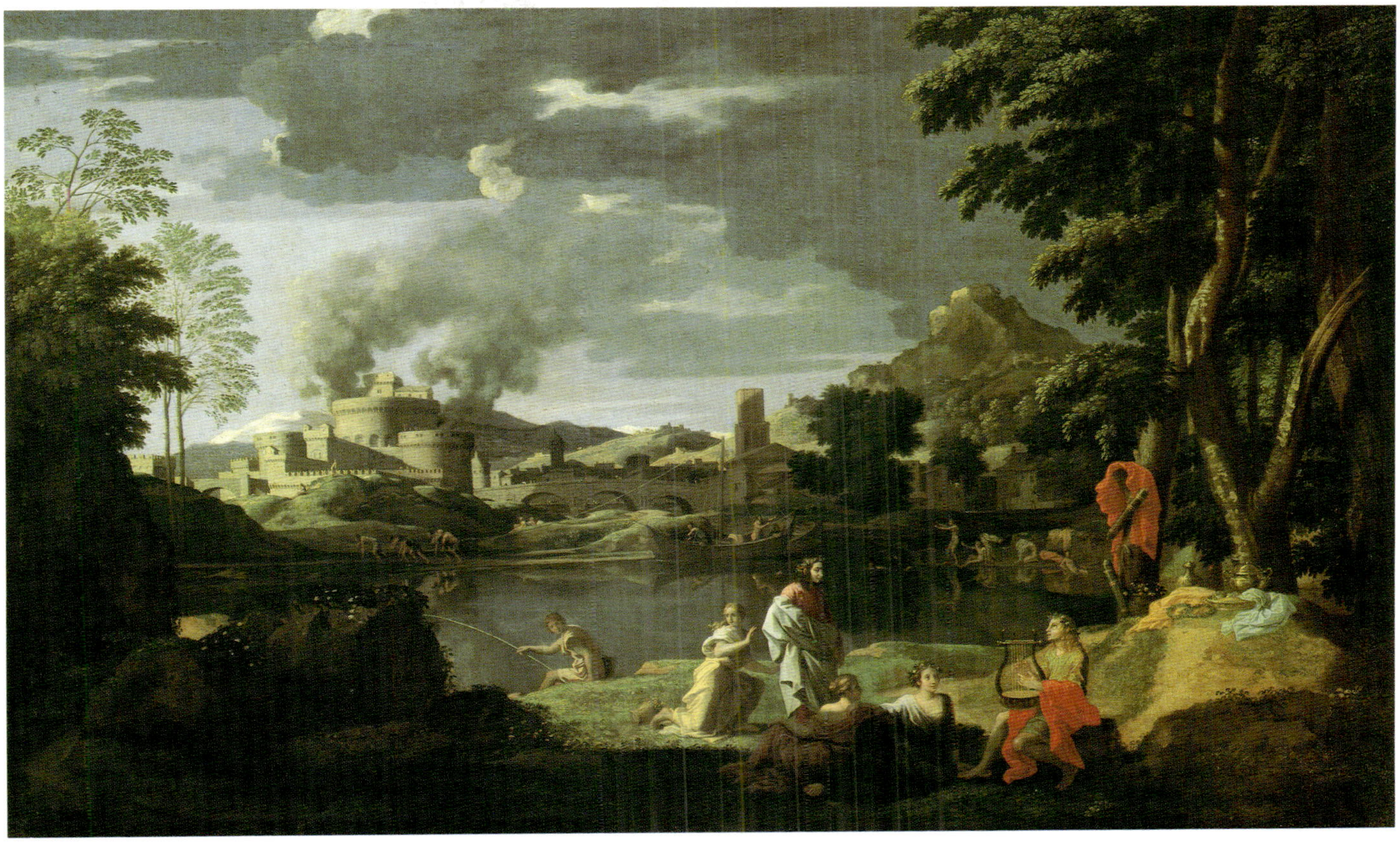

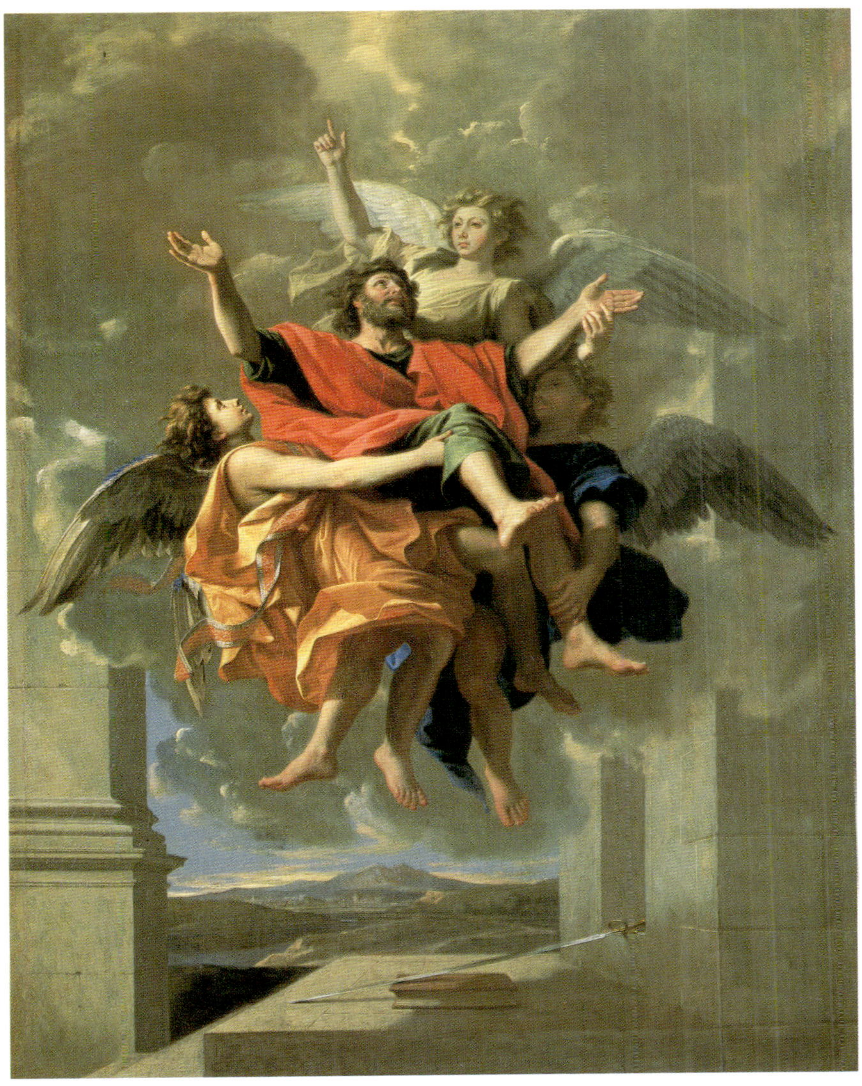

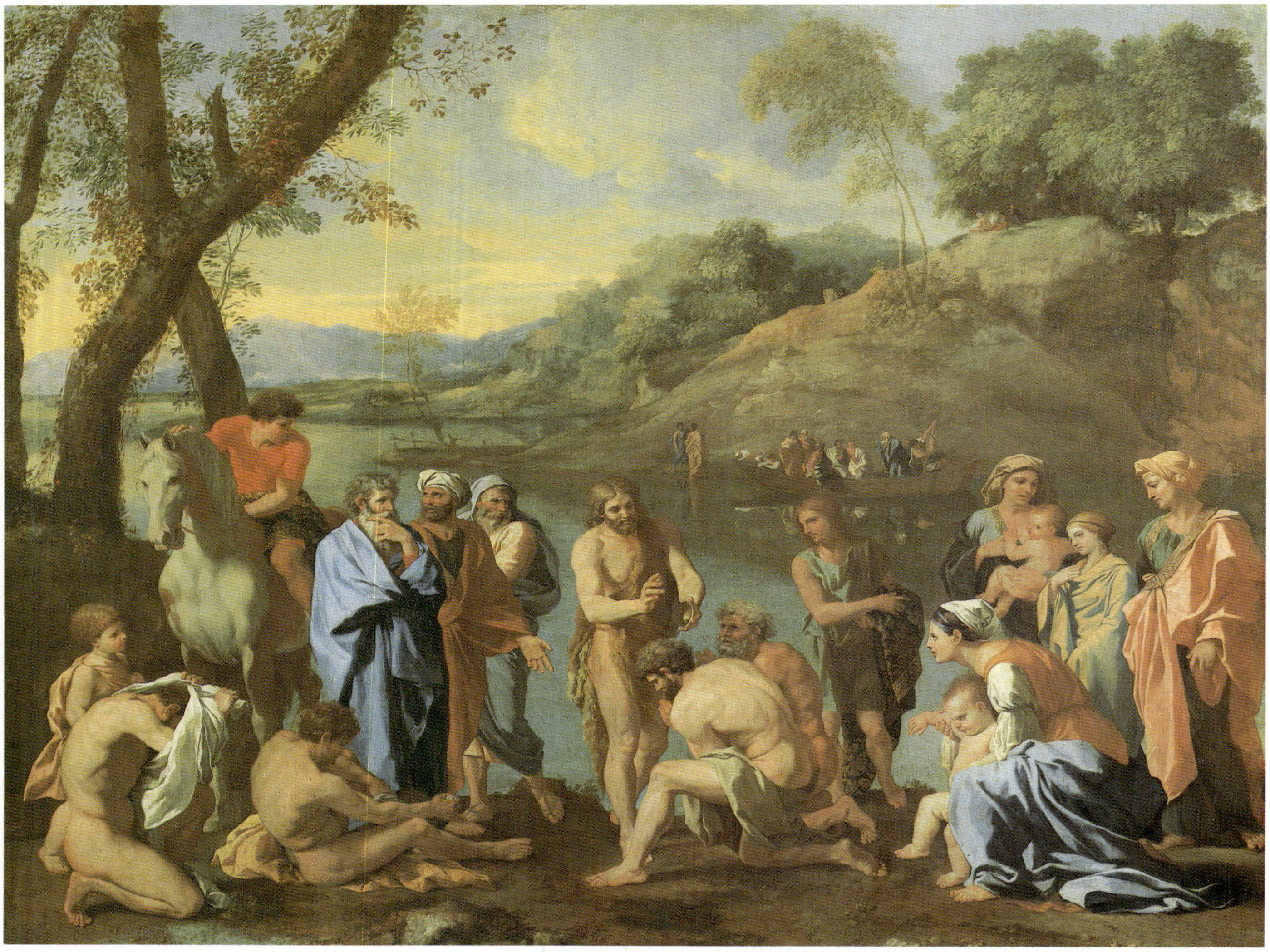

Nicolas Poussin
Der hl. Johannes tauft das Volk.
Leinwand, 94 × 120 cm. Sammlung Ludwigs XIV., Schenkung von Le Nôtre an den König, 1693. INV. 7287

Nicolas Poussin
Das Wunder des hl. Franz Xaver, 1641.
Leinwand, 444 × 234 cm. Gemalt im Auftrag des Sublet de Noyers für die Kapelle des Jesuitennoviziats von Saint-Germain-des-Prés in Paris. Sammlung Ludwigs XV., erworben anläßlich der Auflösung des Jesuitenordens 1763. INV. 7289

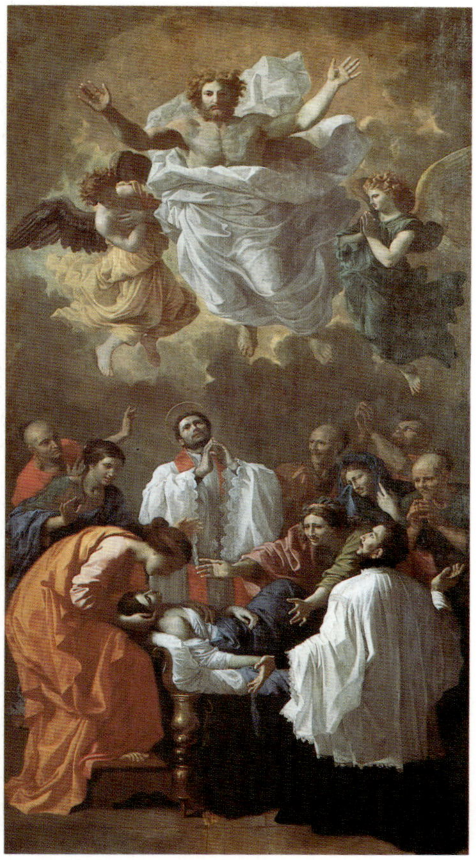

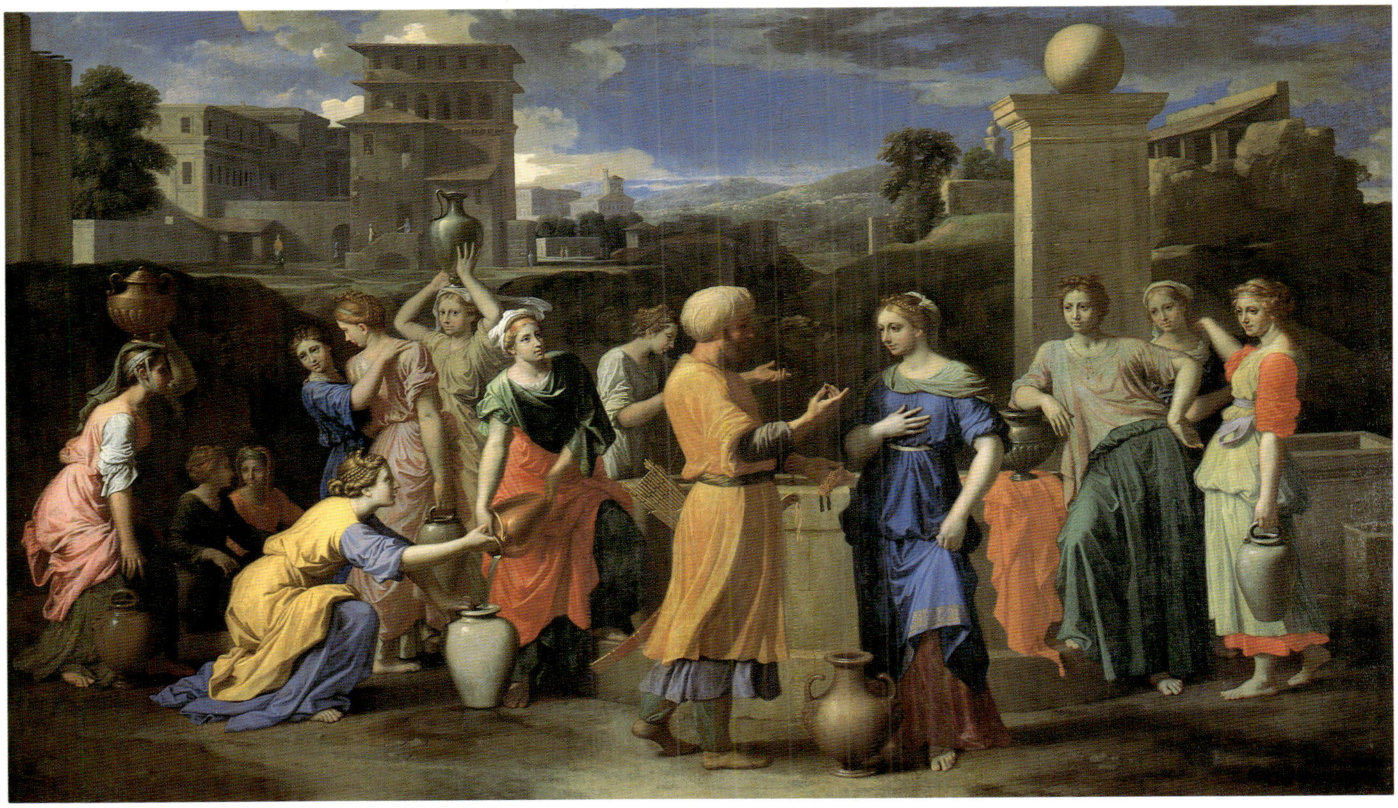

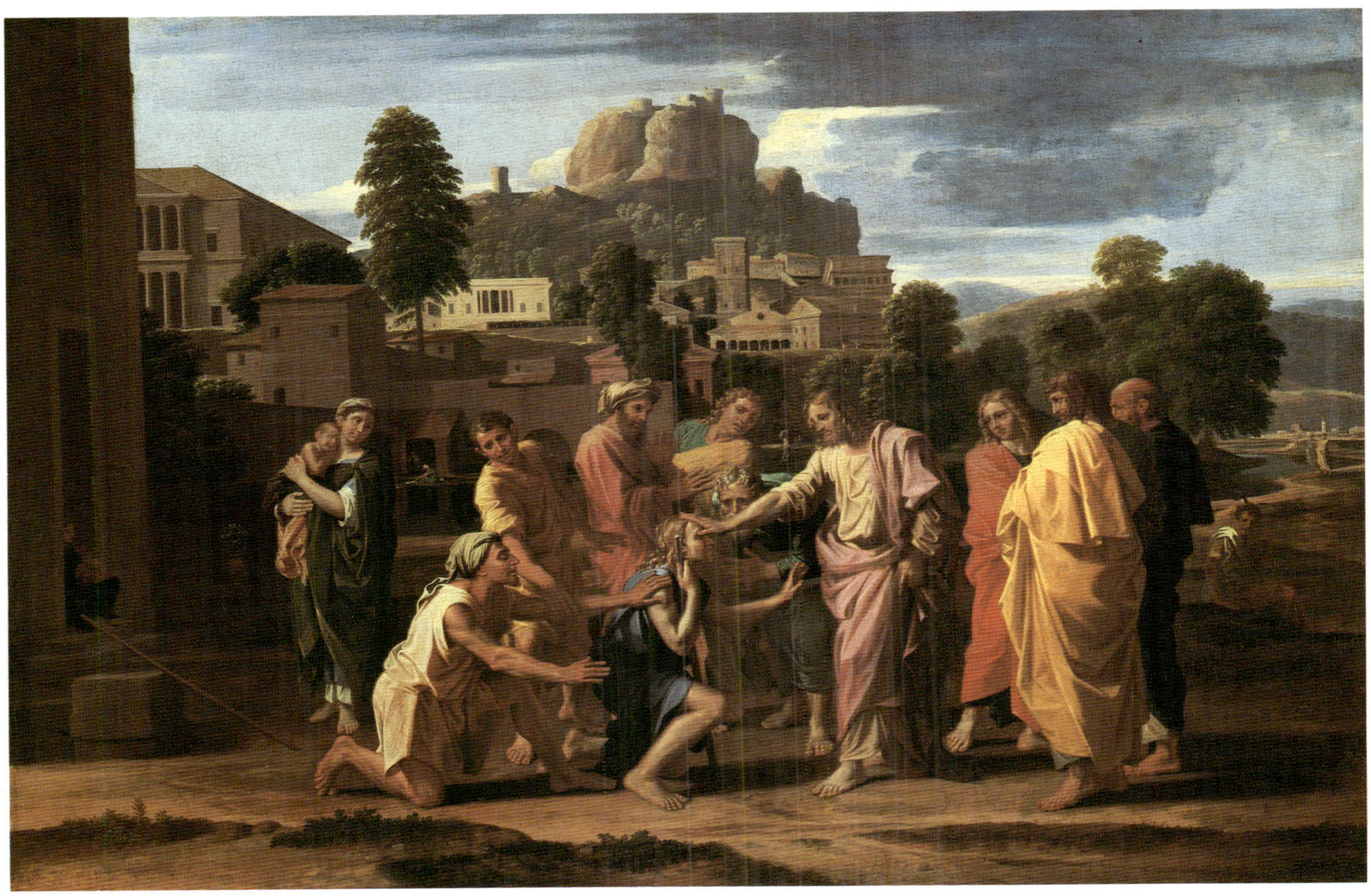

NICOLAS POUSSIN
Rebecca und Elieser, 1648
Leinwand, 118 × 199 cm. Sammlung Ludwigs XIV., erworben 1665 aus der Sammlung des Herzogs von Richelieu. INV. 7270

NICOLAS POUSSIN
Christus heilt die Blinden von Jericho, 1650.
Leinwand, 119 × 176 cm. Gemalt für den Kaufmann Reynon aus Lyon. Sammlung Ludwigs XIV., erworben 1665 aus der Sammlung des Herzogs von Richelieu. INV. 7281

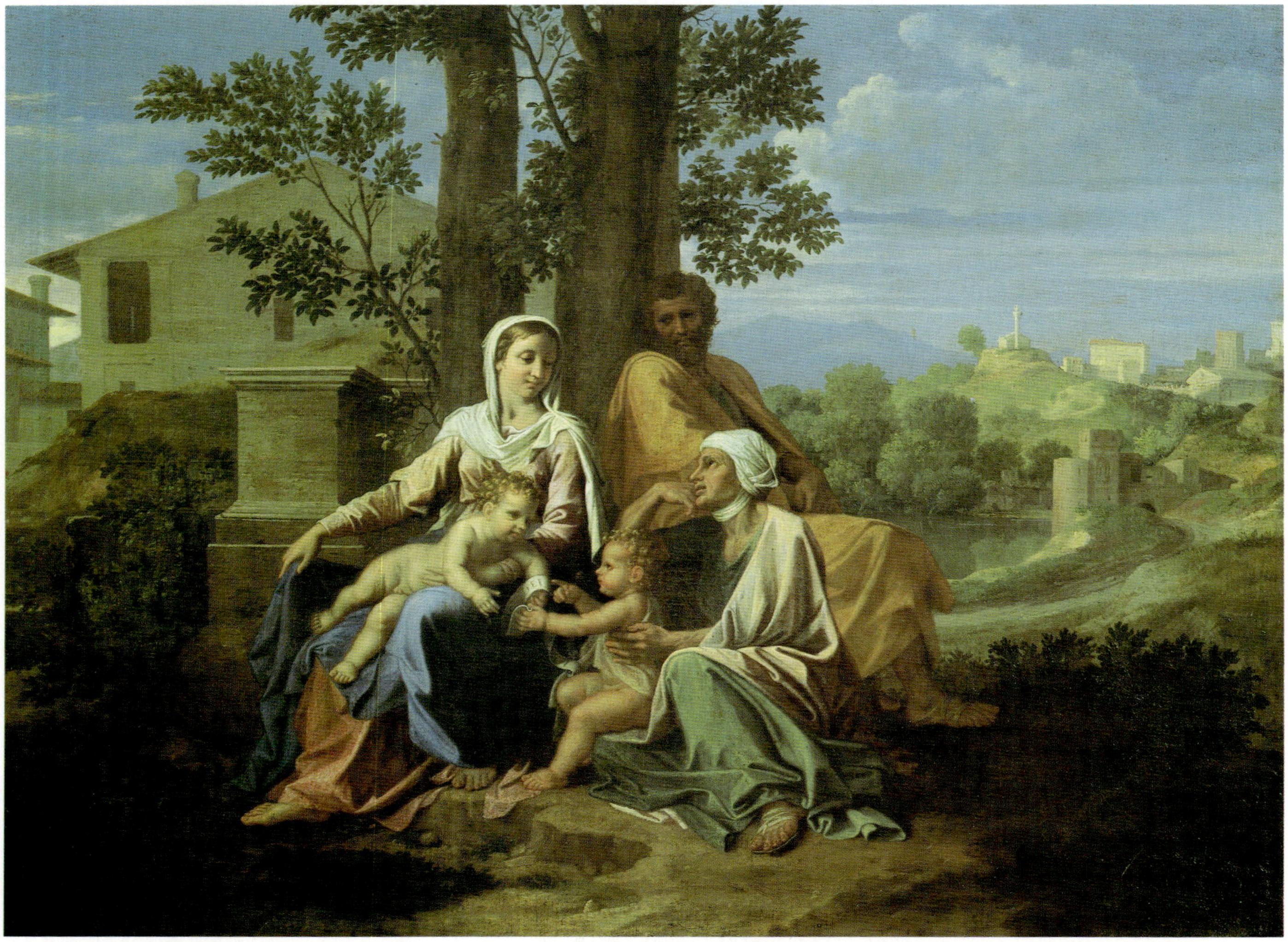

Nicolas Poussin
Die Heilige Familie mit dem hl. Johannes und der hl. Elisabeth.
Leinwand, 94 × 122 cm. Gemalt wahrscheinlich für Marie de Castille, Gemahlin des Superintendanten Fouquet. Sammlung Ludwigs XIV., 1685. INV. 7280

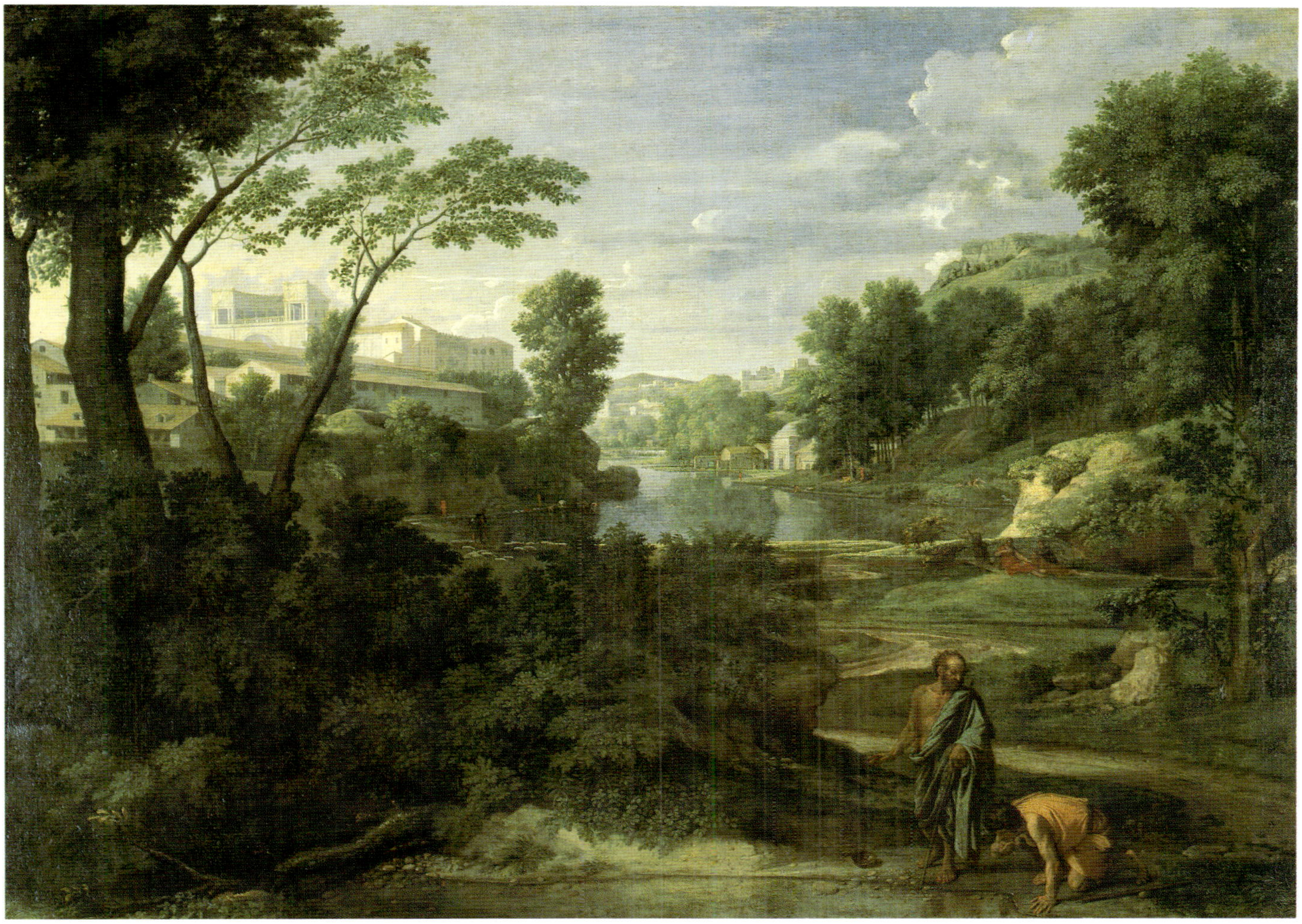

Nicolas Poussin
Landschaft mit Diogenes, 1648.
Leinwand, 160×221 cm. Gemalt für den Bankier Lumagne. Sammlung Ludwigs XIV., erworben 1665 aus der Sammlung des Herzogs von Richelieu. INV. 7308

Claude Lorrain

Während die anspruchsvolle intellektuelle Kunst Poussins in den gebildeten Kreisen Roms bevorzugt wurde, fand sein Landsmann Claude seine Auftraggeber in der Aristokratie. Zusammen mit Poussin kommt ihm das Verdienst zu, die Landschaftsmalerei zu einer selbständigen Gattung in der Malerei erhoben zu haben, auch wenn sie innerhalb der hierarchischen Rangstufe noch lange geringer geschätzt wurde als Porträt- und Historienmalerei.

Seit 1626 bis zu seinem Tod in Rom lebend, ist Claudes Kunst von Anfang an von dem Eindruck der klassischen Landschaft geprägt. Klassisch ist auch sein Prinzip einer geometrisch exakt konstruierten, harmonisch ausgewogenen Komposition, die zeitlebens demselben Grundkonzept folgt: Eine feste Bildbühne, auf der im verschatteten Vordergrund die Figurenstaffage seiner mythologischen oder biblischen Themen agiert, rahmt einen Landschaftsprospekt von kosmischer Weite, in dessen schimmernde Ferne der Blick unendlich hinausschweift. Es sind Ideallandschaften, doch von einer nie dagewesenen atmosphärischen Einheit und Illusion der Wirklichkeit, klassisch und romantisch zugleich. Das poetische Licht erzeugt Gefühle und Sehnsüchte, überträgt die Stimmung der Landschaft auf den Menschen, beide schöpferisch zusammenbindend. Diese mit höchstem Verstand und Einfühlungsvermögen komponierten Landschaften gehören einer höheren Wahrheitsstufe an, es sind dichterische Reminiszenzen der Seele an ein verlorenes Arkadien. Goethe, der 27 Originalradierungen von Claude besaß und ihn hoch schätzte, gab die wohl schönste Charakterisierung seiner Kunst 1829 in einem Gespräch mit Eckermann: »Da sehen Sie einmal einen vollkommenen Menschen, der schön gedacht und empfunden hat, und in dessen Gemüt eine Welt lag, wie man sie nicht leicht irgendwo draußen antrifft. – Die Bilder haben die höchste Wahrheit, aber keine Spur von Wirklichkeit. Claude Lorrain kannte die reale Welt bis ins kleinste Detail auswendig. Und das ist eben die wahre Idealität, die sich realer Mittel zu bedienen weiß ...«

Tatsächlich hatte sich Claude in seiner römischen Wahlheimat eine sehr methodische Arbeitsweise zu eigen gemacht: Bei Ausflügen in die Campagna und die weitere Umgebung Roms fertigte er Skizzen nach der Natur an, die von einem hohen Grad an Sensibilität zeugen und eine erstaunliche Frische und Unmittelbarkeit besitzen. Mit liebevoller Aufmerksamkeit widmete er sich den Details, zeichnete von Efeu umrankte Bäume und sonnige und beschattete Pfade, um sich dieses Vokabulars im Atelier zu bedienen. Auch die atmosphärische Bildwirkung und das berühmte verklärende Licht beruhen auf Naturstudien. Joachim von Sandrart, Freund und Biograph Claudes, berichtet aus dem Jahr 1635, daß Claude »vor Tags bis in die Nacht im Felde lag, damit er die Tagesröte, der Sonnen Auf- und Niedergang recht natürlich zu bilden erlernte«.

Mit dieser neuen Verfahrensweise ist Claude der Vorläufer der Pleinairmalerei, auf den sich alle Maler, die in der Folgezeit spontane Naturskizzen in Öl anfertigten, bewußt und unbewußt beriefen, bis sich die Naturstudie Mitte des 19. Jahrhunderts von ihrer dienenden Rolle befreite und zum eigenständigen Bild wurde. Die Rezeption Claudes ist vielfältig und betrifft ebenso technische, formale wie geistige Komponenten seiner Kunst. Vor allem die englischen Landschaftsmaler des 19. Jahrhunderts haben sich von seiner elementaren Naturempfindung inspirieren lassen.

Gegenüber, oben
Claude Lorrain, eigentl. Claude Gellée
Chamagne (Lothringen) um 1602 – Rom 1682
Die Landung der Kleopatra auf Tarsos, 1642/43.
Leinwand, 119 × 168 cm (ursprünglich 117 × 147 cm). Gemalt für Kardinal Angelo Giori. Sammlung Ludwigs XIV., 1682. INV. 4716

Gegenüber, unten
Claude Lorrain
Dörfliches Fest, 1639.
Leinwand, 103 × 135 cm. Sammlung Ludwigs XIV., Schenkung von Le Nôtre an den König, 1693. INV. 4714

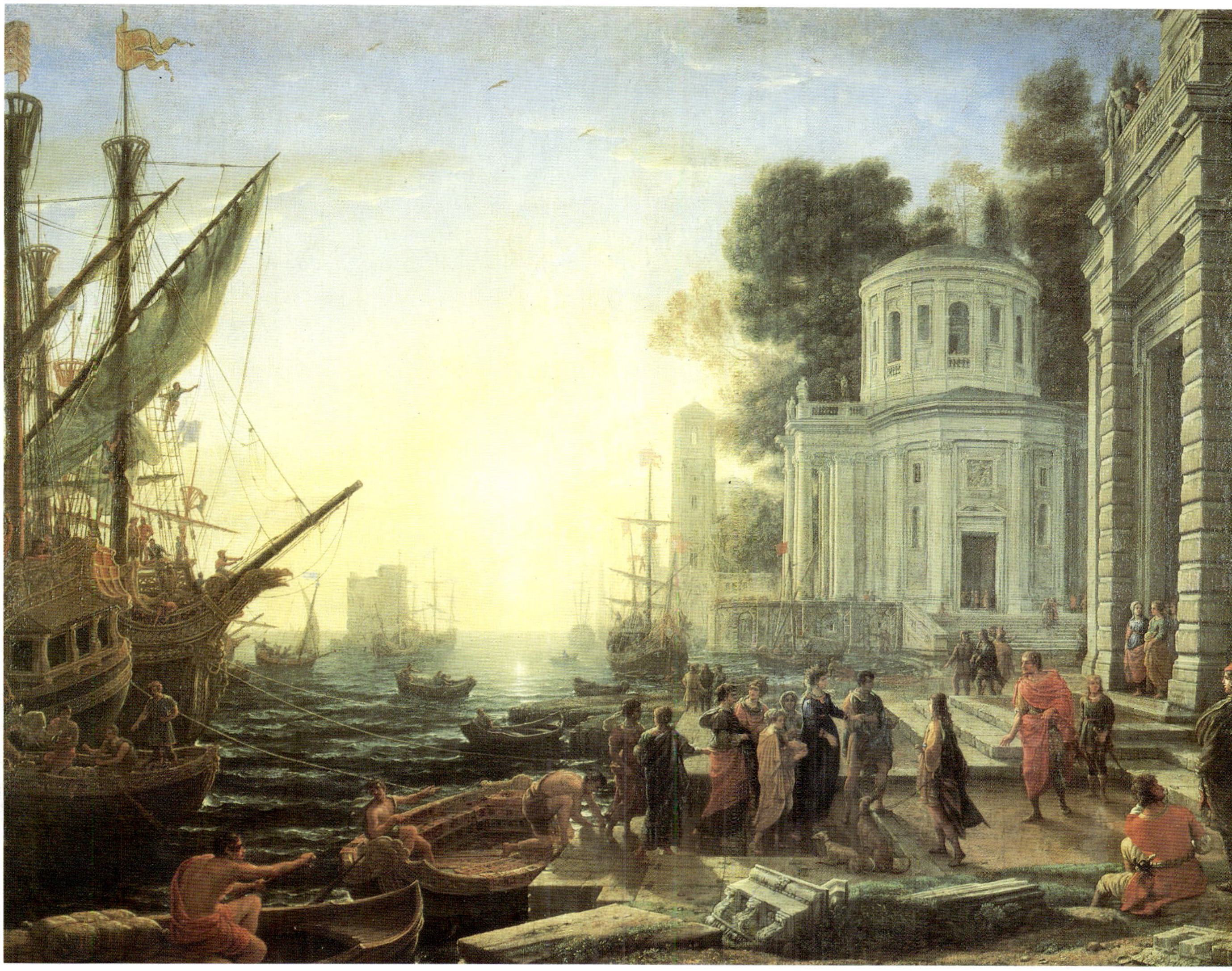

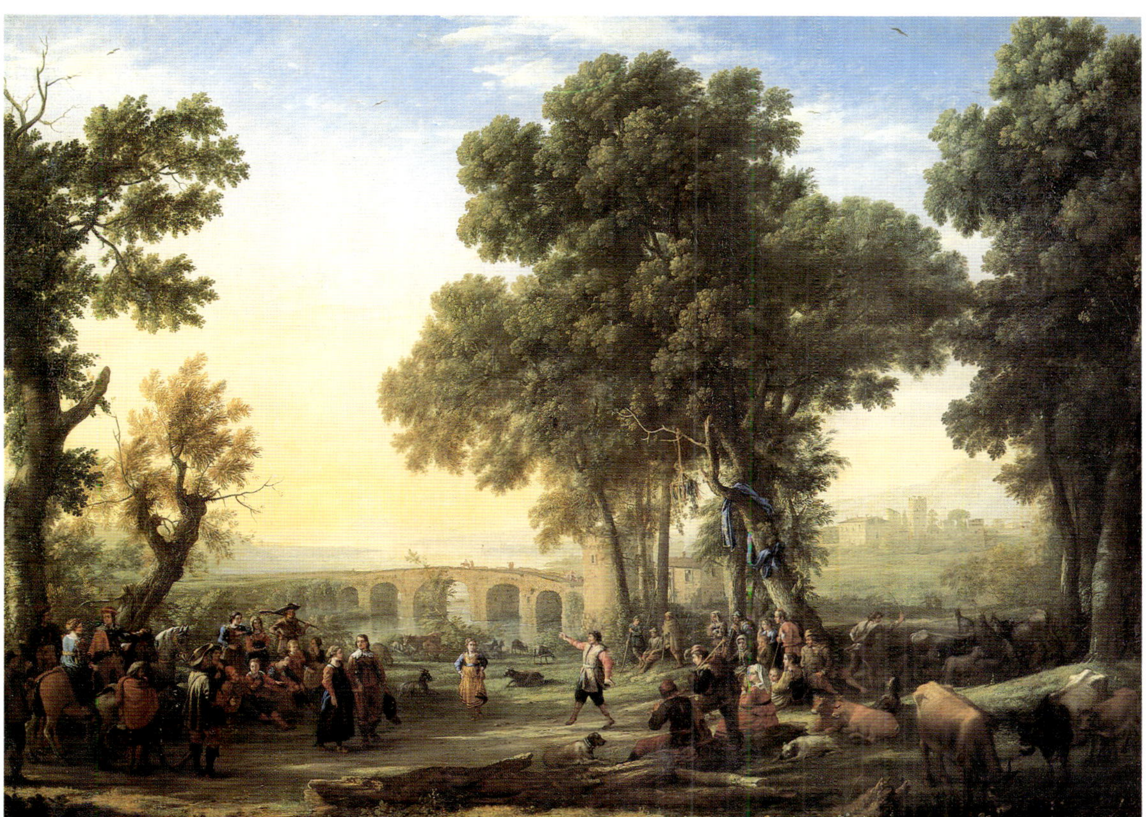

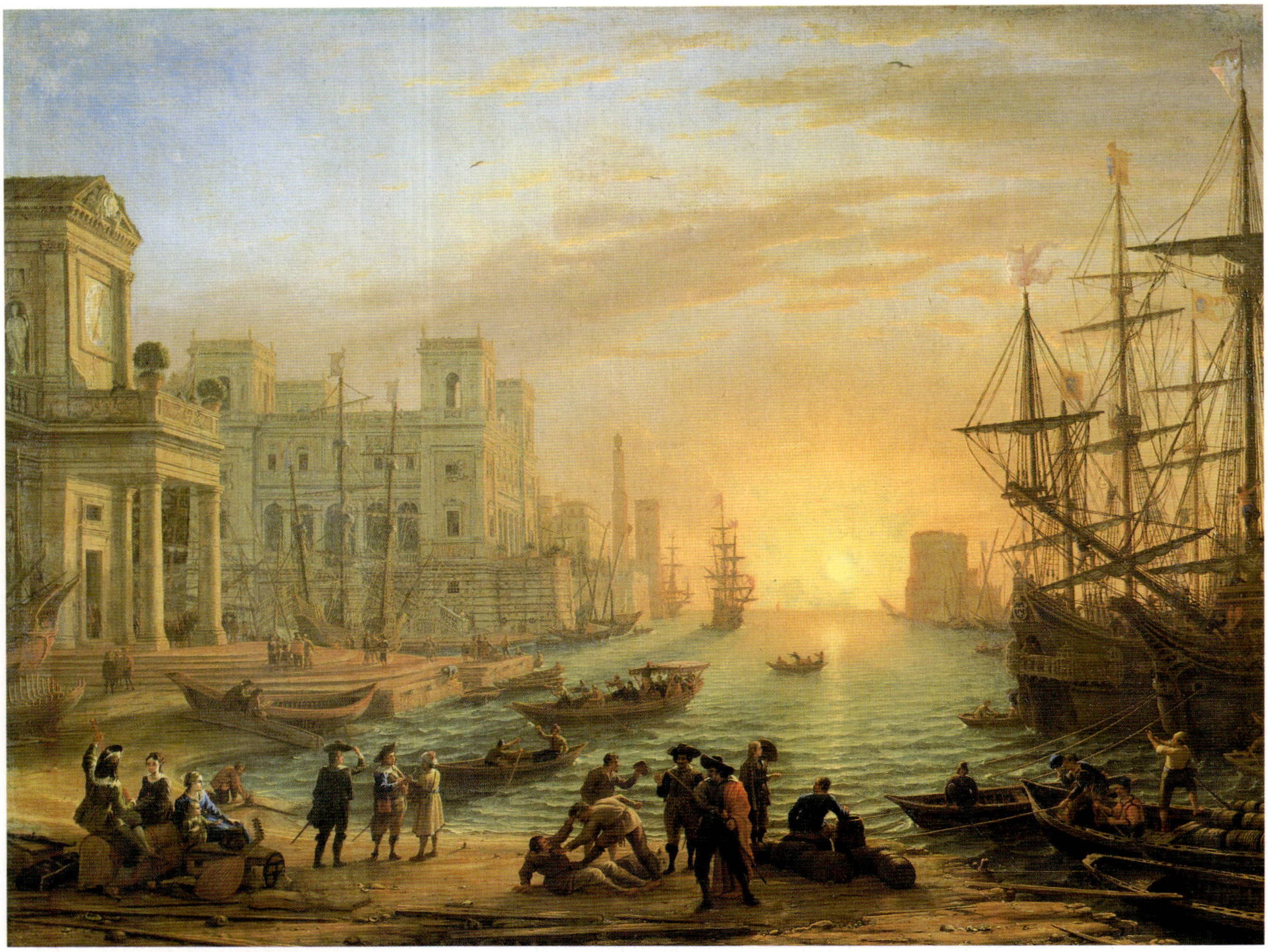

Claude Lorrain
Seehafen bei Sonnenuntergang, 1639.
Leinwand, 103 × 137 cm. Sammlung Ludwigs XIV.,
Schenkung von Le Nôtre an den König, 1693. INV. 4715

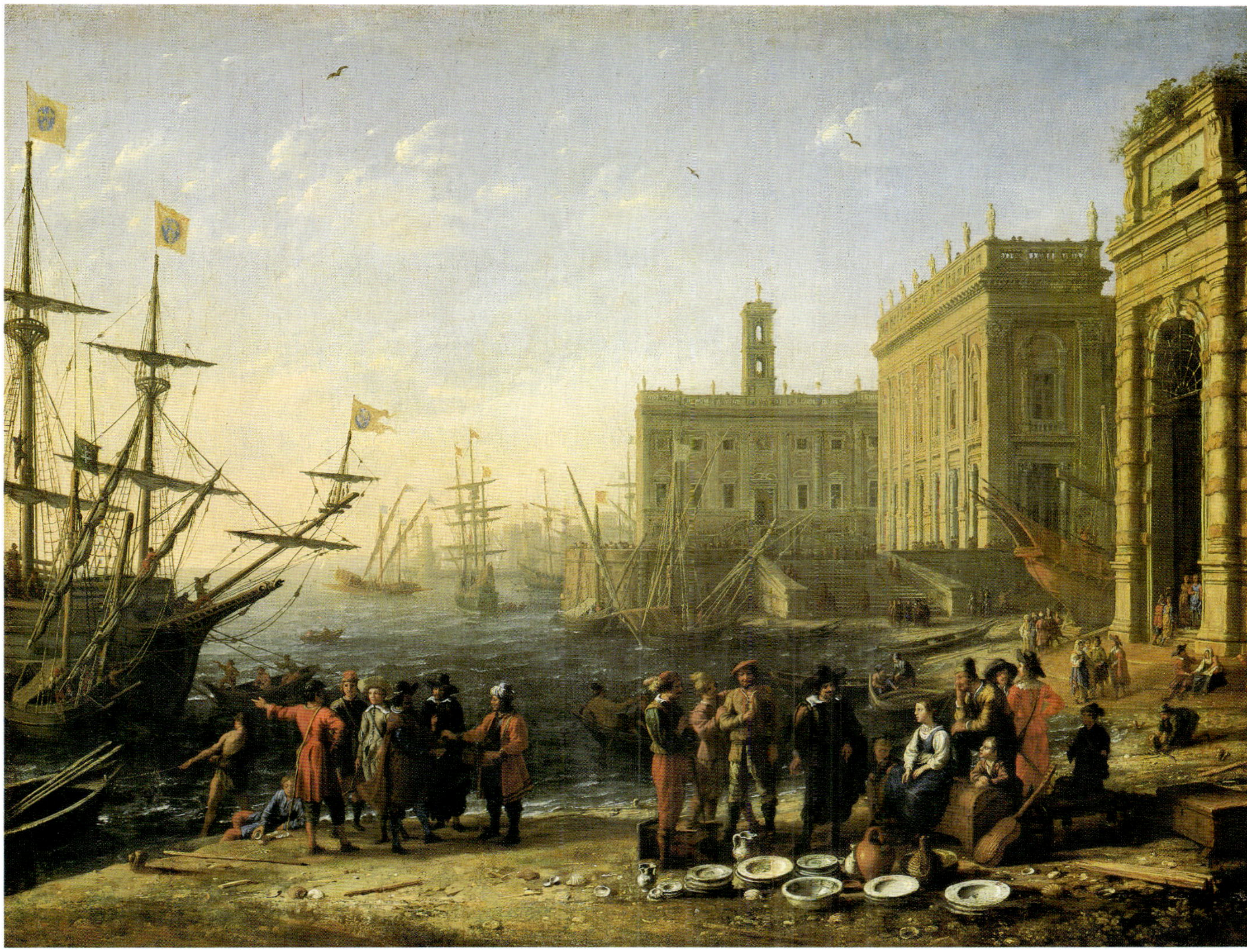

Claude Lorrain
Blick auf einen Hafen mit dem Kapitol, 1636 (?).
Leinwand. 56 × 72 cm. Gemalt für Philippe de Béthune, Gesandter bei Papst Urban VIII. Während der Revolution beschlagnahmt aus der Sammlung des Herzogs von Brissac.
INV. 4712

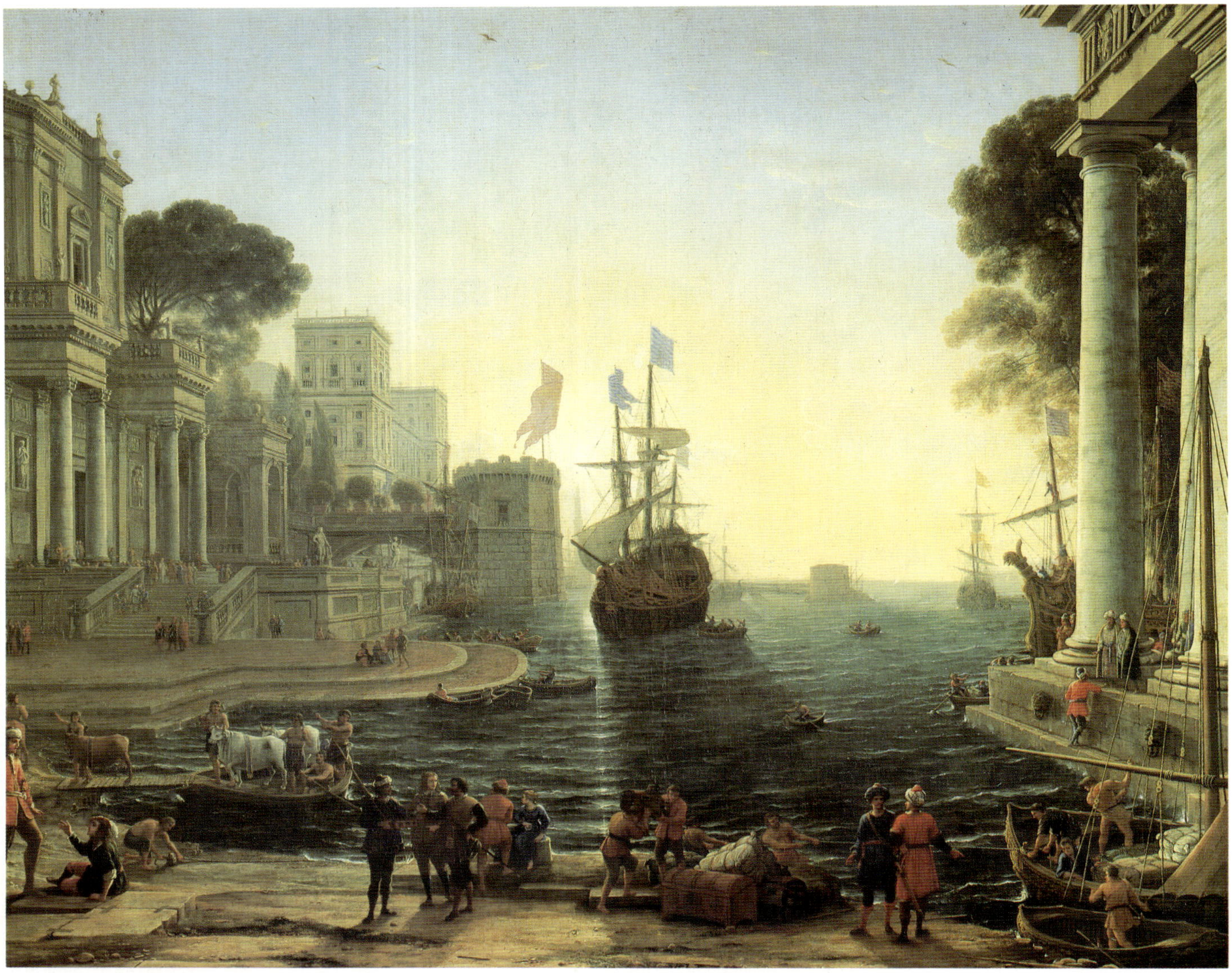

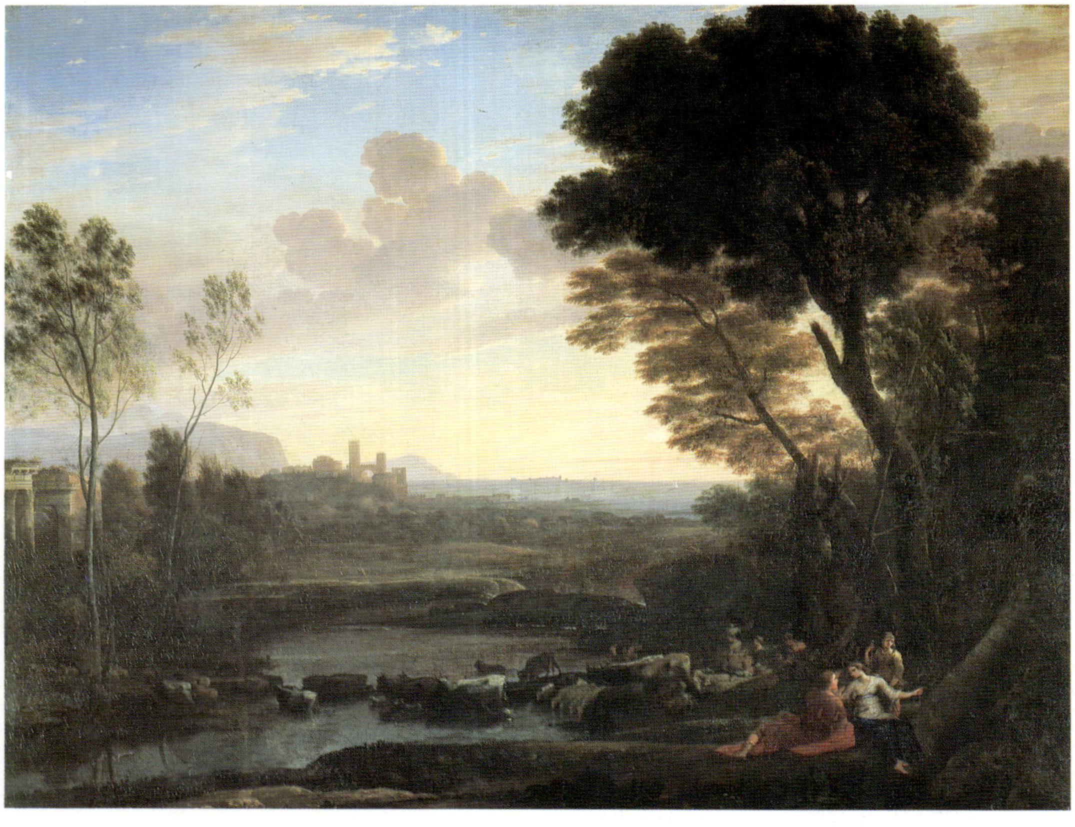

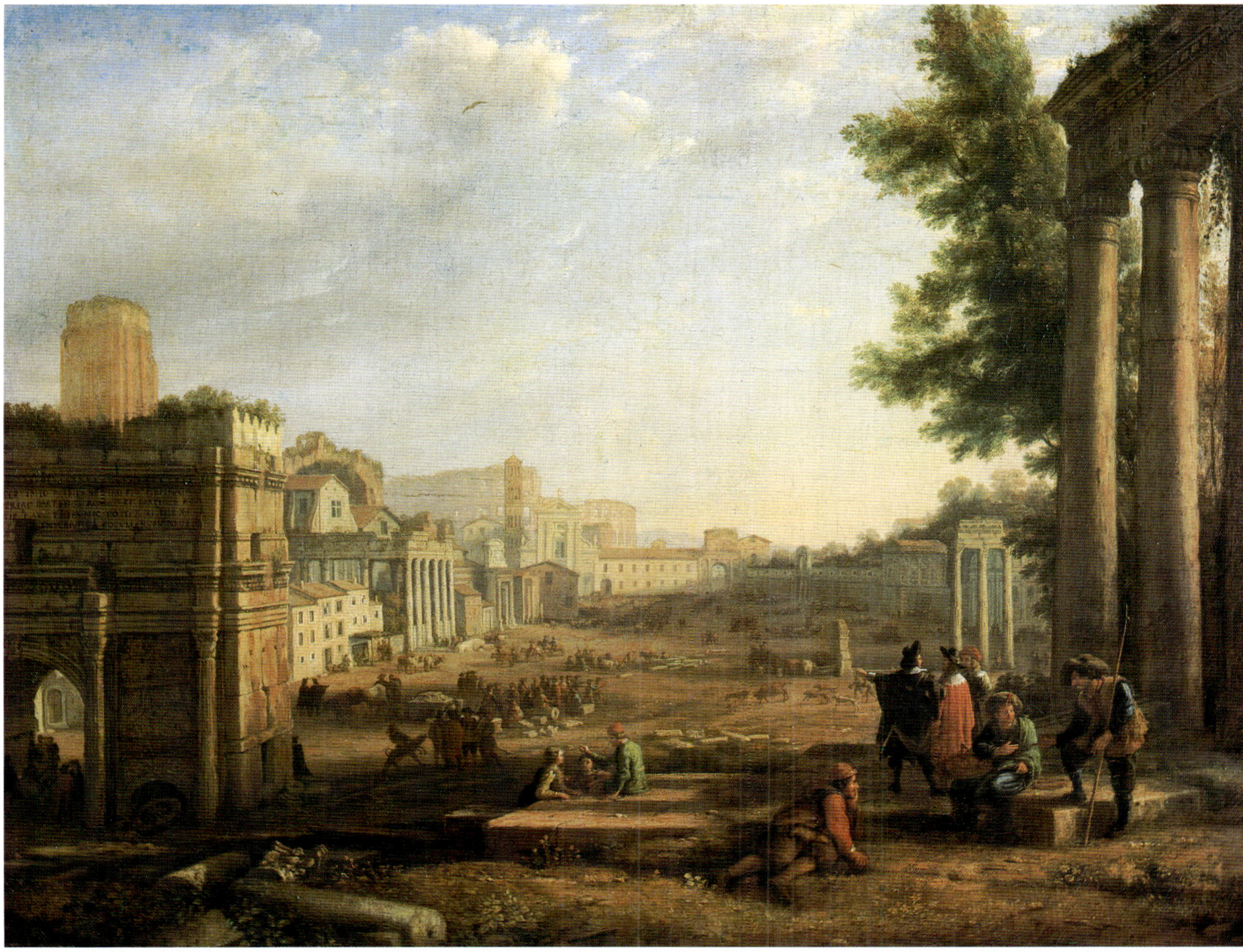

CLAUDE LORRAIN
Blick auf den Campo Vaccino, um 1636.
Leinwand, 56 × 72 cm. Gemalt für Philippe de Béthune, Gesandter bei Papst Urban VIII. Während der Revolution beschlagnahmt aus der Sammlung des Herzogs von Brissac. INV. 4713

Gegenüber, oben
CLAUDE LORRAIN
Odysseus übergibt Chryseis ihrem Vater.
Leinwand, 119 × 150 cm. Gemalt für Roger de Plessis de Liancourt. Sammlung Ludwigs XIV., erworben 1665 aus der Sammlung des Herzogs von Richelieu. INV. 4718

Gegenüber, unten
CLAUDE LORRAIN
Landschaft mit Paris und Oinone, 1648.
Leinwand, 118 × 150 cm. Gemalt für Roger de Plessis de Liancourt. Sammlung Ludwigs XIV., erworben 1665 aus der Sammlung des Herzogs von Richelieu. INV. 4724

Pieter Jansz. Saenredam

Die holländische Malerei des 17. Jahrhunderts zerfällt in lokale Schulen von jeweils eigener Prägung. Die Grenzen zwischen den einzelnen Themenschwerpunkten und Stilrichtungen allzu eng sehen zu wollen hieße allerdings, den komplexen Charakter der Malerei in den protestantischen Nordprovinzen der Niederlande mißverstehen. Der Reiz liegt in der Vielfalt des Ganzen.

Die Maler von Haarlem zeichnen sich durch Spontaneität und Lebendigkeit aus; ihre Bilder sind dem Leben abgeschaut. Der bedeutendste Vertreter dieses Genres ist Frans Hals. Sein Talent ist eine überragende Einzelerscheinung, doch die Charakteristika seiner Kunst – das frische Augenerlebnis und die rasche malerische Umsetzung – können als Qualitäten der Haarlemer Schule schlechthin bezeichnet werden. Diese lockere Malweise verzichtet auf graphische und formale Studien; malerischer Effekt wird allein mit Pinsel und Farbe erzielt, alles Gestellte vermieden. Es entsteht ein unmittelbarer Eindruck, bei dem Details oft nur angedeutet sind. Diese überaus wirkungsvolle, von Vitalität sprühende Manier finden wir nicht nur in Perfektion bei Frans Hals (vgl. *Spaßvogel mit Laute* und *Zigeunerin,* Seite 319, 321) sondern auch bei seinen Nachahmern, zum Beispiel Pieter de Grebber (vgl. *Unterricht im Tätowieren,* Seite 320). Haarlem steht demnach für das absolut Malerische, die reine Impression, für die zeichnerische Qualität keine Rolle mehr spielt.

Als Beispiel für die Spannweite innerhalb einund-desselben Kunstkreises sei hier der Haarlemer Maler P. J. Saenredam angeführt. Seine Abbilder der sichtbaren Umwelt haben ganz und gar nichts von der brillanten Spontaneität seines großen Zeitgenossen Frans Hals; sein Seh-Erlebnis äußert sich vielmehr mit akribischer Schärfe und kühler Sachlichkeit. Die Sammlung holländischer Maler im Louvre hat durch den Ankauf seines Bildes *Innenansicht der Kirche St. Baron in Haarlem* eine unschätzbare Bereicherung erfahren.

In Saenredam vereinen sich die Qualitäten eines ausgezeichneten Architekturmalers mit einem ausgeprägten Sinn für originelle, aussagekräftige Bildform. Im Unterschied zu den Haarlemer Genremalern spielt in seinem Werk die Zeichnung eine elementare Rolle. Der Vorbereitung und Ausarbeitung eines Bildes, meist Kircheninterieurs, widmete er größte Sorgfalt, nichts wurde dem Zufall überlassen. Nach umfangreichen Studien und Bauaufnahmen – Ansichten, Schnitte und Grundrisse – fertigte er eine Konstruktionszeichnung in Originalgröße an, die eine ähnliche Funktion besaß wie die Kartons der italienischen Freskomaler; beeindruckende Beispiele sind in seinem graphischen Werk erhalten. Bei diesem endgültigen Entwurf wurden realistische Einzelheiten zugunsten eines Idealeindrucks verändert, um die architektonische Grundidee desto deutlicher aufzuzeigen. Diese »Kirchenporträts«, eigentlich suggestive perspektivische Neukonstruktionen, sind deshalb ebenso »wahr« wie subjektiv verfälscht.

Bei aller Klarheit und kühler Präzision ist der Eindruck dieser Bilder dennoch nicht trocken oder gar leblos. Ein fein graduiertes Licht betont die Struktur der Bauglieder. Nüchtern und durchsichtig sind die tonigen hellen Farben, die die Natur des Gesteins evozieren. Realistisch-nah erscheint der Fußboden, denn die Bilder sind meist in Untersicht aufgebaut und beziehen den Betrachter ein. Eine Erklärung finden wir in der Biographie des Malers: Er war bucklig und verkrüppelt. Im Grunde teilen wir hier seine Perspektive, die seltsam fremdartig und pathetisch ist: die Sicht eines Toulouse-Lautrec des 17. Jahrhunderts.

Gegenüber
PIETER JANSZ. SAENREDAM Assendelft 1597 – Haarlem 1665
Innenansicht der Kirche St. Bavo in Haarlem.
Holz, 41 × 37 cm. Erworben 1983. R. F. 1983–100

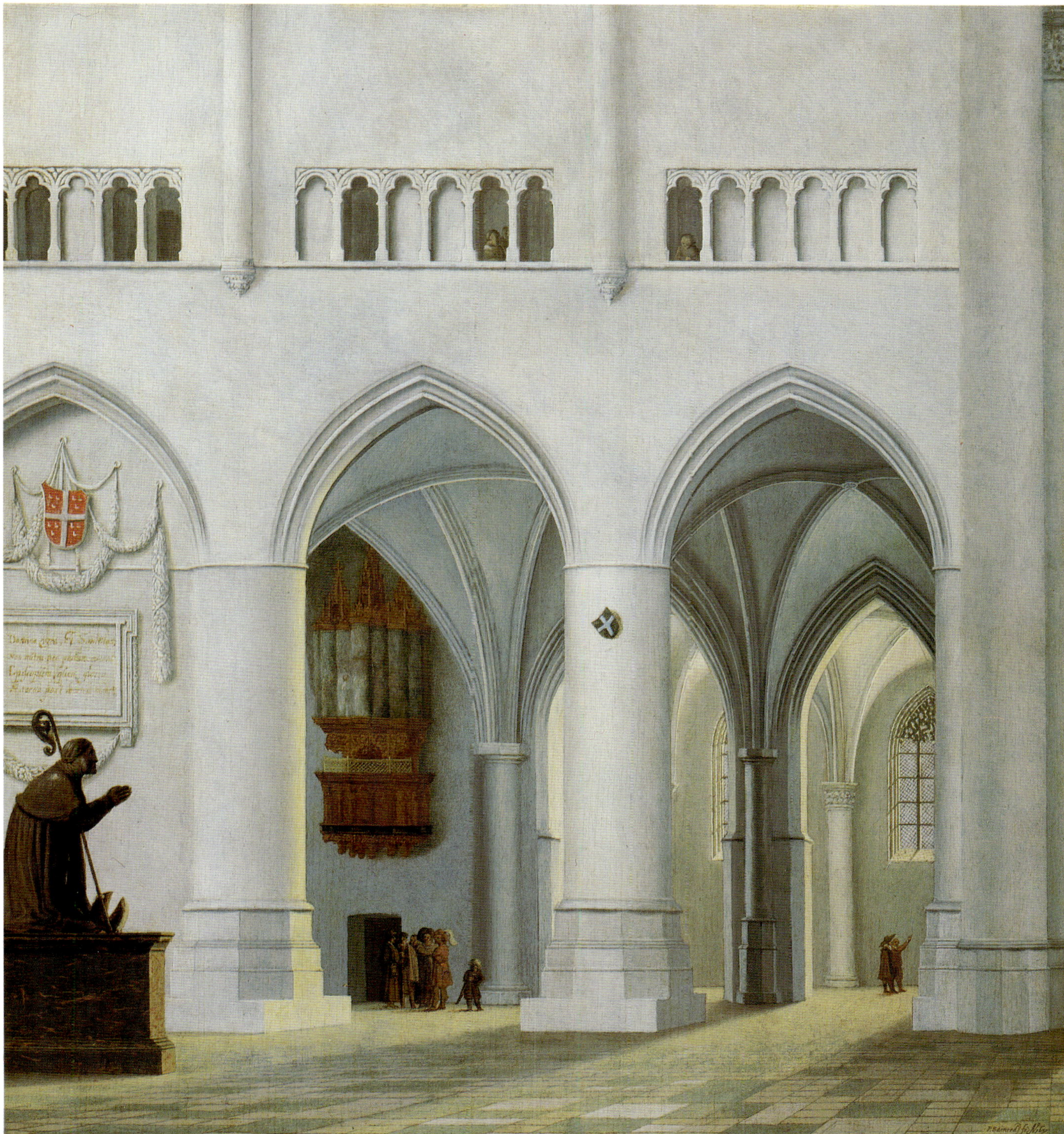

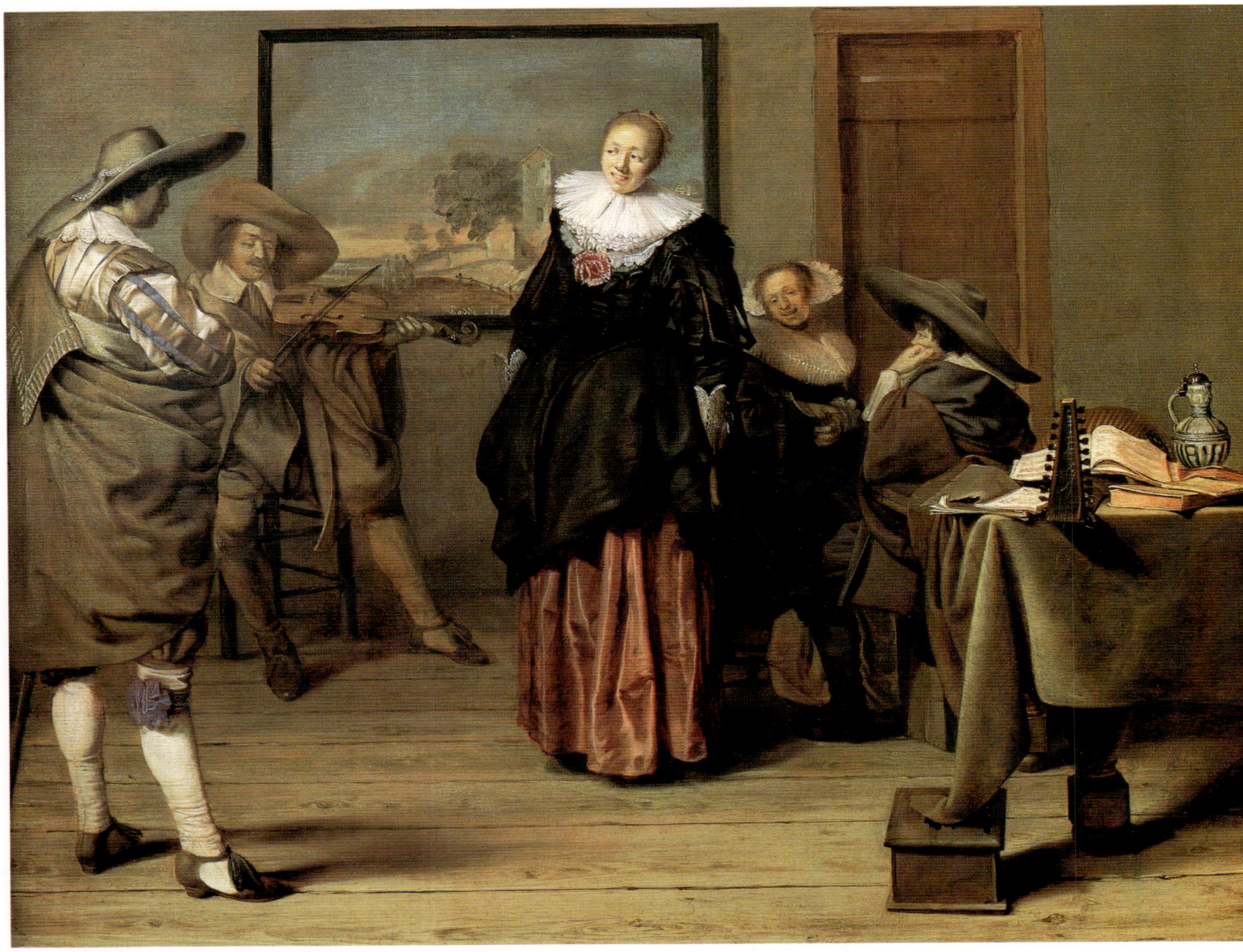

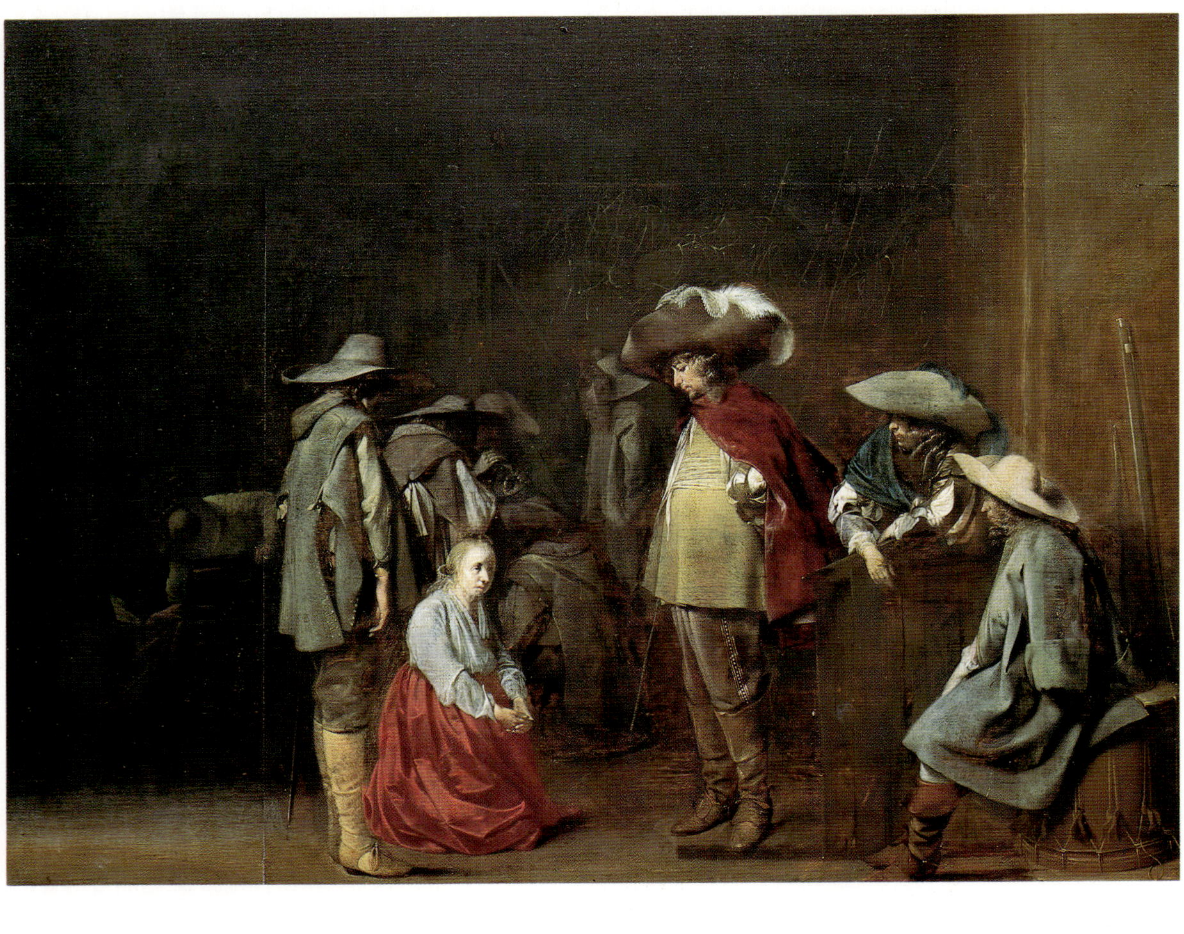

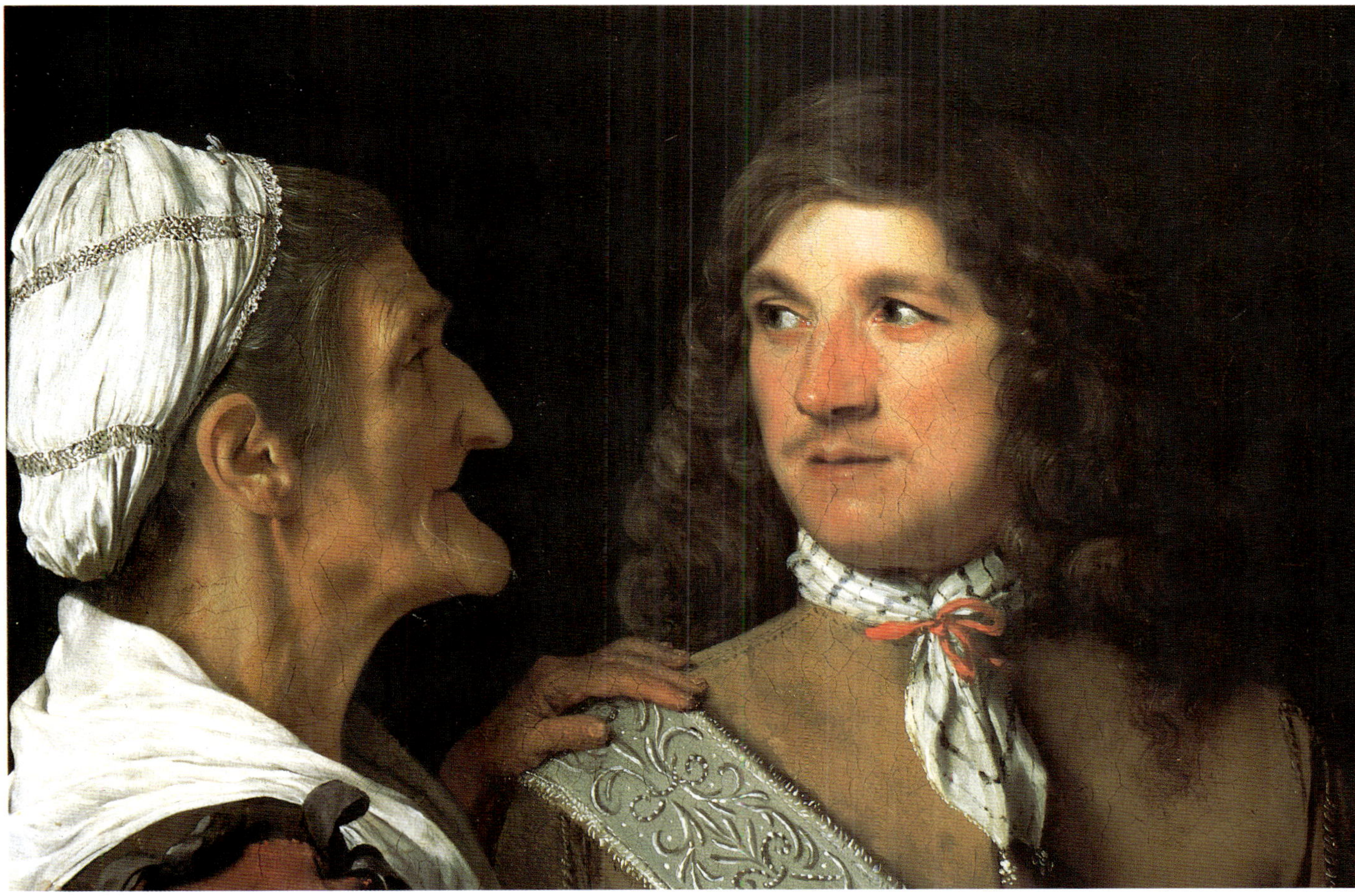

MICHAEL SWEERTS Brüssel 1624 – Goa (Indien) 1664
Junger Mann und Kupplerin.
Kupfer, 19 × 27 cm. Erworben 1967. R. F. 1967-11

JACOB VAN VELSEN Delft vor 1625 – Amsterdam 1656
Die Wahrsagerin, 1631.
Leinwand, 26 × 23 cm. Zugang 1950. M. N. R. 559

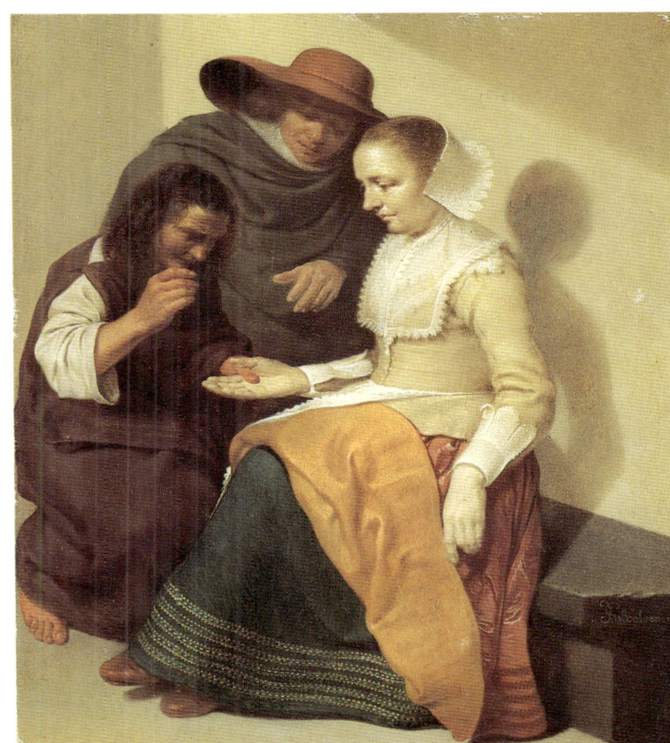

Gegenüber, oben
PIETER JACOBSZ. CODDE Amsterdam 1599 – 1678
Die Tanzstunde, 1627.
Holz, 40 × 53 cm. Zugang 1950. M. N. R. 452

Gegenüber, unten
WILLEM CORNELISZ. DUYSTER Amsterdam 1599 – 1635
Die Marodeure.
Holz, 37 × 51 cm. Aus der Abteikirche Saint-Martin in Tournai, 1794. INV. 1229

Anthonis van Dyck

Rubens verfügte nicht nur über ein überwältigendes eigenes schöpferisches Potential, er hat viel davon auch seinen Schülern weitervermittelt. So finden wir zum Beispiel bei van Dyck jenes sichere Gespür für Anmut und Würde, das dem Betrachter die Unterscheidung zwischen dem Adel der Person, poetischer Invention des Malers oder hohler Schmeichelei schwierig macht.

Das monumentale *Bildnis Karls I. von England* ist eines von mehreren Porträts, die van Dyck von dem unglücklichen König geschaffen hat (vgl. *Karl I. zu Pferde,* London, National Gallery). Hier ist er in ambitionierter Herrscherpose während einer Jagdpause dargestellt, eben vom Pferd abgestiegen, das nun von seinen Knechten versorgt wird. Den Betrachter muß diese unvermittelte Begegnung in der Ungezwungenheit der freien Natur eher verwundern. Und in der Tat ist es gerade diese zufällig wirkende, unkonventionelle Bilderfindung, dieser aristokratische und zugleich familiäre Bildtypus, der auf folgende Generationen englischer Porträtmaler Einfluß ausgeübt hat. Van Dyck erweist sich in seiner hohen und eigenwilligen Kunst des Porträts als ein Nachfolger Tizians, durch den diese Gattung ihren ersten Höhepunkt erlebte. Auch die *Madonna mit Stiftern* und *Venus erbittet von Vulkan Waffen für Äneas* auf den folgenden Seiten zeigen deutliche Bezüge zu dem großen Vorbild Tizian. Was die Porträts Karls I. betrifft, so sind sie stolze Dokumente eines Herrschaftsanspruchs, den der Stuart mit dem Leben bezahlen mußte. Große Verdienste hat sich der Monarch als Mäzen und Sammler erworben. Für England sind die Schätze dieser Sammlung in der Cromwell-Zeit verlorengegangen, nicht jedoch der noble Einfluß van Dycks auf die englische Porträtmalerei.

Gegenüber
ANTHONIS VAN DYCK
Karl I., König von England, auf der Jagd, um 1635.
Leinwand, 266 × 207 cm. In Auftrag gegeben vom König nicht später als 1635; bezahlt 1638. Sammlung Ludwigs XVI., 1775. INV. 1236

Seite 406
ANTHONIS VAN DYCK
Madonna mit Stiftern.
Leinwand, 250 × 191 cm (57 cm am oberen Bildteil sind spätere Hinzufügung). Sammlung Ludwigs XIV., 1685. INV. 1231

Seite 407
ANTHONIS VAN DYCK
Bildnis der Marquise Geromina Spinola-Doria von Genua (?).
Leinwand, 239 × 170 cm. Schenkung der Erben des Barons Edouard de Rothschild, 1949. R. F. 1949-36

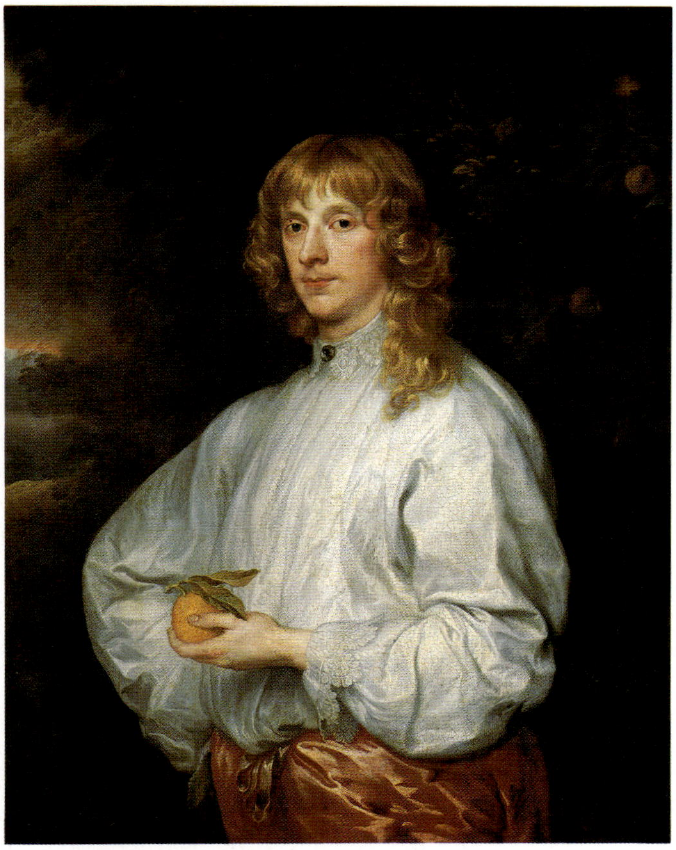

ANTHONIS VAN DYCK
Antwerpen 1599 – Blackfriars (England) 1641
James Stuart, Herzog von Lennox und Richmond.
Leinwand, 107 × 84 cm. Sammlung Ludwigs XIV., vor 1683. INV. 1246

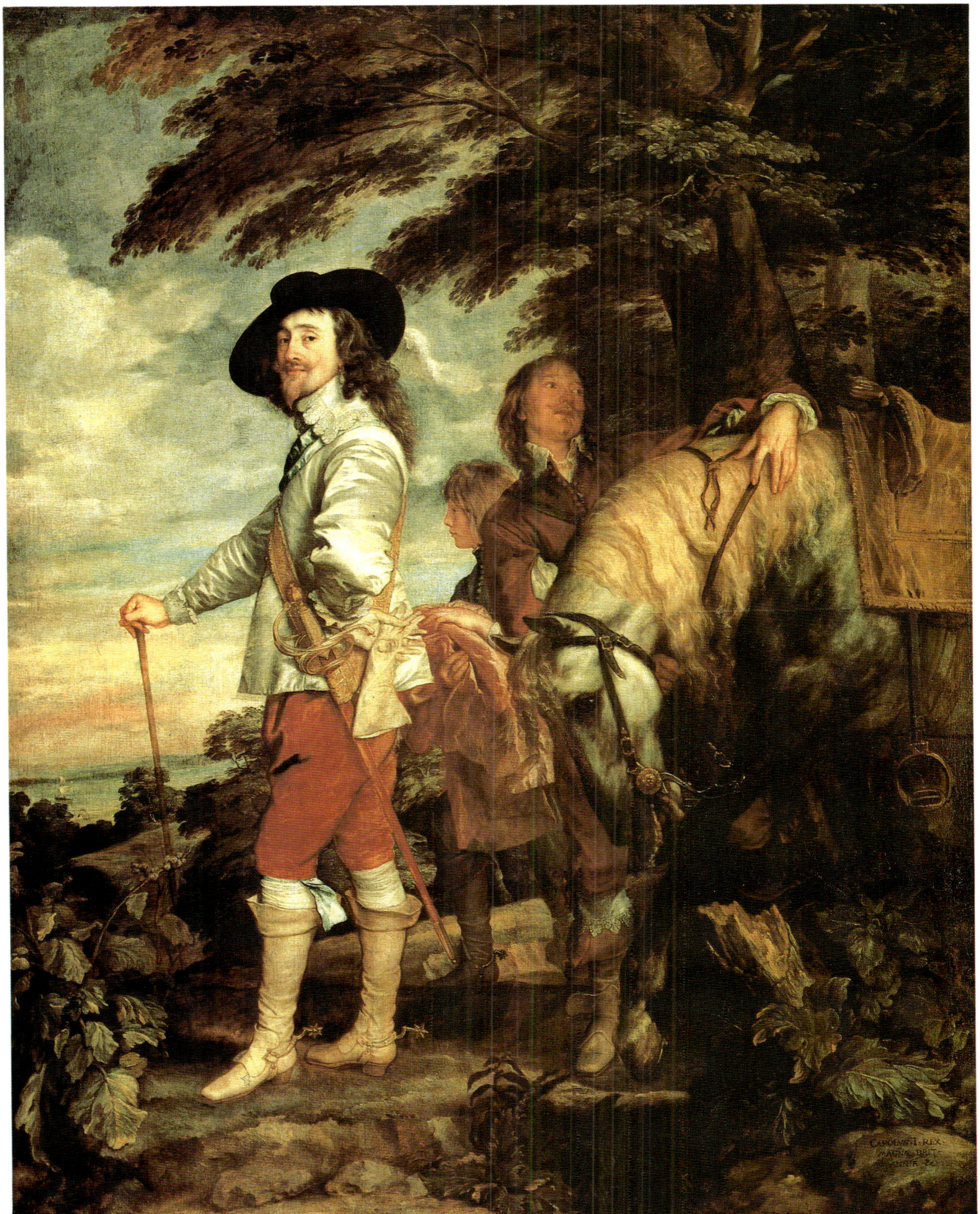
CAROLVS·I·REX·

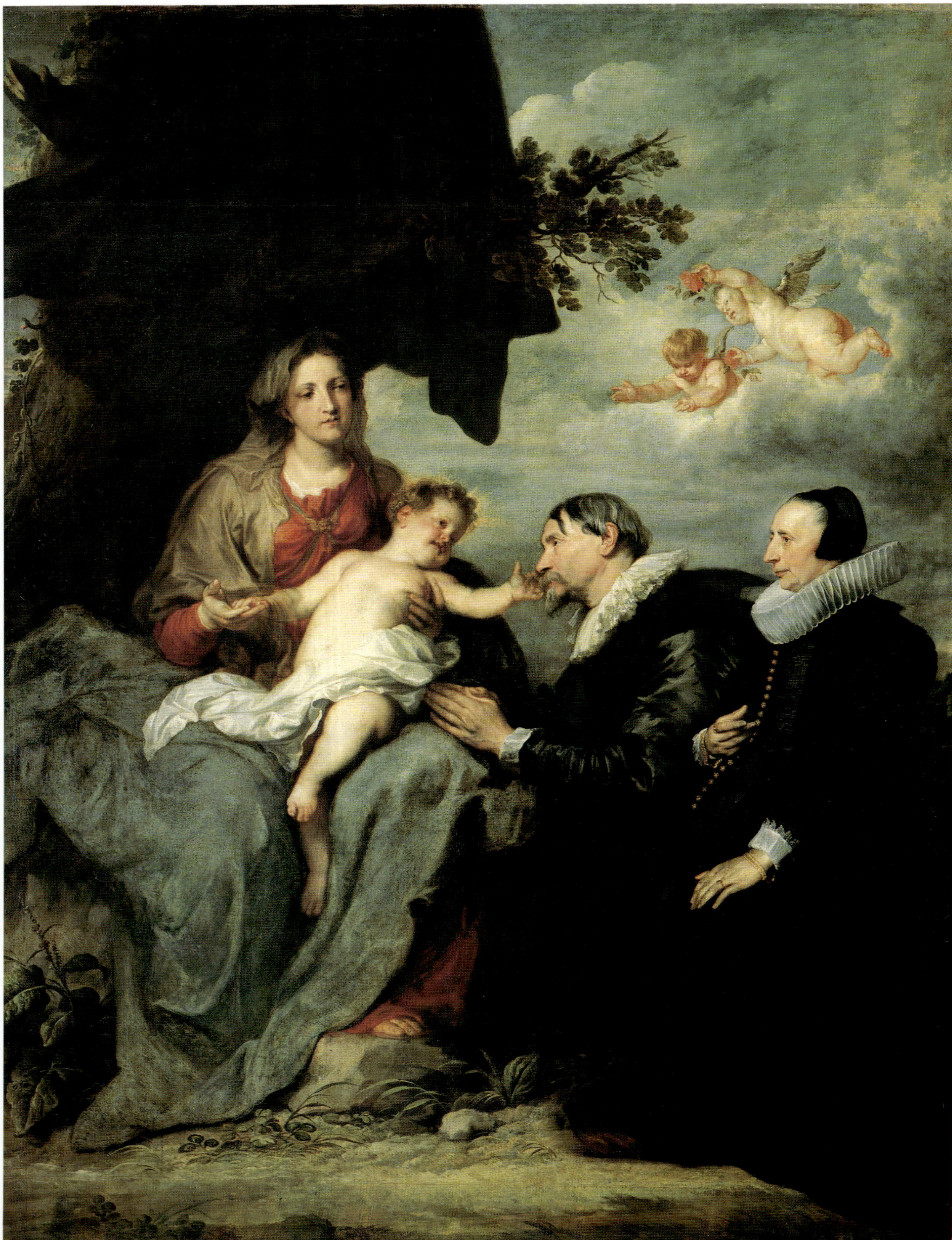

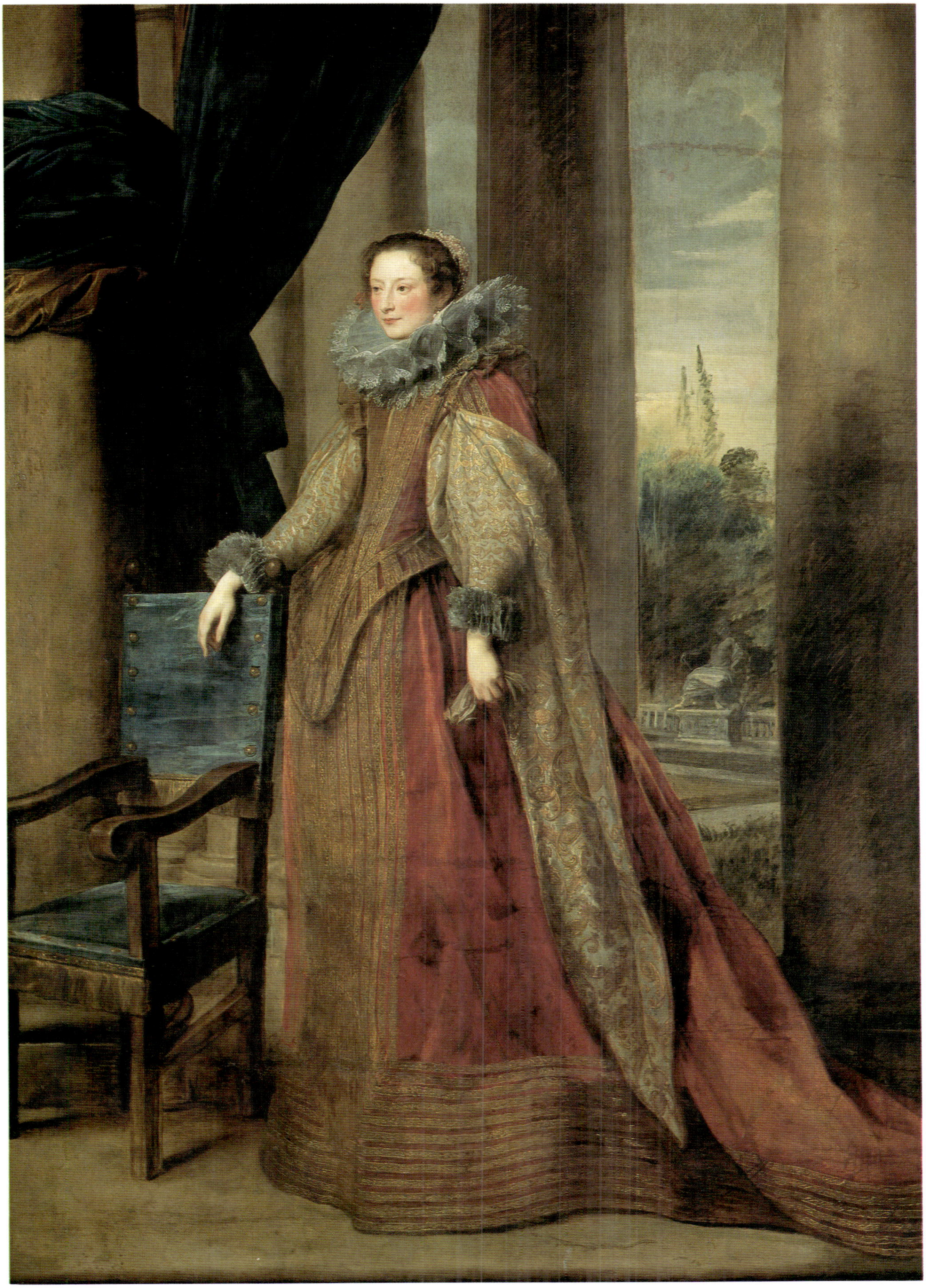

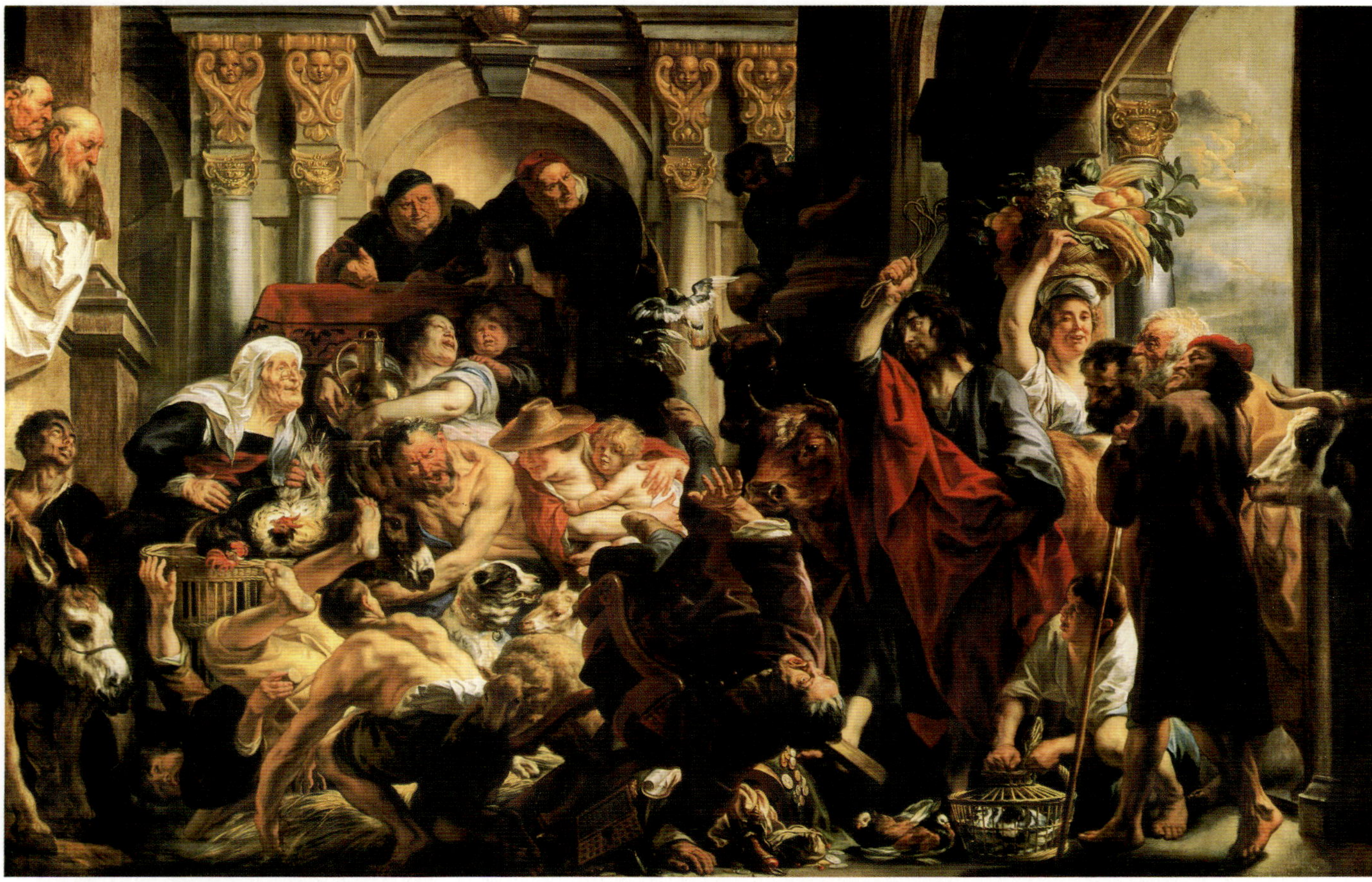

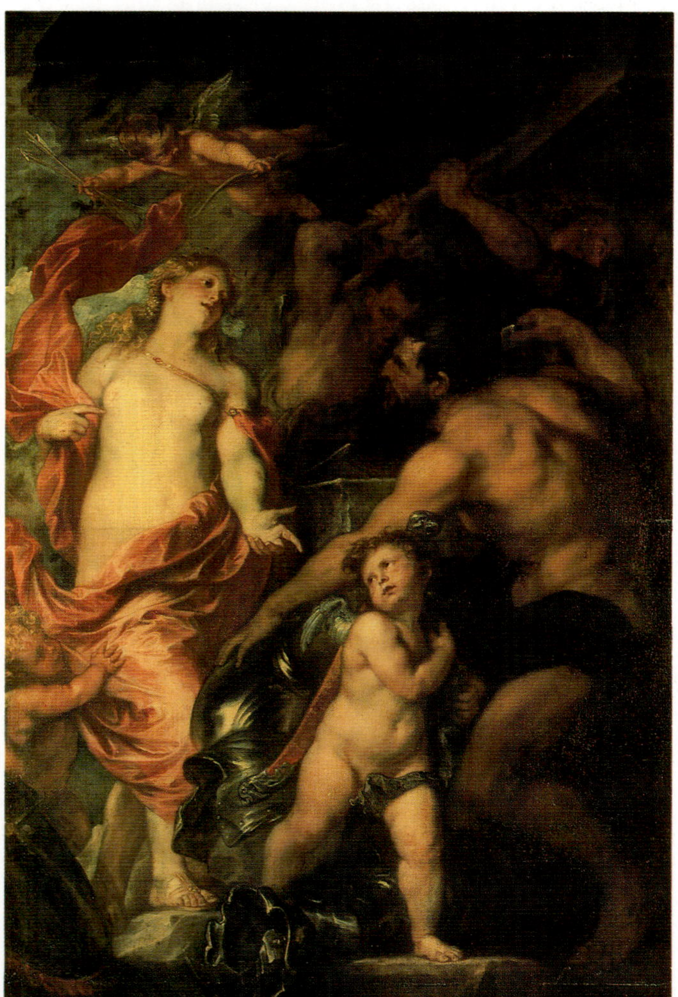

Jacob Jordaens Antwerpen 1593 – 1678
Jesus vertreibt die Händler aus dem Tempel.
Leinwand, 288 × 436 cm. Sammlung Ludwigs XV., erworben 1751 durch Vermittlung des Malers Natoire. INV. 1402

Anthonis van Dyck
Venus erbittet von Vulkan Waffen für Äneas.
Leinwand, 220 × 145 cm (50 cm am oberen Bildteil sind spätere Hinzufügung). Sammlung Ludwigs XIV., erworben zwischen 1684 und 1715. INV. 1234

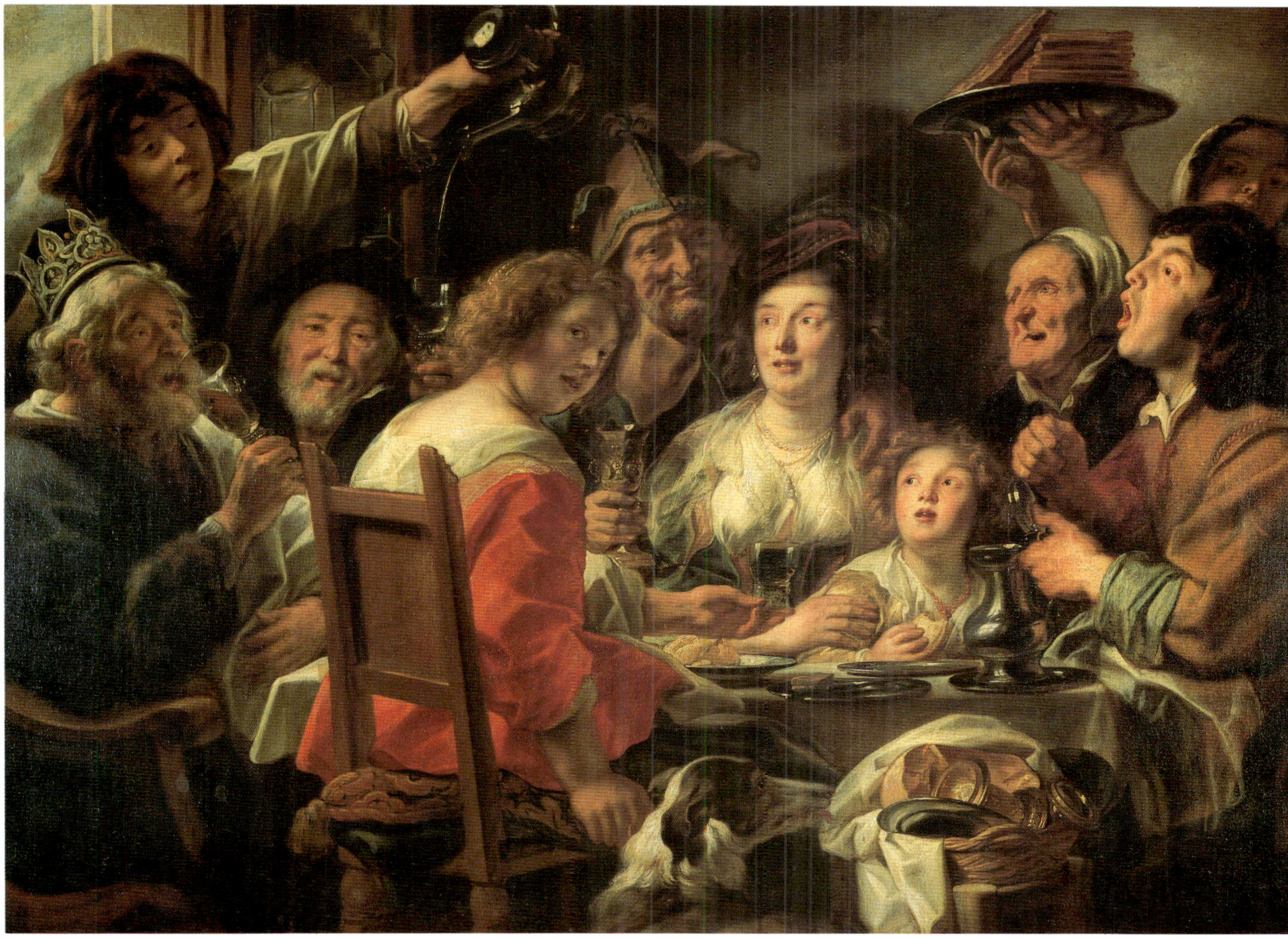

Jacob Jordaens
Der König trinkt (Epiphaniasfeier).
Leinwand, 152 × 204 cm. Erworben 1793. INV. 1406

Jacob Jordaens
Die vier Evangelisten, um 1615.
Leinwand, 134 × 118 cm. Sammlung Ludwigs XVI., 1784.
INV. 1404

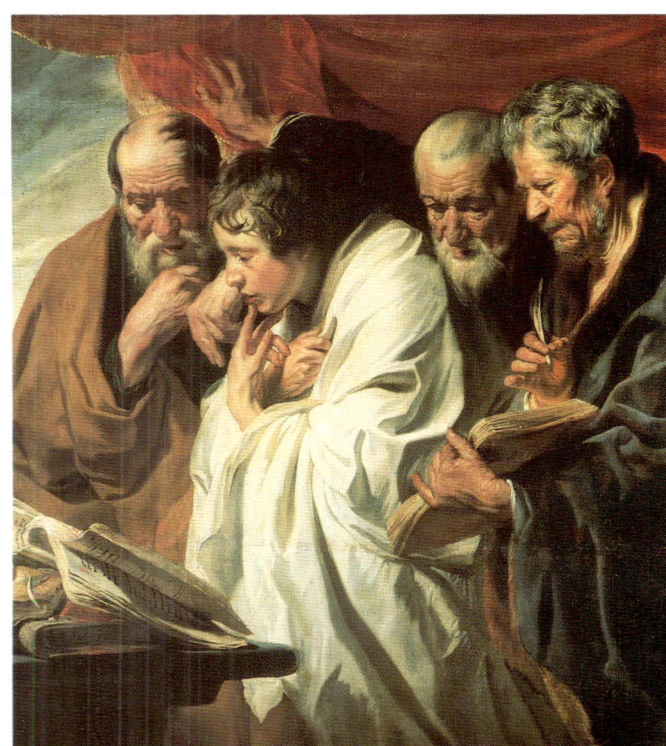

Georges de La Tour

Unter den Meistern, die im 17. Jahrhundert eine realistische Stilrichtung vertraten und im Laufe der zwanziger Jahre unseres Jahrhunderts eine Art Auferstehung erlebten, ist Georges de La Tour wohl der einzige, dessen Werk der Kunstwissenschaft noch immer Rätsel aufgibt und auch noch nicht die verdiente Anerkennung und das Verständnis der Allgemeinheit gefunden hat. Ein Problem bleibt zum Beispiel die Unterscheidung zwischen eigenhändigen Originalen und Repliken und Nachahmungen. Wenn der authentische Ursprung der Bilder im Louvre heute nicht angezweifelt wird, so kommen doch zumindest bei dem Bild *Der Falschspieler mit dem Karo-As* gewisse Zweifel auf, denn es will eigentlich nicht so recht in das Werk eines großen Malers passen. Das Unbehagen wird wohl vor allem hervorgerufen durch eine extreme Vordergründigkeit, die alle Verhaltensweisen und Gesten kennzeichnet. Alle vier Personen tragen eine vorsichtig äugende, trotzig-penetrante Falschheit zur Schau, die dennoch nicht darüber hinwegtäuschen kann, daß sie eigentlich völlig beziehungslos nebeneinandergesetzt sind.

Noch immer ist La Tours Werk zu wenig erforscht, um eine Entwicklung zu rekonstruieren, die das Werk eines großen Künstlers kennzeichnet. Offensichtlich ist, daß die fünf im Louvre befindlichen Bilder aus jeweils ganz verschiedenen Schaffensperioden stammen. Wenigstens eines, *Die hl. Irene pflegt den hl. Sebastian*, besitzt schlichte, überzeugende Menschlichkeit und klassisches Maß, die an dem hohen Rang des Malers keinen Zweifel lassen. Dieselben formalen Qualitäten – strenge Linienführung, Plastizität der Formen und das aus dem Dunkel herausmodellierende Licht – sind auch in einem so tiefgründigen Bild wie *Die hl. Magdalena mit dem Nachtlicht* vorhanden, ganz extrem gesteigert schließlich in *Der hl. Joseph als Zimmermann.* Irgendwo dazwischen, wohl eher früher, müssen wir *Die Anbetung der Hirten* ansetzen, das als einziges der Louvre-Bilder dem berühmtesten und in seiner schlichten Monumentalität schönsten La Tour in Rennes, *Das Neugeborene (Geburt Christi)* an die Seite gestellt werden kann.

Vielleicht werden wir in Zukunft dieses bis heute ziemlich geheimnisvoll gebliebene malerische Werk besser verstehen und einordnen können. Wo in dem einen oder anderen Bild des La Tour zugeschriebenen Œuvres jene echte Humanität zu finden ist, die diesen Realismus prägt und adelt, muß man ihn als einen der Größten anerkennen.

Gegenüber
Georges de La Tour   Vic-sur-Seille 1593 – Lunéville 1652
Die hl. Irene pflegt den hl. Sebastian.
Leinwand, 167 × 131 cm. Schenkung der Société des Amis du Louvre, 1979. R. F. 1979-53

Georges de La Tour
Die hl. Magdalena mit dem Nachtlicht, gen. *Madeleine Terff.*
Leinwand, 128 × 94 cm. Zugang 1949. R. F. 1949-11

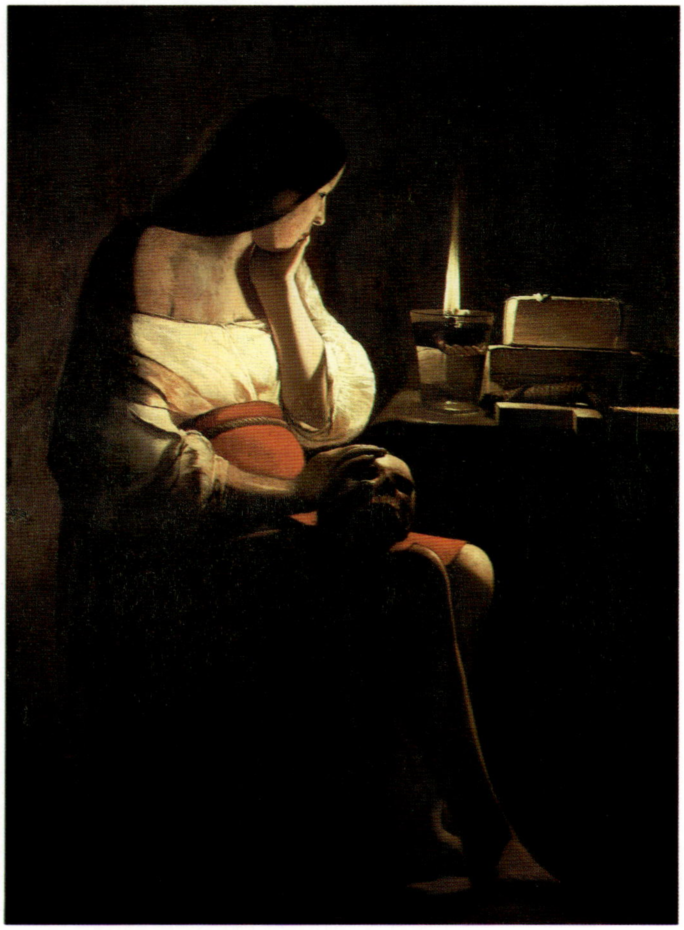

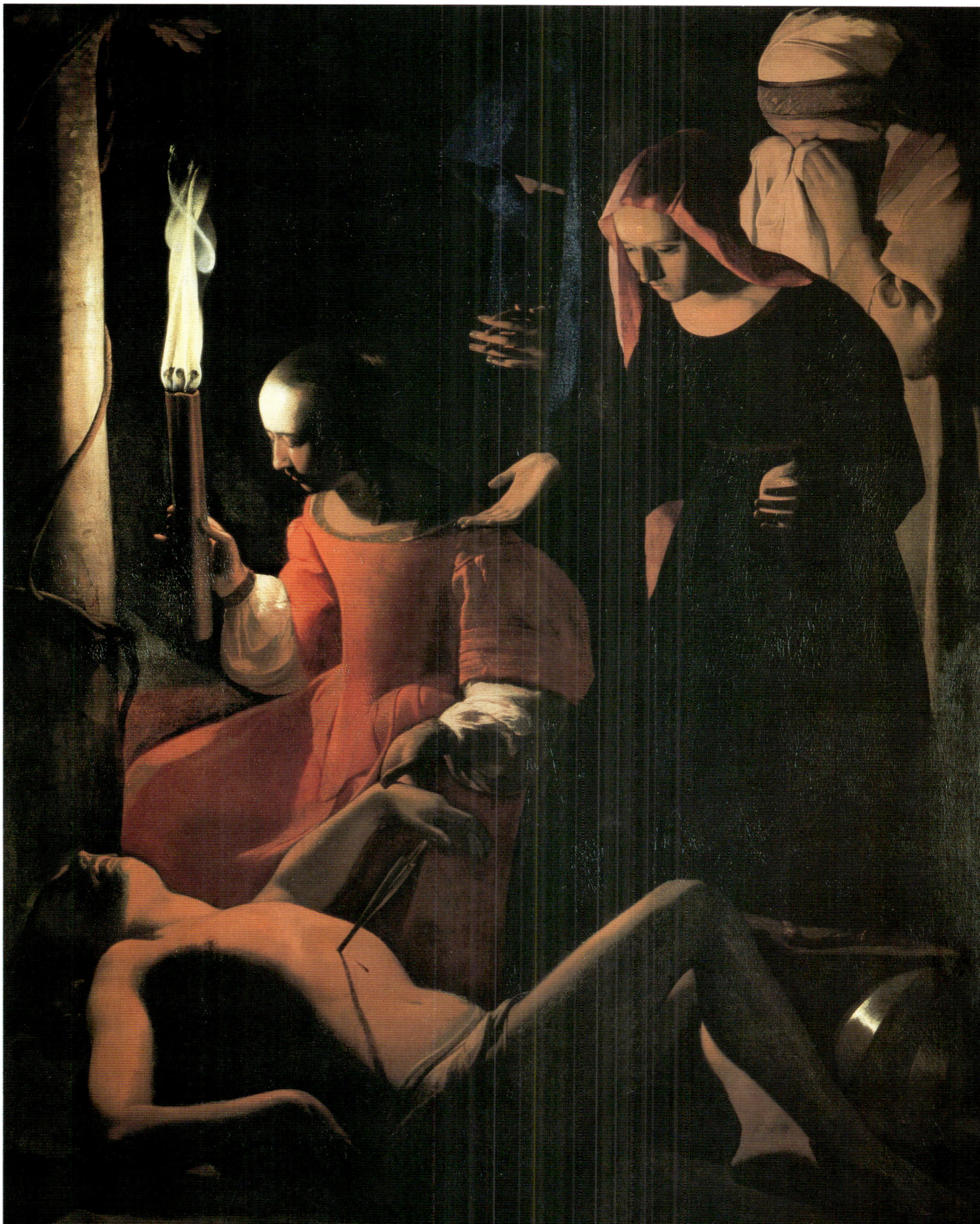

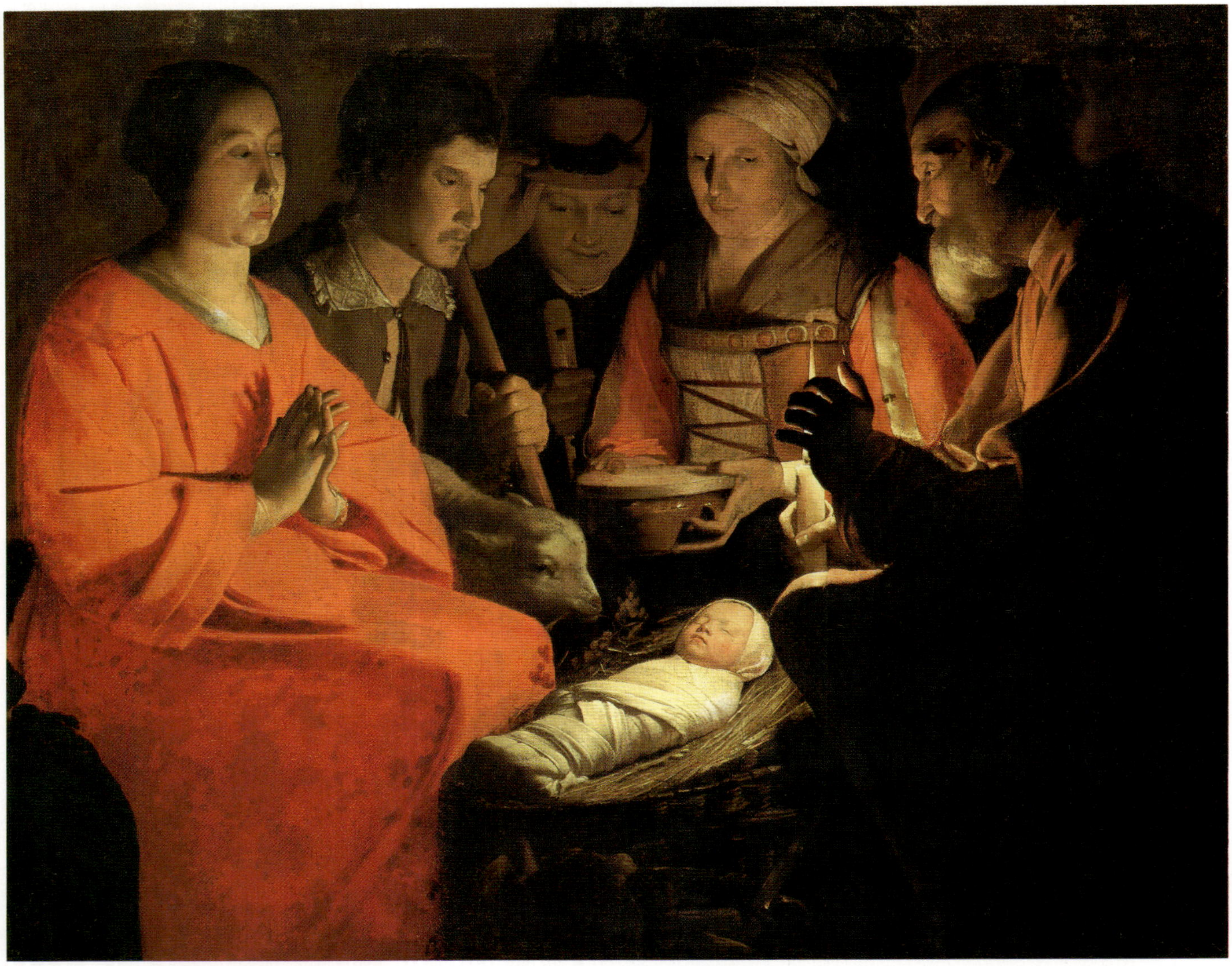

Georges de La Tour
Die Anbetung der Hirten.
Leinwand, 107 × 131 cm. Erworben 1926. R. F. 2555

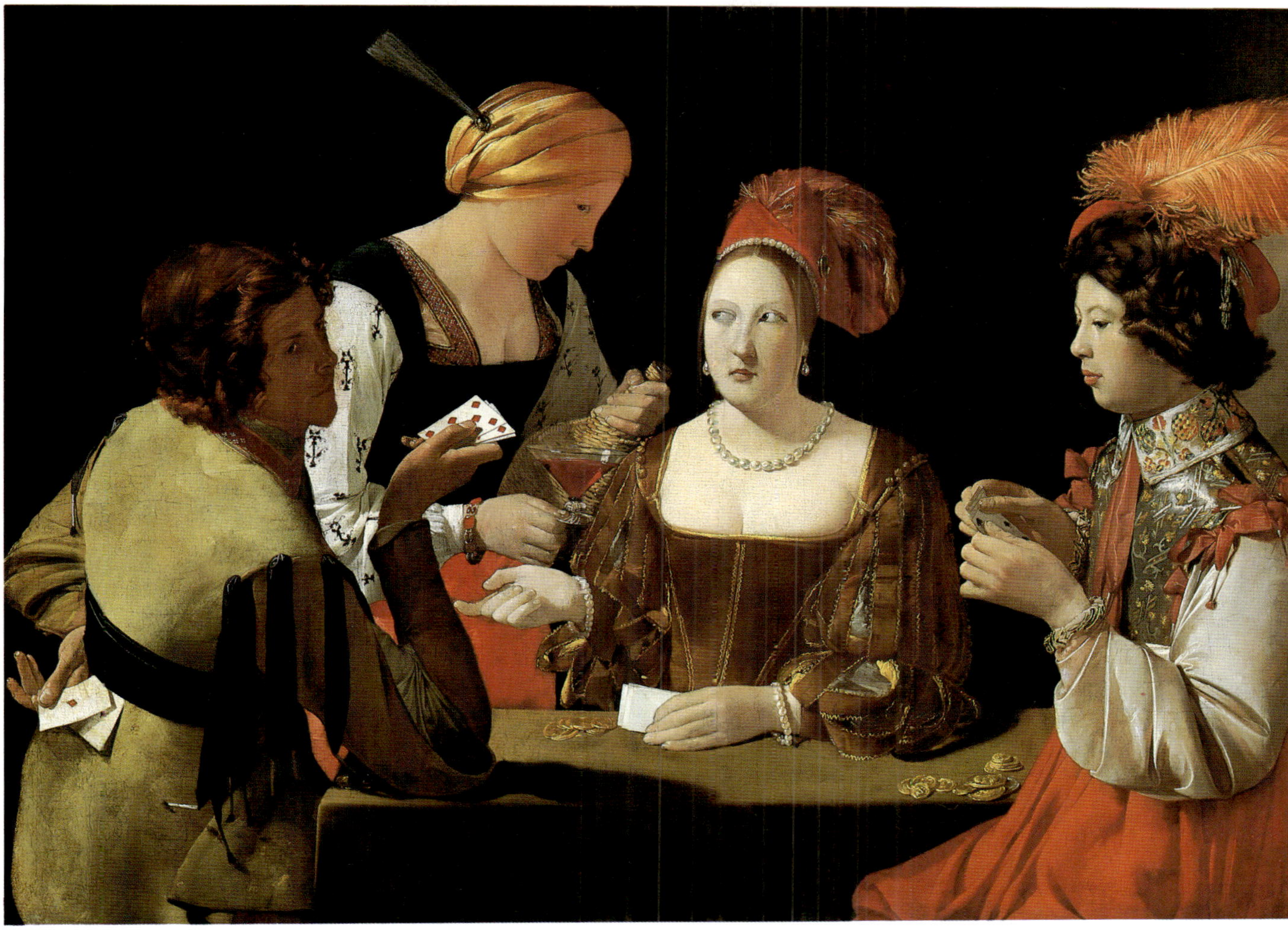

Georges de La Tour
Der Falschspieler mit dem Karo-As.
Leinwand, 106 × 146 cm. Erworben 1972. R. F. 1972-8

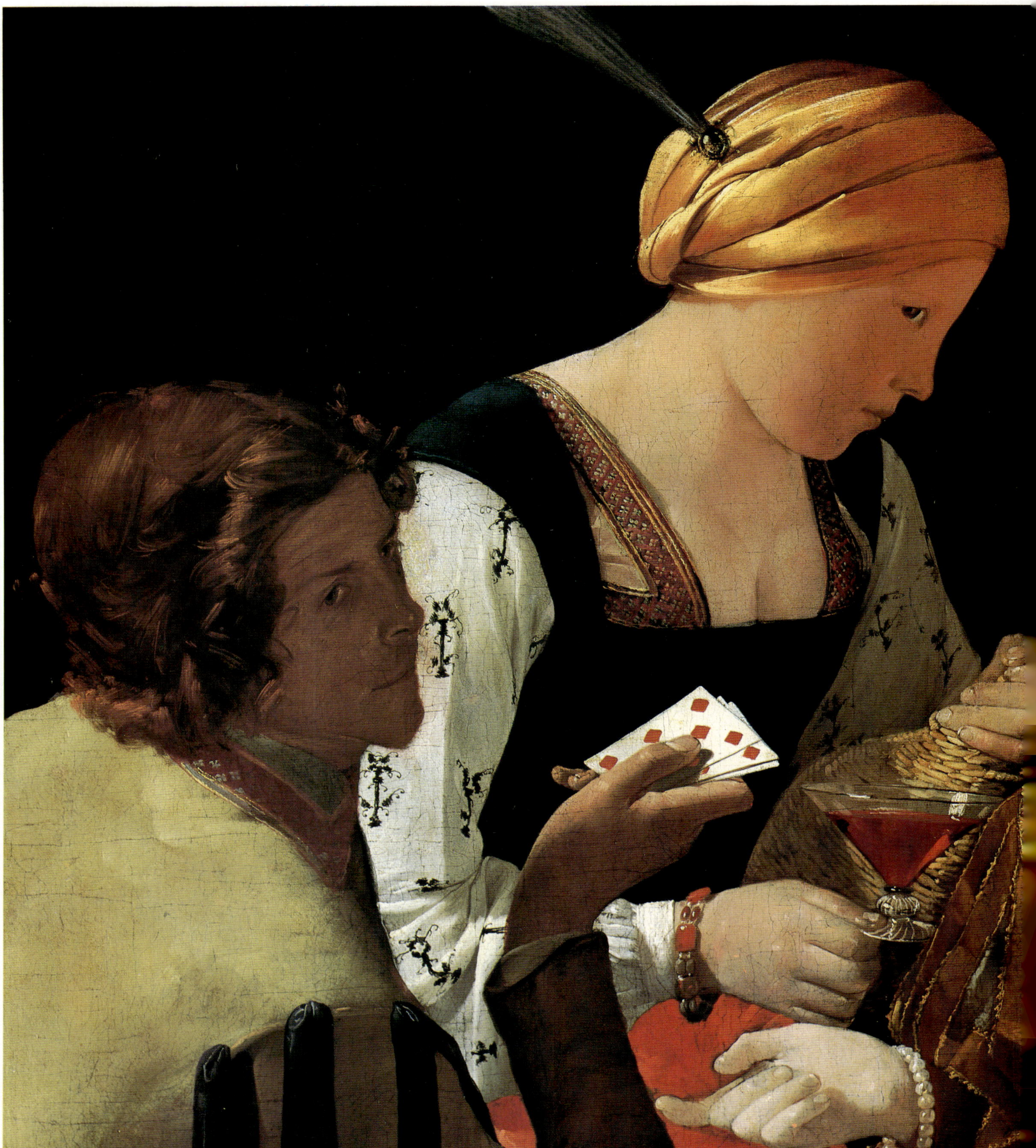

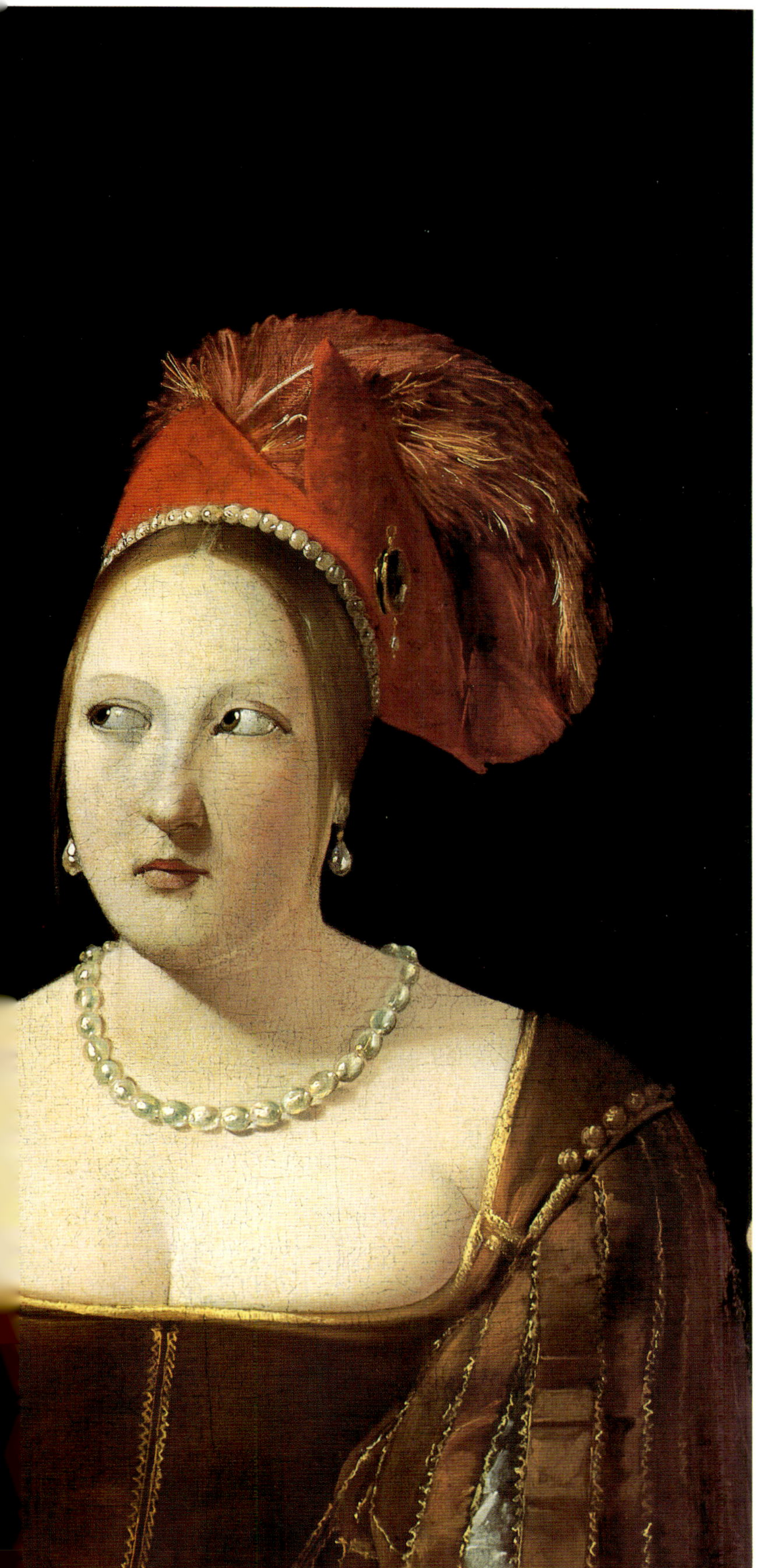

Links
Der Falschspieler mit dem Karo-As, Detail

Seite 416
Georges de La Tour
Der hl. Joseph als Zimmermann.
Leinwand, 137 × 102 cm. Schenkung Percy Moore Turner, 1948. R. F. 1948–27

Seite 417, oben
Lubin Baugin   Pithiviers um 1612 – Paris 1663
Stilleben mit Schachspiel.
Holz, 55 × 73 cm. Schenkung Chevalier Pieter Smidt van Gelder, 1935. R. F. 3968

Seite 417, unten
Lubin Baugin
Dessert mit kleinen Waffeln.
Holz, 41 × 52 cm. Erworben 1954. R. F. 1954-23

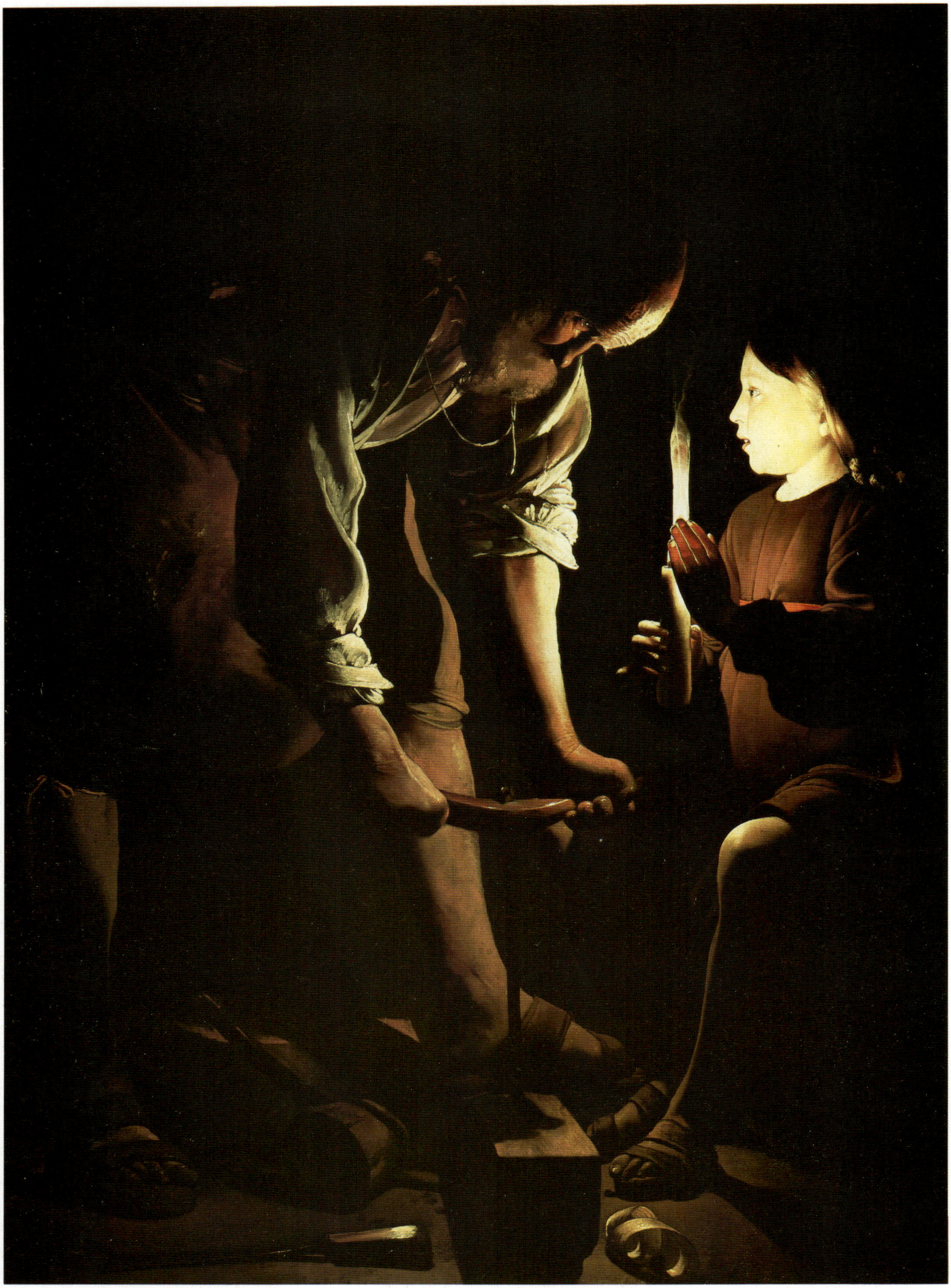

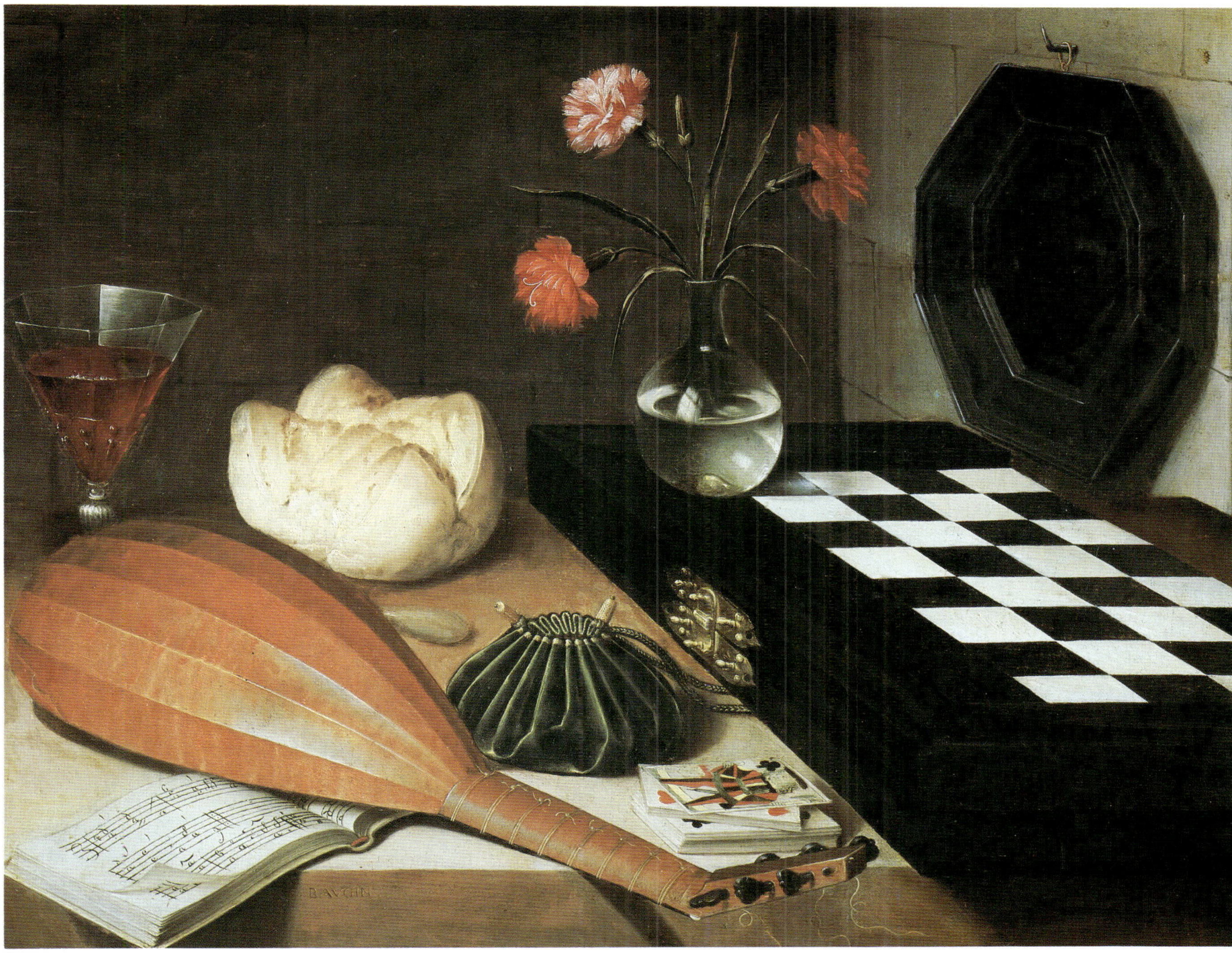

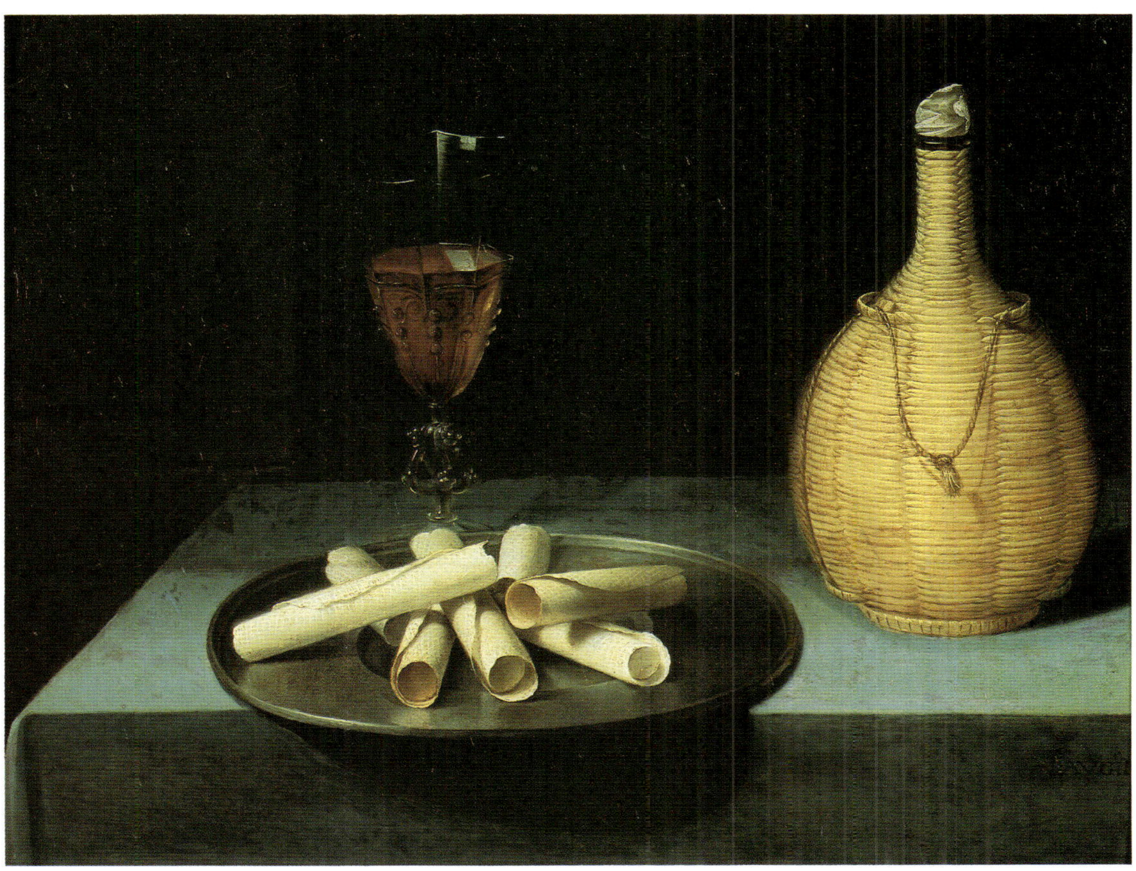

Diego Rodriguez de Silva y Velázquez

Franz I. darf als Begründer der königlichen Sitte angesehen werden, Kunstbetrachtung mit Erholung im Bade zu verbinden: Des Königs Bildergalerie in Fontainebleau war dort im Souterrain untergebracht, wo der König sich nach dem Bade zu erquicken pflegte. Den Gemälden bekam dieser Aufenthaltsort allerdings auf die Dauer weniger gut. Als Velázquez' Bildnis der *Infantin Maria Marguerita* ein Jahrhundert später seinen Platz in den Baderäumlichkeiten des Louvre fand, war das wohl kaum eine besondere Auszeichnung für den Künstler. Der Sonnenkönig hatte offensichtlich wenig Interesse an dem Bildnis einer Verwandten seiner spanischen Gemahlin, das seinem Geschmack überhaupt nicht entsprach. Als Kunstkenner mag er überdies bemerkt haben, daß hier ein Gehilfe des Meisters am Werk war.

Als Rubens 1628/29 den spanischen Hof besuchte, wurde er von Velázquez in dessen Eigenschaft als Hofmann und Kämmerer betreut. Der weltläufige Flame bemühte sich, dem spanischen Malerkollegen die Errungenschaften des internationalen Barockstils nahezubringen; zweifellos hat Velázquez auf Rubens' Rat die erste Italienreise unternommen, ohne daß ihn die dort empfangenen Eindrücke nachhaltig beeinflußt hätten.

Der Stil des Spaniers, der als Hofkünstler das tiefenpsychologisch erfaßte Menschenbild zum Mittelpunkt seiner Kunst gemacht hatte und mit seiner atmosphärischen, protoimpressionistischen Malweise dem in Italien gepflegten »disegno« widersprach, konnte am französischen Hof kein Verständnis finden. Diese harmonisch ausgleichenden, innere und äußere Wirklichkeit beobachtenden Qualitäten entsprachen kaum dem absolutistischen Bedürfnis nach großer Repräsentation und effektvoll-dekorativer Wirkung, ganz zu schweigen von dem klassischen Ideal der Akademie. Erst im 19. Jahrhundert sollten die Spanier in Frankreich »in Mode« kommen. Dem persönlichen Einsatz von Louis Philippe und seinem Agenten Baron Taylor ist die kurzlebige Spanische Galerie zu danken, die zwischen 1838 und 1851 im Louvre eingerichtet war. Viele spanische Meisterwerke, die nach dem Verkauf der Sammlung 1853 in London über die Museen der Welt verstreut wurden, waren damals hier versammelt, und ihr Impuls auf die französische Malerei war ebenso spontan wie nachhaltig. Hier fand ein Manet die visuelle malerische Technik vorgebildet, die natürliche Wahrnehmung in tonige Farbflecke umsetzt – eine Auffassung, die binnen weniger Jahre den Umbruch zur modernen Malerei vollziehen sollte. Velázquez war für Manet »der Maler der Maler«. Das Bildnis der kleinen blonden Prinzessin in ihrer silbrig schimmernden Robe mit lachsfarbenen Schleifen war mit seiner freien Pinselführung bereits zwei Jahrhunderte zuvor ganz im Sinne der Impressionisten gemalt worden.

Gegenüber
Diego Rodriguez de Silva y Velázquez
Sevilla 1599 – Madrid 1660
Die Infantin Maria Marguerita, Tochter Philipps IV. von Spanien.
Leinwand, 70×58 cm. Sammlung Ludwigs XIV., Dekoration der Baderäume der Anna von Österreich im Louvre, 1654.
INV. 941

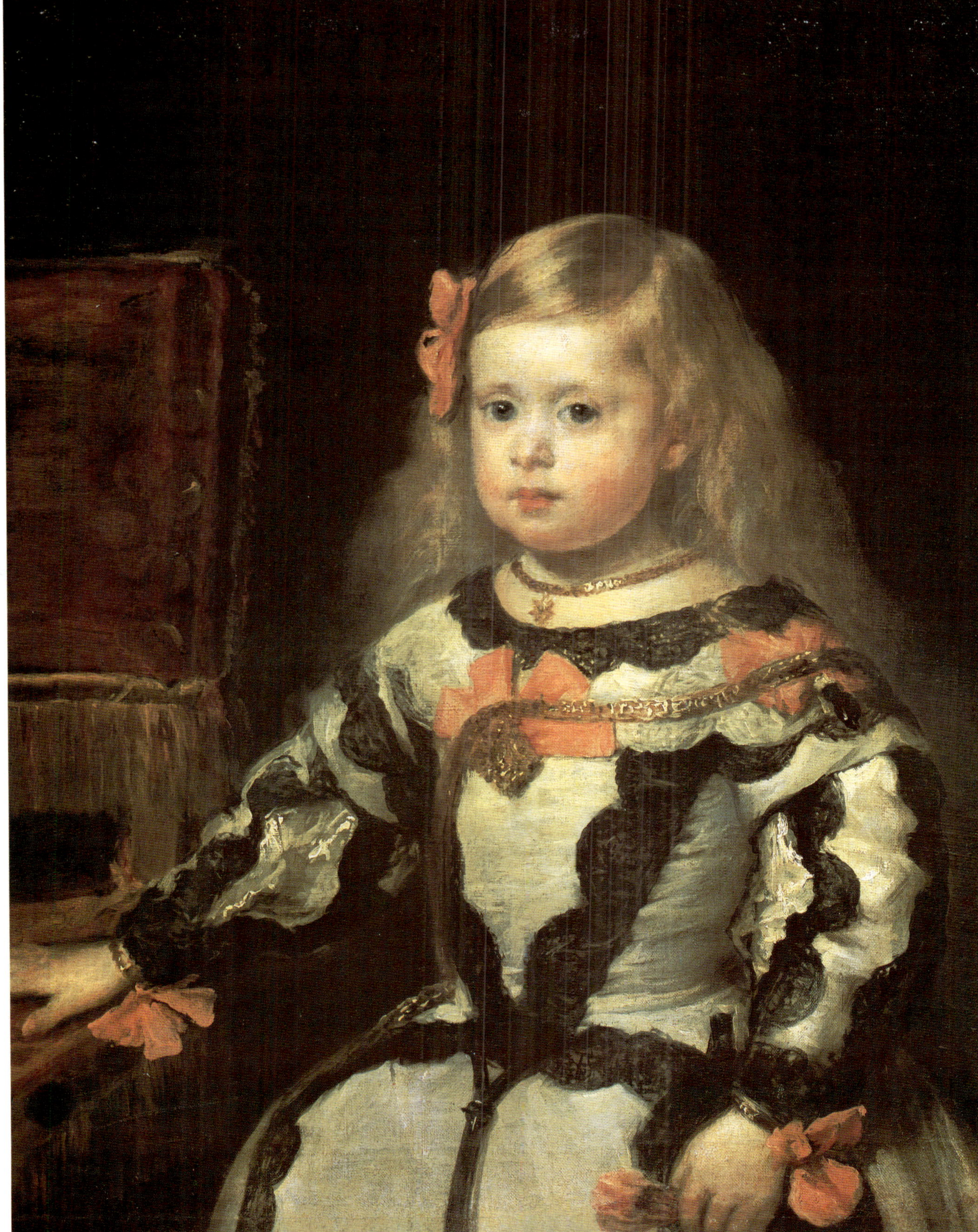

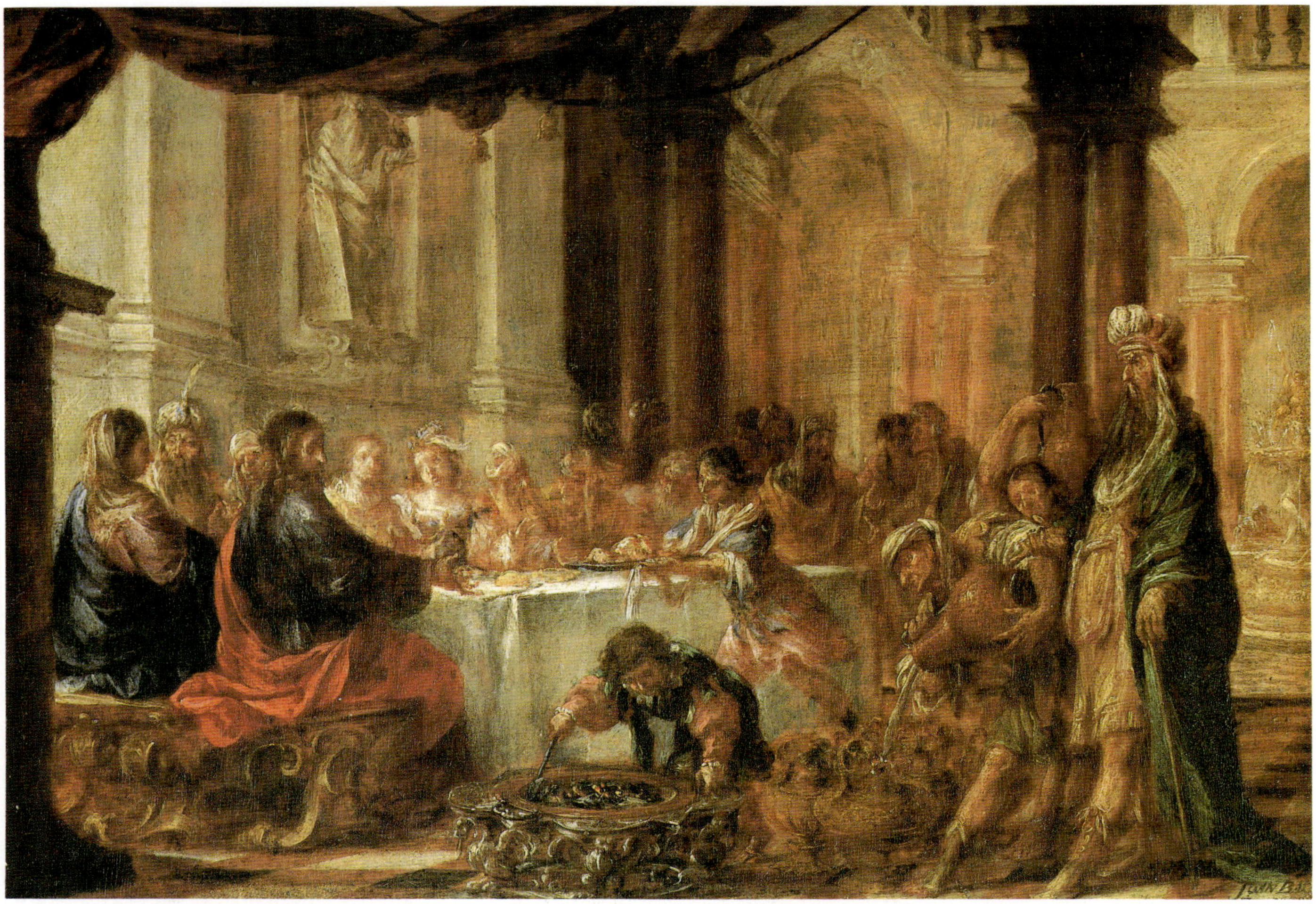

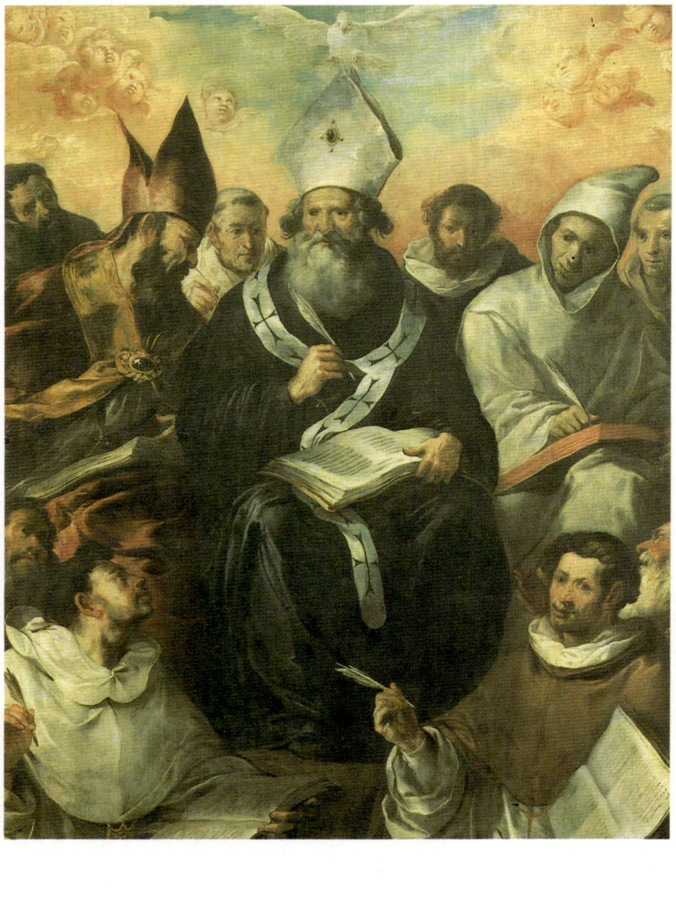

Juan de Valdez Leal Sevilla 1622 – 1690
Die Hochzeit zu Kana, 1660.
Holz, 24 × 34 cm. Erworben 1980. R. F. 1980-5

Francisco de Herrera d. Ä.
Sevilla um 1585 – Madrid 1654 (?)
Der hl. Basilius diktiert seine Lehre.
Leinwand, 243 × 194 cm. Aus dem Kloster des hl. Basilius in Sevilla. Erworben 1858 von den Erben des Marschalls Soult. M. I. 206

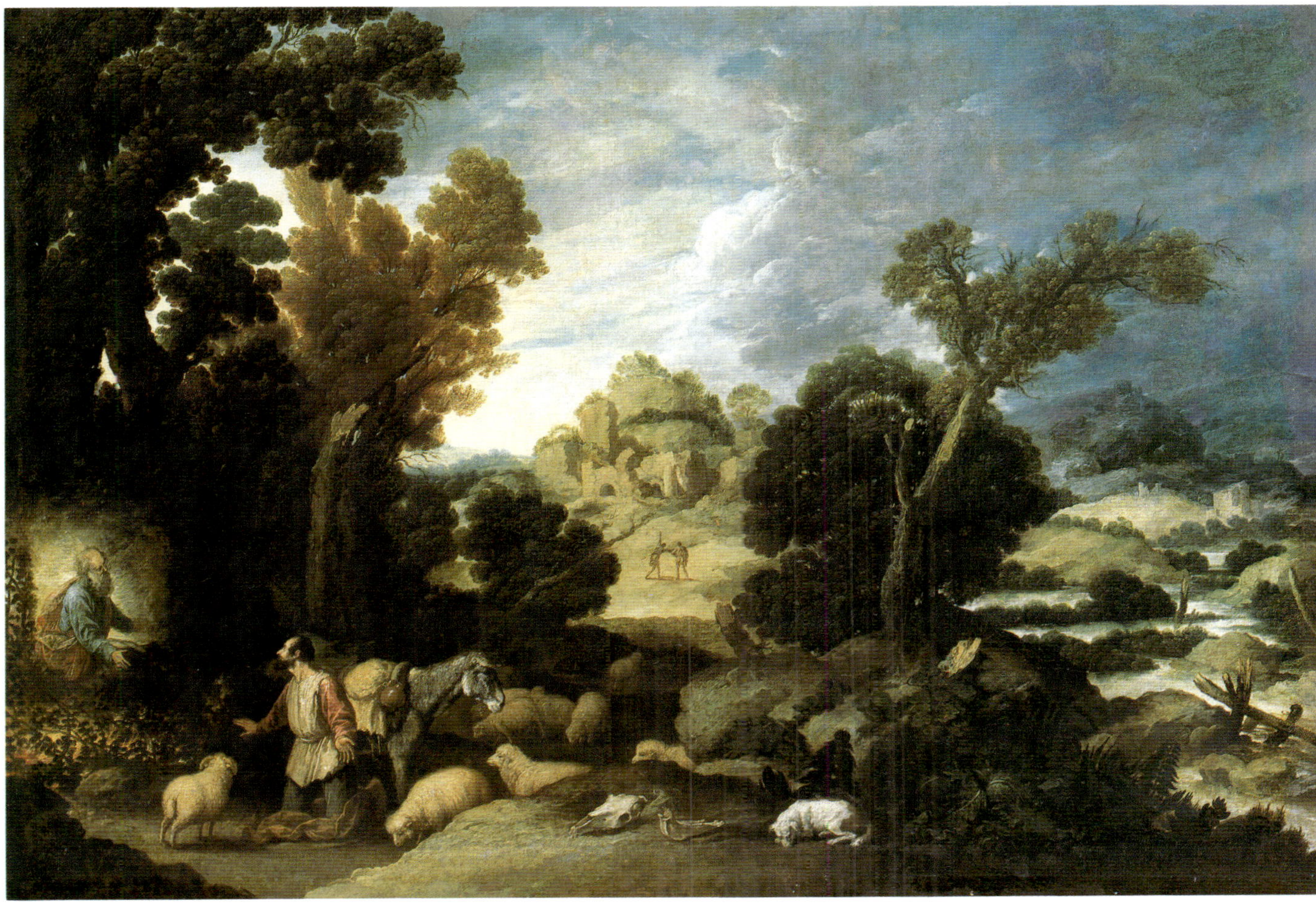

Francisco Collantes Madrid um 1599 – 1656
Der brennende Busch: Gott befiehlt dem Moses, die Israeliten aus Ägypten zu führen.
Leinwand, 116 × 163 cm. Sammlung Ludwigs XIV., vor 1683.
INV. 924

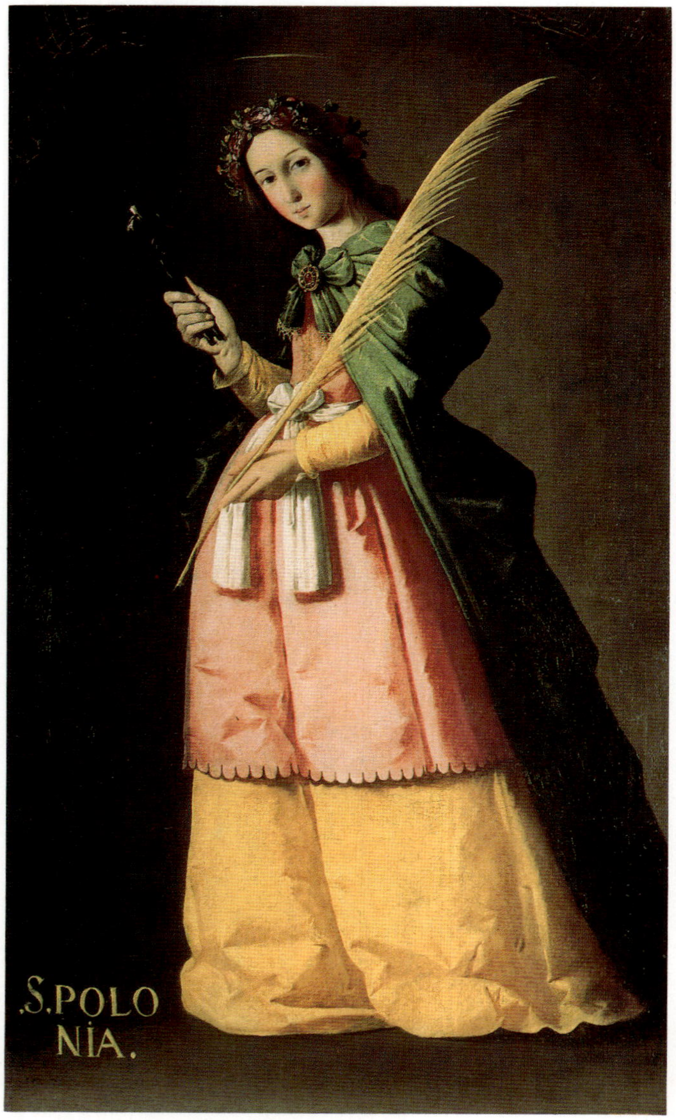

Francisco de Zurbarán
Fuente de Cantos 1598 – Madrid 1664
Die hl. Apollonia.
Leinwand, 134×67 cm. Erworben 1867 von den Erben des Marschalls Soult. M. I. 724

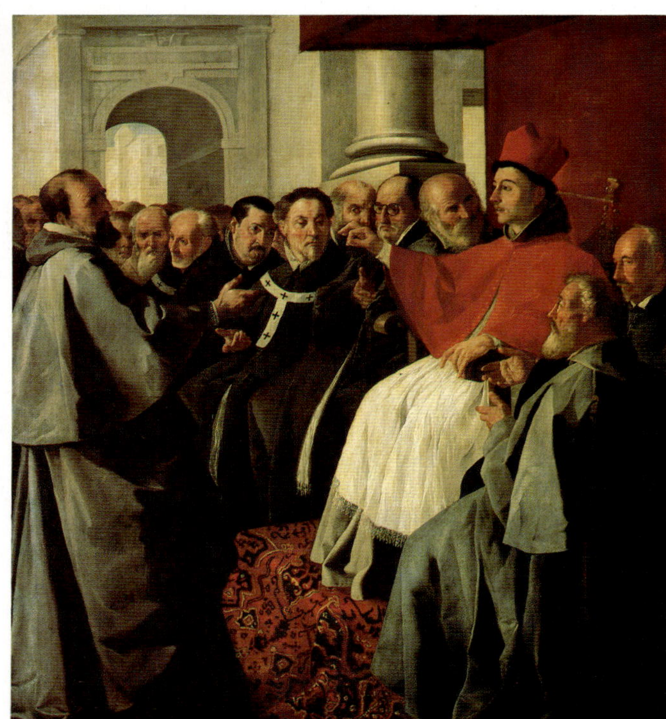

Francisco de Zurbarán
Der hl. Bonaventura auf dem Konzil von Lyon.
Leinwand, 250×225 cm. Erworben 1858 von den Erben des Marschalls Soult. M. I. 204

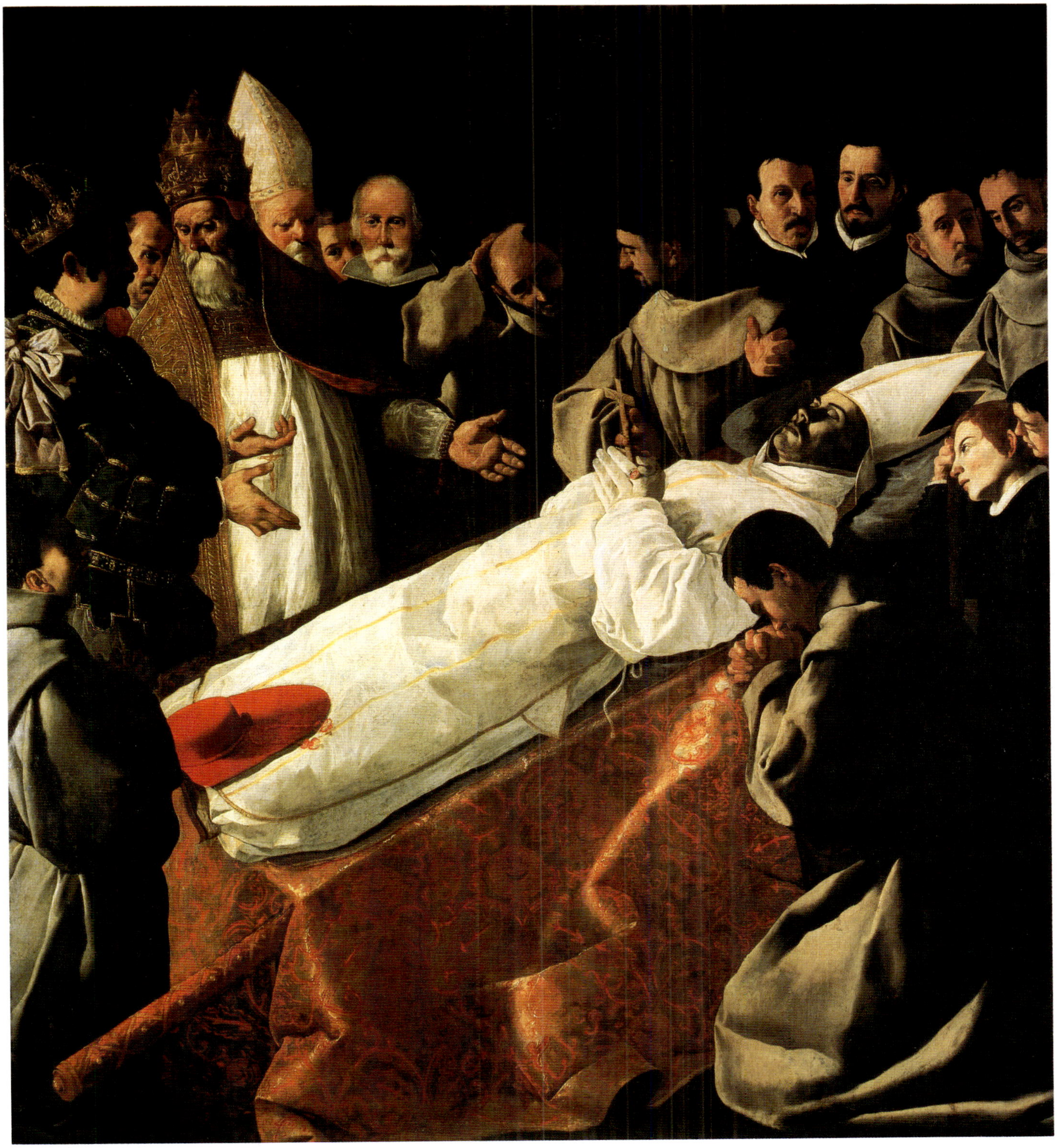

Francisco de Zurbarán
Die Aufbahrung des Leichnams des hl. Bonaventura.
Leinwand, 245 × 220 cm. Erworben 1858 von den Erben des Marschalls Soult. M. I. 205

Jusepe de Ribera und Bartolomé Esteban Murillo

Die Vorliebe für alles Spanische hielt die Pariser Künstler auch weiterhin in Bann. Vor allem die Bilder von Ribera, des Spaniers, der seine ganze Schaffenszeit in Neapel verbracht hatte, riefen ein starkes Echo hervor. Ribera war einer von jenen Malern, die den kompromißlosen Realismus Caravaggios fortsetzten und späteren Generationen weitervermittelten. Mit schonungsloser Objektivität läßt er das Licht die verheerenden Spuren des Alterns bloßlegen, beschreibt die grausame Erfahrung von Tod und Vergänglichkeit. Ribera war der Meister tragischer Themen und als solcher im Lande Baudelaires und Courbets hoch geschätzt.

Die düstere *Grablegung Christi,* von Napoleon III. dem Louvre geschenkt, muß den jungen Cézanne beeindruckt haben. 1875 wurde der Ribera-Bestand noch um ein weiteres Bild bereichert: Der *Hl. Paulus Eremit.* Zuvor, 1869, war bereits im Rahmen des Vermächtnisses von Louis La Caze, durch das dem Louvre 500 Gemälde zugeführt wurden, das in seiner makabren Heiterkeit geradezu abstoßend anmutende Bild eines *Bettlerjungen,* bekannt unter dem Titel *Der Klumpfuß,* der Öffentlichkeit zugänglich geworden. Es ist übrigens bekannt, daß Salvator Rosa, ein Zeitgenosse Riberas, gegen diesen krassen Realismus protestierte: Gute Malerei habe es nicht nötig, sich durch Bettlerjungen zu bestätigen. Doch in Wahrheit mußte damals ein Maler, der den Prinzipien des Realismus folgte, natürlich genau solche Motive aufgreifen.

Unter den Bildern von Murillo im Besitz des Louvre befindet sich außer den süßlichen Ergüssen, an denen sich das 18. und 19. Jahrhundert unermüdlich delektierte, auch jenes bemerkenswerte Frühwerk des *Bettlerknaben:* wohl eine der ersten seiner realistischen Genreszenen mit Gassenjungen in den Straßen von Sevilla. Bei allem Realismus besitzt diese Darstellung im Gegensatz zu dem bitteren Zug bei Ribera ein durchaus pittoreskes Element, zum Beispiel in der malerischen Schilderung der lumpigen Kleider durch farbige Flächen. Auch diese Art der Impression hat bei Malern wie Courbet, Manet und Monet große Bewunderung ausgelöst.

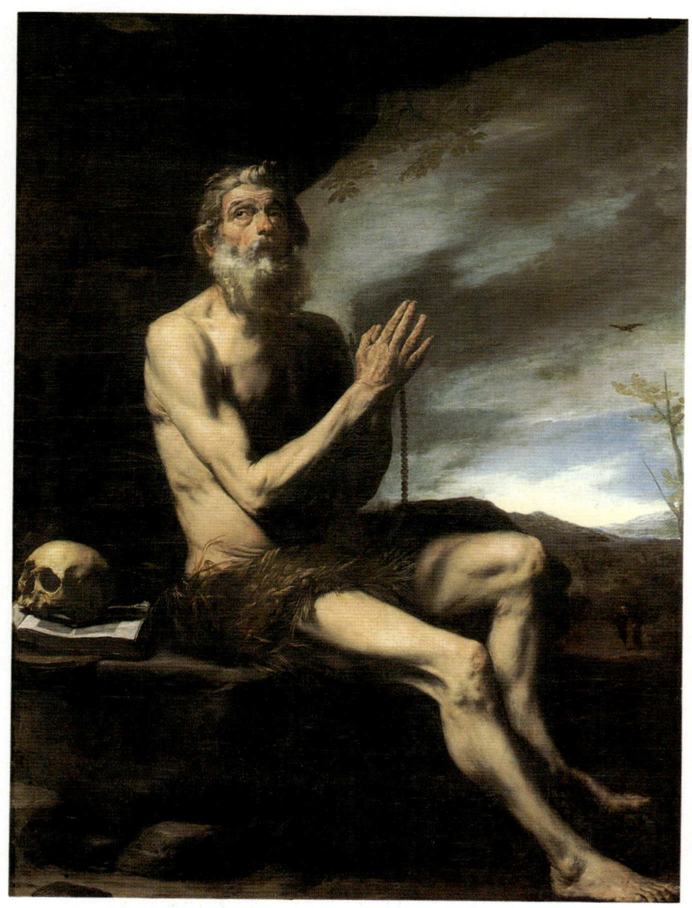

Jusepe de Ribera Játiva 1591 – Neapel 1652
Der hl. Paulus Eremita, 1652 (?).
Leinwand, 197 × 153 cm. Erworben 1875. R. F. 125

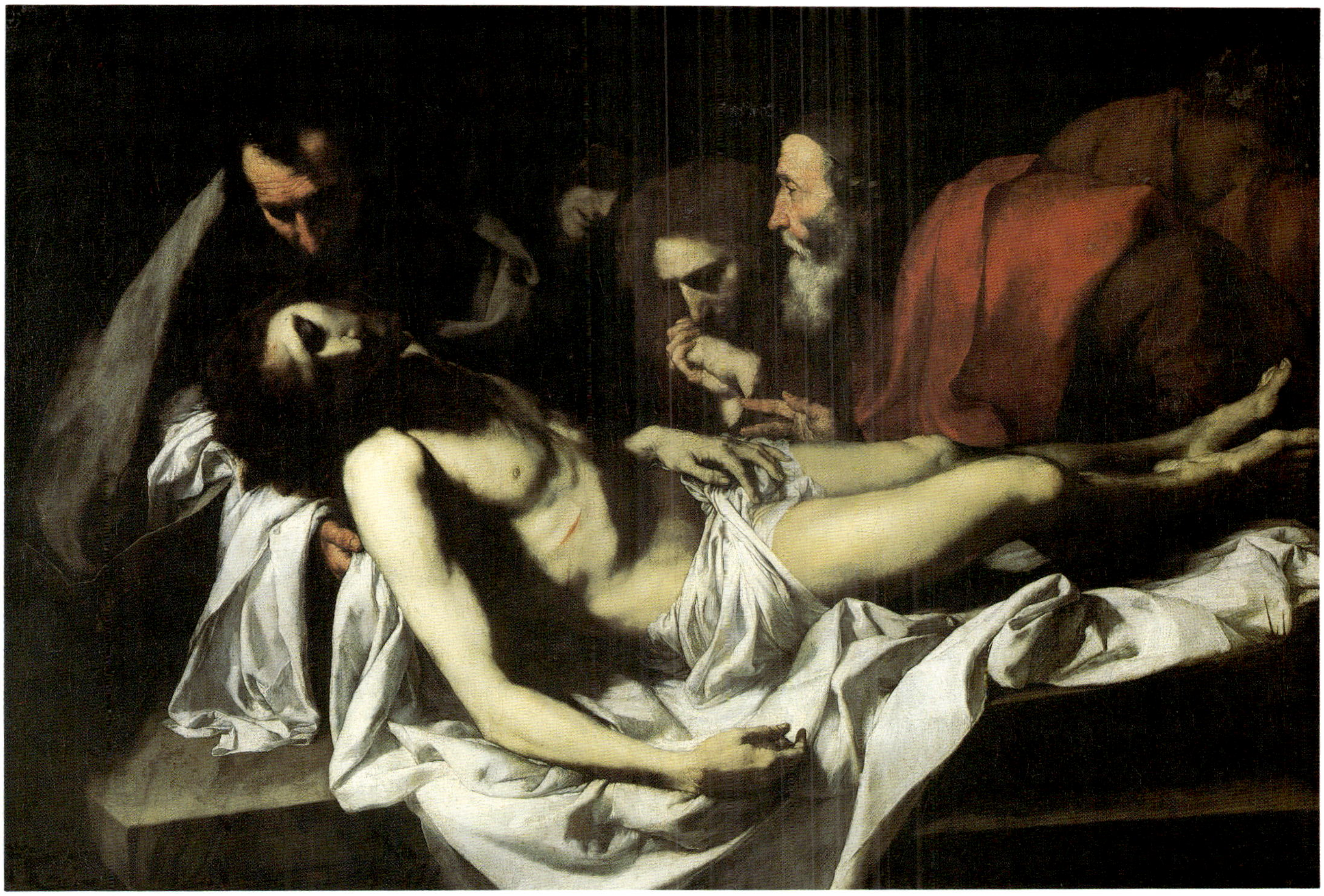

Jusepe de Ribera
Die Grablegung Christi.
Leinwand, 127 × 182 cm. Sammlung des Kardinals Valentini Gonzaga, Rom, 1756; Schenkung Napoleons III., 1868.
M. I. 736

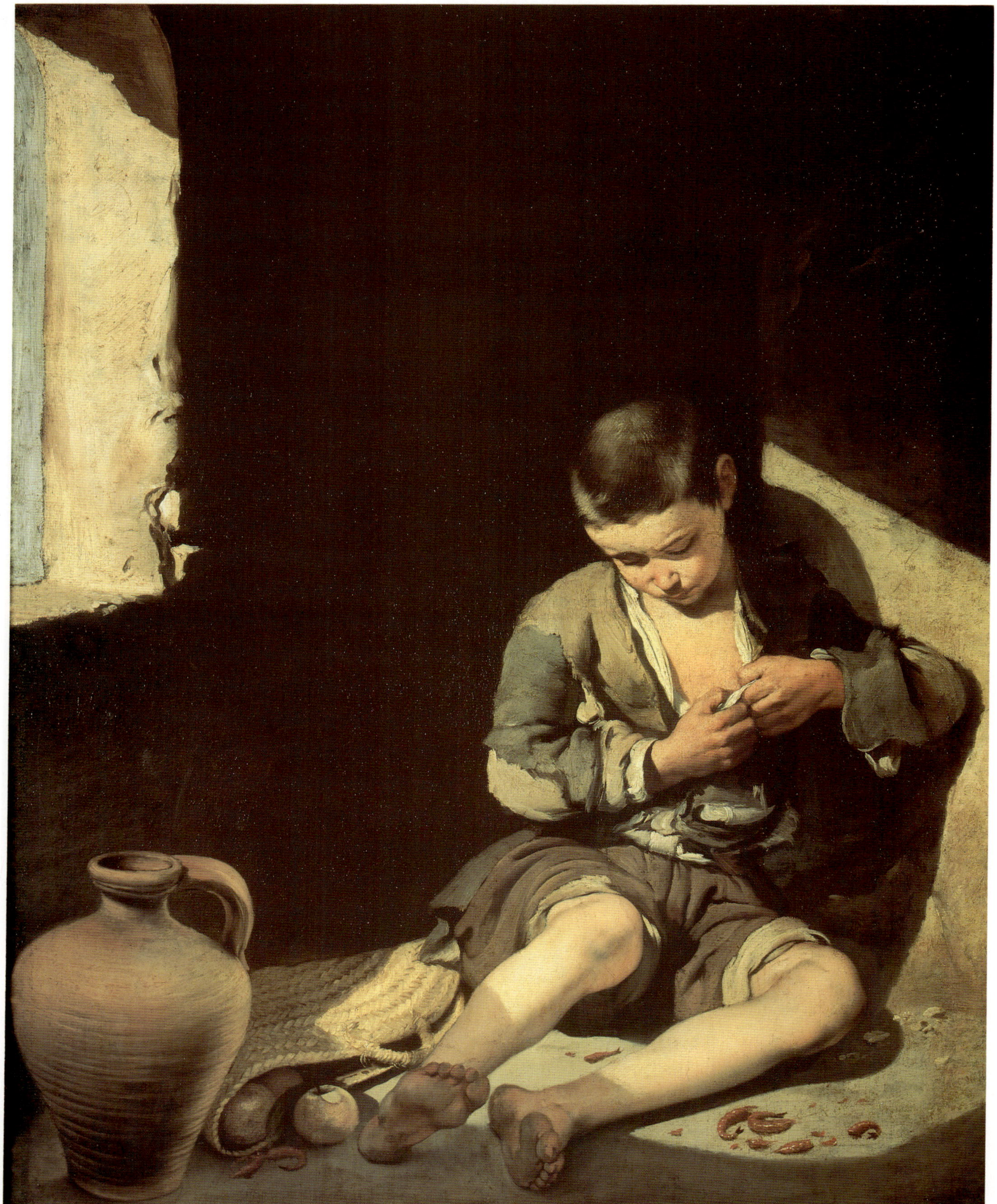

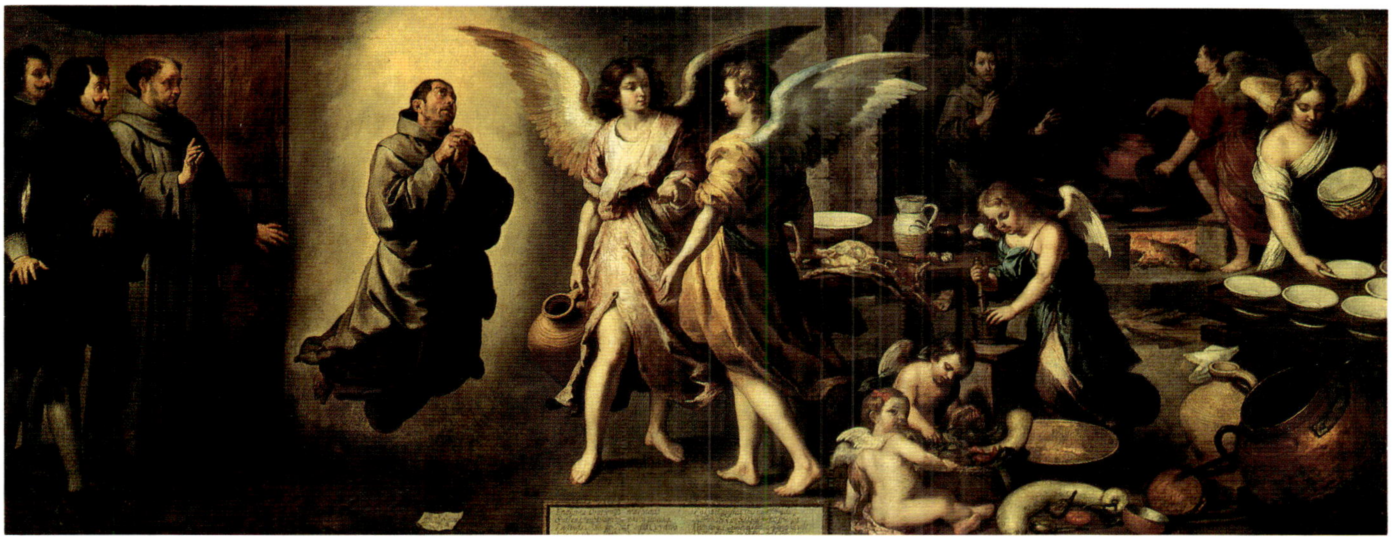

Bartolomé Esteban Murillo Sevilla 1618 – 1682
Die Engelsküche, 1646.
Leinwand, 180 × 450 cm. Aus einem Zyklus von 12 Gemälden für den kleinen Kreuzgang des Franziskanerklosters in Sevilla. Erworben 1858 von den Erben des Marschalls Soult. M. I. 203

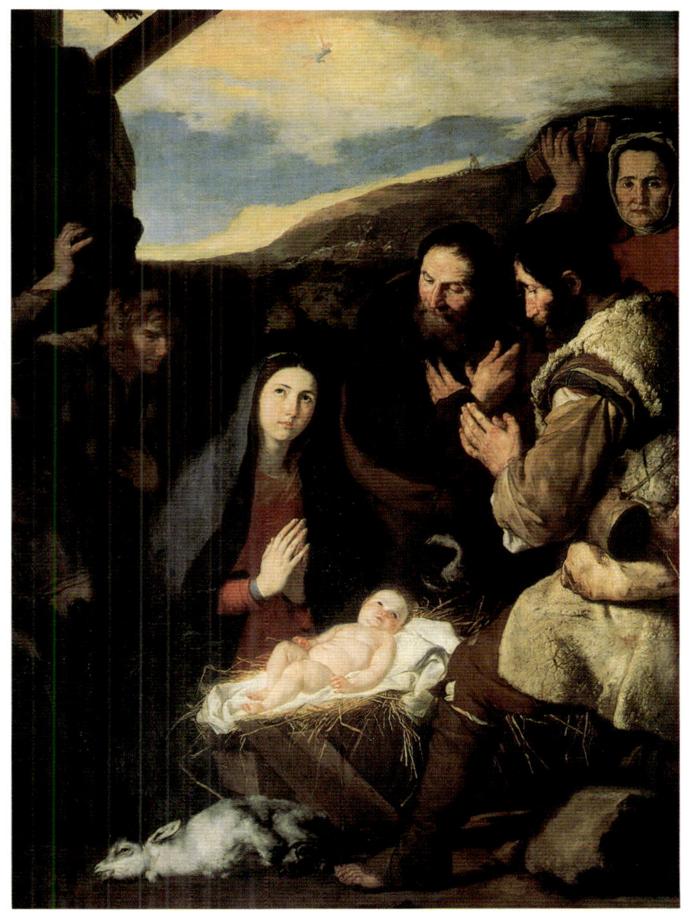

Jusepe de Ribera
Die Anbetung der Hirten, 1650.
Leinwand, 239 × 181 cm. Sammlung des Herzogs de la Regina; 1802 vom König von Neapel, Ferdinand IV. von Bourbon, der französischen Regierung überlassen als Ersatz für die aus der Kirche San Luigi dei Francesi in Rom von den neapolitanischen Truppen entwendeten Bilder; Musée Napoléon. INV. 939

Gegenüber
Bartolomé Esteban Murillo
Junger Bettler.
Leinwand, 134 × 100 cm. Sammlung Ludwigs XVI., 1782. INV. 933

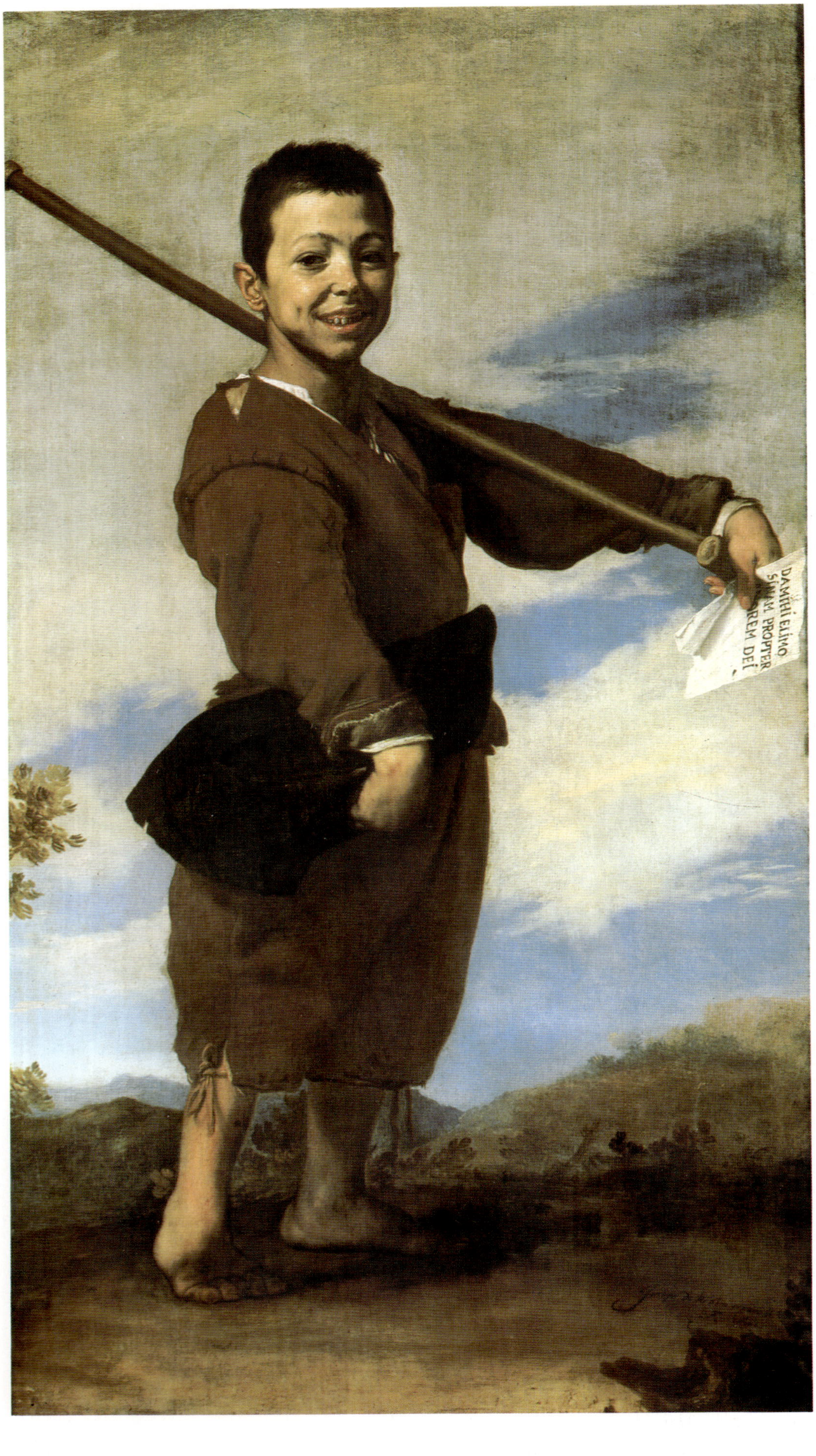
DA MIHI ELIMO
SINAM PROPTER
AMOREM DEI

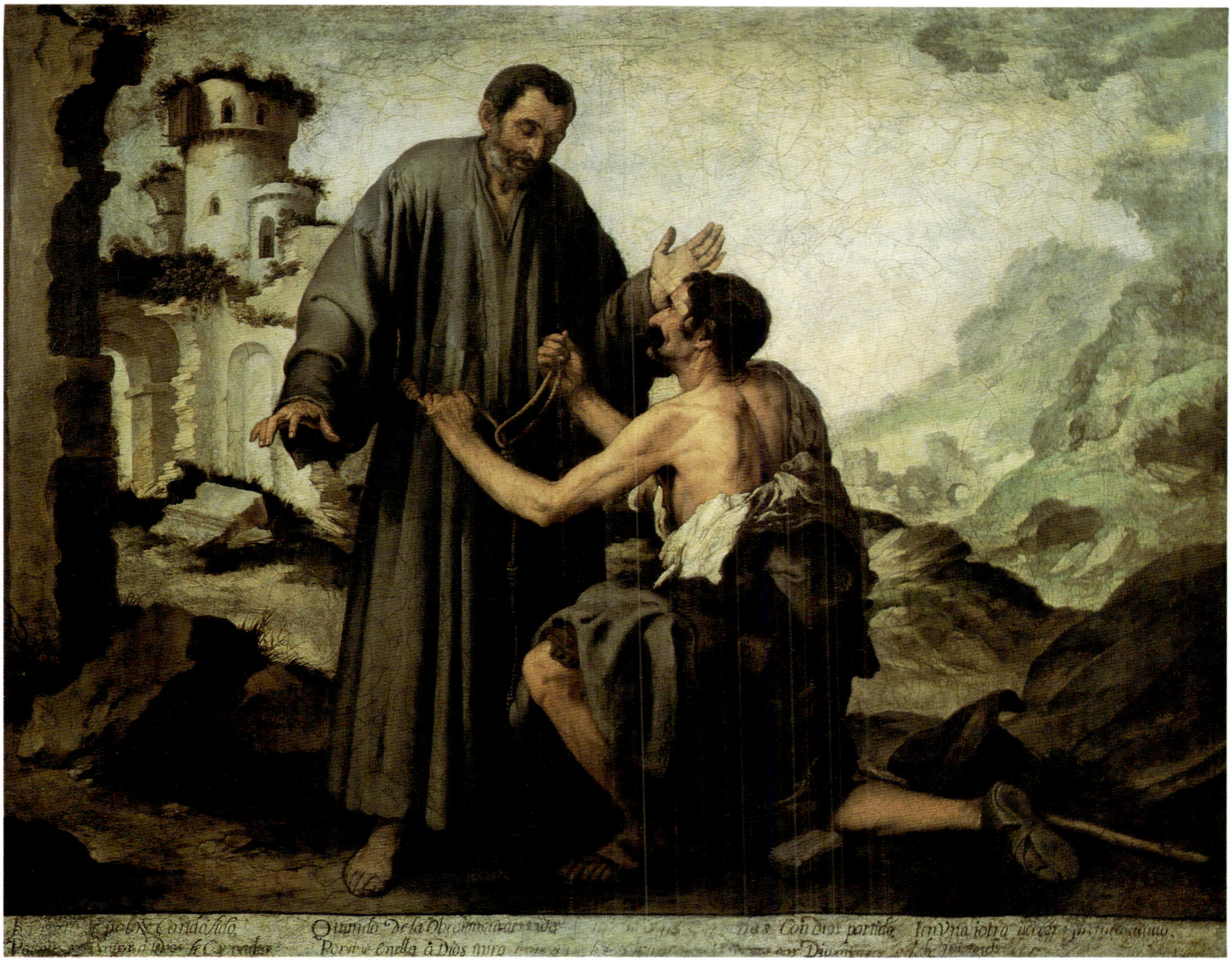

Bartolomé Esteban Murillo
Bruder Juniper und der Bettler.
Leinwand, 176 × 222 cm. Aus einem Zyklus von 12 Gemälden für den kleinen Kreuzgang des Franziskanerklosters in Sevilla. Sammlung des Marschalls Soult; erworben 1964. R. F. 1964-1

Gegenüber
Jusepe de Ribera
Der Klumpfuß, 1642.
Leinwand, 164 × 93 cm. Das Papier in der Hand des Kindes enthält eine Bitte um Almosen. Gemalt in Neapel für die Fürsten Stigliano. Legat Louis La Caze, 1869. M. I. 893

Salvator Rosa

Salvator Rosa war einer der vielseitigsten und geistreichsten Künstler seiner Zeit. Seine ausgefallenen Bilderfindungen zeugen von dem Bemühen, aus den Konventionen seiner Zeit auszubrechen. In Florenz war er in den vierziger Jahren des 17. Jahrhunderts Mittelpunkt eines musischen Kreises, in dem er sich außer als Maler und Radierer als Verfasser von Satiren, als Dichter und Musiker hervortat. Eines seiner Spezialgebiete waren dramatisch bewegte Schlachtengemälde, ein weiteres die Landschaftsmalerei, deren emotionsgeladene, pittoreske Zügellosigkeit in deutlichem Gegensatz zu der klassischen Ausgewogenheit des zeitgenössischen Landschaftsstils steht. Als einer der ersten fertigte er Naturstudien in Öl an, die dieselbe erregte Stimmung zeigen. Außerdem besaß er einen ausgeprägten Hang zu makabren und dämonischen Themen. Dieses düstere melancholische Element durchzieht das gesamte Werk des genialen Einzelgängers, der seiner Zeit vorauszueilen scheint.

Das Louvre-Bild *Der Schatten Samuels erscheint Saul* ist insofern typisch für Rosa, als er auch diesmal ein sehr ungewöhnliches und übersinnliches Thema behandelt. Saul, König der Israeliten, hatte alle Geisterbeschwörer und Zeichendeuter außer Landes verwiesen. Als nun aber die feindlichen Philister heranrückten, fürchtete er sich und verlangte nach einer Totenbeschwörerin. Seine Diener wiesen ihm den Weg zu einer solchen Frau in Endor, und Saul begab sich in der Dunkelheit verkleidet dorthin. Von dieser verlangte er nun, daß sie den Schatten Samuels heraufbeschwöre, was sie nach einigem Zögern auch tat. Saul erkennt in der Gestalt des Alten, der in einen Priesterrock gekleidet aus der Erde emporsteigt, Samuel und fällt vor ihm nieder. Samuel jedoch prophezeit Saul Tod und Niederlage am darauffolgenden Tag, weil er Gott beleidigt habe und von ihm verlassen sei. (Tatsächlich sollte sich Saul aus Furcht selbst töten.) Nachdem die Totenbeschwörerin Saul und seinen Dienern eine stärkende Mahlzeit bereitet hat, ziehen sie wieder hinaus in die Nacht.

Diese biblische Erzählung ist in einer Art ins Bild gesetzt, die an Goya gemahnt; die in ihren Mantel gehüllte Gestalt Samuels nimmt die furchterregenden Erscheinungen der Caprichos voraus. Wie in seinen Landschaften zeigt sich Salvator Rosa auch hier als ein Vorläufer der romantischen Bewegung.

Gegenüber
SALVATOR ROSA Neapel 1615 – Rom 1673
Der Schatten Samuels erscheint Saul, 1668.
Leinwand, 273 × 193 cm. Sammlung Ludwigs XIV., vor 1683.
INV. 584

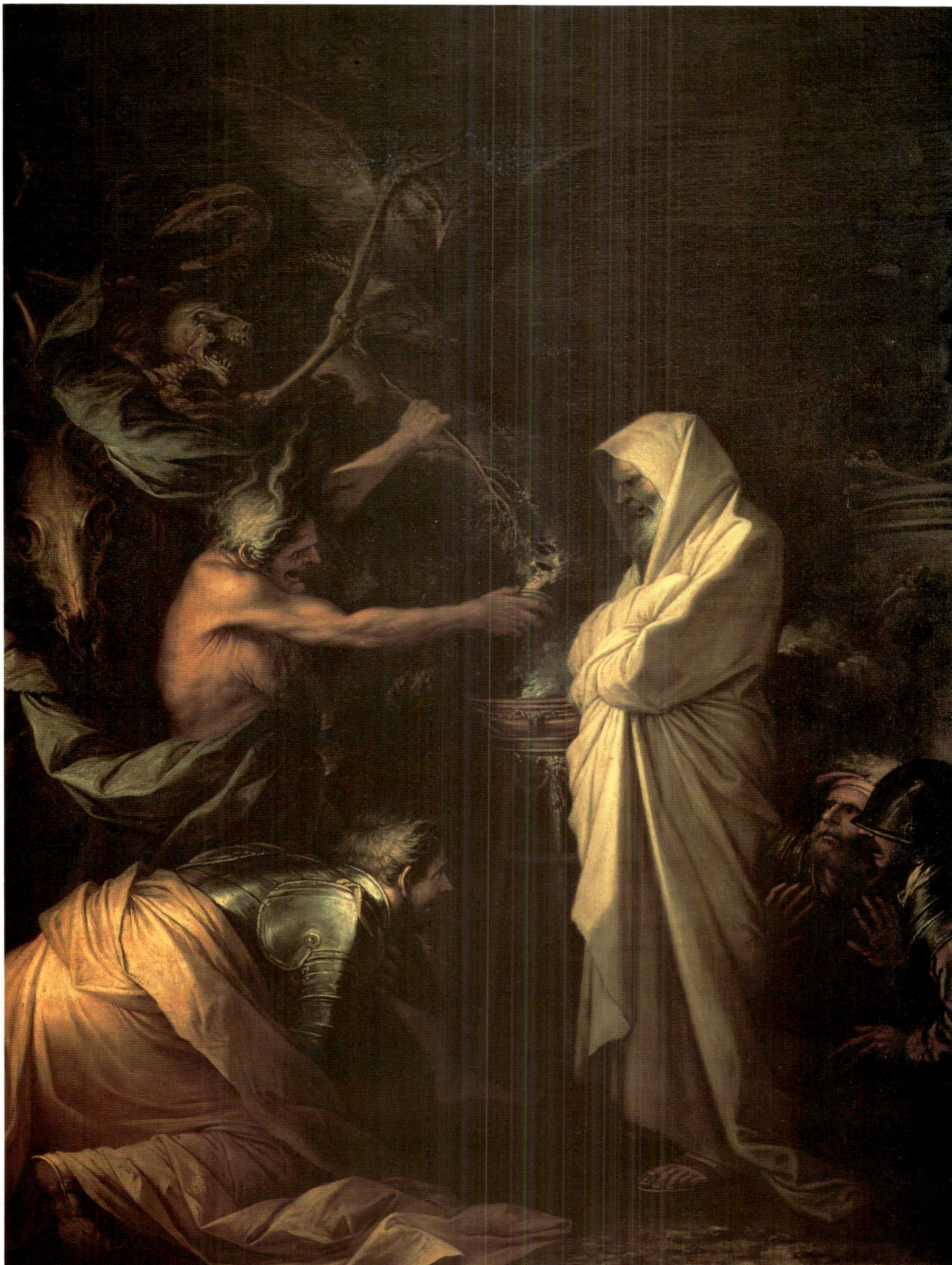

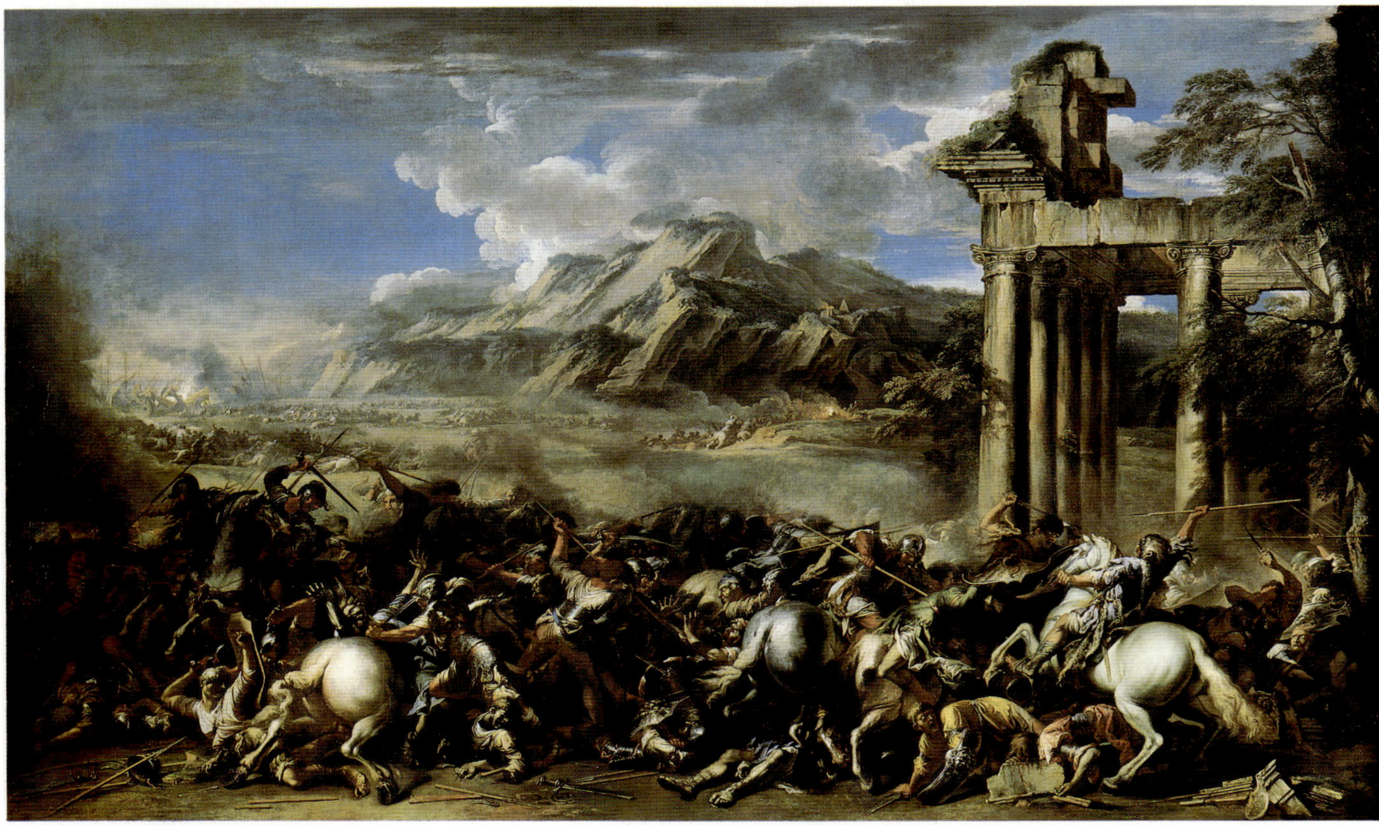

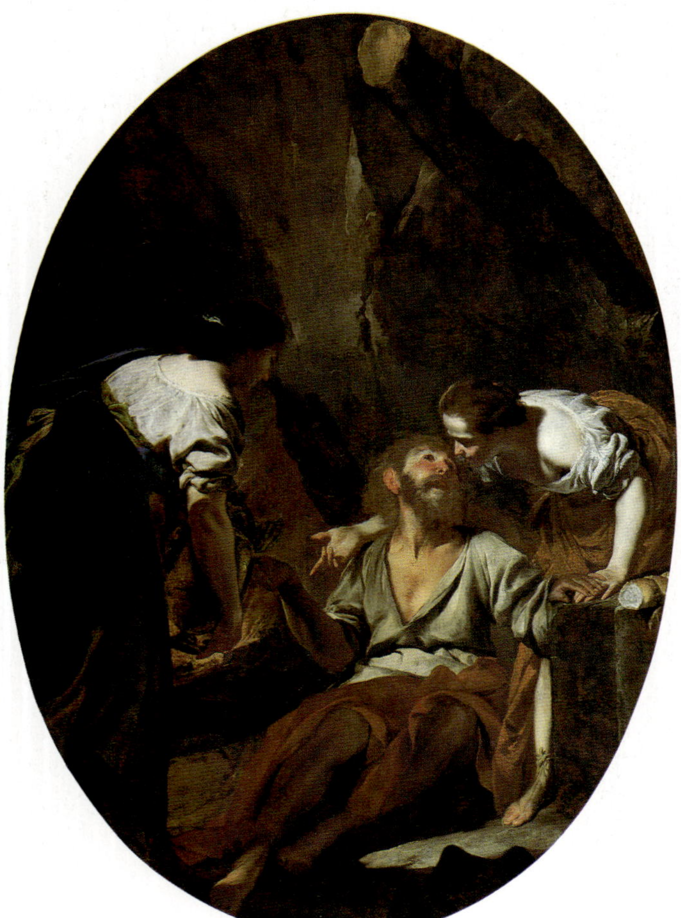

Salvator Rosa
Heroische Schlacht.
Leinwand, 214 × 351 cm. In Auftrag gegeben 1652 vom päpstlichen Nuntius in Frankreich, Monsignore Corsini, als ein Zeichen der Verehrung gegenüber Ludwig XIV. 1664 dem König durch Kardinal Chigi übergeben und in die Sammlung eingebracht. INV. 585

Bernardo Cavallino Neapel 1616 – 1654/56
Loth und seine Töchter.
Leinwand, 105 × 80 cm. Erworben 1983. R. F. 1983-30

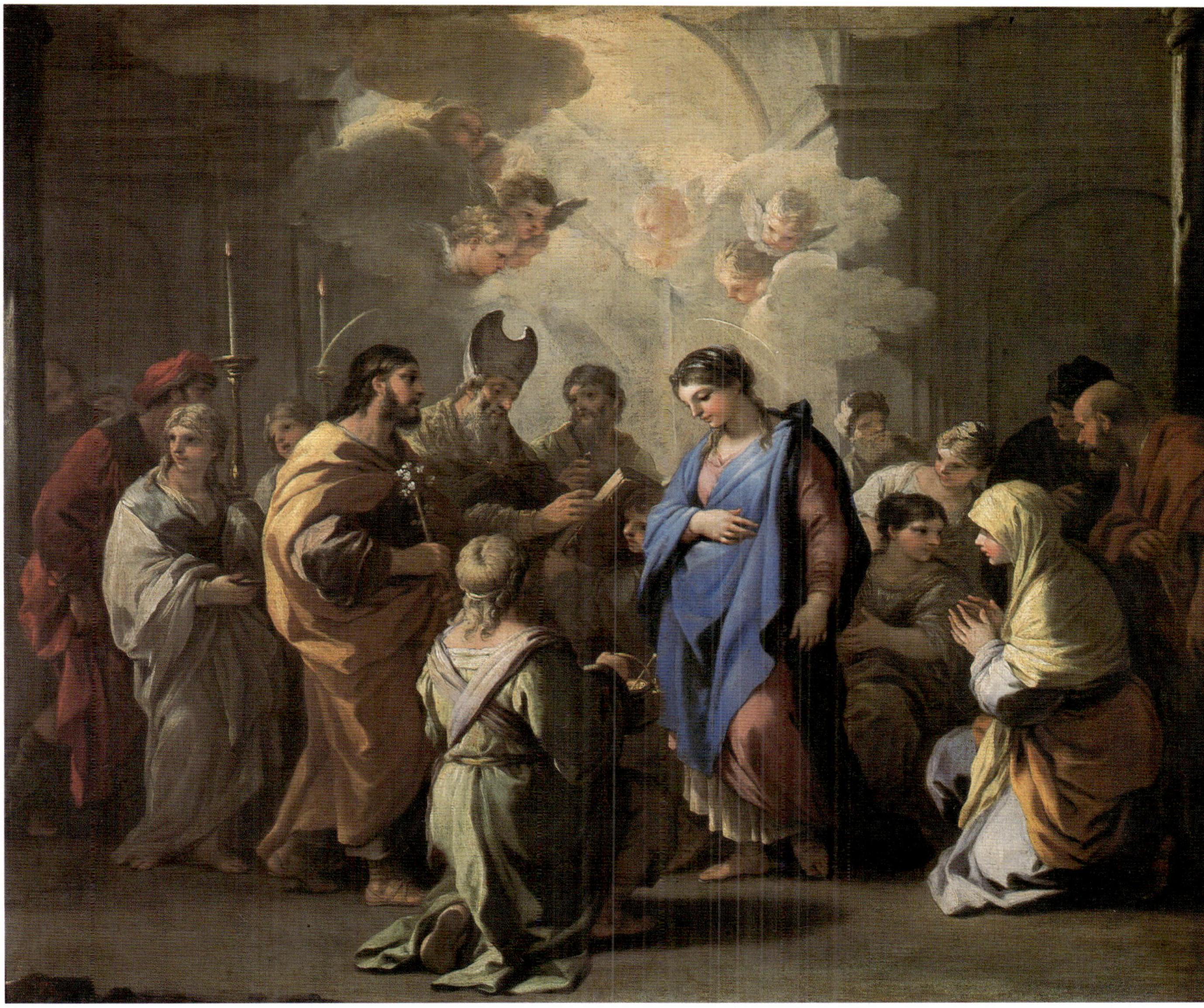

Luca Giordano Neapel 1634 – 1705
Die Vermählung der Jungfrau Maria.
Leinwand, 116 × 136 cm. Legat Louis La Caze, 1869. M. I. 868

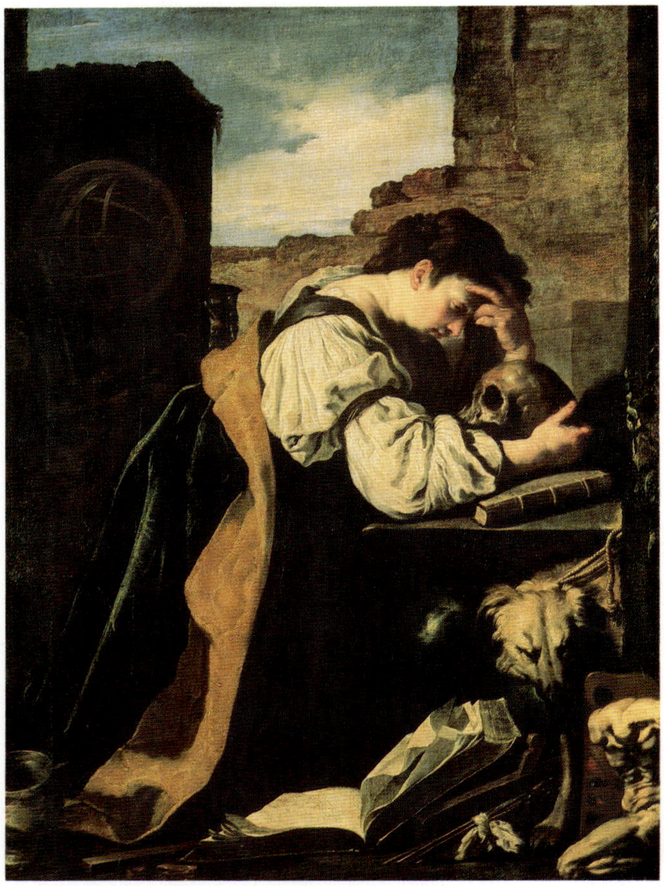

Domenico Feti Rom um 1589 – Venedig 1623
Die Melancholie.
Leinwand, 171 × 128 cm. Kopie mit Varianten eines Bildes, das um 1621/23 für die venezianische Familie Contarini ausgeführt wurde. Sammlung Ludwigs XIV., 1685. INV. 281

Pier Francesco Mola Caldrerio 1612 – Rom 1666
Herminia und Vafrino versorgen den verwundeten Tankred.
Leinwand, 69 × 93 cm. Sammlung Ludwigs XIV., 1685.
INV. 399

Gegenüber
Pier Francesco Mola
Orientalischer Krieger mit Bogen, 1650.
Leinwand, 172 × 123 cm. Erworben 1948. R. F. 1948-41

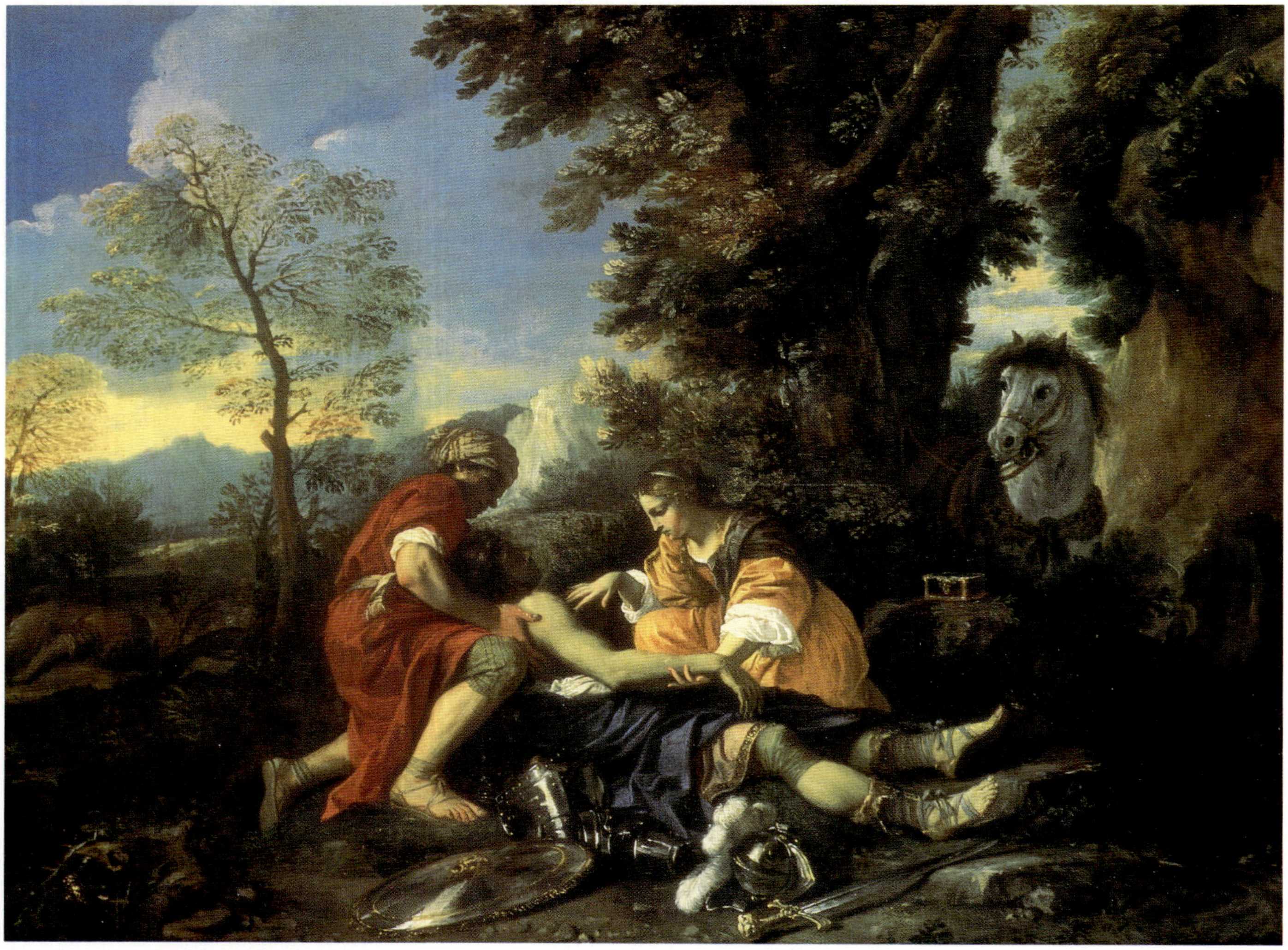

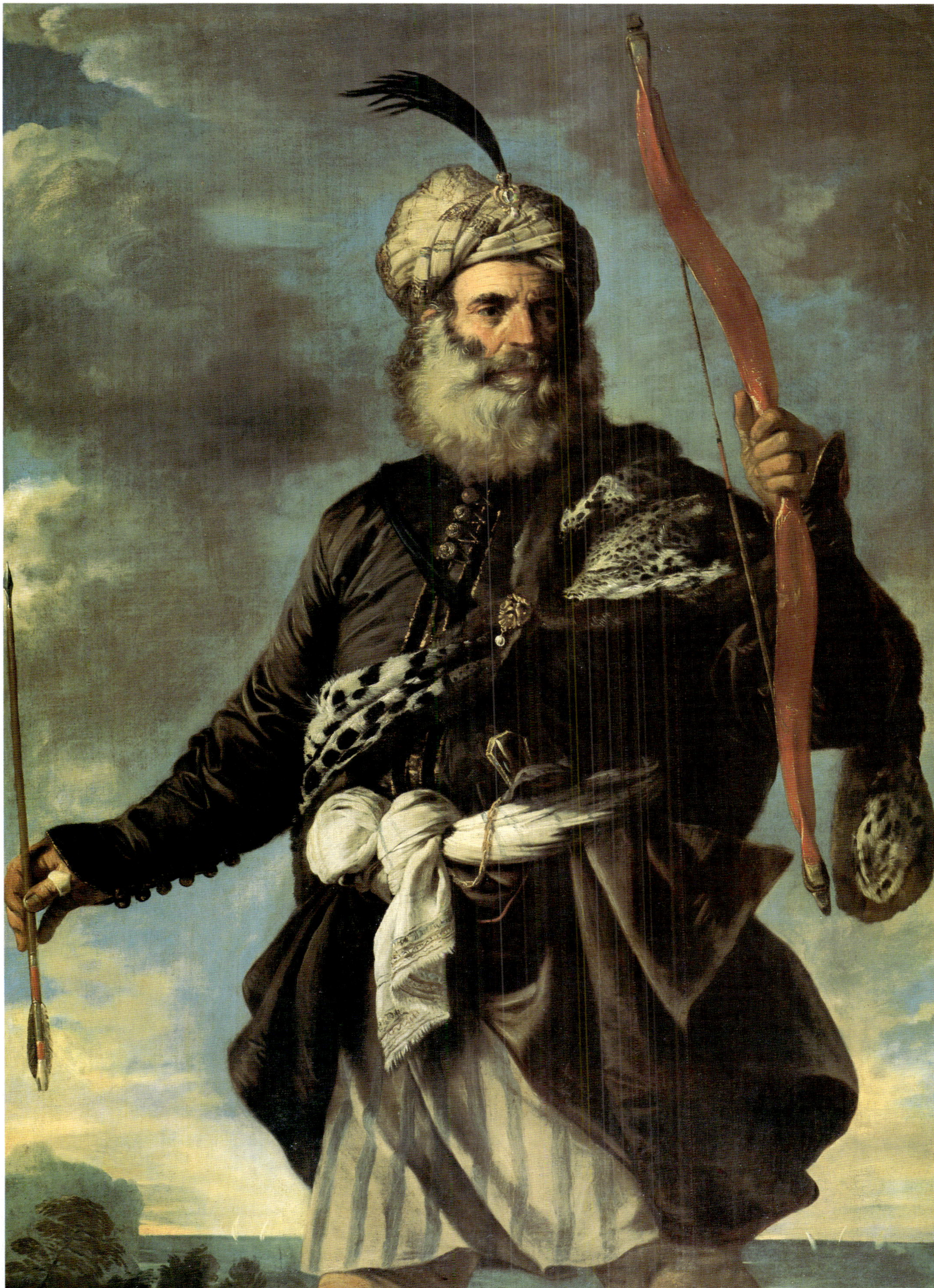

Rembrandt Harmensz. van Rijn

Der Reichtum des Irdischen und der Glanz des Göttlichen sind in Rembrandts Frühwerk (vgl. Seite 376ff.) bald durch ein juwelenhaftes Licht hervorgehoben, das aus dunklem Umfeld aufflammt, bald mit einem goldenen Schimmer übergossen – man kann sich der geheimnisvollen Wirkung nicht entziehen. Die große thematische Spannweite seiner Kunst, die geistige Tiefe und der sinnliche Realismus seiner biblischen, mythologischen und alltäglichen Szenen, nicht zuletzt seine bezwingenden Porträts, hatten ihn bald zu Ruhm und Ansehen gelangen lassen. Zusammen mit seiner Frau Saskia führte er in Amsterdam ein großes Haus und lebte in Verhältnissen, die seine Einkünfte trotz guter Auftragslage überstiegen. Nach Saskias Tod (1642) nahm seine exzentrische Lebensweise zu. Seit 1649 lebte er in Gemeinschaft mit Hendrikje Stoffels, die seinem Leben einen inneren Halt zu geben vermochte, auch wenn sich die äußeren Umstände weiter verschlechterten, so daß er Mitte der fünfziger Jahre Haus und Besitz verlor. Seine Alterskunst steigert sich nun zu Sinnbildern des Menschlichen, in denen die Erhabenheit der einfachen Dinge dominiert.

Hendrikje saß ihm oft Modell, so auch für das Bild *Bathseba im Bade*. Rembrandt hat hier das alttestamentliche Motiv in die Sphäre privater Häuslichkeit versetzt. Die Frau – mehr Hendrikje als Bathseba – hält einen Brief in der Hand, doch von einem königlichen Befehl ist nichts zu spüren. Die Ungezwungenheit wird zum Bekenntnis der liebevollen Beziehung zwischen Maler und Modell. Kein Maler außer Rembrandt hat solche intimen Gefühle so aufrichtig und selbstverständlich dargestellt. Bestechen seine frühen Bilder durch glänzende Effekte, so leuchten seine späteren Bilder durch innere Empfindung.

Rembrandt starb verarmt und einsam im Alter von 63 Jahren, Hendrikje und sein Sohn Titus waren ihm vorangegangen. Bereits zwei Jahre nach seinem Tod erwarb der scharfsichtige Ludwig XIV. das *Selbstbildnis* von 1660, das den Maler vor seiner Staffelei zeigt. Dieses tiefsinnige Künstlerporträt hat nicht nur den König überzeugt, sondern auch bei vielen Malern nachgewirkt.

Gegenüber
REMBRANDT HARMENSZ. VAN RIJN
Bathseba im Bade, 1654.
Leinwand, 142 × 142 cm. Legat Louis La Caze, 1869. M. I. 957

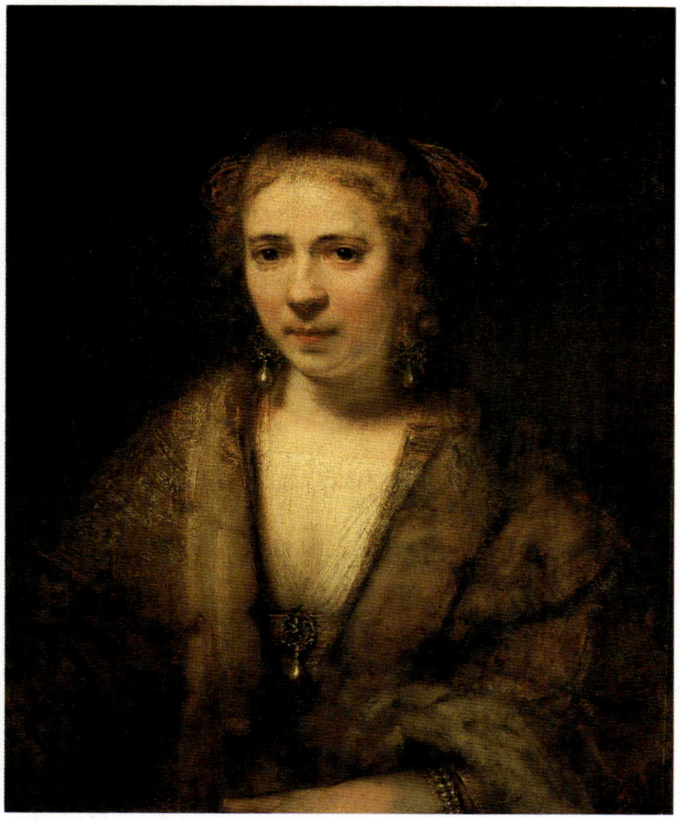

REMBRANDT HARMENSZ. VAN RIJN
Leiden 1606 – Amsterdam 1669
Hendrikje Stoffels.
Leinwand, 74 × 61 cm. Sammlung Ludwigs XVI., 1784.
INV. 1751

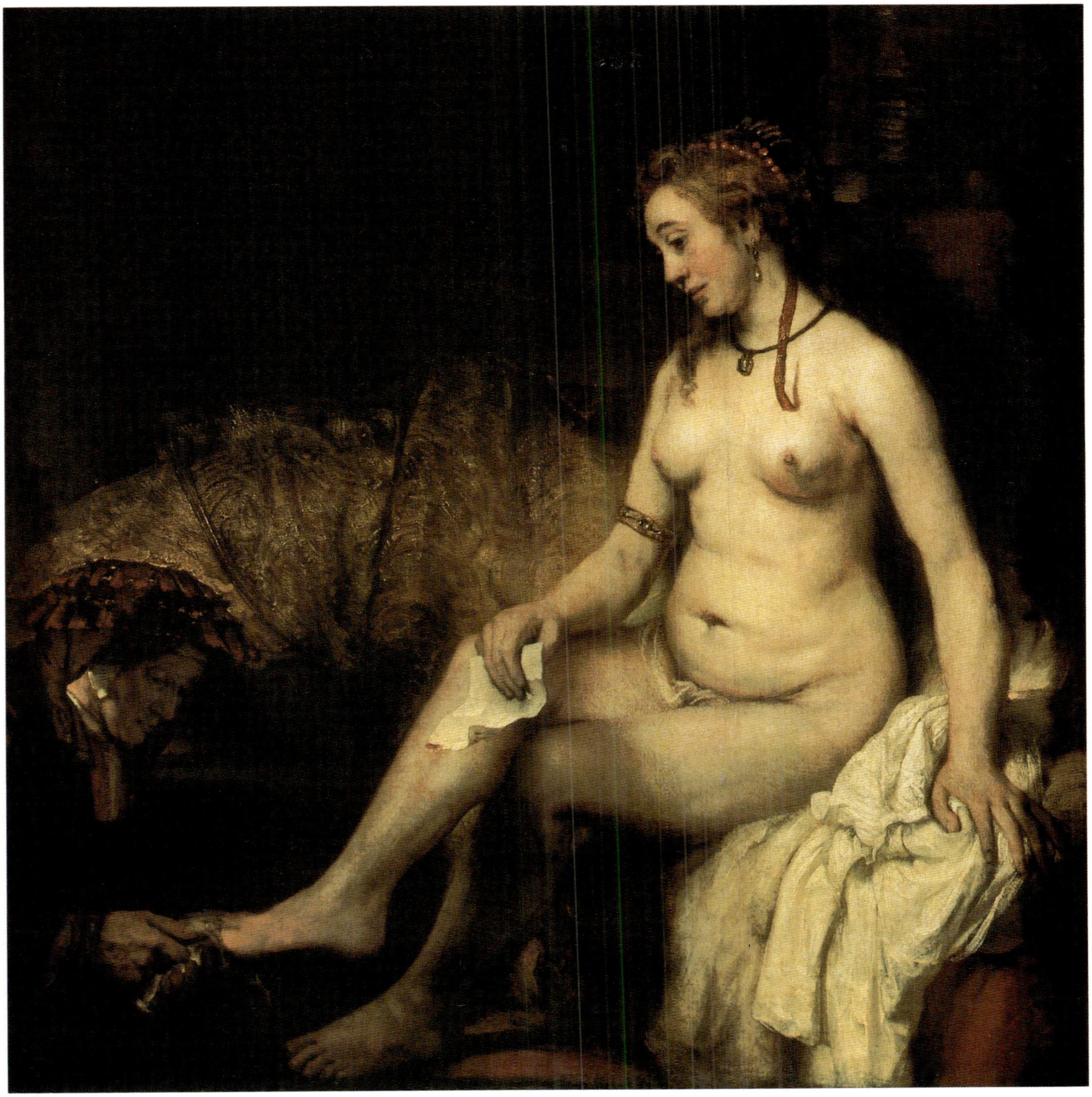

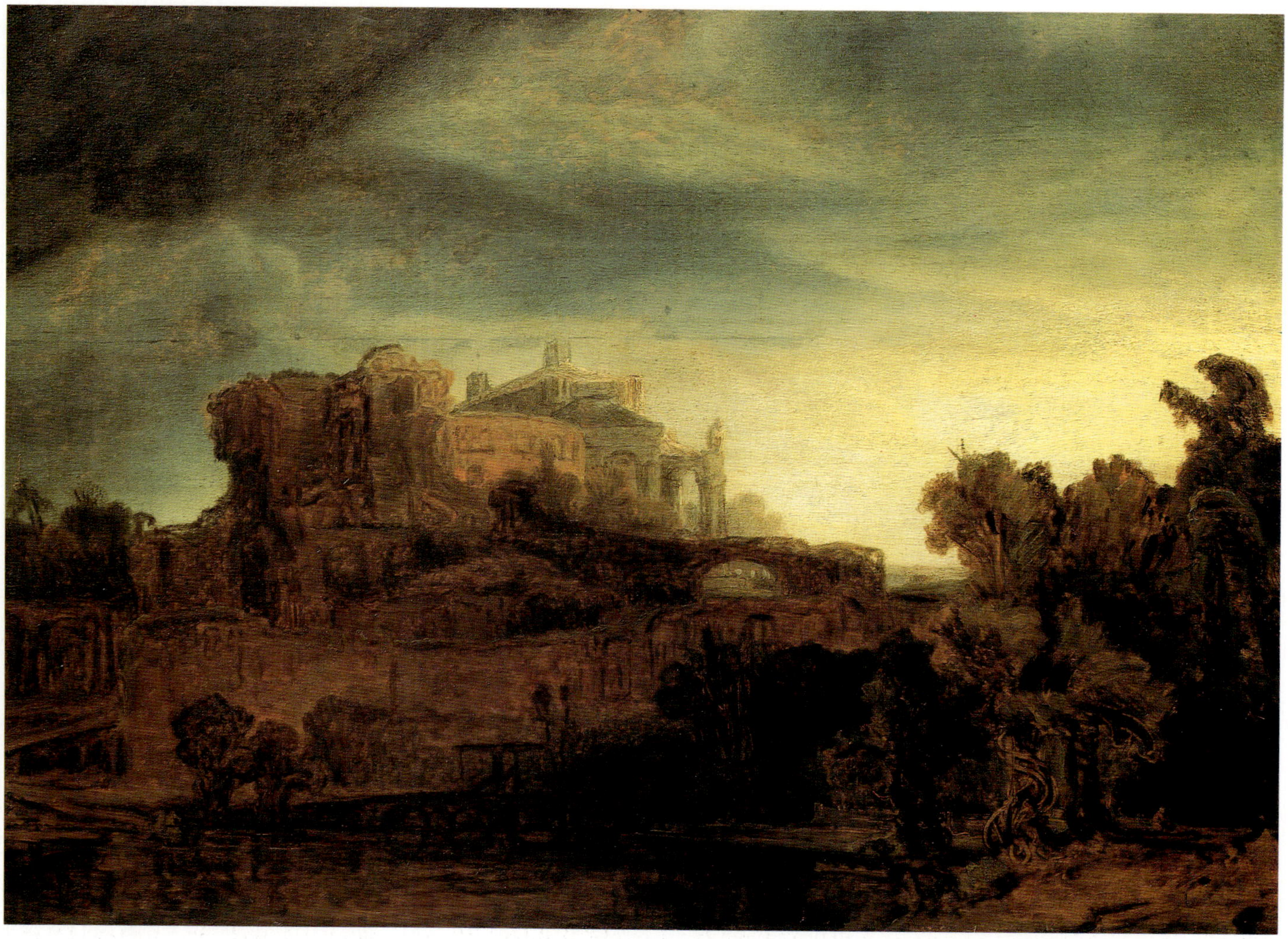

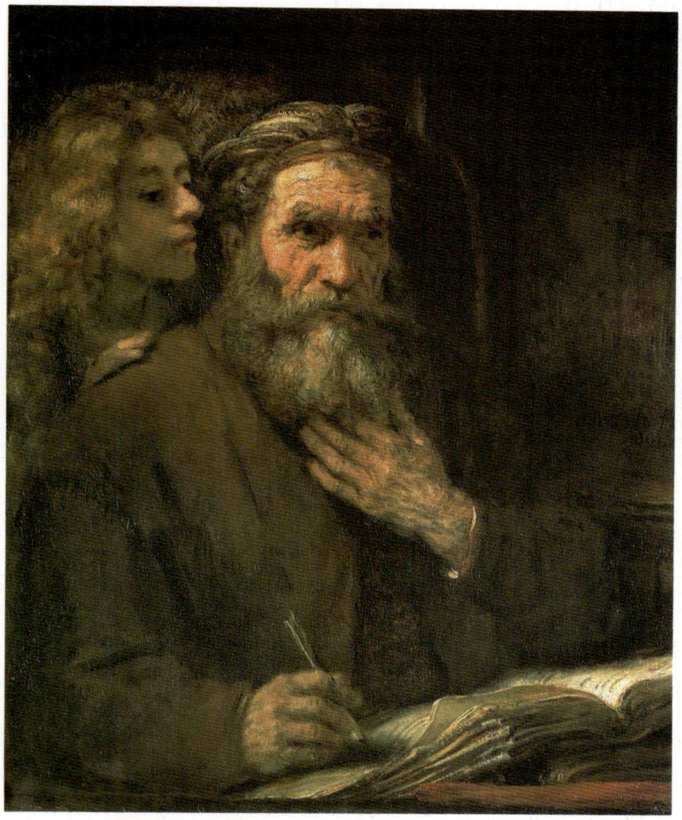

Rembrandt Harmensz. van Rijn
Landschaft mit Schloß.
Holz, 44 × 60 cm. Schenkung Etienne Nicolas, 1948.
R. F. 1948-35

Rembrandt Harmensz. van Rijn
Der hl. Matthäus und der Engel, 1661.
Leinwand, 96 × 81 cm. Während der Revolution beschlagnahmt aus der Sammlung des Grafen d'Angiviller. INV. 1738

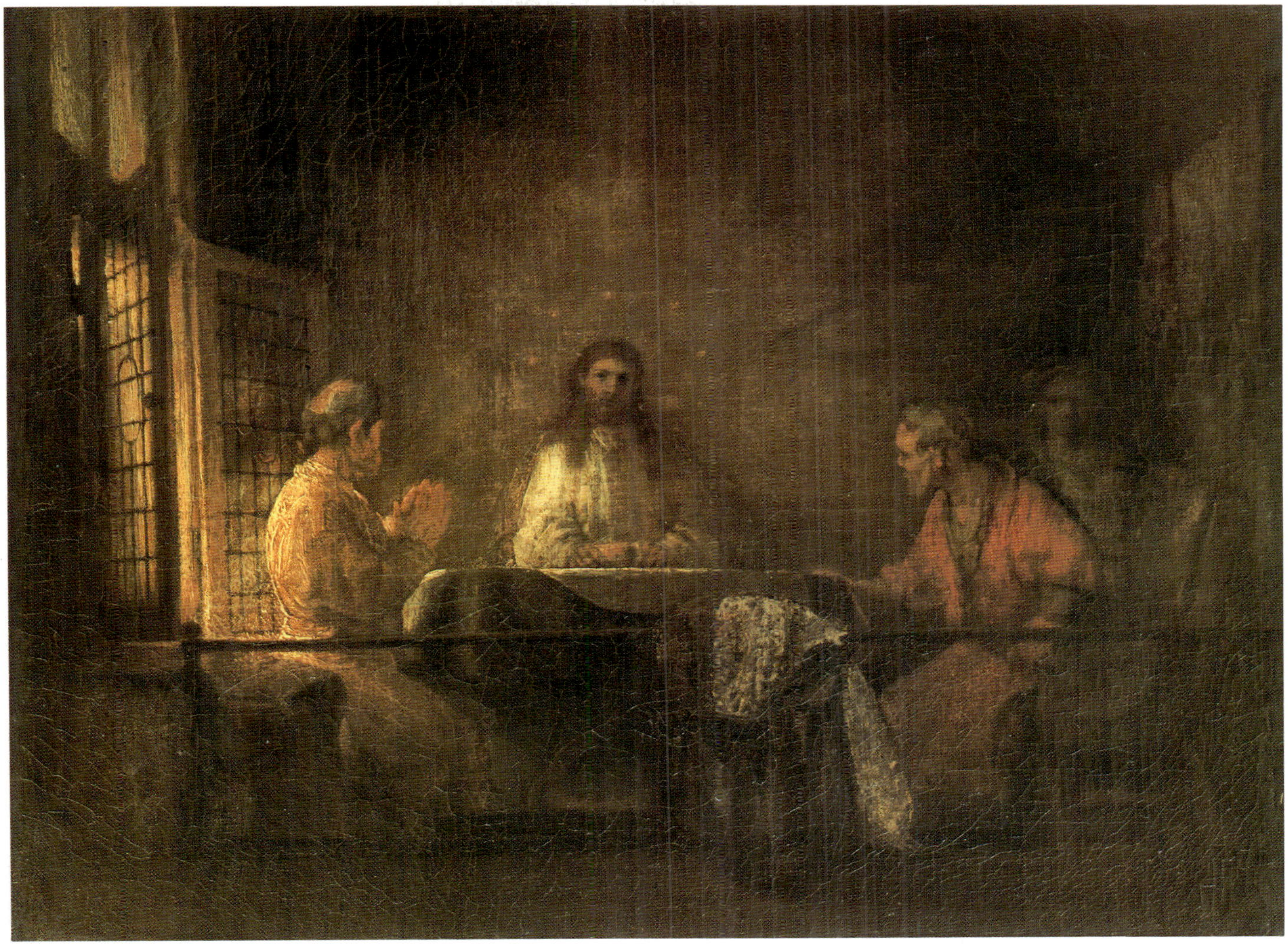

Rembrandt Harmensz. van Rijn
Das Mahl in Emmaus.
Leinwand, 50×64 cm. Während der Revolution beschlagnahmt aus der Sammlung des Grafen d'Angiviller. INV. 1753

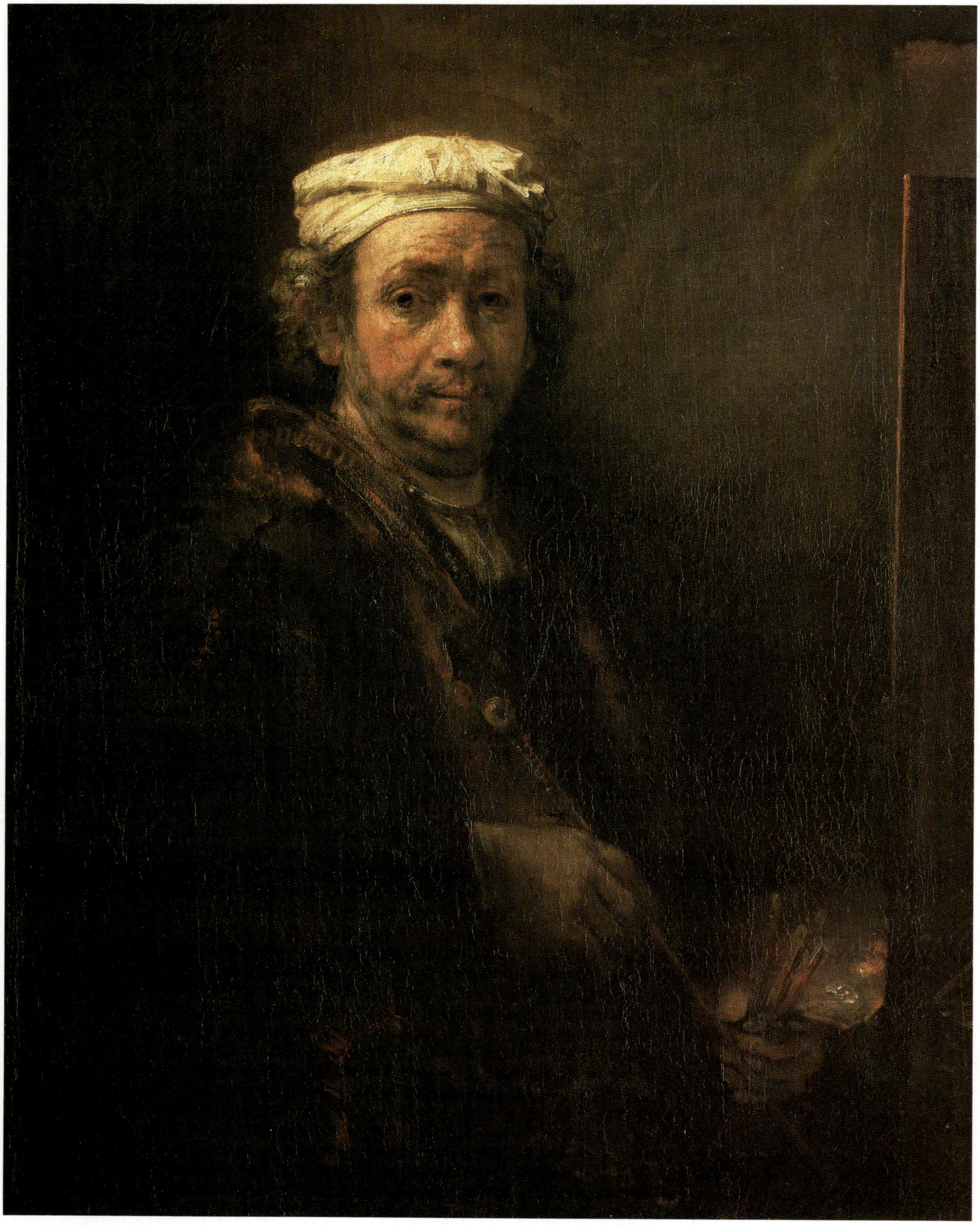

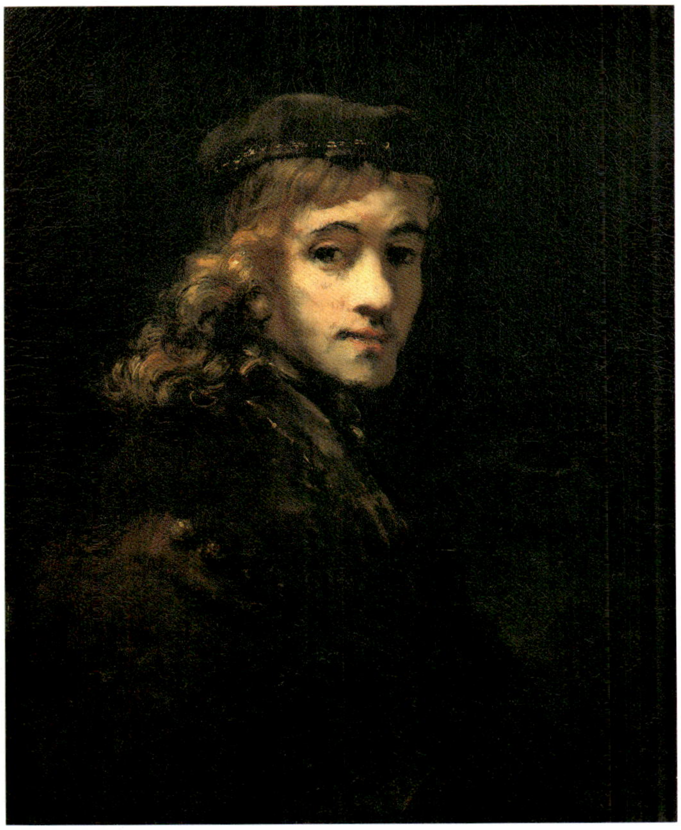

Rembrandt Harmensz. van Rijn
Bildnis des Sohnes Titus.
Leinwand, 72 × 56 cm. Schenkung Etienne Nicolas, 1948.
R. F. 1948-34

Rembrandt Harmensz. van Rijn
Der geschlachtete Ochse, 1655.
Holz, 94 × 69 cm. Erworben 1857. M. I. 169

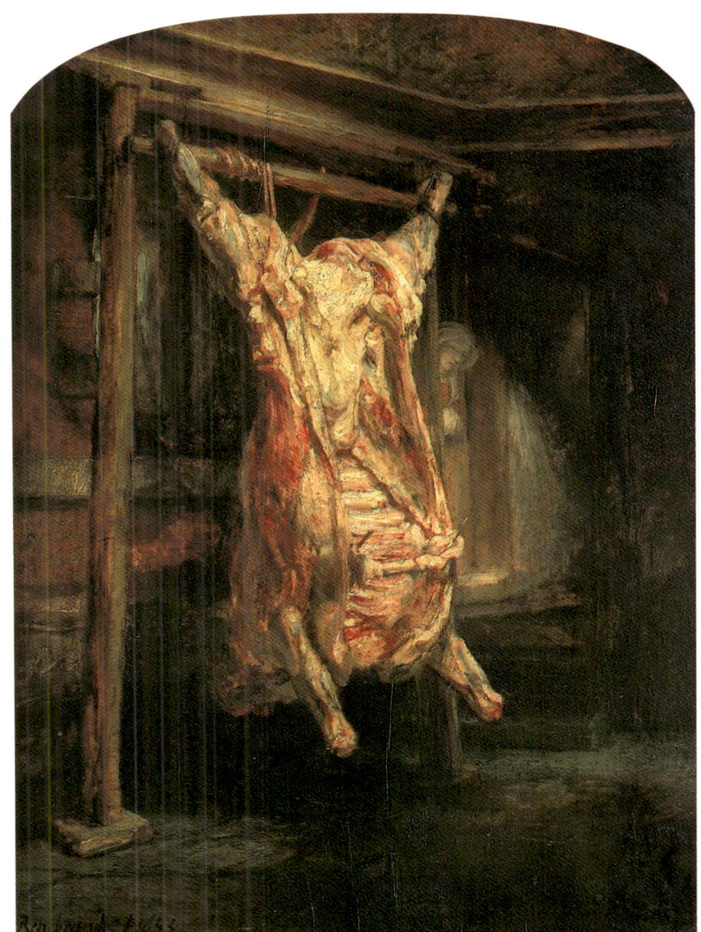

Gegenüber
Rembrandt Harmensz. van Rijn
Selbstbildnis vor der Staffelei, 1660.
Leinwand, 111 × 90 cm. Sammlung Ludwigs XIV., 1671.
INV. 1747

Nicolas Poussin

Die intellektuelle Auffassung und das klassische Maß Poussins haben die Bildvorstellungen der christlichen und mythologischen Ikonographie auf eine neue Stufe gestellt. Unabhängig von traditionellen Bildtypen erfand er strenge profane Kompositionen, in denen zutiefst menschliche, moralische und weltanschauliche Bezüge die Hauptrolle spielen, wie in *Tod der Saphira* oder *Christus und die Ehebrecherin.* Der unabhängige schöpferische Geist des Künstlers wird zum entscheidenden Faktor für die Bildaussage.

Das *Selbstporträt* im Louvre ist ein Meisterwerk des klassisch ausgewogenen Stils seiner letzten Jahre. Gemalt für Paul Fréart de Chantelou, den Pariser Gönner Poussins und Besitzer vieler seiner Werke, mit dem er regelmäßig korrespondierte, ist es ein charakteristisches Denkmal für den Menschen und Künstler Poussin und den tiefen Ernst, der beide gleichermaßen kennzeichnet. Ohne Pathos und Sentiment hat der Maler hier seine Identität ins Bild gesetzt, gleich einem Dokument, das alles Wesentliche aussagt: Er stellt sich dem Betrachter, doch bleibt die Distanz durchaus gewahrt. Nicht der Gefühlswert, die augenblickliche seelische Verfassung ist maßgebend, vielmehr die Summe der Eigenschaften, das Wesen schlechthin. Streng und monumental wie die Person des Malers sind die Lettern der Inschrift auf der Tafel rechts verewigt. Aussagekräftiger noch für das, was den Maler Poussin ausmacht, ist das links im Hintergrund auf einer der abgestellten Leinwände hervorschauende gemalte Profilbildnis einer Frau mit Diadem, die zwei Arme umfangen. Mit diesem Hinweis, einer Allegorie der Pictura, liefert der Maler selbst den Schlüssel zu seiner Persönlichkeit, zu seinem Leben, zu seiner Kunst.

Einen anderen Aspekt seiner philosophischen Weltsicht bezeugen seine späten heroischen Landschaften, die das klassische Ideal einer in sich ruhenden Natur verkörpern. Bereits frühere Landschaftsbilder wie *Diogenes* (1648) veranschaulichen den ewigen Kreislauf der Natur und das mit ihr in Übereinstimmung gebrachte einfache Leben. Mythische Begebenheiten werden in die Natur einbezogen, kehren gleichsam zu ihren Ursprüngen zurück. Aus dem alles erschaffenden höchsten Prinzip der Natur interpretiert der Maler die Grundfragen menschlichen Seins.

Derselbe pantheistische Geist durchwaltet sein letztes Bild, *Apoll und Daphne;* Poussin lieferte es 1664 dem Auftraggeber unvollendet ab, als er seinen Tod nahen fühlte.

Gegenüber
NICOLAS POUSSIN Les Andelys 1594 – Rom 1665
Selbstbildnis, 1650.
Leinwand, 98 × 74 cm. Gemalt für Paul Fréart de Chantelou.
Erworben 1797. INV. 7302

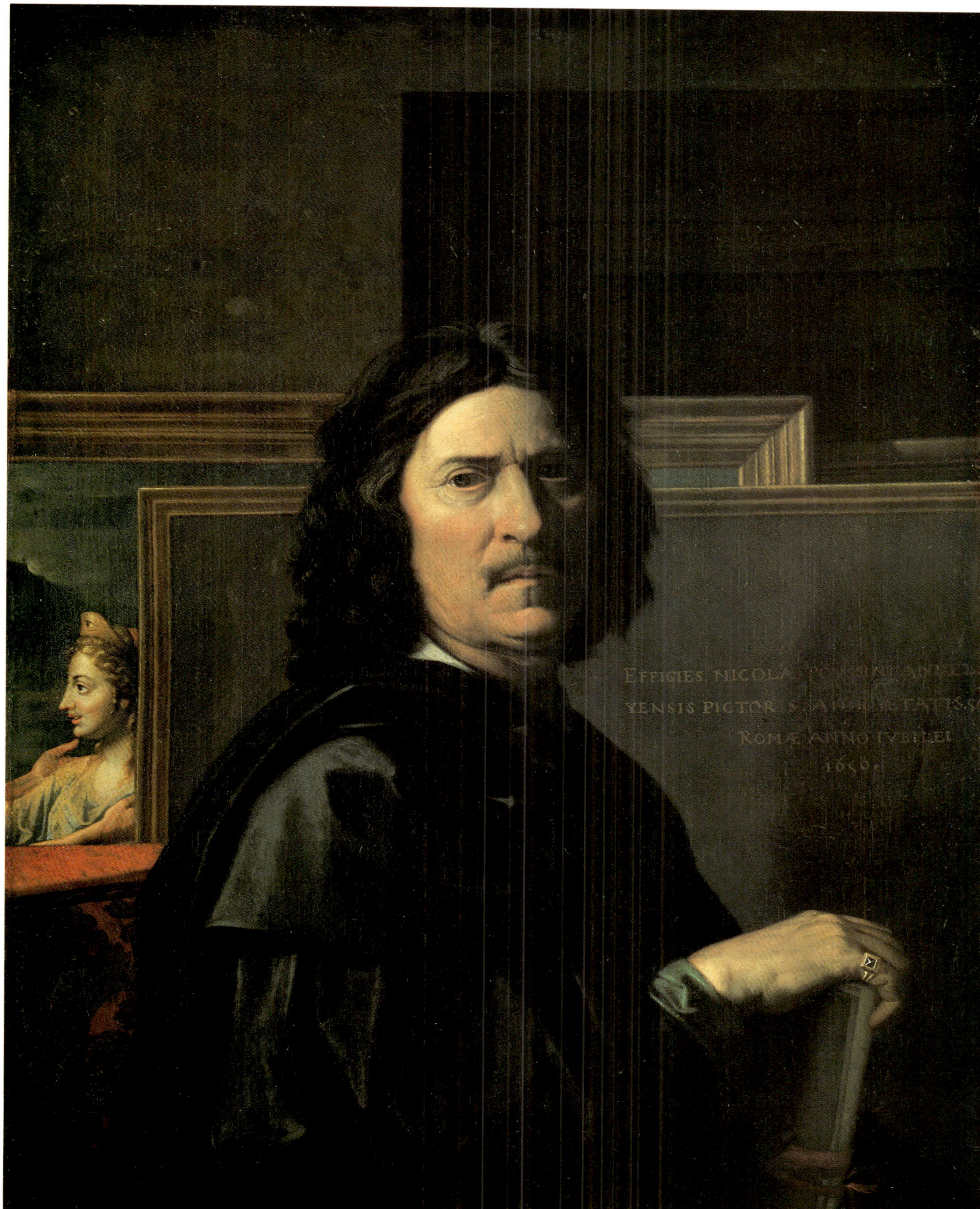
EFFIGIES NICOLA
YENSIS PICTOR
ROMÆ ANNO IVBILEI
1650.

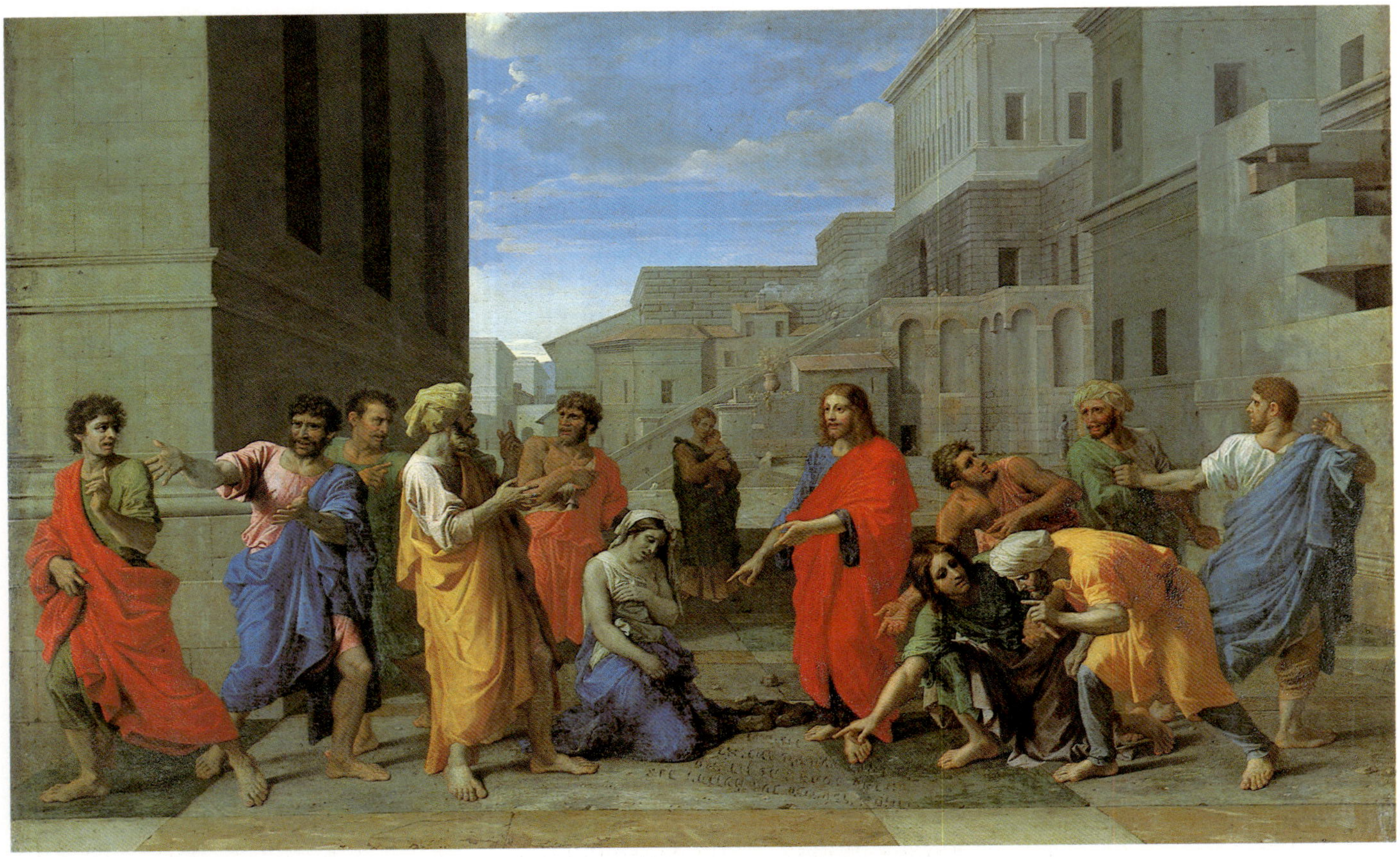

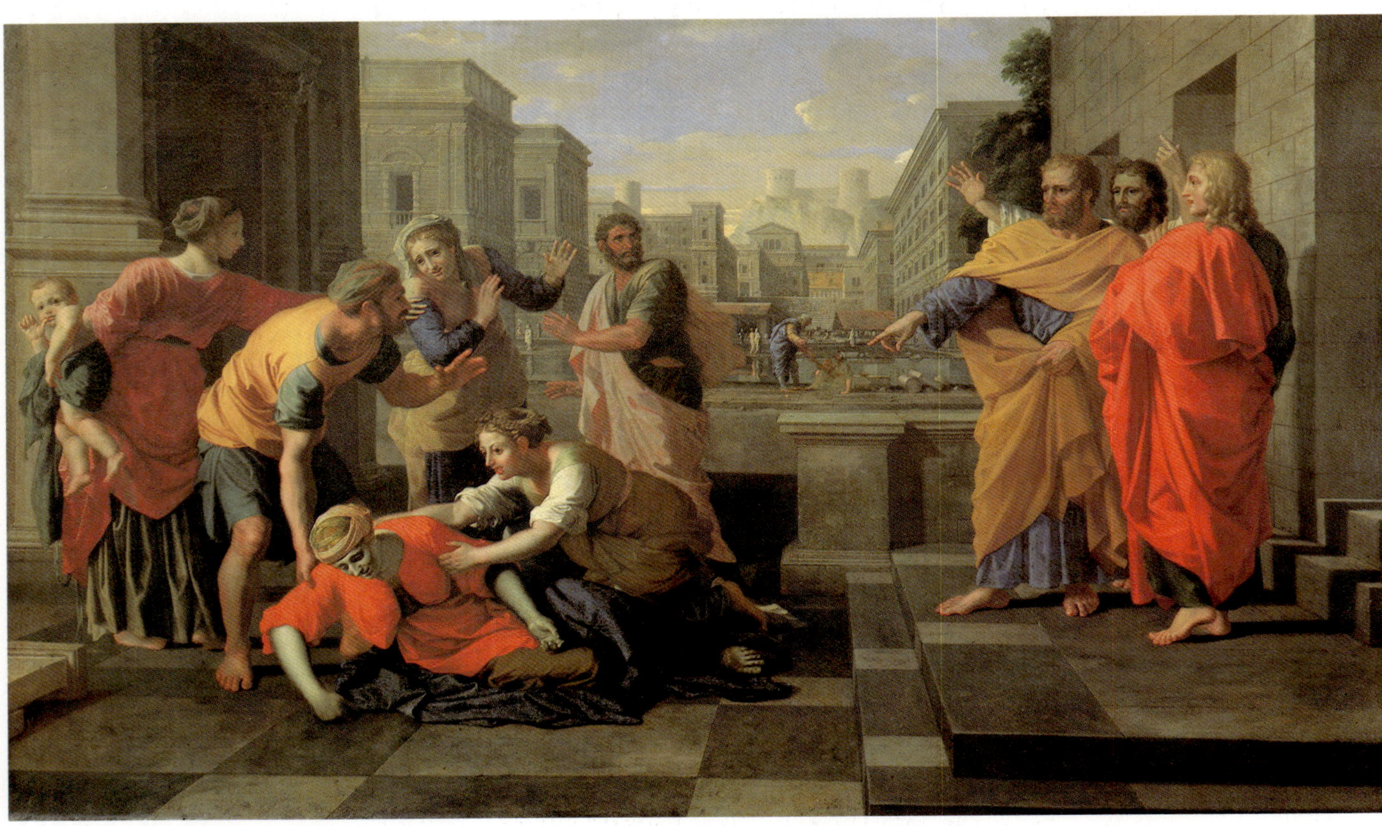

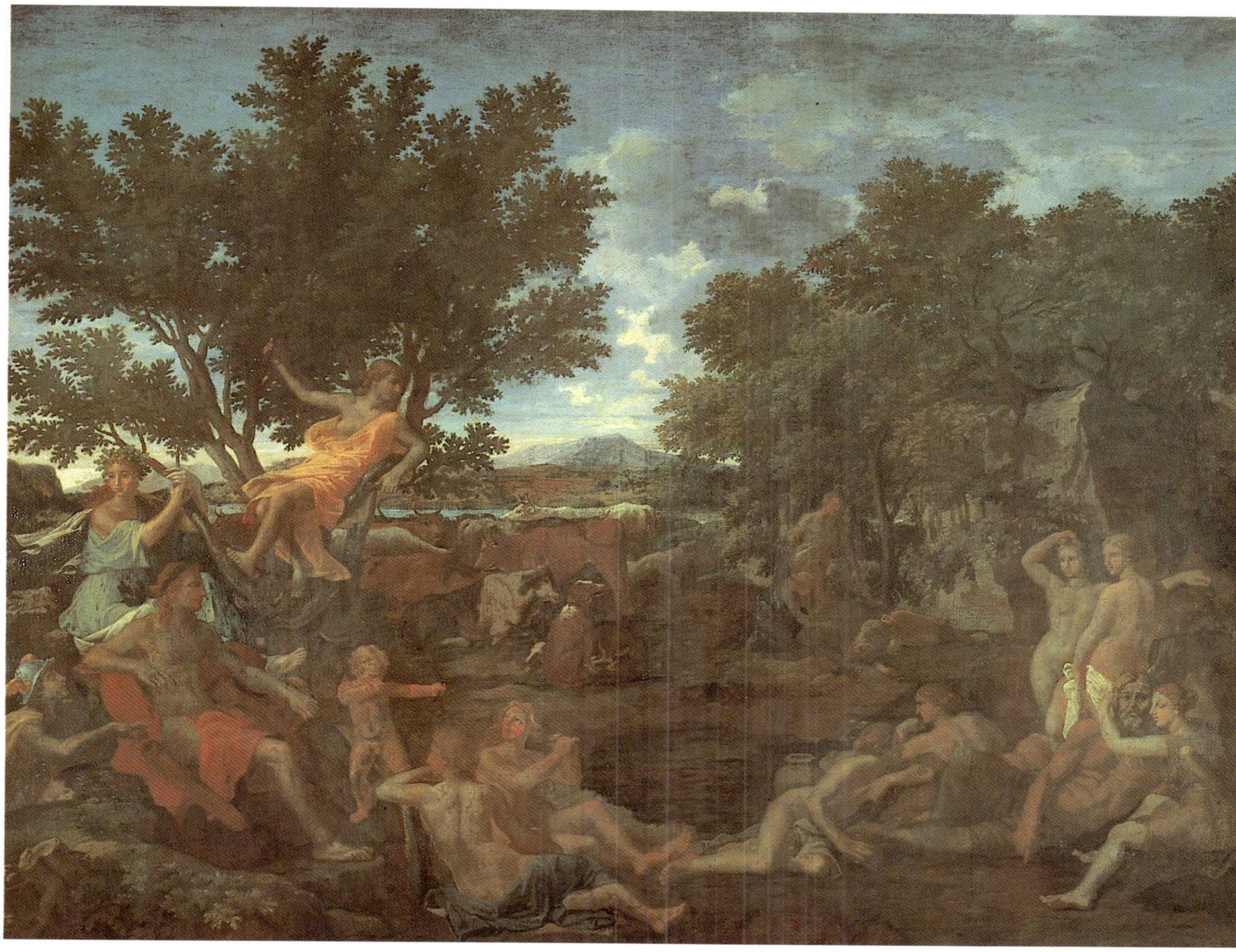

Nicolas Poussin
Apoll und Daphne, 1664.
Leinwand, 155 × 200 cm. Das letzte Bild Poussins, unvollendet dem Kardinal Camillo Massimi übergeben. Erworben 1869. M. I. 776

Gegenüber, oben
Nicolas Poussin
Christus und die Ehebrecherin, 1653.
Leinwand, 121 × 195 cm. Gemalt für André Le Nôtre, der es 1693 Ludwig XIV. schenkt. INV. 7282

Gegenüber, unten
Nicolas Poussin
Tod der Saphira.
Leinwand, 122 × 199 cm. Sammlung Ludwigs XIV., 1685. INV. 7286

Seite 446, oben
Nicolas Poussin
Der Frühling oder *Das irdische Paradies.*
Leinwand, 118 × 160 cm. Zusammen mit den drei folgenden Bildern Zyklus der Vier Jahreszeiten, ausgeführt für den Herzog von Richelieu zwischen 1660 und 1664. Sammlung Ludwigs XIV., aus der Sammlung des Herzogs von Richelieu erworben 1665. INV. 7303

Seite 446, unten
Sommer oder *Ruth und Boas.*
Leinwand, 118 × 160 cm. INV. 7304

Seite 447, oben
Der Herbst oder *Die Trauben vom verheißenen Land.*
Leinwand, 118 × 160 cm. INV. 7305

Seite 447, unten
Nicolas Poussin
Der Winter oder *Die Sintflut.*
Leinwand, 118 × 160 cm. INV. 7306

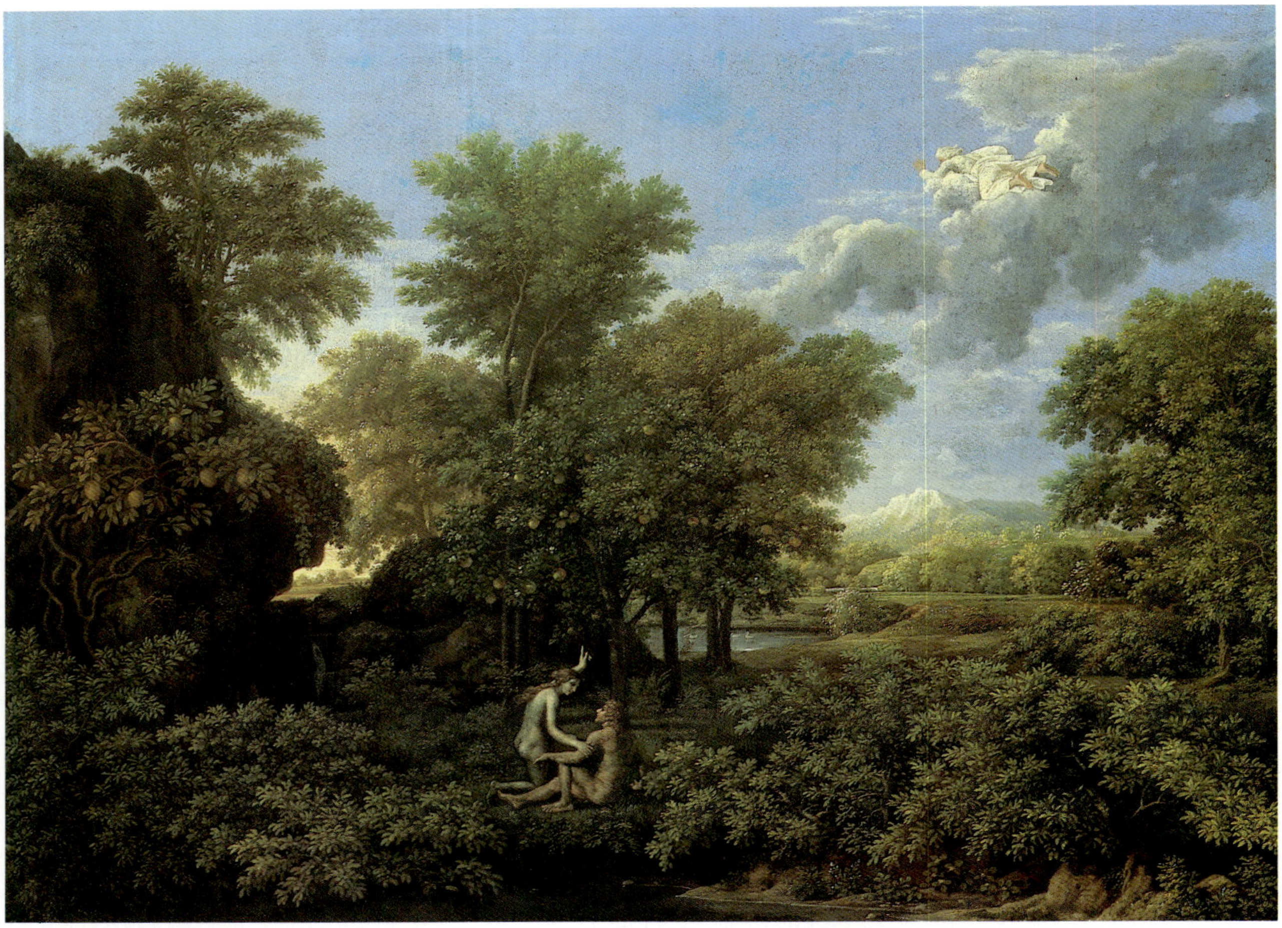

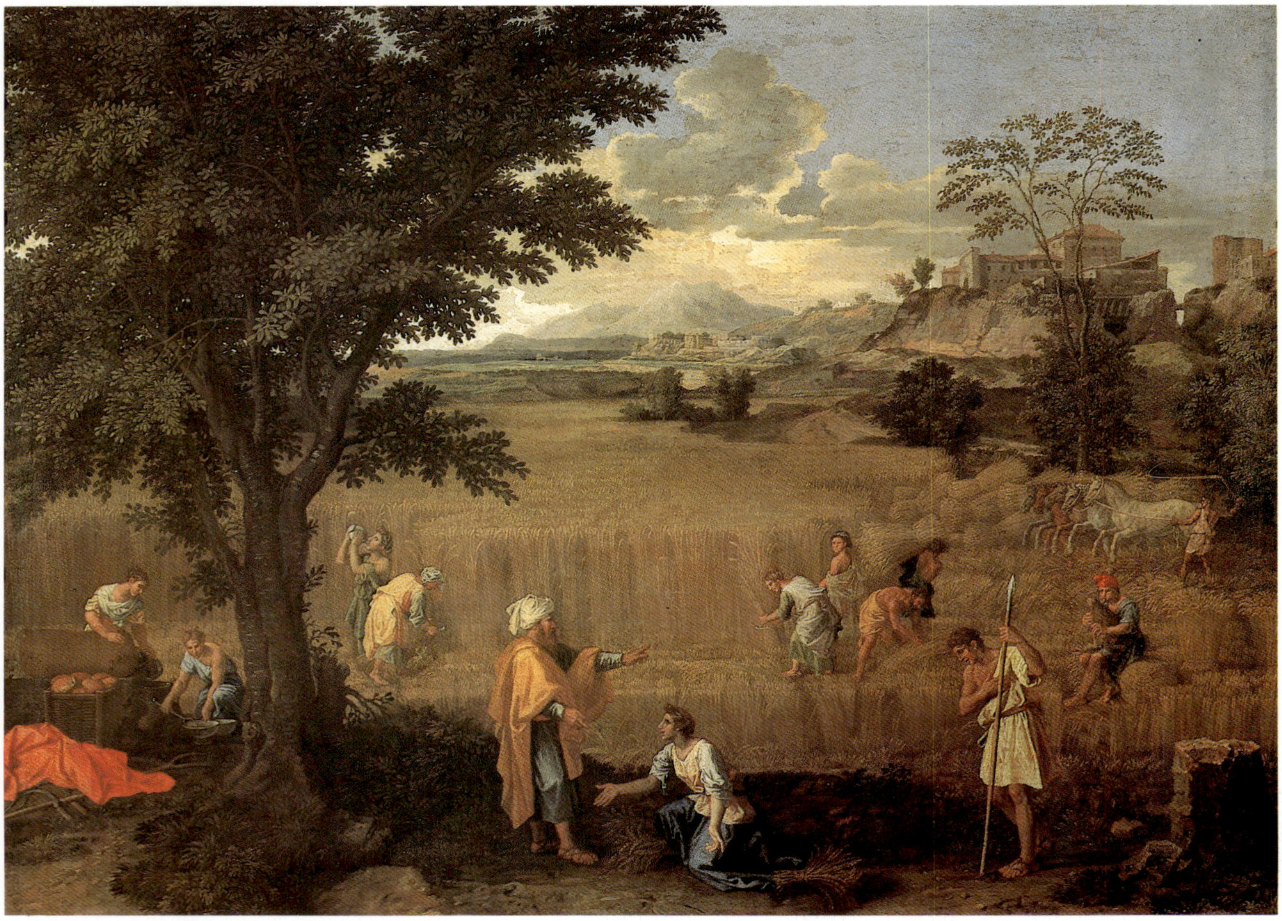

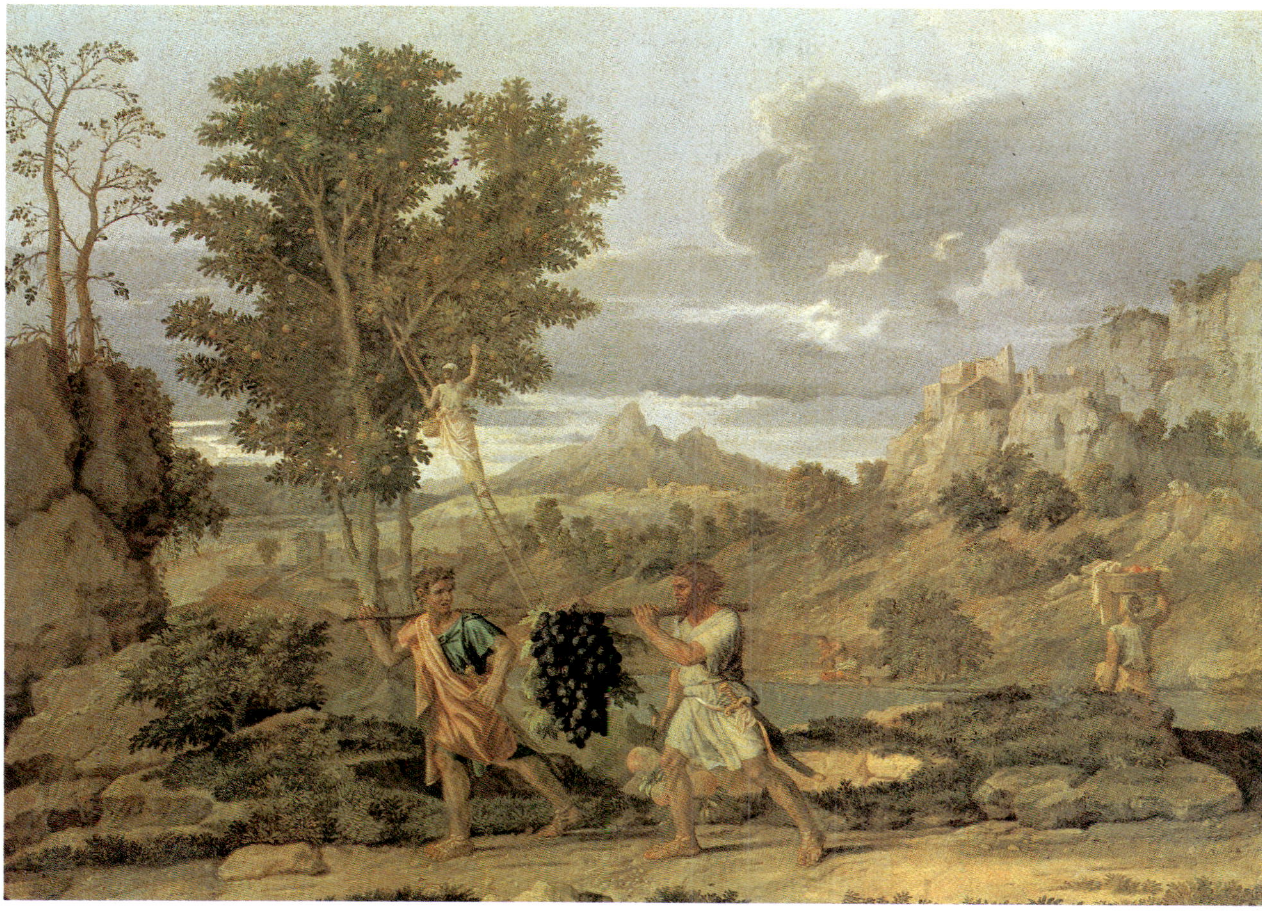

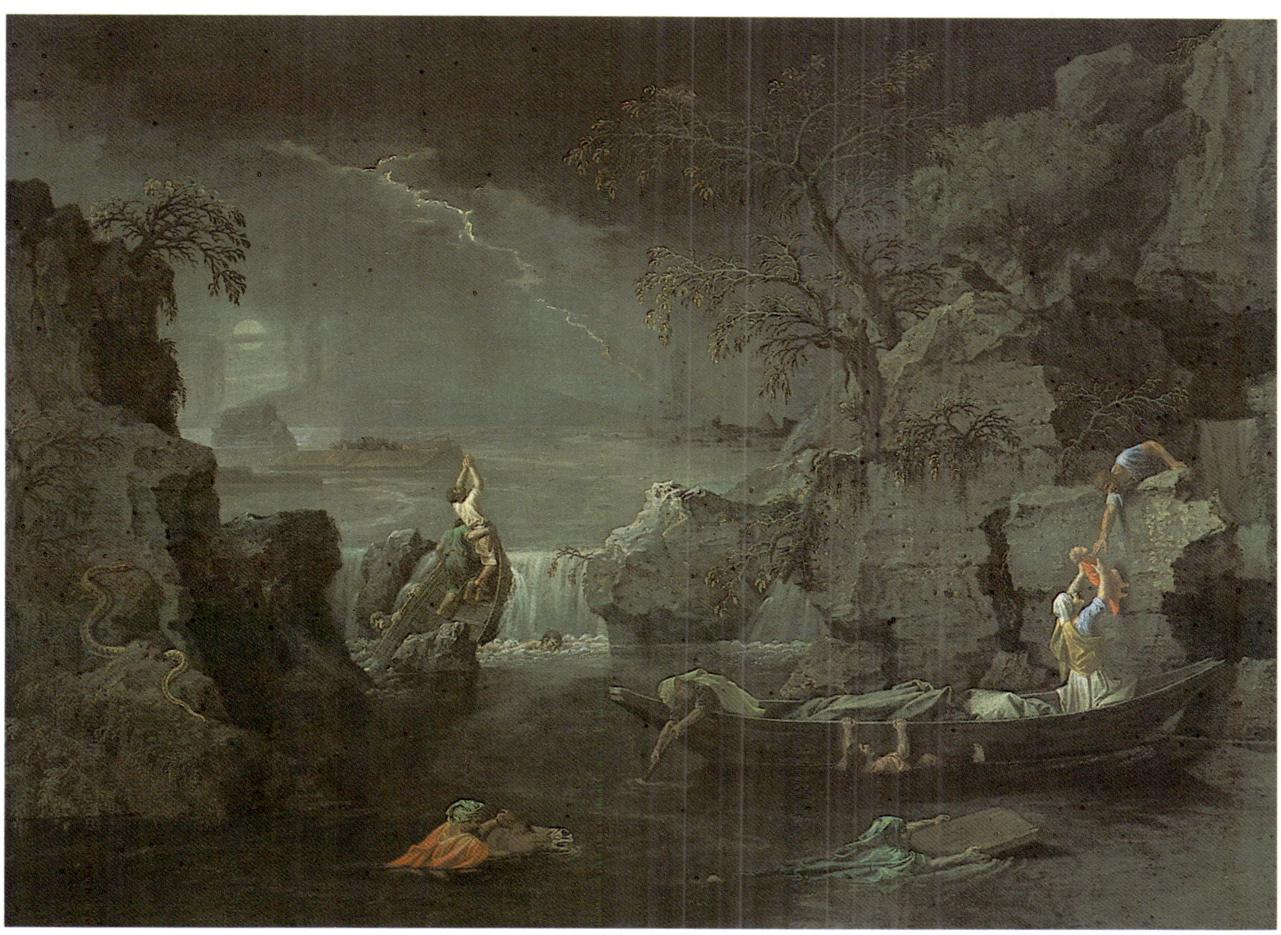

Jakob Isaacksz. van Ruisdael

Die holländischen Landschaftsbilder, die uns so vertraut geworden sind und beinahe wie ein Stück Natur selbst erscheinen, waren zu ihrer Zeit eine echte Innovation. Diese Landschaften — wie auch die schon etwas früheren Seestücke – sind die ersten ausschließlich diesseitsbezogenen Bildthemen, ohne moralisierende Untertöne oder übernatürliche Implikationen. Philosophische Aspekte gibt es nur insofern, als diese Bilder ein neues Verhältnis des Menschen zur Natur ausdrücken: Je mehr sich der Mensch seiner selbst bewußt wird, desto mehr interessiert er sich für seine Umgebung und seine Beziehung zum eigenen Lebensraum. Ein neues Weltverständnis drängt nach neuen Formulierungen.

Genrehaft verbrämte Landschaftsdarstellungen hatte es schon im 16. Jahrhundert gegeben. Die holländischen Landschaftsmaler verzichten nun auf allegorisches Beiwerk und Staffage, die der Landschaft ein mythologisches oder biblisches Motiv unterlegen, um sich ausschließlich der Schilderung ihrer von wechselnden Tageszeiten und Witterungsbedingungen hervorgerufenen Stimmungen zu widmen. Die Malerei öffnet die Sinne für die individuelle Beseelung der Natur, die zum Träger von Gefühl wird, zum Reflex des eigenen Erlebens.

Ungeahnte Möglichkeiten tun sich auf, eine ganze Welt neuer Motive. Bald schon wenden sich die Künstler mit demselben Interesse der dinglichen Umwelt zu; sie blicken in Kinderzimmer, Krankenstuben, wohnliche Interieurs ... Diese »Innenleben« werden besonders in Leiden und Delft gepflegt. Die eigentliche Errungenschaft aber sind die reinen Landschaften und Seebilder der Haarlemer Maler. Sie gingen davon aus, daß die Zeit nicht nur reif sei für neue Motive, sondern auch für eine neue Art der Betrachtung: Kunst gewinnt eine neue menschliche Dimension, indem zugleich mit den Alltagserscheinungen auch Ängste und Kümmernisse sublimiert werden.

Immer hat die Landschaftsmalerei schwierige und melancholisch befrachtete Künstlernaturen angezogen. Jakob van Ruisdael zum Beispiel war ein Besessener. Seine topographisch getreu wirkenden Landschaften sind nicht nach dem Prinzip der Nachahmung gestaltet, sie wollen vielmehr, wie Goethe es formulierte, »im Gegenwärtigen das Vergangene sichtbar machen«. Wie er das durch die Wolken brechende Sonnenlicht malt, wird die vergängliche Natur zur sinnlichen Erfahrung des ewigen Kreislaufs von Leben und Tod. Ruisdaels tragisch-heroische Motive – abgestorbene Bäume, Sturm oder melancholische Fernsichten – gehören zu den reifsten Schöpfungen dieser neuen Kategorie der Malerei, die bei den Romantikern des 19. Jahrhunderts noch einmal eine Hochblüte erleben sollte.

Gegenüber, oben
Jakob Isaacksz. van Ruisdael
Haarlem 1628/29 – Amsterdam 1682
Der Sonnenstrahl, um 1660.
Leinwand, 83 × 99 cm. Sammlung Ludwigs XVI., 1784.
INV. 1820

Gegenüber, unten
Jakob Isaacksz. van Ruisdael
Das Buschwerk.
Leinwand, 68 × 82 cm. Sammlung Ludwigs XVI., 1783.
INV. 1819

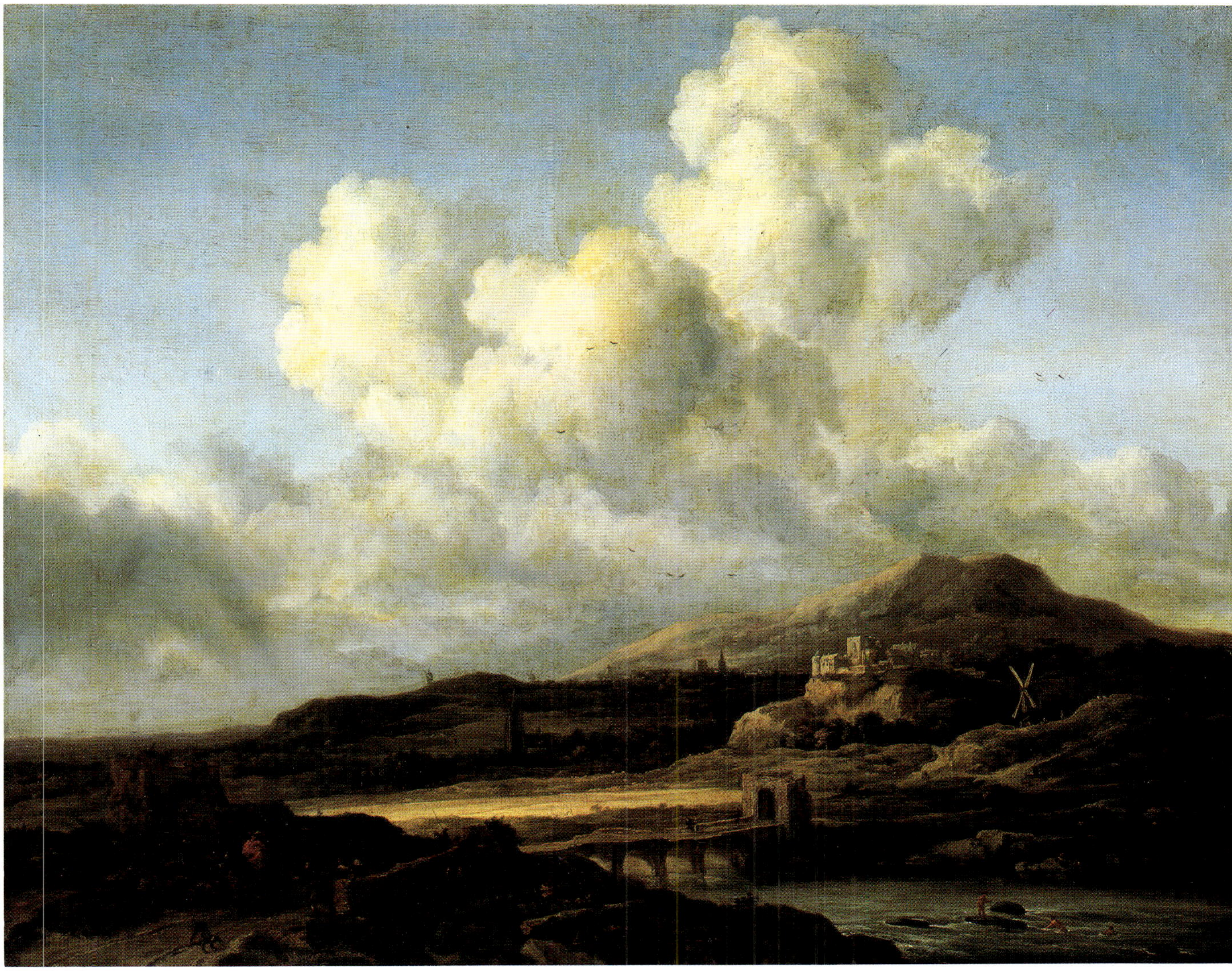

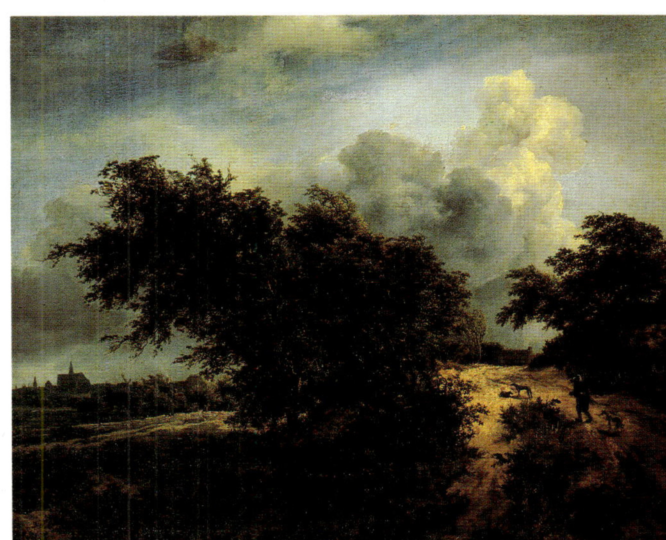

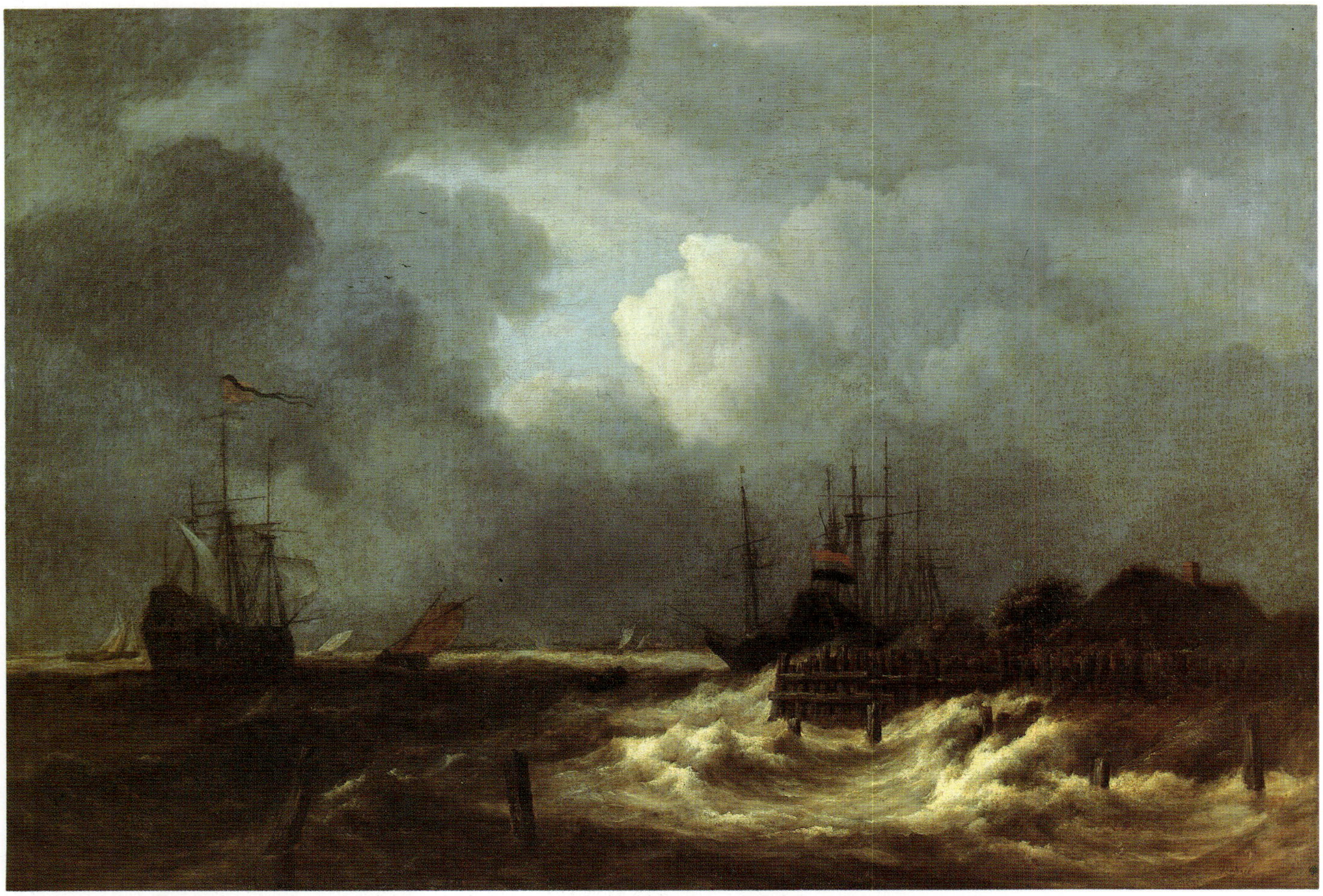

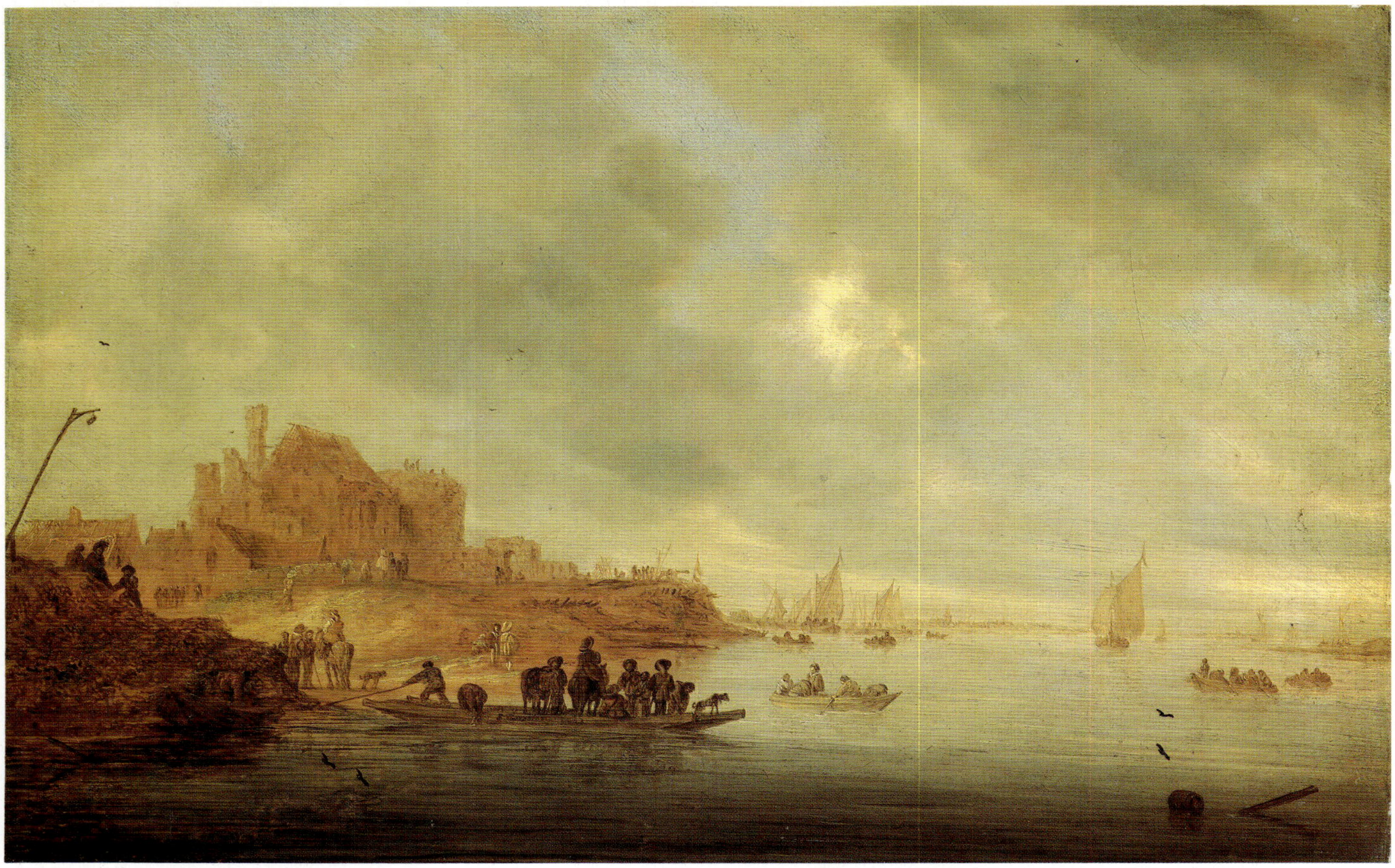

PAULUS POTTER Enkhuizen 1625 – Amsterdam 1654
Zugpferde vor einer Strohhütte, 1649.
Holz, 24×26 cm. Während der Revolution beschlagnahmt aus der Sammlung des Herzogs von Brissac. INV. 1731

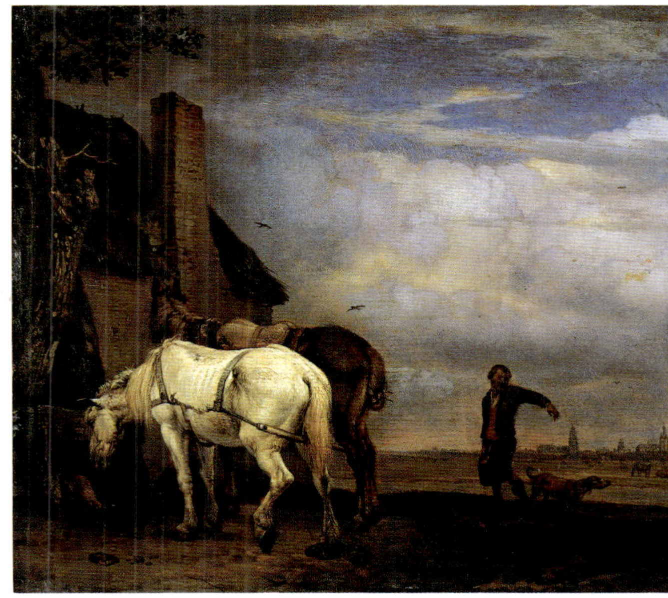

MEINDERT HOBBEMA Amsterdam 1638 – 1709
Die Mühle.
Leinwand, 80×66 cm. Erworben 1861. M. I. 270

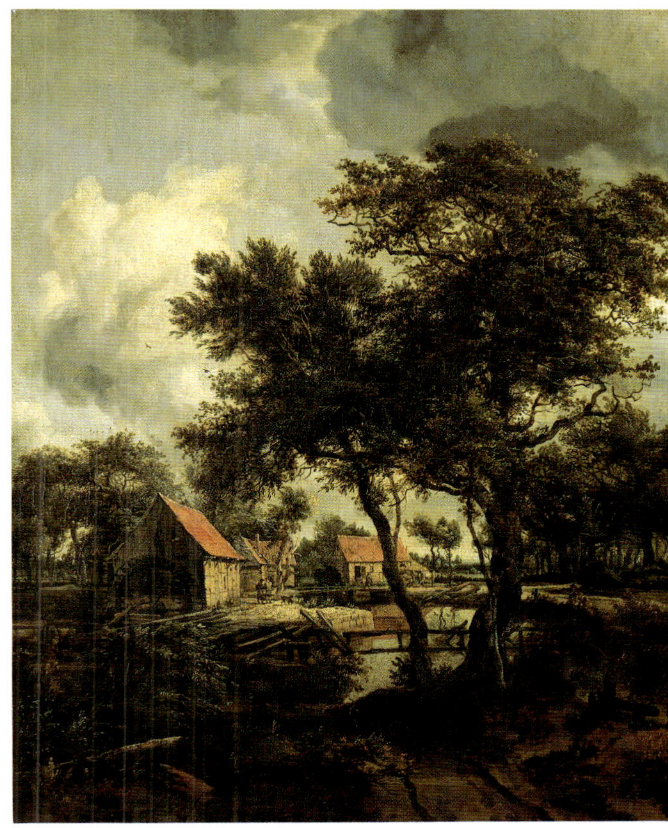

Gegenüber, oben
JAKOB ISAACKSZ. VAN RUISDAEL
Der Sturm.
Leinwand, 110×160 cm. Sammlung Ludwigs XVI., 1783.
INV. 1818

Gegenüber, unten
SALOMON VAN RUYSDAEL Naarden 1600/03 – Haarlem 1670
Die Fähre, 1643.
Leinwand, 40×60 cm. Erworben 1899. R. F. 1162

Jan Vermeer van Delft

Daß ein großer Maler sich nicht nur mit erhabenen Sujets als solcher erweisen kann, zeigt das Beispiel des Vermeer van Delft, der uns als einer der Größten gilt. Wir kennen in seinem insgesamt nur rund 40 Bilder umfassenden Œuvre zwei köstliche Stadtveduten, darunter die in Licht und Atmosphäre getauchte Ansicht von Delft (Den Haag, Mauritshuis), die seine Auseinandersetzung mit dem Freilicht eindrucksvoll bezeugen. Höhepunkt seines Schaffens sind die holländischen Interieurs, in denen die Frau bei allerlei weiblichen Beschäftigungen oder alltäglichen Begebenheiten die Hauptrolle spielt. Weibliche Anmut in einer sublimierten, intimen Welt ist sein eigentliches Thema.

Die bürgerlichen Interieurs waren die Spezialität der Delfter Genremalerei. Vermeers einzigartige Leistung innerhalb dieses Rahmens ist die künstlerische Gestaltung aller sinnlich wahrnehmbaren Nuancen, die Beherrschung von Licht- und Raumperspektive in einer perfekten Bildregie. Die scheinbare Zufälligkeit dieser Szenen täuscht: Alles ist bis ins Letzte durchdacht, ohne jede Beiläufigkeit. Vermeer führt eine höhere Stufe der Wirklichkeit vor Augen. Dank seiner brillanten Malkultur verschmelzen äußerer Anschein und Inhalt – zuweilen ein moralisch-didaktischer Sinn – zu einem harmonischen Stimmungsbild. Bestimmend für die Raumgestaltung und die natürliche Licht-Schatten-Wirkung ist das Motiv des Fensters, durch das helles Tageslicht einfällt. In der Definition der Formen, die in diffusem Licht plastisch hervortreten, verläßt der Maler sich ganz auf die Farbe, die die Figuren mehr umschreibt als zeichnerisch erfaßt. Feinste Tonabstufungen bewirken die Illusion der Wirklichkeit. Doch nicht nur in der Perfektion seiner Stilmittel, auch in der psychologischen Durchdringung seiner Motive ist Vermeers Meisterschaft der zeitgenössischen Genremalerei weit überlegen. Diese Verfeinerung kommt nicht von ungefähr. Vermeer malte sehr langsam und war deshalb gezwungen, nebenbei im Kunsthandel tätig zu sein. Als junger Maler hatte er sich in allen geläufigen Stilen geübt und so Auge und Geist geschärft; auch für seine Umwelt muß er ein offenes Auge gehabt haben. Seine Kunst mißt sich an der Natur.

Mit dieser visuellen Auffassung und der Hellmalerei nimmt Vermeer die optischen Erfahrungen der Impressionisten vorweg. Lange sollte dieser Maler eine Einzelerscheinung bleiben, für deren Würdigung die Zeit noch nicht reif war. Erst zwei Jahrhunderte später entdeckte man die Qualitäten dieses Stils, seine technische Perfektion und die überzeugende Bildsprache, die durch die charakteristische ruhige Zuständlichkeit dem Alltäglichen über den Augenblick hinaus Gültigkeit verleiht.

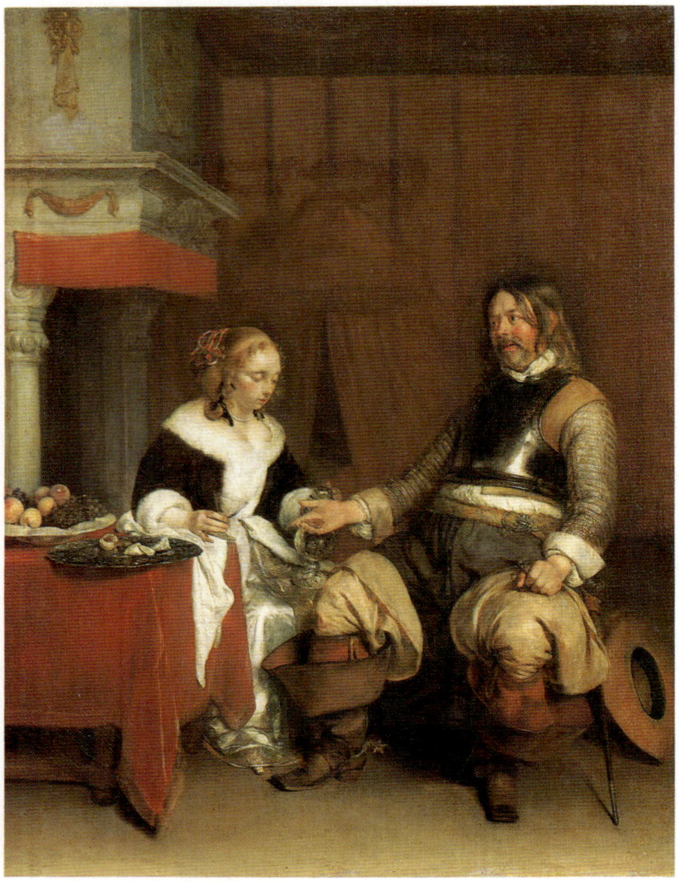

GERARD TER BORCH Zwolle 1617 – Deventer 1681
Ein Soldat bietet einem Mädchen Geld an (Le Galant militaire).
Leinwand, 68 × 55 cm. Sammlung Ludwigs XVI., 1785.
INV. 1899

Gegenüber
JAN VERMEER VAN DELFT Delft 1632 – 1675
Der Astronom, 1668.
Leinwand, 51 × 45 cm. Zugang durch Abtretung, 1983.
R. F. 1983-28

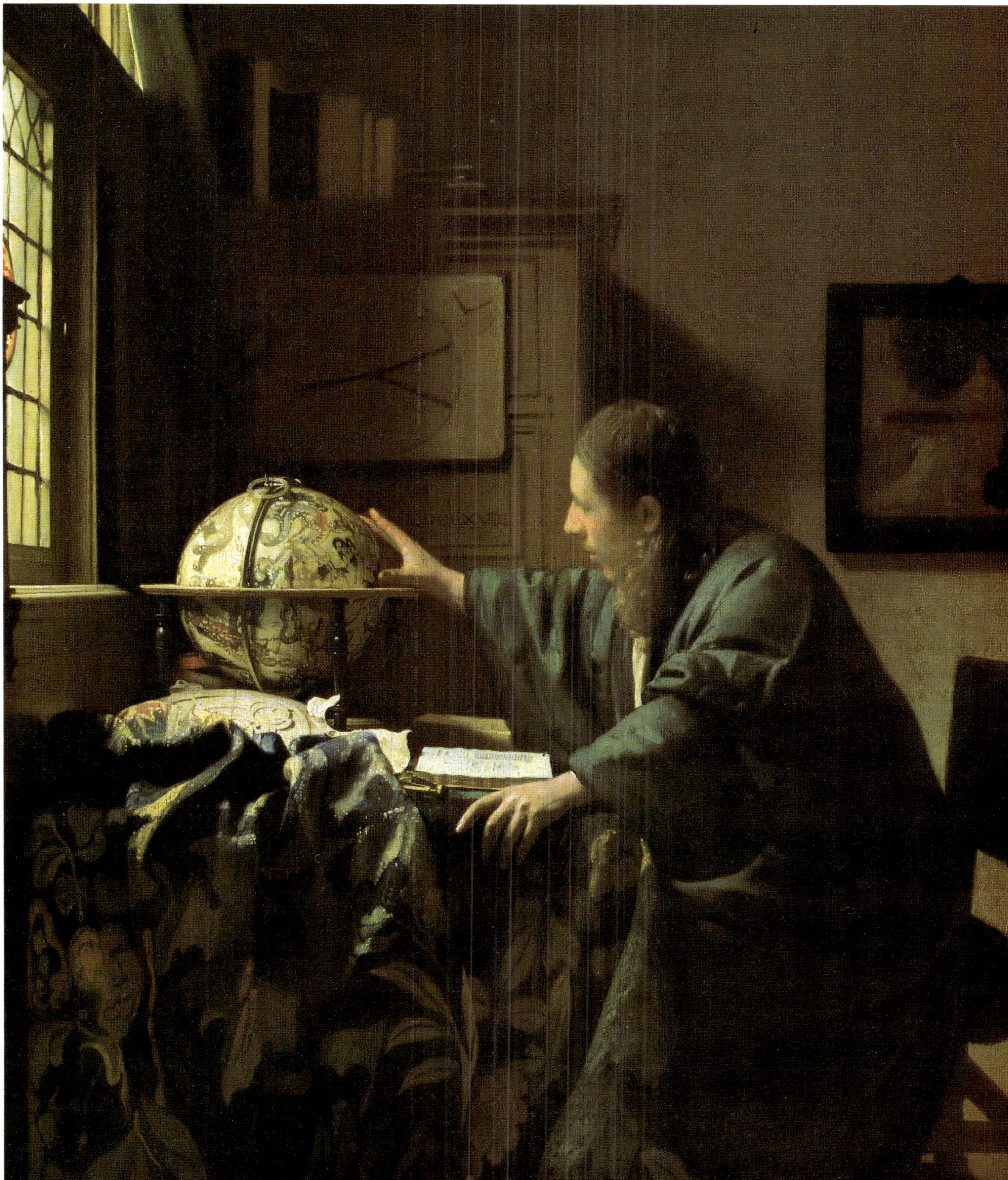

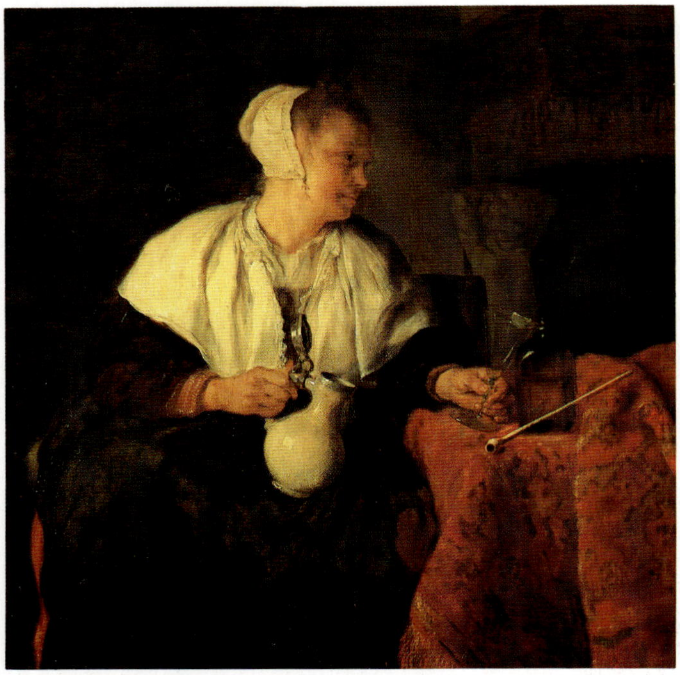

Gegenüber
Gerard Dou   Leiden 1613 – 1675
Die wassersüchtige Frau, 1663.
Holz, 86 × 68 cm. Aus der königlichen Galerie in Turin; Geschenk von Karl-Emanuel IV. an den General Clauzel, der das Bild 1799 an den Louvre gibt. INV. 1213

Gabriel Metsu   Leiden 1629 – Amsterdam 1667
Die Zecherin.
Holz, 28 × 27 cm. Während der Revolution beschlagnahmt aus der Sammlung des Herzogs von Brissac. INV. 1464

Gabriel Metsu
Die Apfelschälerin.
Holz, 28 × 26 cm. Während der Revolution beschlagnahmt aus der Sammlung des Herzogs von Brissac. INV. 1465

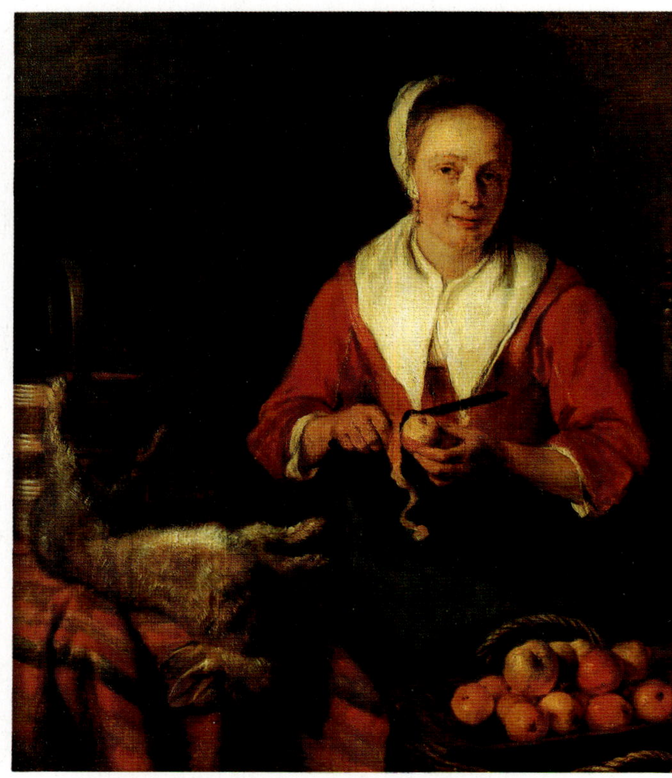

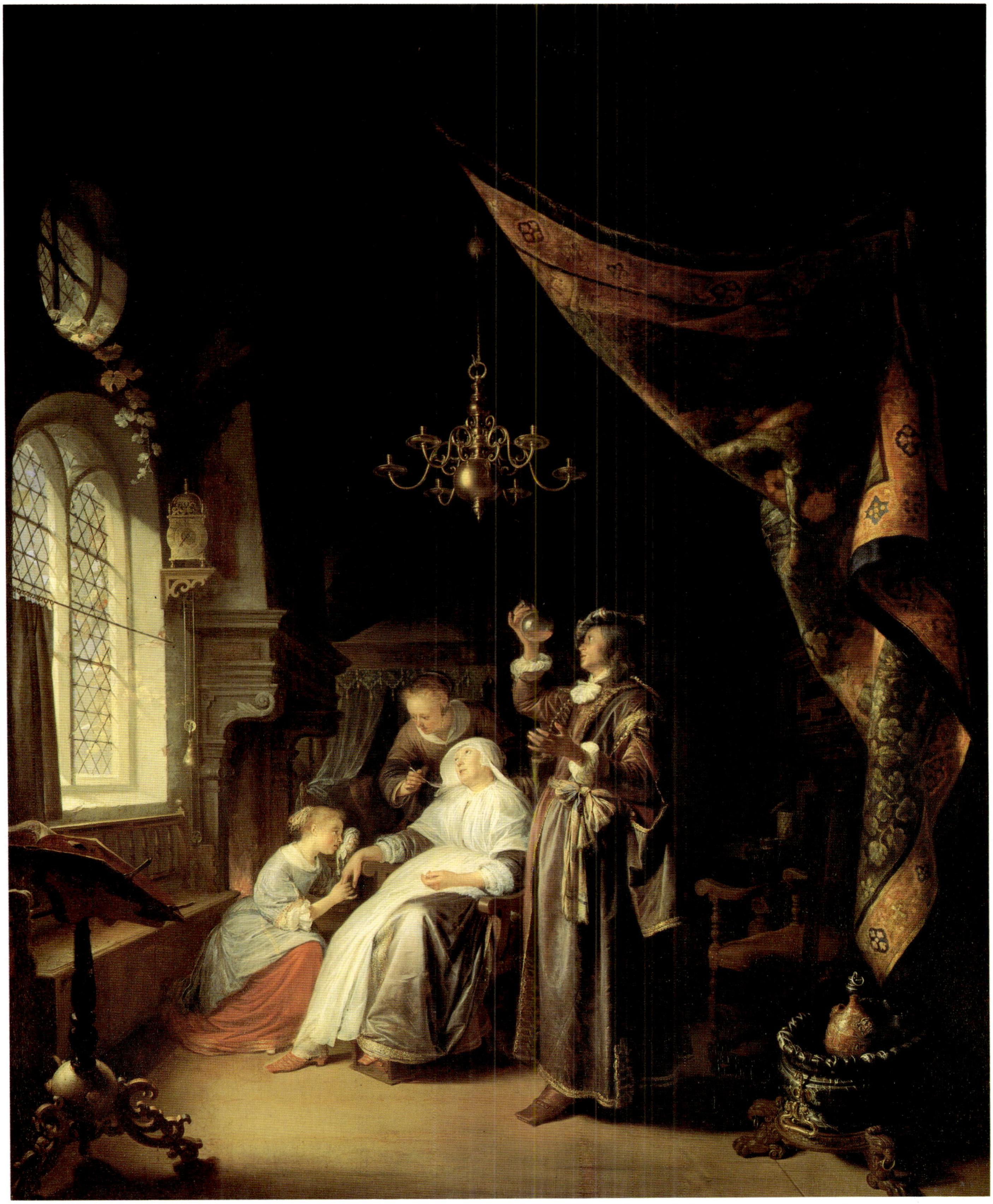

Gegenüber
Jan Vermeer van Delft
Die Spitzenklöpplerin.
Leinwand auf Holz, 24 × 21 cm. Erworben 1870. M. I. 1448

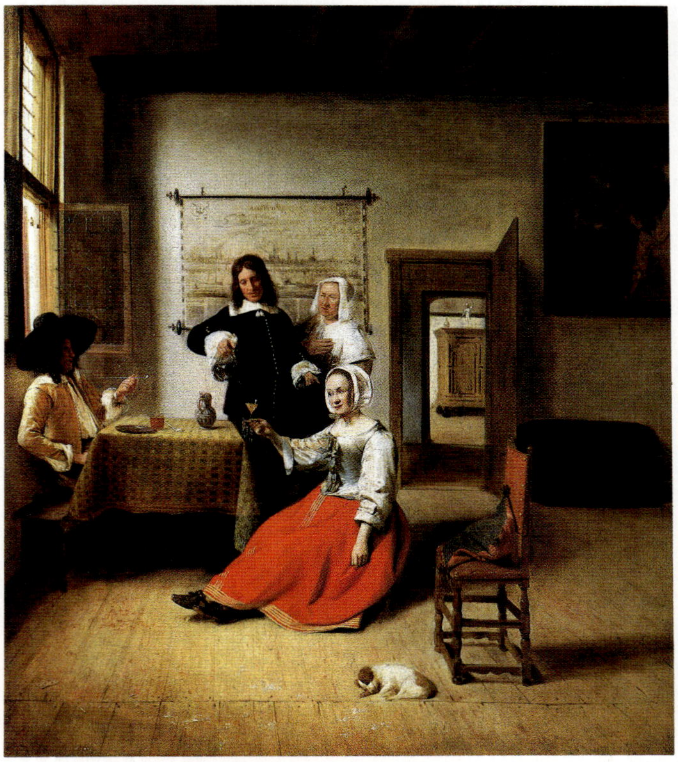

Pieter de Hooch Rotterdam 1629 – 1684
Die Trinkerin, 1658.
Leinwand, 69 × 60 cm. Schenkung 1974. R. F. 1974-29

Gerard ter Borch
Der Leseunterricht.
Holz, 27 × 25 cm (ursprünglich 23 × 25 cm).
Legat Louis La Caze, 1869. M. I. 1006

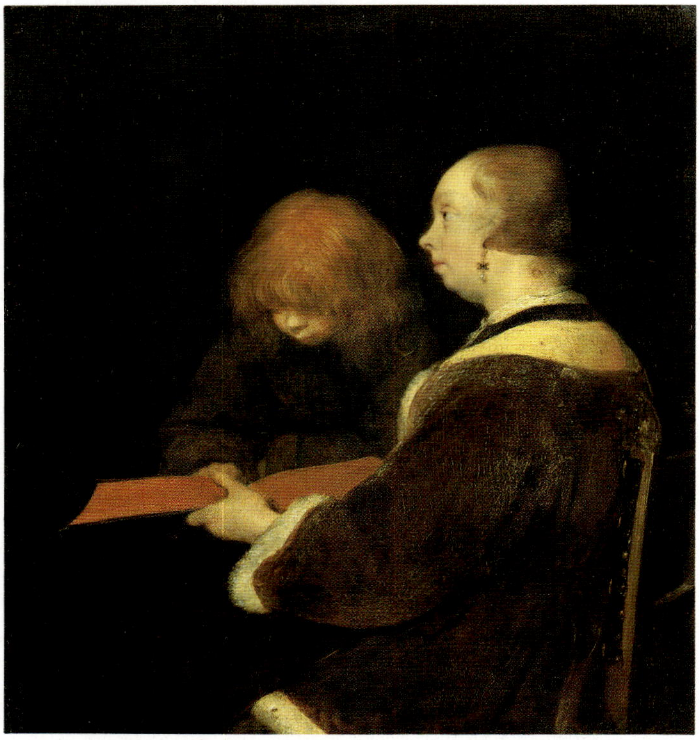

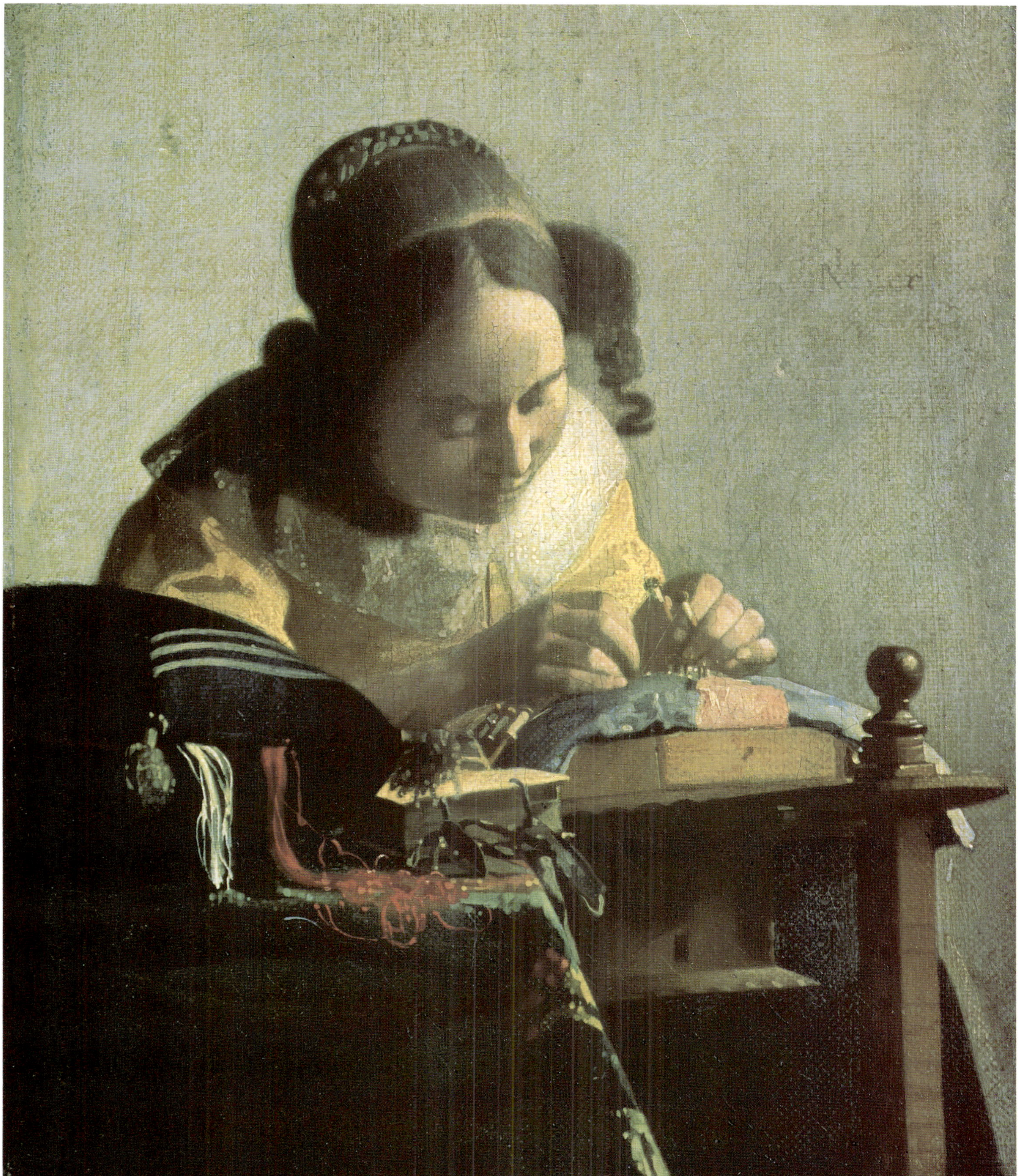

Jan van der Heyden

Die Soziologie der holländischen Malerei und ihrer lokalen Schulen ist so vielfältig, daß die Grenzen oft sehr schwer abzustecken sind und Klassifizierungen über Allgemeinverbindliches nicht hinauskommen. Durch Umzüge der Maler von Stadt zu Stadt konnten sich die Gewichte ganz erheblich verlagern. Prominentestes Beispiel hierfür ist Rembrandt, in dessen Genie sich die Leidener Feinmalerei mit der Weltläufigkeit von Amsterdam durchaus verbunden hat. Im Grunde entziehen sich individuelle Malerpersönlichkeiten einer strengen geographischen Ordnung.

Gerard Dou, der als Schüler in das Leidener Atelier des erst zweiundzwanzigjährigen Rembrandt eintrat, erlernte dort die minuziöse Feinmalerei in kleinen Formaten, mit denen der Meister in dieser Frühzeit experimentierte. Während Rembrandt sich bald in Amsterdam größeren Aufgaben zuwandte, behielt Dou zeitlebens die Vorliebe für anspruchslose, intime Motive und eine akribische Maltechnik, die dann bei den Leidener Feinmalern Schule machte. Seine intelligente, zunehmend komplizierter werdende Bildstruktur und eine Detailtreue, die sich von Vermeer durch absolute Objektivität und Sachlichkeit unterscheidet, erweisen seine hohen Qualitäten als Maler, dessen Leistung noch immer zu wenig gewürdigt wird. *Die wassersüchtige Frau* (Seite 455), eine alltägliche Bilderzählung mit charakteristischem allegorischem Sinngehalt, hat Cézanne beeindruckt. Aufgrund ihrer sorgfältigen Maltechnik sind Dous Genrestücke in hervorragendem Erhaltungszustand.

Gabriel Metsu, dessen Schilderungen bürgerlicher Unterhaltungen bei den französischen Kunstsammlern des 18. Jahrhunderts besonders beliebt waren, unterscheidet sich von Dous Genreszenen durch eine größere Betonung der menschlichen Figur (vgl. Seite 454). In seinem Werk sind Einflüsse der verschiedensten Richtungen holländischer Genremalerei zu einem persönlichen Stil verschmolzen.

Die Vielfalt setzt sich fort innerhalb des Werks der einzelnen Meister, denen die Thematik, auf die sie sich gewöhnlich spezialisiert hatten, noch Spielraum genug bot. Auch die typischen Stadtansichten des in Amsterdam ansässigen Malers Jan van der Heyden in ihrer feinmalerischen Präzision und einer klaren, atmosphärisch leuchtenden Struktur wie *Das neue Rathaus von Amsterdam* konnten sich verändern, je nachdem wie Standpunkt und Tageszeit gewählt wurden. Von ihm stammen nicht nur topographisch getreue Stadtansichten, die nicht zuletzt auf die großen venezianischen Vedutenmaler des 18. Jahrhunderts gewirkt haben, sondern ebenso Phantasieveduten, zusammenkopiert aus Einzelelementen, die der Maler auf zahlreichen Reisen kennengelernt hatte. Außer auf dem Gebiet der Architekturmalerei tat er sich in der Stillebenmalerei mit verblüffenden Trompe-l'œil-Effekten hervor. Und damit nicht genug der Vielseitigkeit: Er kümmerte sich um kommunale Belange wie die Straßenbeleuchtung in Amsterdam und erfand eine Schlauchspritze für die Feuerwehr.

Gegenüber
JAN VAN DER HEYDEN Gorkum 1637 – Amsterdam 1712
Das neue Rathaus von Amsterdam, 1668.
Leinwand, 73 × 86 cm. Die Figuren stammen von Adriaen van de Velde. Sammlung Ludwigs XVI., 1783. INV. 1337

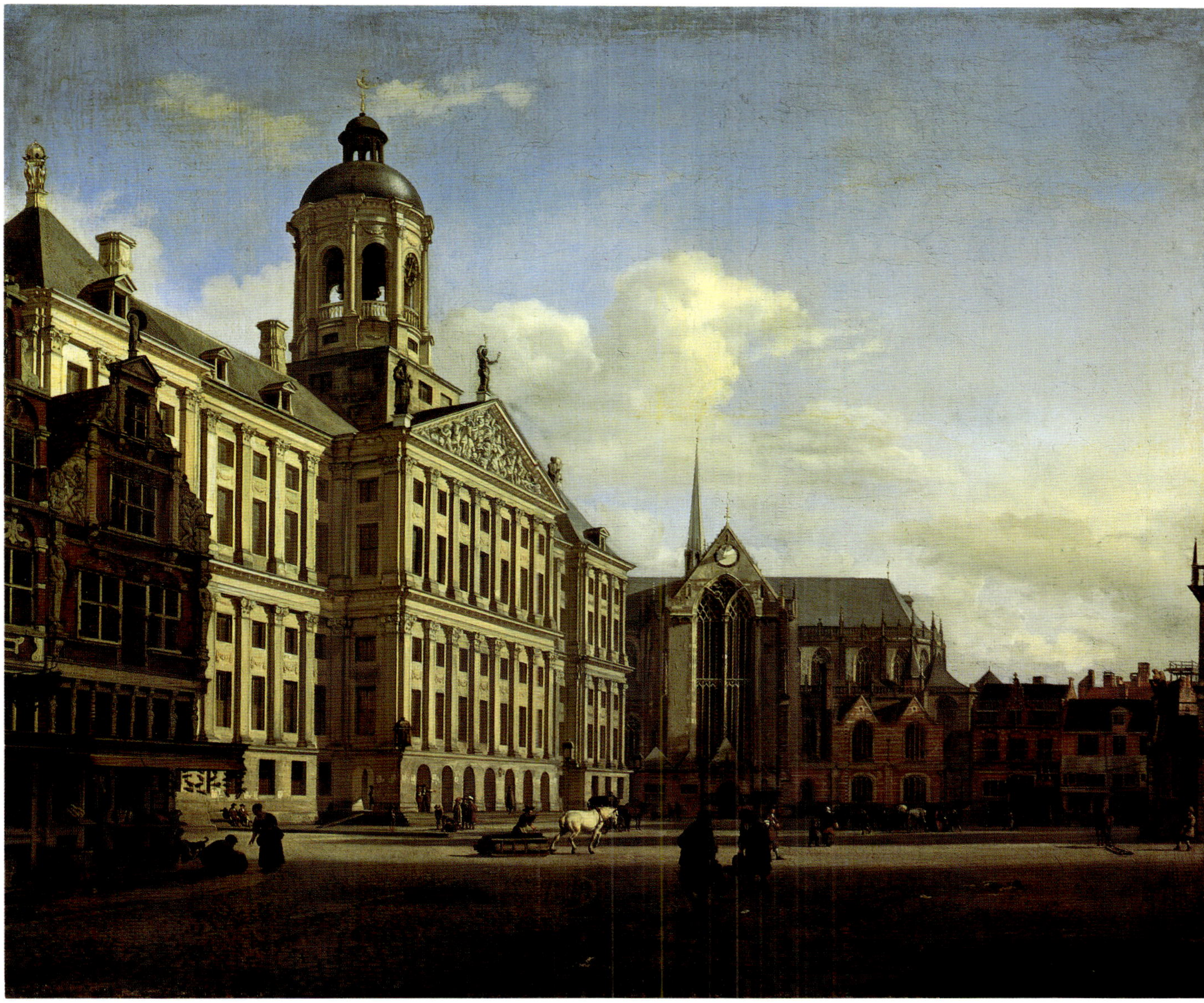

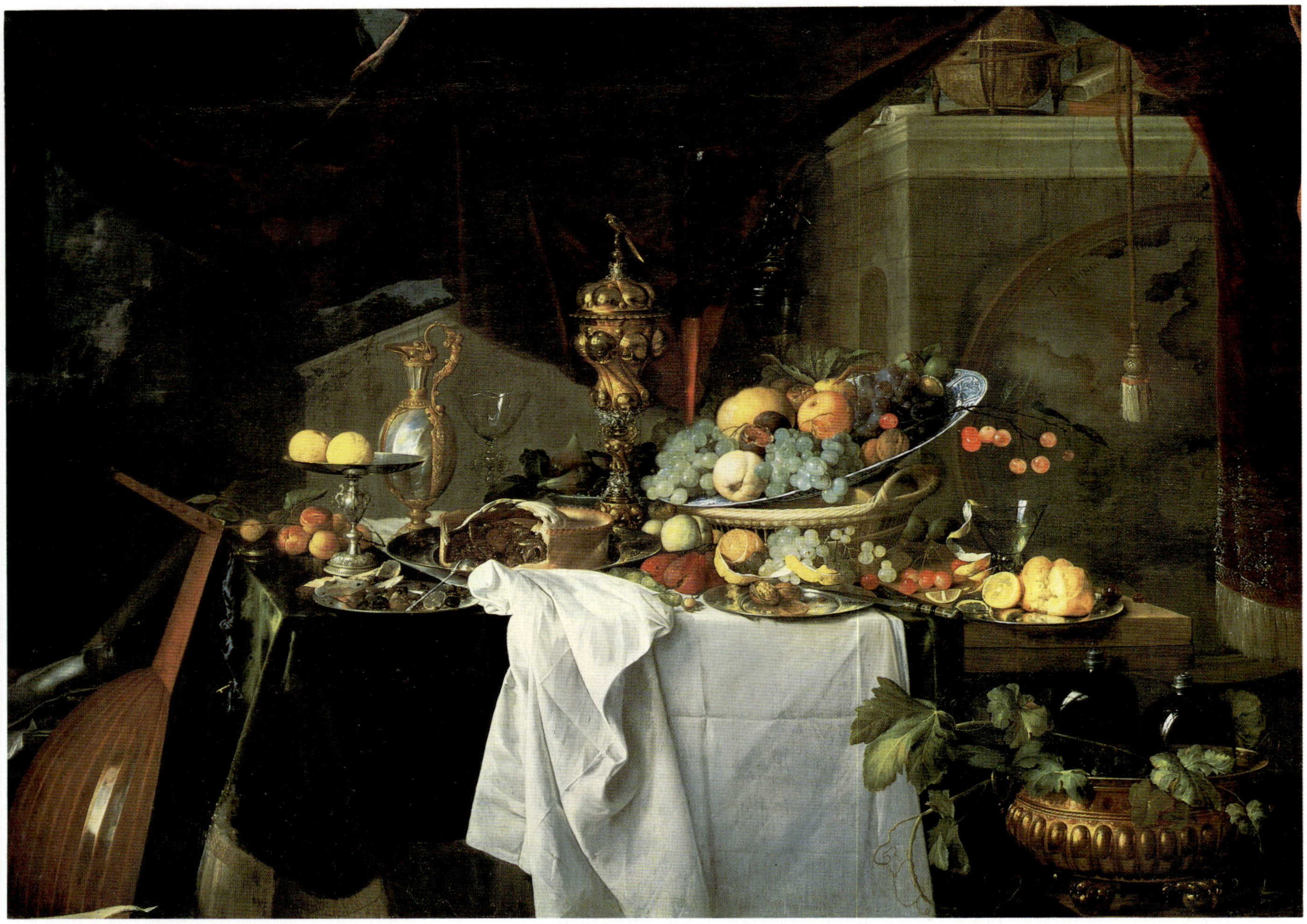

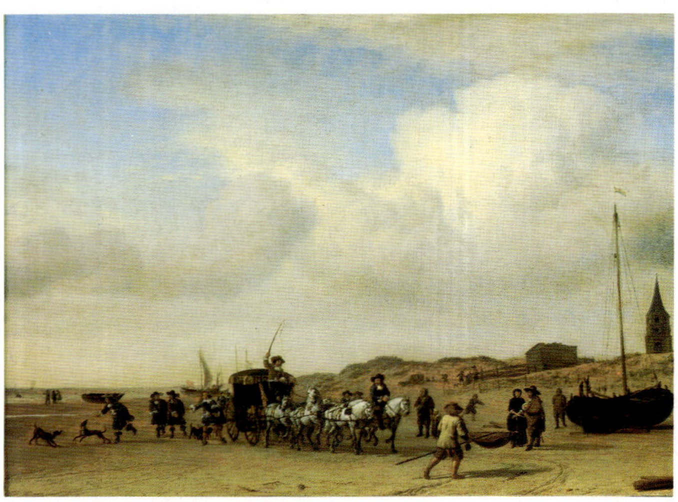

JAN DAVIDSZ. DE HEEM Utrecht 1606 – Antwerpen 1683/84
Ein Dessert, 1640.
Leinwand, 149 × 203 cm. Sammlung Ludwigs XIV., vor 1683.
INV. 1321

ADRIAEN VAN DE VELDE Amsterdam 1636 – 1672
Kutsche am Strand von Scheveningen, 1660.
Holz, 37 × 49 cm. Sammlung Ludwigs XVI., 1784. INV. 1915

Gegenüber
JACOB VAN OOST D. J. Brügge 1637 – 1713
Der hl. Makarius von Gent pflegt die Leprakranken, 1673.
Leinwand, 350 × 257 cm. Beschlagnahmt während der Revolution aus der Sammlung des Prinzen Conti.
INV. 1672

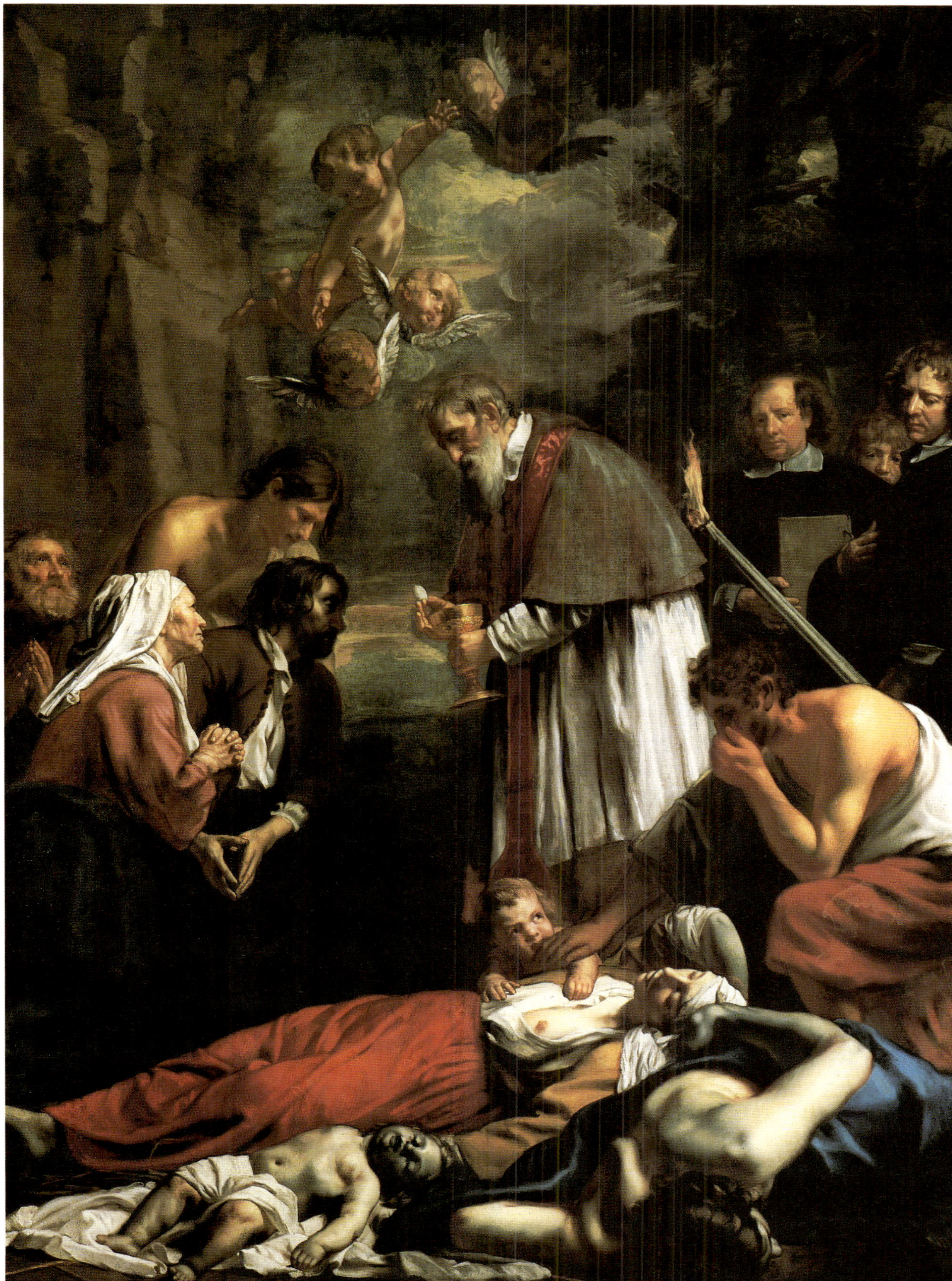

Philippe de Champaigne

Das Verständnis dieser schlichten, monumentalen Komposition erschließt sich dem Betrachter erst aus der Inschrift, die links oben beträchtlichen Raum einnimmt und das Bild als Ex-Voto zu erkennen gibt. Sie wendet sich an Christus als Heiler seelischer wie körperlicher Leiden und berichtet von der jungen Nonne Katharina – rechts im Bild –, die mit 26 Jahren 14 Monate lang an einem hartnäckigen Fieber litt, das ihren Körper zur Hälfte lähmte. Jede ärztliche Kunst versagte. Als jedoch die Mutter Oberin, Agnes mit Namen – die würdige Matrone links im Bild –, mit ihr betete, genas sie sogleich. Gleichsam als Dokument dieses Wunders und als Ausdruck der Freude des glücklichen Vaters, Philippe de Champaigne, wurde dieses Bild gemalt.

Die beiden Frauen befinden sich in einem kargen Raum, der im Halbdunkel nur angedeutet ist; ein helles Licht fällt von links ein und beleuchtet die Gewänder und das hübsche Gesicht der Jüngeren. Dieser realen Lichtquelle steht ein von oben einfallender Strahl entgegen, der keine Schatten wirft und offensichtlich immaterieller Natur ist: Gemeint ist wohl die Erhörung der Gebete von Mutter Agnes, was diese mit einem verschmitzten Lächeln zu quittieren scheint.

Das Ereignis bedeutete für die Nonnen des Klosters Port Royal bei Paris einen besonderen Segen: Sie hatten sich nämlich dem Jansenismus angeschlossen, einer von Rom verurteilten theologischen Richtung, die in ihrem Kloster bald großen Rückhalt fand. Die Folge war, daß die Nonnen arge Repressalien von seiten der Jesuiten und der Krone zu erdulden hatten. Erst als ein Kind – zufällig die Nichte von Blaise Pascal, der auch Anhänger des Jansenismus war – wundersam geheilt wurde, besserte sich ihre Lage. Das Futteral auf Katharinas Schoß mag die Reliquie der Heiligen Dornenkrone enthalten, der die Wunderheilungen zugeschrieben wurden. Im Kloster betete man um die Kraft, alle auferlegten Leiden standhaft zu ertragen; die Wunderheilungen wurden dabei selbstverständlich zugleich als göttliche Bestätigung ihrer Glaubensrichtung aufgefaßt. In diesem Sinne ist auch das Ex-Voto mehr als nur ein Zeugnis persönlicher Frömmigkeit und Dankbarkeit; es ist zugleich eine Art politischer Schachzug der bedrängten Nonnen.

Philippe de Champaigne Brüssel 1602 – Paris 1674
Bildnis eines Mannes (Etienne Delafons), 1648.
Leinwand, 88 × 68 cm. Erworben 1818. INV. 1146

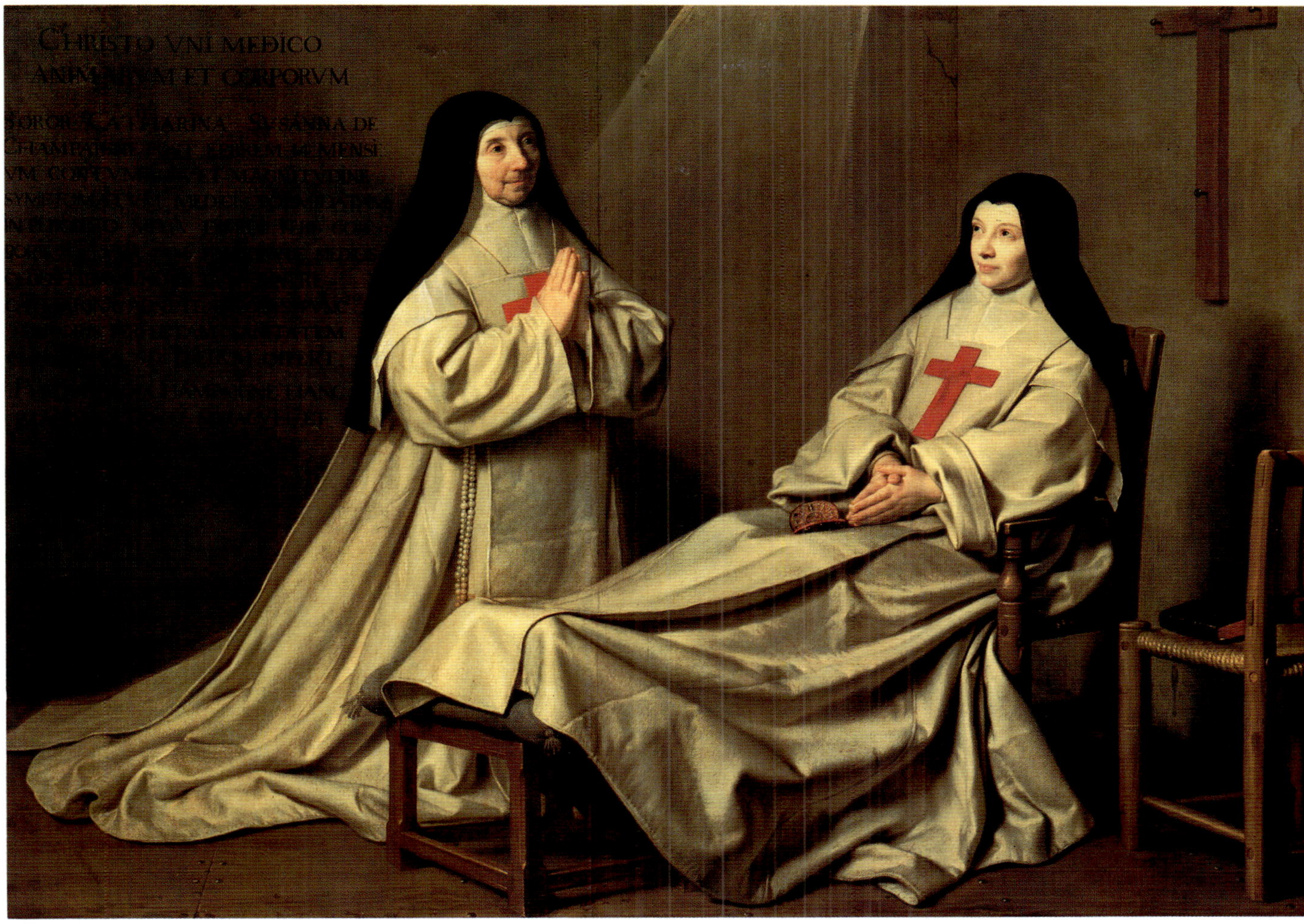

PHILIPPE DE CHAMPAIGNE
Mutter Cathérine Agnes Arnauld und Schwester Cathérine de Sainte-Suzanne, Tochter des Künstlers, gen. *Ex-Voto von 1662,* 1662.
Leinwand, 165 × 229 cm. Geschenk des Künstlers an das Kloster Port-Royal bei Paris, 1662. Während der Revolution beschlagnahmt. INV. 1138

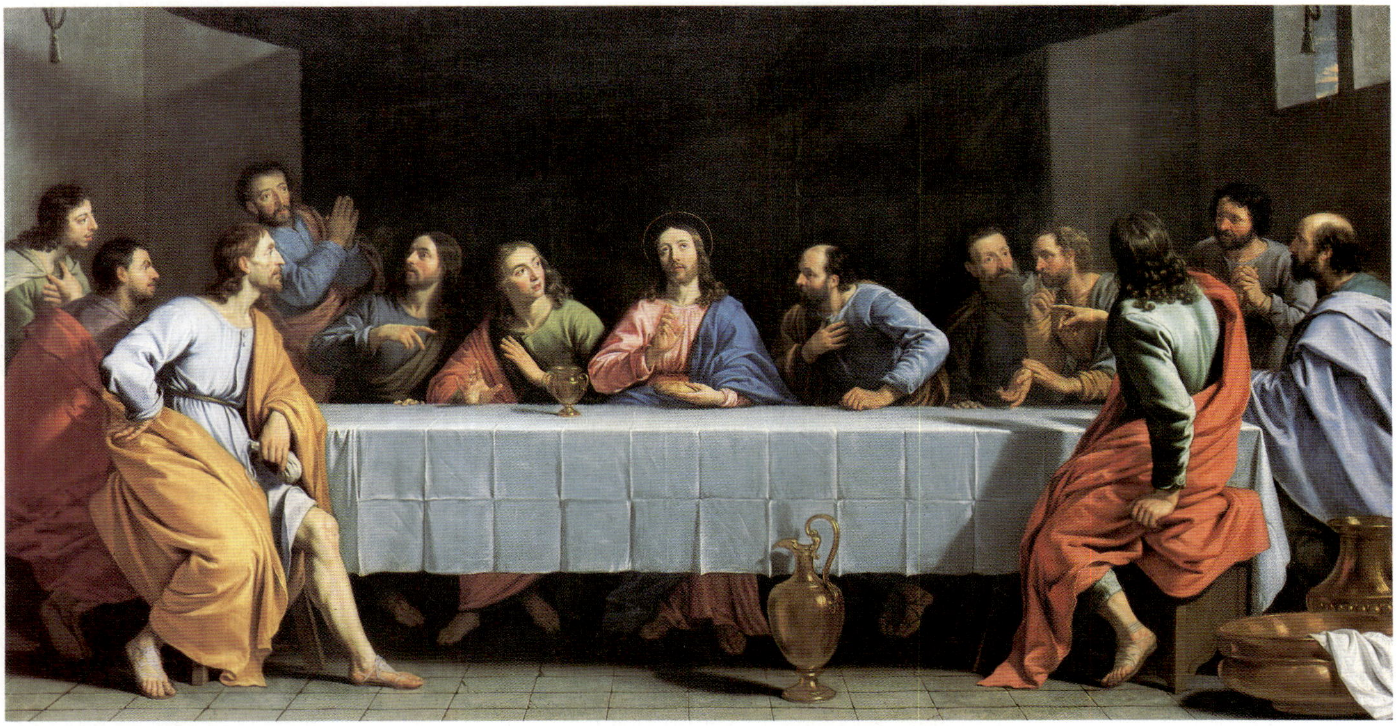

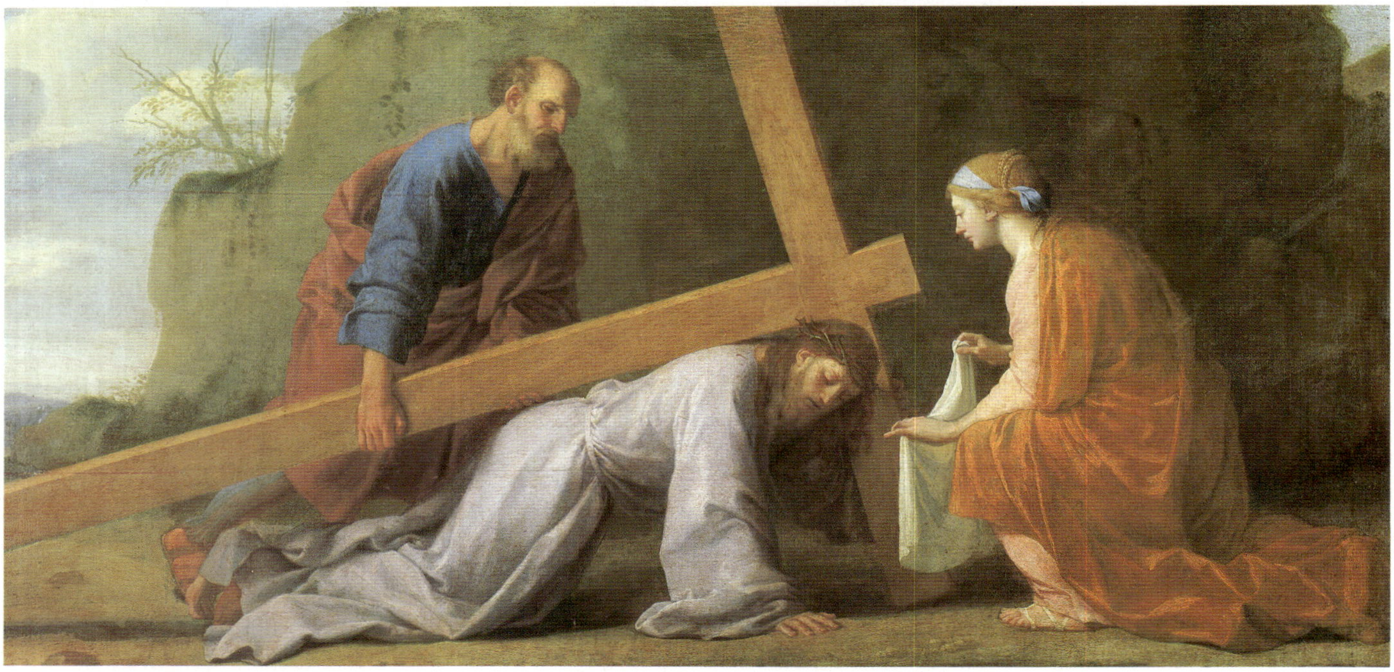

Philippe de Champaigne
Das Abendmahl, gen. *La petite Cène.*
Leinwand, 80 × 149 cm. Sammlung Ludwigs XVI., erworben 1777 aus der Sammlung des Prinzen Conti. INV. 1125

Eustache Le Sueur Paris 1616 – 1655
Kreuztragung Christi, um 1651.
Holz, 61 × 126 cm. Antependium aus der Kirche Saint-Gervais in Paris. Während der Revolution beschlagnahmt. INV. 8016

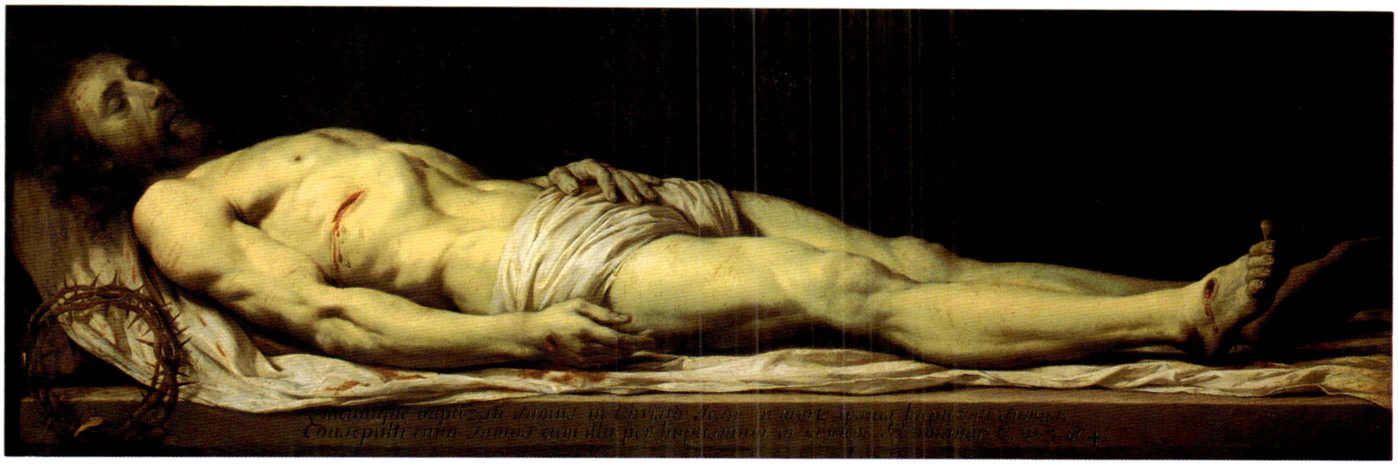

PHILIPPE DE CHAMPAIGNE
Der tote Christus.
Holz, 68 × 197 cm. Gemalt für die Abteikirche von Port-Royal-des-Champs. 1710 überführt in das Kloster Port-Royal, Paris. Während der Revolution beschlagnahmt. INV. 1128

EUSTACHE LE SUEUR
Der hl. Bruno prüft den Plan der Diokletiansthermen, Standort der späteren Kartause in Rom.
Holz, 162 × 114 cm (Fragment). Aus einem Zyklus von 8 Bildern in den Ecken des kleinen Kreuzgangs der Kartause von Paris, auf die Kartausen von Rom, Paris, Pavia und Grenoble Bezug nehmend. Während der Revolution beschlagnahmt. INV. 8047

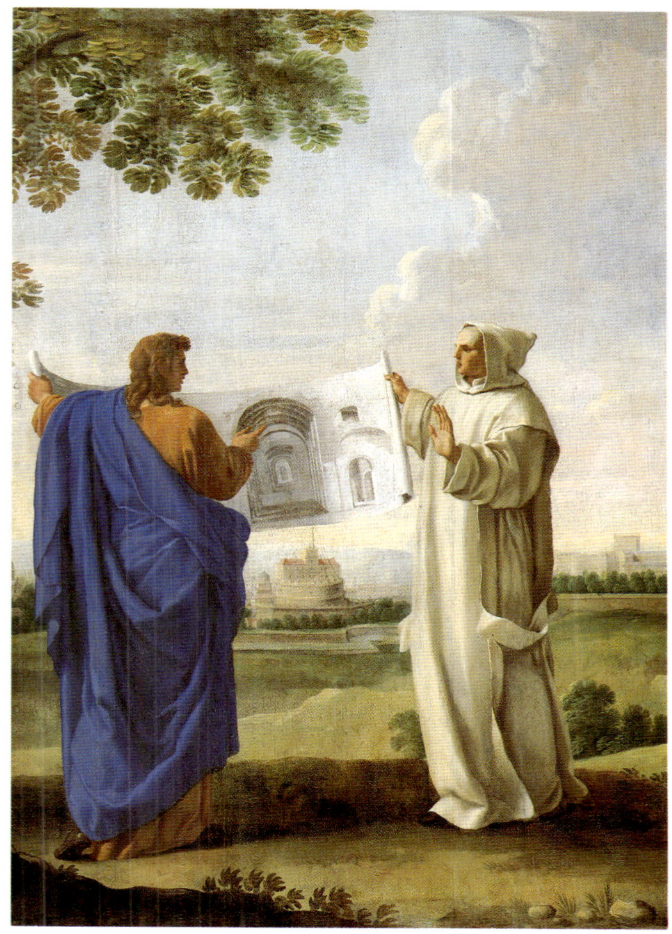

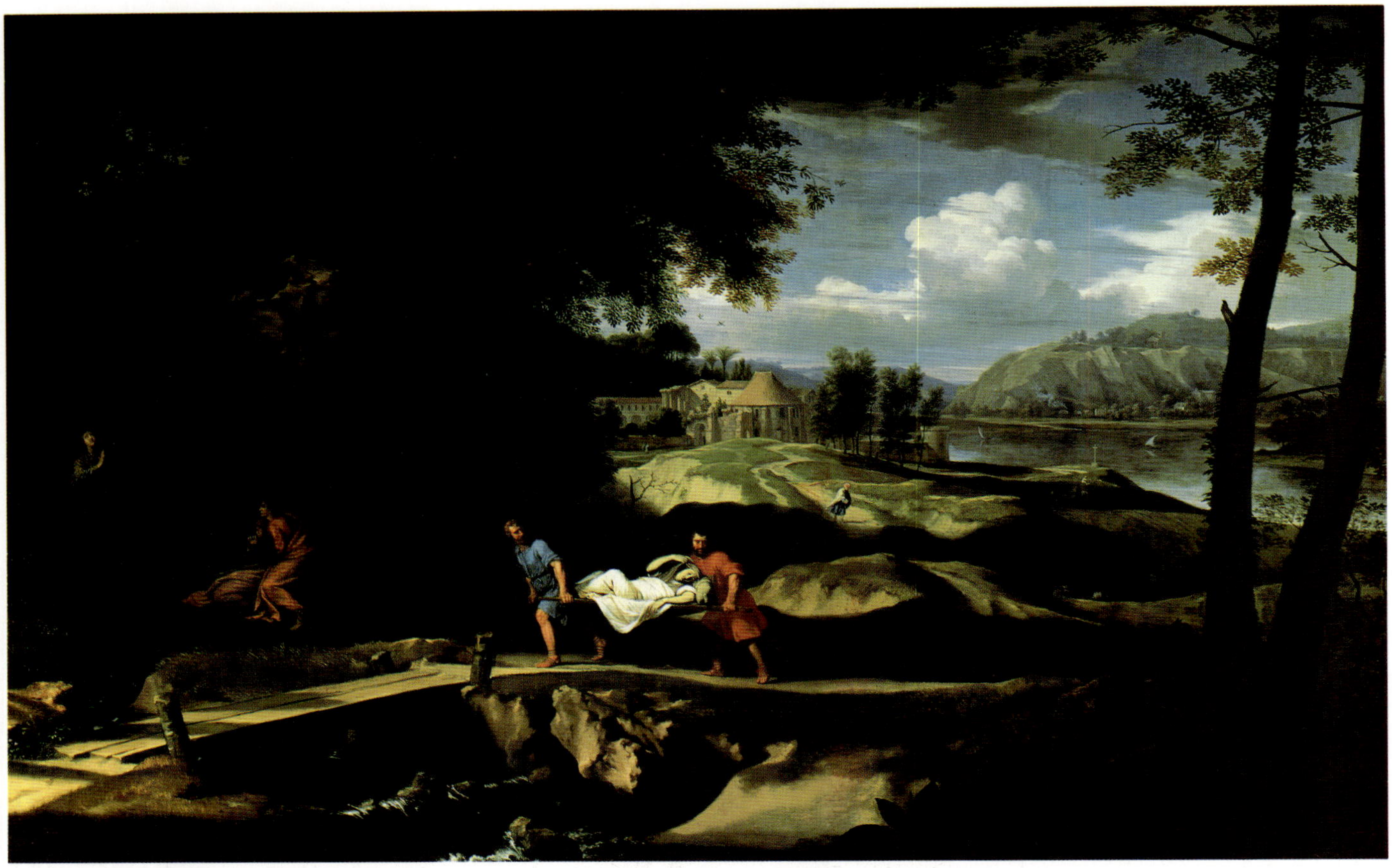

Philippe de Champaigne
Die Wunder der büßenden hl. Maria Magdalena, 1656.
Leinwand, 219 × 336 cm. Eines von vier Bildern, gemalt für die Gemächer der Anna von Österreich im Kloster Val-de-Grâce, Paris. Während der Revolution beschlagnahmt. INV. 1151

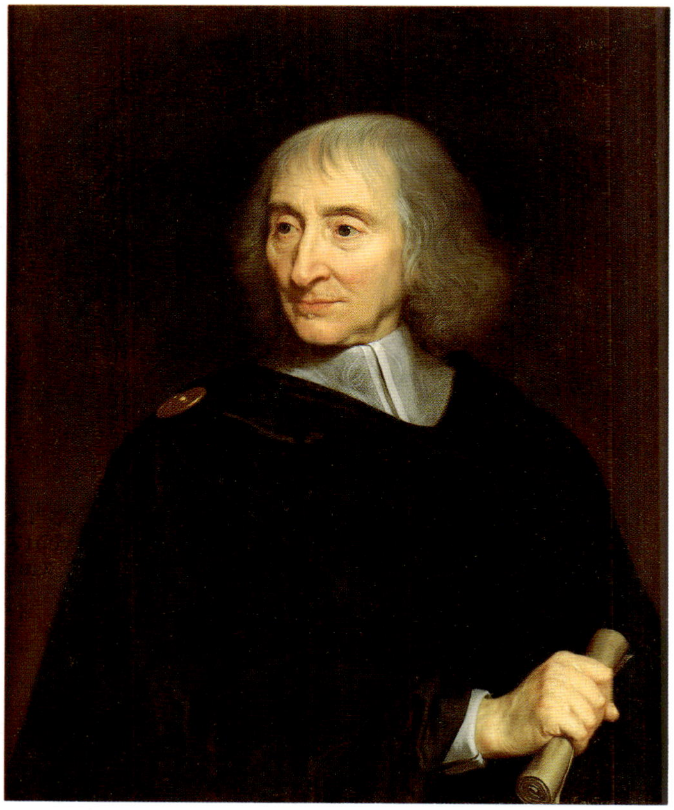

PHILIPPE DE CHAMPAIGNE
Robert Arnauld d'Andilly.
Leinwand, 79 × 65 cm. Erworben 1979. R. F. 1979-22

PHILIPPE DE CHAMPAIGNE
Kardinal Richelieu.
Leinwand, 222 × 255 cm. Während der Revolution beschlagnahmt aus der Sammlung des Herzogs von Penthièvre im Hôtel de Toulouse in Paris. INV. 1136

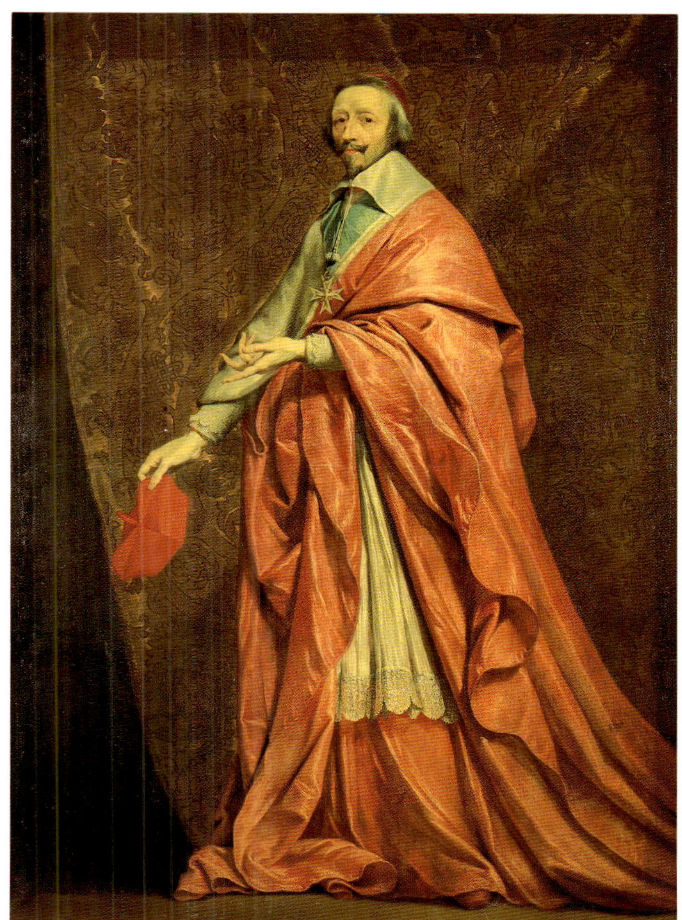

Charles Le Brun

Le Brun nimmt innerhalb der absolutistischen Kunstpolitik am Hofe des Sonnenkönigs eine Schlüsselposition ein. Nicht nur als Maler hat er den Stil dieser Epoche geprägt, der als »Louis quatorze« in die Kunstgeschichte eingegangen ist; vor allem als Inhaber öffentlicher Ämter, als Direktor der von ihm mitbegründeten Académie Royale de Peinture et de Sculpture sowie der Gobelin- und Möbelmanufaktur hat er auf den französischen Kunstbetrieb entscheidend Einfluß genommen. Die großen Minister – Richelieu, Mazarin und Colbert – gehörten zu seinen Gönnern. Der König selbst hat ihm die ambitionierte Ausgestaltung seiner Schlösser anvertraut und ihn zum Generalaufseher der königlichen Sammlungen bestellt. Somit ist Le Brun eigentlich der erste Direktor des Louvre-Museums.

Erstaunlich vielfältig ist die Schaffenskraft eines derart engagierten »Managers« der Künste. In der akademischen Konfrontation zwischen »Rubenisten« und »Poussinisten« hatte er zwar für sich selbst wie auch für die französische Malerei insgesamt den Stil Poussins als verbindlich erklärt, in der dekorativen Qualität seiner großformatigen Bilder und Deckengemälde ist er jedoch eher Pietro da Cortona vergleichbar als dem großen Klassizisten. In seinem umfangreichen Werk, das er nur mit einem gut organisierten Werkstattbetrieb bewältigen konnte, wirkt *Der Kanzler Séguier beim Einzug Ludwigs XIV. in Paris* besonders überzeugend. Die flache, reliefartige Komposition unterstreicht einen kühl-distanzierten Realismus, der eine echt französische Alternative zu dem Überschwang des internationalen Barockstils darstellt.

Mit dem Tode Colberts (1683) schwand auch die unumschränkte Macht Le Bruns. Nachfolger als Erster Hofmaler und Akademiedirektor wurde sein Rivale Mignard, dessen Stil sich kaum von dem Le Bruns unterschied, wenngleich Mignard in den akademischen Diskussionen stets Gegenposition bezogen hatte. Erst im folgenden Jahrhundert sollte sich der allgemeine Geschmack von dem strengen geistigen Klassizismus Poussins ab- und dem gelockerten, sinnenfrohen und geschmeidigen Stil der Rubens-Nachfolge zuwenden.

Gegenüber
Charles Le Brun Paris 1619 – 1690
Der Schlaf des Jesuskindes, 1655.
Leinwand, 87 × 118 cm. Sammlung Ludwigs XIV., dem König 1696 vom Grafen d'Armagnac übergeben.
INV. 2880

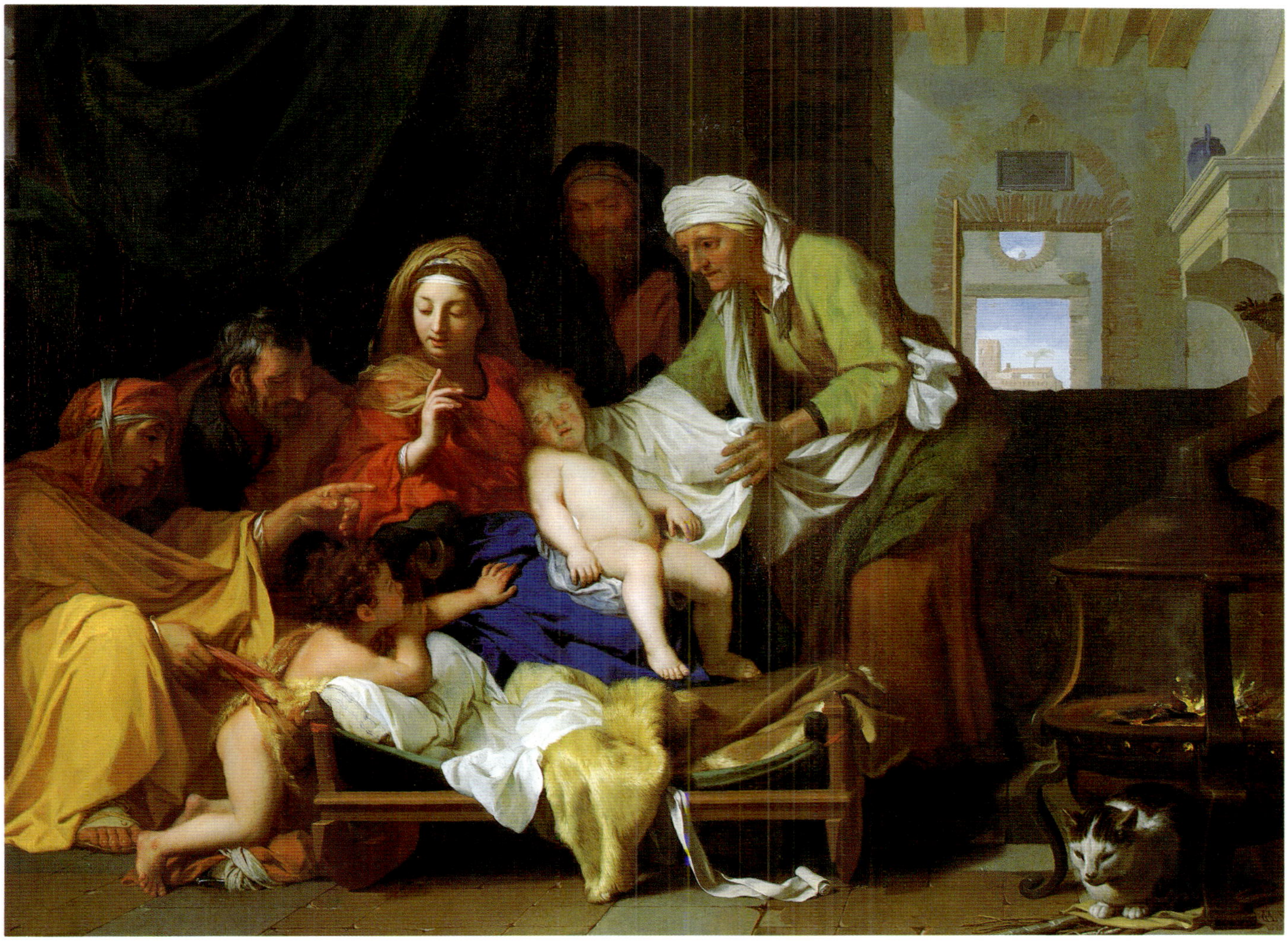

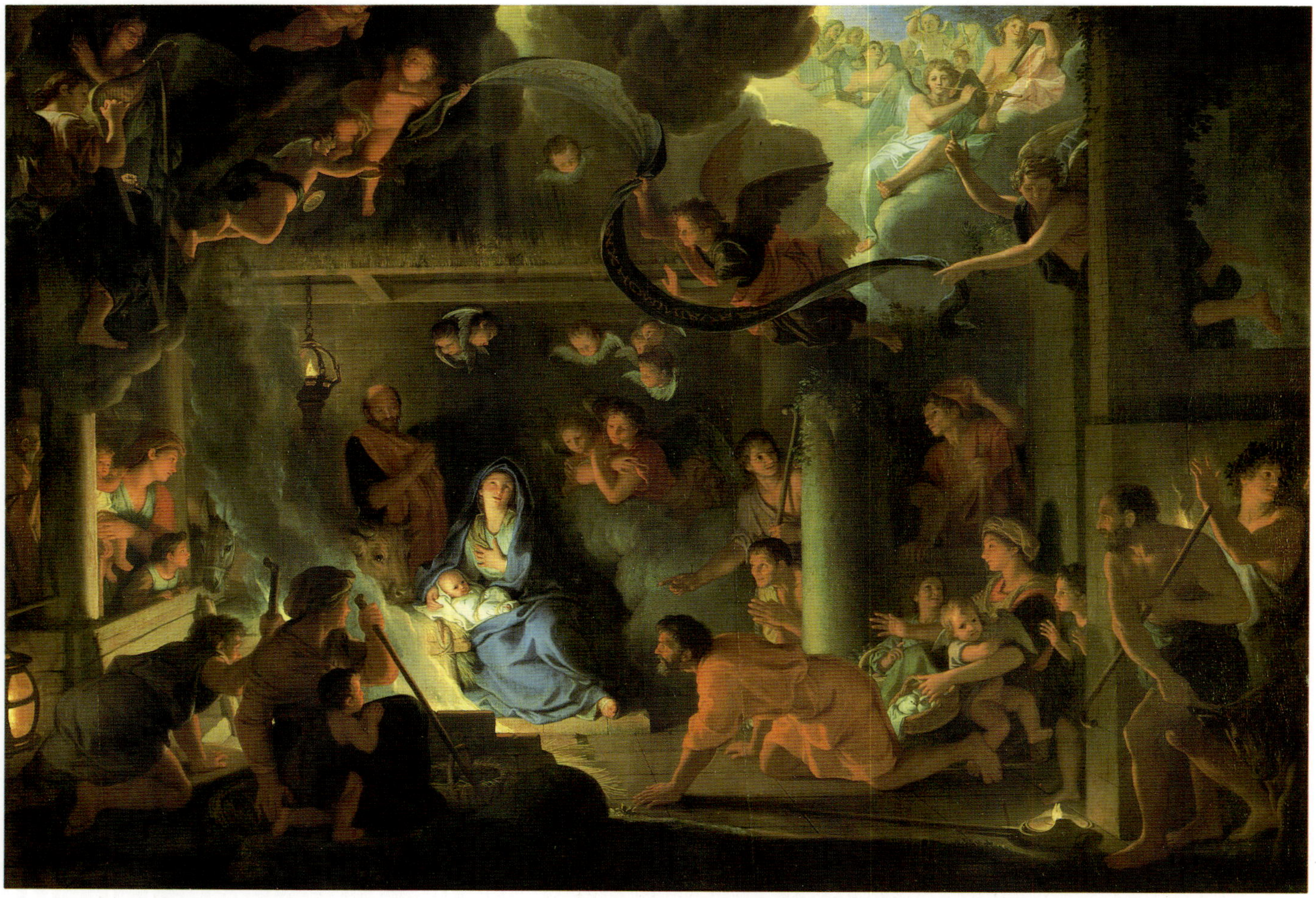

Charles Le Brun
Anbetung der Hirten, 1689.
Leinwand, 151×215 cm. Sammlung Ludwigs XIV., gemalt für den König. INV. 2879

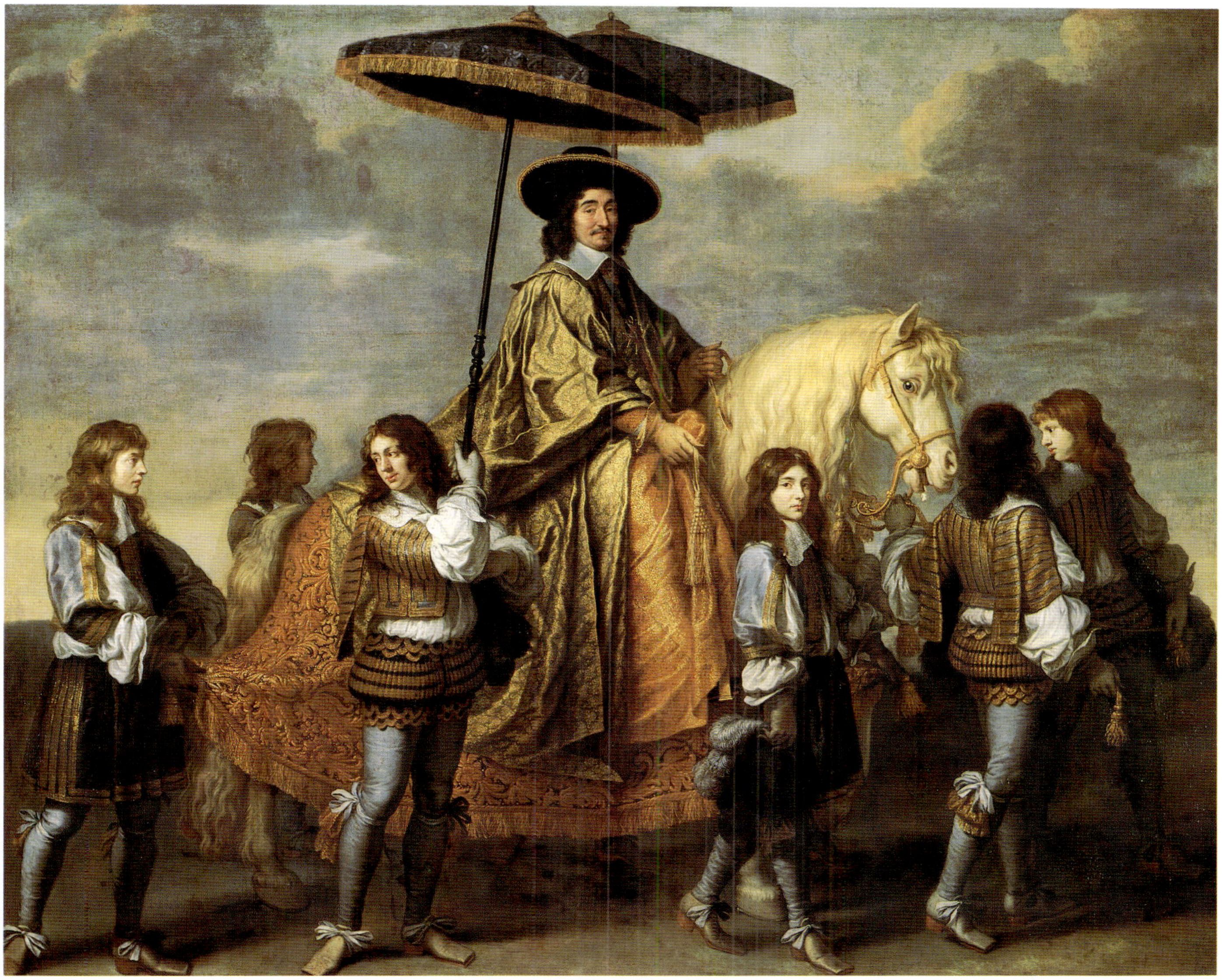

Charles Le Brun
Der Kanzler Séguier beim Einzug Ludwigs XIV. in Paris,
um 1655/57.
Leinwand, 295 × 357 cm. Erworben 1942 von den Nachkommen des Kanzlers mit Hilfe der Société des Amis du Louvre.
R. F. 1942-3

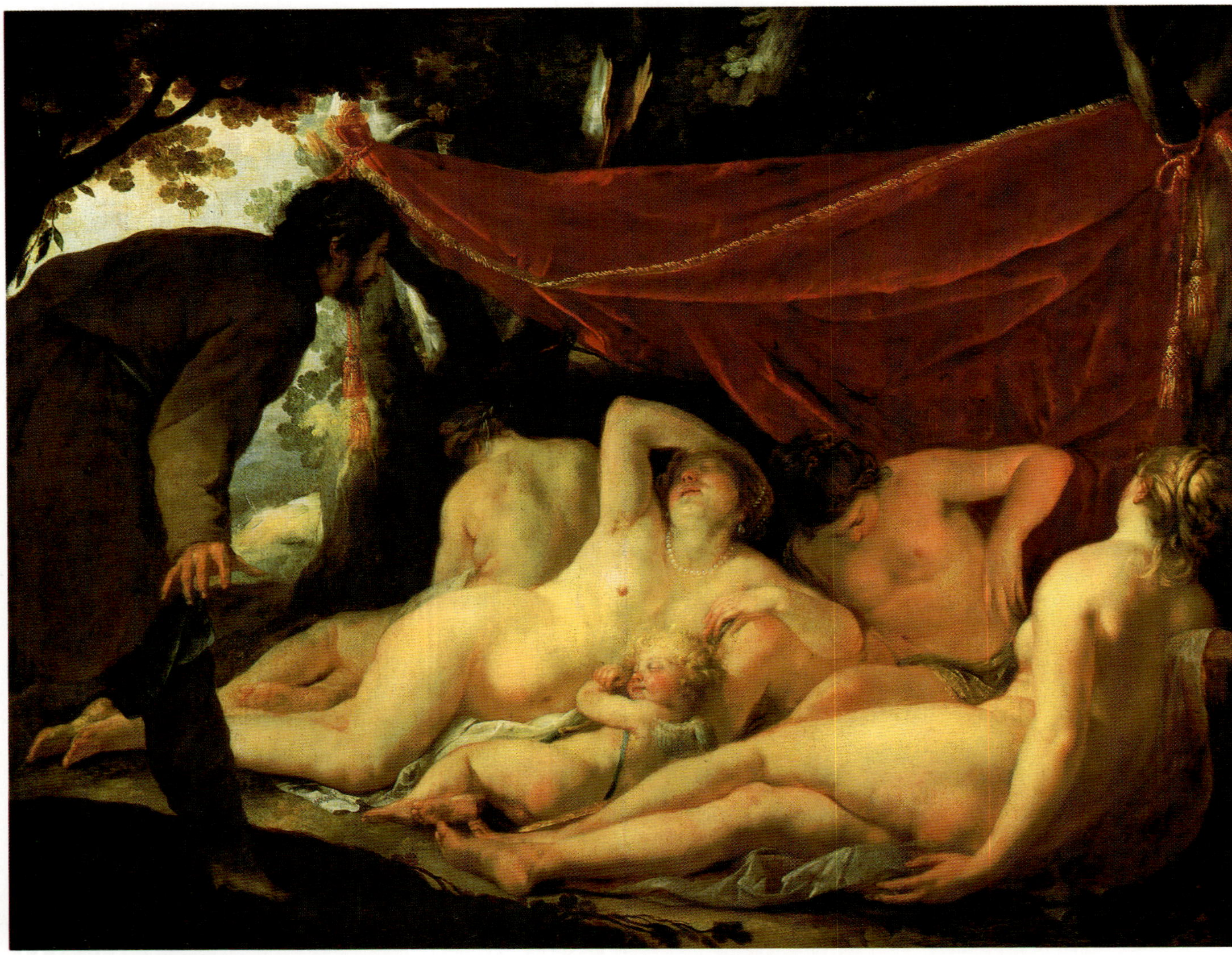

Jacques Blanchard Paris 1600 – 1638
Venus und die drei Grazien, überrascht von einem Sterblichen.
Leinwand, 170 × 218 cm. Erworben 1921. R. F. 2317

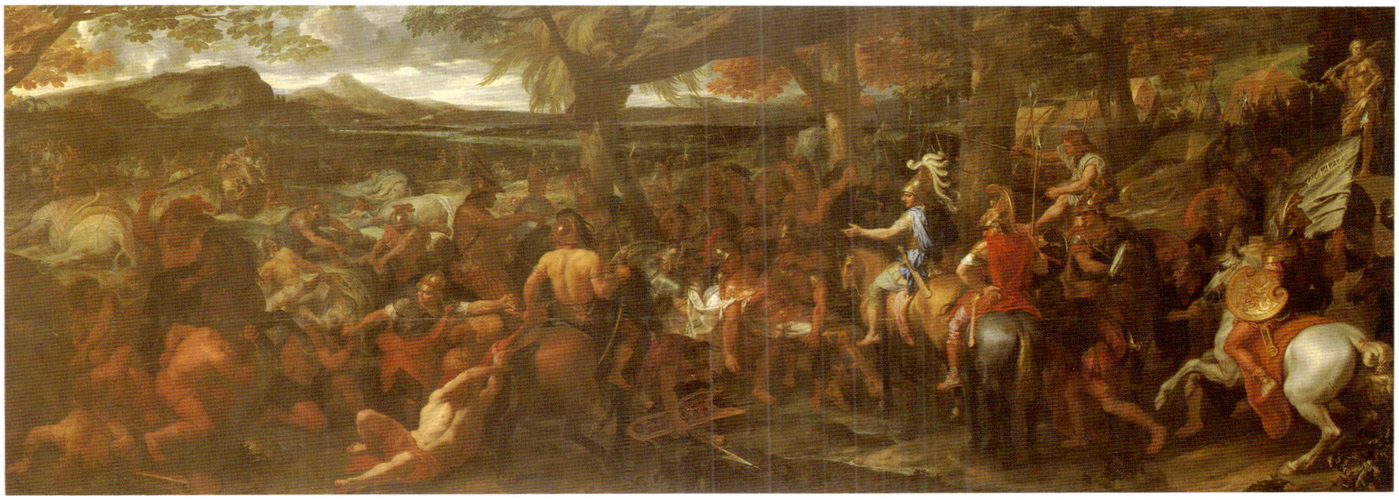

Charles Le Brun
Alexander und Porus, vor 1669.
Leinwand, 470 × 1264 cm. Aus dem Zyklus zur Geschichte Alexanders des Großen. Salon von 1673. Sammlung Ludwigs XIV. INV. 2897

Pierre Patel d. Ä. Picardie (?) um 1605 – Paris 1676
Antike Ruinenlandschaft.
Leinwand, 73 × 150 cm. Aus dem Cabinet de l'Amour des Hôtel Lambert in Paris. Sammlung Ludwigs XVI., 1776. INV. 7128

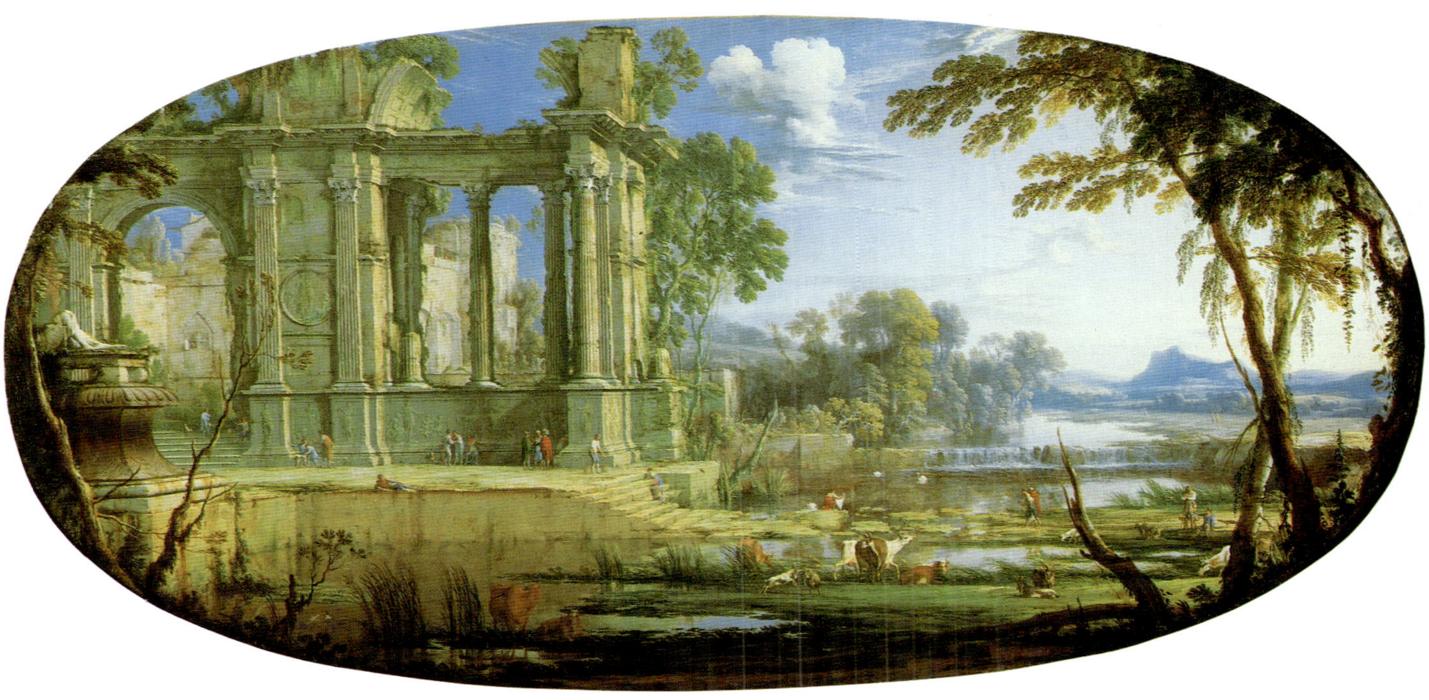

Jean Jouvenet und Hyacinthe Rigaud

Aus den beiden großen Stilrichtungen, die die französische Malerei um die Mitte des 17. Jahrhunderts beherrschten, der sinnlichen Lebensfülle eines Rubens und der klassischen Idealität von Poussin, schöpfte in der folgenden Generation u. a. der Maler Jean Jouvenet. Mit Aufträgen des Hofes überhäuft, machte er eine glänzende Karriere und war der erste Repräsentant der klassizistischen Schule in den letzten Lebensjahrzehnten Ludwigs XIV. Die intellektuellen Interessen der Zeit reflektiert eines seiner bekanntesten Bilder: das *Porträt des Arztes Raymond Finot* – einer sympathischen Persönlichkeit mit naturalistischen Alterszügen. Auch die religiösen Darstellungen zeichnen sich durch tiefe Anteilnahme und lebendige Vergegenwärtigung aus. Mit einem geradezu erschreckenden Verismus, kühnen Bewegungen und leuchtenden Farben hat Jouvenet die *Kreuzabnahme* in Szene gesetzt. In den verrenkten Gliedern des Leichnams werden noch einmal die Qualen des Todeskampfes beschworen. Der harte Realismus wirkt wie ein bestürzendes Symbol menschlicher Grausamkeit, das der Betrachter schmerzvoll und abstoßend empfinden muß. Das dramatisch-expressive Element wird noch gesteigert durch die flügelartig ausgebreiteten Leichentücher und den Ausdruck einer tiefen Frömmigkeit.

Mit großem persönlichem Sachverstand und Idealismus hat Ludwig XIV. sich mit der Malerei seiner Zeit beschäftigt, sie gefördert und mit absolutistischem Selbstverständnis eine Sammlung zusammengetragen, die die nationale Ambition unterstreicht. Der Louvre entwickelte sich durch seine Initiative zu einer Gemäldegalerie ersten Ranges, dessen Publikum vorerst nur der königliche Mäzen selbst war. Das berühmte *Bildnis Ludwigs XIV.* von Rigaud sollten wir demnach nicht nur wie gewohnt als Symbol der absoluten französischen Monarchie sehen, sondern auch als Hommage an den weitblickenden, geistvollen Sammler und größten Förderer der Louvre-Galerie. Sein Schöpfer war der meistbeschäftigte und begabteste Bildnismaler eines Hofes, dessen Repräsentationsbedürfnis diese Gattung zu einem glanzvollen Höhepunkt führte. Es ist wohl die kalte Pracht der auftrumpfenden Barockinszenierung, vielleicht auch eine gewisse demokratische Abneigung gegen dieses Urbild des Gottesgnadentums, das uns dem Herrscherbild die eigentlich verdiente gleich hohe Wertschätzung versagen läßt. 1701 gemalt, kündigt sich hier in der einfühlsamen Schilderung des Stofflichen und dem nuancenreichen Spiel des Lichts jene malerische Sensualität des neuen Jahrhunderts an, die den Akademismus der Ära Le Brun endgültig überwand. – Rigauds feine Kunst der Charakterisierung, seine an van Dyck geschulte brillante Erfassung menschlicher Züge erreicht einen Höhepunkt in dem *Doppelbildnis der Mutter des Künstlers.*

Gegenüber
JEAN JOUVENET Rouen 1644 – Paris 1717
Die Kreuzabnahme, 1697.
Leinwand, 424 × 312 cm. Gemalt für die Kapuzinerkirche an der Place Louis-le-Grand, Paris. 1756 der Akademie übergeben; mit der Sammlung der Akademie während der Revolution in den Louvre. INV. 5493

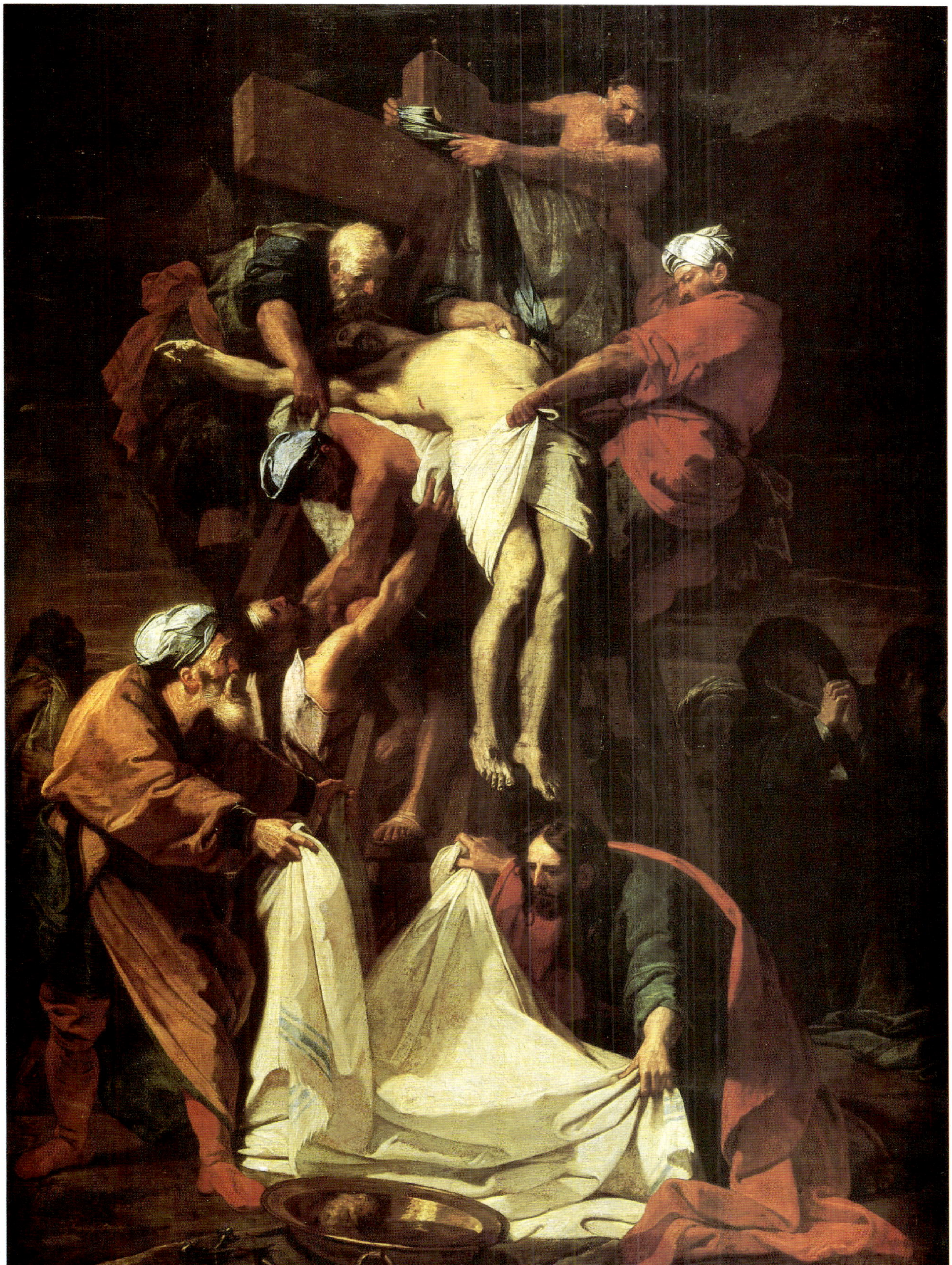

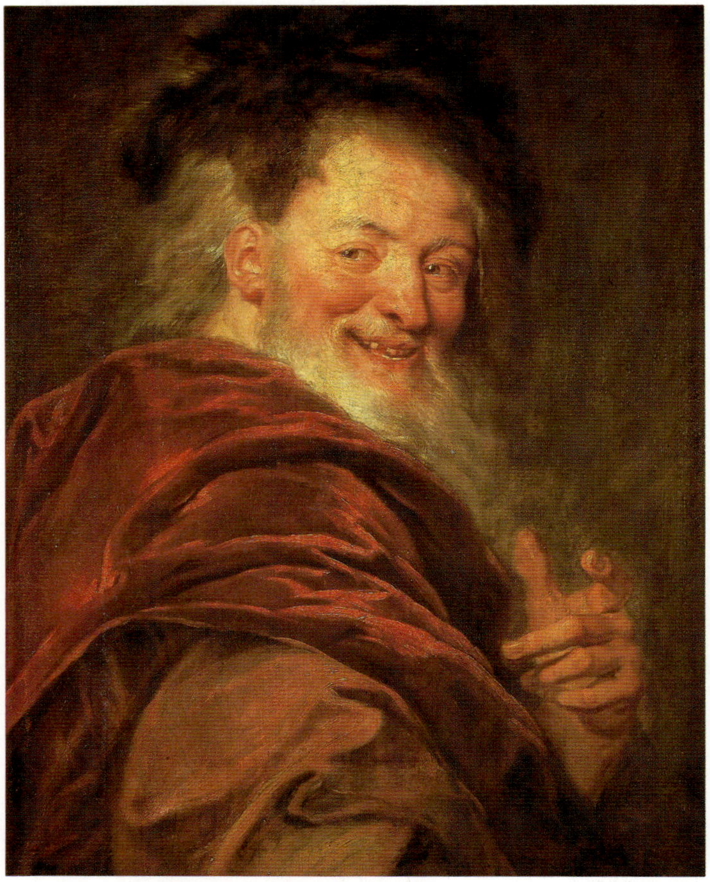
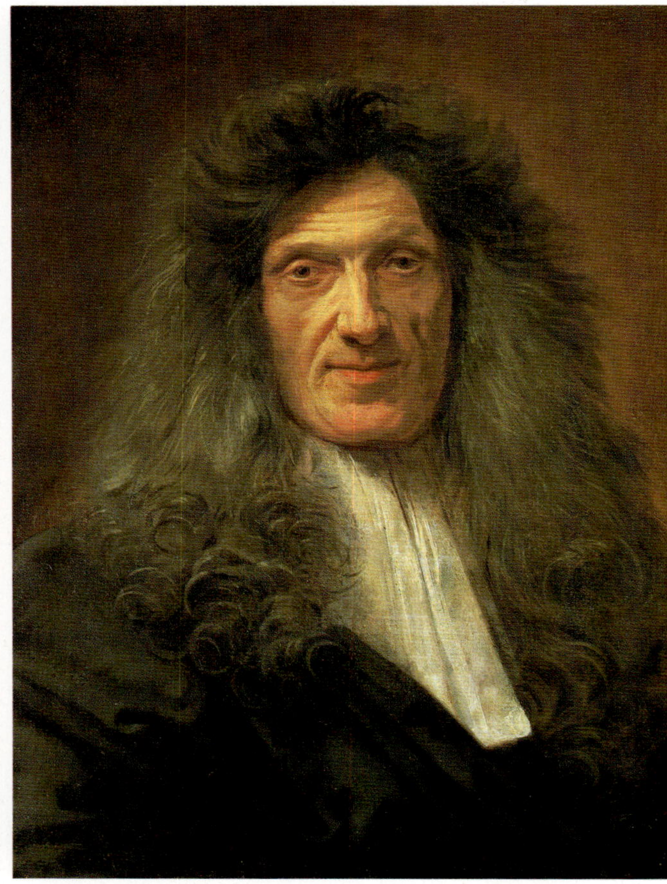
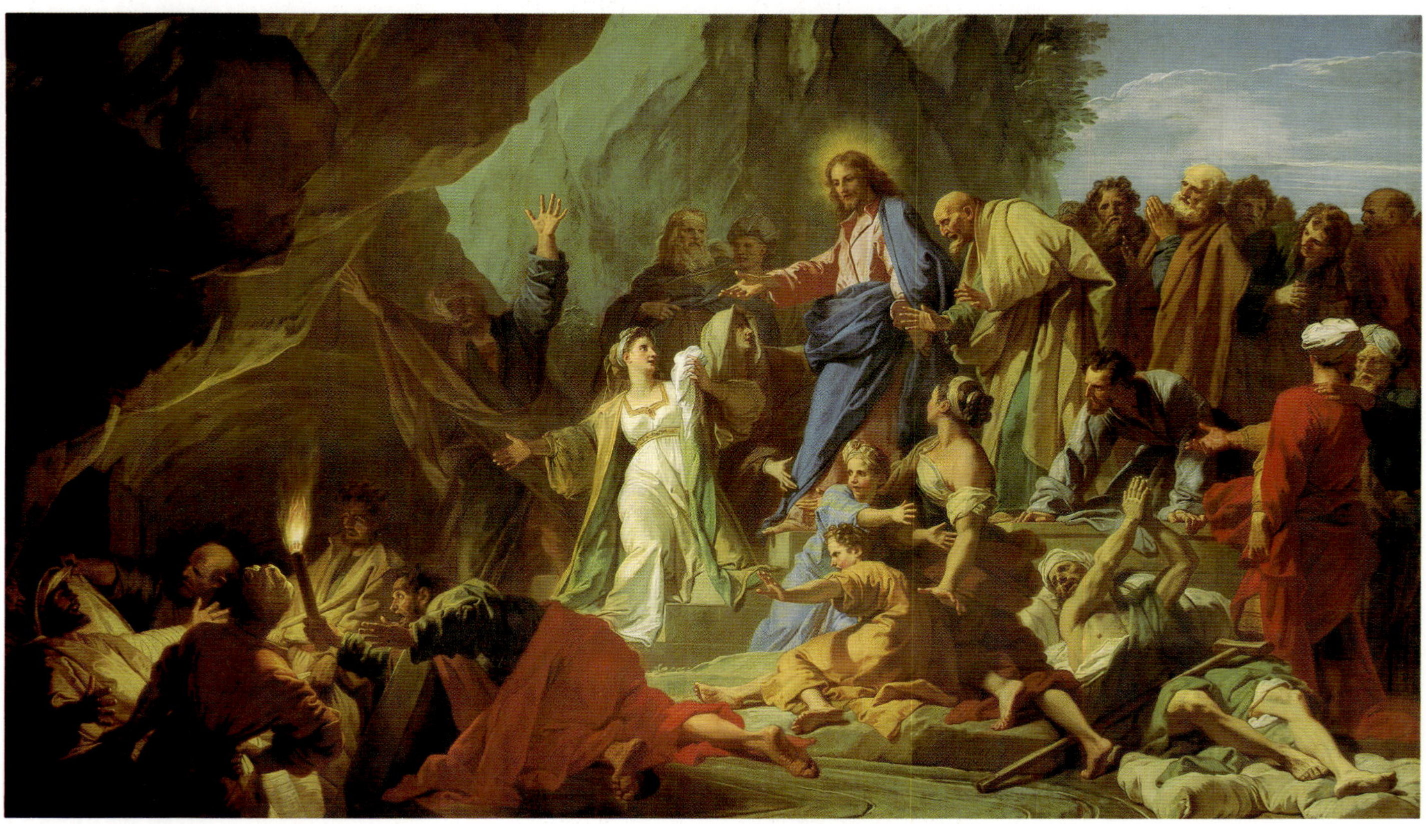

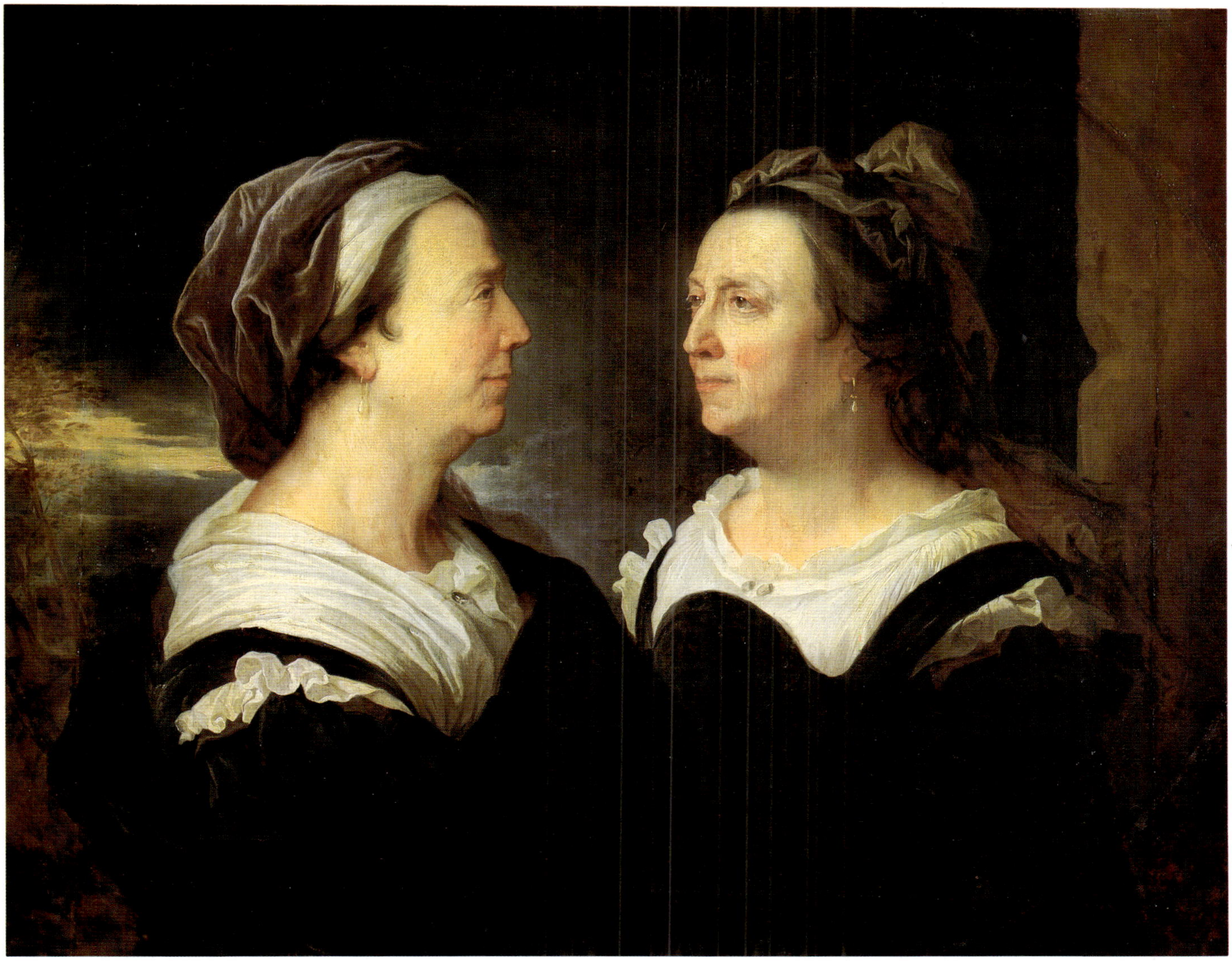

Gegenüber, oben links
ANTOINE COYPEL Paris 1661 – 1722
Demokrit, 1692.
Leinwand, 69 × 57 cm. Legat Louis La Caze, 1869. M. I. 1048

Gegenüber, oben rechts
JEAN JOUVENET
Der Arzt Raymond Finot.
Leinwand, 73 × 59 cm. Wahrscheinlich Salon von 1704. Erworben 1838. INV. 5503

Gegenüber, unten
JEAN JOUVENET
Die Auferweckung des Lazarus, 1706.
Leinwand, 388 × 664 cm. Gemalt für die Kirche Saint-Martin-des-Champs, Paris. Salon von 1704. Während der Revolution beschlagnahmt. INV. 5489

HYACINTHE RIGAUD, eigentl. HYACINTHE RIGAU Y ROS
Perpignan 1659 – Paris 1743
Bildnis der Marie Serre, Mutter des Künstlers, in zwei Ansichten, 1695.
Leinwand, 83 × 103 cm. Salon von 1704. Sammlung der Akademie, 1743, als Vermächtnis des Künstlers; Zugang während der Revolution. INV. 7522

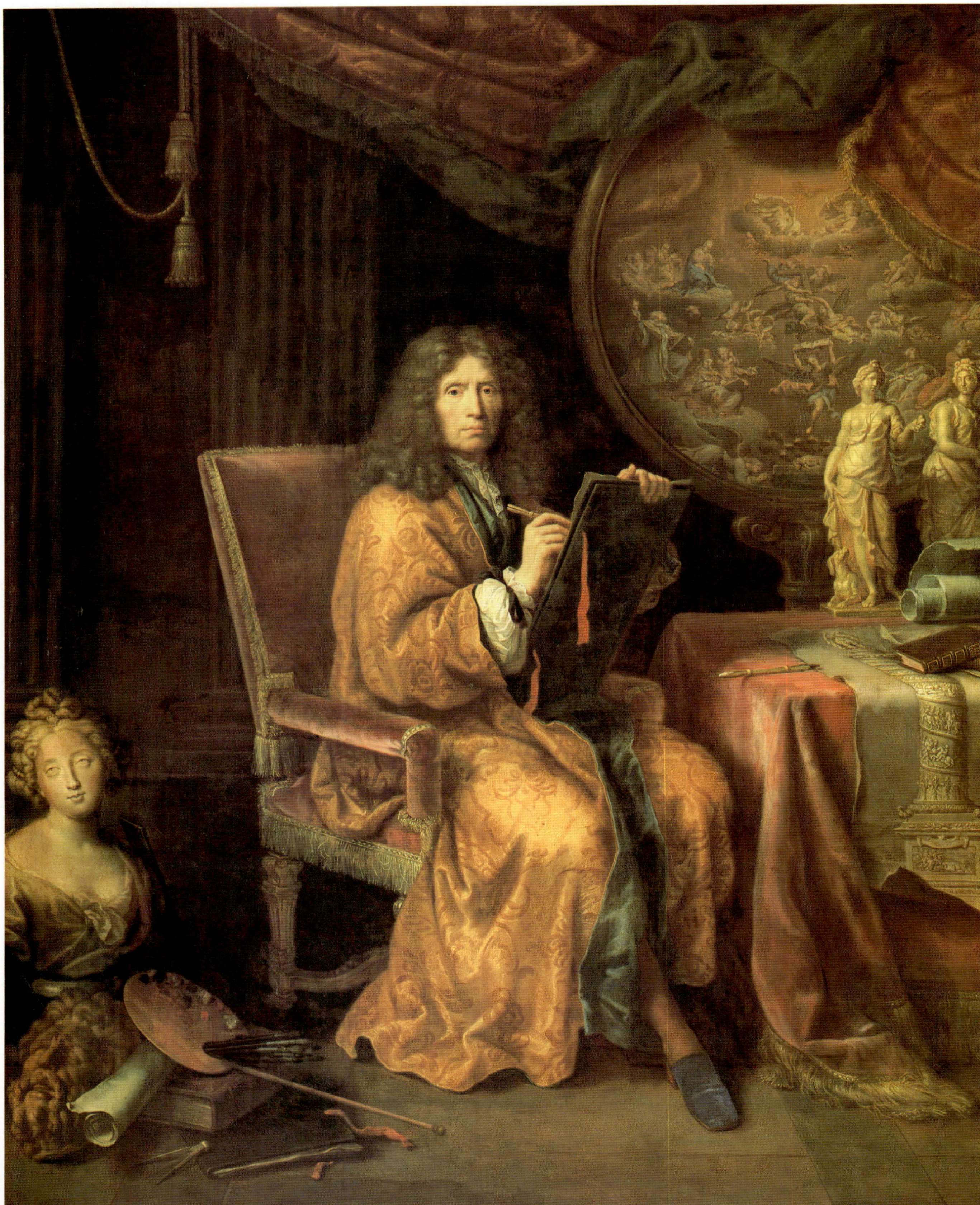

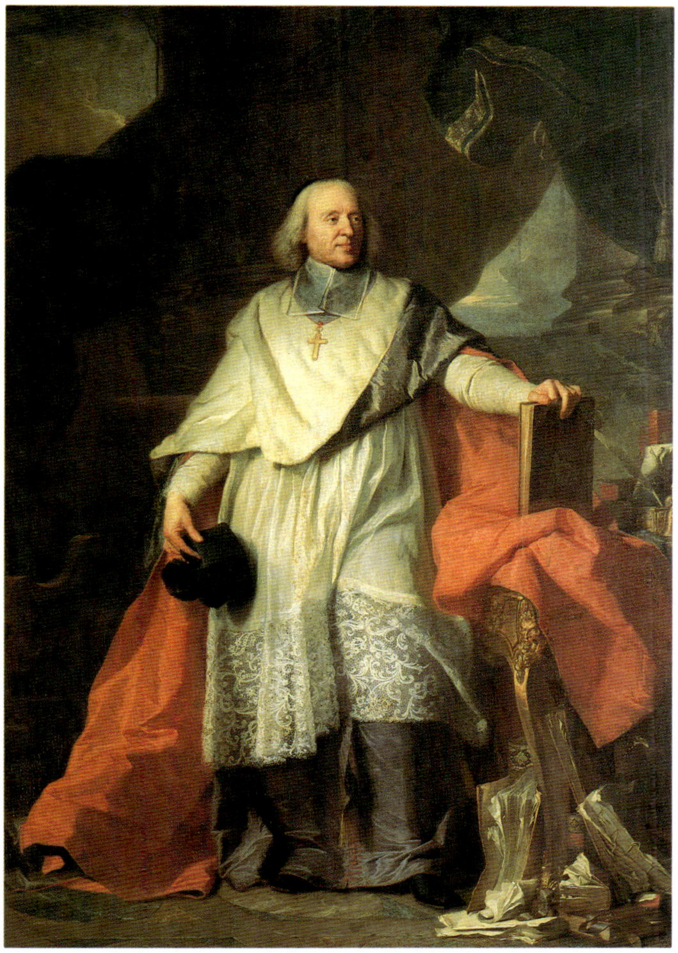

Hyacinthe Rigaud
Jacques-Bénigne Bossuet, Bischof von Meaux, 1702.
In Zusammenarbeit mit Charles Sévin de la Penaye. Leinwand, 240 × 165 cm. Erworben 1821. INV. 7506

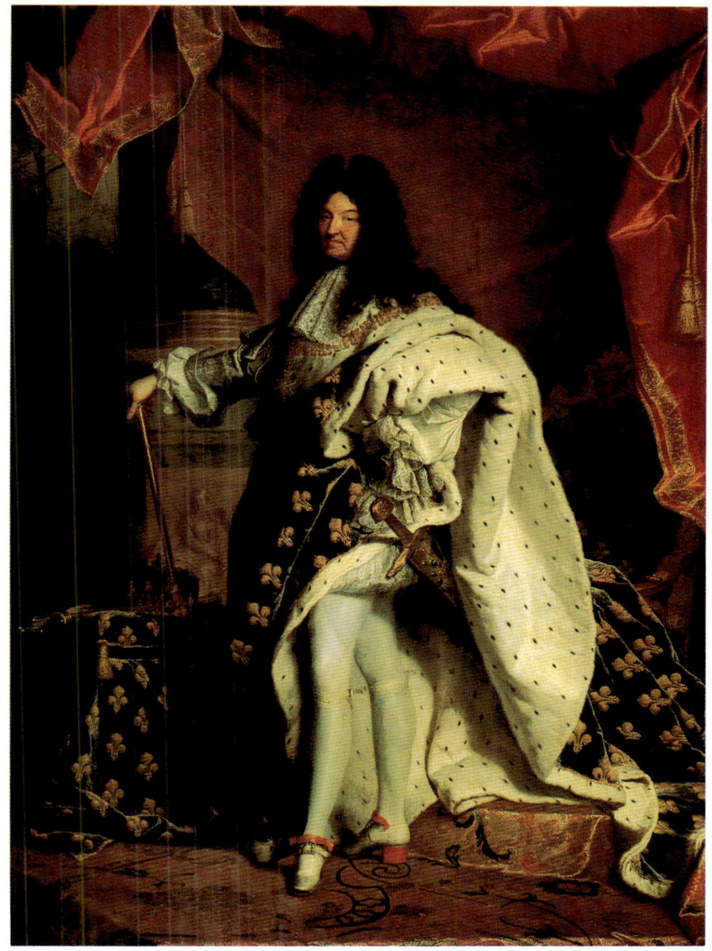

Hyacinthe Rigaud
Ludwig XIV., König von Frankreich, 1701.
Leinwand, 277 × 194 cm. Salon von 1704. Sammlung Ludwigs XIV. INV. 7492

Gegenüber
Pierre Mignard Troyes 1612 – Paris 1695
Selbstbildnis des Künstlers.
Leinwand, 235 × 188 cm. Schenkung der Tochter des Künstlers an die Akademie, 1696; Sammlung der Akademie; Zugang während der Revolution. INV. 6653

1700 – 1850

Giambattista Piazzetta

An einer Jahrhundertwende gibt es auch in der Kunst oftmals Wandlungsprozesse; eine gewisse Unruhe ist spürbar, neue Kräfte regen sich. Piazzetta steht am Beginn einer Erneuerung der venezianischen Malkultur, die im 18. Jahrhundert noch einmal an die große Tradition des Seicento anknüpfen und neben der gleichzeitig in Frankreich aufblühenden Rokokomalerei in dem galanten Jahrhundert am Vorabend umwälzender Ereignisse eine Führungsrolle spielen kann. Eigenwillig und selbstbewußt spannt er den Bogen von spätbarocker Festigkeit zur aufgelockerten, hellfarbigen Malweise, wie sie gleichzeitig in Venedig bereits von Ricci, Pellegrini, Pittoni und Amigoni praktiziert wird. Mit plastischen und monumentalen Formen, blühenden Farben und einem pastosen, lebendigen Helldunkel führt er – vermittelt durch die Bologneser Akademie – zunächst die Tradition des 17. Jahrhunderts fort. Erst gegen 1720 löst er die Helldunkel-Kontraste zugunsten einer aufgehellten Palette und Durchlichtung der Atmosphäre auf. Ein aus unsichtbarer Quelle strömendes, gleichsam himmlisches Licht modelliert die erregt bewegten und spannungsreich agierenden Figuren. Die frommen Heiligenlegenden der großen Altarbilder und Deckengewölbe in den venezianischen Kirchen verwandeln sich nun in weltliche Inszenierungen, festlich prunkende Hymnen von theatralisch großer Gestik und jenem typischen melancholischen Stimmungsgehalt hinter der heiteren Fassade; mysteriöse Stelldicheine, üppige Gelage im Freien und schicksalsträchtige Begebenheiten gehören zum Repertoire.

Piazzettas großangelegte Figuren sind eindringliche, unruhig bewegte Geschöpfe von undurchsichtiger Motivation; in Bildnissen wie in Pastoralen und Genreszenen erweist sich sein Interesse an der menschlichen Physiognomie und Natur. Der lebensvolle Ausdruck, die weich und rosig gerundeten Wangen beeindruckten schon die Zeitgenossen und trugen zur Wertschätzung dieses Malers bei. Ein Vergleich mit Caravaggio, dem großen Einzelgänger und Revolutionär an der Jahrhundertwende zuvor, bietet sich an, nur daß an die Stelle bedrohlicher Dunkelheit und unheilvoller Dramatik nun ein warmes Kolorit und ein neues Gefühl für menschliche Werte getreten sind.

Piazzettas illyrischer Nachfolger Bencovich hat diesen Stil weiterentwickelt. Hier liegen die Wurzeln für die Kunst des jungen Tiepolo, dessen unerschöpflicher Erfindungsreichtum sich an den Elementen des Mysteriums, der Farbe und des Capricho entzündet und tiefes Gefühl mit brillanter Dekoration zu verbinden weiß.

Gegenüber
GIAMBATTISTA PIAZZETTA Venedig 1683 – 1754
Mariä Himmelfahrt, 1735.
Leinwand, 517 × 245 cm. Gemalt im Auftrag des Kurfürsten Clemens August, Erzbischof von Köln und Hochmeister des Deutschen Ordens, für den Hochaltar der Deutschordenskirche in Sachsenhausen bei Frankfurt/Main. Zugang 1796. INV. 20022

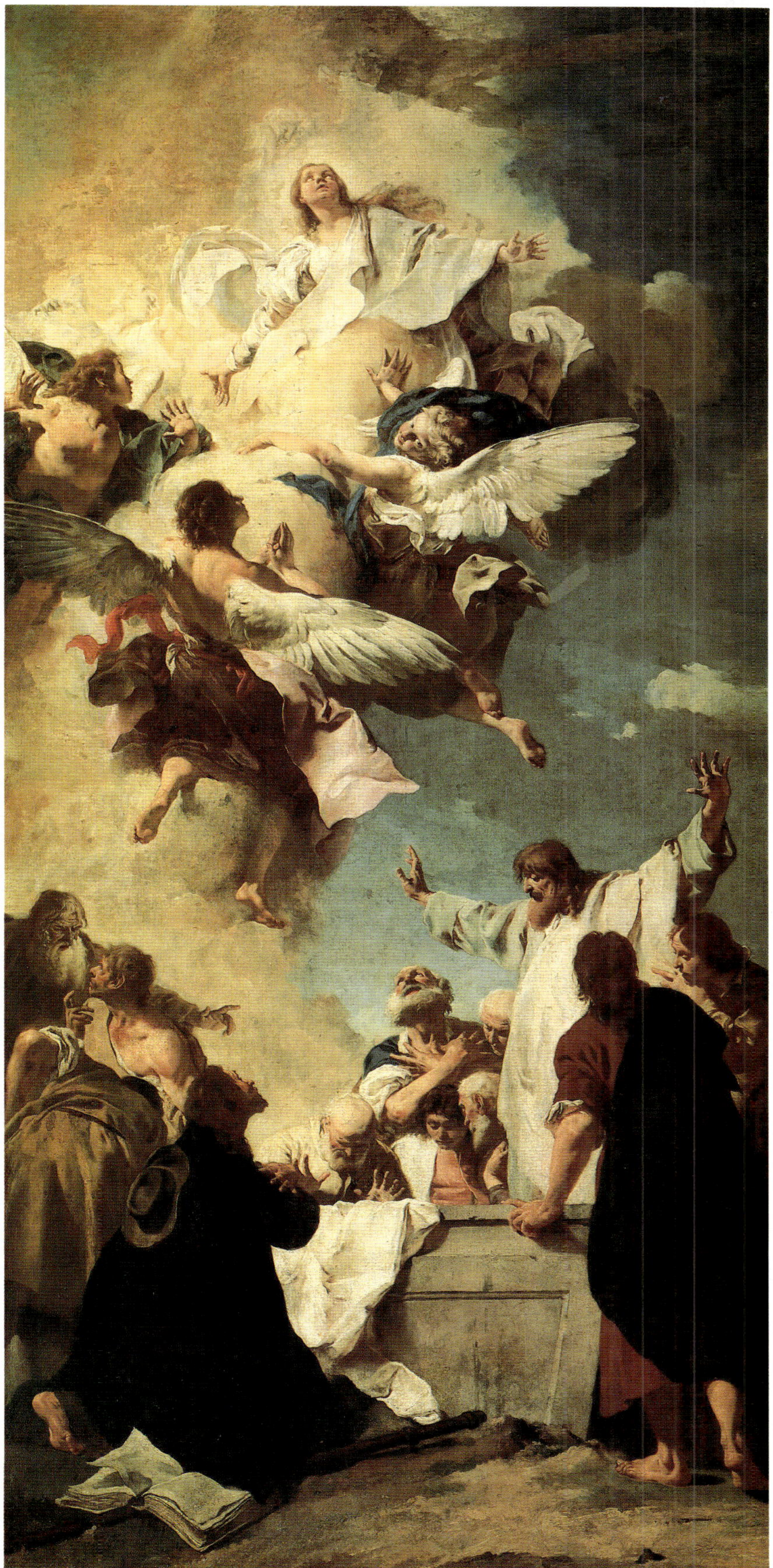

Gegenüber
SEBASTIANO RICCI Belluno 1659 – Venedig 1734
Allegorie Frankreichs als Minerva, die die Unwissenheit mit Füßen tritt und die kriegerische Tugend krönt, 1718.
Leinwand, 113 × 85 cm. Aufnahmearbeit für die Académie Royale de Peinture. Sammlung der Akademie; Zugang während der Revolution. INV. 562

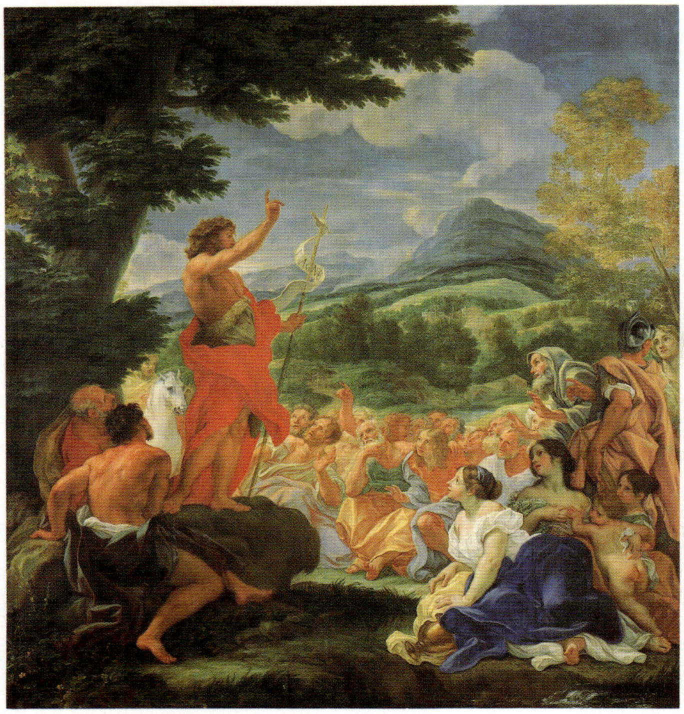

GIOVANNI BATTISTA GAULLI, gen. BACCICIO
Genua 1639 – Rom 1709
Predigt Johannes d.T.
Leinwand, 182 × 172 cm. Sammlung Ludwigs XIV., vor 1695. INV. 20298

FRANCESCO SOLIMENA Nocera di Pagani 1657 – Neapel 1747
Vertreibung des Heliodor aus dem Tempel, um 1725.
Leinwand, 150 × 200 cm. Vorbereitende Skizze für ein Fresko in der Kirche Il Gesù Nuovo in Neapel. Sammlung Ludwigs XVI., 1786. INV. 676

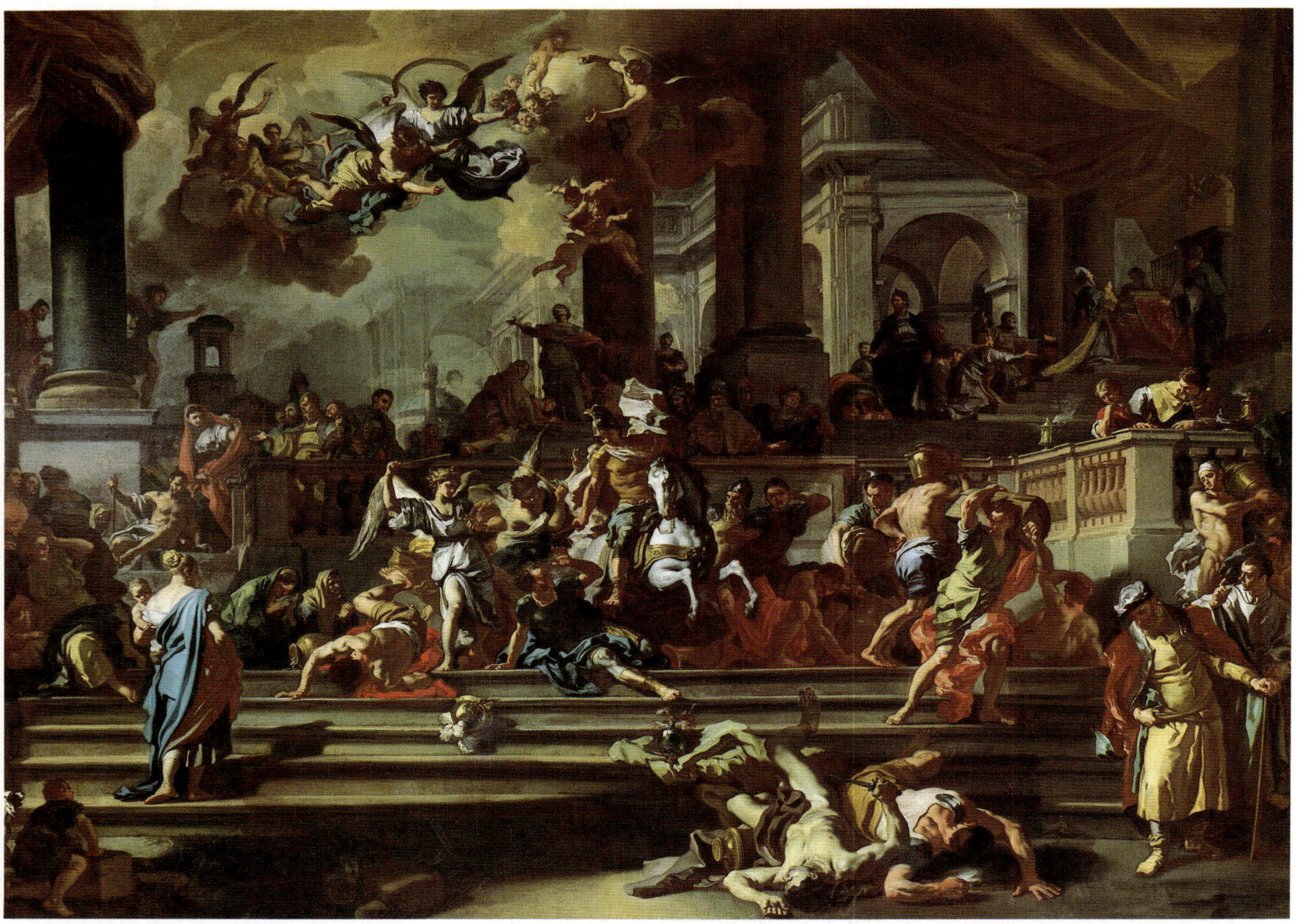

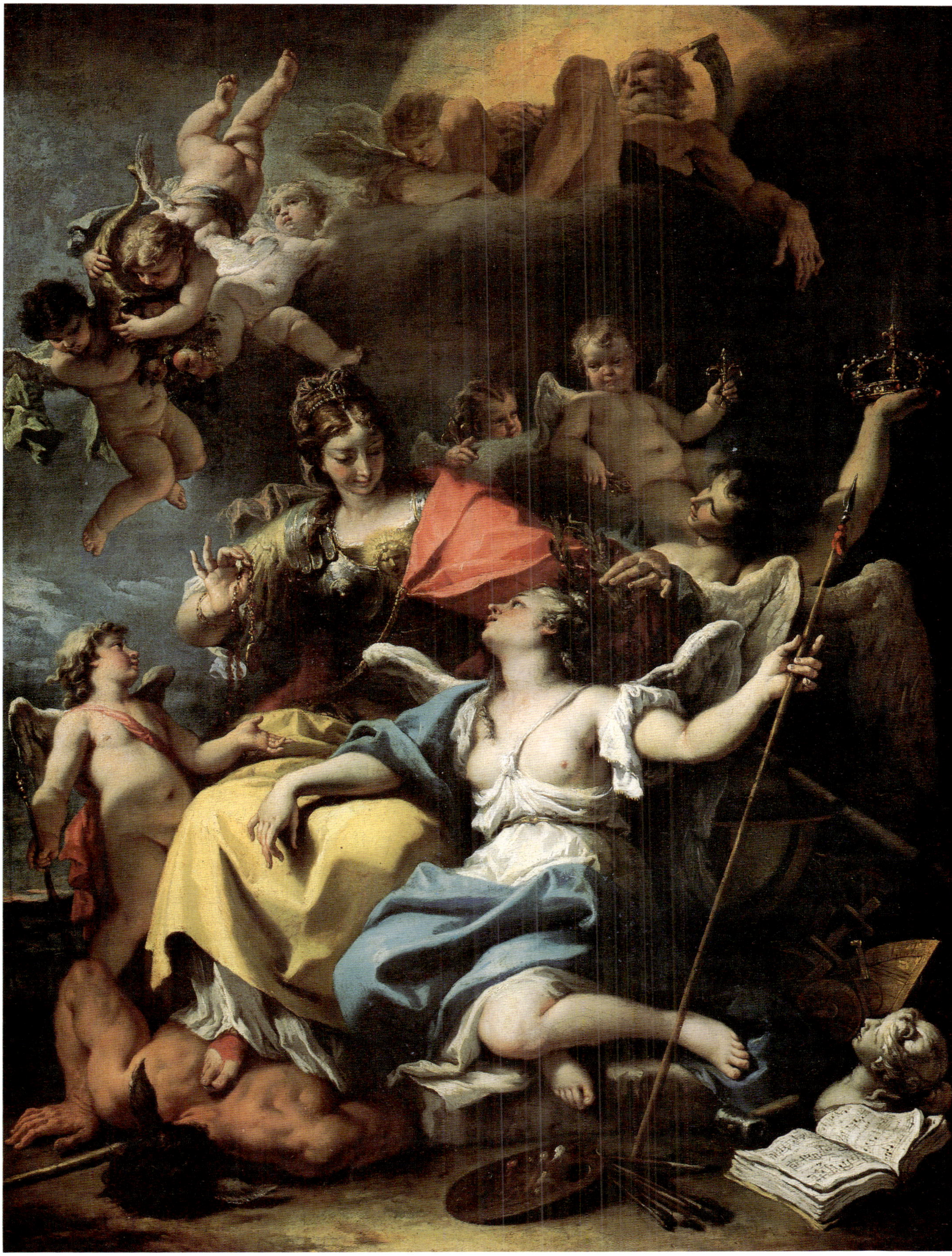

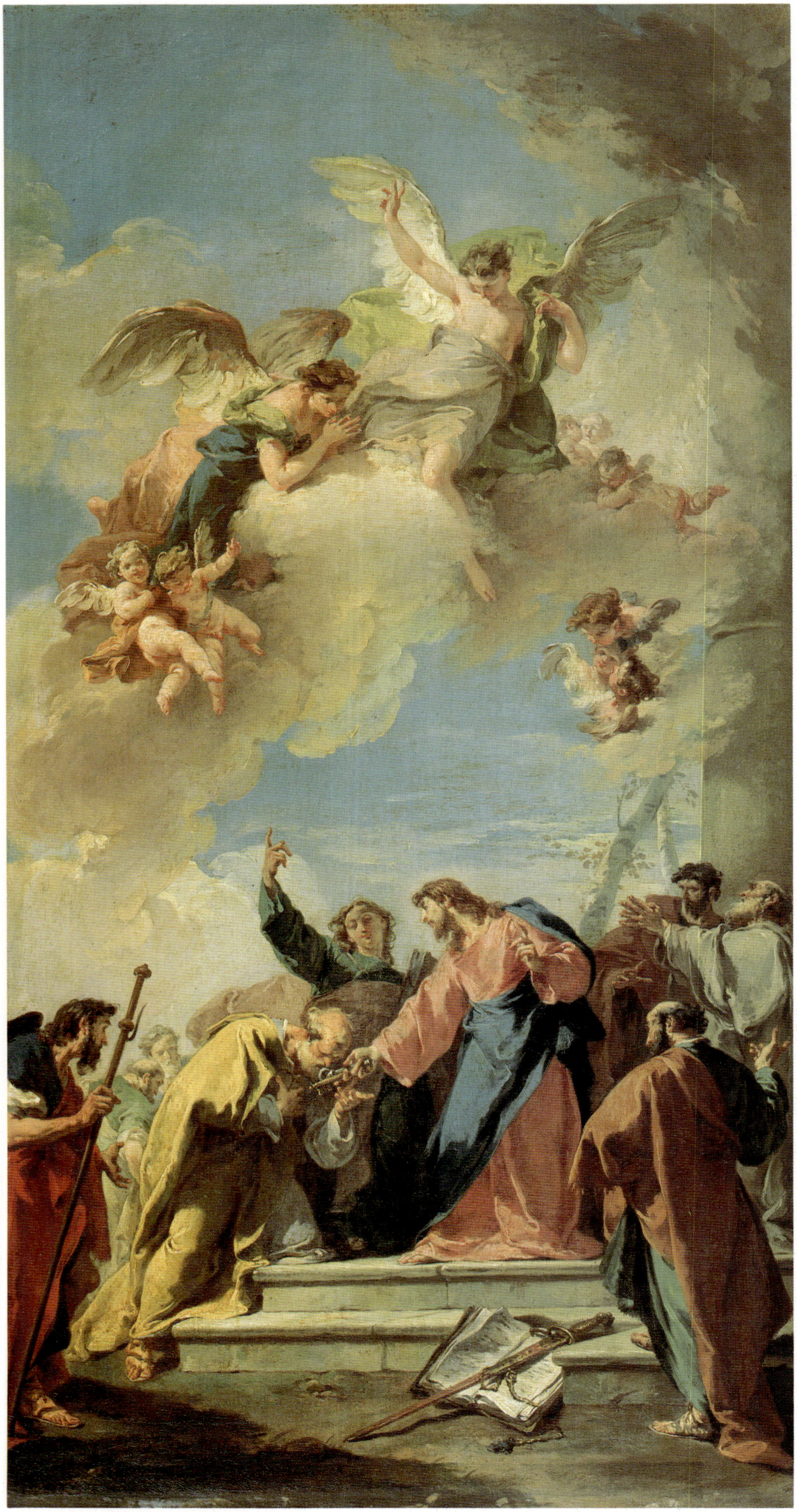

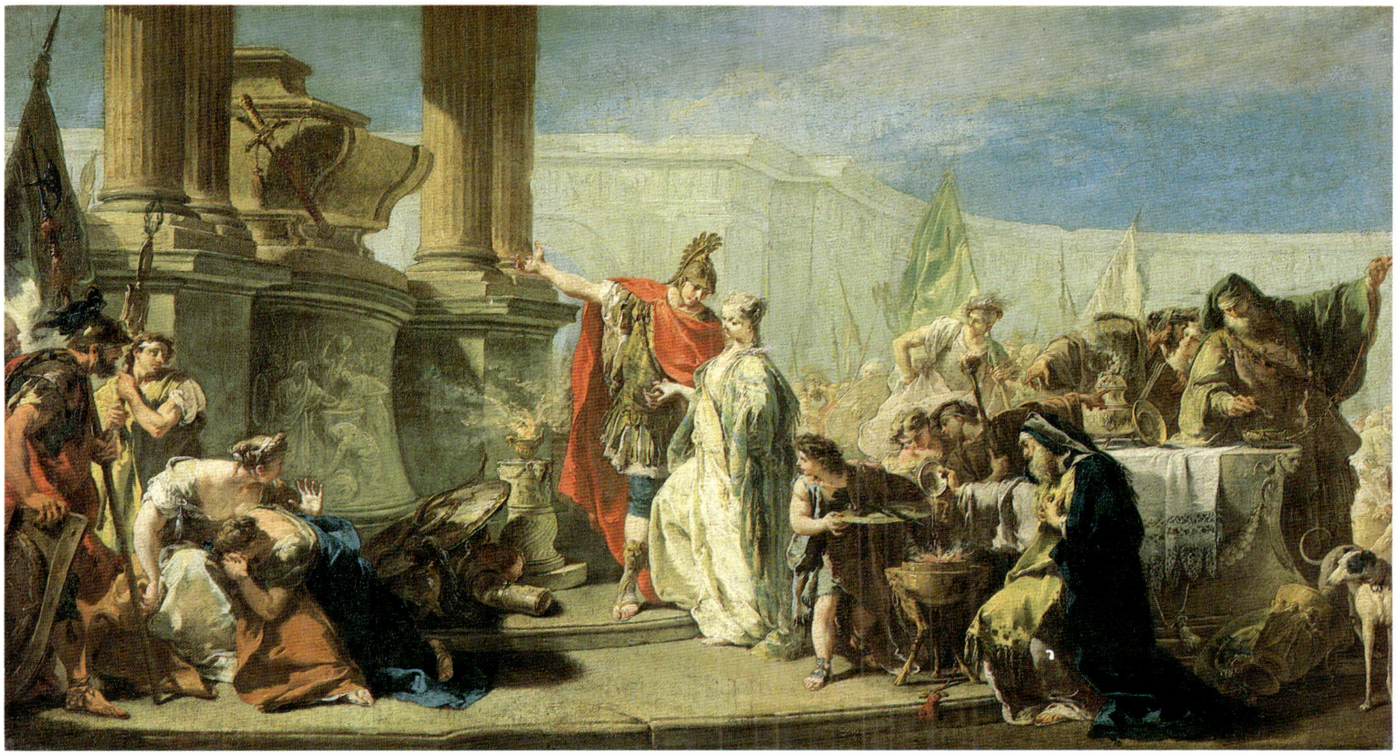

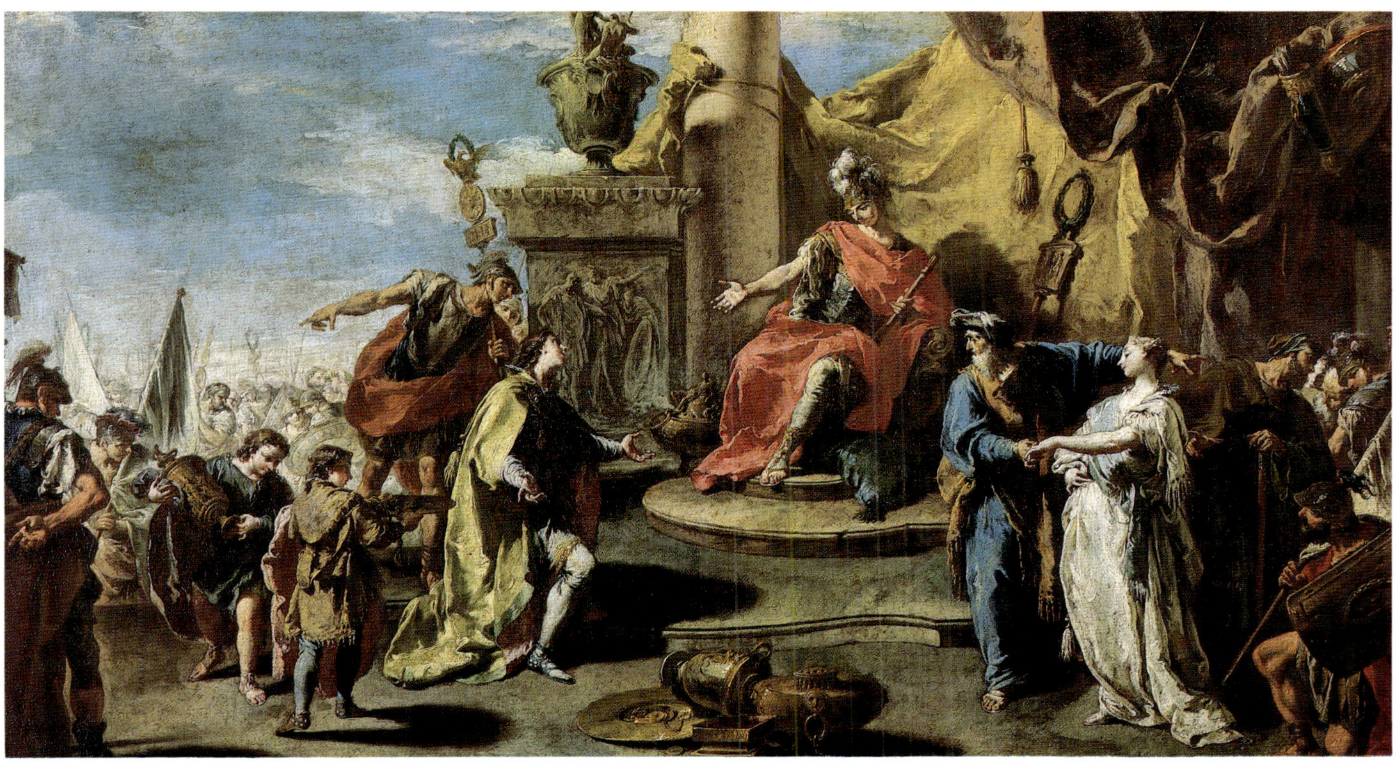

GIAMBATTISTA PITTONI
Opferung der Polyxena am Grabmal des Achill.
Leinwand, 56 × 97 cm. Ebenso wie das Pendant (INV. 565) wohl eigenhändige Kopie eines Bildes aus der Galerie des Palazzo Taverna, Rom. Alter Bestand. INV. 564

GIAMBATTISTA PITTONI
Die Großmut des Scipio.
Leinwand, 56 × 97 cm. Alter Bestand. INV. 565

Gegenüber
GIAMBATTISTA PITTONI Venedig 1687 – 1767
Christus übergibt Petrus die Schlüssel zum Paradies.
Leinwand, 82 × 42 cm. Modell für ein Altarbild. Alter Bestand
INV. 563

Louis Tocqué

Die Porträtmalerei ist vorwiegend eine Kunst für die Gesellschaft. Doch selten gelingt es einem Künstler, sein Modell so unmittelbar frisch und lebendig dem Betrachter vor Augen zu stellen, wie hier Louis Tocqué, einem der gefragtesten Porträtisten des Louis quinze, in seinem Bildnis der Madame Dangé, Gattin des französischen Generals Dangé du Fay.

Mme Dangé ist bei der Ausführung einer zu jener Zeit sehr beliebten und auch in gehobenen Kreisen weit verbreiteten Handarbeit gezeigt: einer Frivolitätenarbeit. In der Rechten hält sie ein Schiffchen, die »navette« oder »ocche«, durch die ein feines Garn gezogen wird, um ein schnelles Abspulen des Fadens zu verhindern. Während die Rechte den Faden spannt, knüpfen die Finger der Linken Knoten und Ohren, sogenannte Pikots, zu unterschiedlichen Mustern, um auf diese Weise Posamenten als Besatz oder Borten für die feine Damengarderobe herzustellen. Die Frivolitätenarbeit ist eine Technik zwischen dem Häkeln mit einer Nadel und einer Knüpfarbeit. Auf dem Schoß der Mme Dangé liegt ein mit feiner Goldlitze verzierter Pompadour. Das grazile Spiel der Hand, das Auf und Ab der Finger in mechanischer, gleichmäßiger Bewegung hat nicht nur die Maler zur Darstellung gereizt, sondern ist auch in Versen der Zeit beschrieben worden. Der Schwiegervater Tocqués, der berühmte Hofmaler J. M. Nattier, porträtierte Madame Adelaide, die Tochter Ludwigs XV., bei demselben Zeitvertreib. Die Handarbeit der Damen war überhaupt ein beliebtes Motiv der Porträtmalerei des 18. Jahrhunderts.

Das aufmerksame Künstlerauge schildert das blasse, aber ausdrucksvolle Gesicht der älteren Dame liebevoll durch Verwendung einer zarten Farbpalette, durch frisches Weiß und delikate Grau- und Rosatöne. Tocqué zeigt die Dame der Gesellschaft entsprechend den Verhaltensnormen des Ancien Régime in einem unterhaltsamen und stimmungsvollen Bildnis: die Persönlichkeit als Repräsentantin ihrer Zeit und ihres Standes. Das Ergebnis ist bravourös.

Es ist reizvoll, Tocqués auf große Repräsentation angelegtes Bildnis der *Maria Lesczynska,* der polnischen Gemahlin Ludwigs XV., die ihm elf Kinder gebar, mit dem der berühmten Favoritin des Königs, Madame Pompadour, von der Hand Bouchers zu vergleichen (München, Alte Pinakothek). Wohl um nicht mit dem Bildnis der Königin zu konkurrieren, hat Boucher 16 Jahre nach Tocqué die inzwischen zur Hofdame aufgestiegene Pompadour zwar in großer Hoftoilette, aber ruhend, in einem weniger ambitionierten, intimen Ambiente dargestellt, dabei an Reiz seinen Vorgänger noch übertreffend. Beide Bilder sind Höhepunkte des höfischen Rokokoporträts und bezeugen das gleiche Interesse an den Accessoires, dem kulturgeschichtlichen Umfeld, wie das bürgerliche Bildnis.

Gegenüber
LOUIS TOCQUÉ Paris 1696 – 1772
Madame Dangé, Gattin des Generals François Balthazar Dangé du Fay, 1753.
Leinwand, 83 × 63 cm. Salon von 1753. Erworben 1903.
R. F. 1480

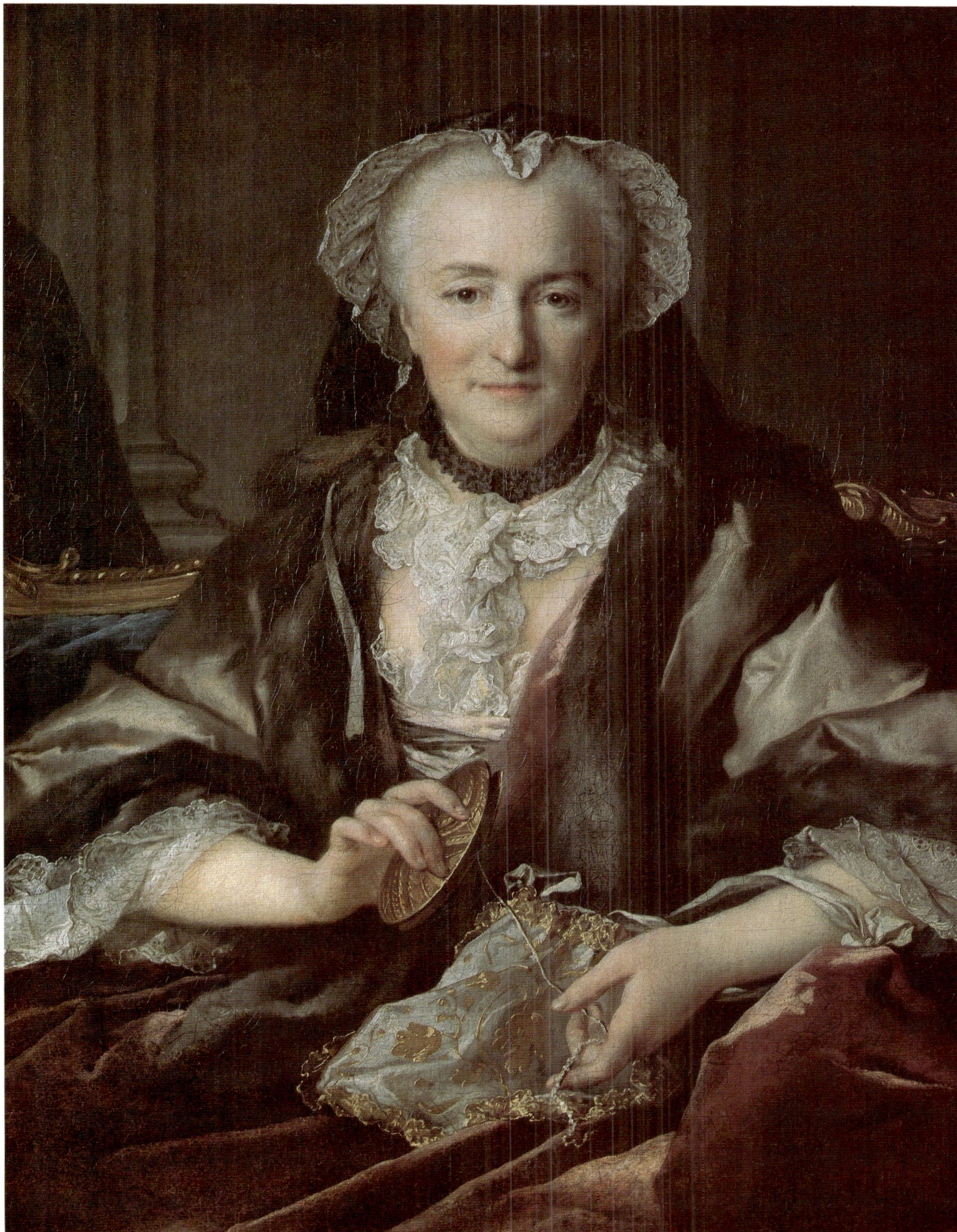

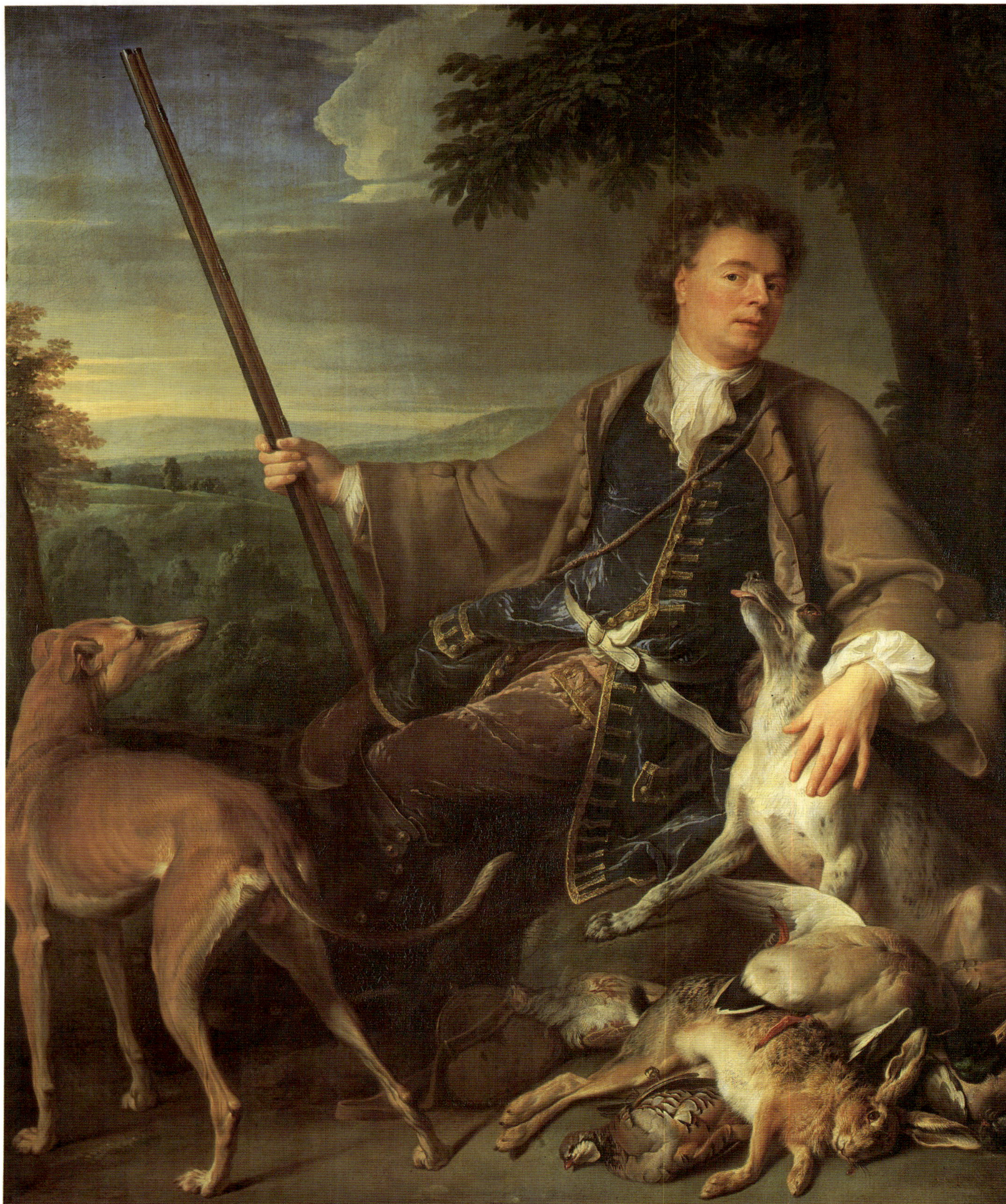

FRANÇOIS DESPORTES Champigneuil 1661 – Paris 1743
Selbstbildnis als Jäger, 1699.
Leinwand, 197×163 cm. Aufnahmearbeit für die Akademie. Salon von 1699; Sammlung der Akademie; Zugang während der Revolution. INV. 3899

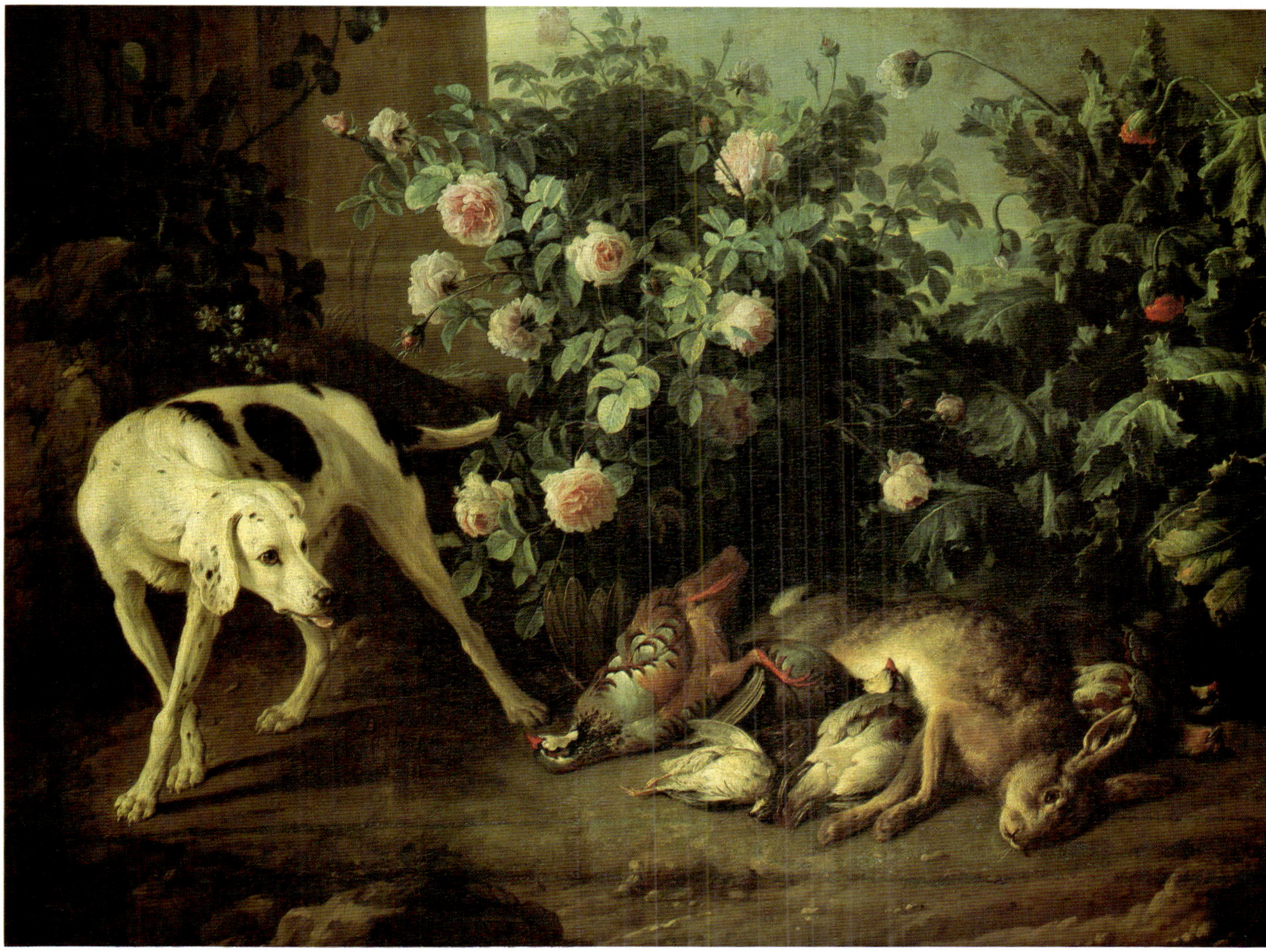

François Desportes
Hund mit erlegtem Wild bei einem Rosenbusch, 1724.
Leinwand, 107 × 138 cm (ursprünglich 98 × 132 cm).
Legat Emile Huard, 1916. R. F. 2177

Jean-Baptiste Oudry Paris 1686 – Beauvais 1755
Stilleben mit Fasan, 1753.
Leinwand, 97 × 64 cm. Salon von 1753. Übertragung vom Office des Biens privés, 1950. M. N. R. 116

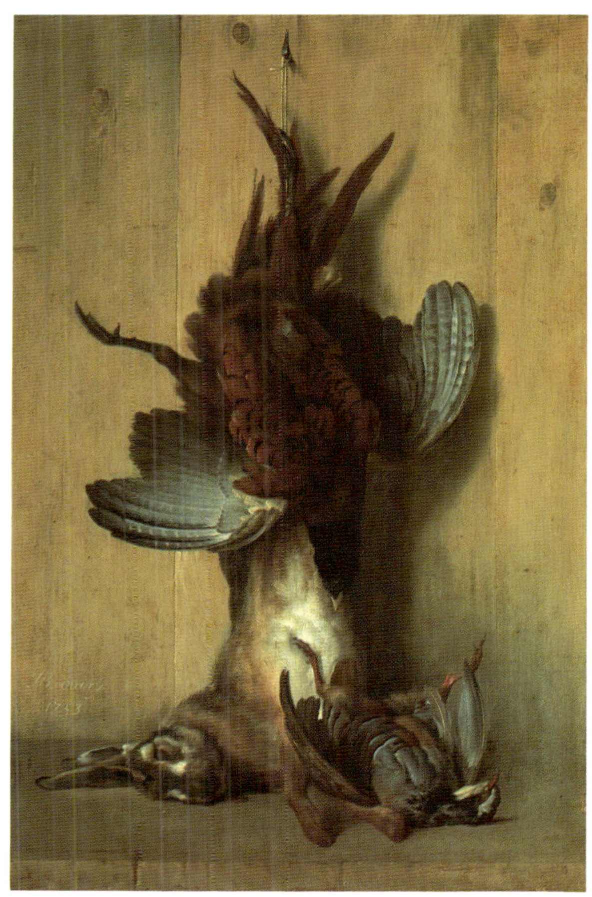

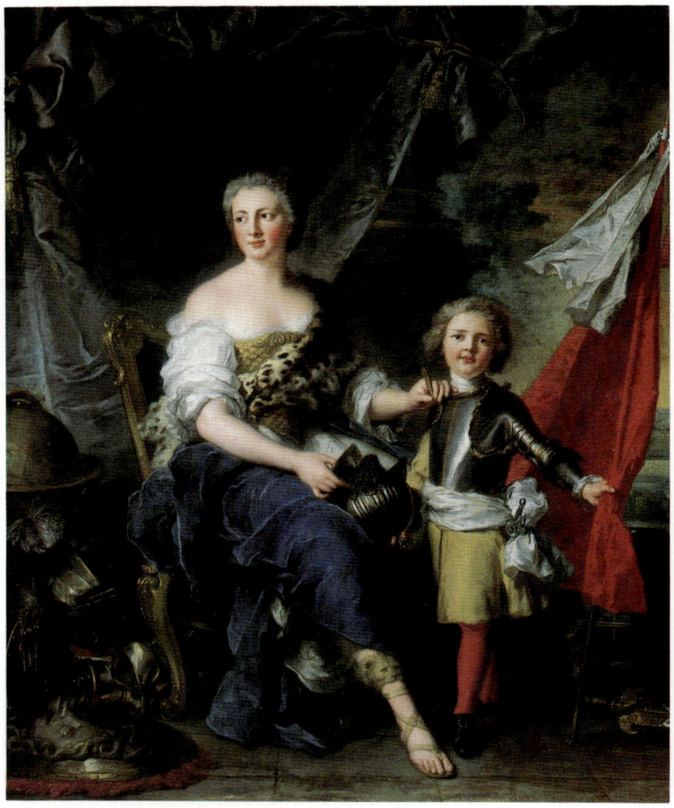

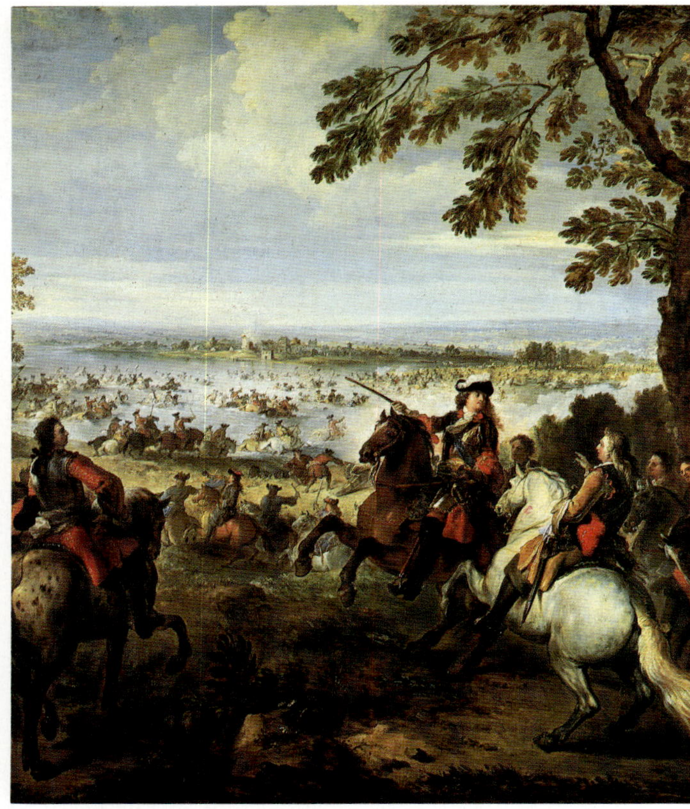

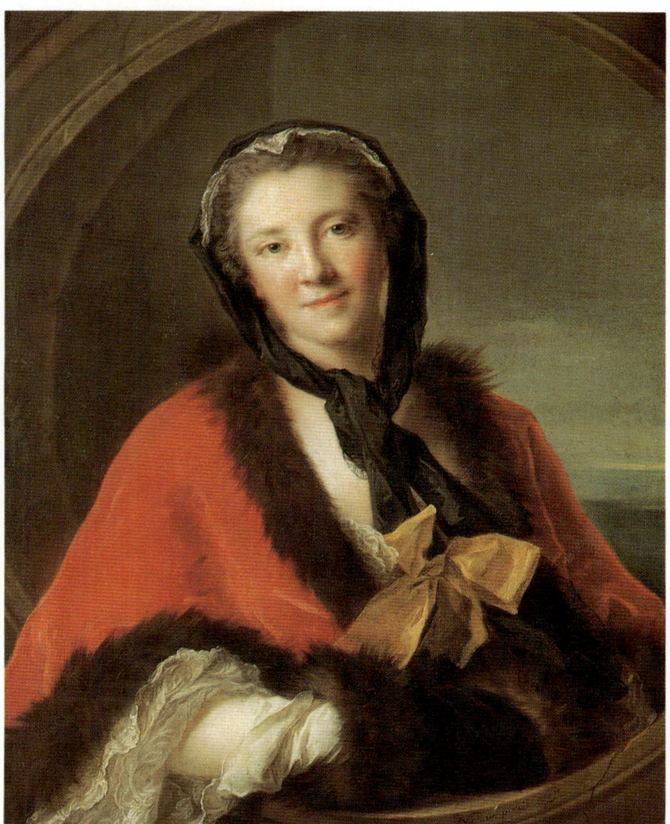

Joseph Parrocel Brignoles (Var) 1646 – Paris 1704
Das Heer Ludwigs XIV. setzt bei Tolhuis über den Rhein, 12. Juni 1672, 1699.
Leinwand, 234 × 164 cm. Gemalt für das Schloß von Marly. Sammlung Ludwigs XIV. INV. 7089

Oben, links
Jean-Marc Nattier Paris 1685 – 1766
Mademoiselle de Lambesc als Minerva, die ihren Bruder, den Comte de Brienne, rüstet und in der Kriegskunst unterweist, 1732.
Leinwand, 191 × 159 cm. Salon von 1737. Legat Louis La Caze, 1869. M. I. 1091

Jean-Marc Nattier
Die Comtesse Tessin, Gattin des schwedischen Botschafters in Paris, 1741.
Leinwand, 81 × 65 cm. Legat Achille Malécot, 1895. R. F. 925

Gegenüber
Louis Tocqué
Marie Lecszinska, Königin von Frankreich, 1740.
Leinwand, 277 × 191 cm. Sammlung Ludwigs XV. INV. 8177

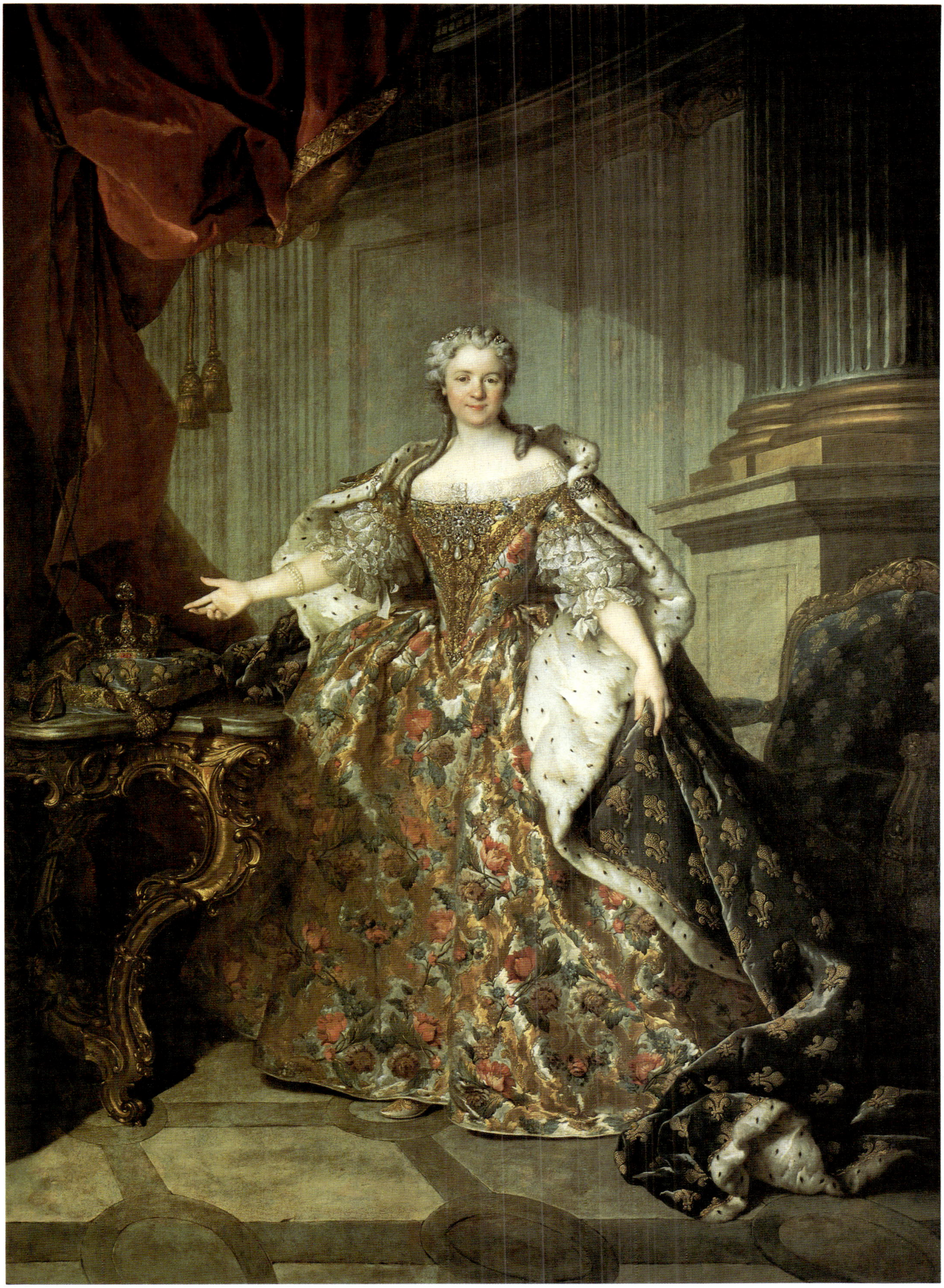

Luis Eugenio Melendez

Der Künstler des 18. Jahrhunderts präsentiert sich mit neuem Selbstbewußtsein. Der Spanier Melendez, in Neapel geboren, wo die Stillebenmalerei hoch im Kurse stand, erwarb in Italien alle Fertigkeiten, die die dortigen Schulen zu bieten hatten. Die Aktstudie, die er auf seinem Selbstbildnis wie ein Zertifikat vorzeigt, ist ganz von der Art, auf die sich der Provenzale Pierre Subleyras spezialisierte (vgl. Seite 498). In Spanien wandte sich Melendez dem Stilleben zu. In dieser Gattung brachte er es zu einer erstaunlichen Meisterschaft: Seine Früchte, Kürbisse, Geflügel und Gebäck sind so kunstvoll und suggestiv gemalt, daß sie in ihrem leuchtenden Kolorit wie dekorative Erfindungen wirken.

Die andere Gattung, in der Melendez brillierte, ist das Porträt. Er selbst stellt sich in der heroischen Pose eines Stierkämpfers dar, in einem eleganten Kostüm, das den stolzen Spanier hervorkehrt. Diese neue Individualität ist nicht nur ein typisch spanischer Zug; die Darstellung der Persönlichkeit tritt um die Mitte des Jahrhunderts anstelle des maskenhaften Barock und der Scheinwelt des Rokoko wieder bewußt in den Vordergrund. Melendez' Künstlerporträt betont die akademische Tradition des Malers, in der auch ein Goya steht, der eine Generation später gleichfalls Italien bereisen wird, um desto gefestigter den Weg des Individualisten zu gehen, der der Moderne zum Durchbruch verhalf. Um die Jahrhundertmitte malt in England der junge Reynolds sein Selbstporträt (London, National Portrait Gallery), bevor er zu der obligaten Studienreise nach Italien aufbricht, wo ihn vor allem Piazzetta beeindruckt. Auch hier präsentiert sich ein jugendliches Temperament, das mit großem Ernst und wacher Neugier die menschliche und künstlerische Identität der Zukunft auszuspähen scheint.

Gegenüber
LUIS EUGENIO MELENDEZ Neapel 1716 – Madrid 1780
Selbstbildnis mit einer Aktstudie, 1746.
Leinwand, 100 × 82 cm. Legat Paul Cosson, 1926. R. F. 2537

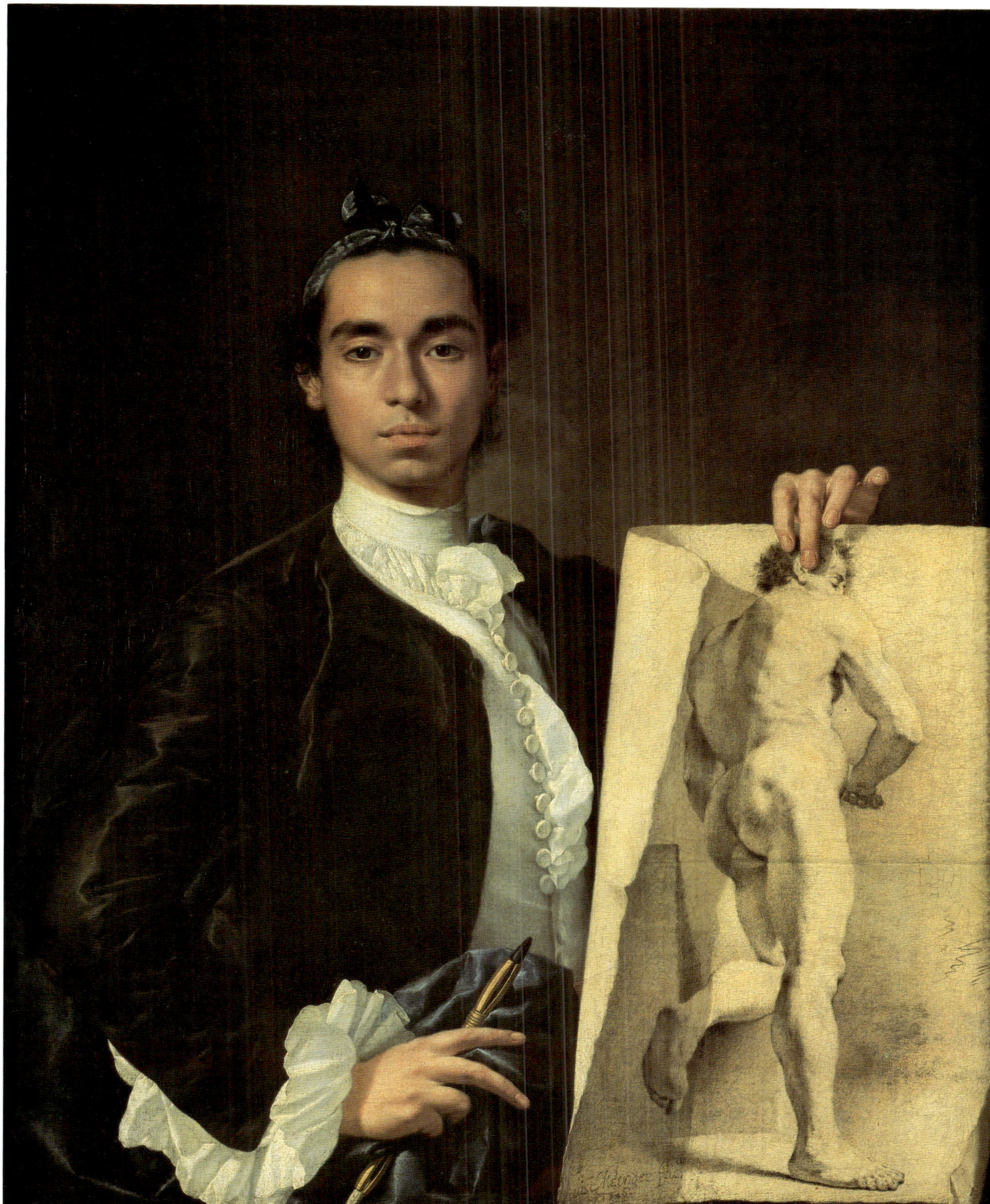

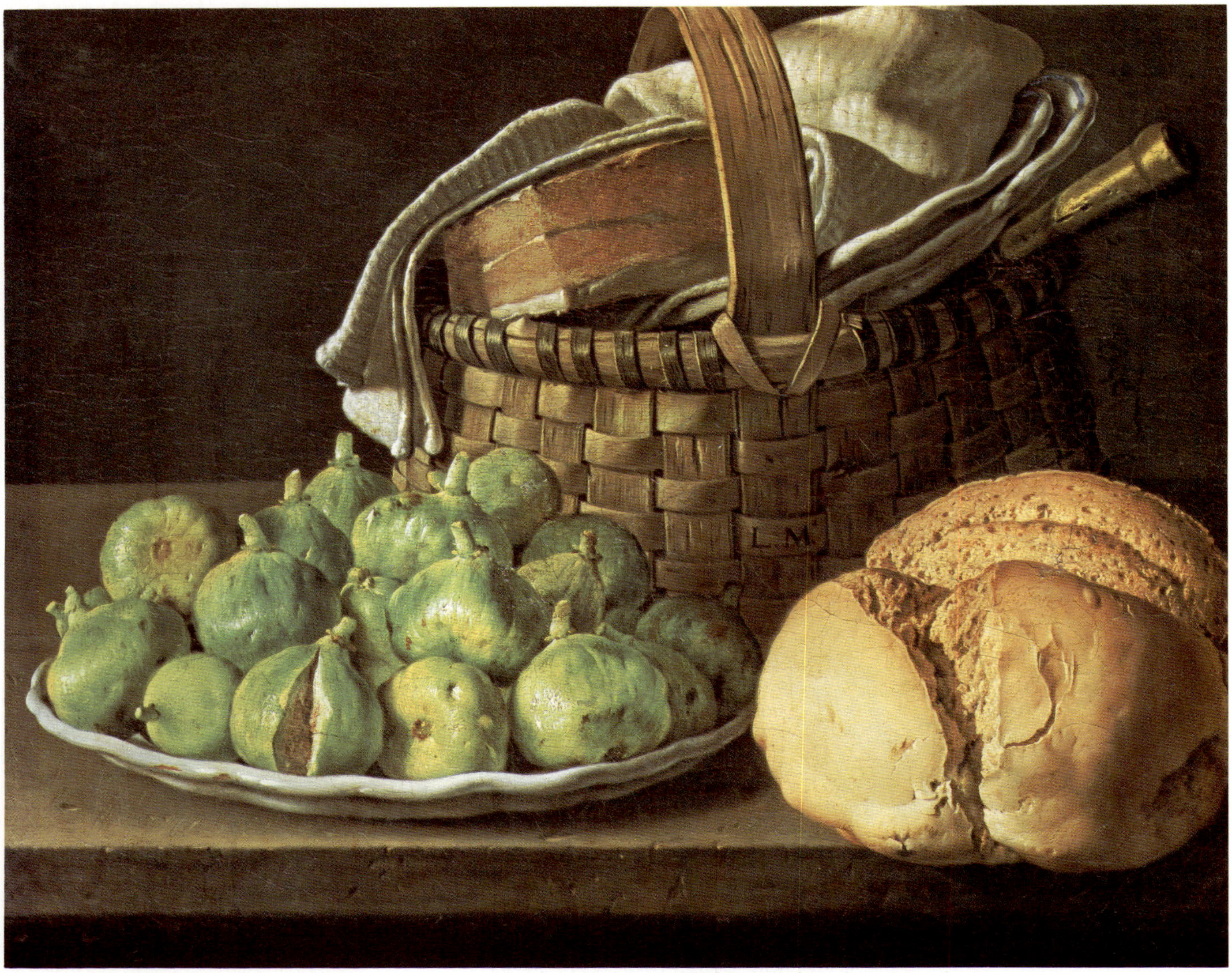

Luis Eugenio Melendez
Stilleben mit Feigen.
Leinwand, 37 × 49 cm. Legat Emile Wauters, 1934. R. F. 3849

Seite 498
Pierre Subleyras Saint-Gilles (Gard) 1699 – Rom 1749
Charon setzt die Schatten über den Styx.
Leinwand, 135 × 83 cm. Während der Revolution beschlagnahmt aus der Sammlung des Herzogs von Penthièvre. INV. 8007

Seite 499
Pierre Subleyras
Don Cesare Benvenuti, Abt der Kongregation der Domherren des Lateran, 1742.
Leinwand, 138 × 101 cm. Erworben 1969. R. F. 1969-10

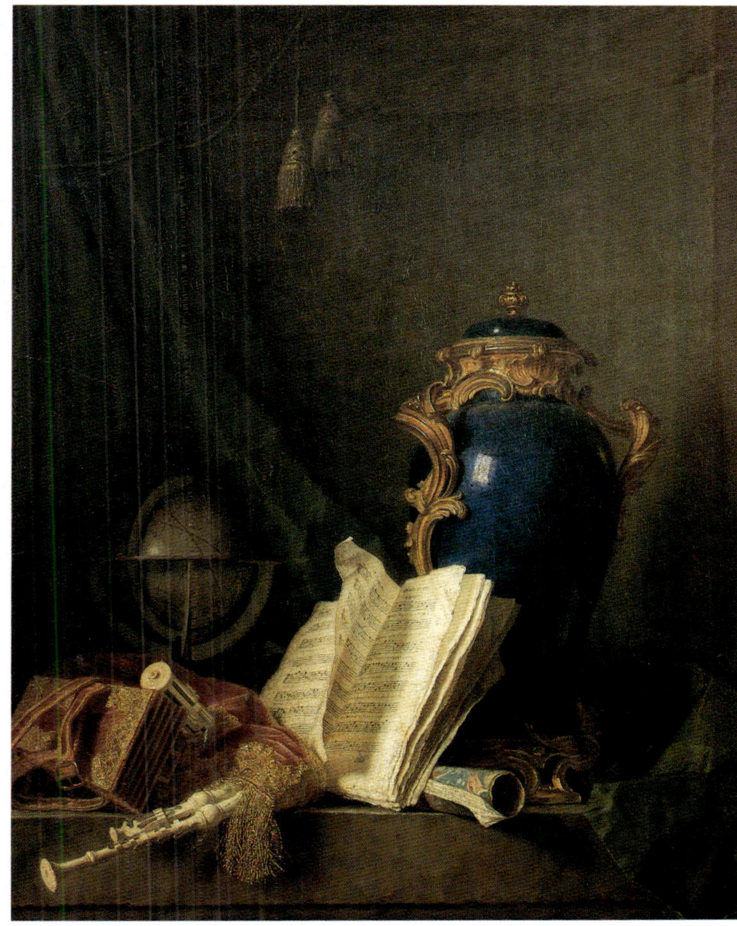

JUAN DE ESPINOSA Tätig in Kastilien Mitte 17. Jh.
Stilleben mit Weintrauben.
Leinwand, 83 × 62 cm. Schenkung Yvonne und Jean Riechers, 1973. R. F. 1973-2

HENRI-HORACE-ROLAND DELAPORTE Paris 1724/25 – 1793
Stilleben mit einer Vase aus Lapislazuli, Globus und Dudelsack.
Leinwand, 102 × 82 cm. Aufnahmearbeit für die Akademie, 1763. Sammlung der Akademie; Zugang während der Revolution. INV. 7267

PIERRE SUBLEYRAS
Gastmahl im Hause des Simon, 1737.
Leinwand, 215 × 679 cm. In Auftrag gegeben für ein Kloster in Asti bei Turin. Während des Italienfeldzuges 1799 beschlagnahmt. INV. 8000

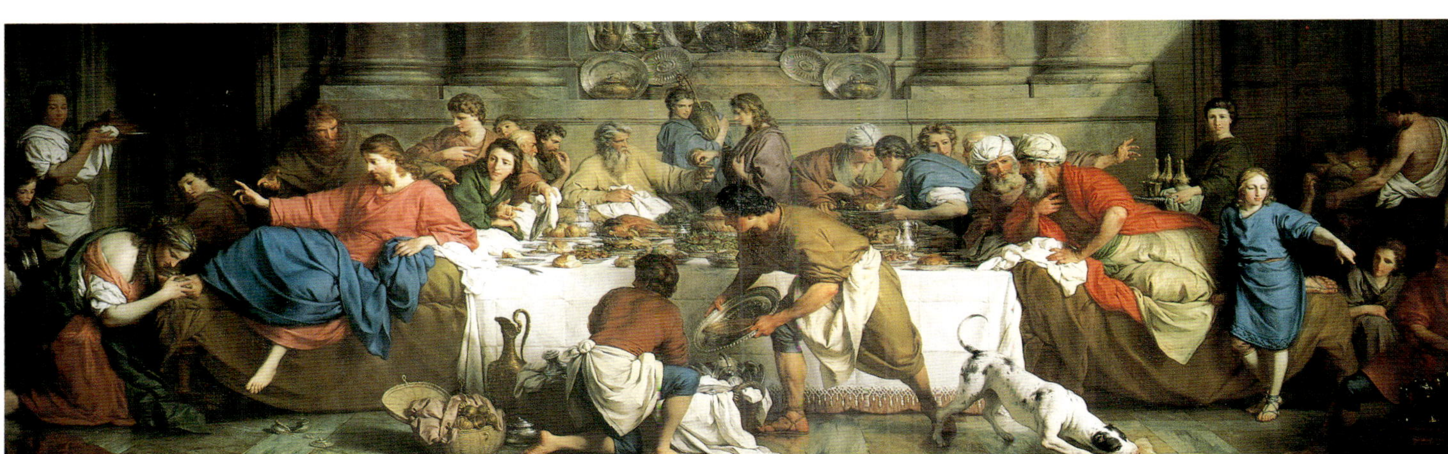

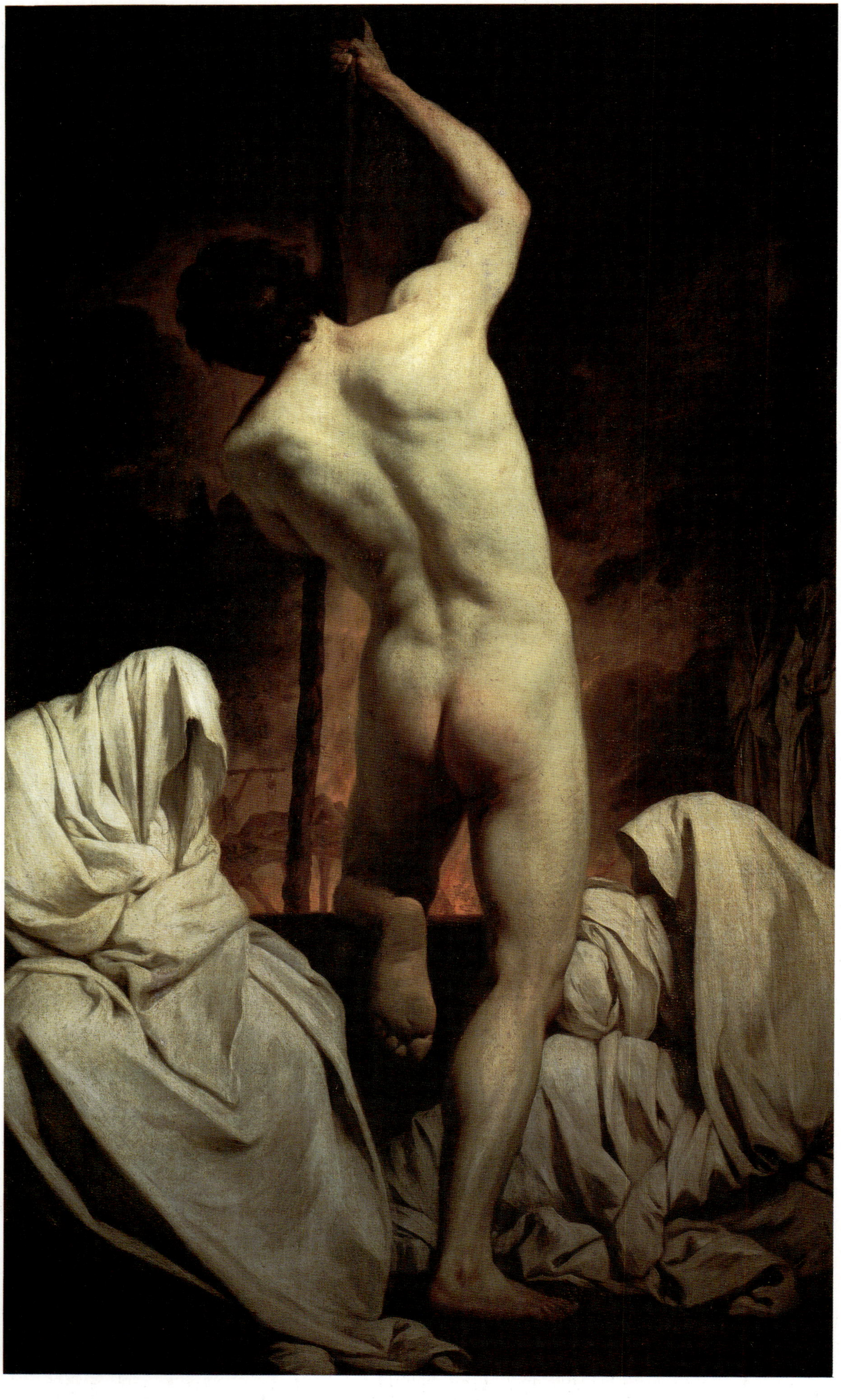

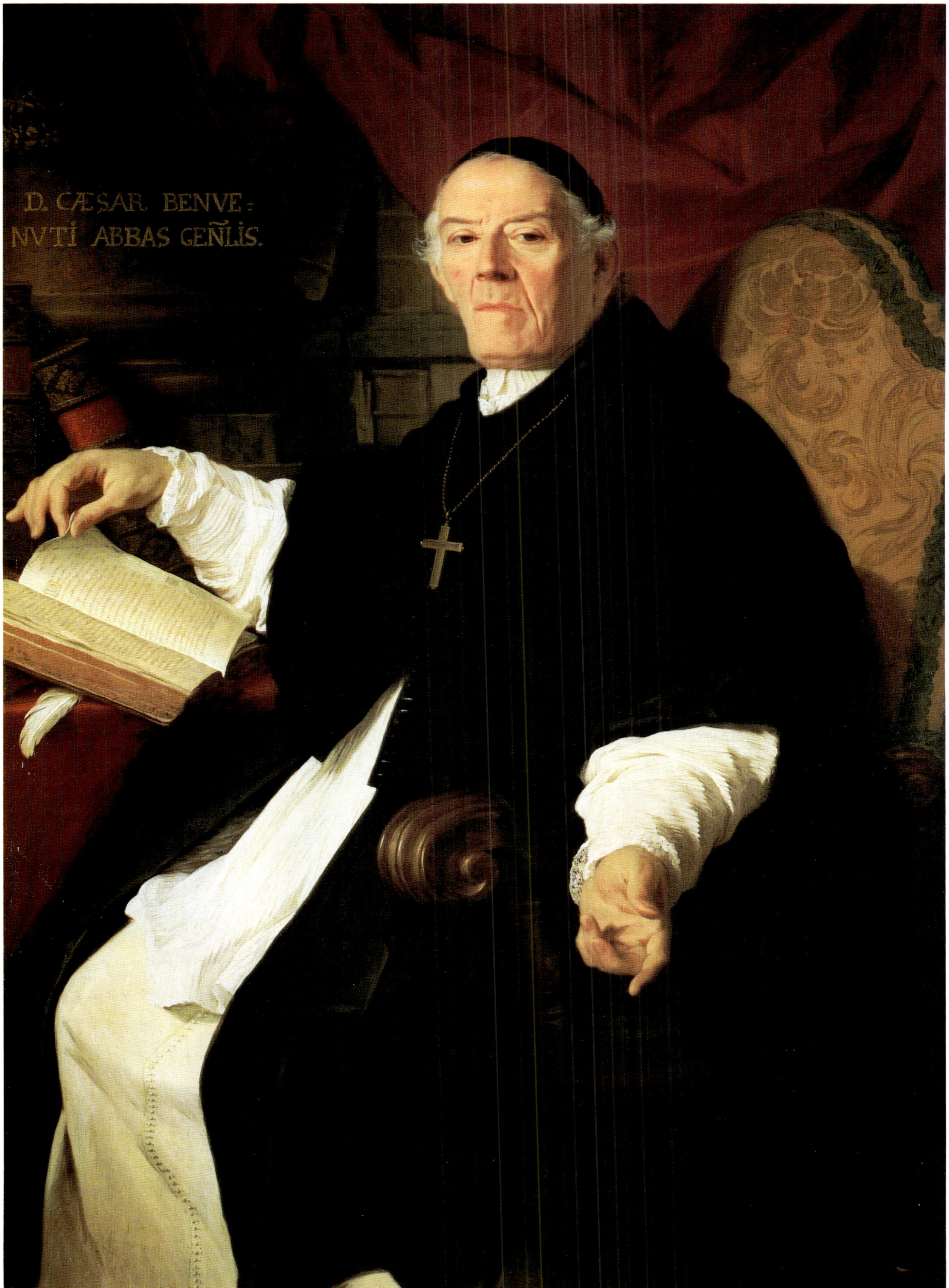
D. CÆSAR BENVE-
NVTI ABBAS GEÑLIS.

François Lemoyne

Das Ende der Ära Le Brun als allmächtiger Akademiedirektor und Erster Hofmaler im Jahre 1683 bedeutete keineswegs eine Abwendung vom klassischen Dogma der Poussinisten. Unter seinem Nachfolger Mignard änderte sich vorerst nicht viel; nur ganz allmählich vollzog sich eine ästhetische Umorientierung zu freieren, fließenderen Formen, wie sie die Rubenisten bevorzugten. Solange Ludwig XIV. lebte, hielt sich das feierliche Pathos hartnäkkig. Erst nach 1715, mit dem Beginn der Régence, werden die Farben lichter; man beruft sich wieder auf flämische Geschmeidigkeit und venezianische Farbenpracht. Carle Vanloos *Rast bei der Jagd* verhilft im Salon von 1737 dem galanten Rokokostil offiziell zum Durchbruch.

In der Rubens-Nachfolge steht auch ein Bild wie *Herkules und Omphale* von François Lemoyne, das in seiner gezierten Sinnlichkeit ganz dem Geschmack der Régence-Periode entsprach. Wie die großen flämischen und italienischen Vorbilder pflegt man nun auch wieder die Kunst der Zeichnung; die meisterhaften und lebendigen Studien nach der Natur sollten bis zum Ende des Ancien Régime einen wesentlichen Anteil der Kunst ausmachen. Lemoyne, der seit 1730 an der Akademie die Fortsetzung der französischen Tradition mit lichterem Kolorit und freierer Zeichnung lehrte, besaß selbst nicht die künstlerische Kraft, um dieser neuen Virtuosität der Zeichnung und den Anforderungen großer Historienmalerei zu entsprechen; zum Ersten Hofmaler ernannt und mit einem großen dekorativen Auftrag betraut, fiel er in geistige Verwirrung und nahm sich das Leben.

Mit dem fast gleichaltrigen Watteau verglichen, der mit der klassischen Überlieferung brach, ist Lemoyne ein Traditionalist in einer Zeit des Übergangs vom Barock zum Rokoko. Statt in der großen dekorativen Malerei vollendete sich ein Genie wie Watteau in persönlichster, unabhängiger Weise.

Gegenüber
François Lemoyne Paris 1688 – 1737
Herkules und Omphale, 1724.
Leinwand, 184 × 149 cm. Salon von 1725. Legat Louis La Caze, 1869. M. I. 1086

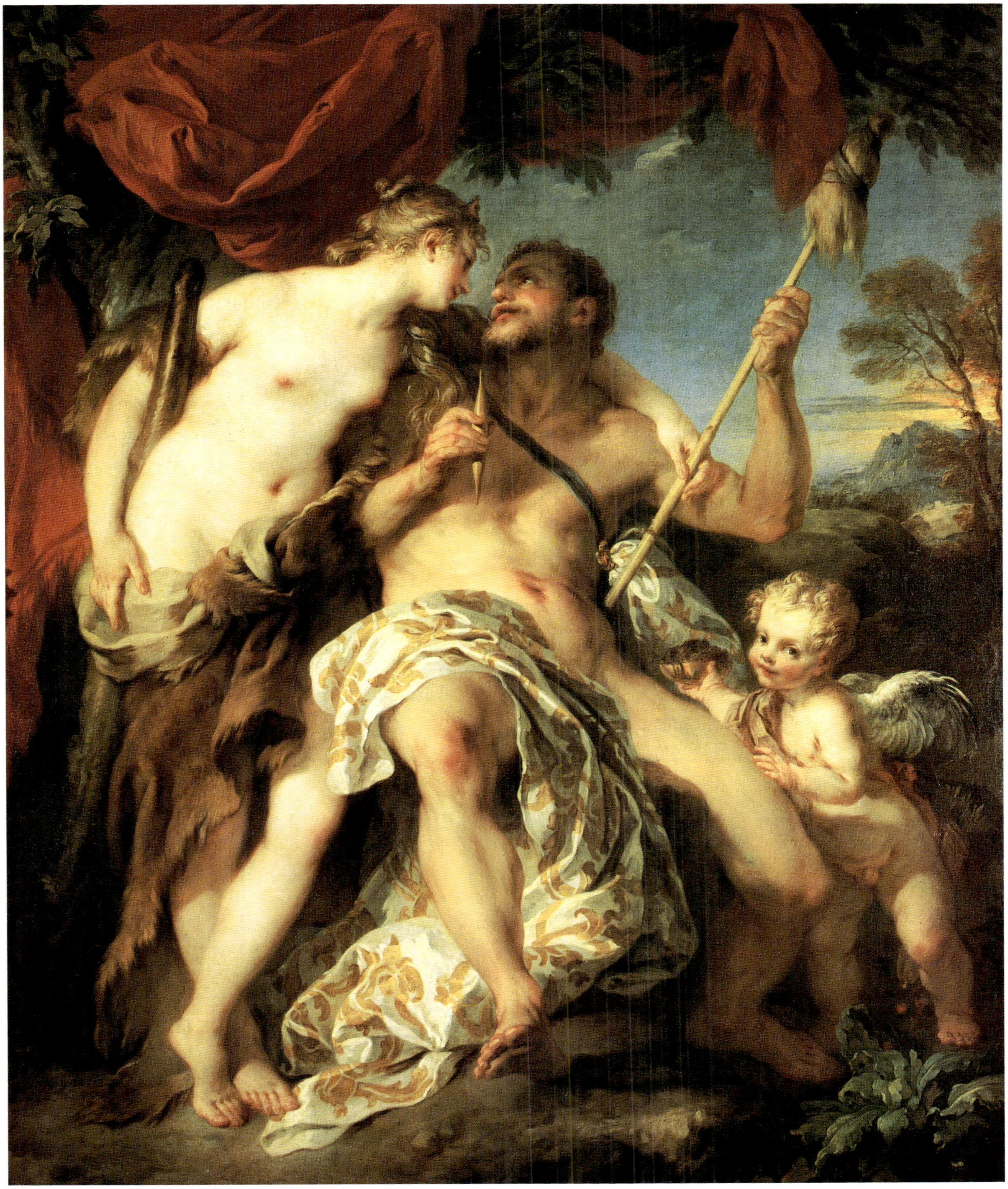

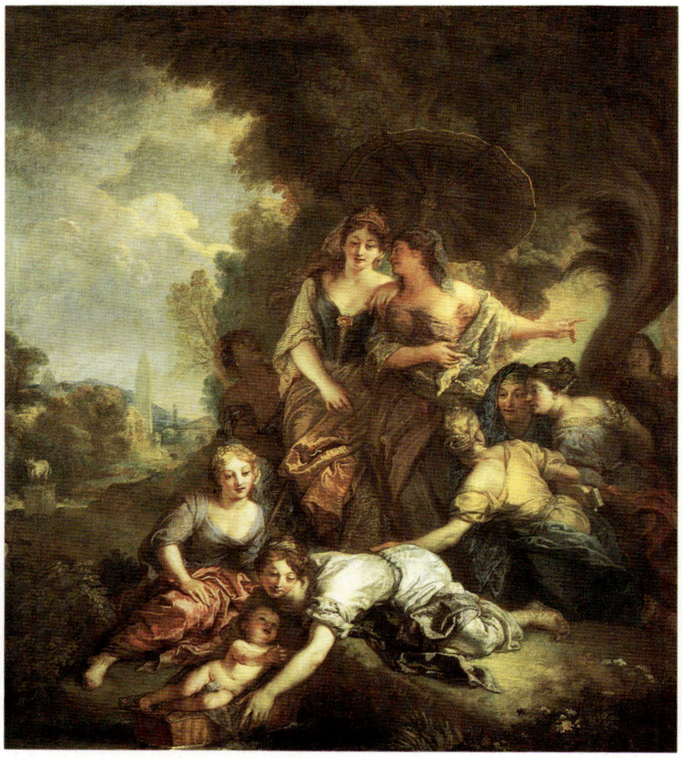

Charles de La Fosse Paris 1636 – 1716
Die Auffindung des Moseskaben.
Leinwand, 125 × 110 cm. In Auftrag gegeben 1701 für den Billard-Saal des Schlosses von Versailles. Sammlung Ludwigs XIV. INV. 4527

Nicolas de Largillierre Paris 1656 – 1746
Charles Le Brun, Erster Maler des Königs.
Leinwand, 232 × 187 cm. Aufnahmearbeit für die Akademie, 1686. Sammlung der Akademie; Zugang während der Revolution. INV. 5661

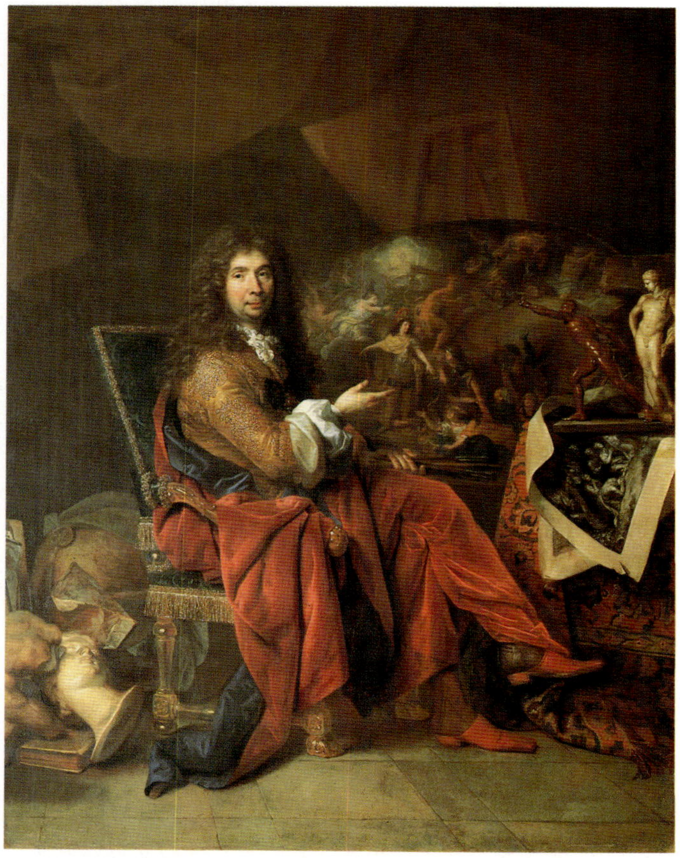

Gegenüber, oben
Nicolas de Largillierre
Familienporträt.
Leinwand, 149 × 200 cm. Legat Louis La Caze, 1869. M. I. 1085

Gegenüber, unten
Nicolas de Largillierre
Waldlandschaft.
Leinwand auf Karton, 36 × 64 cm. Erworben 1971. R. F. 1971-2

Seite 504, oben
Charles-André Vanloo Nizza 1705 – Paris 1765
Rast bei der Jagd, 1737.
Leinwand, 220 × 250 cm. Ausgeführt für den Speisesaal der Privatgemächer des Königs in Fontainebleau. Salon von 1737; Sammlung Ludwigs XV. INV. 6279

Seite 504, unten
Claude Gillot Langres 1673 – Paris 1722
Das Grab des Meister André.
Szene aus einer gleichnamigen Komödie von Brugière de Barante von 1695. Leinwand, 100 × 139 cm. Erworben 1945. R. F. 1945-26

Seite 505
François de Troy Toulouse 1645 – Paris 1690
Charles Mouton, Laute spielend, 1690.
Leinwand, 138 × 106 cm. Salon von 1704. Erworben 1924. R. F. 2469

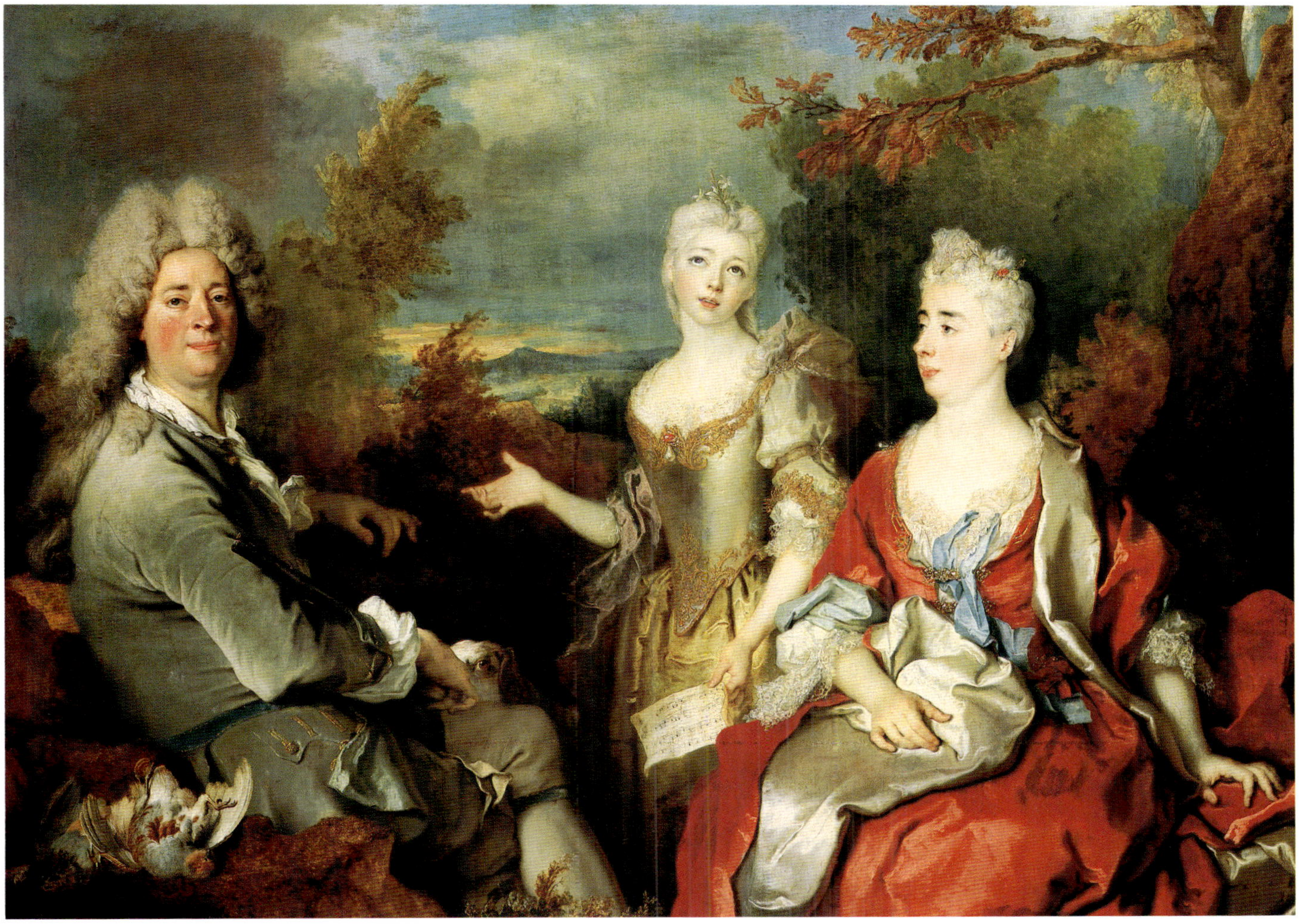

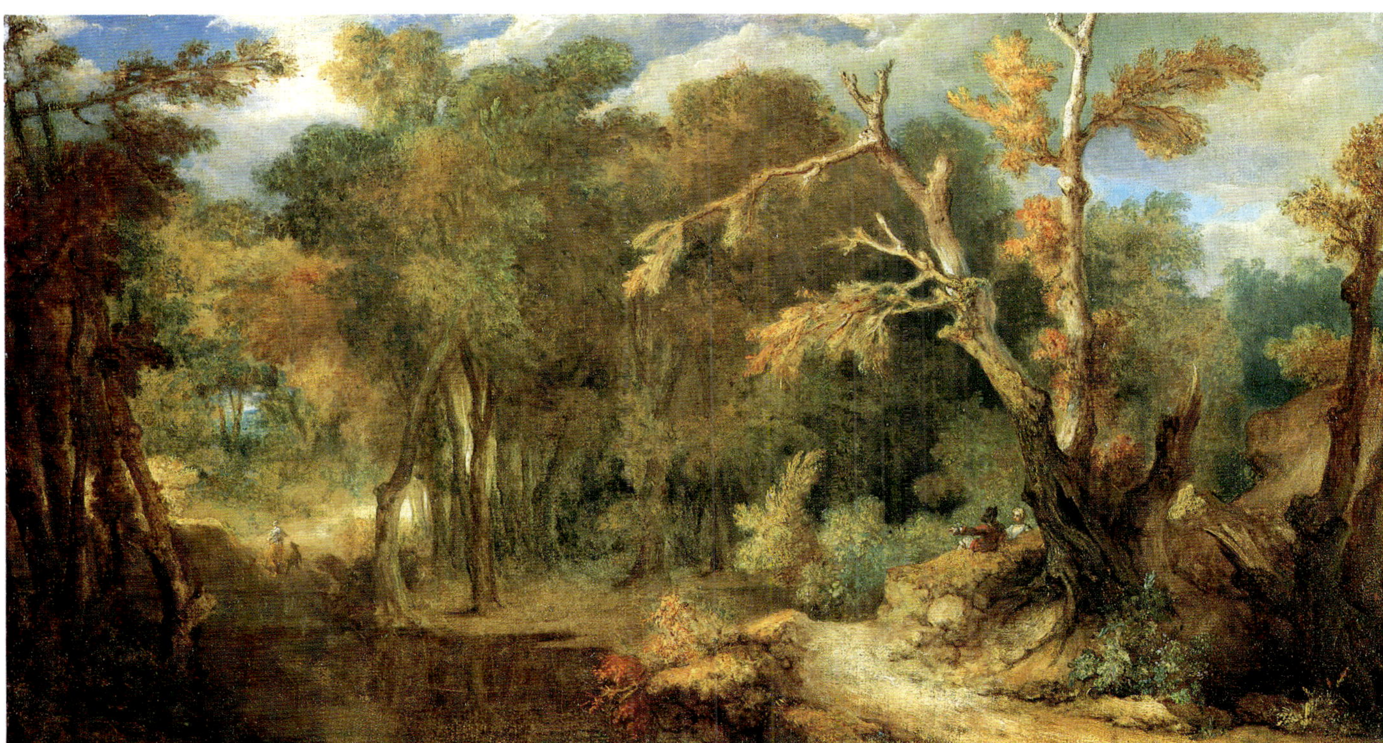

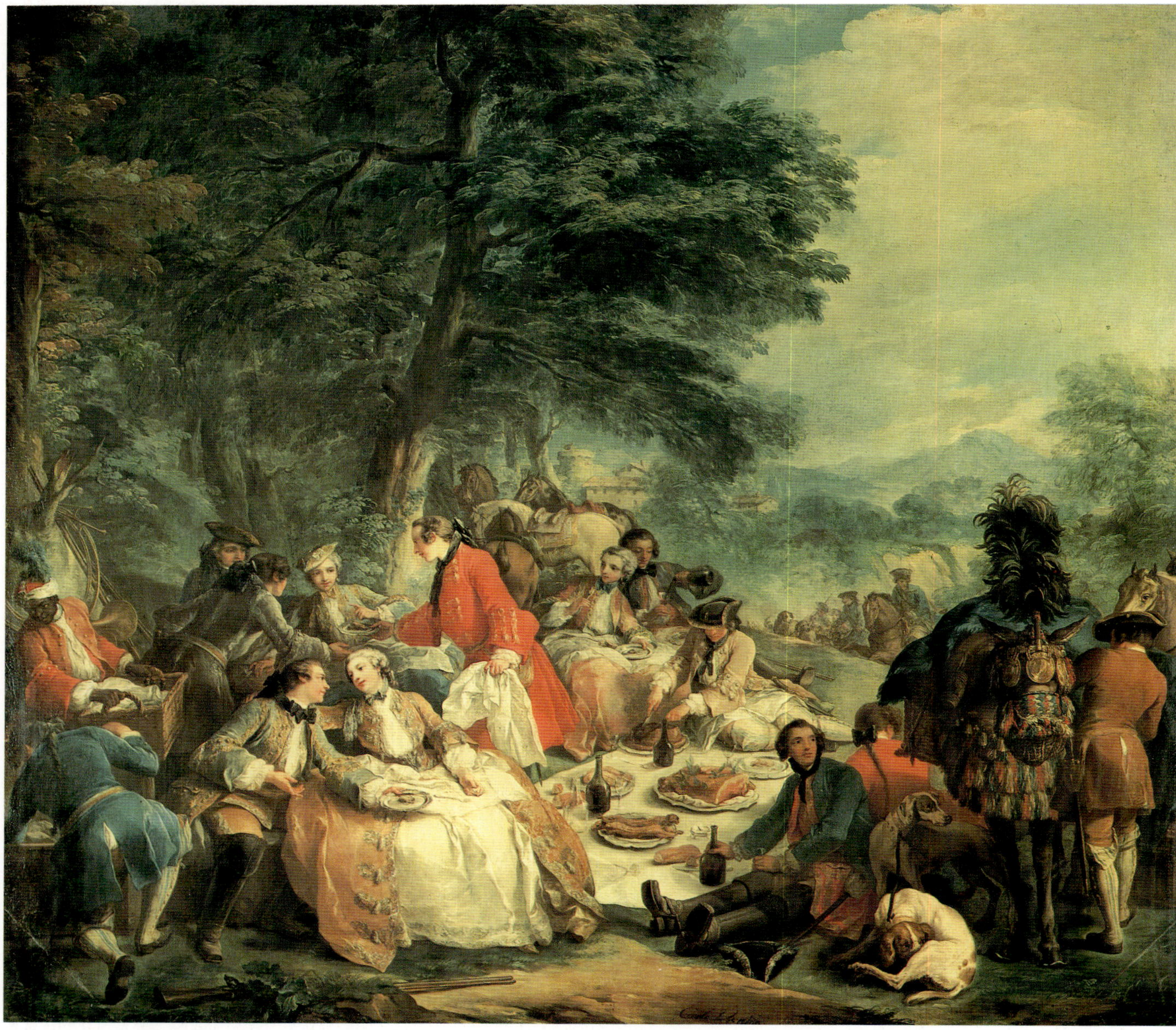

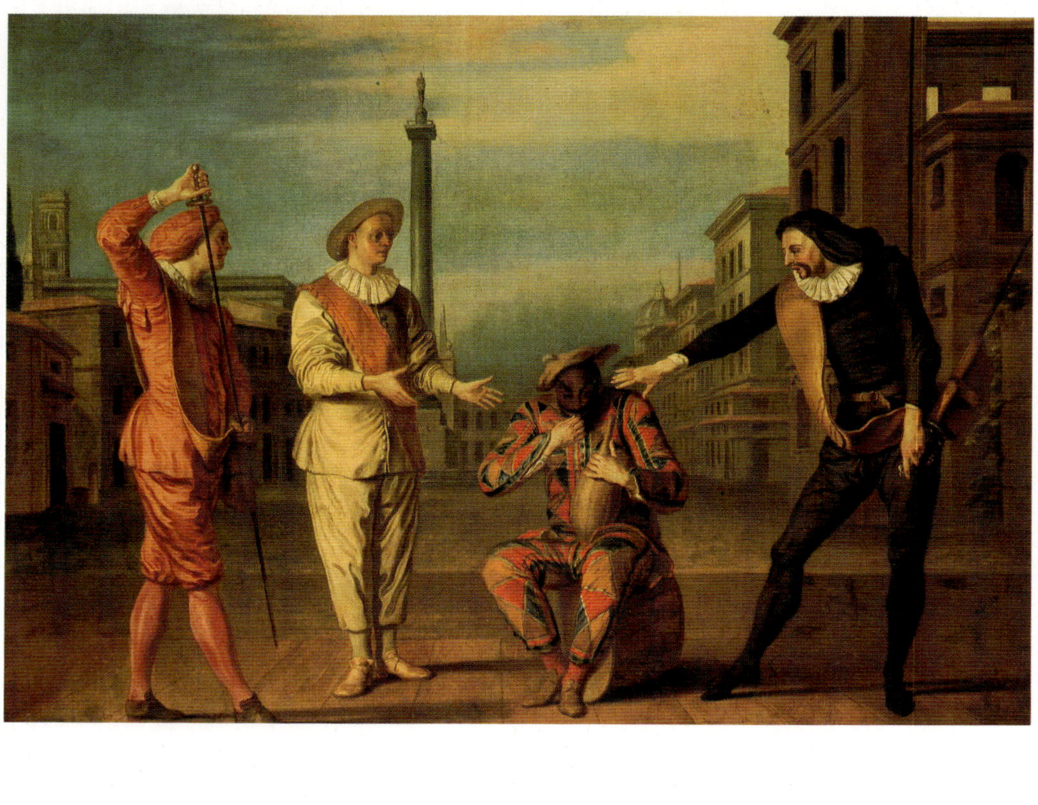

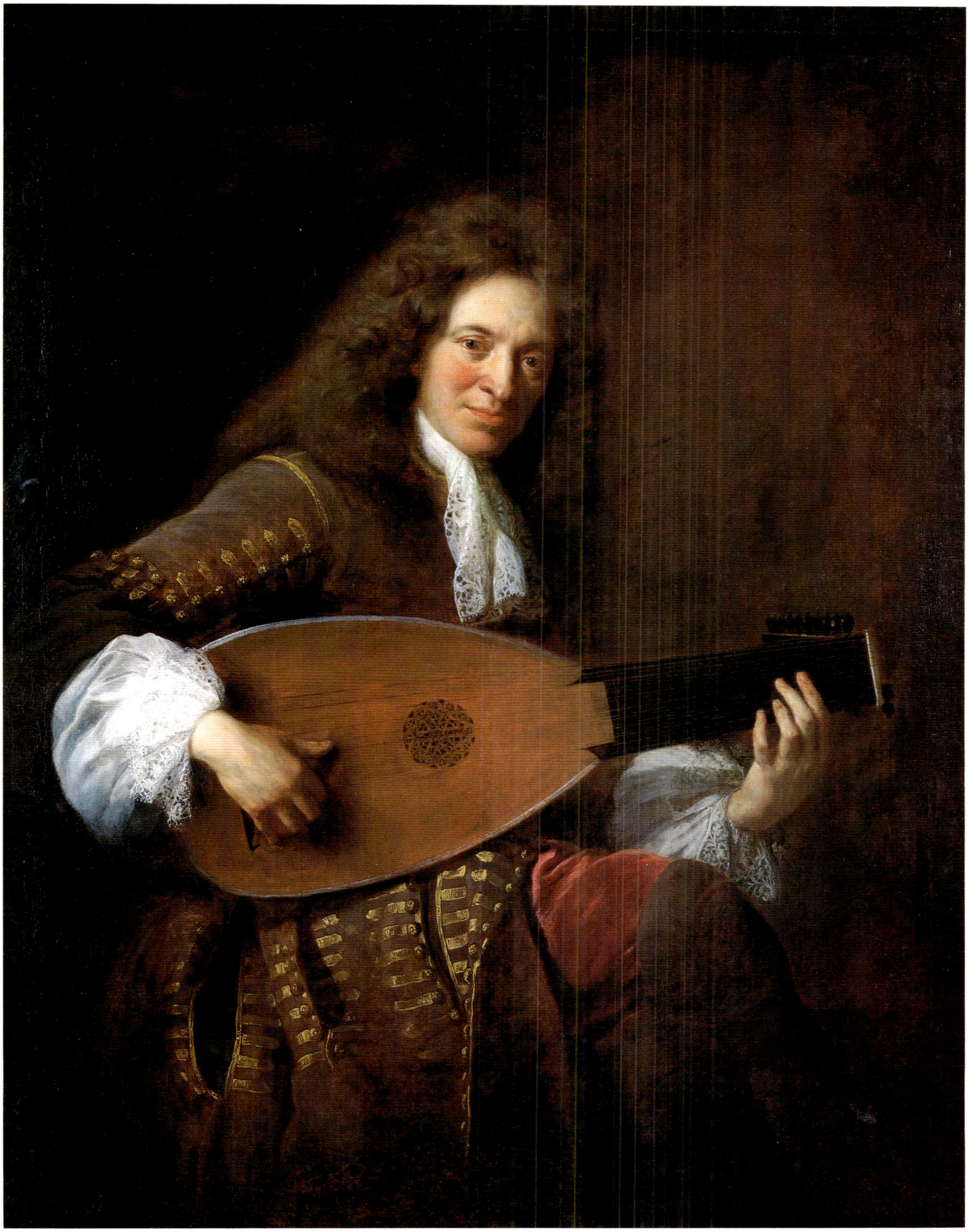

Jean-Antoine Watteau

Watteau entstammte bescheidenen Verhältnissen in Valenciennes im Hennegau. Am Anfang seines künstlerischen Œuvres stehen Soldaten- und Bauernszenen, Eindrücke aus dem Spanischen Erbfolgekrieg. Zeitweise arbeitete er als Gehilfe eines Arabeskenmalers an der Dekoration von Schlössern. Sein eigentliches Genre aber sind die heiteren pastoralen Darstellungen der galanten Festlichkeiten sowie Szenen und Eindrücke aus der Welt des Theaters – beides Lieblingsvergnügungen der damaligen Gesellschaft. Insofern ist Watteau durchaus ein realistischer Beobachter seiner Zeit, doch schwingt immer etwas mit von poetischer Sehnsucht nach einer idealen, glückseligen Welt – eine Gemütslage, die später das ganze 18. Jahrhundert durchziehen wird. Seine bezaubernd menschlichen Figuren scheinen aus ihrer realen Existenz in traumhafte Sphären hinüberzuschweben. In dieser feinsinnigen Überhöhung der Wirklichkeit steht die Kunst Watteaus auf einsamer Höhe.

Wie die Rubens-Anhänger seiner Zeit pflegte auch Watteau Zeichnungen als Grundlage für gemalte Bilder auszuführen; in diesem Medium fing er die flüchtige Bewegung ein, um das hier erarbeitete Formen- und Figurenrepertoire in seinen Gemälden mannigfaltig zu variieren. Wenn jemand ihm Komplimente machte, so verwies er bescheiden auf seine Zeichnungen, die ihm selbst wohl künstlerisch noch näherstanden. Er studierte die Graphik der flämischen und italienischen Meister und pflegte seine eigenen Zeichnungen als selbständige Kunstwerke – einige hundert sind erhalten und belegen das seinen Gemälden ebenbürtige poetische Genie ihres Schöpfers. Im Palais du Luxembourg hatte er den Medici-Zyklus von Rubens als strahlendes Vorbild vor Augen. Auch das Studium der Venezianer – Giorgione, Tizian, Veronese – trug wesentlich bei zur Farbigkeit seiner Bilder. Ein schimmerndes Kolorit von vielfach gebrochenen Tönen verleiht ihnen ihre preziöse Wirkung und erhöht den Eindruck eines erträumten Arkadien. Flämischer Einfluß macht sich auch in den Motiven ungezwungener Geselligkeit bemerkbar, nur daß an die Stelle derber dörflicher Szenen nun aristokratische Lustbarkeit, Liebeswerbung, Musik und Komödie getreten sind. – Mit nur 37 Jahren erlag der Maler einem Tuberkuloseleiden, das sein Leben tragisch überschattet hat und zu jener genialen Verbindung von Heiterkeit und Tiefgründigkeit beigetragen haben mag, wie es am Ende der Epoche in der Musikwelt durch Mozart verkörpert ist.

Im Gegensatz zu seinem großen Vorgänger war Ludwig XV. kein Kunstsammler und zeigte infolgedessen auch kein Interesse für den Watteau-Nachlaß. So kamen die fürstlichen Kunstliebhaber anderer Länder zum Zuge: Preußens Friedrich der Große vor allem; andere Bilder gelangten im 19. Jahrhundert in die Londoner Wallace-Collection. Napoleons Museumsdirektor Vivant Denon hätte nach dem Sieg über Preußen manches zurückholen können, doch nichts dergleichen geschah. Erstaunlicherweise wurde nicht einmal die *Einschiffung nach Kythera,* das Aufnahmestück in die Akademie, für das dem Maler der Titel »Peintre des fêtes galantes« verliehen worden war, im Musée Napoléon aufgehängt, obwohl Vivant Denon selbst Watteau sehr schätzte und u. a. seinen *Gilles* besaß. Viele Holländer, die gleichwohl im Musée Napoléon Aufnahme fanden, waren zwar keineswegs heroischer als Watteau, doch bei einem französischen Künstler war dieser Mangel angesichts der militärischen Glorie des Kaiserreiches wohl weniger verzeihlich. So kam es, daß das Werk Watteaus – mit Ausnahme einiger unmittelbarer Nachfolger – ohne größeren Einfluß auf die französische Malerei geblieben ist. Bei den Engländern hingegen stand er um so höher im Kurse; Turner zählte ihn zu seinen Lieblingsmalern; das kleine Watteau-Pasticcio *Was ihr wollt!* und ein historisches Genrebild, *Watteau-Studie nach Fresnoys Regeln,* sind eine Hommage an den Menschen und Künstler Watteau. Der heutige Bestand an Watteau-Gemälden im Louvre ist hauptsächlich dem Vermächtnis La Caze zu verdanken, das der Sammlung 1863 acht Bilder zuführte.

Gegenüber
JEAN-ANTOINE WATTEAU
Valenciennes 1684 – Nogent-sur-Marne 1721
Gilles.
Leinwand, 185 × 150 cm. Legat Louis La Caze, 1869. M. I. 1121

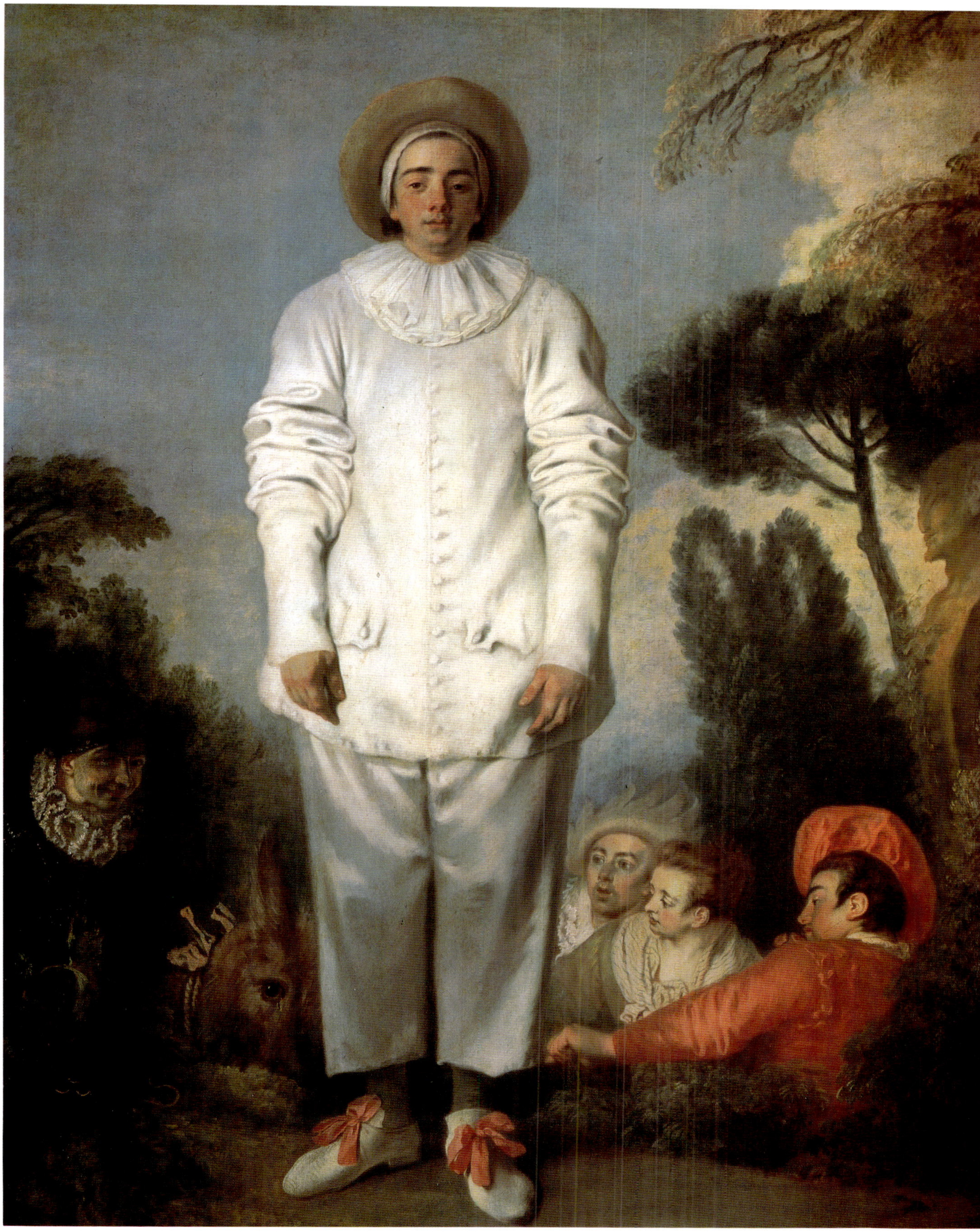

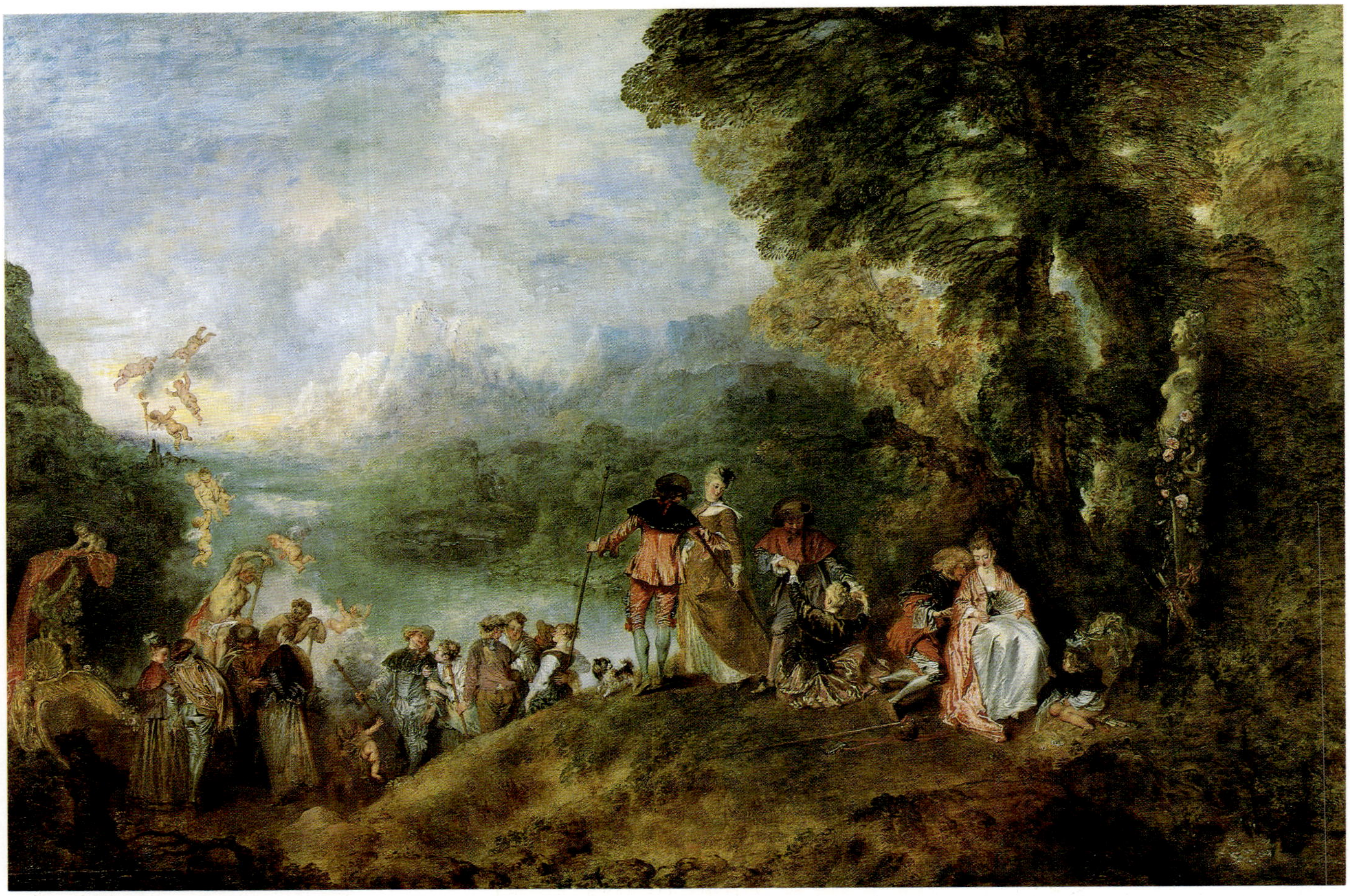

Jean-Antoine Watteau
Einschiffung nach Kythera.
Leinwand, 129 × 194 cm. Aufnahmearbeit für die Akademie, 1717. Sammlung der Akademie; Zugang während der Revolution. INV. 8525

Jean-Antoine Watteau
Der Gleichgültige.
Holz, 26 × 19 cm. Legat Louis La Caze, 1869. M. I. 1122

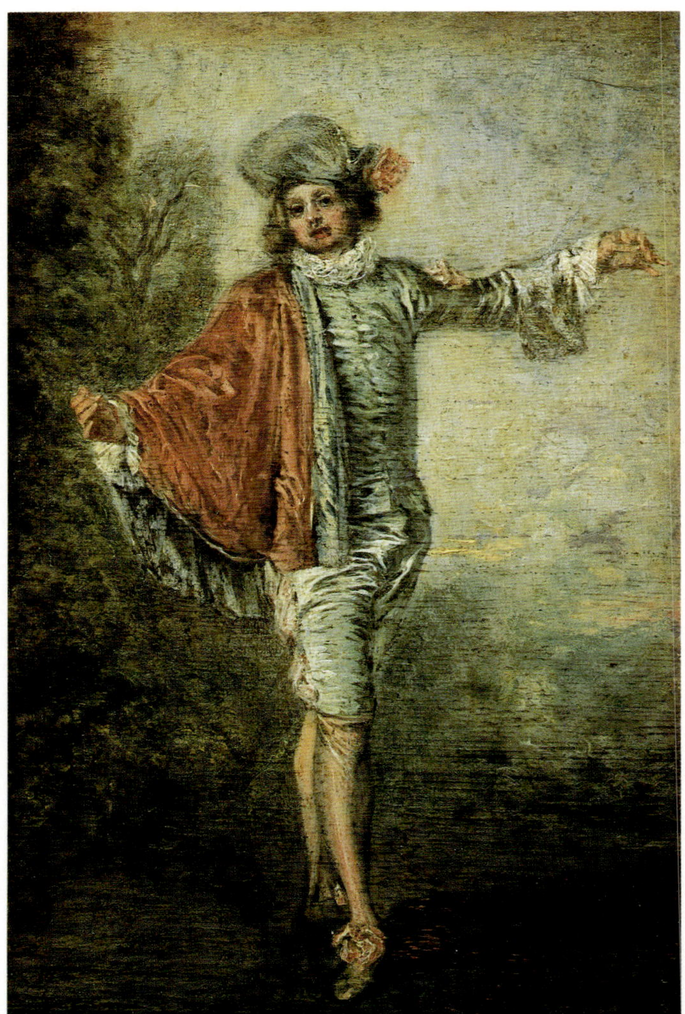

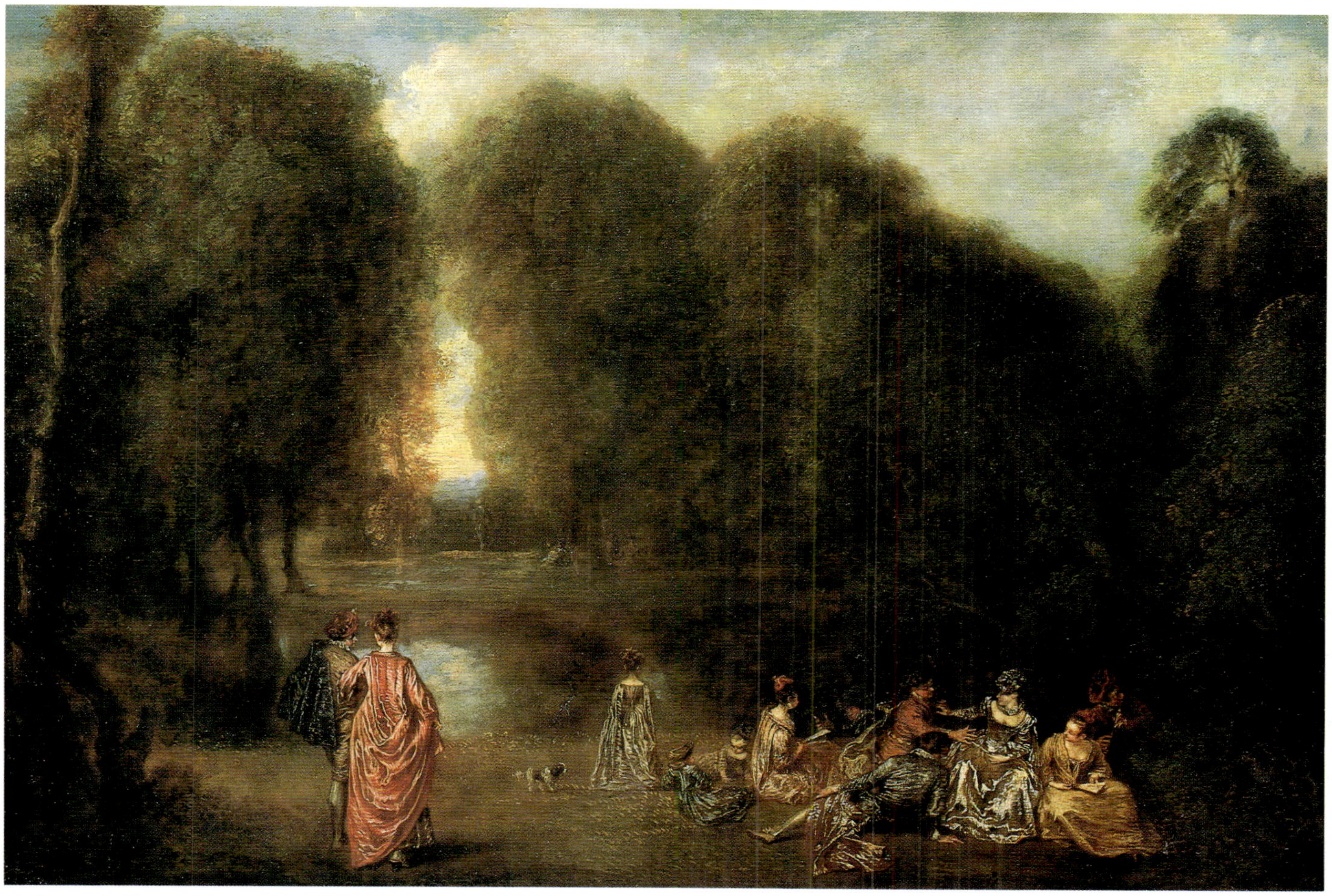

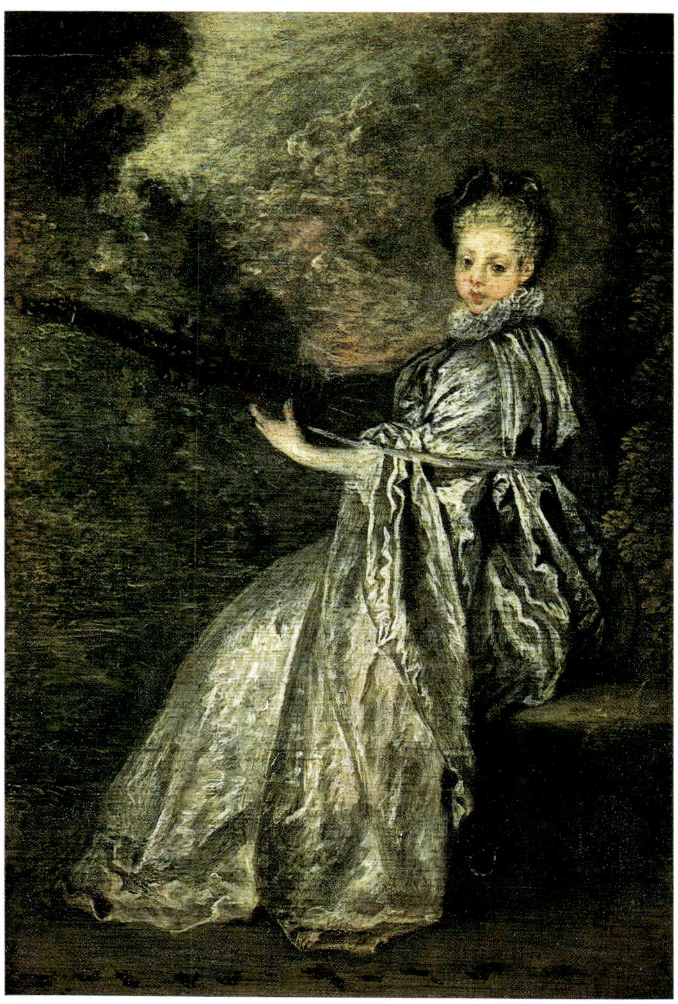

Jean-Antoine Watteau
Gesellschaft im Park.
Holz, 33 × 47 cm. Legat Louis La Caze, 1869. M. I. 1124

Jean-Antoine Watteau
Die zartfühlende Musikantin.
Holz, 26 × 19 cm. Legat Louis La Caze, 1869. M. I. 1123

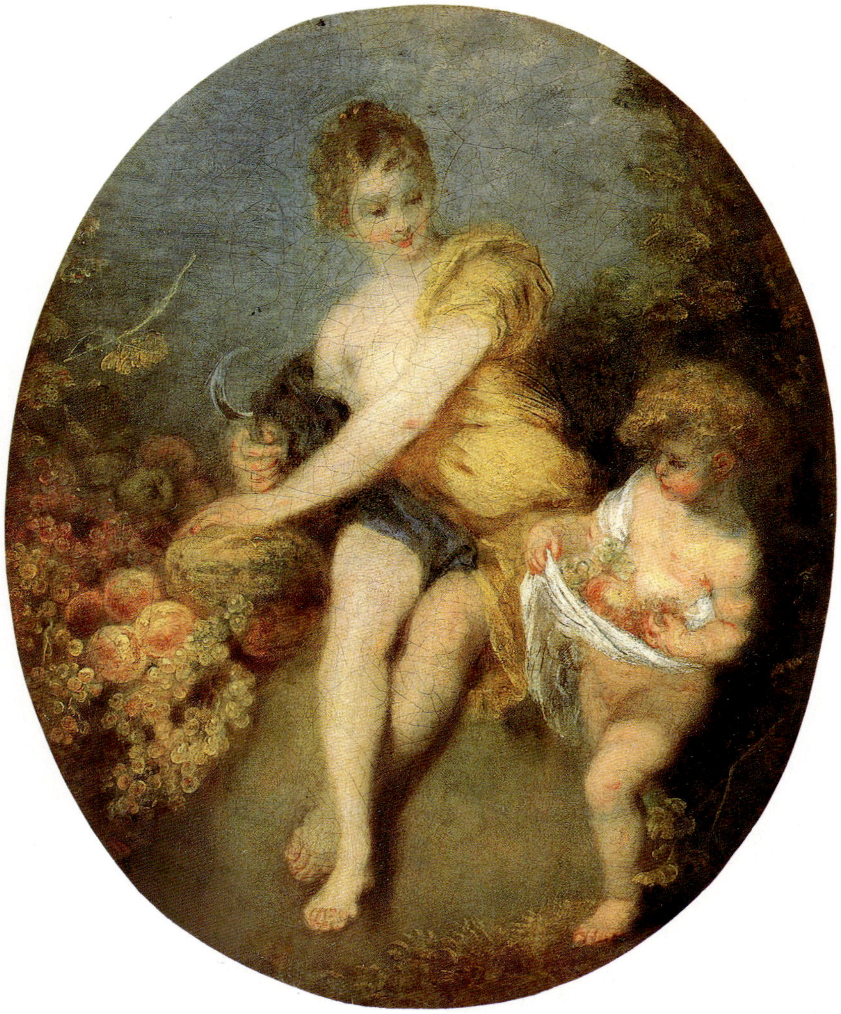

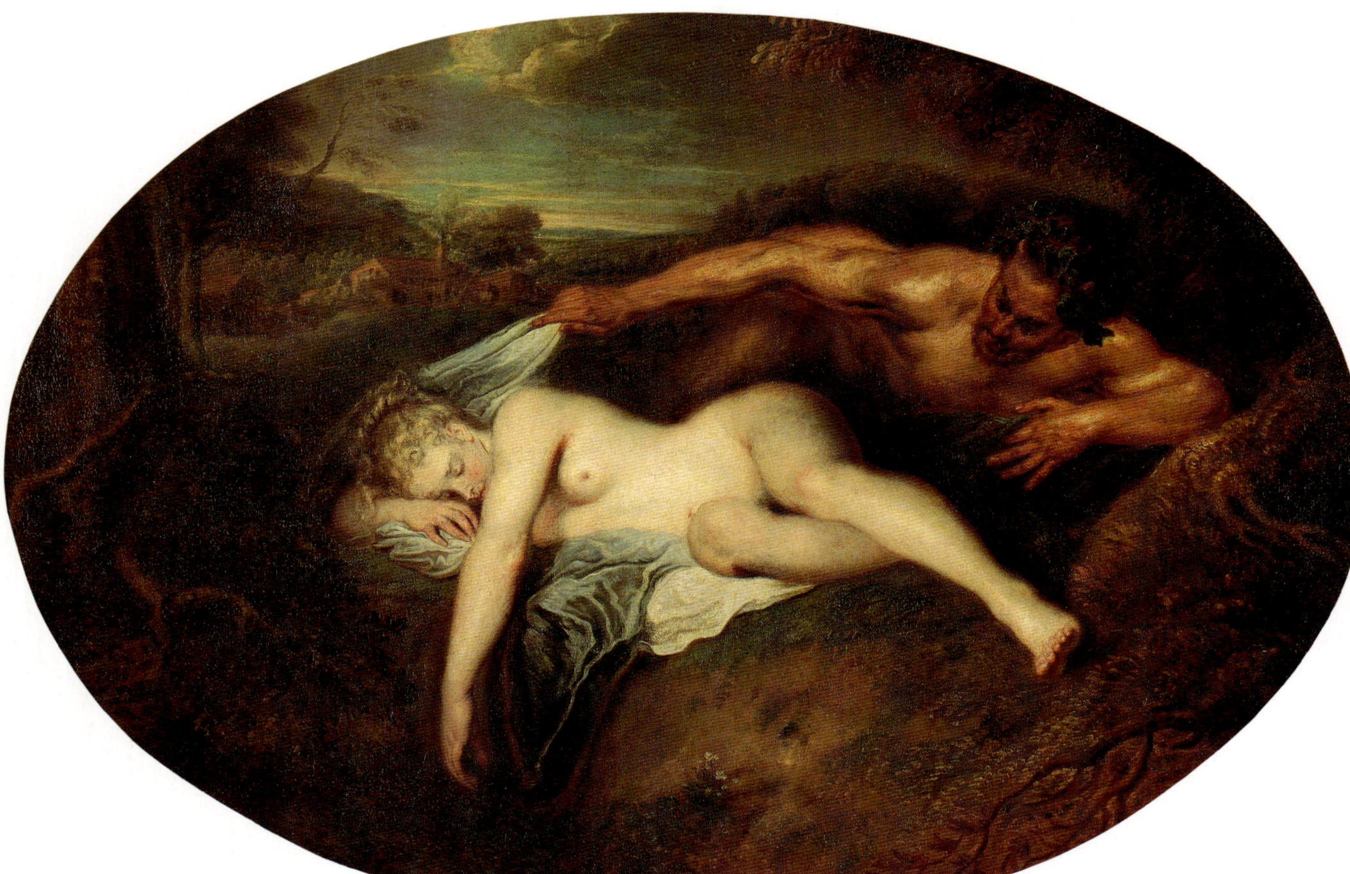

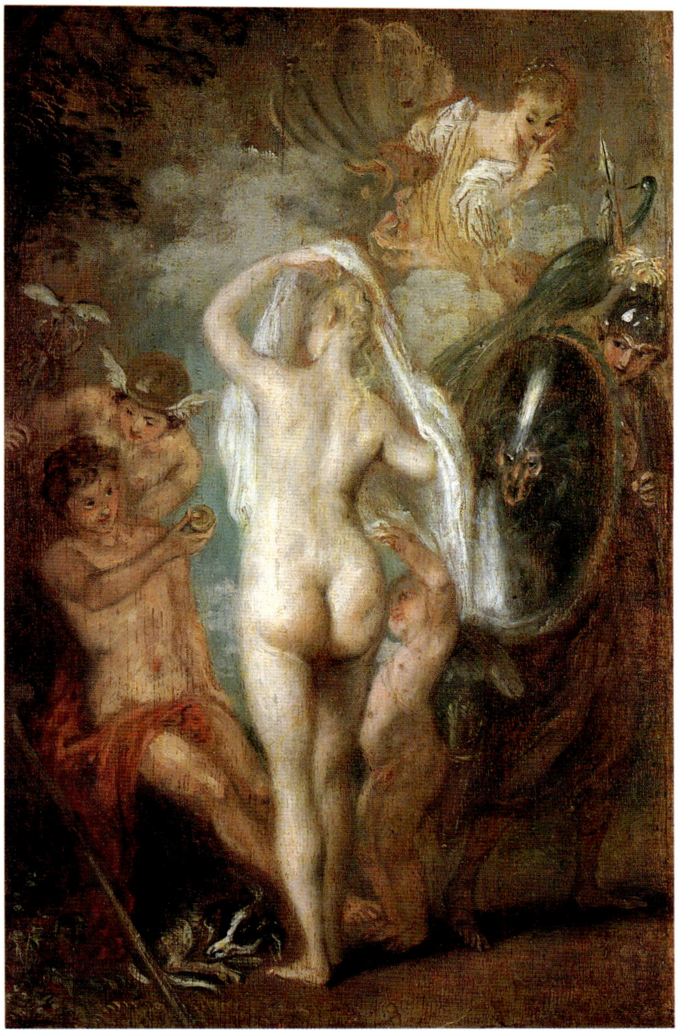

Jean-Antoine Watteau
Das Urteil des Paris.
Holz, 47 × 31 cm. Legat Louis La Caze, 1869. M. I. 1126

Jean-Antoine Watteau
Der Faux Pas.
Leinwand, 40 × 31 cm. Legat Louis La Caze, 1869. M. I. 1127

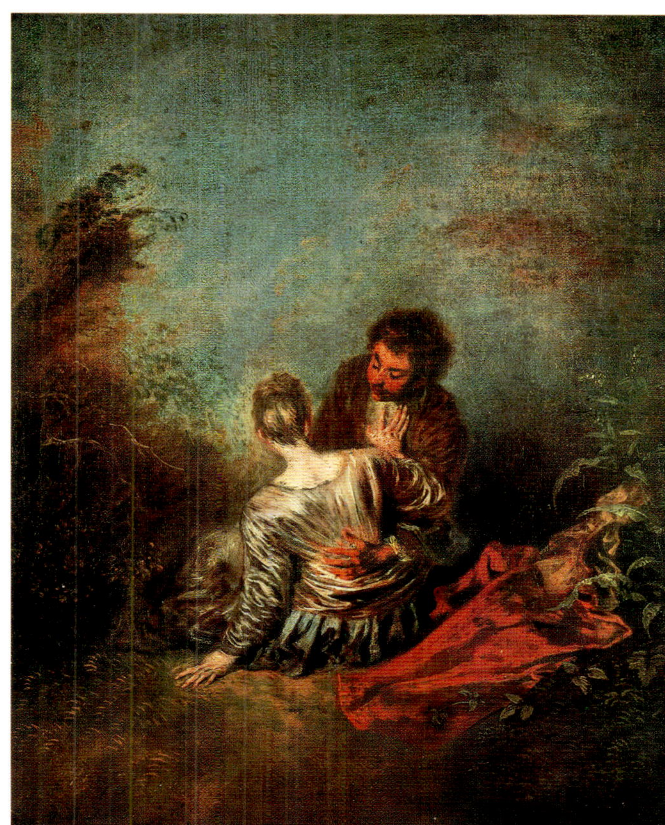

Gegenüber, oben
Jean-Antoine Watteau
Der Herbst.
Leinwand, 48 × 41 cm. Legat Louis La Caze, 1869. M. I. 1128

Gegenüber, unten
Jean-Antoine Watteau
Nymphe und Satyr, gen. *Jupiter und Antiope.*
Leinwand, 74 × 108 cm. Legat Louis La Caze, 1869. M. I. 1129

Jean-Siméon Chardin

Unmittelbar vor der Jahrhundertwende, an der Schwelle zu einer neuen Epoche der französischen Malerei geboren, verkörpert Chardin, der Maler der kleinen bürgerlichen Welt, eines der großen Ereignisse des 18. Jahrhunderts. Seine Kunst ist gleichermaßen der Tradition verhaftet wie zukunftweisend. Denn wie er sich seine Motive nach niederländischem Muster im schlichten bürgerlichen Milieu suchte, so hat er in seiner koloristischen, auf der Wechselwirkung von Licht und Farbe basierenden Maltechnik die »moderne« malerische Auffassung vorweggenommen. Seine Bilder zeichnen sich innerhalb der dekorativen Scheinwelt des Rokoko durch innere Anteilnahme und Reflexion aus. Zu seiner Zeit als Stillebenmaler hochgeschätzt, ist sein Ruhm noch höher gestiegen, als ab Mitte des 19. Jahrhunderts die Qualitäten dieser Malerei wiederentdeckt wurden.

Jean-Siméon Chardin Paris 1699 – 1779
Die Vogelorgel.
Leinwand, 50 × 43 cm. In Auftrag gegeben 1751 vom Superintendanten der Königlichen Gebäude. Salon von 1751. Erworben 1985. R. F. 1985-10

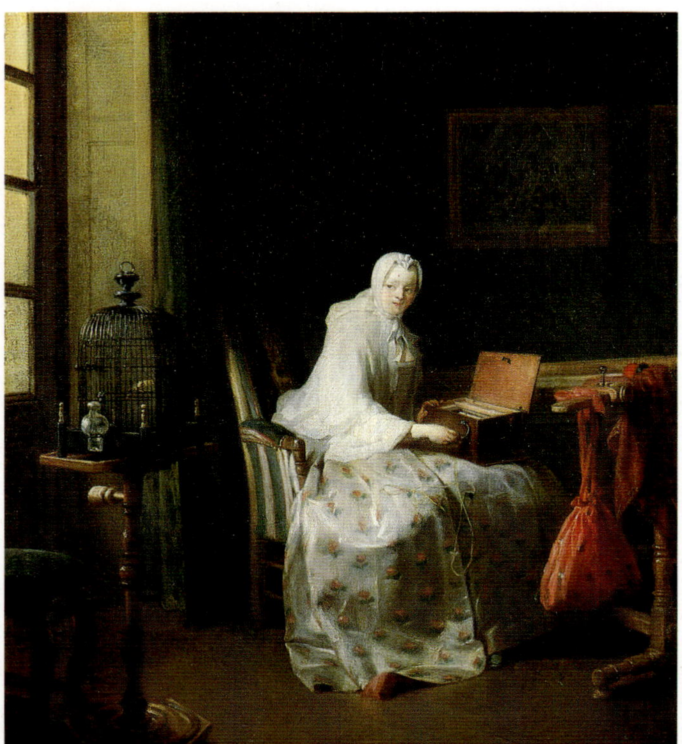

Chardins Stilleben sind mehr als sorgsam beobachtete Wirklichkeitsstudien; die innere Beseeltheit, die der Maler seinen einfachen Gegenständen aus Reflexen und Nuancenreichtum von Licht und Farbe verlieh, ist wohl nur von Cézanne erreicht worden. Der andere Bereich, in dem Chardin die niederländische Tradition ins 18. Jahrhundert hinübertrug, ist das häusliche und bürgerliche Genre. Als ein Lieblingsmotiv des Malers, zu dem er immer wieder zurückkehrte, erweist sich die Frau, die er bei allerlei hausfraulichen Tätigkeiten beobachtet. Aber auch Stimmungen hat er gemalt: Kurzweil und Melancholie. Diese genrehaften Figurenbilder, lebensvoll und wirklichkeitsnah, gehören zu seinen größten Erfolgen; viele haben Porträtcharakter. Weniger anerkannt war der Maler mit seinen konventionellen Porträts.

In dem Bild *Rückkehr vom Markt* beobachten wir eine junge Frau, die auf einer Anrichte ihre Last abgesetzt hat und mit versonnenem Blick einen Augenblick innehält, bevor sie sich mit ihren Einkäufen nach nebenan begeben wird: Durch die Türöffnung blicken wir in einen hell schimmernden Wirtschaftsraum, wo im Hintergrund eine zweite Frau tätig ist. »Man sagt von Chardin, er habe eine eigene Technik und gebrauche seinen Daumen ebensoviel wie seinen Pinsel«, schreibt Diderot im Bericht zum Salon von 1767. »... seine Kompositionen ziehen ohne Unterschied den Laien und den Kenner an. Da ist eine unglaubliche Kraft der Farbe, eine unnachahmbare Magie der Technik, ein unerhörter Reiz in der Zusammenstellung und im Aufbau.«

In der Tat: Treten wir näher an die Leinwand heran, so erkennen wir eine Farbtextur, die die Komposition zugunsten der optischen Erscheinung vernachlässigt. Verschiedene Schichten körniger Farbe, mit feinstem Pinsel aufgetragen, bewirken die Wahrnehmung von Gegenständen und Raum – eine Illusion, die auf der Bildfläche zu undefinierbaren farbigen Flecken verschwimmt, um sich aus größerem Abstand wieder klärend zu verdichten. Diesen Kolorismus, diese luminosen Effekte, auch diese Sujets haben wir bei Vermeer aufleuchten sehen. Beide Maler sind Einzelerscheinungen, ihrer Zeit voraus.

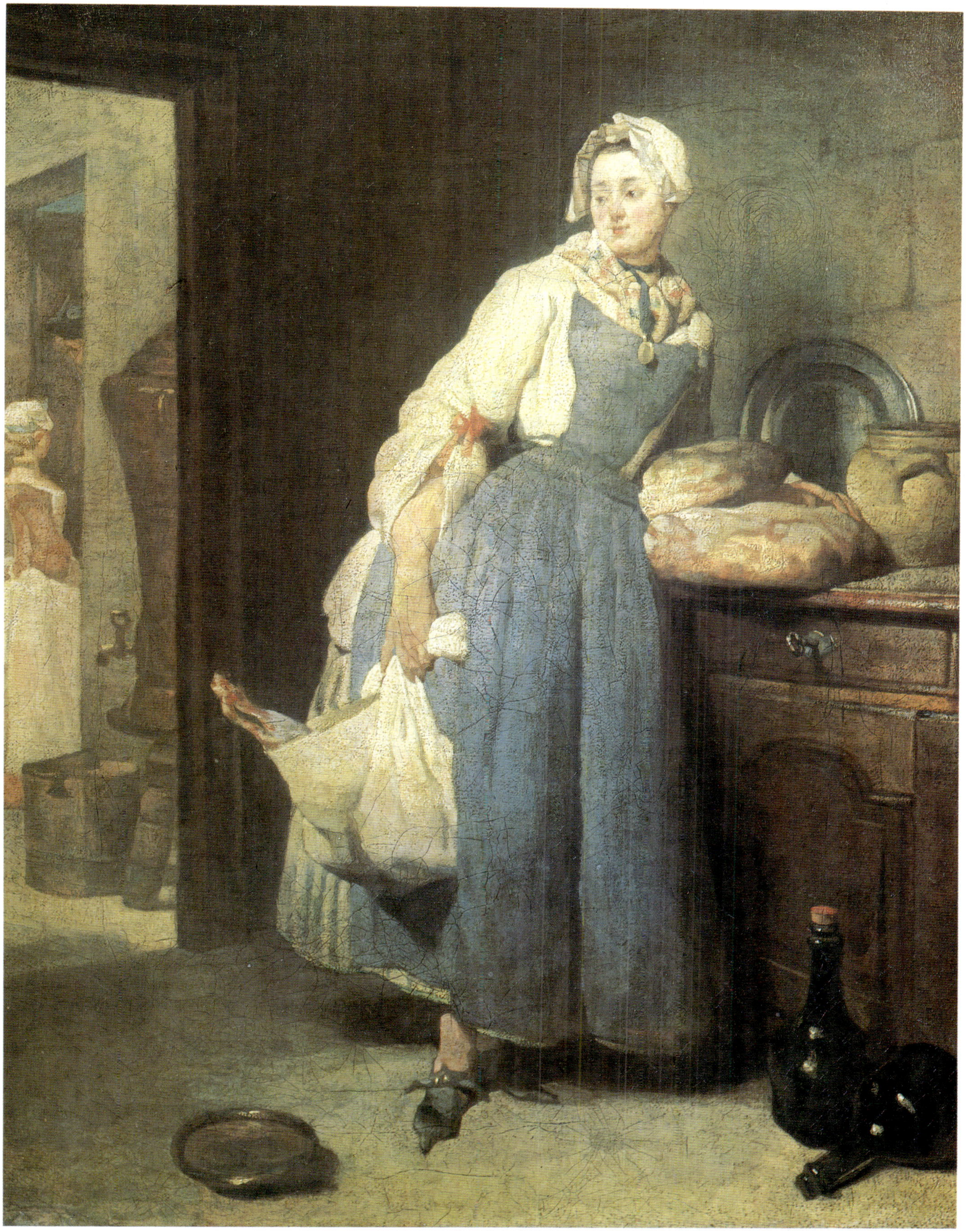

JEAN-SIMÉON CHARDIN *Rückkehr vom Markt*, 1739.
Leinwand, 47 × 38 cm. Erworben 1867. M. I. 720

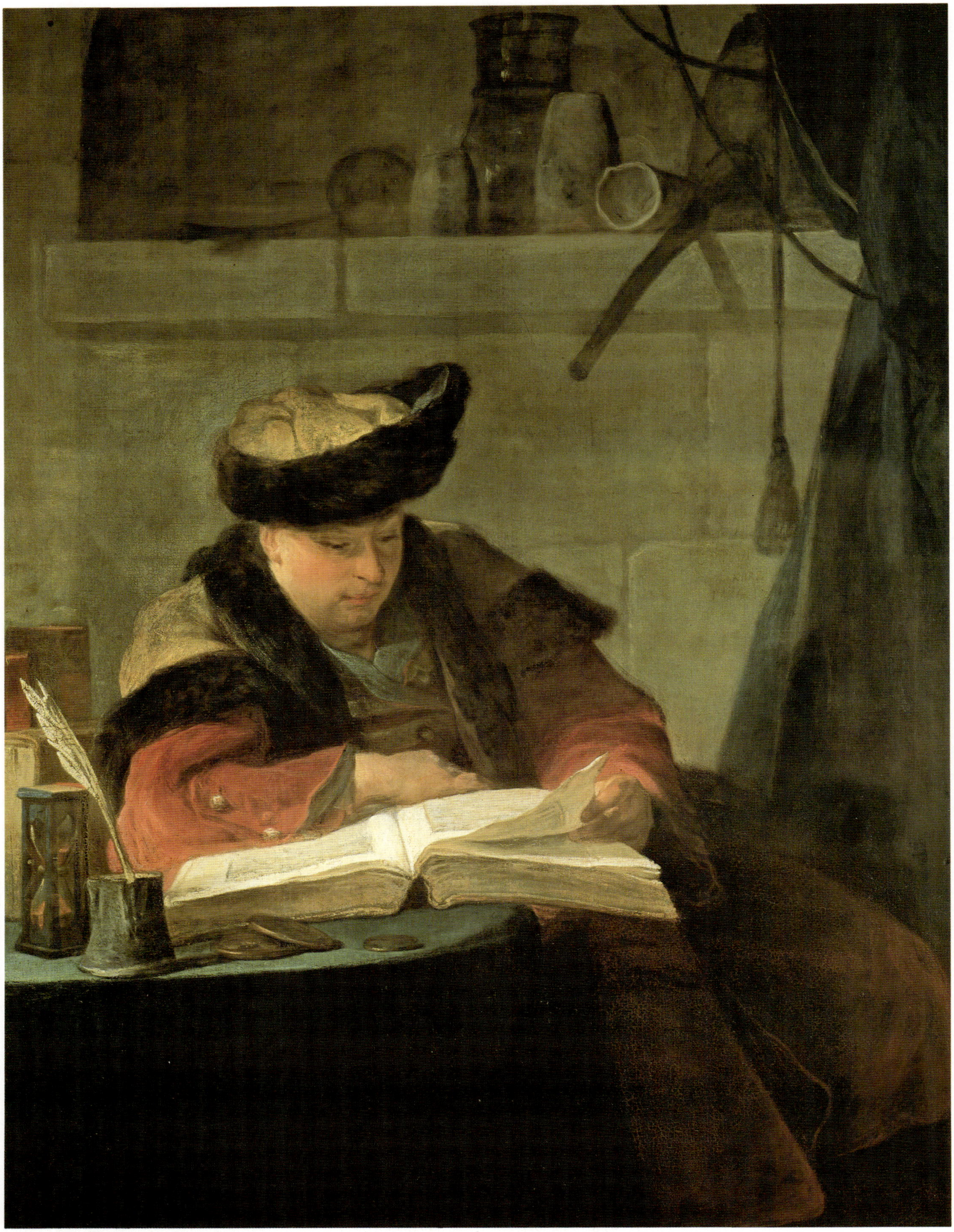

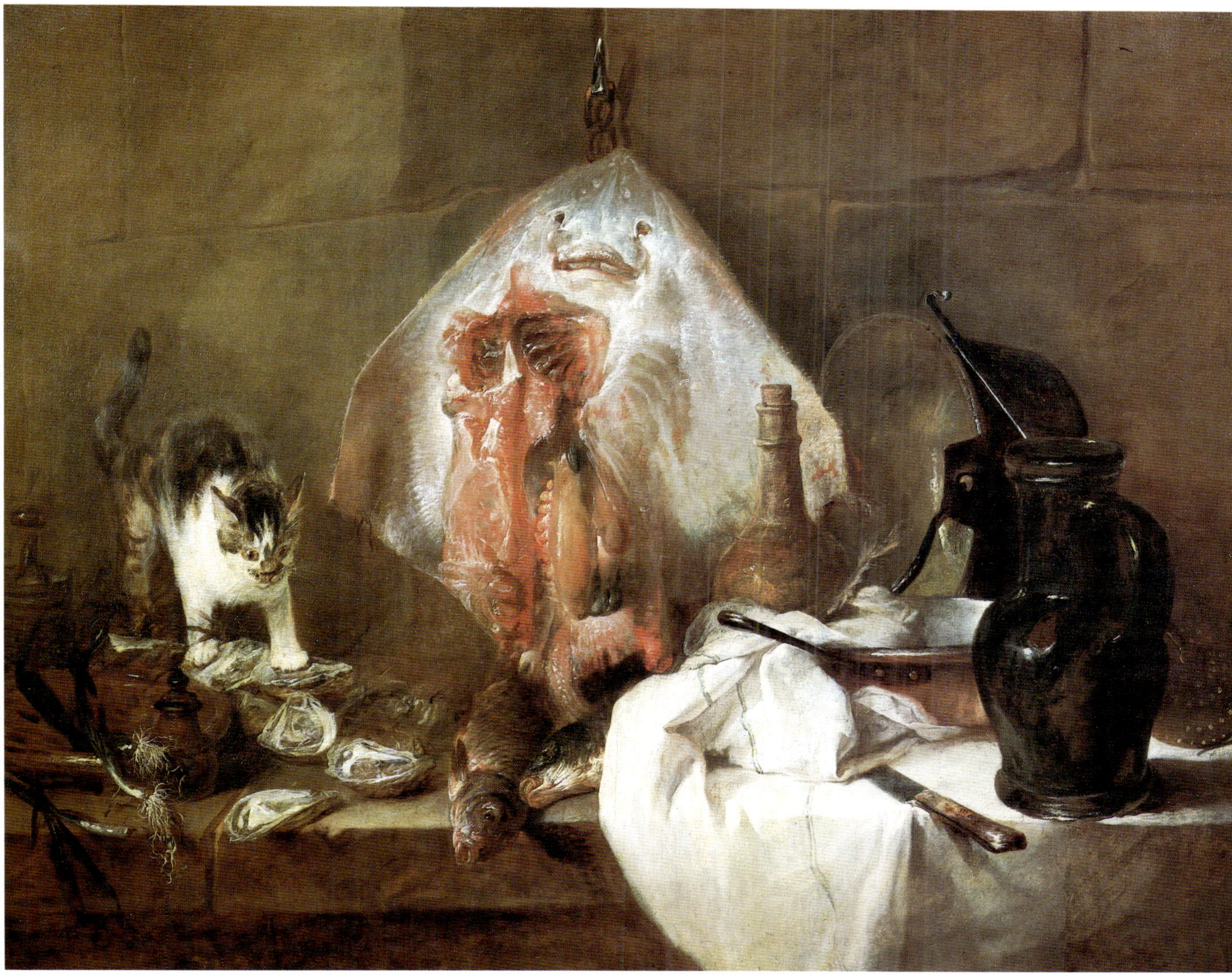

Jean-Siméon Chardin
Der enthäutete Rochen.
Leinwand, 115×146 cm. Aufnahmearbeit für die Akademie, 1728. Sammlung der Akademie; Zugang während der Revolution. INV. 3197

Jean-Siméon Chardin
Junger Zeichner, seinen Stift spitzend, 1737.
Leinwand, 80 × 65 cm. Salon von 1738. Schenkung Mme Edme Sommier, in memoriam ihres Vaters, Président Casimir-Perier, 1943; Zugang 1958. R. F. 1944-4

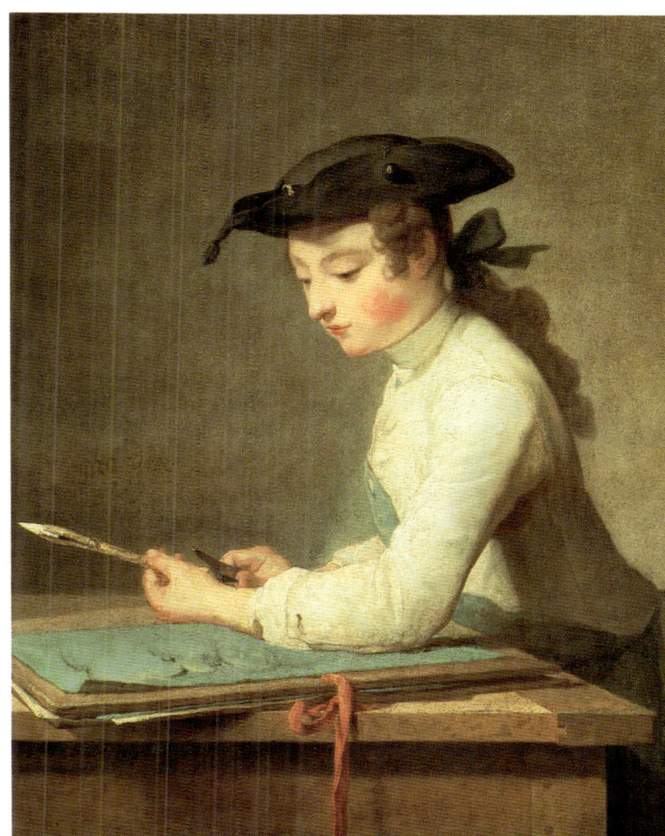

Gegenüber
Jean-Siméon Chardin
Bildnis des Malers Jacques André Joseph Aved,
gen. *Der Souffleur,* 1734.
Leinwand, 138×105 cm. Salons von 1737 und 1753. Legat Paul Bureau, 1915. R. F. 2169

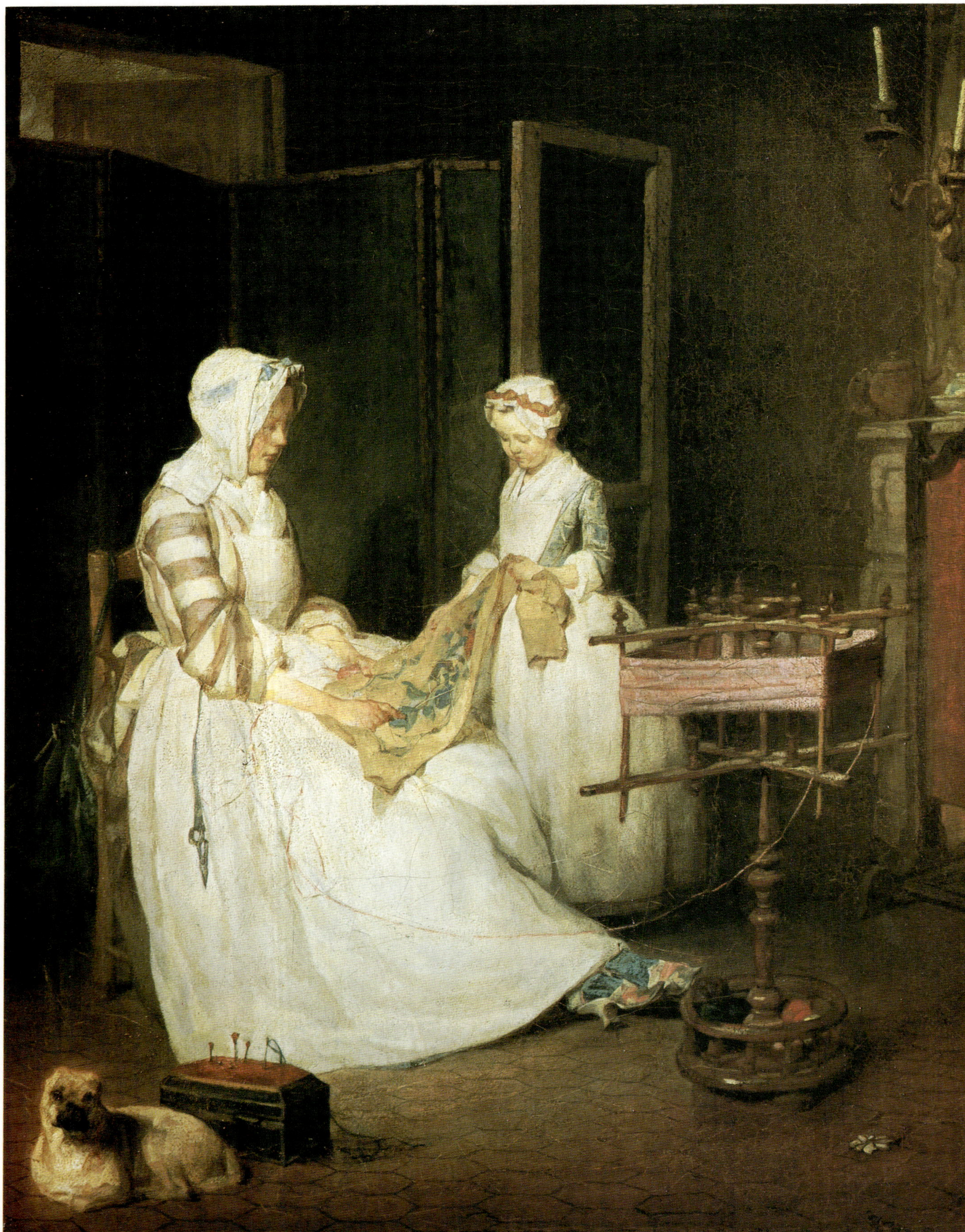

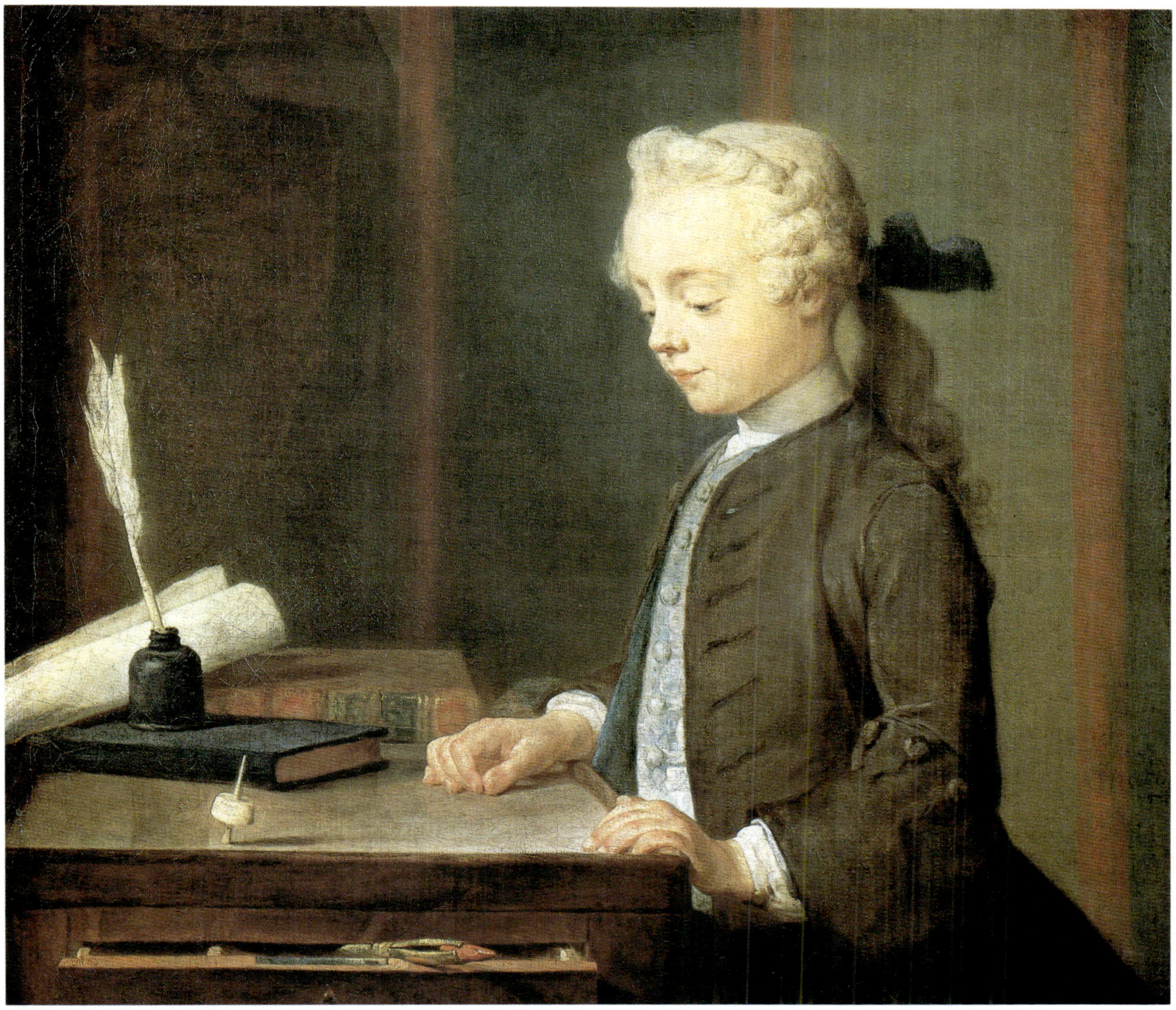

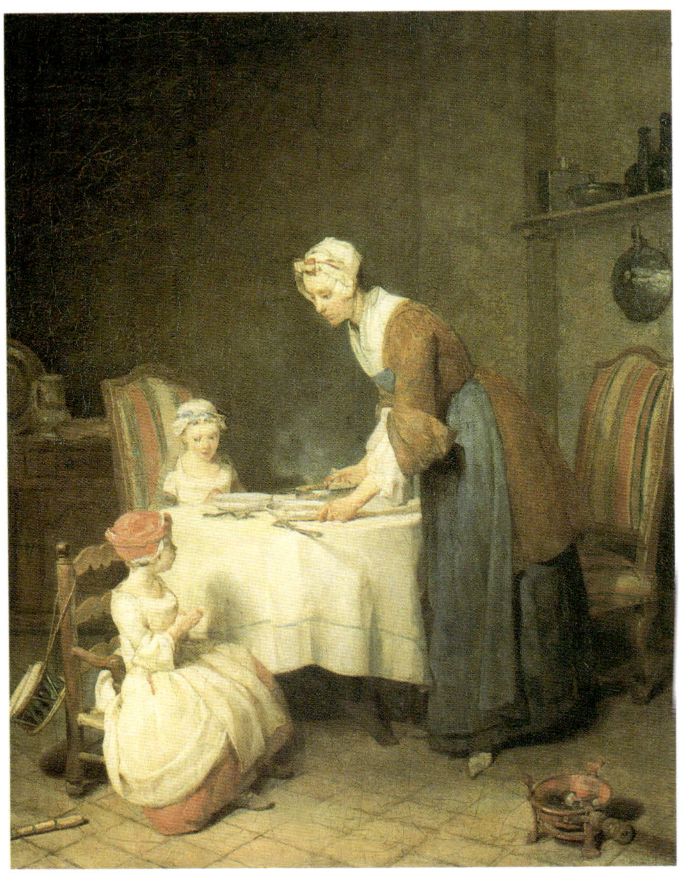

JEAN-SIMÉON CHARDIN
Knabe mit Kreisel.
Leinwand, 67 × 76 cm. Salon von 1738. Erworben 1907.
R. F. 1705

JEAN-SIMÉON CHARDIN
Das Tischgebet.
Leinwand, 50 × 39 cm. Salon von 1740. Sammlung Ludwigs XV.
INV. 3202

Gegenüber
JEAN-SIMÉON CHARDIN
Die fleißige Mutter.
Leinwand, 49 × 39 cm. Salon von 1740. Sammlung Ludwigs XV.
INV. 3201

Jean-Siméon Chardin

Chardins *Selbstporträt mit Augenschild* zeigt den Maler im Alter von 76 Jahren: heiter, wach und unprätentiös, als Vertreter jenes bürgerlichen Standes, aus dessen Milieu er zeitlebens seine schlichten Motive wählte. Die Pastelltechnik entspricht nicht nur einer damaligen Modeerscheinung; sie ist vielmehr in der persönlichen Situation des alternden Malers begründet, der den Geruch der Ölfarben nicht mehr gut vertrug. Cézanne hat in Chardins malerischer Auffassung seine eigenen Ziele vorweggenommen gesehen; er äußert sich darüber später zu seinem Biographen Gasquet: »Die Gegenstände durchdringen sich gegenseitig, sie hören nicht auf zu leben. Chardin hat das zuerst geahnt, er hat die Atmosphäre der Dinge farbig abgestuft... Sie erinnern sich an sein schönes Pastell, auf dem er sich dargestellt hat, bewaffnet mit einer Brille, mit einem Augenschild... Achten Sie darauf, wenn Sie über ihrer Nase eine echte waagerechte Fläche anbringen, so ordnen sich die Farbwerte klarer im Blick. Chardin vernachlässigte nichts. So hat er auch diese Begegnung der kleinsten Teilchen in der Umgebung der Dinge, diese Lebensteilchen, welche die Dinge einhüllen, erfaßt.«

Cézannes Wertschätzung und unsere eigene Interpretation der Moderne finden im übrigen Bestätigung durch Diderot, der in seinem Bericht zum Salon von 1763 begeistert ausruft: »Das ist ein Maler! Das ist ein Kolorist!«, und das Bild *Der enthäutete Rochen*

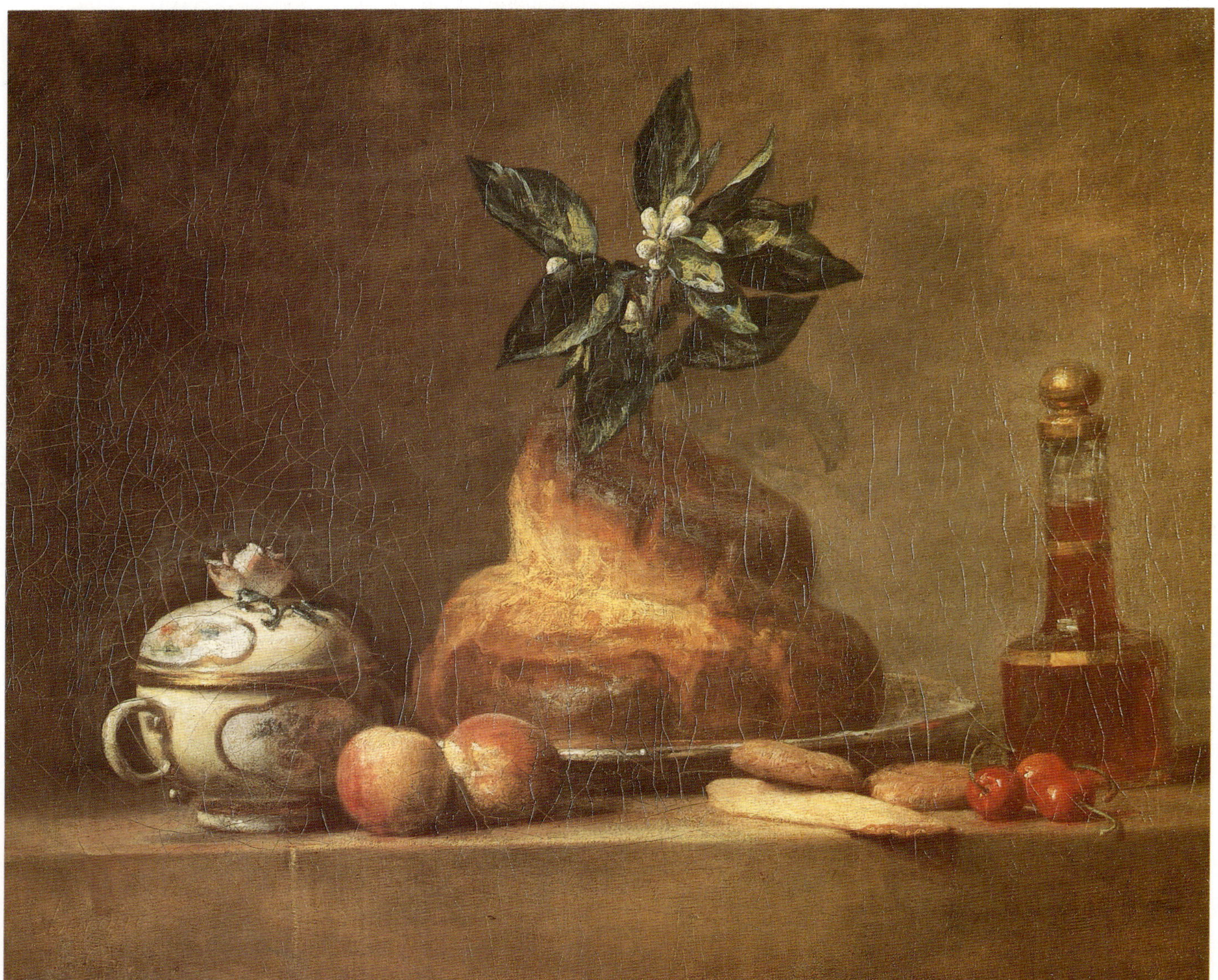

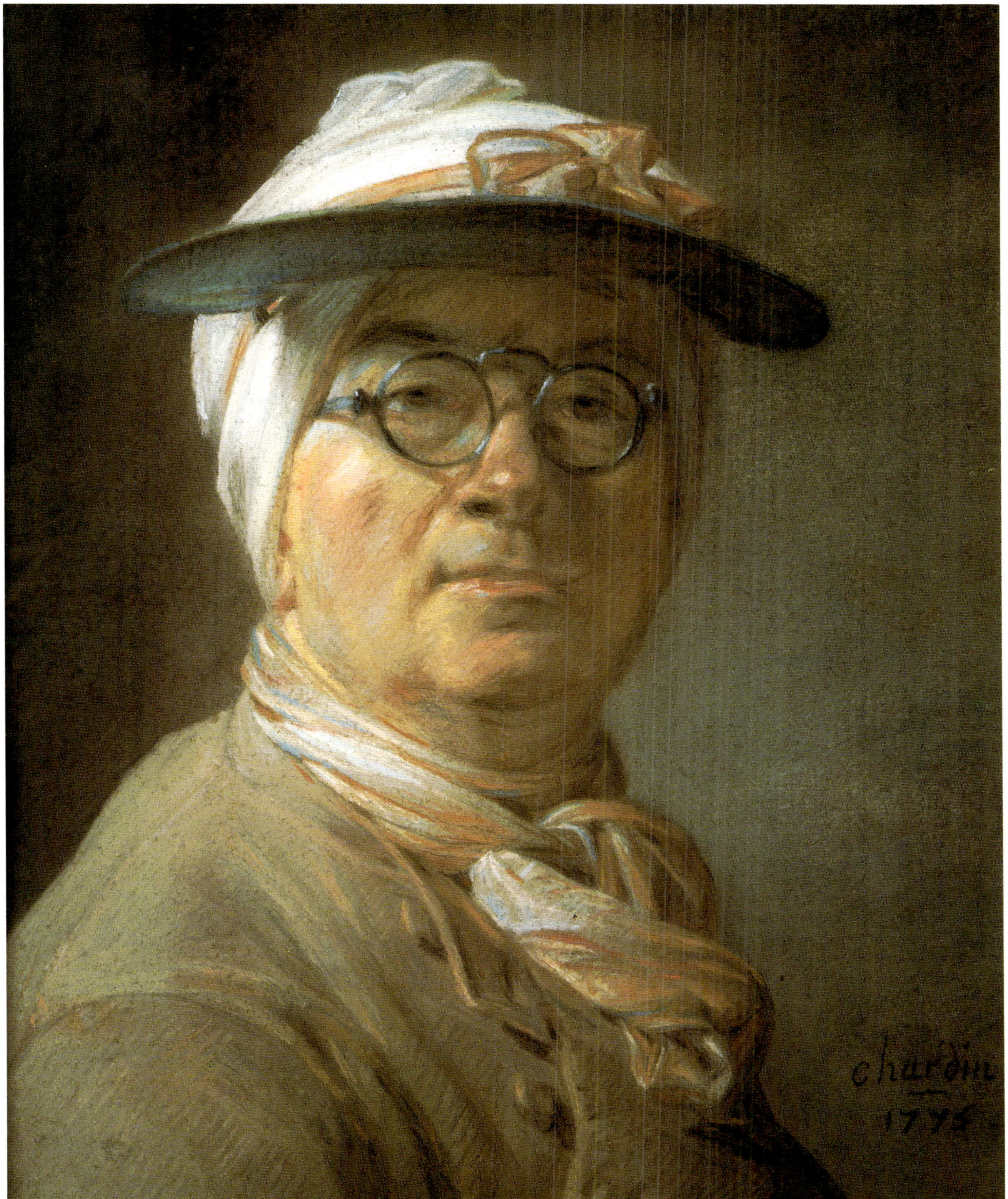

Gegenüber
JEAN-SIMÉON CHARDIN
Die Brioche oder *Dessert,* 1763.
Leinwand, 47 × 56 cm. Wahrscheinlich Salon von 1763.
Legat Louis La Caze, 1869. M. I. 1038

JEAN-SIMÉON CHARDIN
Selbstbildnis des Künstlers mit Augenschild, 1775.
Pastell, 46 × 38 cm. Erworben 1839 auf einer Auktion.
Cabinet des Dessins. INV. 25207

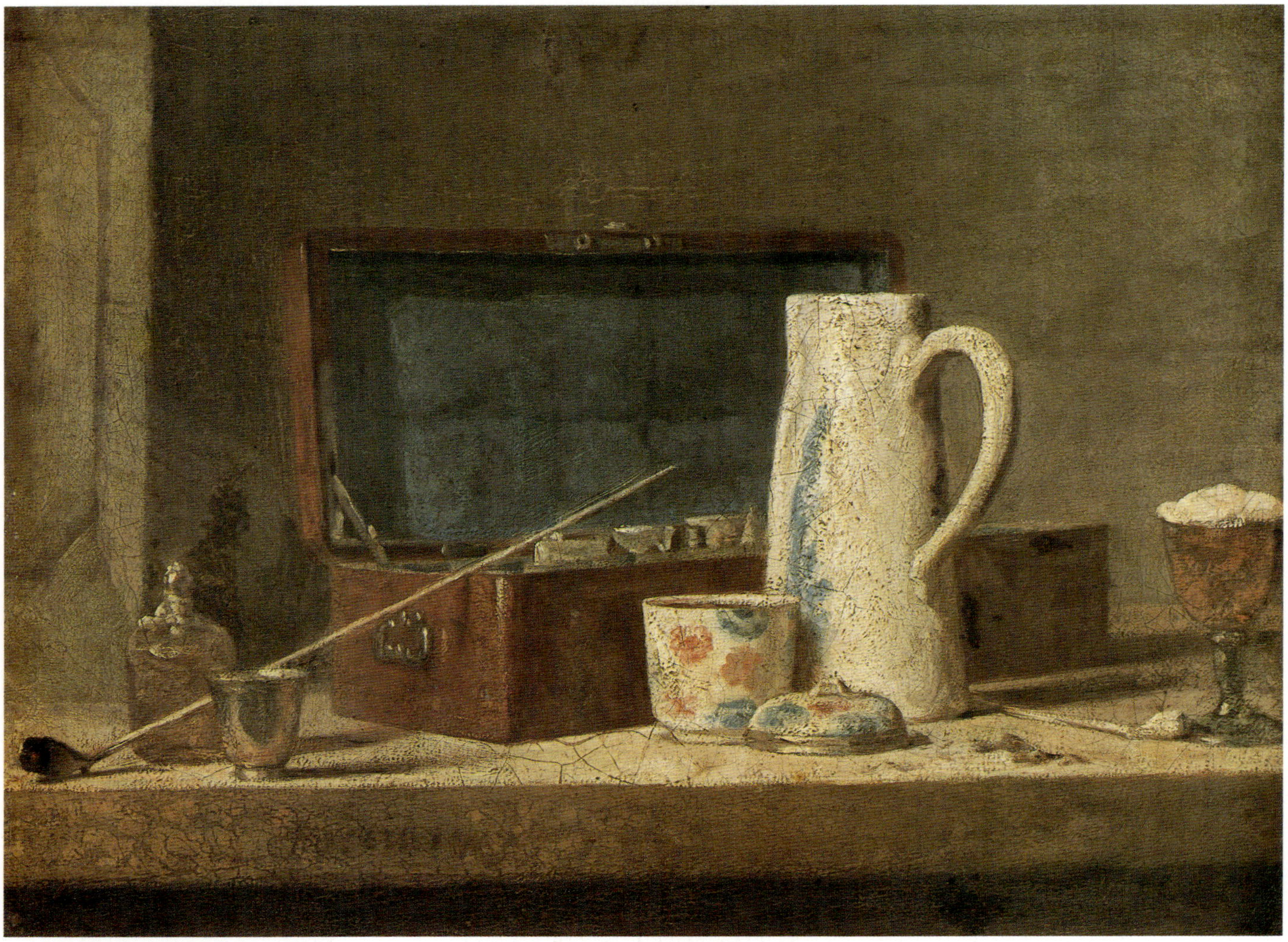

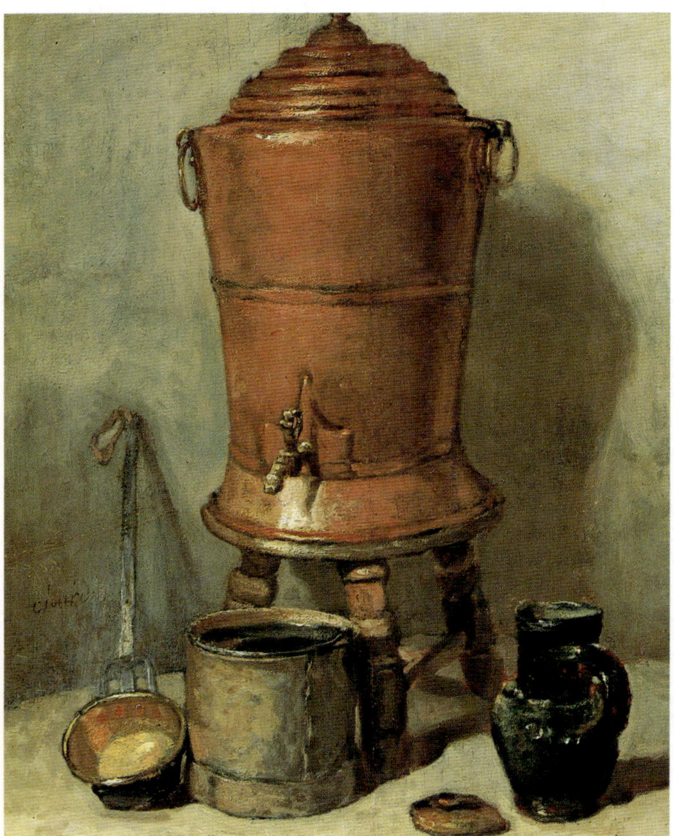

Jean-Siméon Chardin
Pfeifen und Trinkgefäß.
Leinwand, 33 × 42 cm. Erworben 1867. INV. 721

Jean-Siméon Chardin
Der Kupferbrunnen.
Leinwand, 29 × 23 cm. Legat Louis La Caze, 1869. M. I. 1037

(Seite 515) kommentiert: »Man versteht diese Magie überhaupt nicht. Das sind dicke, aufeinander getragene Farbschichten, deren Effekt von unten nach oben durchdringt. In anderen Fällen möchten wir behaupten, ein feiner Dunst sei auf die Leinwand gehaucht, und wieder ein anderes Mal, ein leichter Schaum sei darauf gespritzt ... Treten Sie näher: alles verschwimmt, verflacht und verschwindet. Entfernen Sie sich: alles erschafft und erzeugt sich wieder neu.« Zum Salon von 1765 lesen wir von dem »großen Zauberer mit den stummen Kompositionen. Wieviel sie dem Künstler über die Nachahmung der Natur, über die Lehre von der Farbe und der Harmonie sagen! Wie die Luft diese Gegenstände umfließt! Das

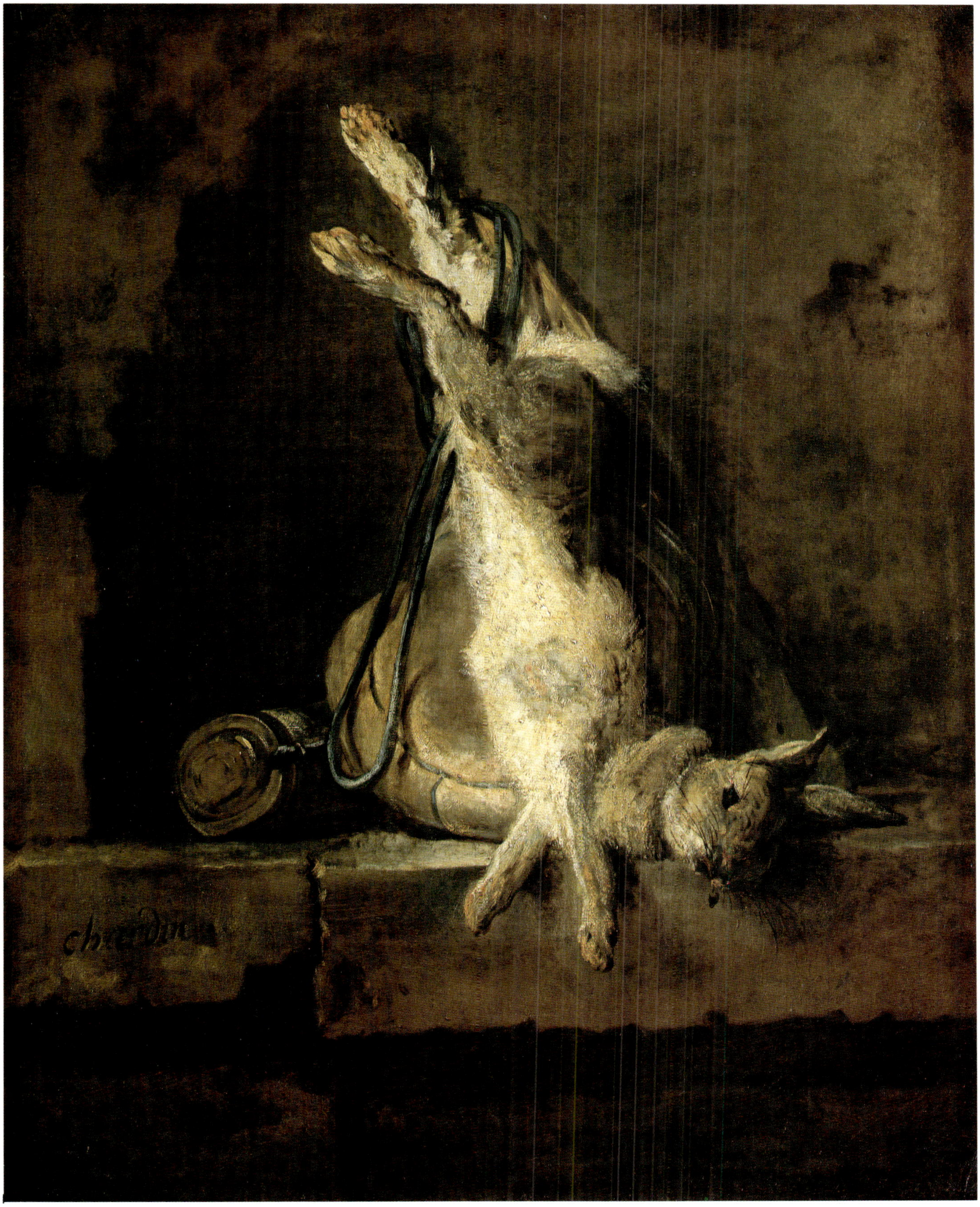

Jean-Siméon Chardin
Totes Kaninchen mit Jagdgerät.
Leinwand, 81 × 65 cm. Erworben 1852. INV. 3203

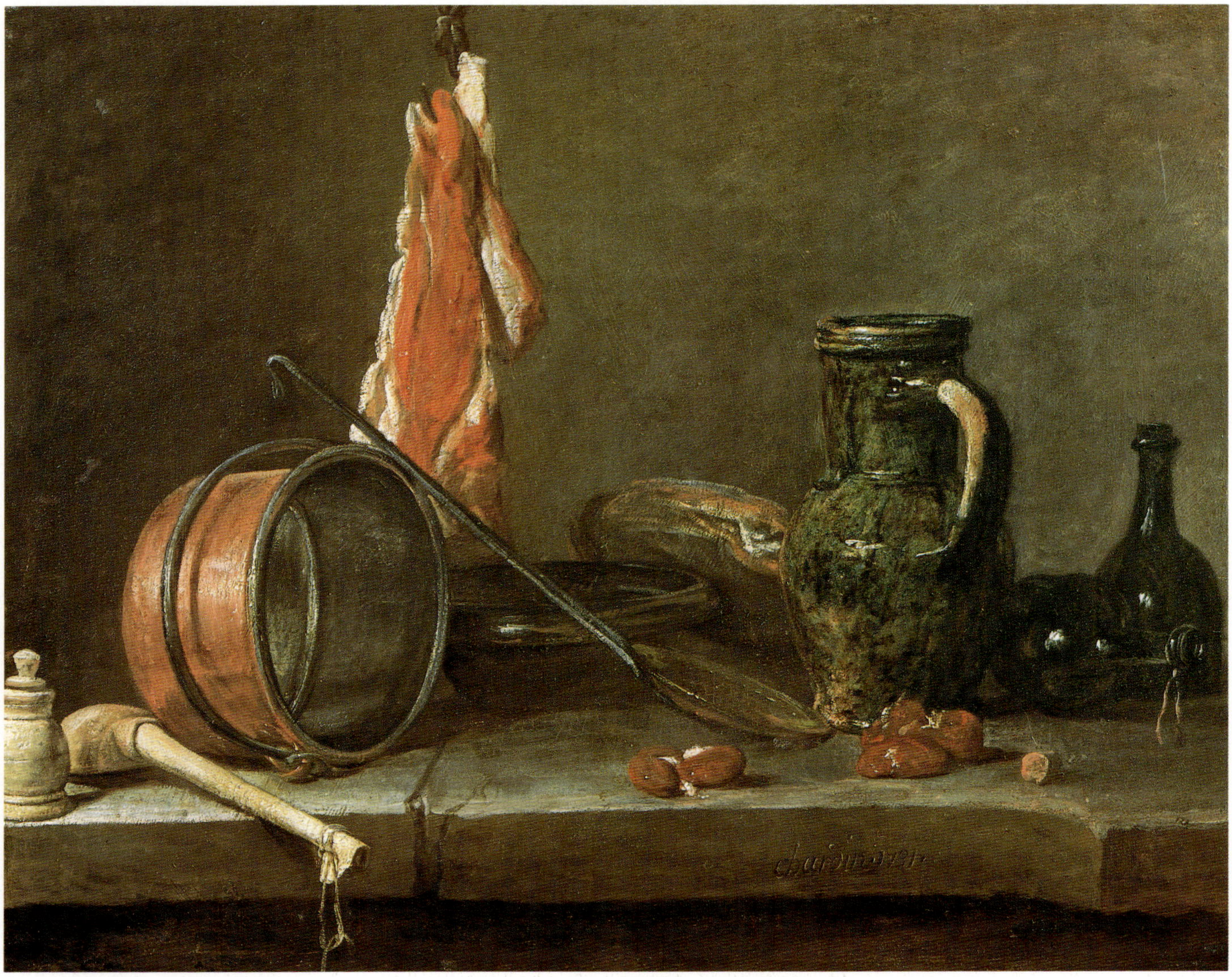

Sonnenlicht kann die Kontraste der Dinge, die es beleuchtet, nicht besser auflösen ...«

Diderot war ein Kunstkenner, der an Urteilsfähigkeit und Feinsinn nicht seinesgleichen hatte. Er spürte, daß Chardins Sehweise, seine Position »zwischen Natur und Kunst« bei aller Anerkennung, die vor allem seinen Stilleben zu Lebzeiten zuteil wurde, unterschätzt war und wohl erst von zukünftigen Generationen ganz verstanden und anerkannt werden sollte.

Jean-Siméon Chardin
Fette Mahlzeit und Küchengeräte, 1731.
Kupfer, 33 × 41 cm. Erworben 1852. INV. 3205

Gegenüber, oben
Jean-Siméon Chardin
Der Silberbecher.
Leinwand, 33 × 41 cm. Legat Louis La Caze, 1869. M. I. 1042

Gegenüber, unten
Jean-Siméon Chardin
Birnen, Nüsse und Weinglas.
Leinwand, 33 × 41 cm. Legat Louis La Caze, 1869. M. I. 1041

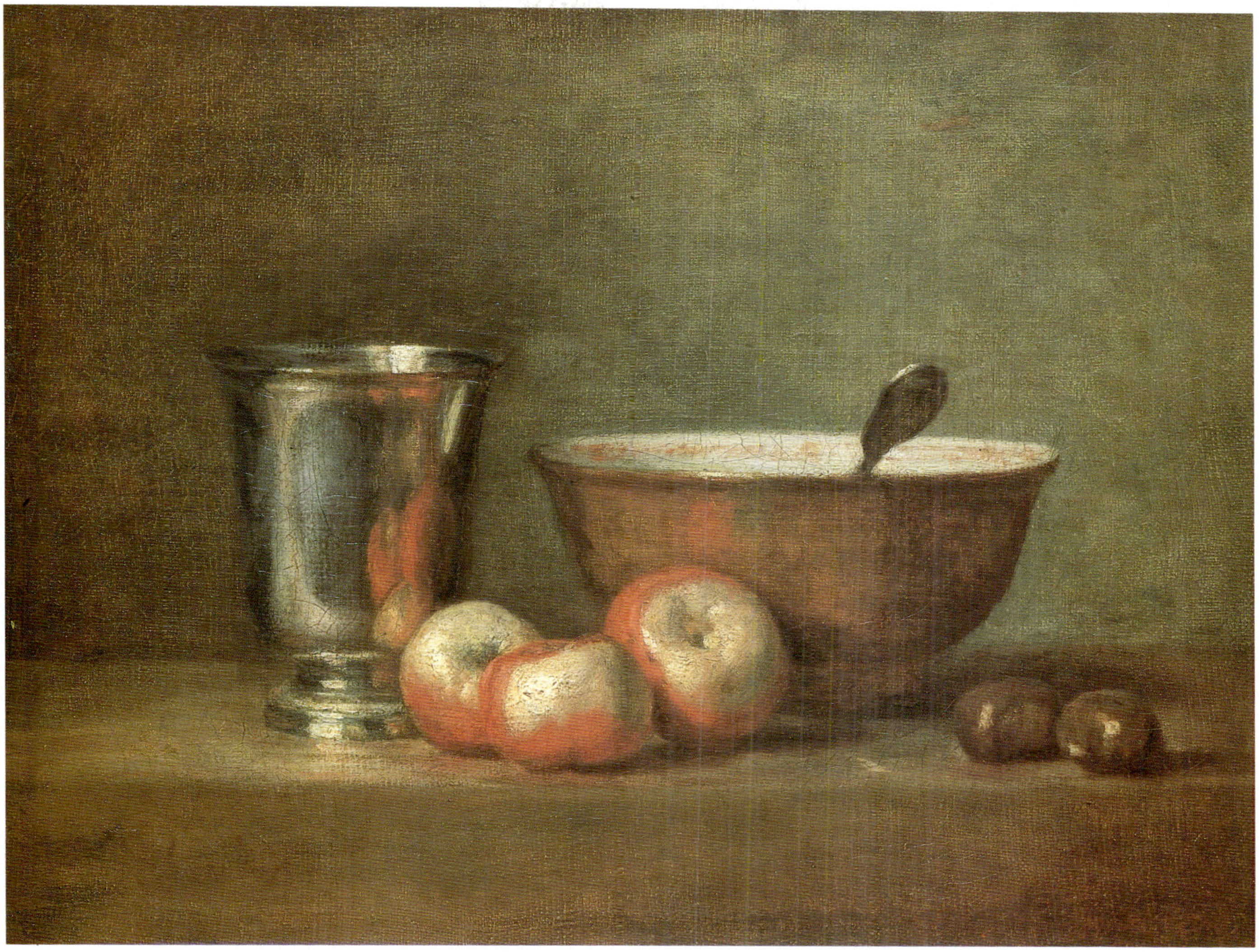

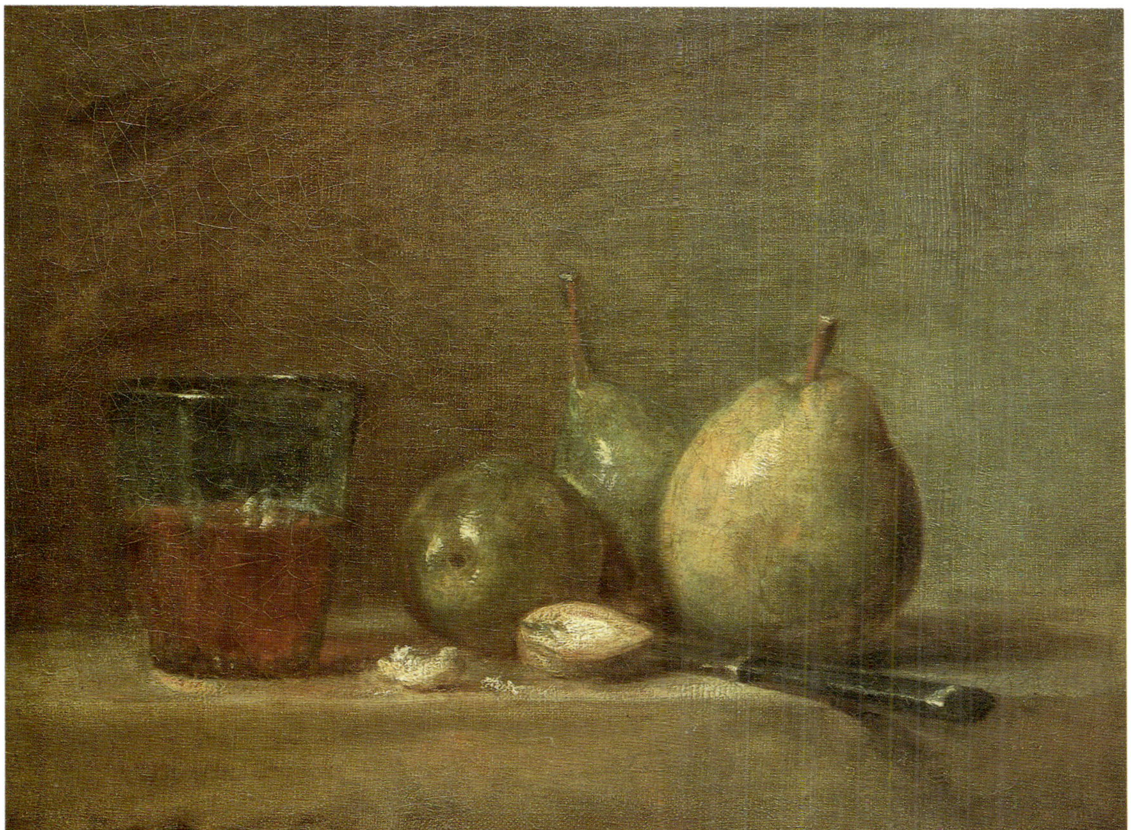

Thomas Gainsborough

Als Landschaftsmaler wie als Porträtist ist Gainsborough das größte Genie, das England im 18. Jahrhundert hervorgebracht hat; manche halten ihn für den bedeutendsten Schilderer der Natur überhaupt. Er selbst sah in der idyllischen Landschaft seine eigentliche Berufung. Der Louvre besitzt mit dem großartigen *Bildnis der Lady Alston* ein Werk, das in seiner kühlen Eleganz, dem seidigen Glanz und der knisternden Stofflichkeit der Robe eher französisch-kultiviert anmutet. Obwohl er selbst keine Auslandsreisen unternahm, war der Maler doch schon früh mit internationalen Strömungen in Berührung gekommen. 1740 wurde er Schüler des französischen Stechers Hubert Gravelot in London und studierte später an der Kunstschule St. Martin's Lane bei dem Porträtisten Francis Hayman. In dessen Studio erlernte er die Komposition von Gruppen in der Landschaft in der Art Watteaus, wie in England von Hogarth gepflegt. Hayman und Gravelot führten gemeinsam die Dekorationen für die Londoner Vauxhall Gardens aus, woran Gainsborough wahrscheinlich beteiligt war.

Einflüsse des französischen Rokoko-Genres zeigt das frühe Bild *Plauderei im Park:* ein Freilichtporträt, wie es in England im 18. Jahrhundert beliebt war. Mit seiner großen Naturbegabung muß ihm das Artifizielle dieses Stils jedoch auf die Dauer nicht genügt haben. Die duftige Zartheit seiner anmutigen Gestalten und ein geheimnisvoller, präromantischer Charakterzug, wie er auch im Bildnis der Lady Alston spürbar wird, erinnern an den frühvollendeten Watteau.

Nachfolger Watteaus, die seine Grazie, nicht aber das tiefe poetische Empfinden besaßen, sind im Louvre zahlreicher vertreten. Eines der wenigen Beispiele königlichen Mäzenatentums ist der *Jahreszeitenzyklus,* den Ludwig XV. 1742 für sein Schloß La Muette bei Lancret in Auftrag gab; zuvor hatte der König zwei Bilder von Chardin aus dem Salon von 1740 angekauft: *Das Tischgebet* und *Die fleißige Mutter.* Lancrets silbrig schimmende, juwelenhafte Malweise ist am schönsten in der *Feierlichen Parlamentssitzung zur Erklärung der Volljährigkeit Ludwigs XV.* zur Geltung gebracht. Die Vorliebe Watteaus für das Theatermilieu scheint auf in Paters *Zusammenkunft der Schauspieler der italienischen Komödie.*

Leider hat es den englischen Malern immer an einem so intelligenten Kritiker gefehlt, wie ihn die französische Kunstszene in Diderot besaß. Gemäß seiner Beurteilung im Falle des jungen Malers Loutherbourg im Salon von 1765, dessen »Kraft« und »Wahrheit« er rühmt, hätte er Gainsboroughs Landschaftsauffassung wohl zu sensibel gefunden. Aber auch ein Diderot hätte die tiefe Einfühlung bewundern müssen, die der Maler in reiferen Jahren in Bath seinen Modellen entgegenbrachte, wofür *Lady Alston* beredt Zeugnis ablegt. Diese hochentwickelte, durch und durch menschliche Kunst suchte im 18. Jahrhundert ihresgleichen.

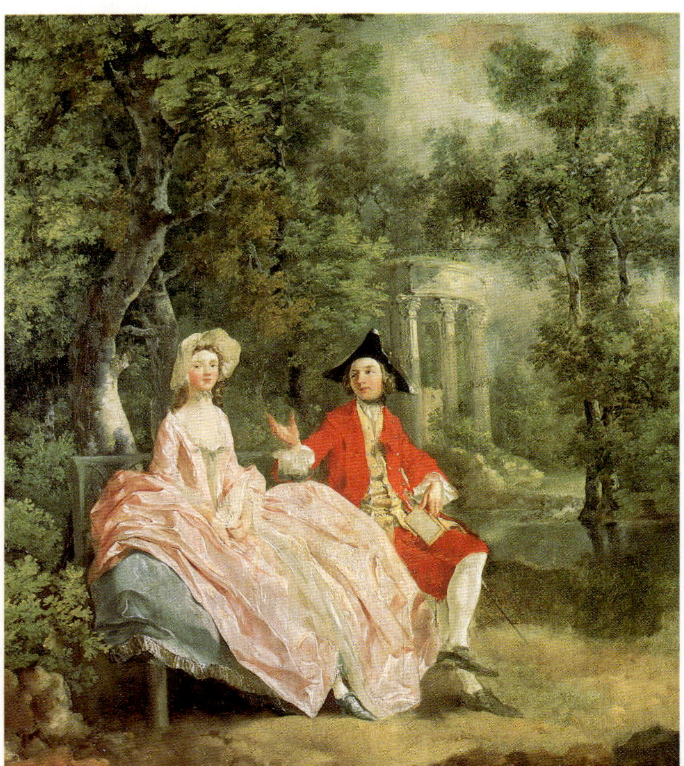

THOMAS GAINSBOROUGH
Sudbury (Suffolk) 1727 – London 1788
Plauderei im Park.
Vielleicht Porträt des Malers und seiner jungen Frau Margaret Burr, 1746. Leinwand, 73 × 68 cm. Schenkung Pierre Bordeaux-Groult, 1952. R. F. 1952-16

Gegenüber
THOMAS GAINSBOROUGH
Lady Alston, um 1760.
Leinwand, 226 × 166 cm. Schenkung der Kinder des Barons Robert de Rothschild, 1947. R. F. 1947-1

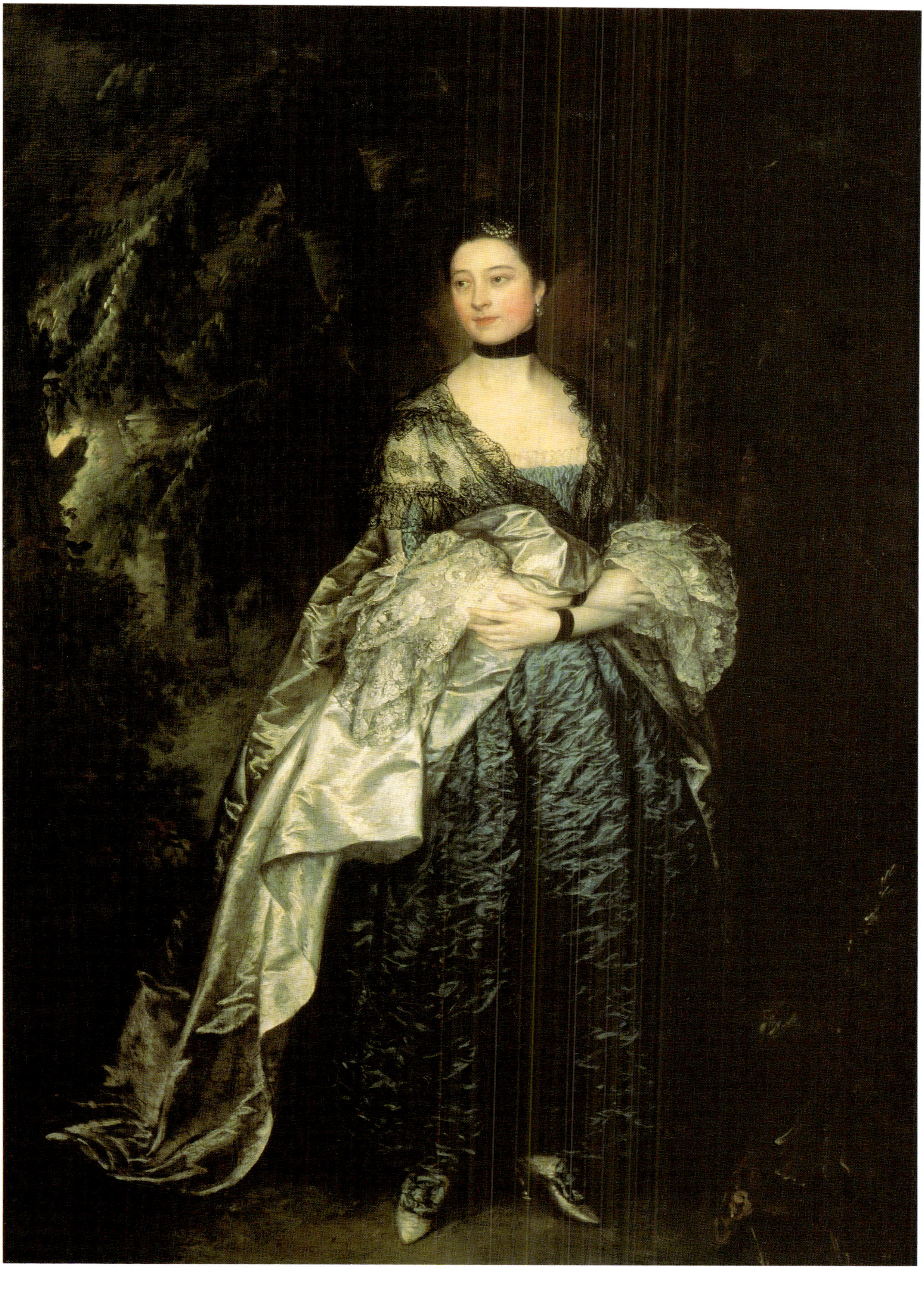

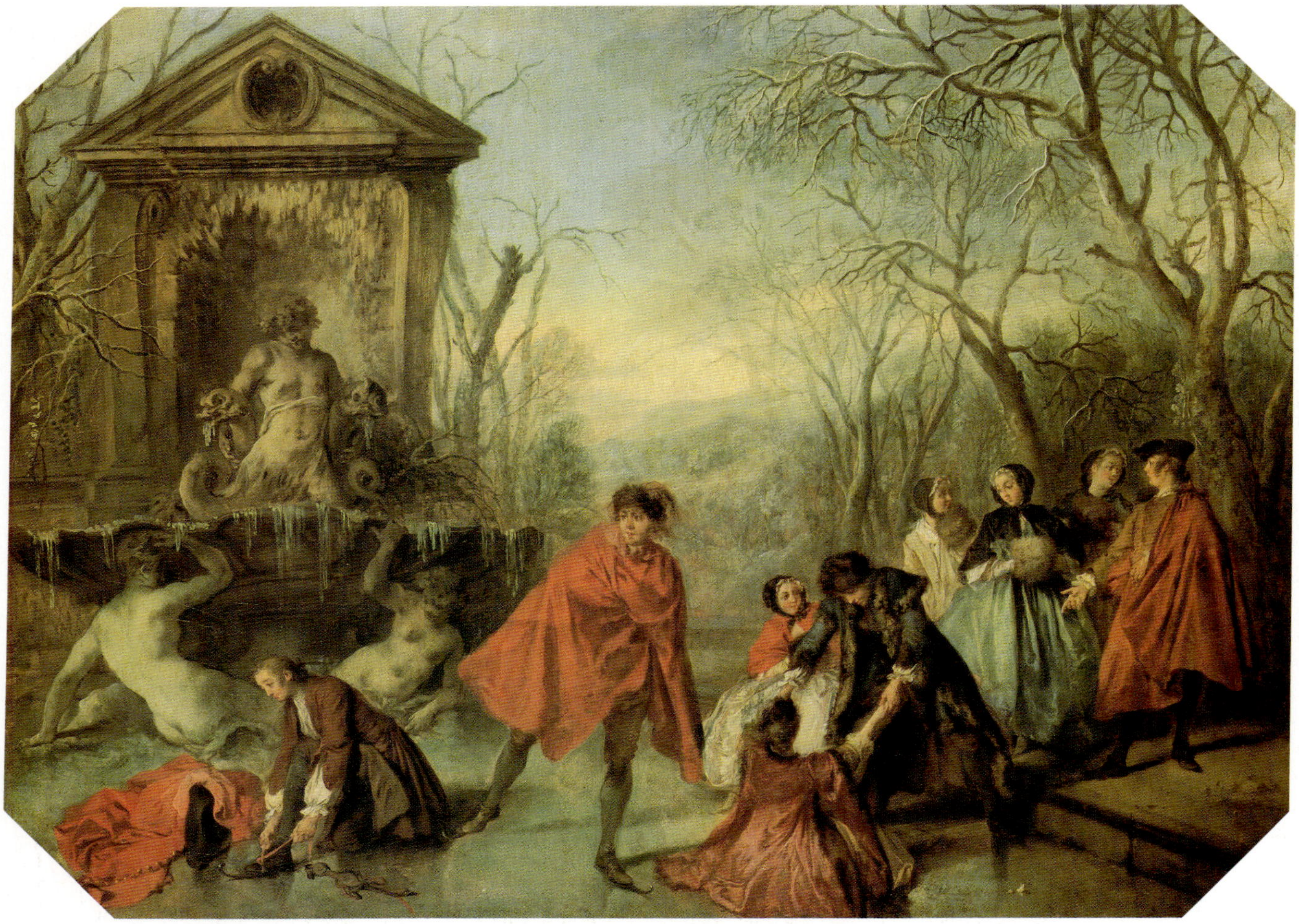

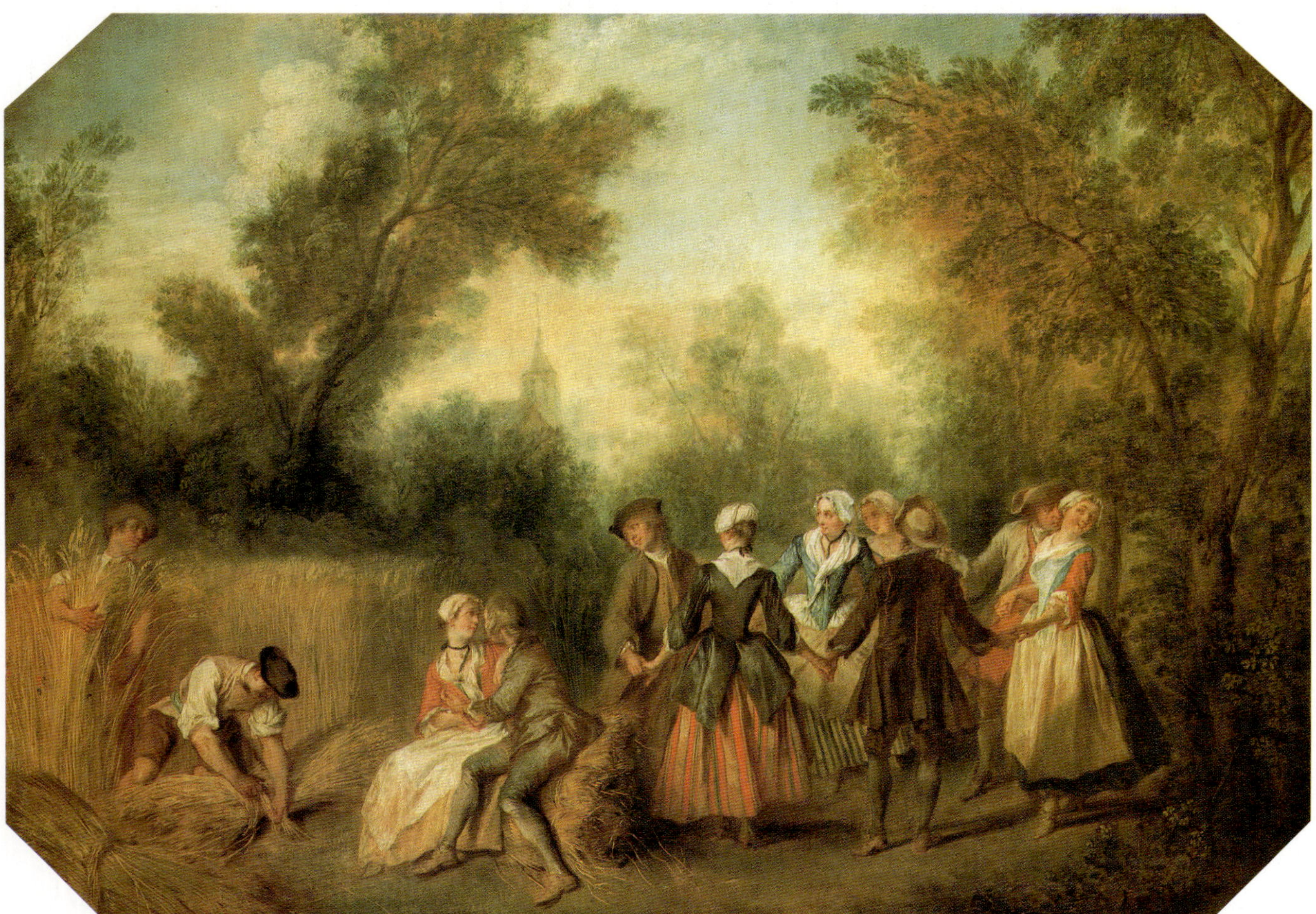

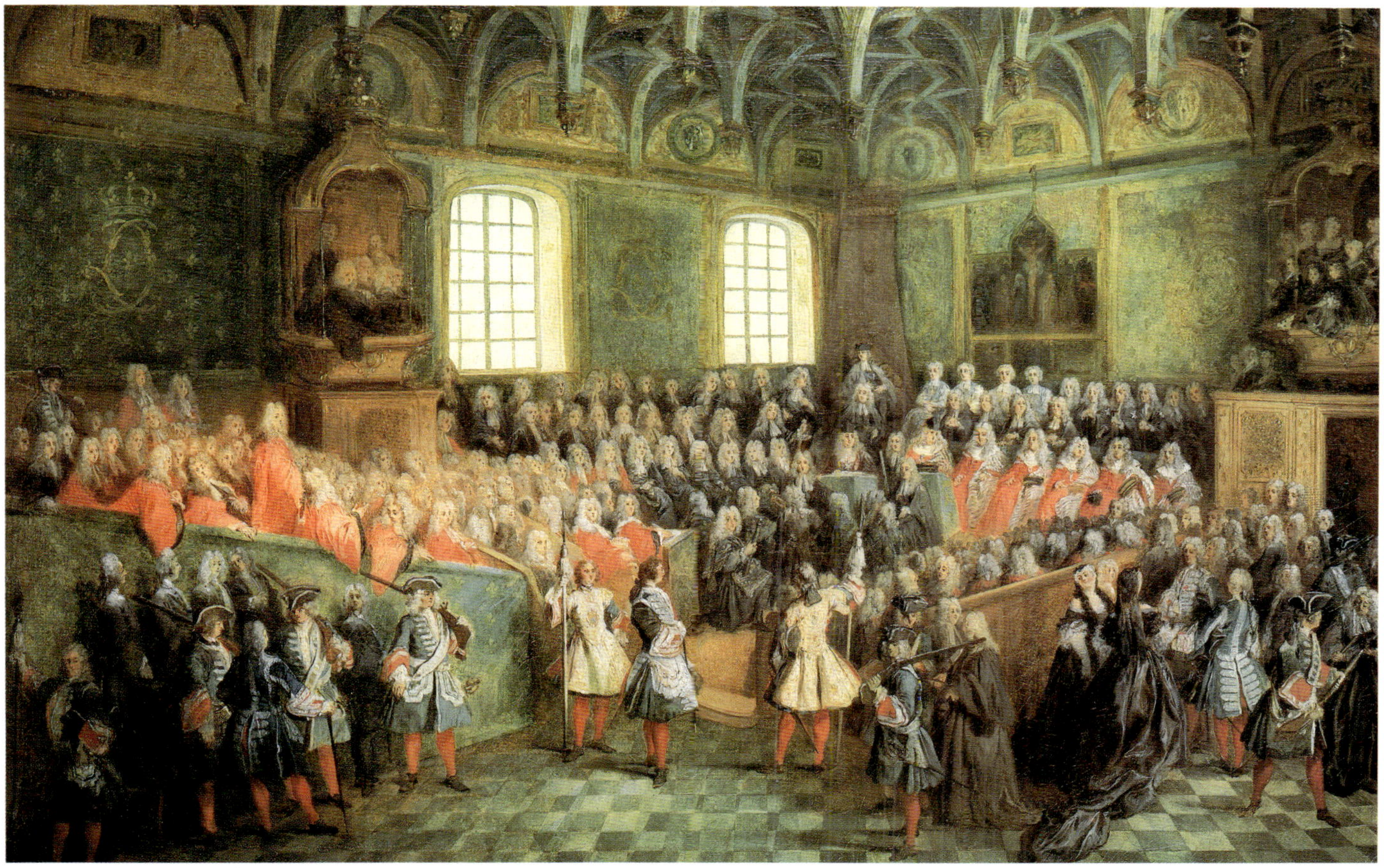

Nicolas Lancret   Paris 1690 – 1743
Feierliche Parlamentssitzung zur Erklärung der Volljährigkeit Ludwigs XV. (1723), um 1724.
Leinwand, 56 × 82 cm. Erworben 1949. R. F. 1949-32

Gegenüber, oben
Nicolas Lancret
Der Winter, 1738.
Leinwand, 69 × 89 cm. Zusammen mit dem folgenden Bild aus einem Zyklus der Vier Jahreszeiten, gemalt für die Gemächer des Königs im Schloß La Muette. Salon von 1738. Sammlung Ludwigs XV. INV. 5600

Gegenüber, unten
Nicolas Lancret
Der Sommer, 1738.
Leinwand, 69 × 89 cm. INV. 5598

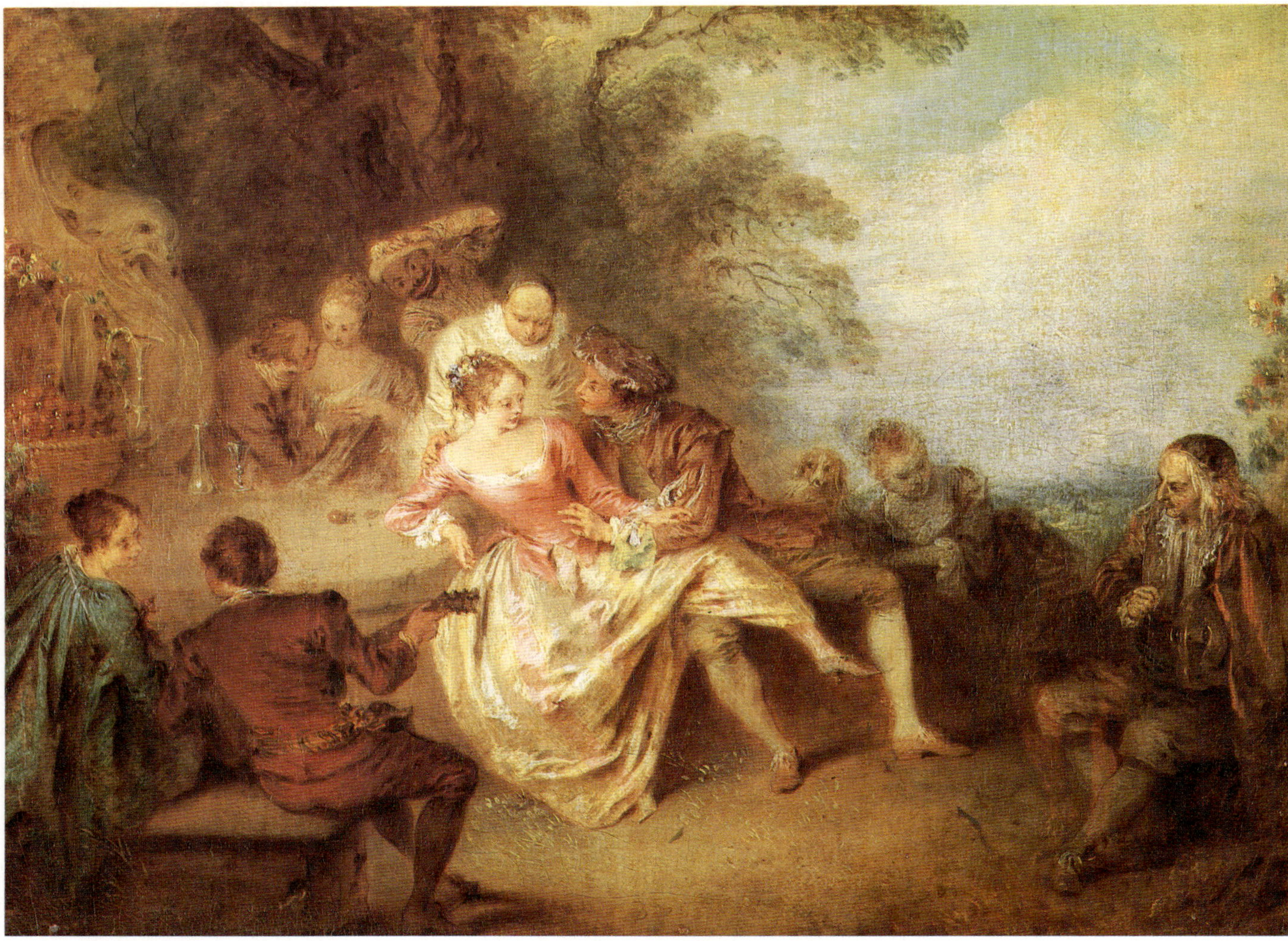

JEAN-BAPTISTE PATER Valenciennes 1695 – Paris 1736
Zusammenkunft der Schauspieler der italienischen Komödie in einem Park.
Leinwand, 24 × 32 cm. Legat Louis La Caze, 1869. M. I. 1095

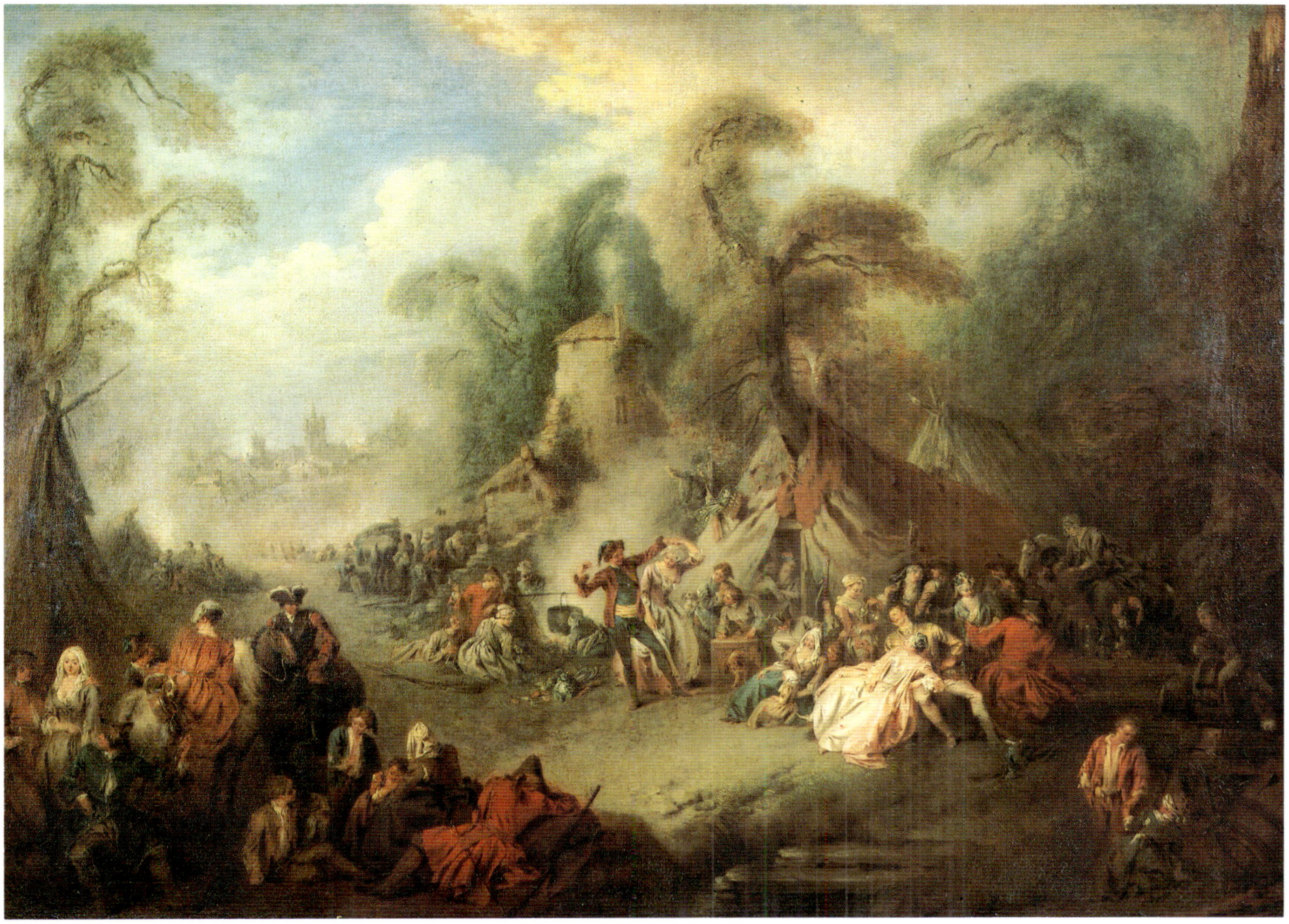

JEAN-BAPTISTE PATER
Ländliches Fest mit feiernden Soldaten.
Leinwand, 114 × 154 cm. Aufnahmearbeit für die Akademie, 1728. Sammlung der Akademie; Zugang während der Revolution. INV. 7137

JEAN-BAPTISTE PATER
Die Toilette.
Leinwand, 47 × 38 cm. Legat Louis La Caze, 1869. M. I. 1096

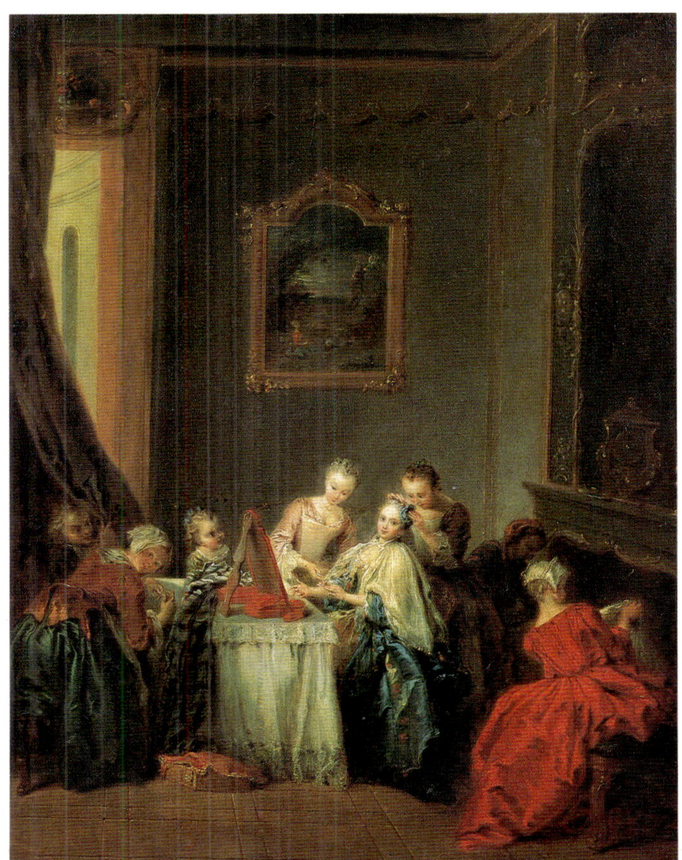

Giovanni Battista Tiepolo, Giovanni Domenico Tiepolo, Francesco de Mura

Nach vielen Jahrhunderten schöpferischer Leistungen ist die italienische Malerei im 18. Jahrhundert eigentlich nur noch die Summe dieser Traditionen; Originalität wird zum Problem. Ein überragendes Talent wie Giovanni Battista Tiepolo hat die Kunst seiner Vorgänger zu einem letzten furiosen Höhepunkt gesteigert. Er ist zweifellos eine der großen Erscheinungen nicht nur des 18. Jahrhunderts: Unerschöpflicher Erfindungsreichtum, hohe Intelligenz und eine gleichermaßen im Zeichnerischen wie im Malerischen ausgeprägte gestalterische Begabung kennzeichnen sein ungemein vielfältiges Schaffen. Seine brillanten Entwürfe, ebenso phantasiereich wie prägnant, erschließen neue Dimensionen. Das barocke Pathos, der Überschwang seines Stils sind dem damaligen Zeitgeschmack verpflichtet, der in Venedig ganz im Zeichen romantischer Reminiszenzen an die triumphalen Leistungen der Vergangenheit stand. Sein Hauptwerk, die Deckenfresken in der fürstbischöflichen Residenz zu Würzburg (1753–55) ist der Schwanengesang einer zu Ende gehenden Epoche, deren Verfallserscheinungen man hinter der Fassade von Schönheit und Lebensfreude verbarg.

So imposant diese festlichen, luftig-klaren Apotheosen sind, vor allem im Fresko, mag man doch den mehr persönlichen, intimeren Stil seines Sohnes Giovanni Domenico bevorzugen, dessen Anteil an den Fresken der Villa Valmarana in Vicenza (1757) bereits Goethe herausspürte: »Der hohe Stil gelang ihm nicht wie der natürliche, und in diesem letzten sind köstliche Sachen da...« Domenicos Vorliebe galt den venezianischen Genreszenen, dem Karneval und den Pulcinelli der satirischen Komödie. In diesen Bildern wie auch in seinem lebenssprühenden zeichnerischen Werk hat er starke Wirkungen erzielt. Der Freskenzyklus, den er in den neunziger Jahren für die eigene Villa Zianigo bei Mestre ausführte (heute in der Ca' Rezzonico in Venedig installiert), gehört zu den bezauberndsten Bildschöpfungen des 18. Jahrhunderts. Die Louvre-Bilder *Der Zahnzieher* und die *Karnevalsszene* sind diesem Meisterwerk beinahe ebenbürtig.

Ein seltener Fall von Reverenz der Malerei an die Musik in deren goldenem Zeitalter der Klassik ist Francesco de Muras *Allegorie der Künste,* die Bezug nimmt auf eine Komposition von Haydn.

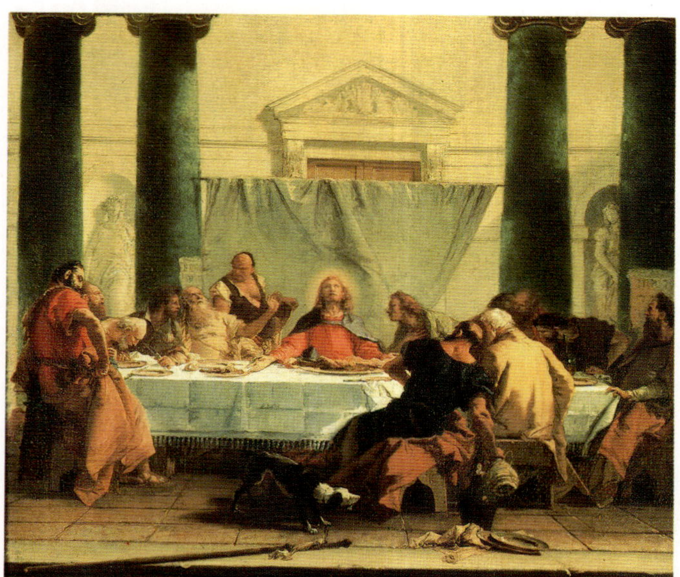

GIOVANNI BATTISTA TIEPOLO Venedig 1696 – Madrid 1770
Das Abendmahl, um 1745/50.
Leinwand, 81 × 90 cm. Vormals vielleicht Sammlung des Grafen d'Angiviller. Erworben 1877. R. F. 176

Gegenüber, oben
GIOVANNI DOMENICO TIEPOLO Venedig 1727 – 1804
Karnevalsszene oder *Das Menuett,* 1745/50.
Leinwand, 81 × 111 cm. Pendant zu R. F. 1938-99.
Legat A. u. R. Le Roux de Villers, 1938. R. F. 1938-100

Gegenüber, unten
GIOVANNI BATTISTA TIEPOLO
Rebecca am Brunnen.
Leinwand, 85 × 105 cm. Schenkung der Gräfin Bismarck, 1975; Zugang 1981. R. F. 1975-2

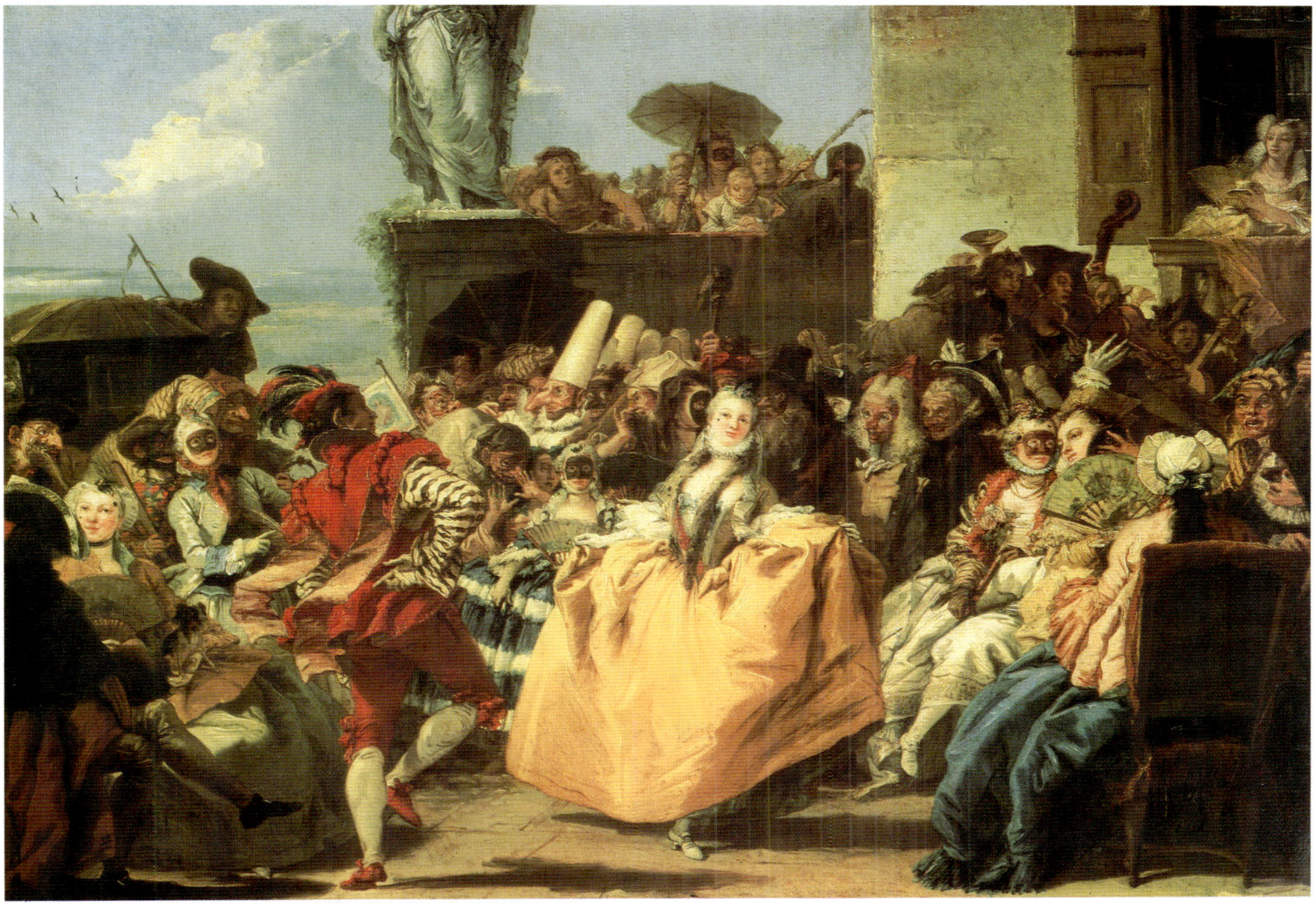

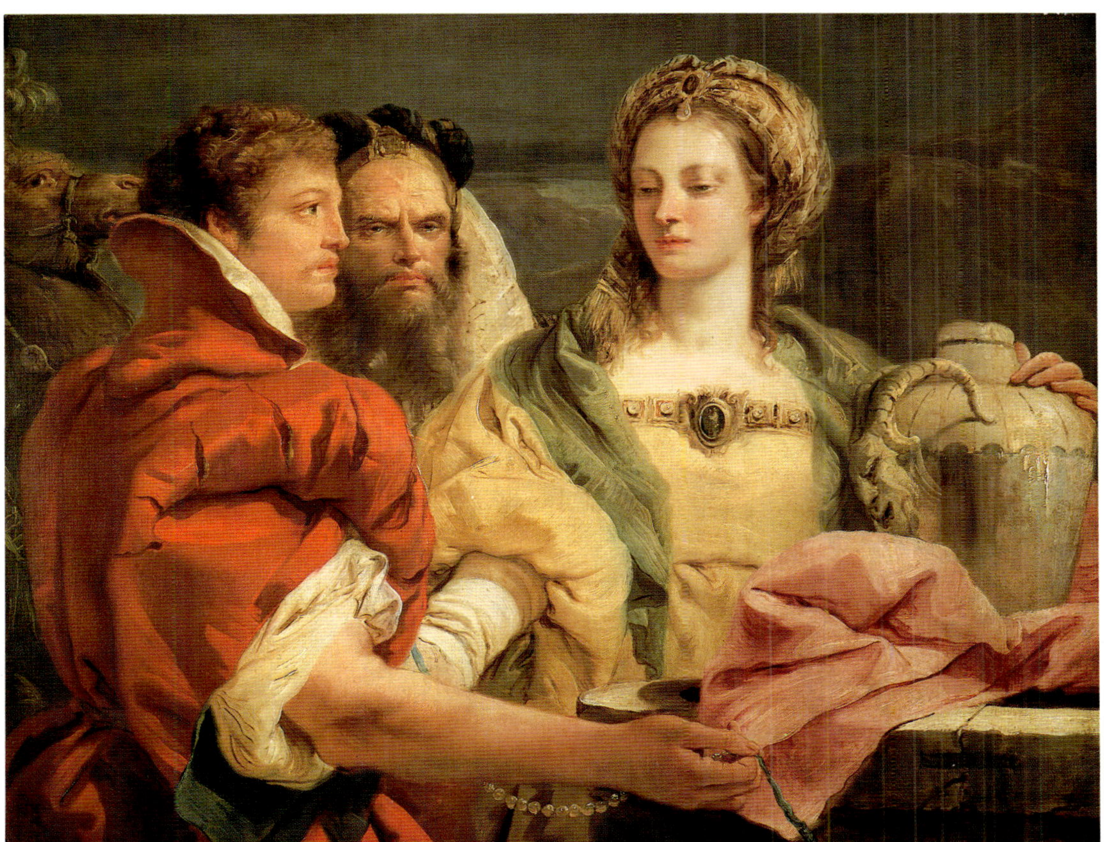

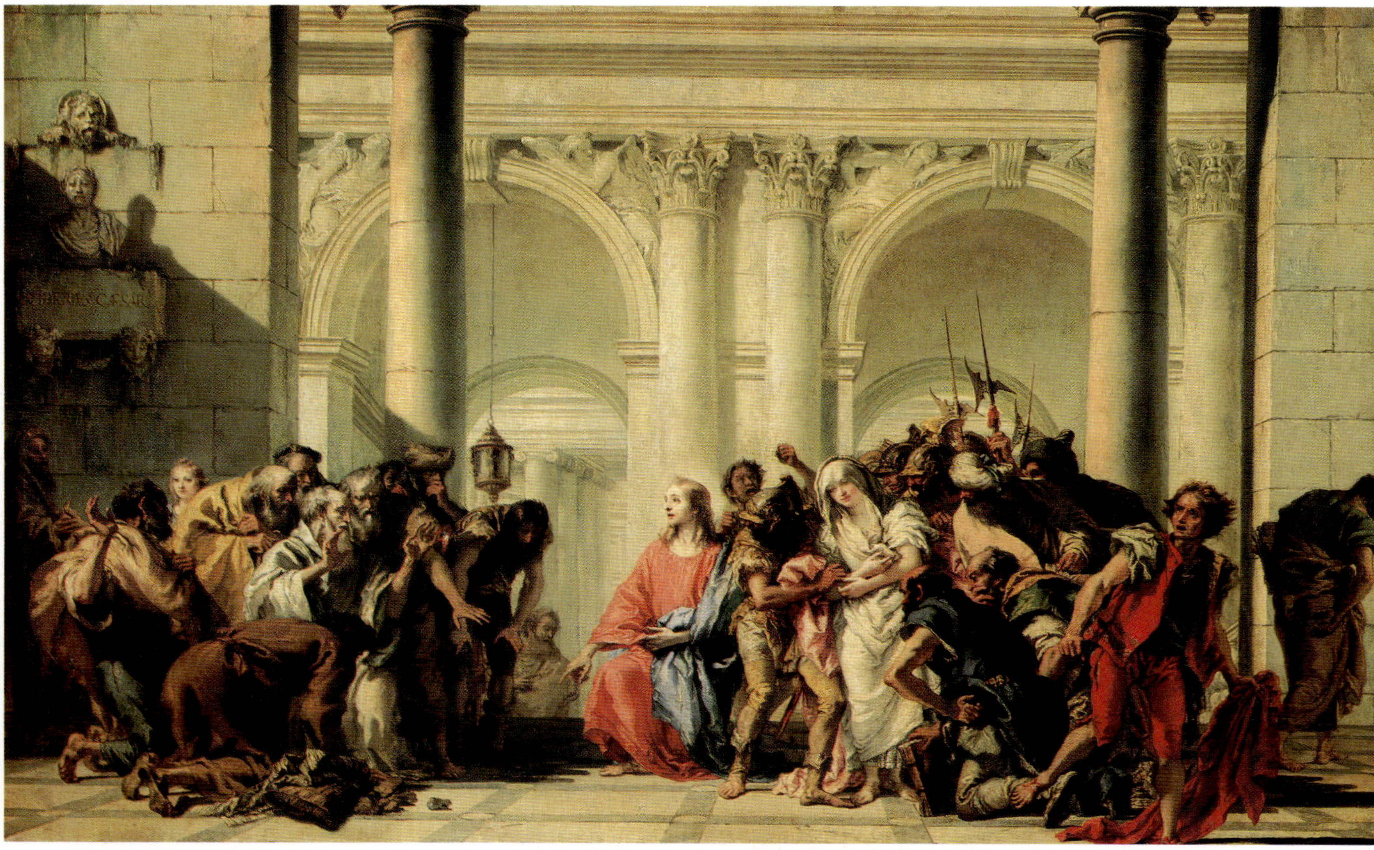

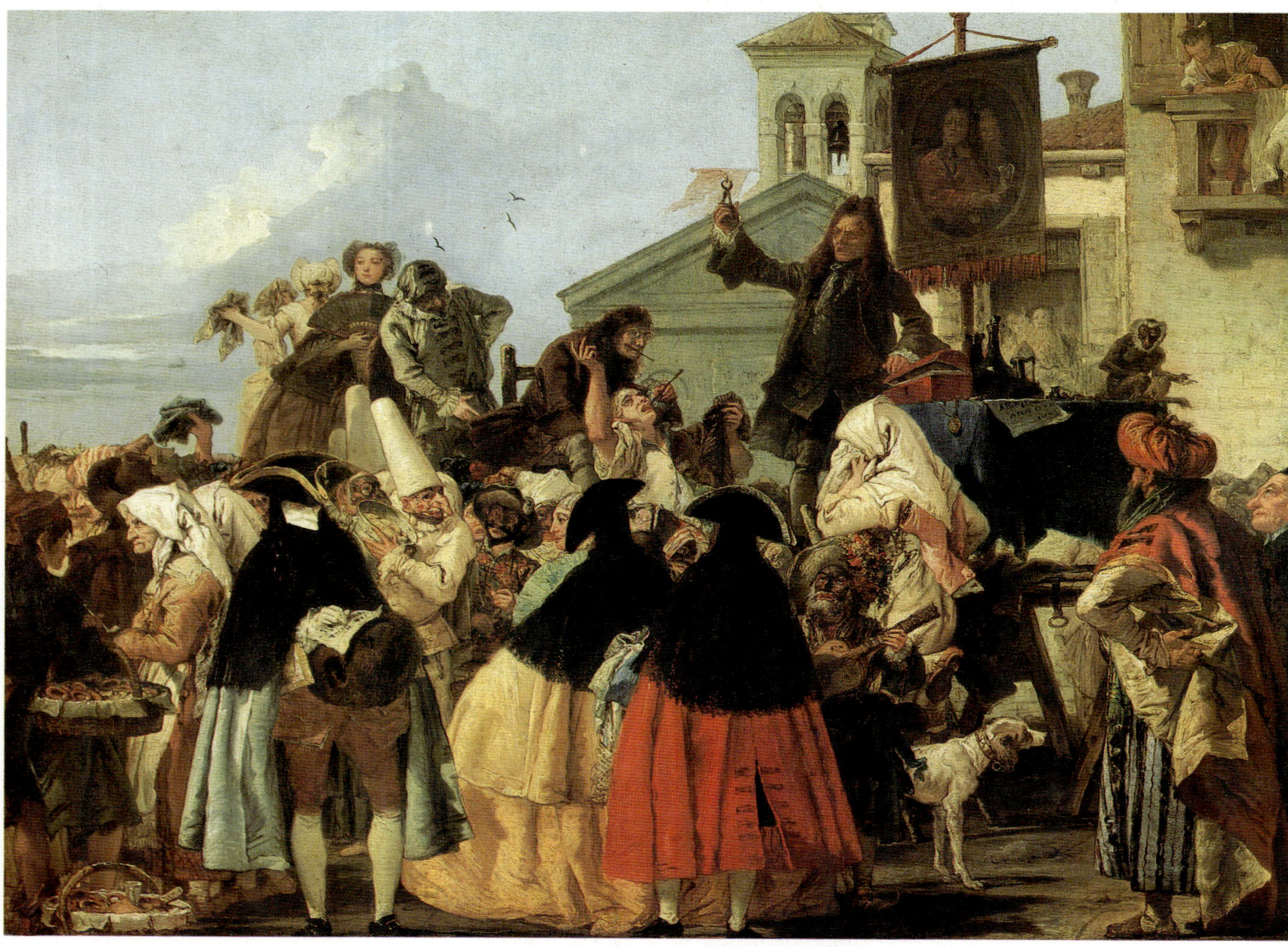

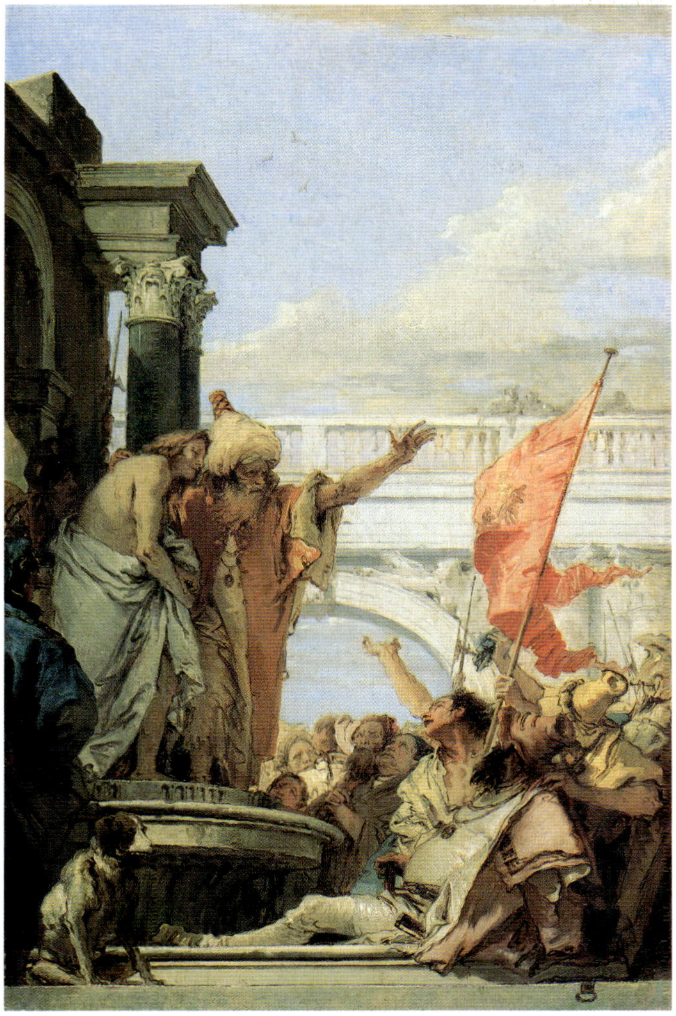

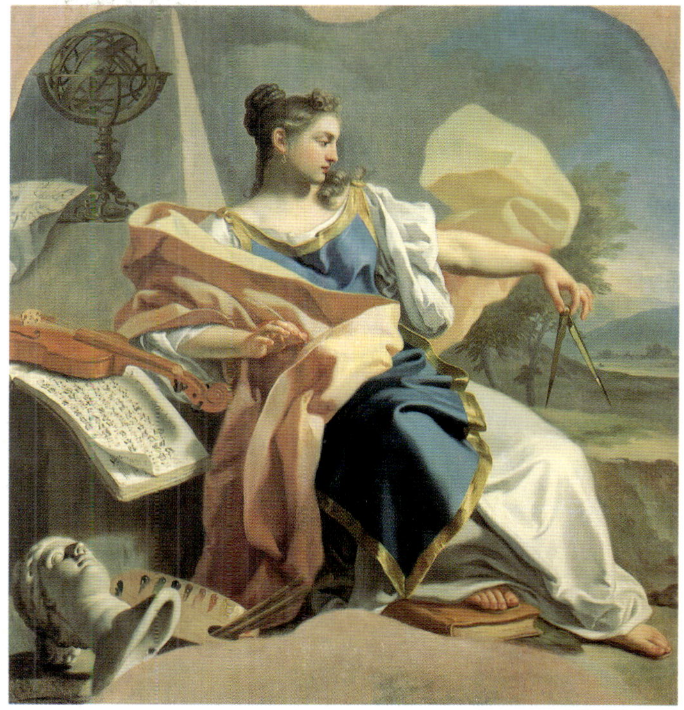

GIOVANNI BATTISTA TIEPOLO
Pilatus führt Christus den Juden vor (Ecce Homo).
Leinwand, 66 × 43 cm. Schenkung André Pereire, 1949; Zugang 1974. R. F. 1949-5

Oben, rechts
FRANCESCO DE MURA   Neapel 1696 – 1782
Allegorie der Künste.
Leinwand, 142 × 132 cm. Supra-Porte, gemalt für ein nicht identifiziertes Palais. Die dargestellte Partitur ist die der sechs Divertimenti Primi von Joseph Haydn, komponiert für König Karl III. von Neapel um 1750. Erworben 1972. R. F. 1972-39

Gegenüber, oben
GIOVANNI DOMENICO TIEPOLO
Christus und die Ehebrecherin.
Leinwand, 112 × 179 cm. Schenkung Hélèund Victor Lyon, 1961; Zugang 1977. R. F. 1961-80

Gegenüber, unten
GIOVANNI DOMENICO TIEPOLO
Der Zahnzieher, 1754 (?).
Leinwand, 81 × 110 cm. Pendant zu R. F. 1938-100.
Legat A. u. R. Le Roux de Villers, 1938. R. F. 1938-99

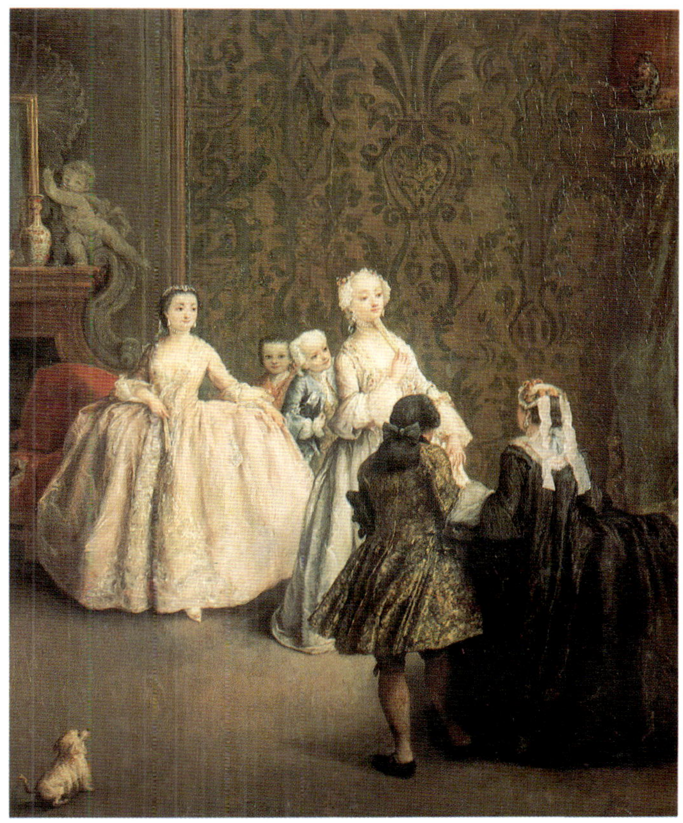

PIETRO LONGHI   Venedig 1702 – 1785
Die Vorstellung.
Leinwand, 65 × 50 cm. Zugang 1950. M. N. R. 562

François Boucher

Diderot, der große Aufklärer und Kritiker der galanten Epoche, hat ursprünglich in Boucher das größte Talent der zeitgenössischen Malergeneration gesehen, sich aber später, angesichts von dessen größten Triumphen, um so heftiger gegen ihn gewandt. Als Schüler von Lemoyne hatte Boucher zunächst dessen geschmeidigen Rubens-Stil sowie die poetische Idealwelt von Watteau kennengelernt. Auf einer Italienreise beeindruckte ihn dann vor allem Tiepolo: Wie dieser für Venedig, so sollte Boucher künftig in Frankreich zum Inbegriff einer sinnenfrohen und galanten Epoche werden, deren Malerei manche Vorlieben der Schule von Fontainebleau wiederaufleben läßt. Nach Paris zurückgekehrt, wurde er 1734 Akademiemitglied und bald darauf Mitarbeiter und Direktor der Gobelinmanufaktur – eine Gattung, die seiner ausgesprochen dekorativen Begabung entgegenkam. Seine Bildthemen erschöpfen sich nun in Schäferszenen, ländlichen Festen und mythologisch verbrämten erotischen Darstellungen: immer wieder nackte Frauenkörper in porzellanartig kühlem Inkarnat, zuweilen umgeben von ebenso naturfernen Landschaften. Diese artifizielle, auf dekorative Gesamtwirkung angelegte frivole Malerei war ganz nach dem Geschmack der aristokratischen Rokokogesellschaft am Hof Ludwigs XV. – insbesondere der Madame Pompadour, die bei Boucher Zeichenunterricht nahm –, forderte aber im Gegenzug die heftige Kritik des aufstrebenden intellektuellen Bürgertums heraus, als dessen Sprachrohr sich Diderot vernehmen ließ. Enttäuscht wandte sich dieser von dem Maler ab und hielt mit seiner Meinung auch nicht hinter dem Berge, als Boucher 1765 zum Ersten Maler des Königs ernannt wurde: »Der Verfall des Geschmacks, der Farbe, der Komposition, der Charaktere, des Ausdrucks, der Zeichnung folgte Schritt für Schritt der Verderbung der Sitten. Was kann dieser Künstler schon auf die Leinwand werfen? Nur das, was er in seiner Einbildungskraft vorfindet. Was aber kann ein Mann, der sein Leben mit den niedrigsten Prostituierten verbringt, in seiner Einbildungskraft vorfinden? ... Ich wette, Sie finden in der Natur nirgends einen solchen Grashalm wie in seinen Landschaften. Und dann dieses Durcheinander von aufeinandergehäuften Gegenständen, die so fehl am Platze sind und so wenig zueinander passen, daß das Ganze weniger ein Gemälde von einem vernünftigen Menschen als der Traum eines Verrückten ist... Ich wage zu behaupten, daß er nie die Natur gekannt hat, daß die Ideen von Feingefühl, von Anständigkeit, von Unschuld, von Einfachheit ihm fast fremdgeworden sind...«

Das bekanntermaßen ausschweifende Leben und der Erfolg hatten den Maler tatsächlich früh verbraucht. Dennoch sind wir heute wieder geneigt, die Virtuosität der kompositionellen und koloristischen Mittel anzuerkennen – ein Stil, in dem sich die beiden Richtungen der französischen Malerei, die offizielle Dekorationsmalerei und die Grazie der Watteau-Schule, vereinigen. Renoir war ein begeisterter Boucher-Anhänger und ist nach eigener Aussage durch ihn zur Malerei gekommen. In der heiteren, intimen Atmosphäre dieser Bilder hat er Anregungen für seine eigenen Motive empfangen. *Diana im Bade* war das Lieblingsbild seiner Studienjahre: Es war gerade zur Zeit angekauft worden, um seine Mission zu erfüllen; Renoir hat es wohl zusammen mit den anderen Aquisitionen Napoleons III. im Louvre kennengelernt und konnte sich buchstäblich nicht sattsehen. Mehrfach klingt das Motiv im Werk des Impressionisten an. Zwischen Renoir und Boucher bestehen auch sonst gewisse Parallelen, die wohl keinem von beiden zur Ehre gereichen. Am Ende seines Lebens, als Renoir durch seine plumpe Liederlichkeit allgemein Unwillen und Verachtung provoziert hatte, äußerte sich Cézanne über seinen alten Freund ähnlich wie seinerzeit Diderot: »Was ist anderes zu erwarten, er treibt sich mit Dirnen herum!« – woraus ersichtlich ist, daß Diderots Sentenzen zumindest in gebildeten Künstlerkreisen durchaus geläufig waren.

Gegenüber
FRANÇOIS BOUCHER Paris 1703 – 1770
Das Bad der Diana, 1742.
Leinwand, 57 × 73 cm. Erworben 1852. INV. 2712

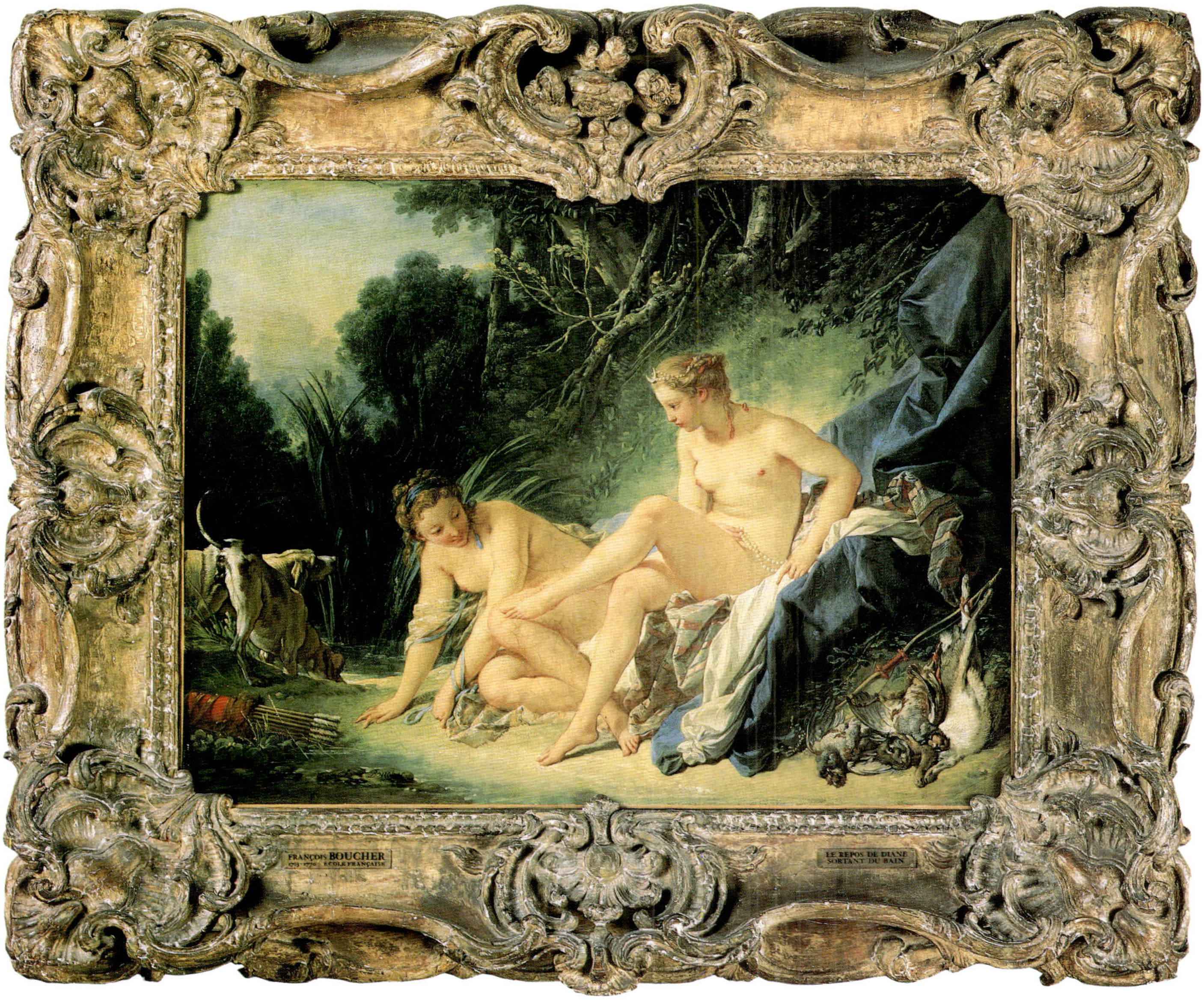
FRANÇOIS BOUCHER
ÉCOLE FRANÇAISE
LE REPOS DE DIANE
SORTANT DU BAIN

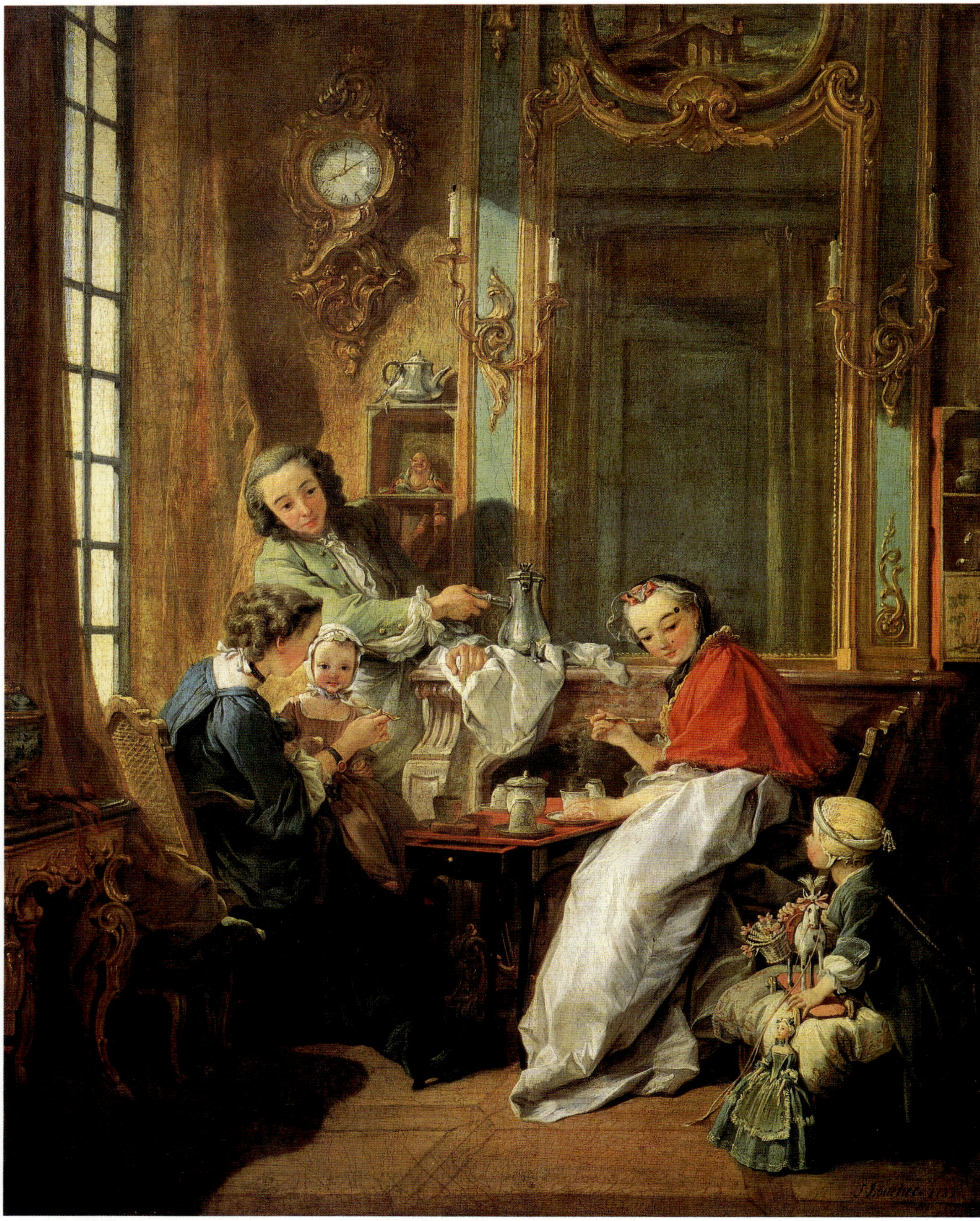

François Boucher
Das Frühstück, 1739.
Leinwand, 82 × 66 cm. Legat Achille Macélot, 1895. R. F. 926

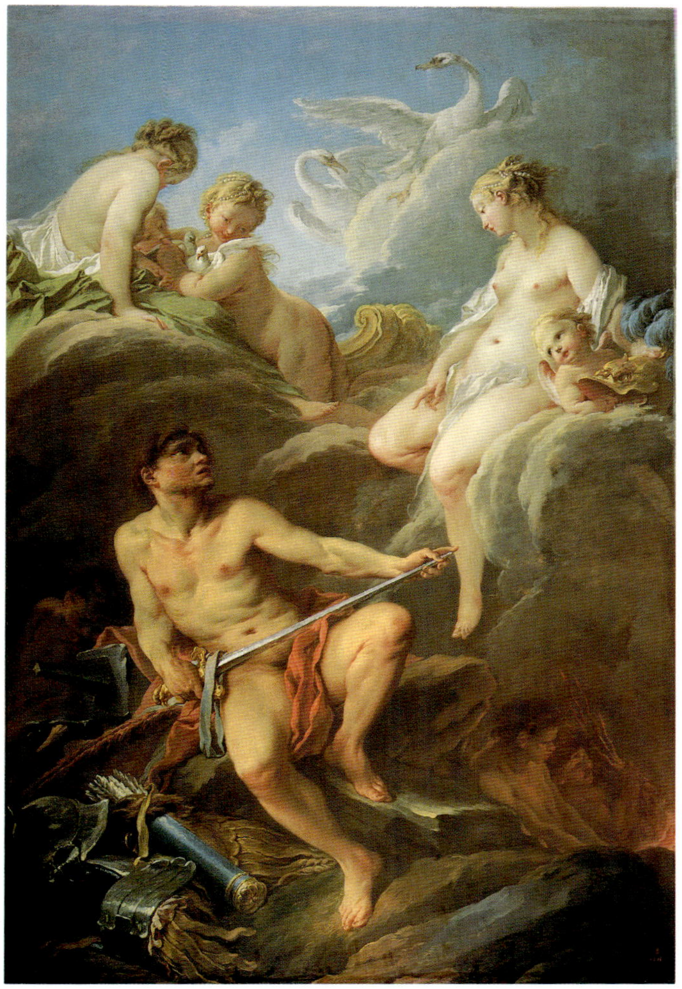

François Boucher
Venus erbittet von Vulkan Waffen für Äneas, 1732.
Leinwand, 252 × 175 cm. Sammlung Ludwigs XVI., 1786.
INV. 2709

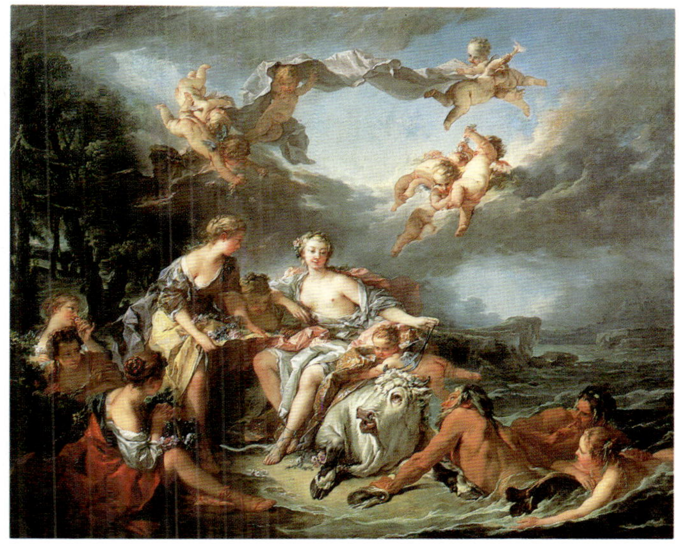

Oben rechts
François Boucher
Raub der Europa.
Leinwand, 161 × 194 cm. Salon von 1747. Sammlung Ludwigs XV., erworben aus einem Wettbewerb zwischen den Malern der Akademie, ausgeschrieben von der Direktion der Königlichen Gebäudeverwaltung 1747. INV. 2714

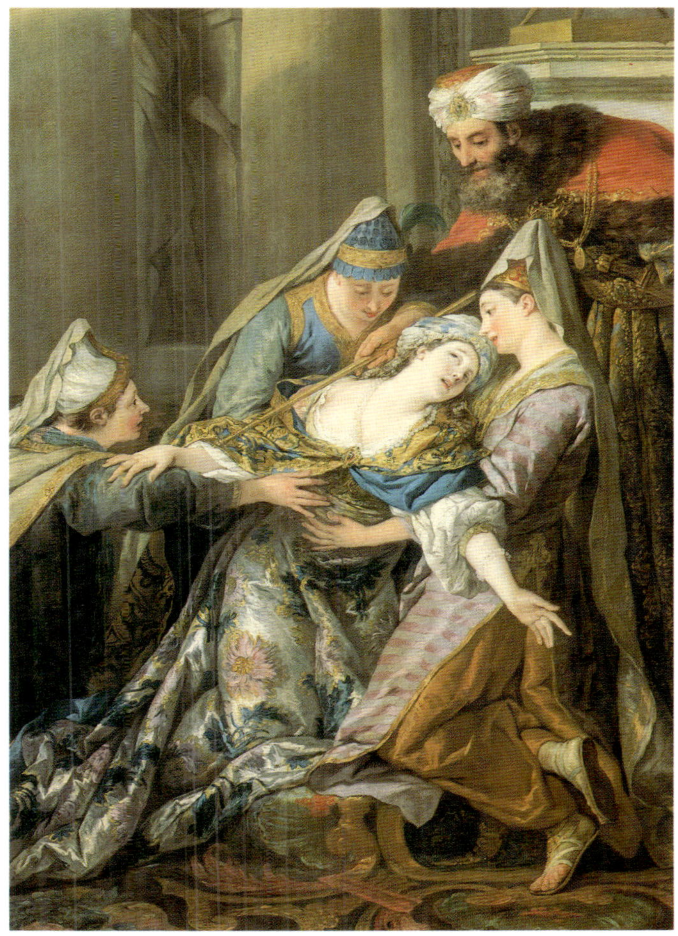

Jean-François de Troy   Paris 1679 – Rom 1752
Esther in Ohnmacht vor Ahasver (Detail), 1737.
Leinwand, 322 × 474 cm. Entwurf für einen Wandteppich.
Salon von 1737. Sammlung Ludwigs XV. INV. 8216

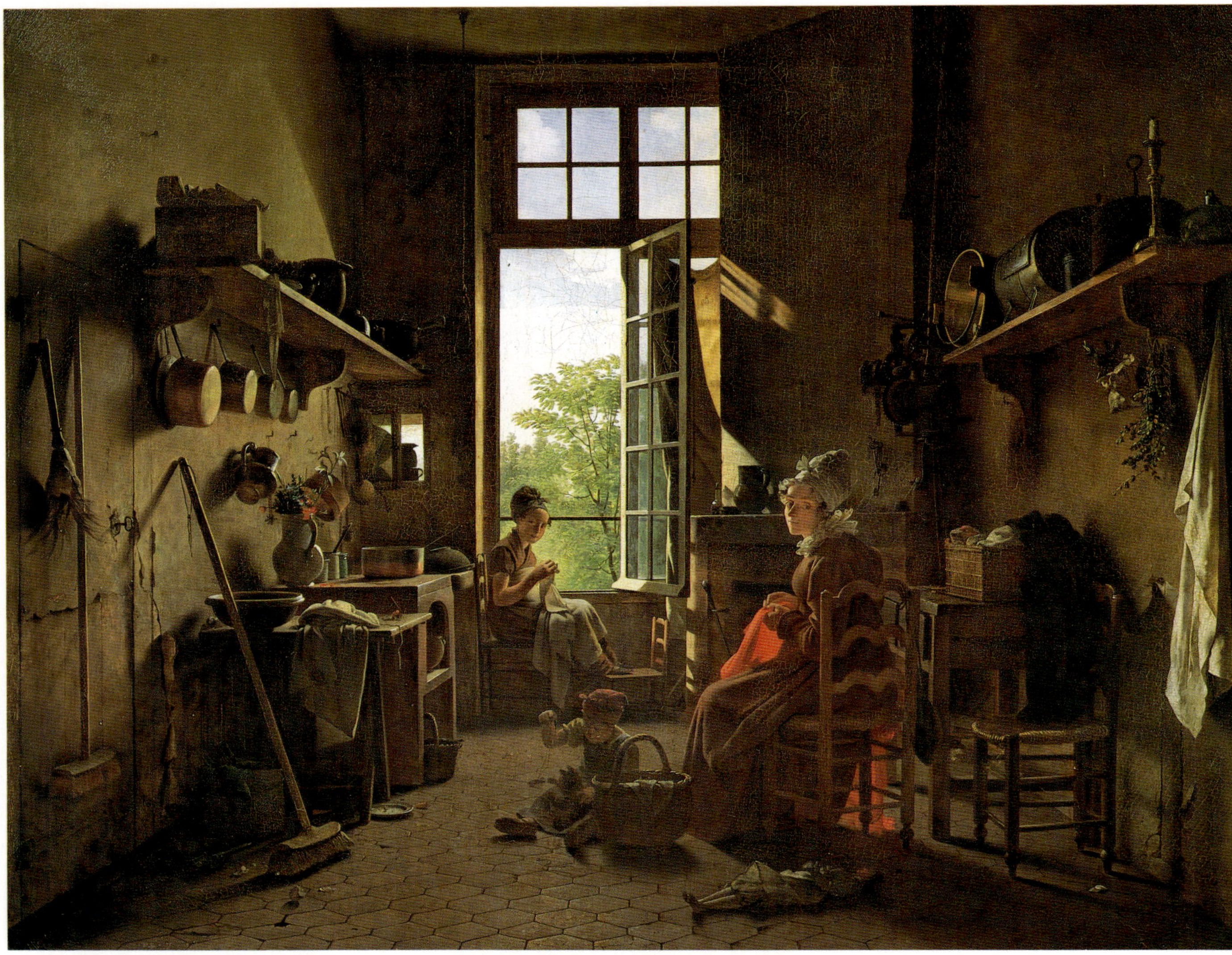

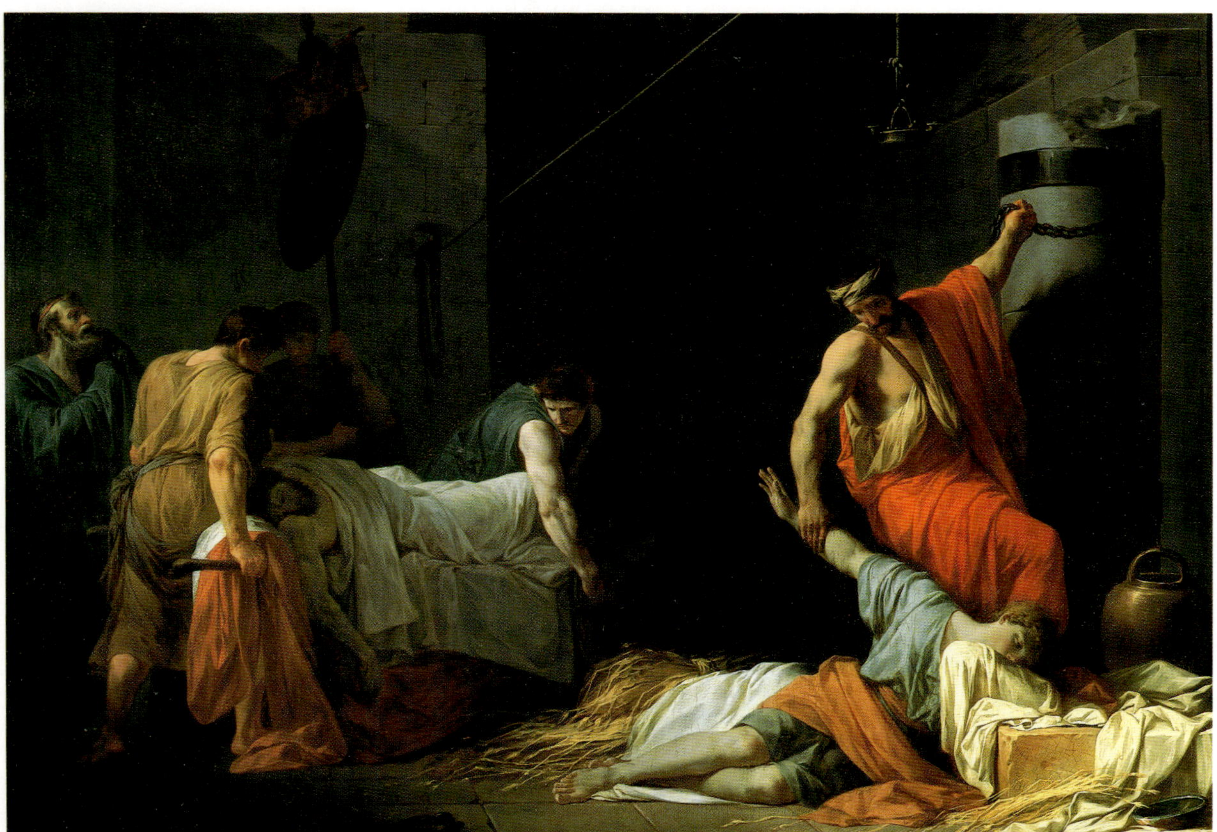

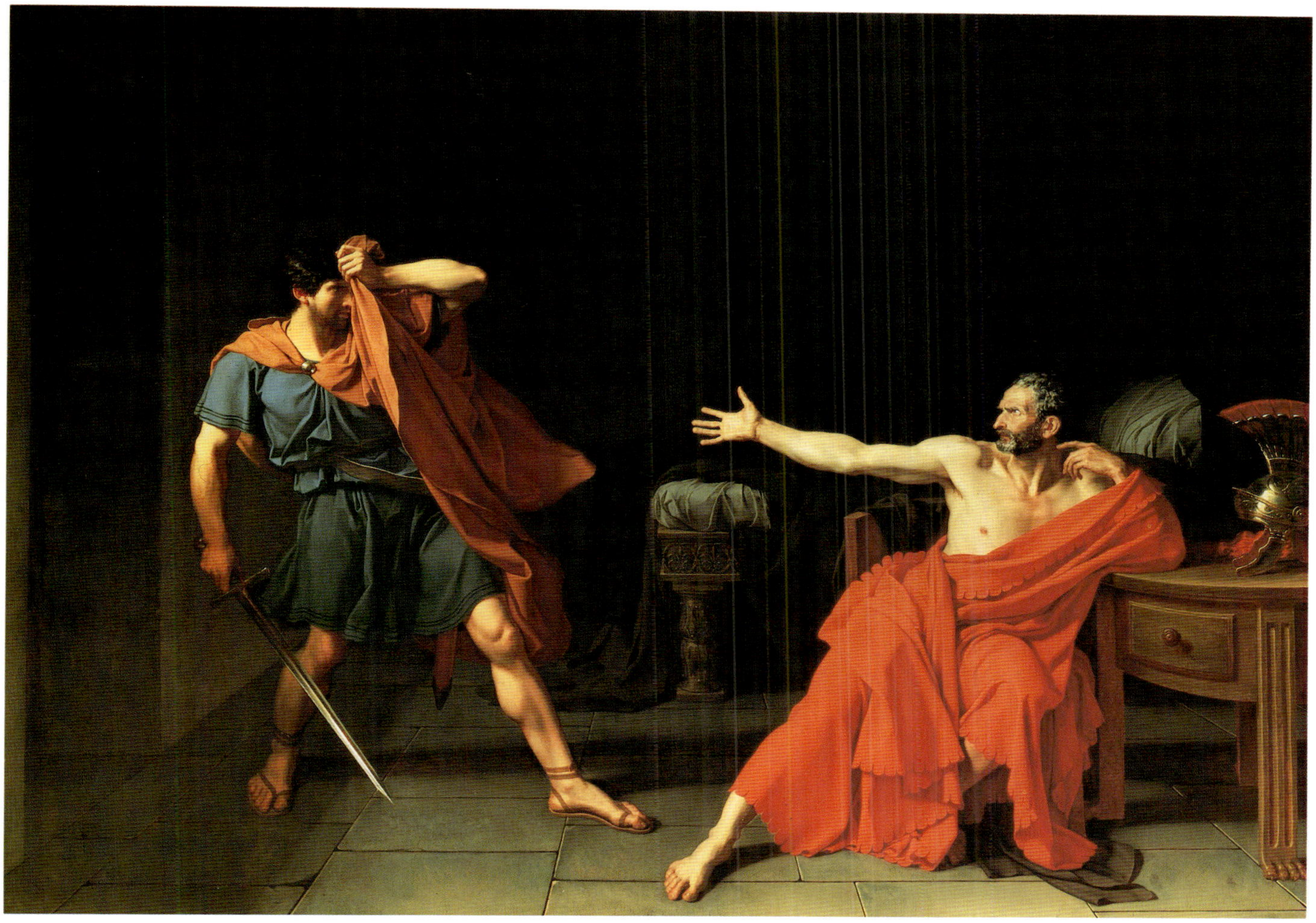

Germain-Jean Drouais Paris 1763 – Rom 1788
Marius in Minturnae, 1786.
Nach Plutarch, ›Leben des Marius‹. Leinwand, 271 × 365 cm. Erworben 1816 von der Familie des Künstlers. INV. 4143

Gegenüber, oben
Martin Drölling Oberbergheim 1752 – Paris 1817
Inneres einer Küche, 1815.
Leinwand, 65 × 81 cm. Erworben im Salon von 1817. INV. 4097

Gegenüber, unten
Jean-François-Pierre Peyron
Aix-en-Provence 1744 – Paris 1814
Das Begräbnis des Miltiades, 1782.
Nach Justin, ›Histoires philippiques de Trogue-Pompée‹. Leinwand, 98 × 136 cm. Gemalt für Graf d'Angiviller. Salon von 1783 (außer Katalog). Während der Revolution beschlagnahmt. INV. 7179

Francesco Guardi

Ein Wunder, daß die schimmernden Perlen aus einer zwölfteiligen Kette von Bildern, die venezianische Festlichkeiten im Jahresablauf im Beisein des Dogen Mocenigo schildern, überhaupt für würdig befunden wurden, im Louvre zu hängen; denn von allen Malern, die uns heute als große Meister gelten, war Guardi der zu Lebzeiten am wenigsten beachtete. Er fand keine Mäzene in der englischen Aristokratie wie sein großer Zeitgenosse und Landsmann Canaletto: Seine kleinformatigen Bilder eigneten sich kaum für ein repräsentatives Ambiente in adeligen Häusern. Hier gibt es keine strahlende Selbstdarstellung, kein sonnenbeglänztes Panorama, keinen juwelenhaften Glanz – kaum einmal die Bläue des Himmels oder den rosa Schimmer eines Sonnenuntergangs. Guardis Bilder beziehen ihren Reiz aus der Andeutung eines fortschreitenden Versinkens der einst stolzen Lagunenstadt in die Bedeutungslosigkeit. Es sind Elegien, Liebeserklärungen an die bröckelnden Steine Venedigs; den romantischen Zug zum Ruinösen verstärkt ein meist verhangener Himmel, an dem vielleicht ein Gewitter aufziehen wird. Hier ist erstmals jener morbide Reiz, die Mischung aus Todesahnung und nostalgischer Rückbesinnung an glanzvolle Tage spürbar, der die Schönheit Venedigs ausmacht. Guardis – im Gegensatz zu Canalettos topographisch getreuen Veduten – subjektiv-phantastische Auffassung, sein skizzenhafter, nervöser Pinsel steigern das malerische Element und die Emotion. Immerhin ist diese Bilderfolge 1796 aus adeligem Privatbesitz beschlagnahmt worden, was als Qualitätsmaßstab gelten mag. Kaum drei Jahre nach dem Tod des Malers wurde sein Werk also bereits mit anderen Augen betrachtet; die Maßnahme im Jahre V der Revolution bedeutet somit den ersten Schritt zu einer Guardi-Renaissance.

Im ganzen 19. Jahrhundert ist Guardi als Fixstern lyrischer Stimmungsmalerei verehrt worden, als Vorbote der melancholischen Weltanschauung des Fin de siècle. Die Revolution, die diese Bilder der Vergessenheit entriß, hat wohl das Auge geschärft für die Zeitenwende, die sich in ihnen ankündigt. Graf Pestre de Senef, aus dessen Sammlung sie stammen, unterhielt offensichtlich persönliche Beziehungen nach Venedig; eines der Bilder trägt das Wappen des Dogen Mocenigo, dessen Krönungsjahr hier geschildert wird. Ein feinsinniger Beobachter in der Umgebung des Dogen hat vielleicht das anachronistische Pathos dieser Begebenheiten empfunden und beschlossen, diese Polarität von Schein und Wirklichkeit auch künstlerisch wirksam werden zu lassen: Guardi malte diese Serie nicht als Beobachter, sondern nach Stichen von Zeichnungen, die Canaletto, der große Vedutenmaler, im Krönungsjahr des Dogen (1763) angefertigt hatte. Das Ergebnis ist eine höchst eigenwillige Mischung nicht nur zweier Techniken, sondern auch unterschiedlicher Auffassungen: Während das konkrete Zeremoniell und die Stadtkulisse die objektiven Lichtverhältnisse der Graphik übernehmen, erweckt das malerische Zwielicht eine effektvoll-grandiose Stimmung, deren wehmütiger Unterton nicht zu überhören ist.

Die Bilder sind erst in neuerer Zeit wieder im Louvre zusammengeführt worden, nachdem die kaiserliche Kunstpolitik fünf von ihnen auf regionale Museen in Brüssel, Nantes, Toulouse und Grenoble verteilt hatte. Als späte Nachwirkung der imperialen Ambitionen des 19. Jahrhunderts erwiesen sich die nicht geringen diplomatischen Anstrengungen, die zu ihrer Rückführung notwendig waren.

Gegenüber
FRANCESCO GUARDI Venedig 1712 – 1793
Der Doge begibt sich in die Kirche Santa Maria della Salute am 21. November, zum Gedenken an das Ende der Pest im Jahre 1630.
Leinwand, 67 × 101 cm. Aus dem zwölfteiligen Bilderzyklus *Venezianische Feste*, gemalt von Guardi zwischen 1766 und 1770, angeregt durch die Stiche des Giambattista Brustolon (1712 – 1796), gearbeitet zwischen 1766 und 1768 nach Zeichnungen von Canaletto; während der Revolution beschlagnahmt aus der Sammlung des Grafen Pestre de Senef. INV. 320

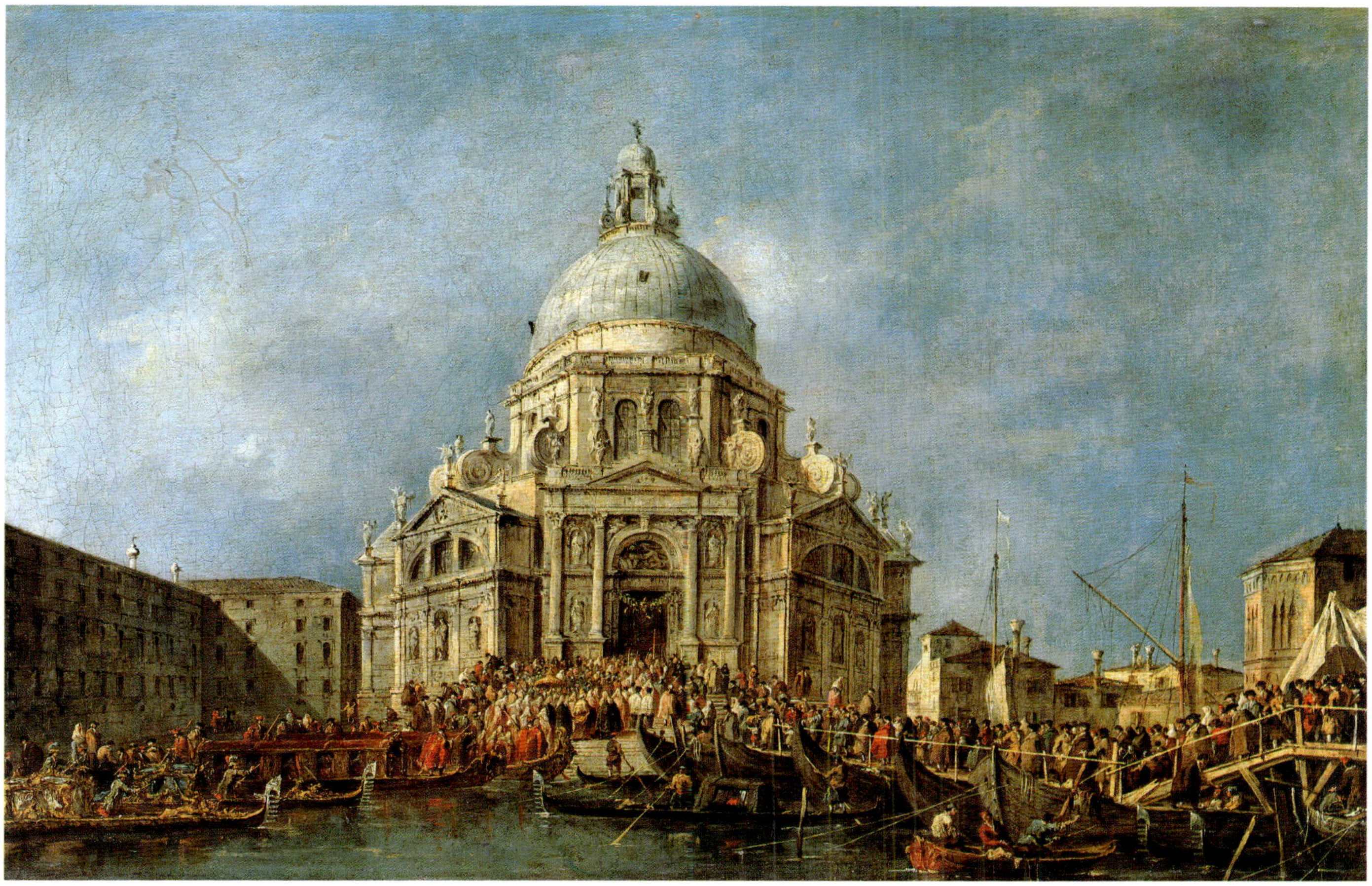

Seite 542, oben
MICHELE MARIESCHI Venedig 1696 – 1743
Einfahrt zum Canal Grande und die Kirche Santa Maria della Salute.
Leinwand, 125 × 213 cm. Zunächst Canaletto zugeschrieben. Erworben 1818. INV. 162

Seite 542, unten
FRANCESCO GUARDI
Der Doge auf der Bucentaurus vor San Nicolò del Lido am Himmelfahrtstag.
Leinwand, 67 × 100 cm. Aus der Serie *Venezianische Feste.*
INV. 319

Seite 543, oben
FRANCESCO GUARDI
Abfahrt der Bucentaurus zum Lido am Himmelfahrtstag.
Leinwand, 67 × 101 cm. Aus der Serie *Venezianische Feste.*
INV. 20009

Seite 543, unten
CANALETTO, eigentl. ANTONIO CANAL Venedig 1697 – 1768
Der Molo mit Blick auf Dogenpalast und Piazzetta.
Leinwand, 47 × 81 cm. Schenkung André Pereire, 1949; Zugang 1974. INV. 1949-7

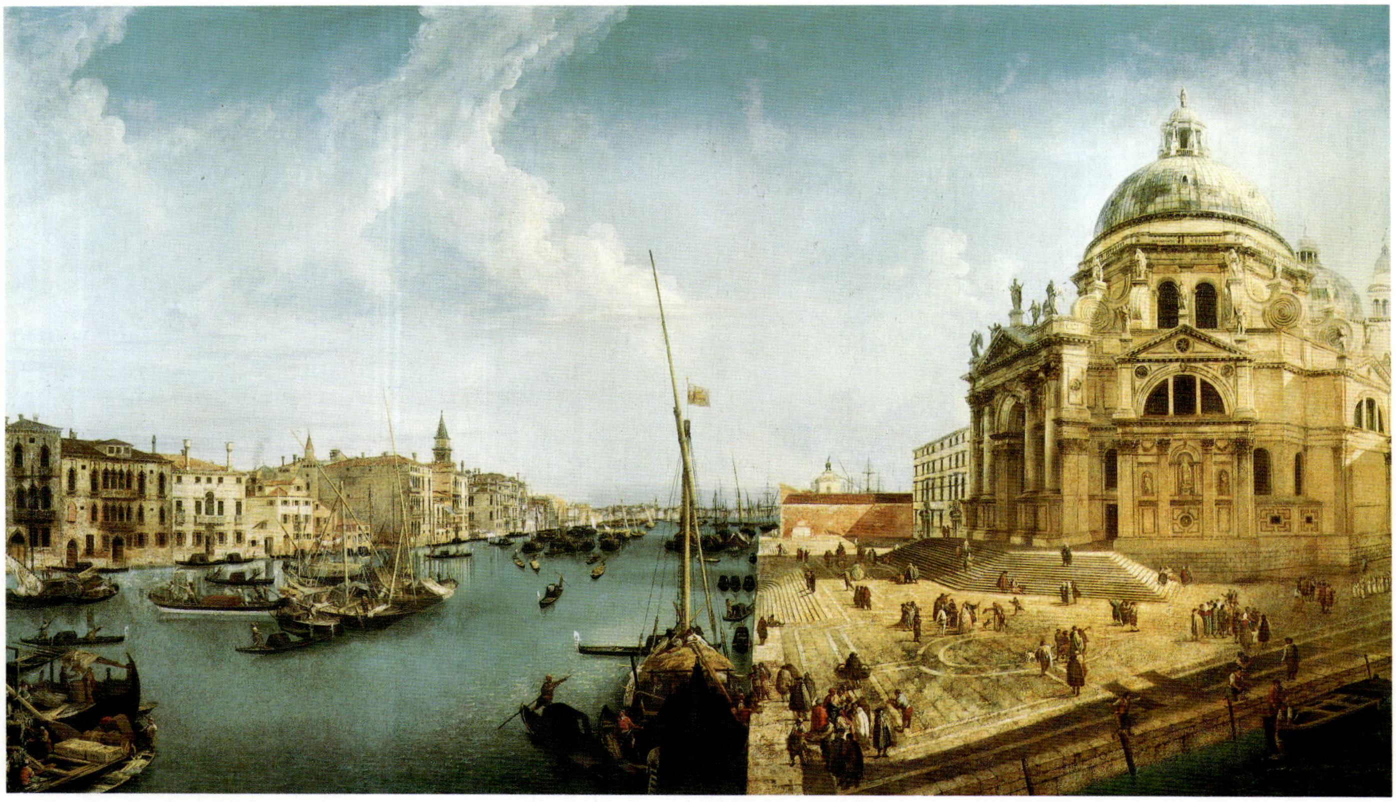

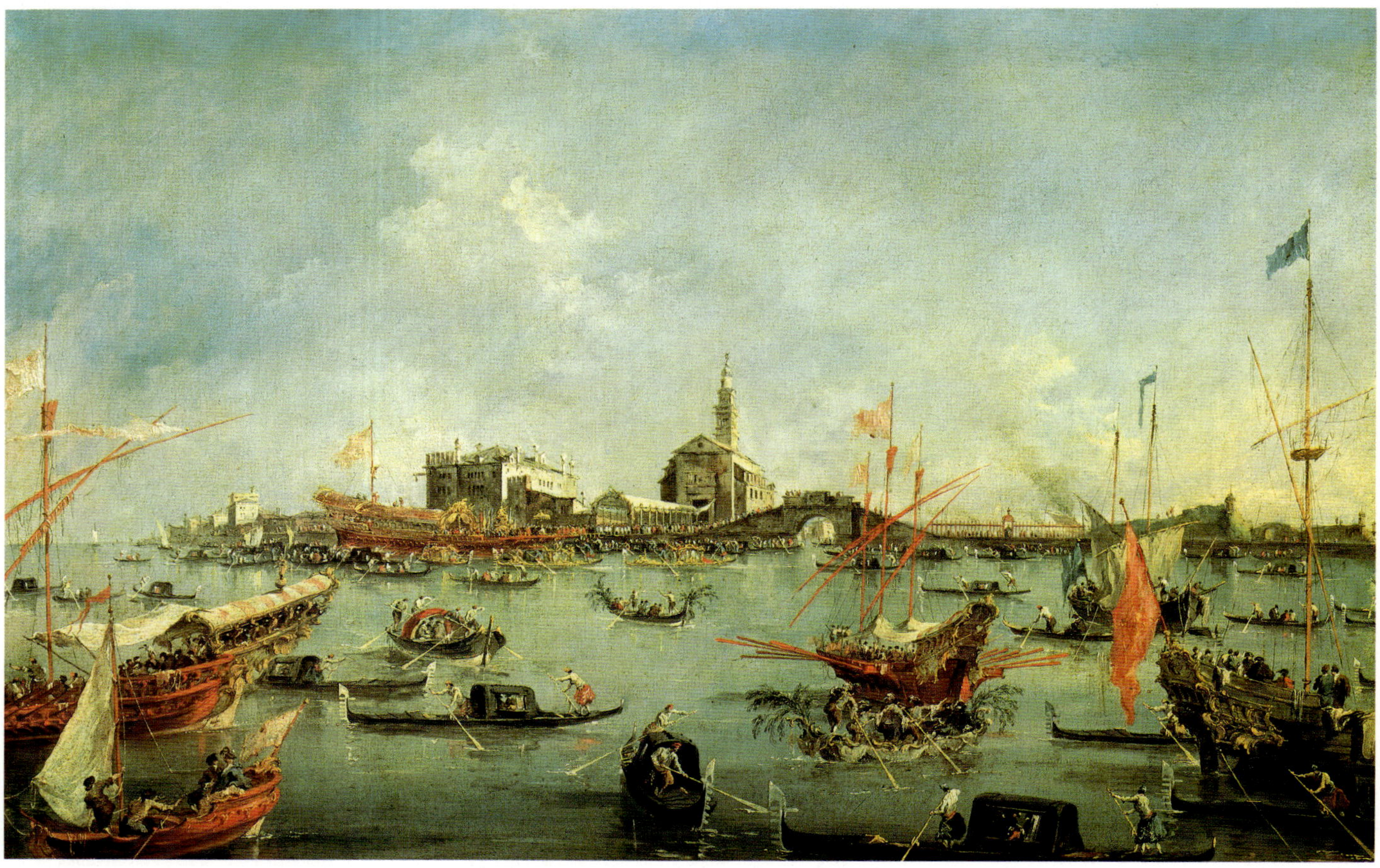

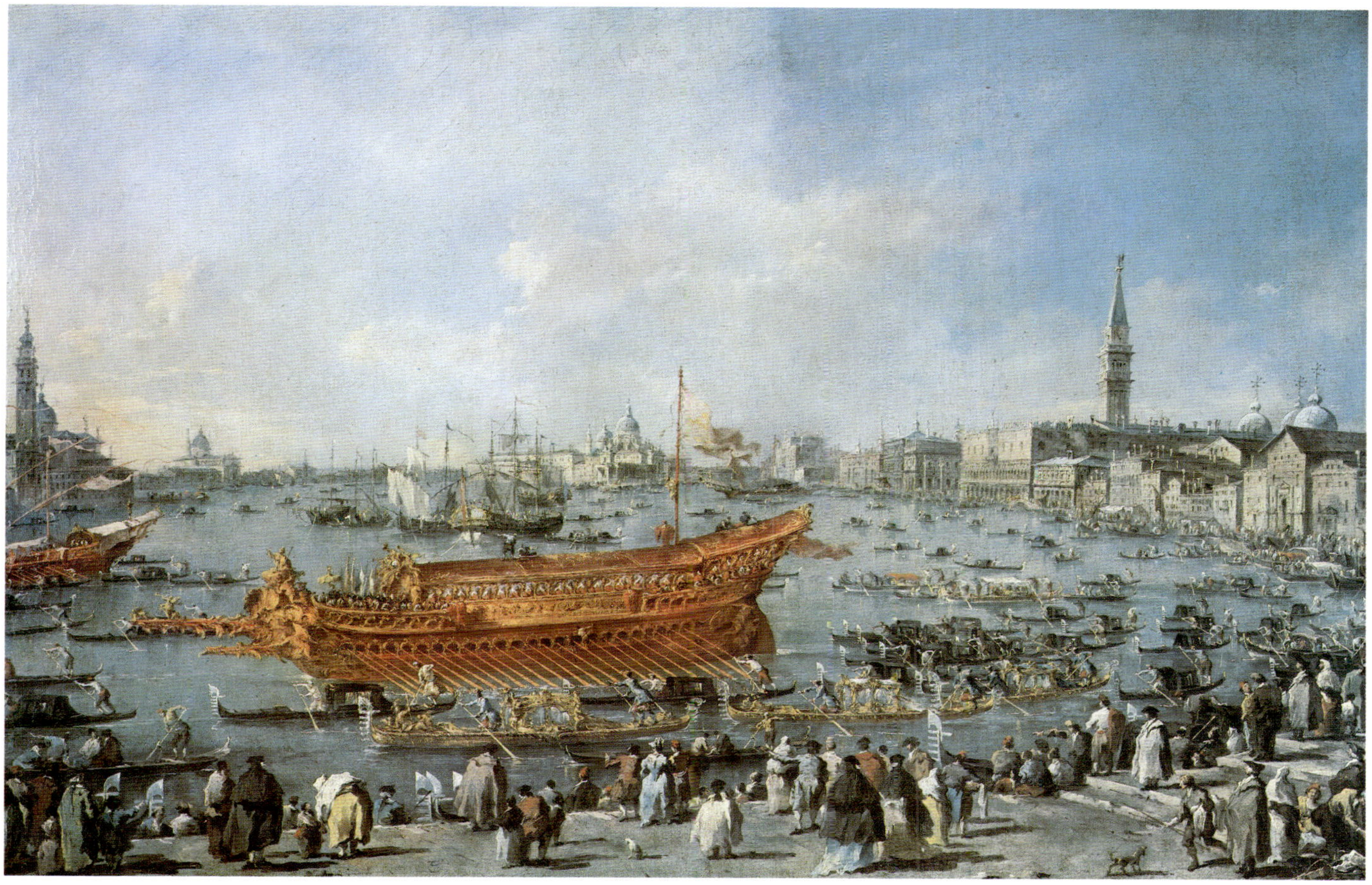

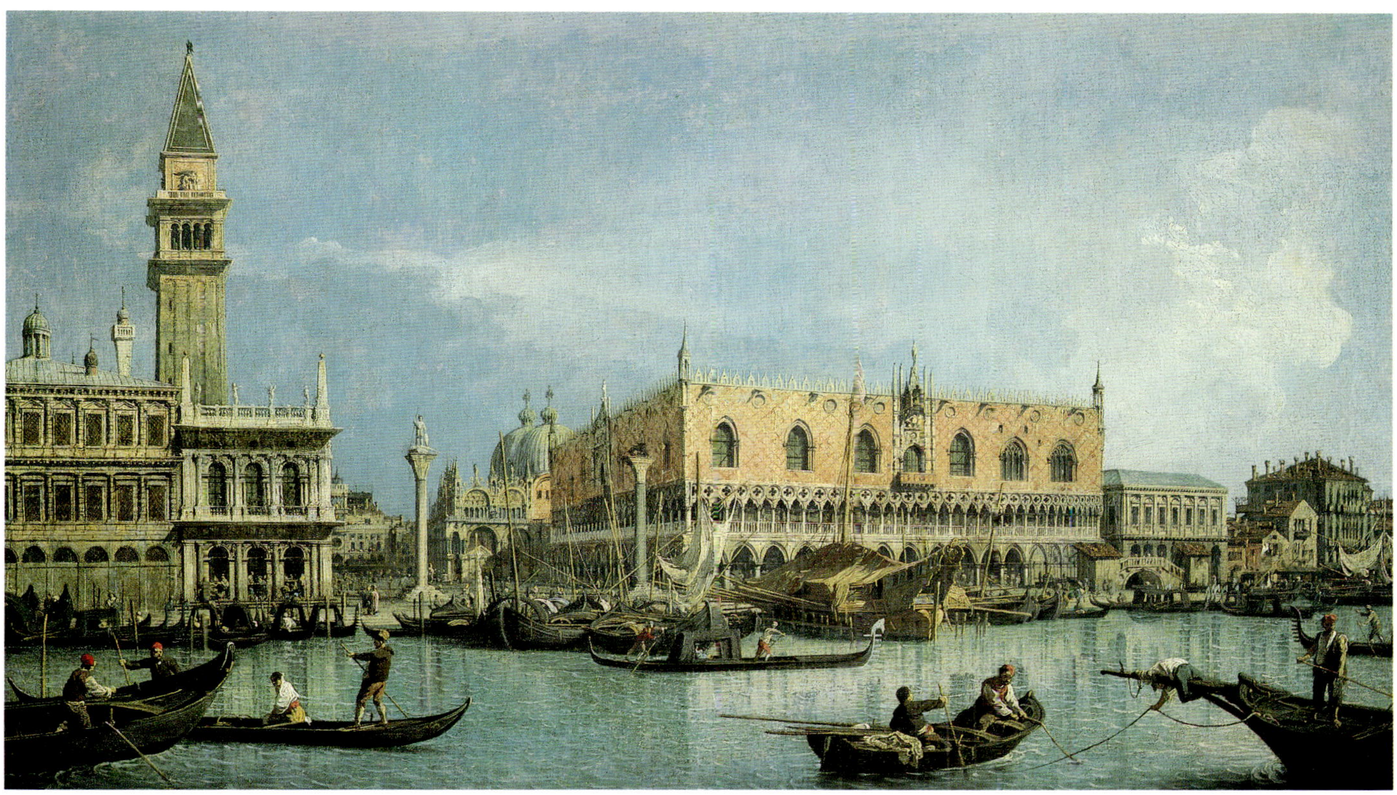

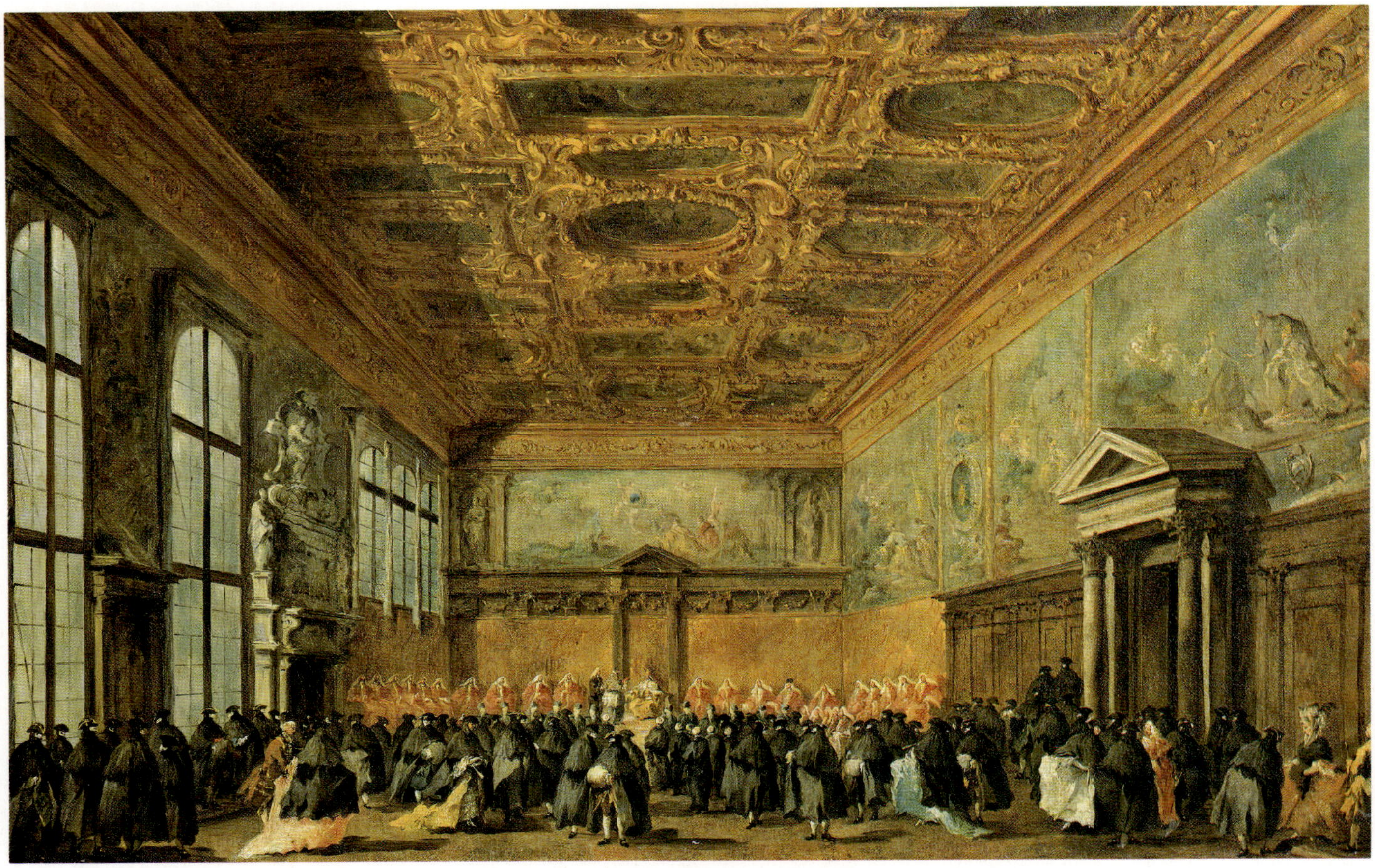

Francesco Guardi
Der Doge gewährt Audienz in der Sala del Collegio des Dogenpalastes.
Leinwand, 67 × 101 cm. Aus der Serie *Venezianische Feste.*
INV. 325

Gegenüber, oben
Francesco Guardi
Die Krönung des Dogen auf der Scala dei Giganti im Hof des Dogenpalastes.
Leinwand, 67 × 101 cm. Aus der Serie *Venezianische Feste.*
INV. 323

Gegenüber, unten
Francesco Guardi
Der Doge nimmt am Karneval auf der Piazzetta teil.
Leinwand, 67 × 100 cm. Aus der Serie *Venezianische Feste.*
INV. 321

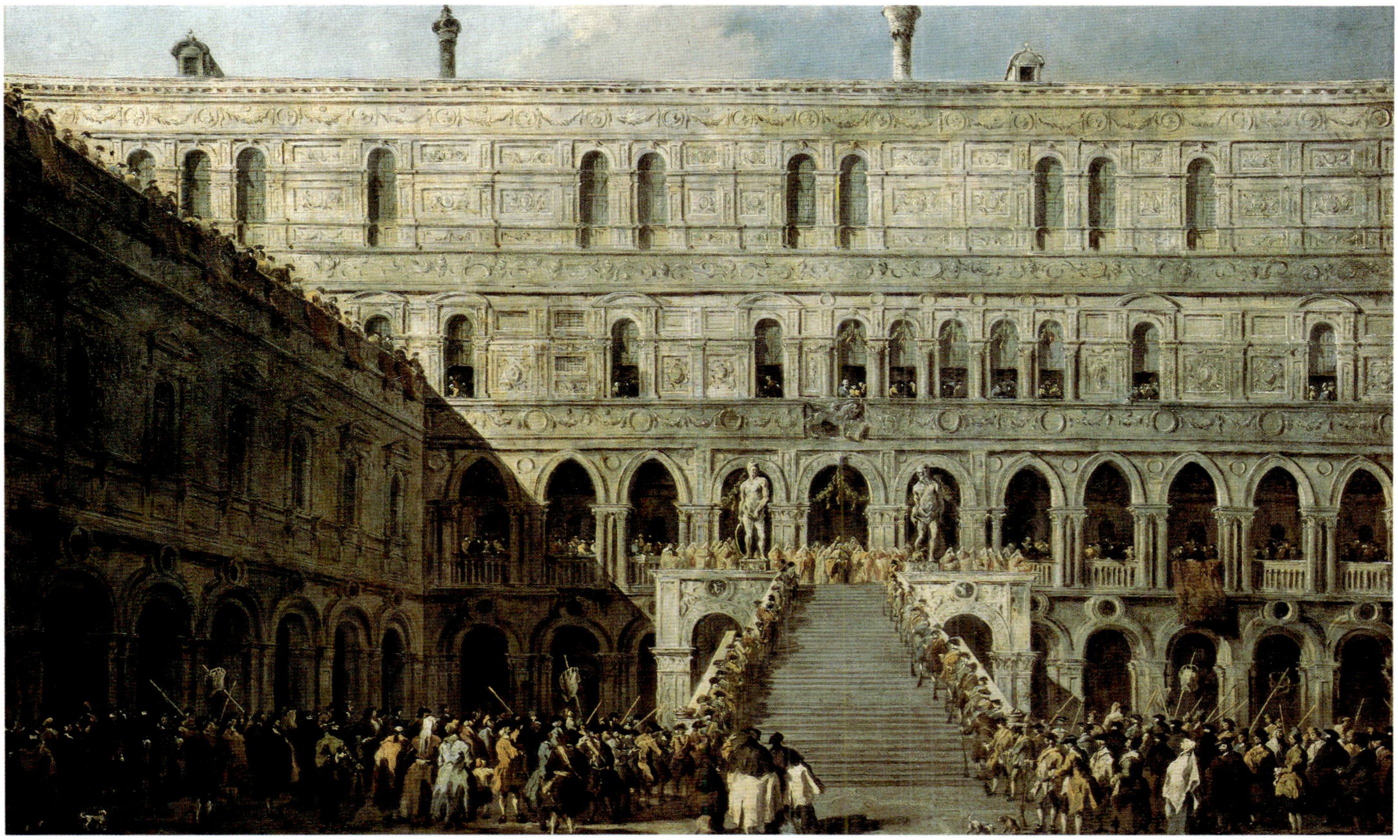

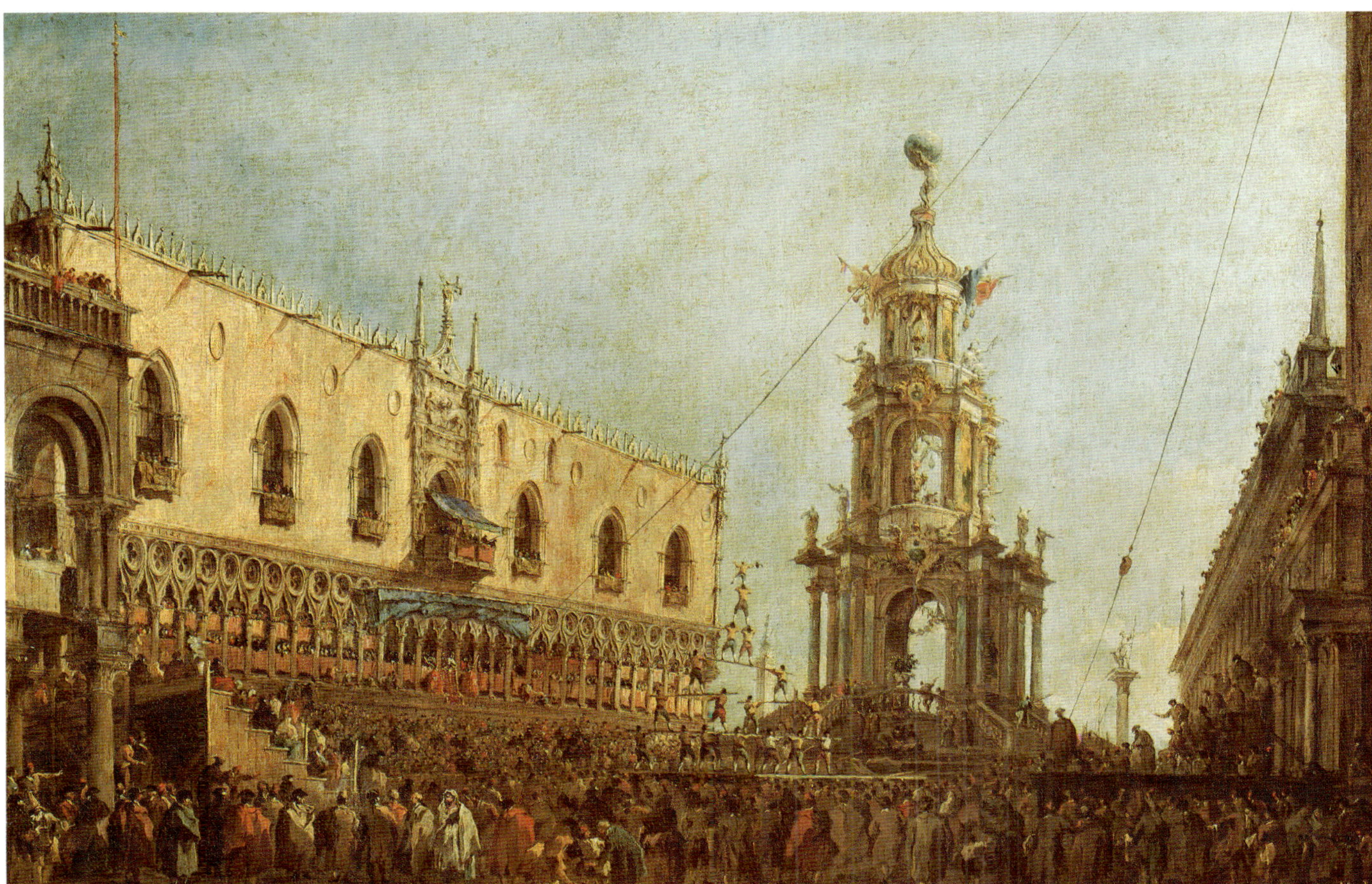

Joseph Vernet und Pierre de Valenciennes

Für die Entwicklung der französischen Landschaftsmalerei im 18. Jahrhundert haben vor der Natur angefertigte Skizzen in Öl eine große Rolle gespielt. Diese Seh- und Arbeitsweise hat ihre Ursprünge im 17. Jahrhundert; denn wenn die Farbstudien Claude Lorrains, mit Hilfe derer er atmosphärische Valeurs aus der Natur auf das Atelierbild übertrug, auch nur eine Vorstufe der Freilichtmalerei darstellen und diese Skizzen noch nicht die Selbständigkeit besitzen wie später im 19. Jahrhundert, so war doch zumindest ein erster Schritt in eine Richtung getan, die von nun an Schule machte. Gaspar Dughet kaufte sich eigens ein Haus in Tivoli, um dort nach der Natur zu malen. Auch Salvator Rosas Ölskizzen stehen wohl in dieser franko-römischen Tradition. Unter den Bahnbrechern der Freilichtmalerei ist vor allem François Desportes zu nennen, der den König auf der Jagd zu begleiten pflegte und einen Spazierstock bei sich trug, der sich in eine Staffelei verwandeln konnte. Seine Landschaftsskizzen, zu ihrer Zeit eine kaum beachtete Randerscheinung, sollten später den Pleinairisten als Pionierarbeiten gelten.

Joseph Vernet, dessen stimmungsvolle, naturnahe Landschaften vor allem in England Anklang fanden, hat viele Skizzen angefertigt, die aber verlorengingen. Von seinem Schüler Valenciennes sind rund 100 Ölskizzen im Louvre erhalten: sorgfältig gemalte kleinformatige Studien der römischen Campagna und der Stadt Rom, die in ihrem raschen Pinselstrich und der Lichtführung an Claudes Naturzeichnungen erinnern.

Ansicht des Jardin du Luxembourg in Paris – Davids einzige Landschaft, gemalt während seiner kurzen Gefangenschaft im Palais 1794 – verrät die Kenntnis solcher Naturstudien im Kreis der französischen Akademie in Rom.

In seinen reifen Jahren hat Valenciennes eine ganz neue Landschaftsauffassung eingeführt, die für die Maler des 19. Jahrhunderts – Constable, Corot und die Impressionisten – von entscheidender Bedeutung sein sollte: Er wollte mehr als nur naturgetreue Information vermitteln; es ging ihm nun auch um den Stimmungsgehalt im Wandel der Tageszeiten und Wetterbedingungen. Valenciennes erkannte, daß der Himmel nicht nur die Zone expressiver Bildwirkung sein kann, sondern als Quelle des Lichts die optische Erscheinung der gesamten Szene bedingt. Alles hängt von diesem Licht ab: Die Natur selbst diktiert Variationen zum Thema. Gleichsam als wolle er das Immaterielle seines Gegenstandes im diffusen Licht- und Schattenspiel nachweisen, malte Valenciennes ein und dasselbe Motiv unter verschiedenen atmosphärischen Bedingungen. Diese ebenso getreuen wie stimmungsvollen Naturstudien besitzen den Reiz kammermusikalischer Kompositionen der Zeit zwischen Klassik und Romantik.

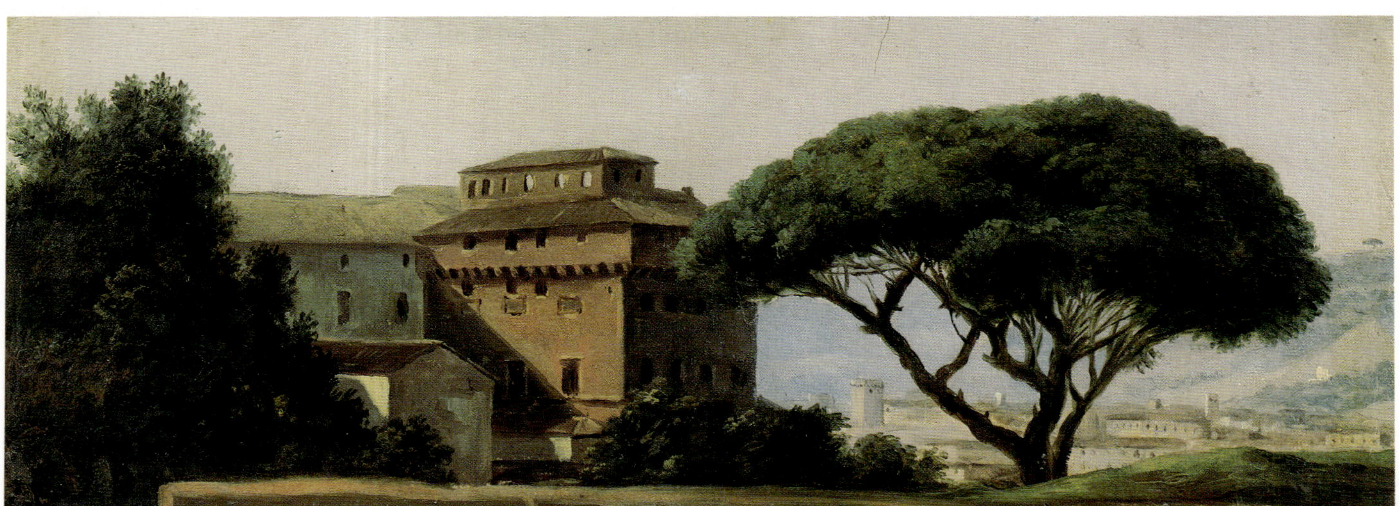

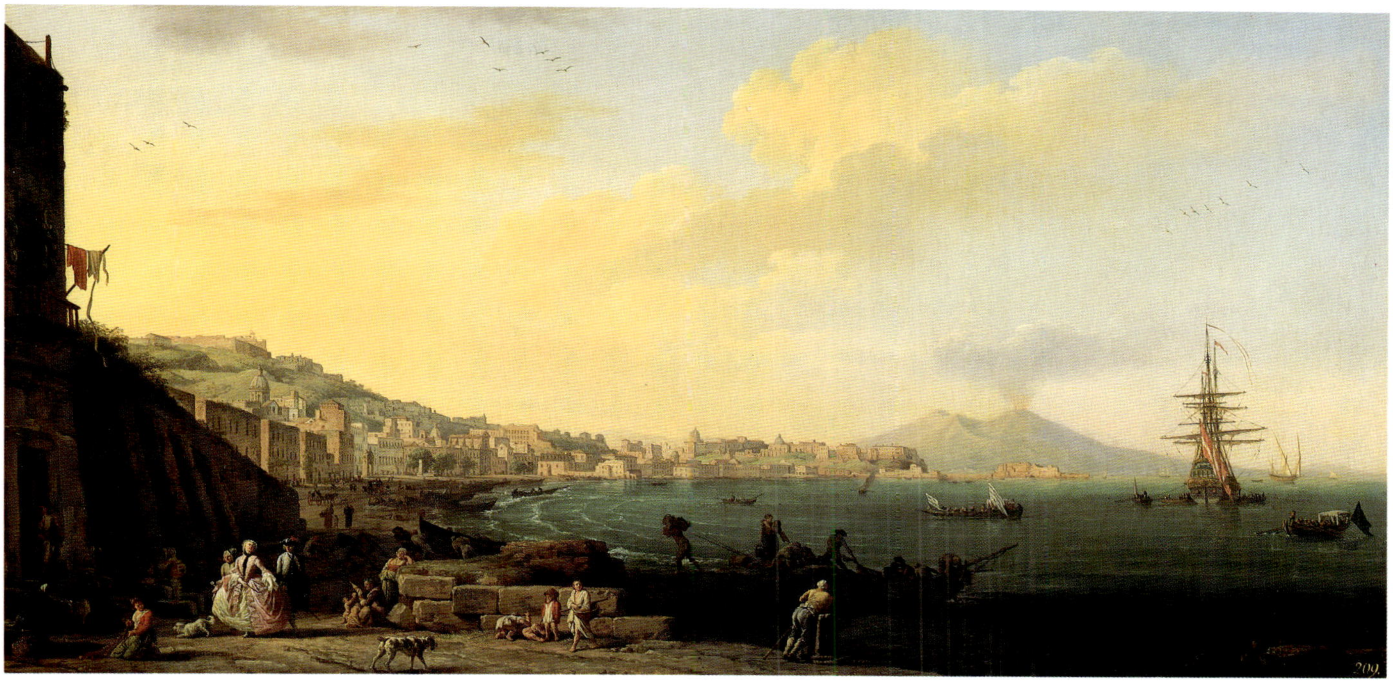

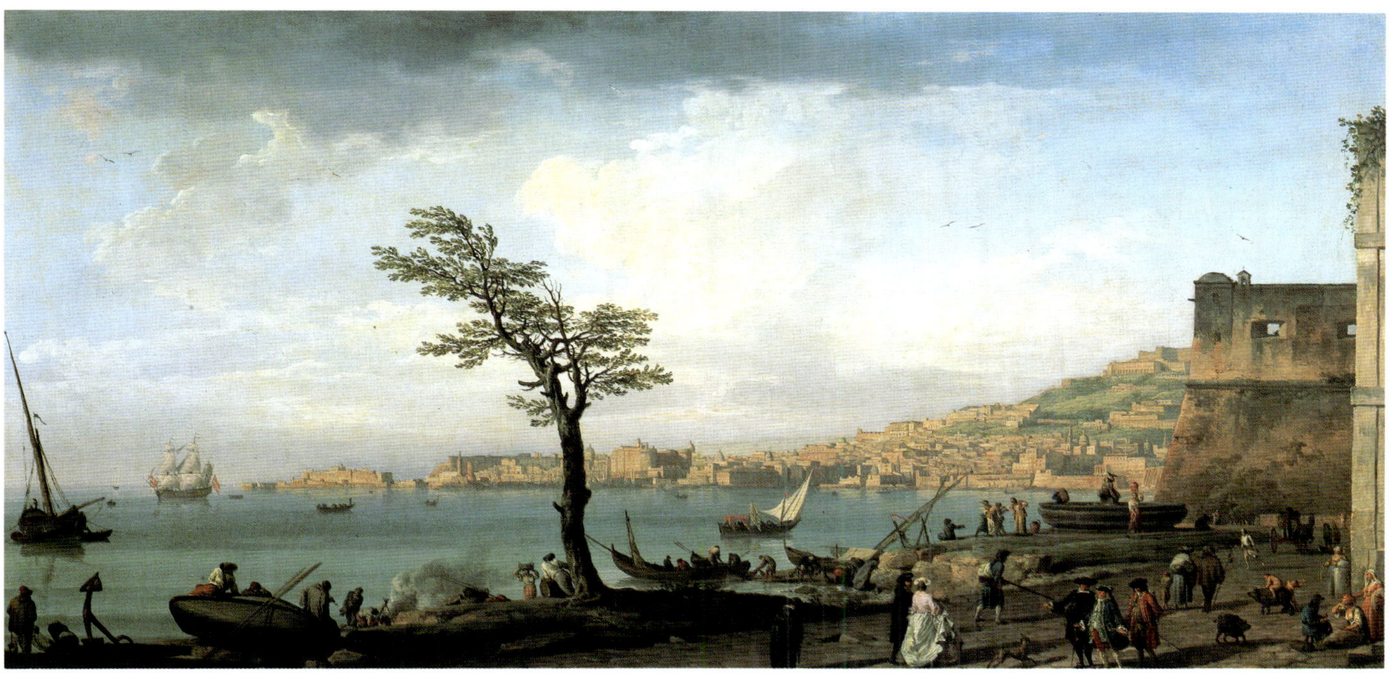

Gegenüber
Pierre de Valenciennes Toulouse 1750 – Paris 1819
Ansicht des Klosters Ara Coeli: Die Pinie.
Papier auf Karton, 20 × 53 cm. Aus einer umfangreichen Serie von Landschaftsstudien in Öl, gesammelt vom Comte de l'Espine, 1930 von dessen Tochter, der Prinzessin Louis de Croy, dem Louvre übergeben. R. F. 3013

Joseph Vernet Avignon 1714 – Paris 1789
Ansicht von Neapel mit Vesuv.
Leinwand, 99 × 197 cm. Erworben 1976. R. F. 1976-21

Joseph Vernet
Blick auf den Golf von Neapel, 1748.
Leinwand, 100 × 198 cm. Schenkung André Pereire, 1949; Zugang 1974. R. F. 1949-8

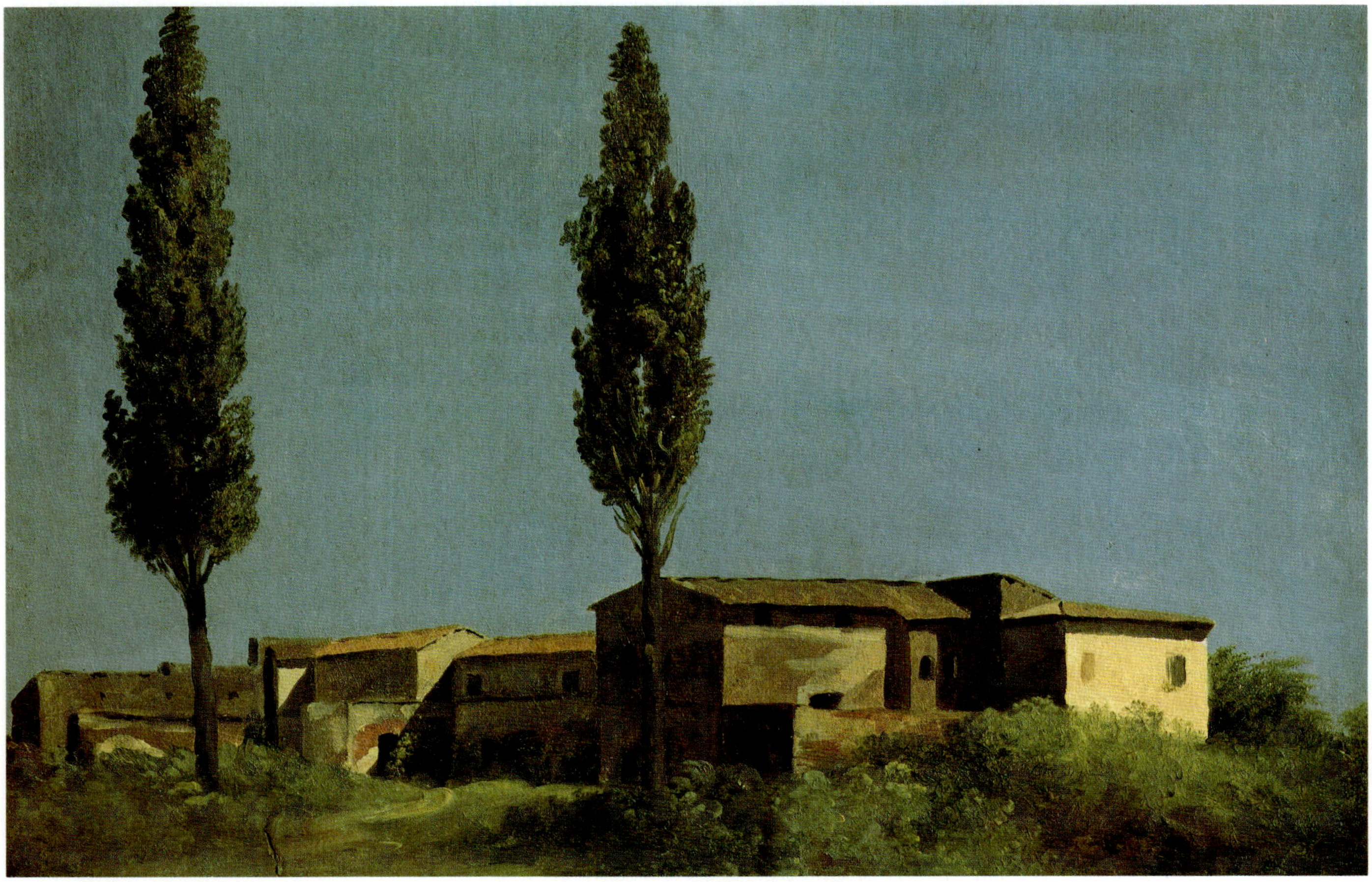

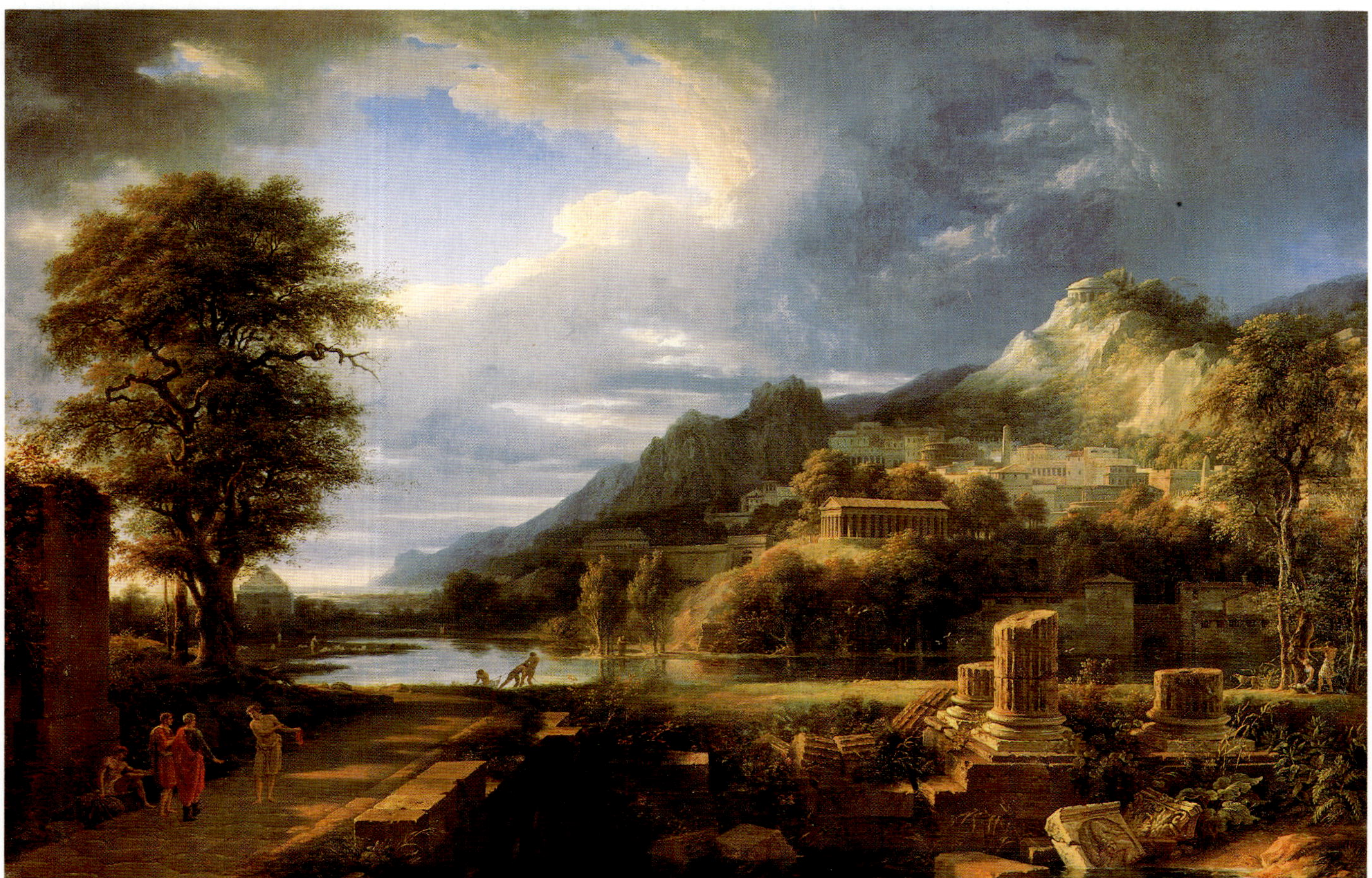

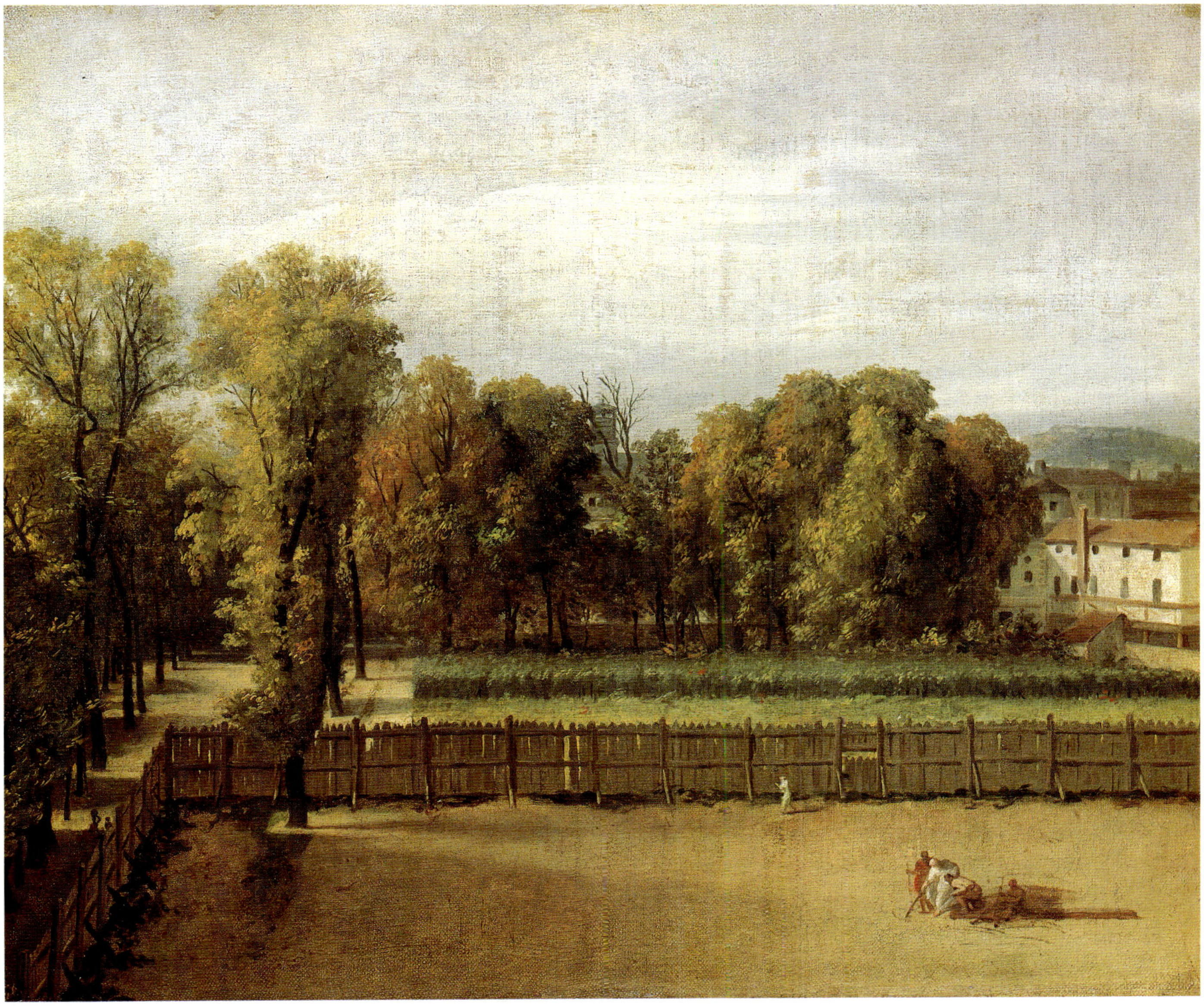

Jacques-Louis David Paris 1748 – Brüssel 1825
Ansicht des Jardin du Luxembourg in Paris, 1794.
Leinwand, 55 × 65 cm. Schenkung Josse und Gaston Bernheim-Jeune, 1912. R. F. 2044

Gegenüber, oben
Pierre de Valenciennes
Gebäudegruppe in der Villa Farnese: Zwei Zypressen.
Papier auf Karton, 26 × 39 cm. Aus einer umfangreichen Serie von Landschaftsstudien in Öl, gesammelt vom Comte de l'Espine, 1930 von dessen Tochter, der Prinzessin Louis de Croy, dem Louvre übergeben. R. F. 3002

Gegenüber, unten
Pierre de Valenciennes
Das alte Agrigent. Eine Phantasielandschaft.
Leinwand, 110 × 164 cm. Salon von 1787. Zugang 1950.
M. N. R. 48

Sir Joshua Reynolds

Als Sir Joshua Reynolds, geschätztester Protrătist der englischen Aristokratie im 18. Jahrhundert und erster Präsident der von ihm mitbegründeten Royal Academy of Arts, seinen Malerkollegen Boucher in Paris aufsuchte, war er höchst verwundert, daß der Erste Maler des Königs schon seit langem auf lebende Modelle verzichtete. Der Eindruck, den die englische Porträtmalerei im Louvre hinterläßt, ist umgekehrt nicht minder überraschend. Denn diese Bilder überzeugen kaum durch Natürlichkeit und Frische oder Individualität, sondern wirken eher gesetzt und kalkuliert. Im Gegensatz zu der Eleganz und Lockerheit der gleichzeitigen französischen und italienischen Malerei steht diese etwas monotone, nur scheinbar zwanglose Grazie unter dem Einfluß eines aristokratischen Schönheitsideals, das nicht ohne Würde auskommt. Diese aristokratische Note und das Bestreben um eine menschliche Idealvorstellung bestimmen die Porträtkunst von Joshua Reynolds, der aus stilistischen Anleihen bei alten italienischen und flämischen Meistern seinen persönlichen Stil gebildet hatte; vor allem die ganzfigurigen Bildnisse und Gruppenporträts nach dem Vorbild van Dycks kamen dem Geschmack des englischen Publikums entgegen. Der Reiz dieser Bilder liegt daher weniger in einer stilistischen Originalität als im kulturgeschichtlichen Zeugniswert. Zu Reynolds' Spezialitäten gehören Kinderbildnisse wie *Master Hare:* Inbegriff kindlichen Liebreizes, ins Sentimentale stilisiert. Als Akademielehrer hat Reynolds die Suche nach einem neuen, auf die Vervollkommnung der Natur ausgerichteten Stil gepredigt; die Quellen hierzu sah er im Studium der alten Meister wie in einem hohen Bildungsniveau des Künstlers. Jüngste Ausstellungen seines Werks in Paris und London haben diese Bestrebungen auch in seinem malerischen Œuvre aufgezeigt und hinter der akademischen Fassade einen potentiellen Manet entdecken wollen.

Die auf einen Gesamtton angelegte malerische Farbgebung und der breite, kraftvolle Pinselstrich des schottischen Porträtmalers Sir Henry Raeburn unterscheiden sich von den Bildnissen seines Förderers Reynolds durch eine größere Individualisierung; die Verwandtschaft zur französischen Malerei erscheint größer. Eine der glänzendsten Erscheinungen der englischen Malerei ist zweifellos Sir Thomas Lawrence, Nachfolger von Reynolds als Hofmaler und Akademiedirektor; er war nicht nur ein hochintelligenter Porträtmaler, sondern auch ein kunstsinniger Sammler. Die größte Manifestation seines Talents stellt die Porträtserie führender Persönlichkeiten der Napoleonkriege dar, für die in Windsor Castle eigens das Waterloo Chamber errichtet wurde.

Außer den Porträts besitzt der Louvre noch zwei Beispiele des zum Erhabenen neigenden englischen Geschmacks im 18. Jahrhundert aus anderen Bildgattungen: der Landschaft und der Historie. Für die letztere steht *Lady Macbeth* des anglo-schweizerischen Malers Füssli, der Shakespeare illustrierte und eine ausgeprägte Vorliebe für beklemmende phantastische Stoffe hatte – romantische Fieberphantasien voller philosophischer Befrachtung.

Gegenüber
SIR JOSHUA REYNOLDS Plympton 1723 – London 1792
Master Hare, um 1788/89.
Gemalt für die Tante des Modells: Lady Jones, Anna Maria Shipley. Verbales Legat Baron Alphonse de Rothschild, von seinen Erben dem Louvre übergeben, 1905. R. F. 1580

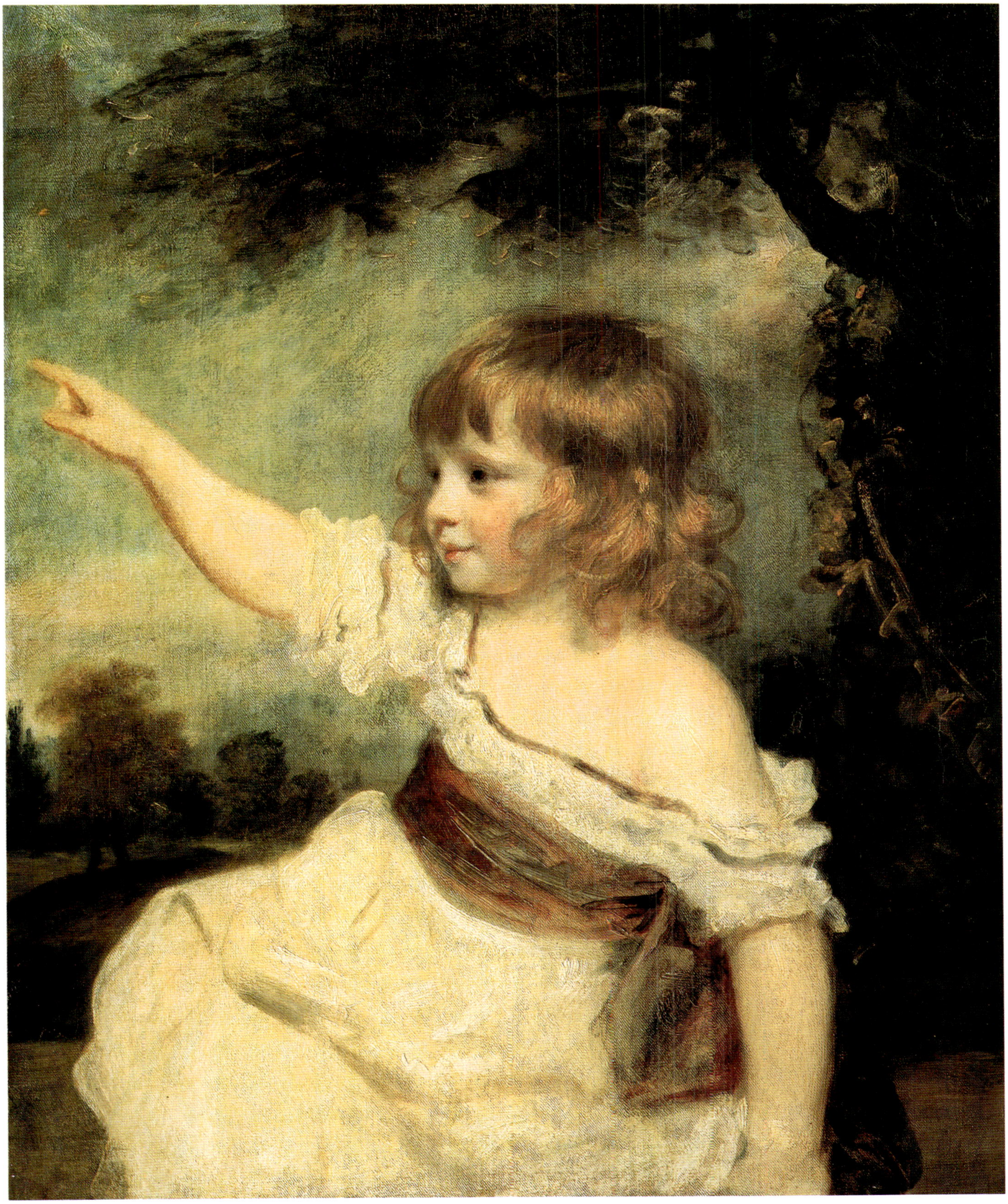

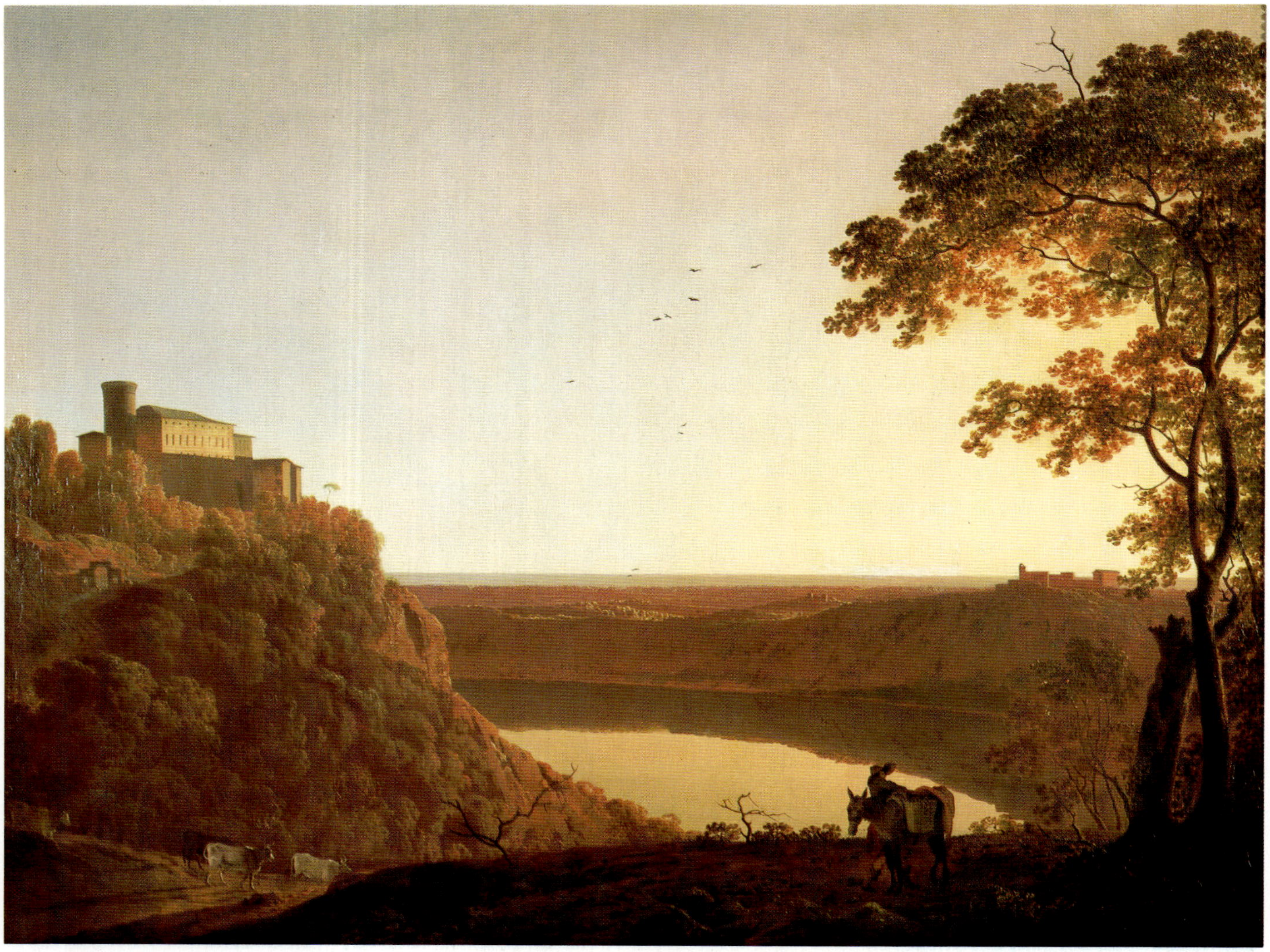

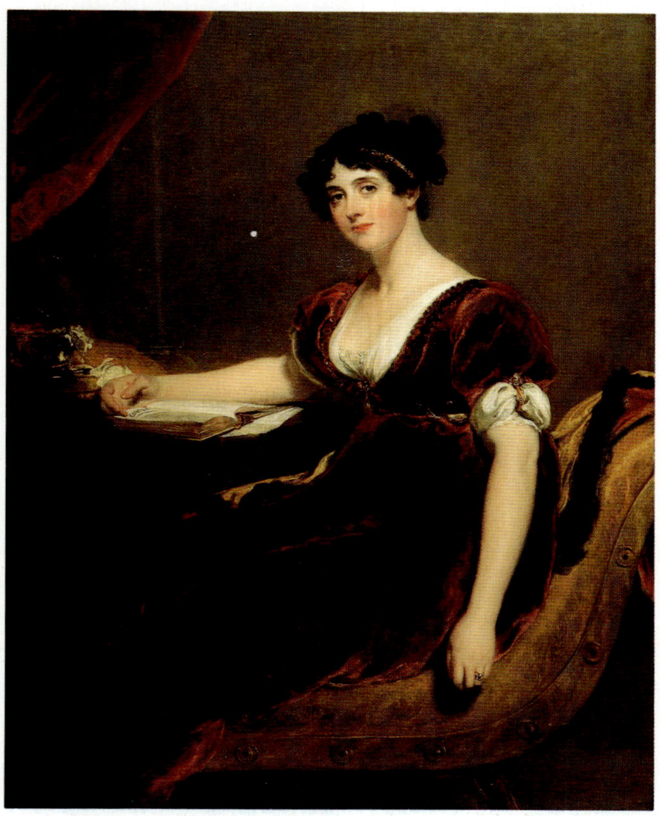

Joseph Wright, gen. Wright of Derby Derby 1734 – 1797
Ansicht des Nemi-Sees bei Sonnenuntergang.
Leinwand, 105 × 128 cm. Erworben 1970. R. F. 1970-52

Sir Thomas Lawrence Bristol 1769 – London 1830
Mrs. Isaac Cuthbert.
Leinwand, 143 × 114 cm. Royal Academy, 1817. Schenkung Carlos de Beistegui, 1942; Zugang 1953. R. F. 1942-27

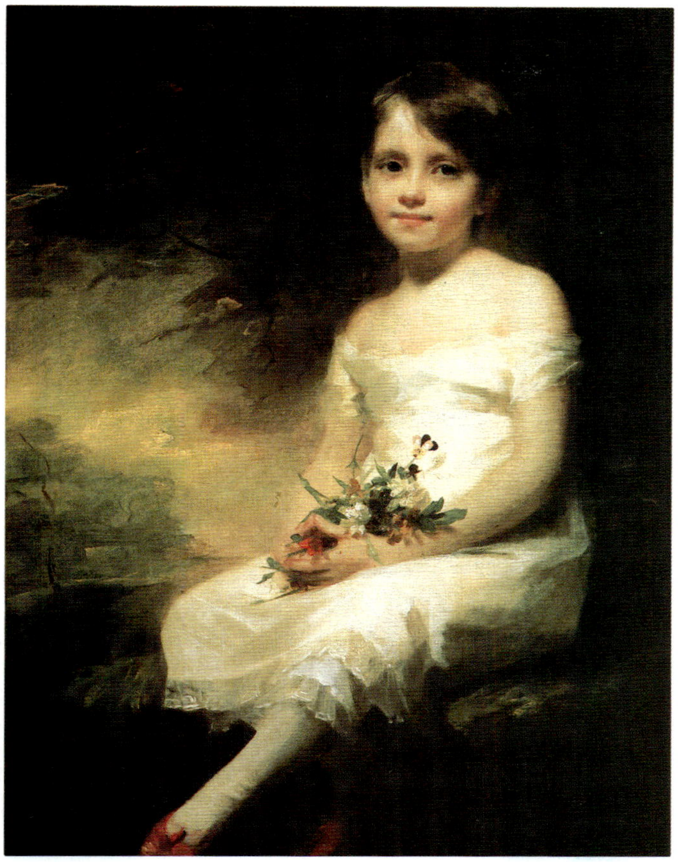

Sir Henry Raeburn
Kleines Mädchen mit Blumen (Nancy Graham).
Leinwand, 91 × 71 cm. Legat Mme Pierre Lebaudy, 1962.
R. F. 1962-15

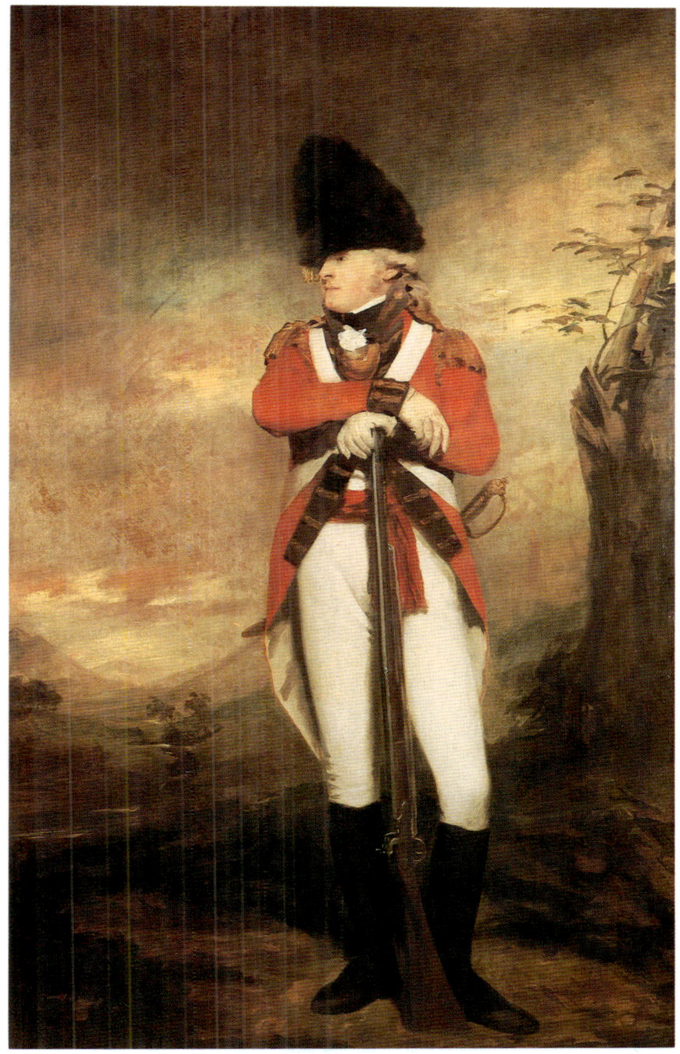

Sir Henry Raeburn
Captain Robert Hay of Spot.
Leinwand, 240 × 151 cm. Erworben 1908. R. F. 1729

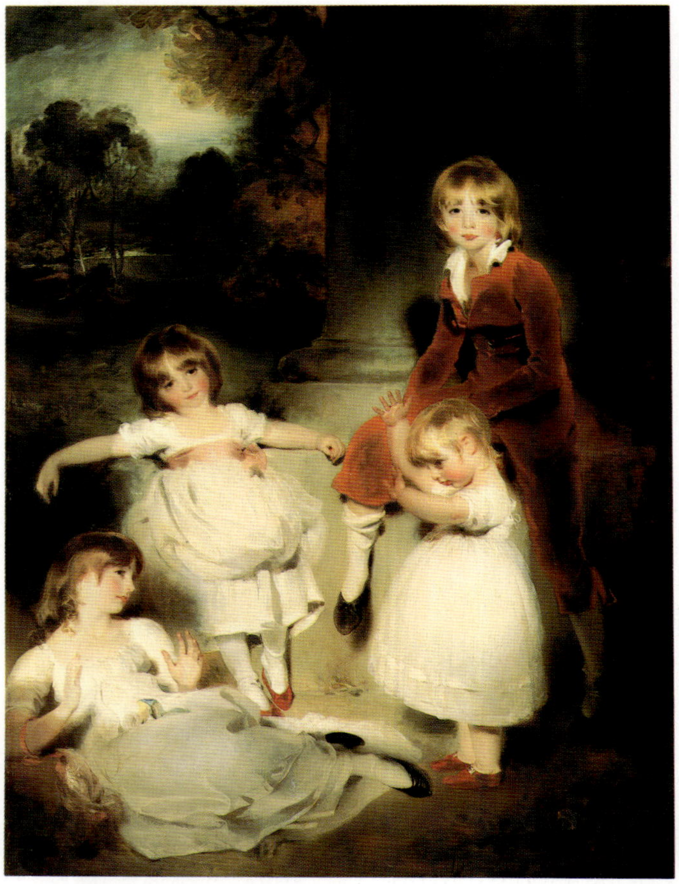

Gegenüber
Sir Thomas Lawrence
Mr. und Mrs. John Julius Angerstein.
Leinwand, 252 × 160 cm. Royal Academy, 1792.
Erworben 1896. R. F. 1028

Sir Thomas Lawrence
Die Kinder des John Angerstein.
Leinwand, 195 × 146 cm. Royal Academy 1808 (?). Erwerb ermöglicht durch die Société des Amis du Louvre, 1975. R. F. 1975-23

Johann Heinrich Füssli Zürich 1741 – London 1825
Lady Macbeth.
Leinwand, 221 × 160 cm. Royal Academy, 1784.
Erworben 1970. R. F. 1970-29

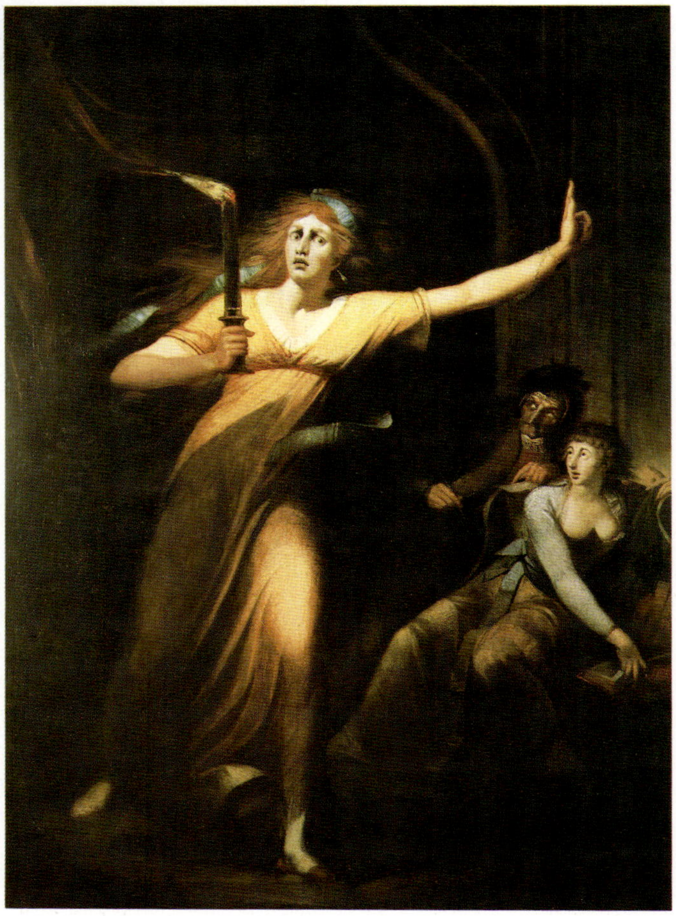

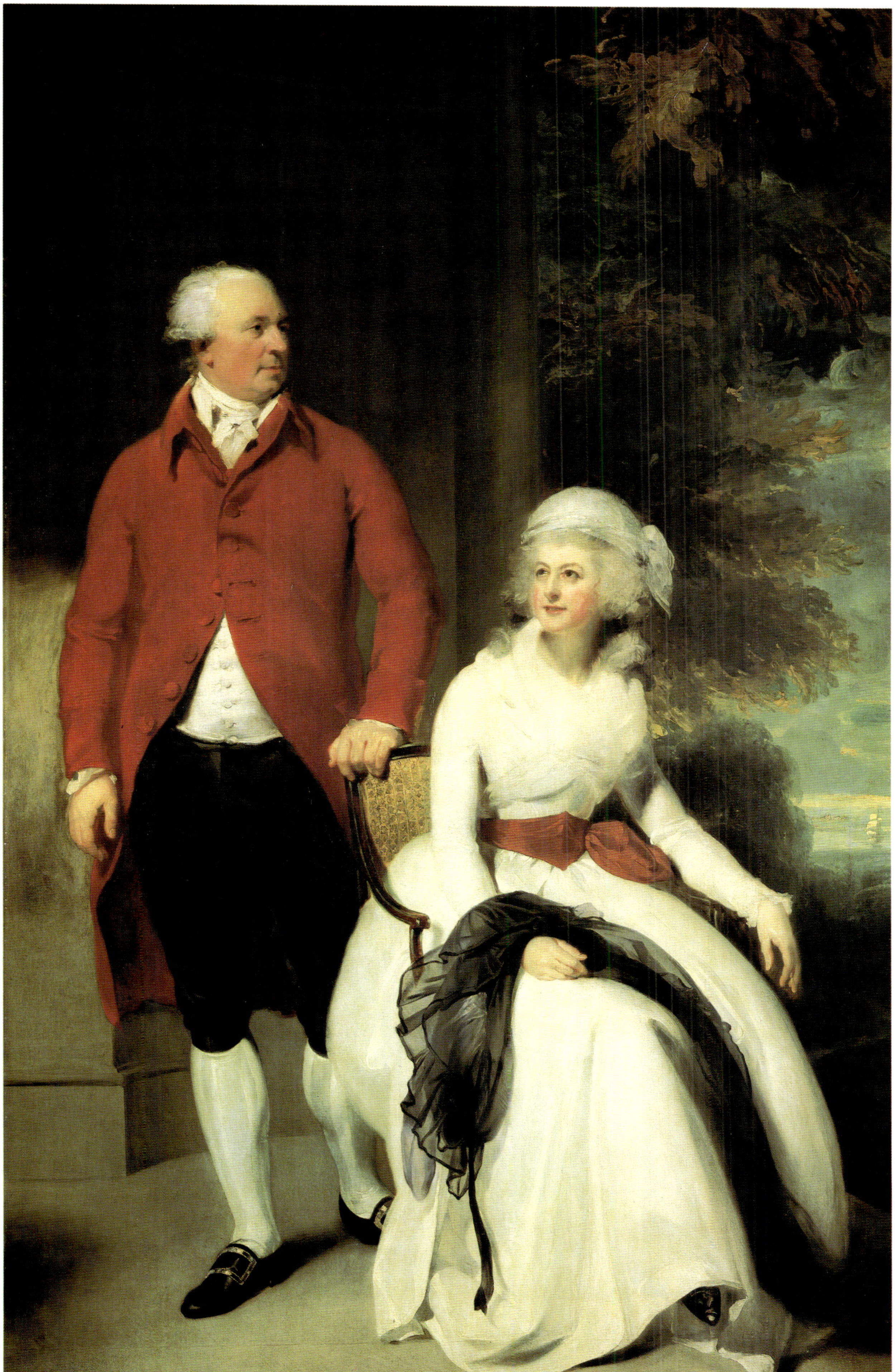

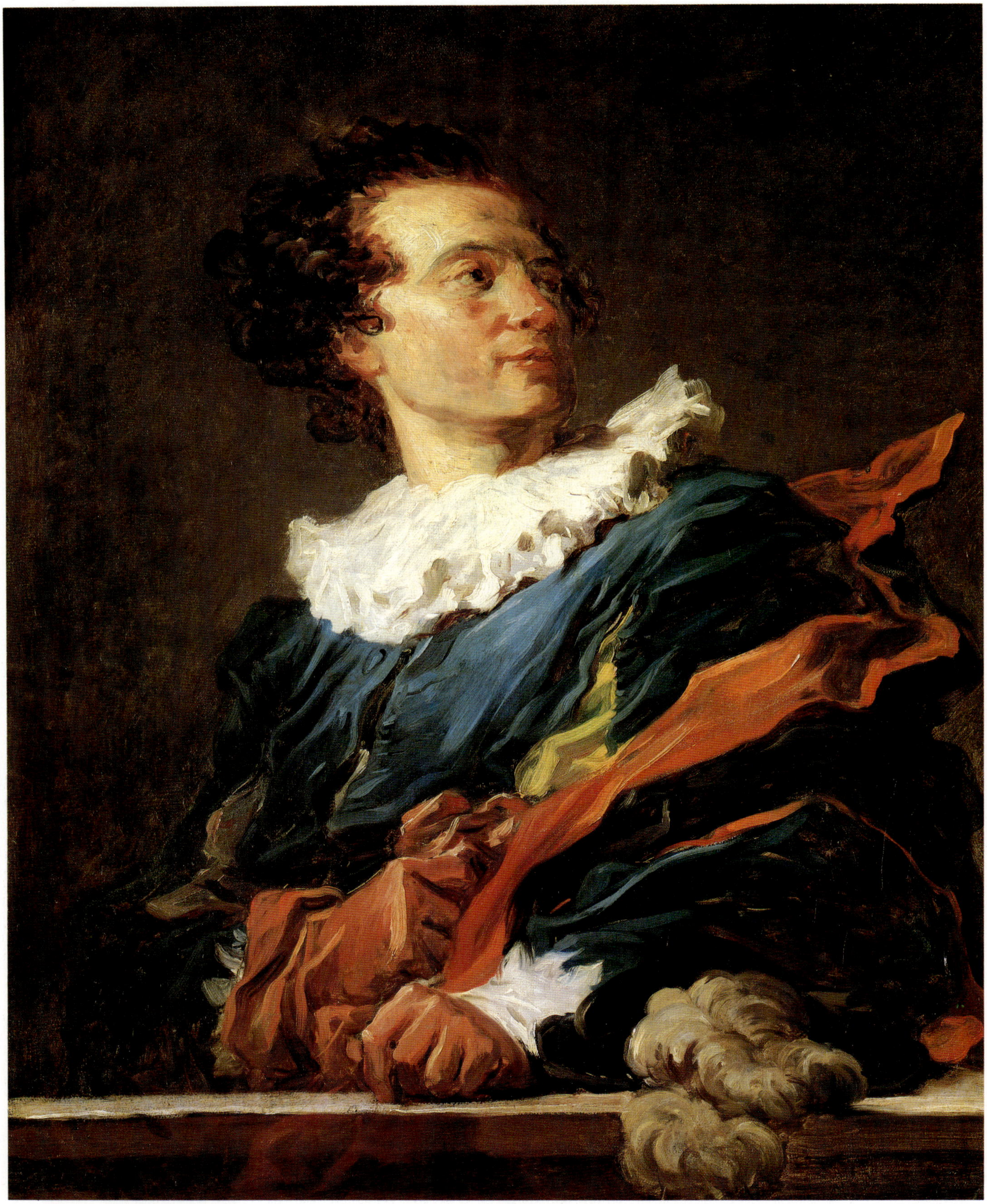

Jean Honoré Fragonard

Fragonard und Gainsborough, so grundverschieden beide sind, könnten um die Palme streiten, die »natürlichsten« Maler des 18. Jahrhunderts zu sein. In den Augen des heutigen Betrachters von Kunst, 200 Jahre später, gilt ja Natürlichkeit als höchste Qualität der Malerei, um deretwillen manche Nachlässigkeit verziehen wird. Denis Diderot, dessen Bildnis von der Hand Fragonards vor nicht langer Zeit in den Louvre gelangte, konstatierte die stilistischen Schwächen dieses Malers ohne zu ahnen, daß gerade diese für spätere Generationen den Reiz ausmachen: »Er verfügt über die ganze Magie, die ganze Kenntnis, die ganze Erfindungsgabe der Malerei. Erhaben ist die ideelle Seite bei diesem Künstler, dem es nur an einer echteren Farbe und an einer technischen Vollendung fehlt, die ihm Zeit und Erfahrung noch verschaffen können.« (Aus dem Salon von 1765)

Fragonard löste sich von einer sklavisch genauen Wiedergabe des Sujets, darin die magische Wirkung eines Rubens oder Rembrandt noch übertreffend. Wie weit er die Kunst der Charakterisierung treiben konnte, zeigt sein Porträt von Diderot, eigentlich ein »Porträt eines Porträts«, nämlich des zwei Jahre früher von seinem Lehrer Van Loo gemalten Bildnisses (vgl. Seite 569). Der Vergleich zeigt, daß es Fragonard gelungen ist, durch Abwandlung der vorgegebenen Gestik eine lebhafte Geistigkeit zu vermitteln, die dem Modell weit besser ansteht als das konventionellere Vorbild. Fragonard bedient sich auch hier der eigentümlichen Kostümierung: Verschiedene Elemente historischer Modeerscheinungen werden zu phantasievollen Kompositionen zusammengefügt. Ebenso locker und gewandt geht er mit Pinsel und Farbe um: Farbimpulse verdichten sich zu geistreichen Inventionen. Es ist ein irritierendes Verwirrspiel um Kunst und Natur, das diese Phantasieporträts so reizvoll macht: Man rätselt noch immer um ihren Porträtcharakter. Wo der Maler aber die geforderte technische Vollendung vollzieht, eindeutig wird und unter der geglätteten Oberfläche blanke Erotik zum Thema macht, wie in *Der Riegel,* degeneriert seine Phantasie zu kalter Formelhaftigkeit, die jeglichen Zaubers entbehrt.

Die malerische, sinnenfrohe Kunst Fragonards ist die höchste Steigerung der Lebensfreude des Ancien Régime. Nach Watteau und Boucher ist er der dritte große Sittenschilderer dieses Jahrhunderts zwischen Poesie und Frivolität. Seine Kunst bleibt der vorrevolutionären Epoche verhaftet, auch wenn der Maler später, auf Betreiben Davids zum Präsidenten der Louvre-Konservatoren avanciert, noch eine offizielle Rolle spielen konnte.

Gegenüber
JEAN-HONORÉ FRAGONARD Grasse 1732 – Paris 1806
Phantastische Figur – Bildnis des Abbé de Saint-Non.
Leinwand, 80 × 65 cm. Legat Louis La Caze, 1869. M. I. 1061

JEAN-HONORÉ FRAGONARD
Etude, gen. *Der Gesang.*
Leinwand, 82 × 66 cm. Legat Louis La Caze, 1869. M. I. 1059

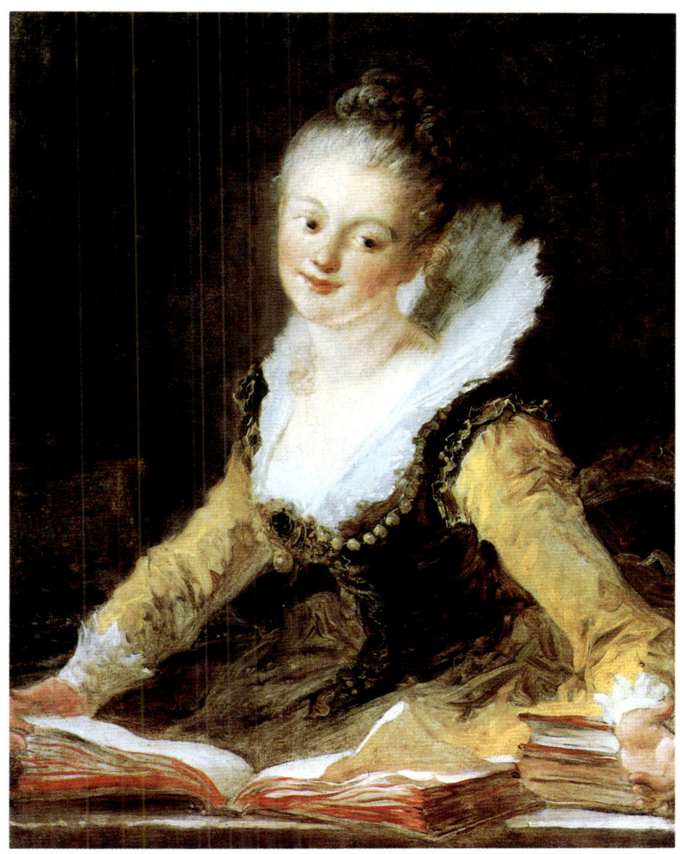

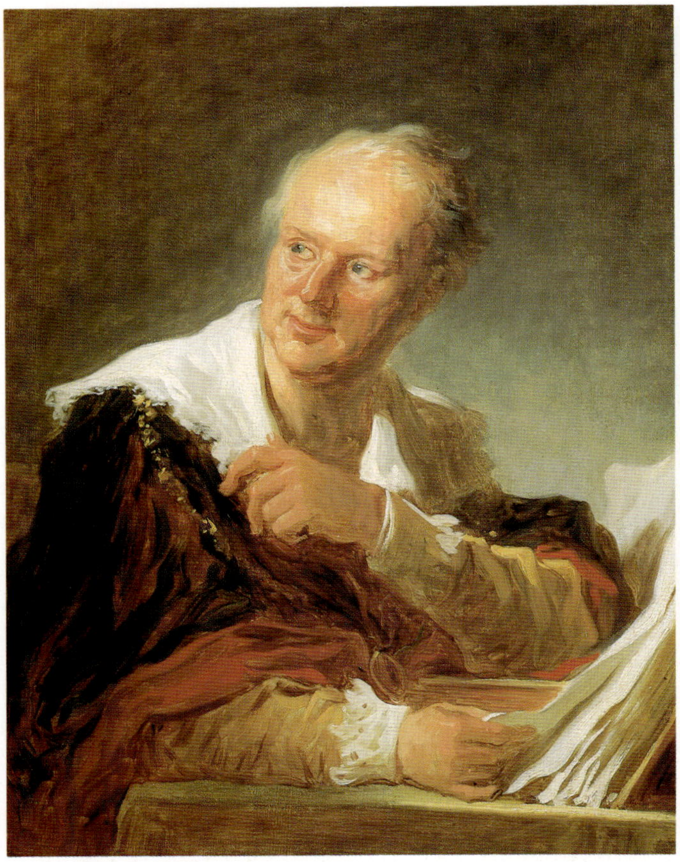

Jean-Honoré Fragonard
Denis Diderot.
Leinwand, 82 × 65 cm. Zugang 1972. R. F. 1972-14

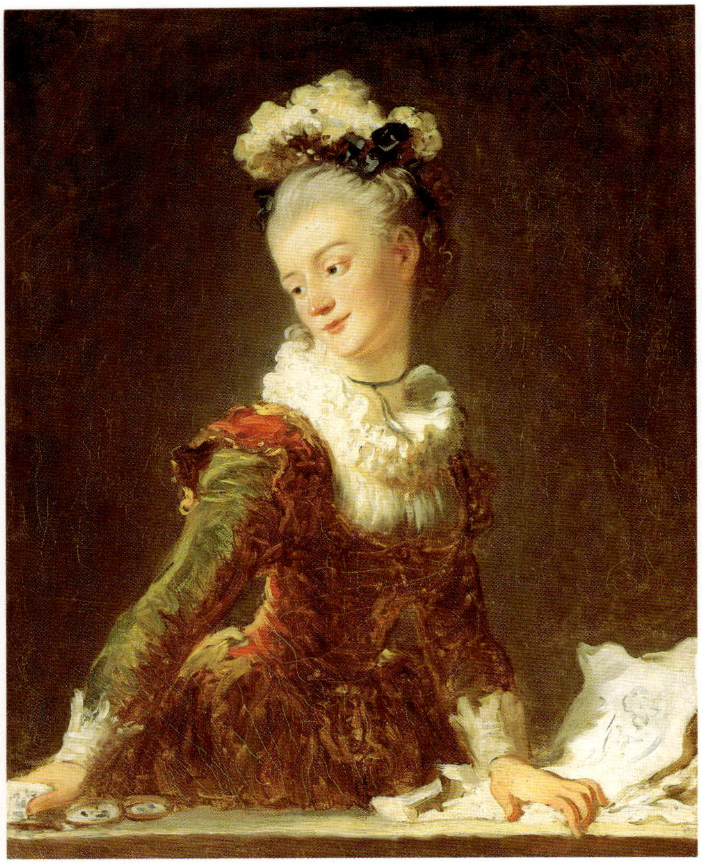

Jean-Honoré Fragonard
Die Tänzerin Marie-Madeleine Guimard, um 1769.
Leinwand, 82 × 65 cm. Zugang durch Abtretung, 1974.
R. F. 1974-1

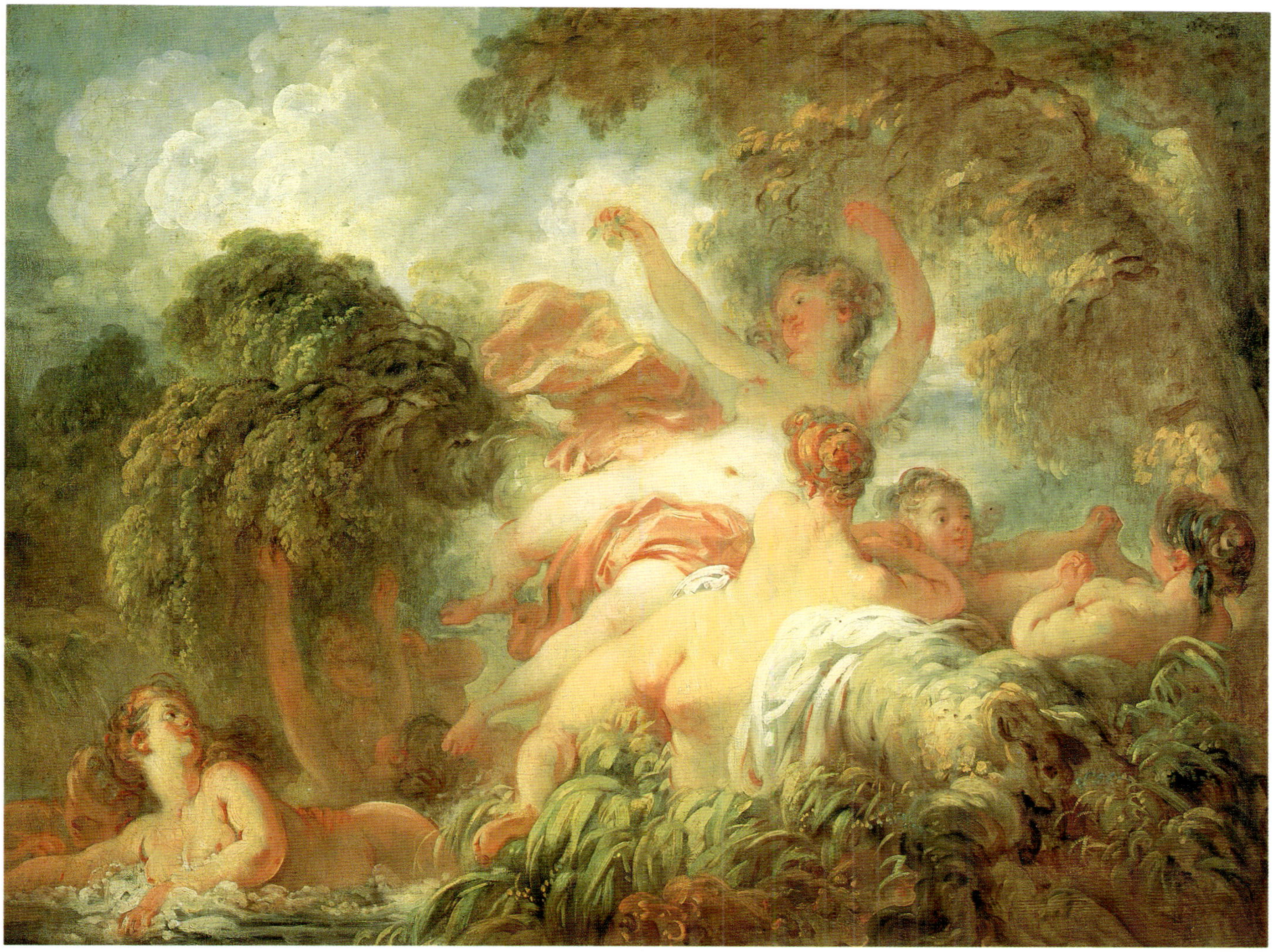

Jean-Honoré Fragonard
Die Badenden, um 1772/75.
Leinwand, 64 × 80 cm. Legat Louis La Caze, 1869. M. I. 1055

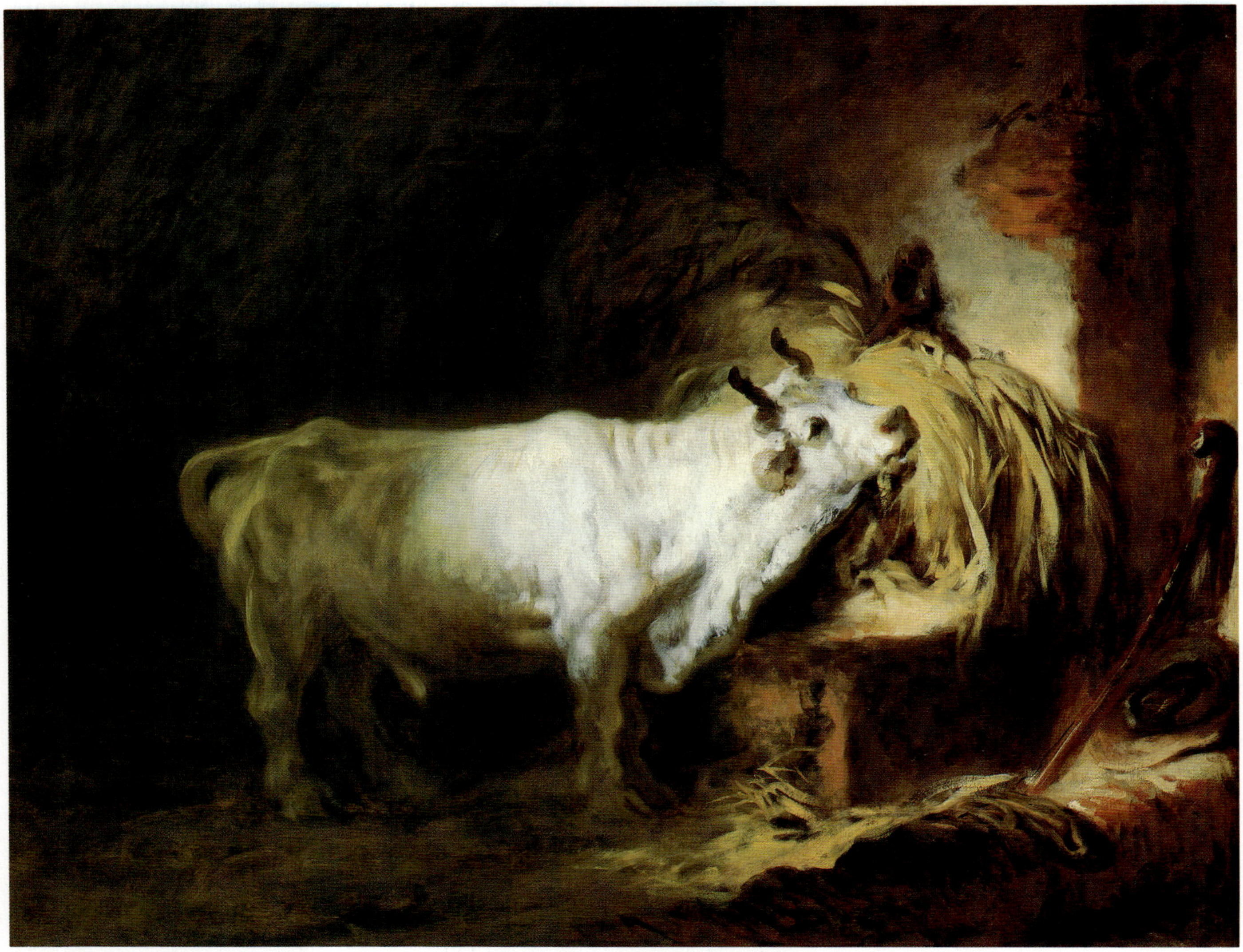

Jean-Honoré Fragonard
Der weiße Stier.
Leinwand, 73 × 91 cm. Schenkung Mme Eliane David-Weill und M. Michel David-Weill, 1975. R. F. 1976-10

Gegenüber, oben
Jean-Honoré Fragonard
Der Großpriester Coresos opfert sich, um Kallirhoë zu retten.
Leinwand, 309 × 400 cm. Karton für einen Wandteppich zur Herstellung in der Gobelinmanufaktur (nicht ausgeführt). Salon von 1765. Sammlung Ludwigs XV. INV. 4541

Gegenüber, unten
Jean-Honoré Fragonard
Der Riegel, vor 1784.
Leinwand, 73 × 93 cm. Gemalt für den Marquis de Véri. Erworben 1974. R. F. 1974-2

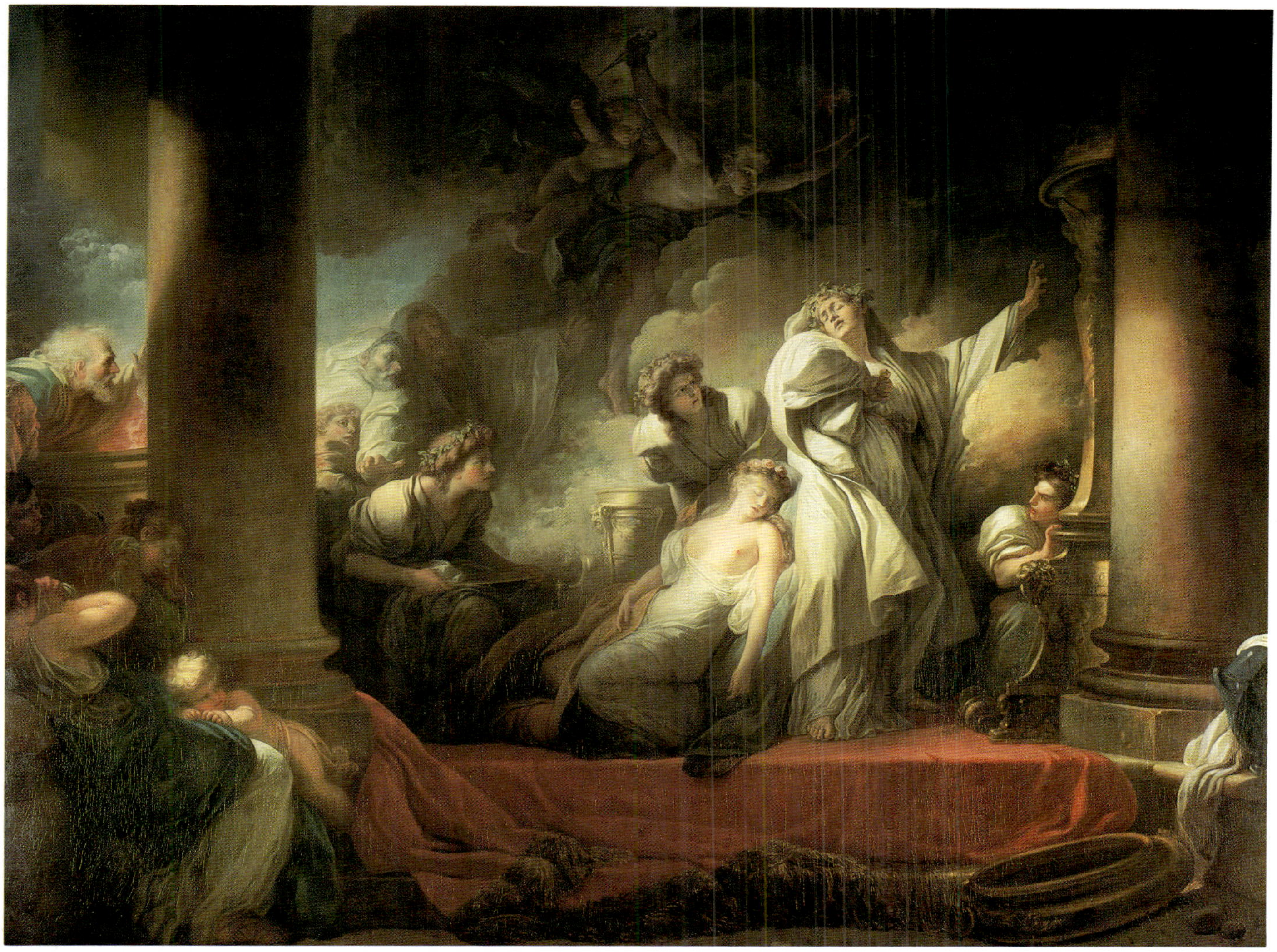

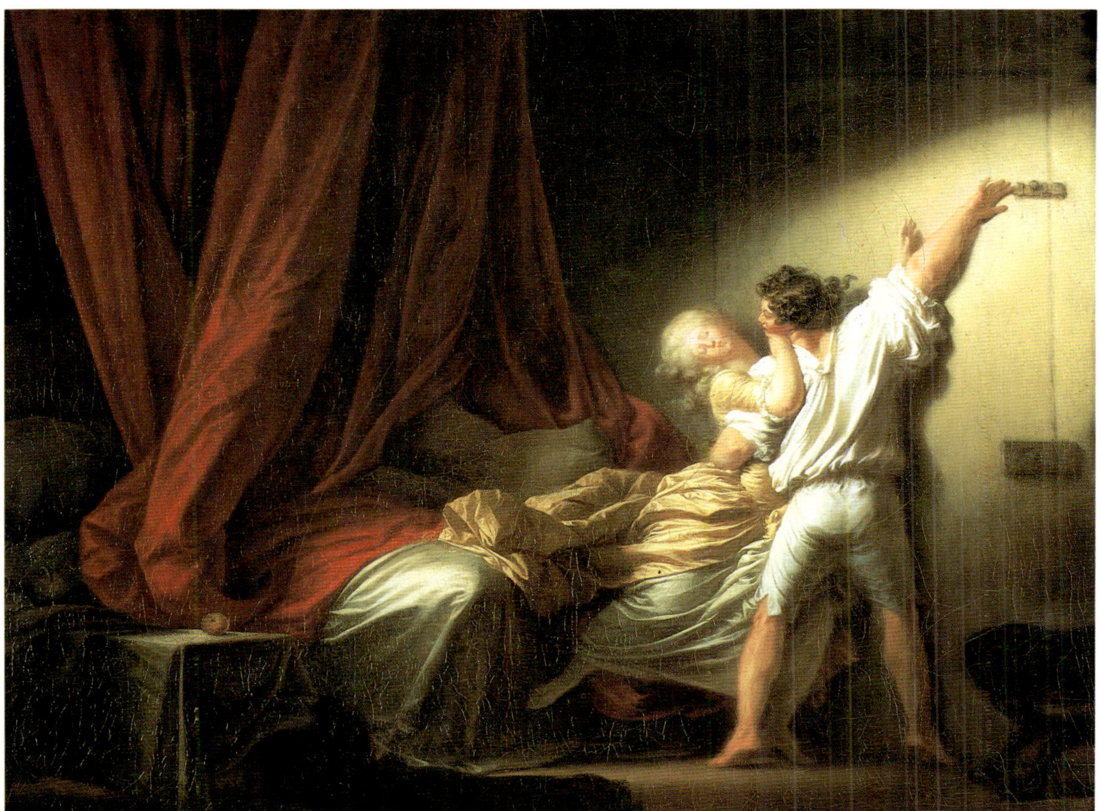

Nicolas-Bernard Lépicié

Kaum ein Bild wäre besser geeignet, den Reigen der Porträts der im Louvre ansässigen Künstler und ihrer Familienmitglieder anzuführen, als Lépiciés reizendes Genreporträt *Der kleine Zeichner*. Lépicié selbst enstammte diesem Künstlermilieu: Sein Vater, der Radierer François Bernard Lépicié, war ein bekannter Interpret von Teniers und Chardin und ein guter Freund des letzteren. Der Sohn übernahm von ihm die Vorliebe für kleinteilige Genreszenen und von seinem Lehrer, dem Historienmaler Carle Vanloo, das Interesse für historische Themen, die damals hoch im Kurse standen. Im Salon von 1765 feierte Lépicié die bevorstehende siebenhundertste Wiederkehr der normannischen Eroberung mit dem monumentalen Gemälde *Die Landung Wilhelms des Eroberers in England* (heute in Caen). Doch sowohl im Genre wie in der Historienmalerei forderte er die unbarmherzige Kritik Diderots heraus, der konstatierte, Lépicié besitze weder Imagination noch Sensibilität, um der Geschichte Größe, dem Genre Wahrheit und Kraft zu verleihen. Im Bild der normannischen Eroberung tadelte er die unrechte Wahl des Augenblicks, vermißte »Leidenschaft« und »Charakter«: »Nichts ersetzt das Interesse, das der Maler vernachlässigt hat; es liegt darin weder Harmonie noch Adel; es ist nüchtern, hart und grob.« Und zu einem genrehaften Familienbild im Salon von 1767: »Herr Lépicié, lassen Sie die Finger von solchen Sujets; sie erfordern einen ganz anderen Geschmack für Wahrheit, als Sie haben. Machen Sie lieber... nichts.« Das 1772 entstandene Genre-Bildnis kam erst später zur Geltung.

Marie Guillemine Benoist war Schülerin von E. Vigée-Le Brun und David. Das brillante *Bildnis einer E Negerin,* mit dem sie im Salon von 1800, sechs Jahre nach der Abschaffung der Sklaverei, Furore machte, ist also in doppelter Hinsicht ein Manifest der Emanzipation. Der Malerin brachte dieser Erfolg Aufträge von Napoleon und ein jährliches Stipendium der Regierung ein, dazu im Jahr 1804 eine Goldmedaille. Bei der Restauration wurde dann ihr royalistischer Gatte, Conte Benoist, in ein hohes staatliches Amt berufen, was allerdings mit der Auflage verbunden war, daß seine Frau nicht mehr öffentlich ausstellen durfte. Ihre schmerzvolle Reaktion darauf ist in einem Brief an ihn überliefert: »Laß uns nicht mehr darüber reden, damit die Wunde nicht aufbricht.«

Gegenüber
NICOLAS-BERNARD LÉPICIÉ   Paris 1735 – 1784
Der kleine Zeichner. Carle Vernet, im Alter von 14 Jahren, 1772.
Leinwand, 41×33 cm. Legat Horace-Paul Delaroche, 1890; Zugang 1901. R. F. 671 bis

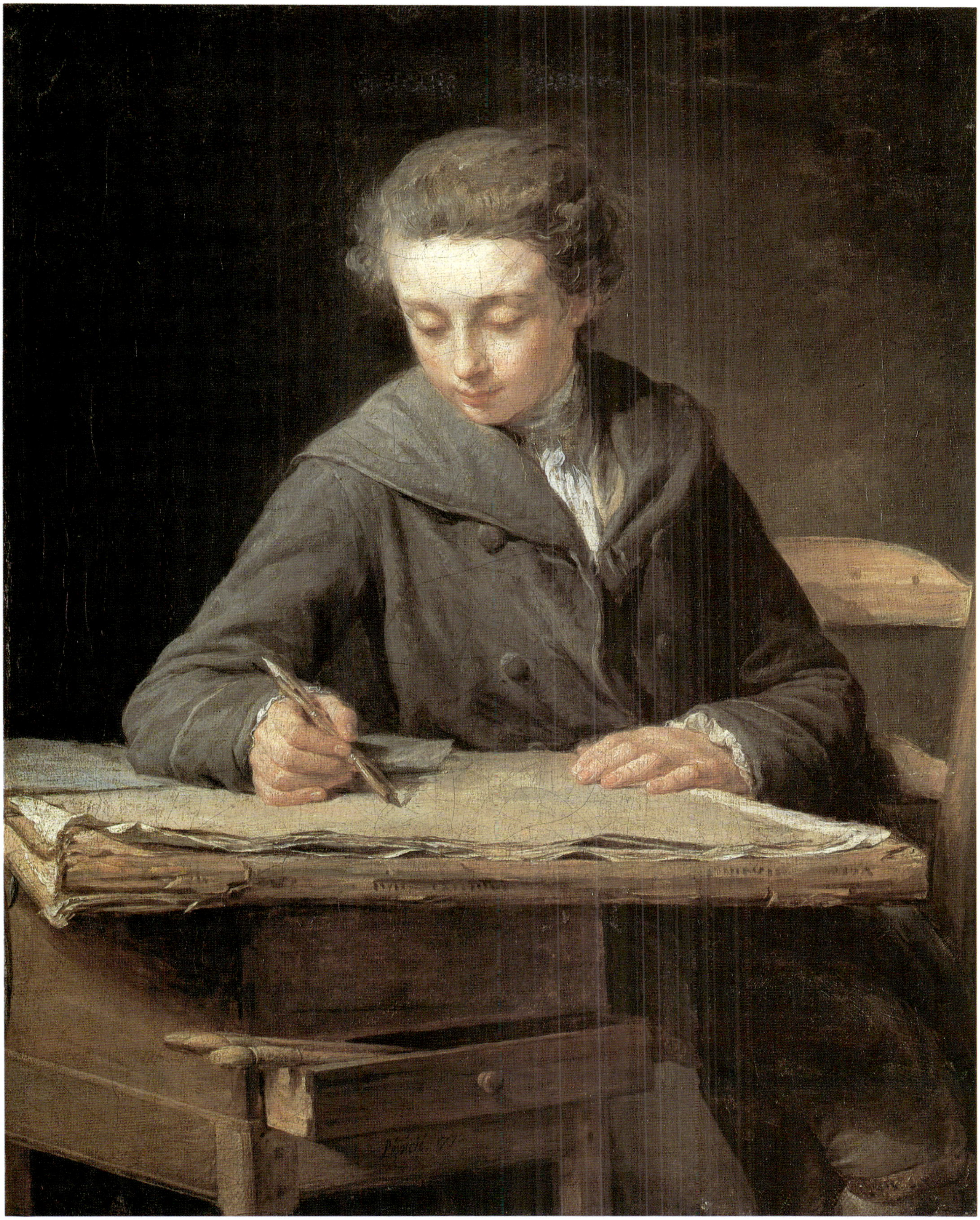

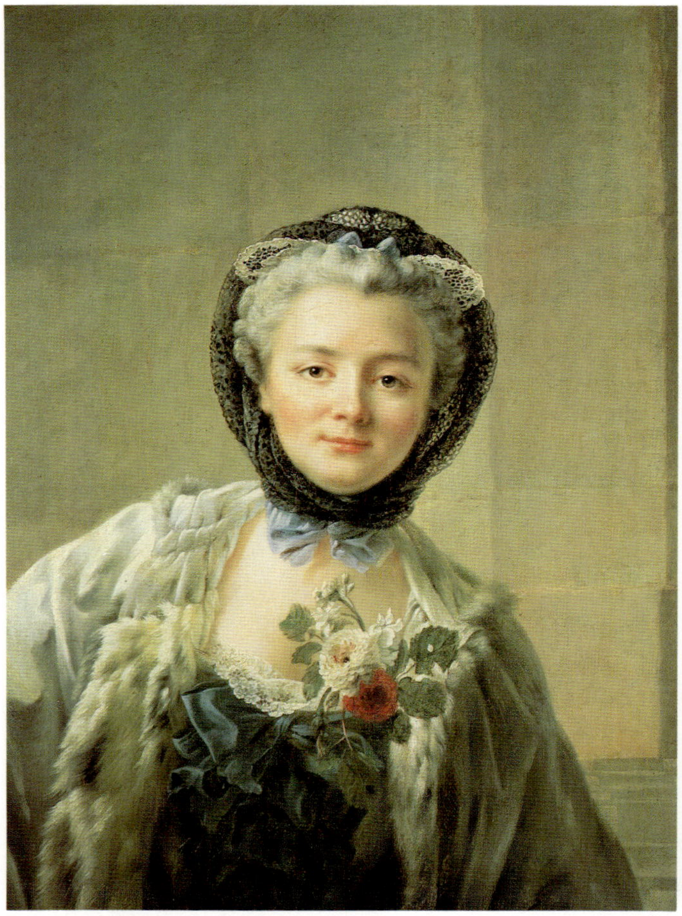

François-Hubert Drouais Paris 1727 – Paris 1775
Madame Drouais, Gattin des Künstlers, um 1758.
Leinwand, 83 × 62 cm. Schenkung Carlos de Beistegui, 1942; Zugang 1953. R. F. 1942-19

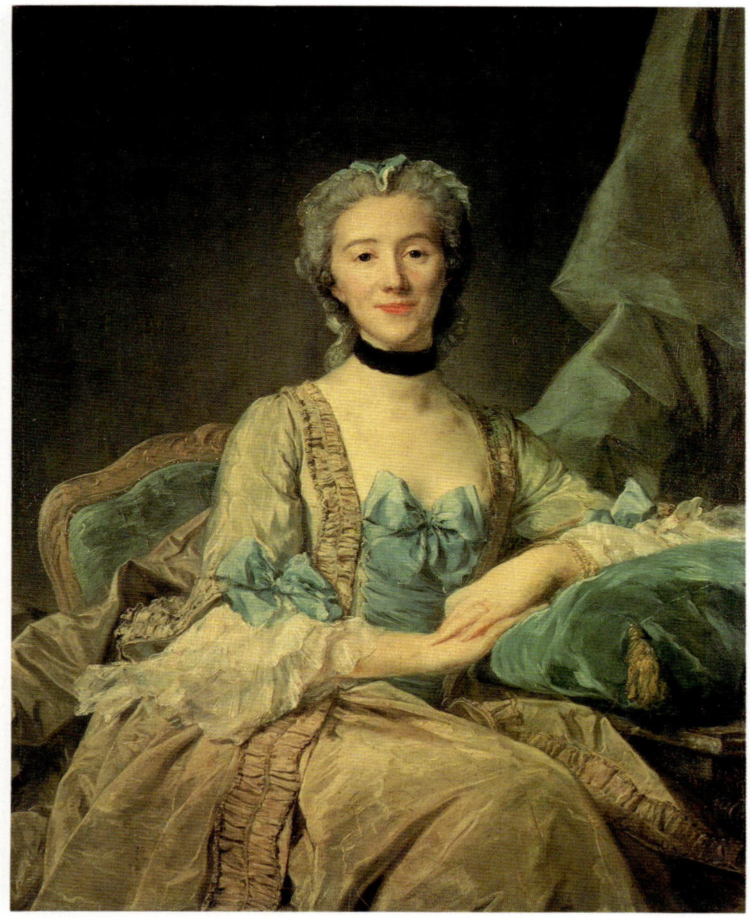

Jean-Baptiste Perronneau Paris 1715 – Amsterdam 1783
Madame de Sorquainville, 1749.
Leinwand, 101 × 81 cm. Schenkung D. David-Weill, 1937. R. F. 1937-8

Gegenüber
Jean-Baptiste Perronneau
Der Maler Jean-Baptiste Oudry.
Leinwand, 131 × 105 cm. Aufnahmearbeit für die Akademie und Salon von 1753. Sammlung der Akademie; Zugang während der Revolution. INV. 7158

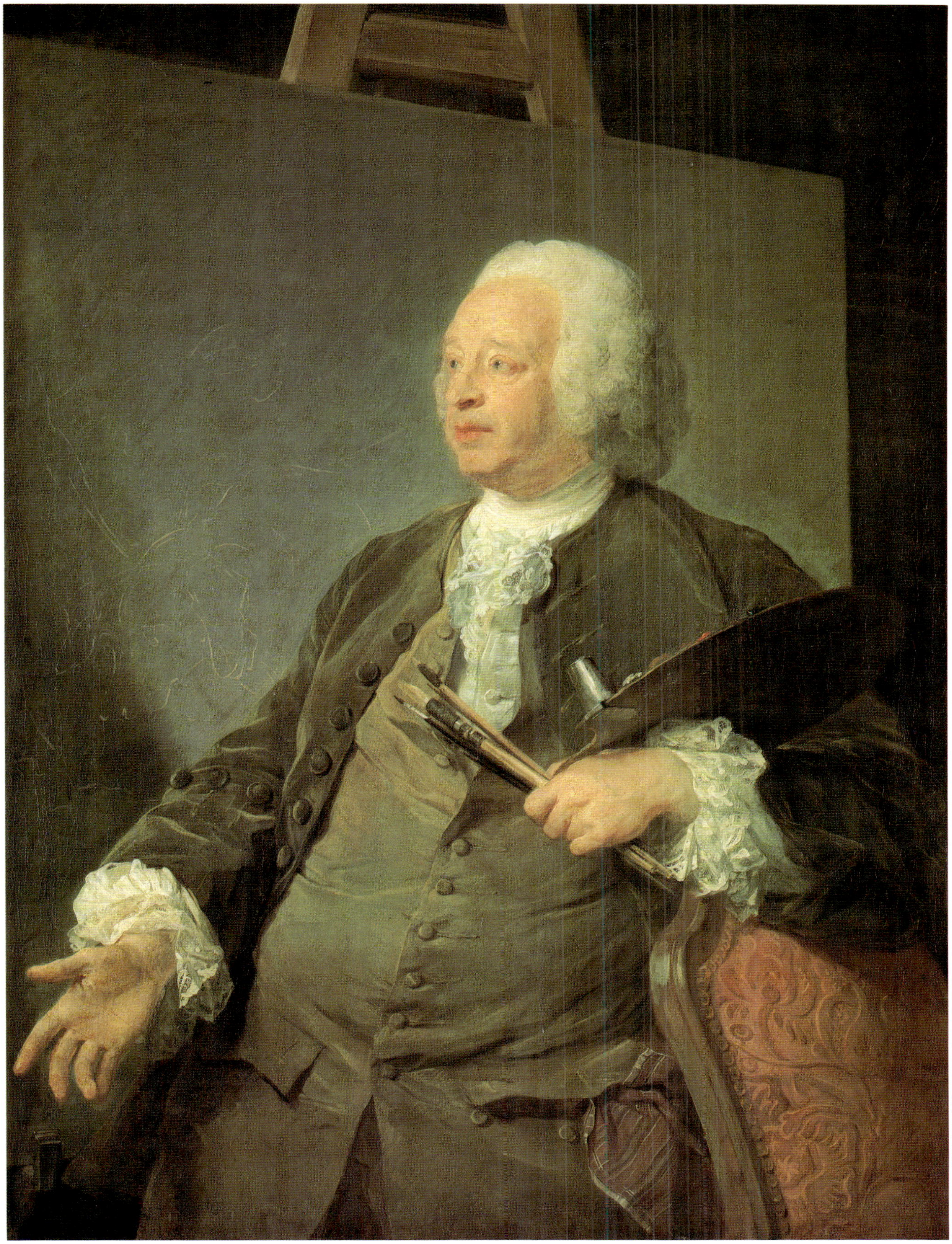

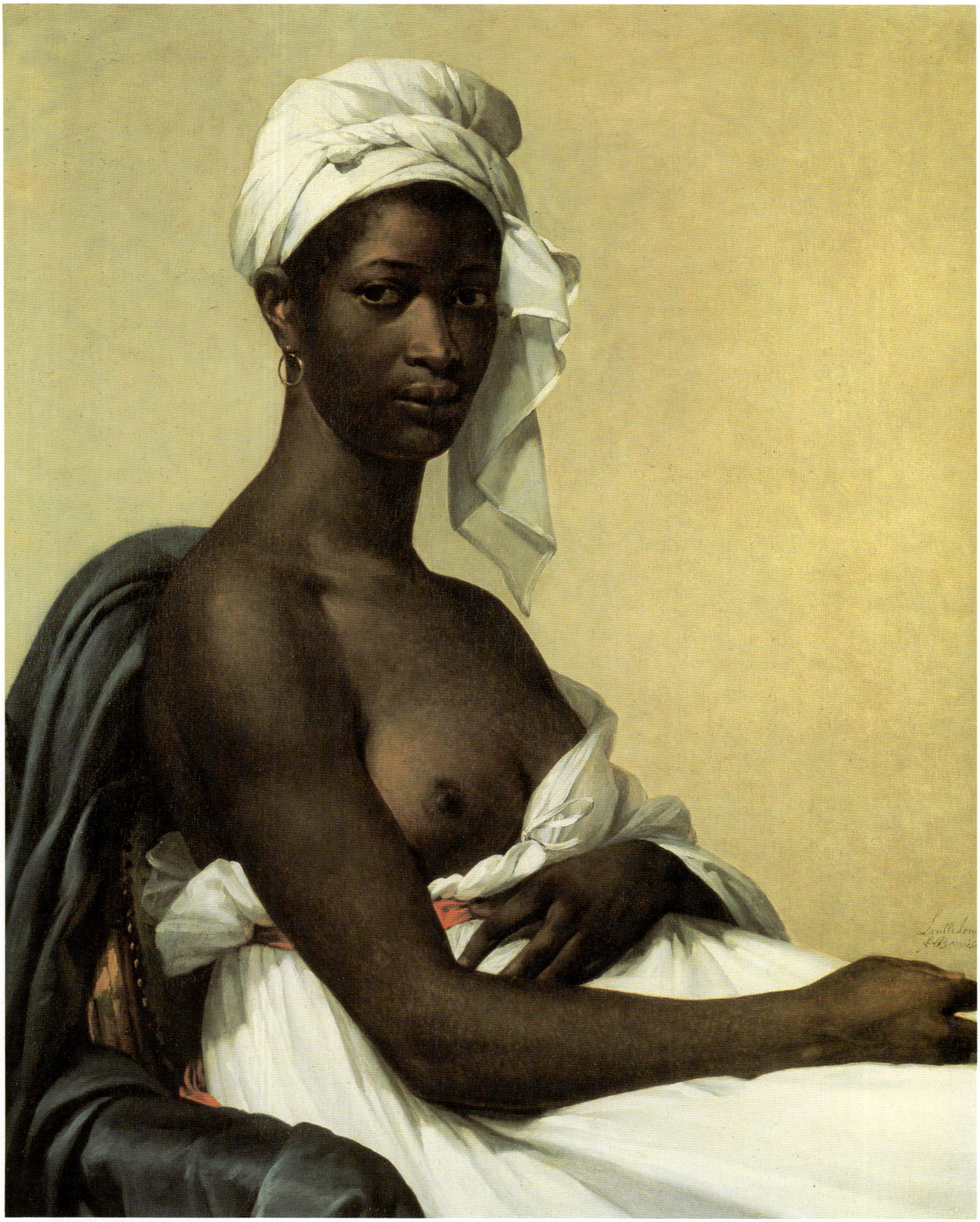

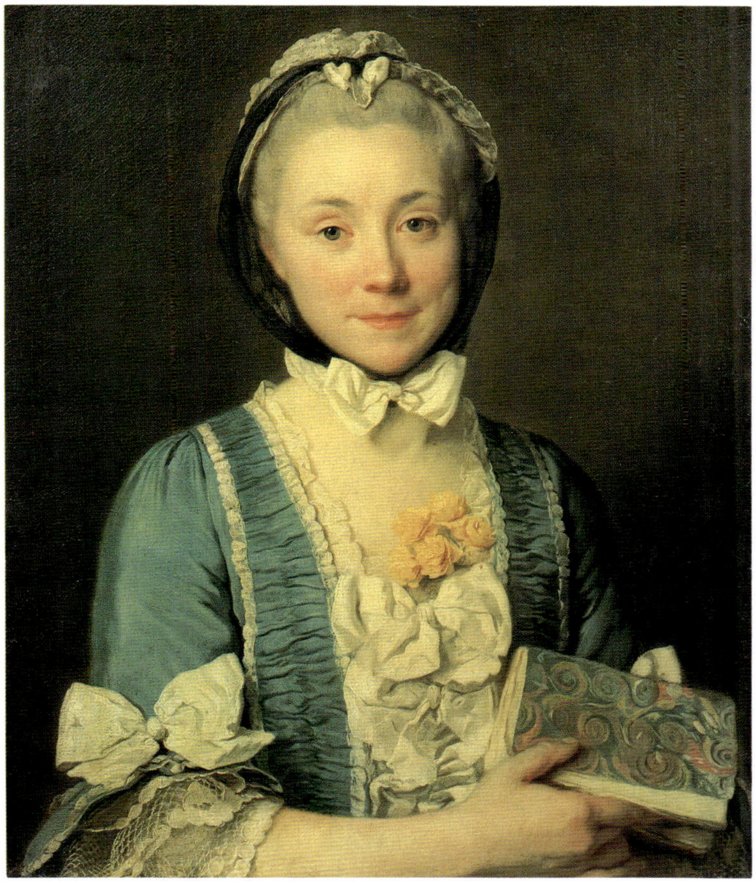

Joseph Siffred Duplessis Carpentras 1725 – Versailles 1802
Madame Lenoir, Mutter von Alexandre Lenoir, Gründer des Musée des Monuments Français.
Leinwand, 65 × 55 cm. Salon von 1769. Erworben 1921 von den Nachkommen der Dargestellten. R. F. 2301

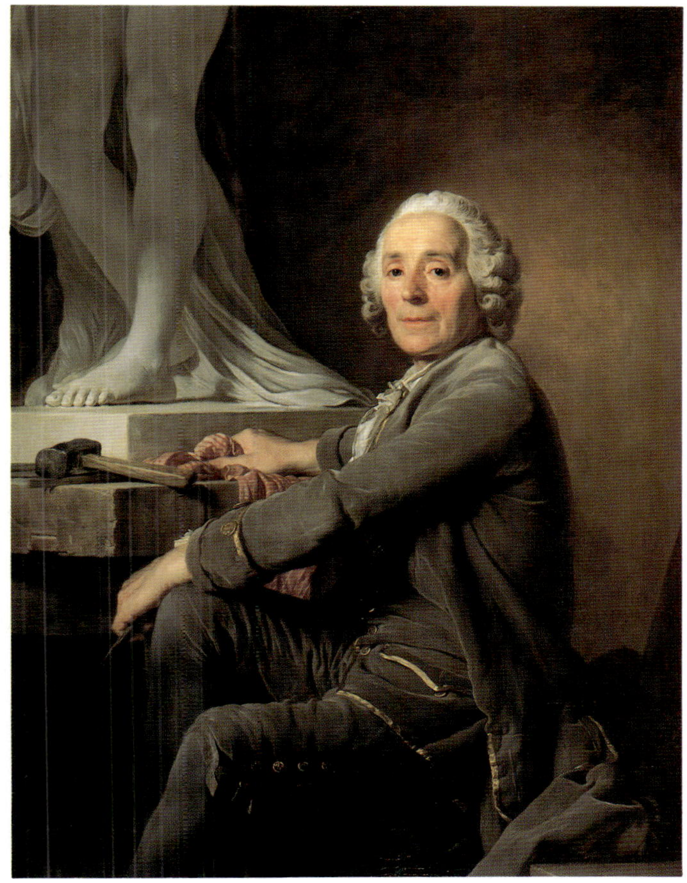

Joseph-Siffred Duplessis
Der Bildhauer Christophe Gabriel Allegrain.
Leinwand, 130 × 97 cm. Aufnahmearbeit für die Akademie, 1774. Salon von 1775. Sammlung der Akademie; Zugang während der Revolution. INV. 4305

Gegenüber
Marie-Guillemine Benoist Paris 1768 – 1826
Bildnis einer Negerin.
Leinwand, 81 × 65 cm. Salon von 1800. Erworben 1818.
INV. 2508

Louis-Michel Van Loo und Jean-Baptiste Greuze

Denis Diderot, erster Exponent auf dem Gebiet der Kunstkritik, dessen Beispiel im 19. und 20. Jahrhundert Schule machen sollte, stand auf der Höhe seiner Laufbahn, als Louis-Michel Van Loo sein Porträt malte und im Salon von 1767 ausstellte. Das Werk erntete immerhin einiges Wohlwollen im gestrengen Urteil des anspruchsvollen Modells: Diderot fand sich »einigermaßen ähnlich« und »sehr lebendig..., aber zu jung, der Kopf zu klein, hübsch wie eine Frau... Die Haltung eines Staatssekretärs, nicht aber eines Philosophen. ... Was werden meine Enkel sagen, wenn sie meine traurigen Werke mit diesem lachenden, niedlichen weibischen alten Gecken da vergleichen werden?« Außerdem tadelte er, der den spartanischen Lebensstil bevorzugte, den »Luxus der Kleidung, der den armen Literaten ruinieren wird, wenn der Einnehmer der Kopfsteuer kommt, um ihn nach seinem Hausrock zu besteuern«. In dem ausführlichen Kommentar zum Salon von 1767, für dessen Niederschrift Diderot ein volles Jahr benötigte, stellt er immer wieder für die zeitgenössische Malerei höchst ungünstige Vergleiche an, indem er deren Aufwand an dem strengen Ideal eines Poussin oder Le Sueur in der klassischen Periode der französischen Malerei mißt.

Diderot, hier im Porträt humorvoll und aufgeschlossen dargestellt, war im Grunde ein Mann von strengen moralischen Ansichten und ernster Lebensphilosophie: ein Anhänger jener bürgerlichen Tugenden, die Chardin in seinen Bildern beschreibt. Die unterschwellige Unmoral eines Boucher lehnte er ab und leistete einem Geschmackswandel Vorschub, der in den letzten Jahrzehnten vor der Revolution moralisierenden, gefühlvoll-pathetischen Genre- und Historienbildern gegenüber den galanten und frivolen Sujets den Vorzug gab. Die Erfüllung dieses heroischen klassizistischen Ideals war David, der 1781 zum erstenmal im Salon auftauchte und sogleich Diderots volle Zustimmung gewann; er lobte dessen »große Manier« und bestätigte ihm, er habe Seele und könne zeichnen. Bloße Nachahmung klassischer Vorbilder lehnte Diderot jedoch entschieden ab: Originalität der Erfindung zeichne echte klassische Kunst aus. Die Malerei bedürfe des ursprünglichen Impetus und der Sensibilität des Künstlers, wolle sie sich nicht in trockener und kalter klassizistischer Imitation erschöpfen. In seinen »Essais sur la Peinture«, die zunächst von Hand kopiert, als Beilage zu der von Paris aus an europäische Fürstenhöfe versandten »Correspondance littéraire« publiziert wurden, bevor sie 1796 im Druck erschienen, verkündete er einen romantischen Klassizismus, wie er nach 1800 verwirklicht werden sollte. Das größte Echo hatten diese Schriften übrigens in Deutschland: Goethe und Schiller setzten sich spontan mit ihnen auseinander, und Goethe veröffentlichte 1799 eine kommentierte Übersetzung der beiden ersten Essays in den »Propyläen«, wobei er allerdings sehr konträre ästhetisch-kunstpolitische Auffassungen vertrat.

Diderot, der durch sein anfängliches Lob entscheidend zu Greuzes Erfolg beigetragen hatte, schätzte die Sittenstrenge und den moralisierenden Lehrgehalt dieser Bilder; doch deren penible Sentimentalität entsprang kaum echter künstlerischer Beseeltheit und Gefühlstiefe im Sinne seiner eigenen kunsttheoretischen Lehre. Der Maler war zudem ein zwiespältiger, hochmütiger und berechnender Charakter. Enttäuscht erklärte Diderot 1769, daß er sich nicht mehr für ihn interessiere und unterstützte die negative Meinung über dessen ambitioniertes Bild *Septimius Severus und Caracalla,* mit dem Greuze seine Aufnahme in die Akademie in der Gattung der Historienmalerei hatte erzwingen wollen: »Das schlimmste ist, daß kein künstlerisches Prinzip in dem Ganzen herrscht.«

Gegenüber
Louis-Michel Van Loo Toulon 1707 – Paris 1771
Denis Diderot, 1767.
Leinwand, 81 × 65 cm. Salon von 1767. Schenkung der Nachkommen des Dargestellten, 1911. R. F. 1958

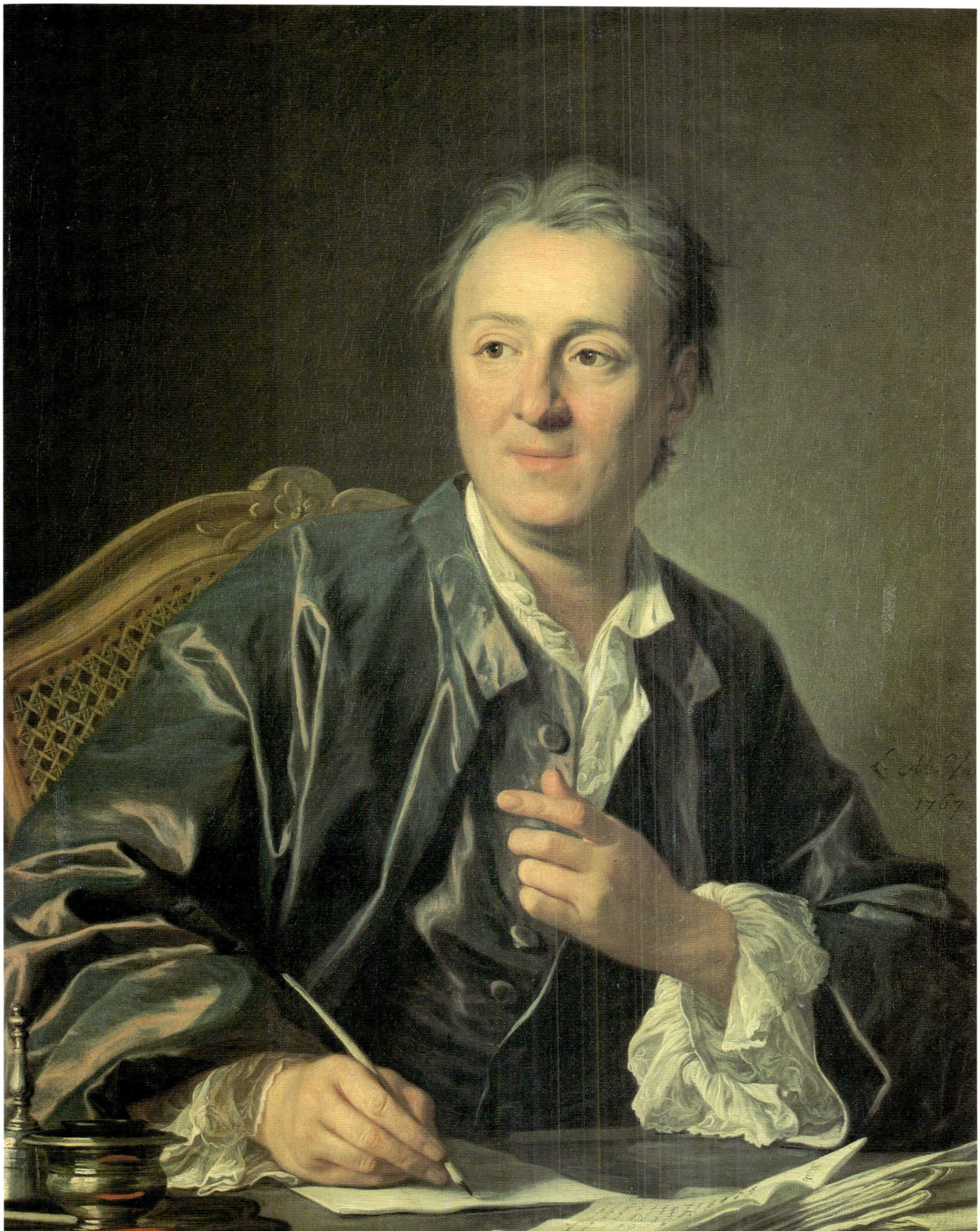

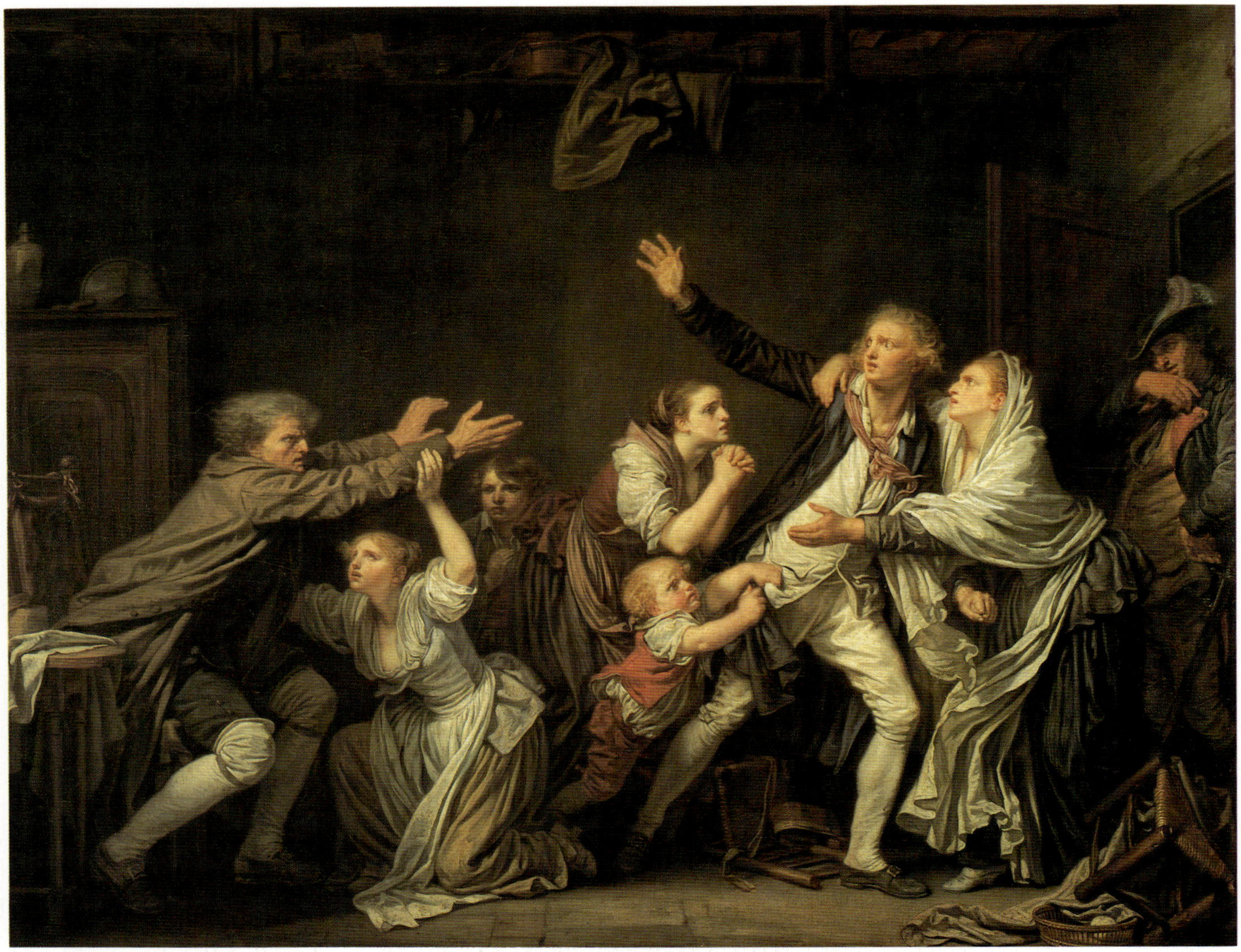

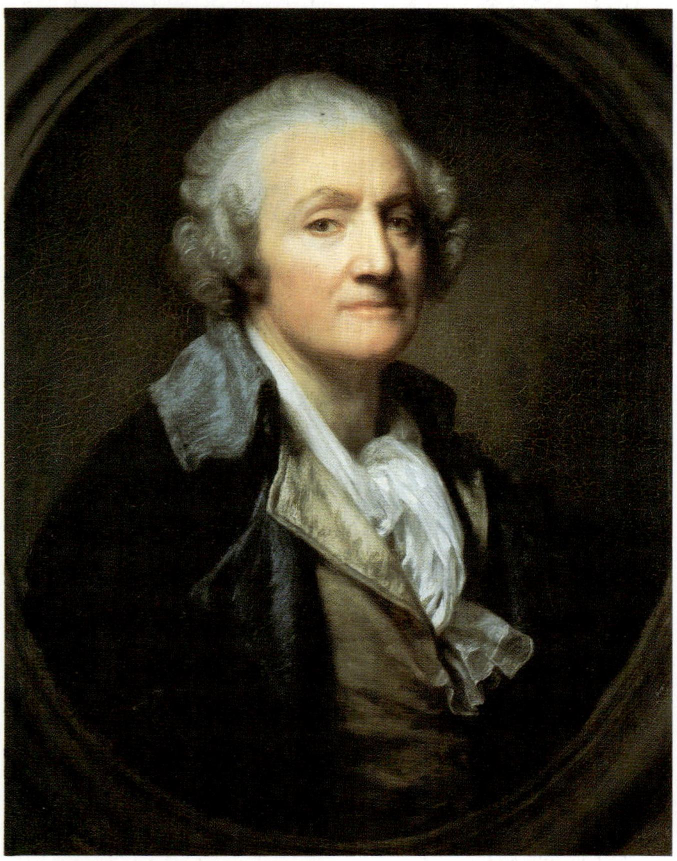

Jean-Baptiste Greuze   Tournus 1725 – Paris 1805
Der väterliche Fluch oder *Der undankbare Sohn*, 1777.
Leinwand, 130 × 162 cm. Erworben 1820. INV. 5038

Jean-Baptiste Greuze
Selbstbildnis.
Leinwand, 73 × 59 cm. Erworben 1820. INV. 5034

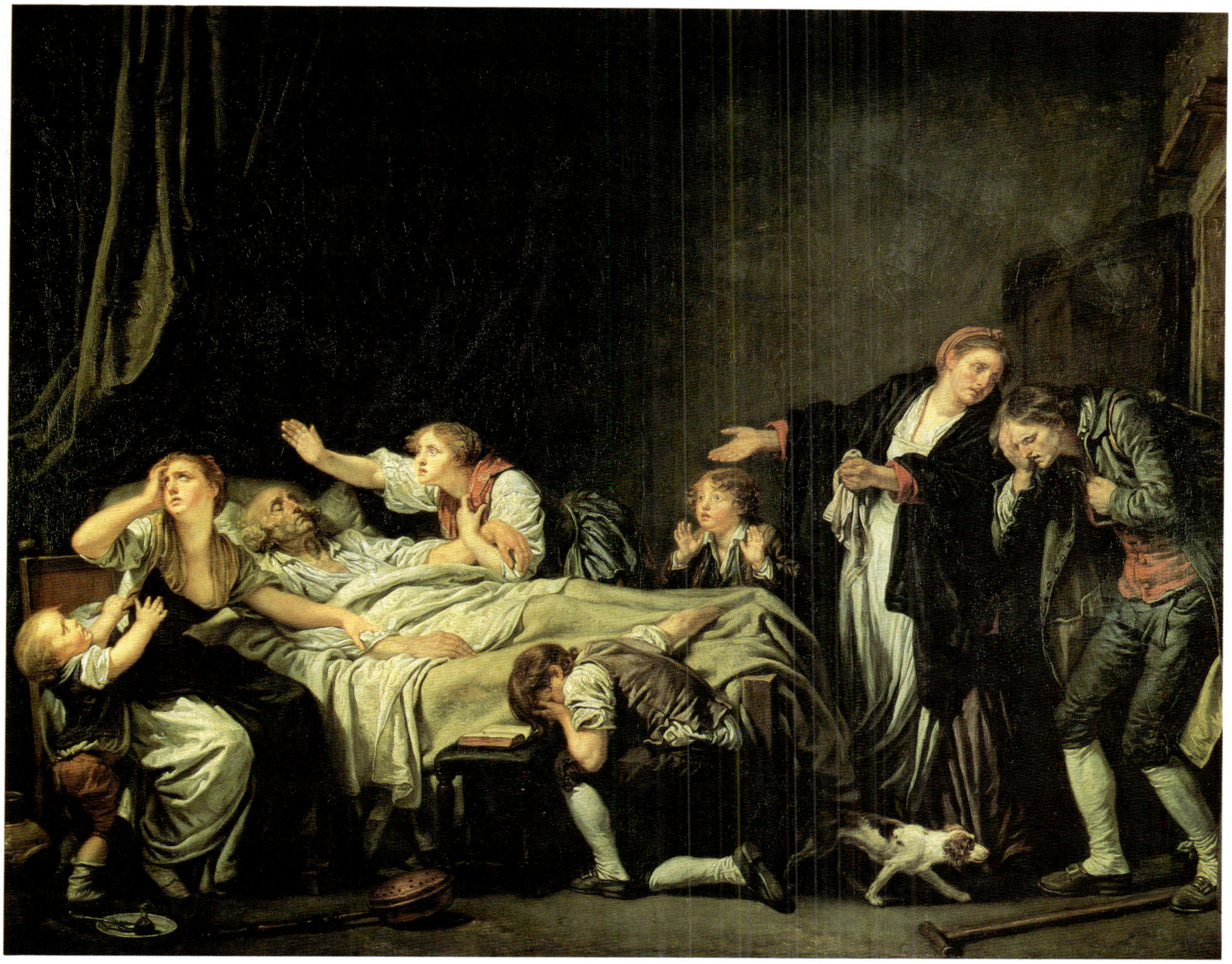

JEAN-BAPTISTE GREUZE
Der gestrafte Sohn, 1778.
Leinwand, 130 × 163 cm. Erworben 1820. INV. 5039

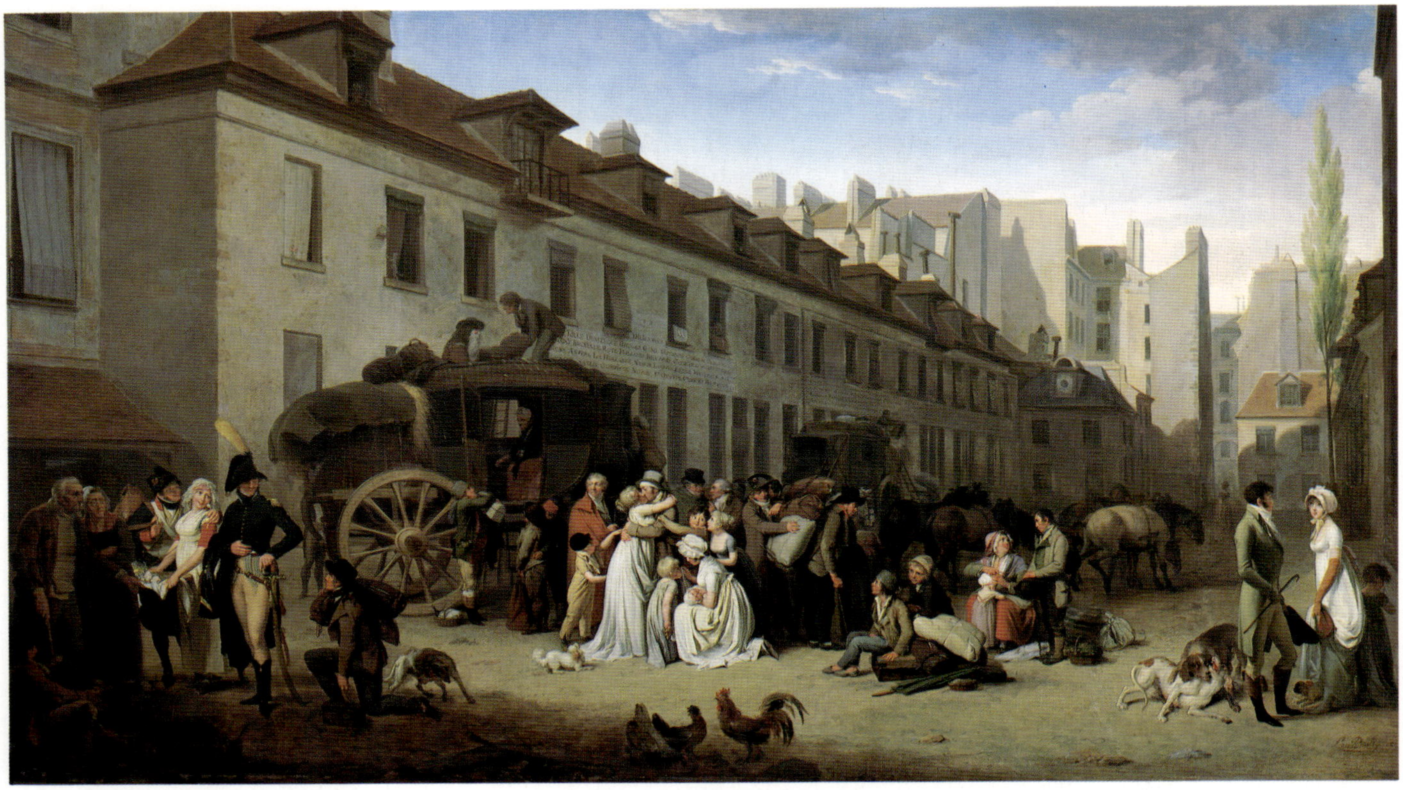

Louis-Léopold Boilly La Bassée (Nord) 1761 – Paris 1845
Die Ankunft der Kutsche, 1803.
Leinwand, 62 × 109 cm. Salon von 1804. Erworben 1845.
INV. 2678

Gegenüber, oben
Louis-Léopold Boilly
Zusammenkunft von Künstlern im Atelier von Isabey.
Leinwand, 72 × 111 cm. Salon von 1798. Legat Biesta-Monrival, 1901; Zugang 1911. R. F. 1290 bis

Gegenüber, unten
Jean-Baptiste Greuze
Die Verlobung im Dorfe.
Leinwand, 92 × 117 cm. Salon von 1761. Sammlung Ludwigs XVI., 1782. INV. 5037

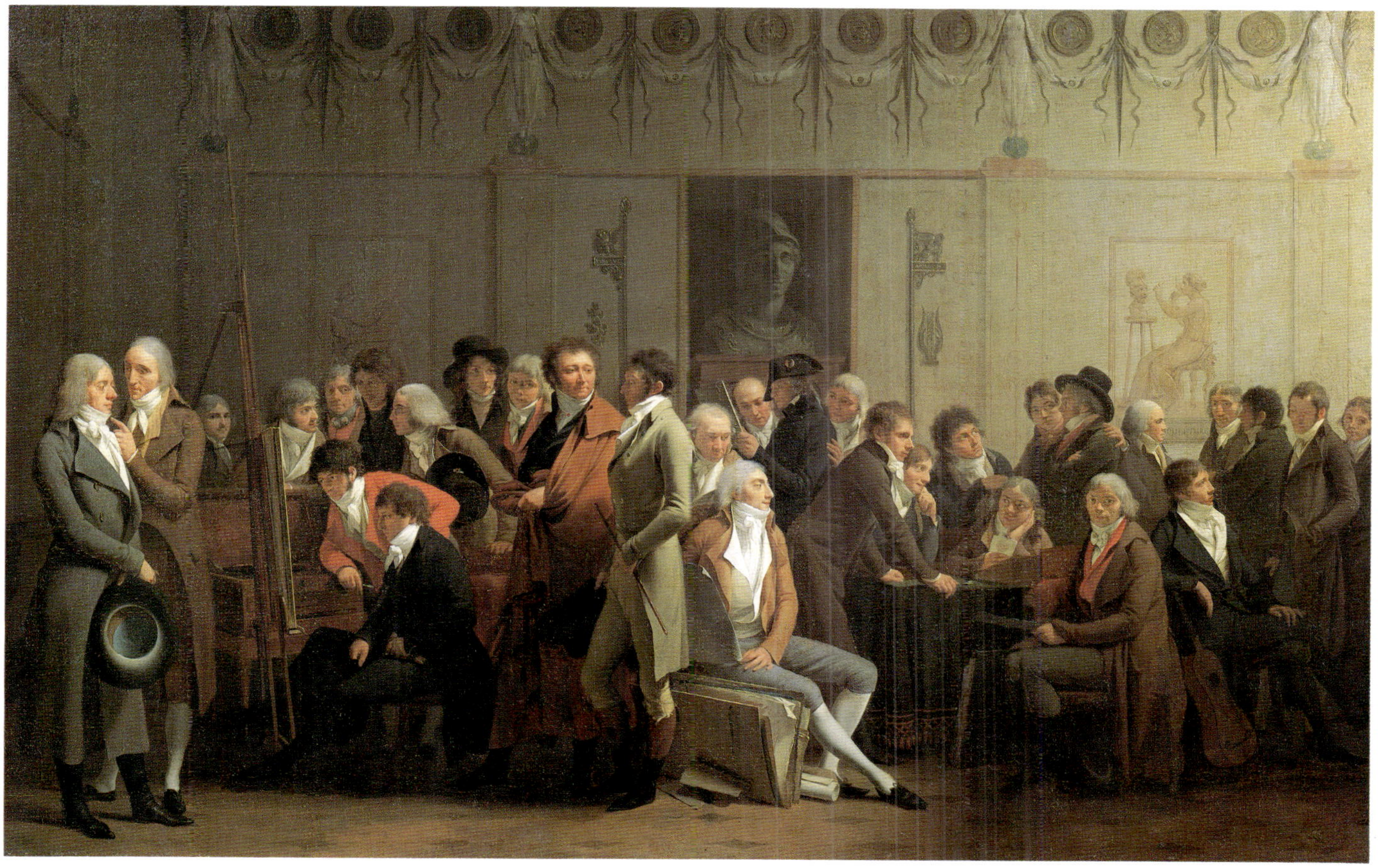

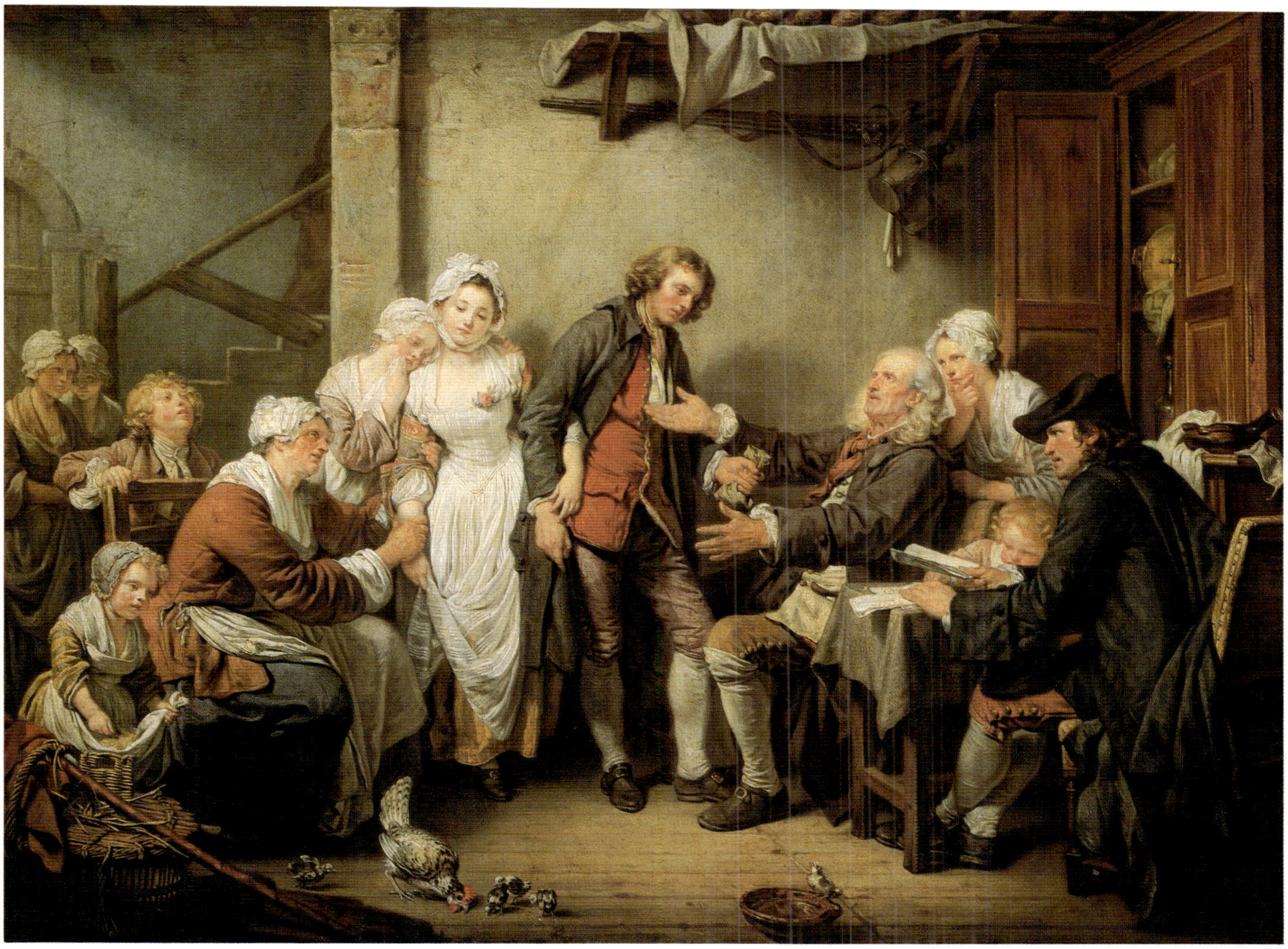

Hubert Robert

Auch Robert bedeutete letztlich für Diderot eine Enttäuschung. Zwar war seine außergewöhnliche Begabung bei seinem Auftauchen im Salon von 1767 sogleich augenscheinlich. Diderot kommentierte: »Er kommt gerade aus Italien und bringt von dort Fertigkeit und Farbe mit... Was für schöne, erhabene Ruinen! Welche Bestimmtheit, und zugleich welche Gewandtheit, Sicherheit und Leichtigkeit des Pinsels! Welcher Effekt! Welche Großartigkeit, welcher Adel!« Intelligenz und eine hohe, auf Reisen geschulte Bildung machten Robert zum Hauptvertreter der Architektur- und Ruinenmalerei in Frankreich. In Italien hatte er die großen Vorbilder Pannini und Piranesi studiert. Seine phantastischen Ruinen- und Landschaftsbilder pflegte er mit zeitgenössischer Staffage zu beleben, um eine romantisch-verklärte Stimmung der antiken Stätten zu beschwören. Ein eindrucksvolles Beispiel für die effektvolle Steigerung römischer Ruinen ins Großartige und Monumentale im Sinne Piranesis ist *Der Pont du Gard.*

Huberts breiter Pinselstrich und die flüchtige impressionistische Sehweise ließen in den Augen Diderots jedoch auf die Dauer jenes Element vermissen, das jahrhundertelang als höchstes Ziel der Malkunst gegolten hatte: illusionistische Perfektion. Aus heutiger Sicht können wir ein solches Argument kaum noch nachvollziehen, sind wir doch längst daran gewöhnt, im Zeichenhaften, scheinbar Unfertigen die künstlerische Aussage zu suchen. Wenn der Malvorgang in der skizzenhaften Struktur noch

Gegenüber
Hubert Robert Paris 1733 – 1808 *Ausstattungsprojekt für die Große Galerie des Louvre,* 1796. Leinwand, 125 × 143 cm. Salon von 1796. Erworben 1975. R. F. 1975-10

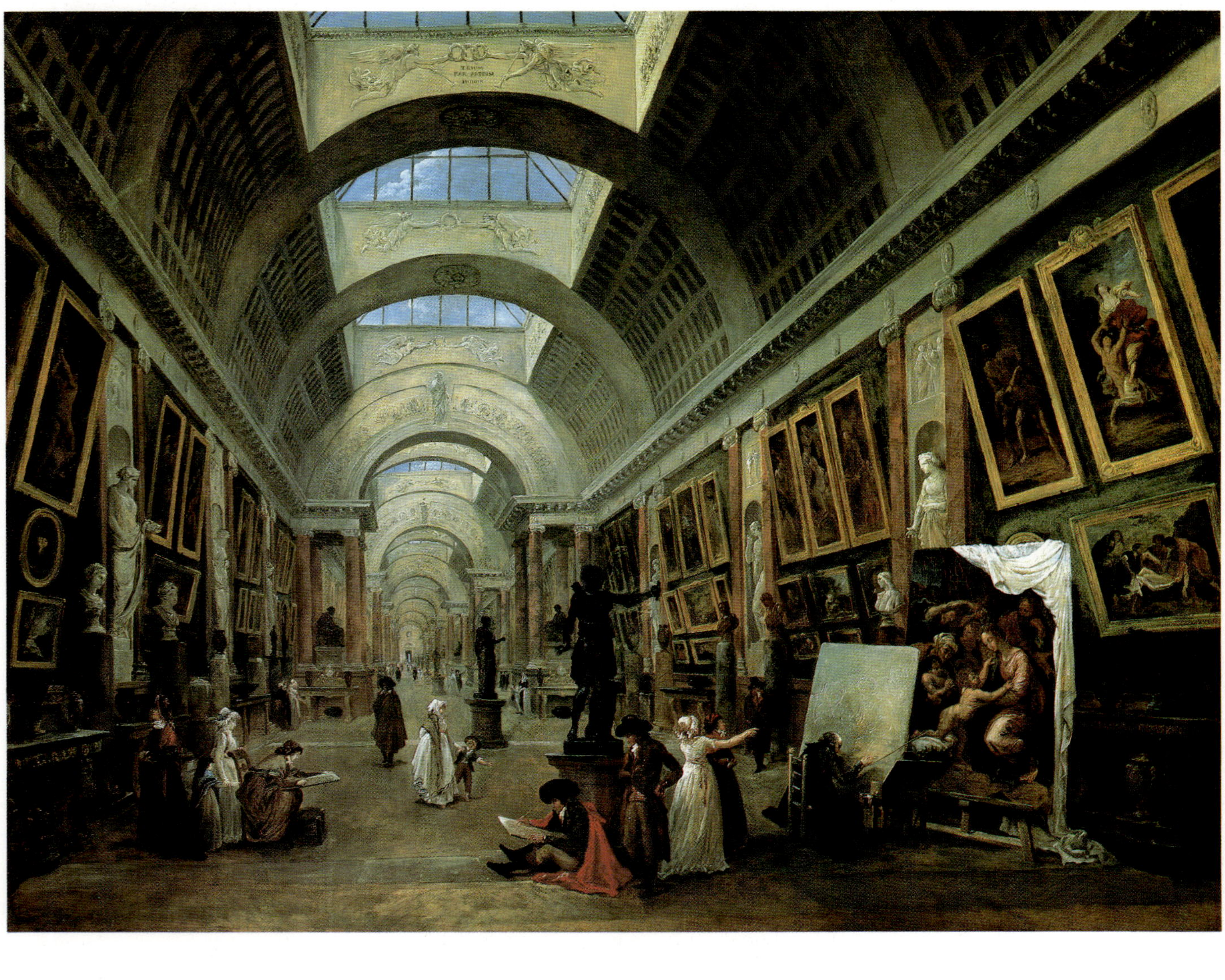

erkennbar ist, um so besser! Deswegen spricht uns Roberts visuelle Malerei auch mehr an als klassizistische Glätte, die den Betrachter vor dem fertigen Kunstwerk kühl und uninspiriert läßt. Anders jedoch Diderot vor 200 Jahren in seinem Kommentar zum Salon von 1775: »Ach Robert, Sie machen schon so lange nur Skizzen. Könnten Sie uns nicht endlich ein vollendetes Bild malen?«

Ein Werk, das Robert wirklich zur Vollendung führte, ist der Louvre selbst. Er war dem Comte d'Angiviller, der bei der Thronbesteigung Ludwigs XVI. im Jahre 1774 zum Oberintendanten der königlichen Bauten berufen worden war, längst empfohlen; 1784 betraute man ihn mit der Organisation des Museums in der Grande Galerie. Mit großem Gespür und praktischem Sinn ging er ans Werk, plante und malte seine Ausstattungsprojekte – auch die Alternative: *Phantastische Ansicht der Großen Galerie des Louvre als Ruine*. Diese Bilder bestechen nicht nur durch ihren ästhetischen Reiz; sie besitzen schöpferische Originalität und zeugen von hohem Verständnis für die architektonischen und museumstechnischen Probleme, wie zum Beispiel die Beleuchtung der Großen Galerie oder deren unendliche Perspektive. In seinem *Ausstattungsprojekt für die Große Galerie des Louvre* von 1796 ist bereits das Oberlicht vorgesehen, das später tatsächlich installiert wurde. Die Folge fiktiver und dokumentarischer Ansichten des Louvre bezeugt Roberts intensive Auseinandersetzung mit dem Gebäudekomplex und seiner zukünftigen Bestimmung. Alle Ideen und Entwürfe wurden malerisch umgesetzt und haben bis in unser Jahrhundert nachgewirkt.

HUBERT ROBERT
Phantastische Ansicht der Großen Galerie des Louvre als Ruine,
1796. Leinwand, 115 × 145 cm. Salon von 1796. Erworben 1975.
R. F. 1975-11

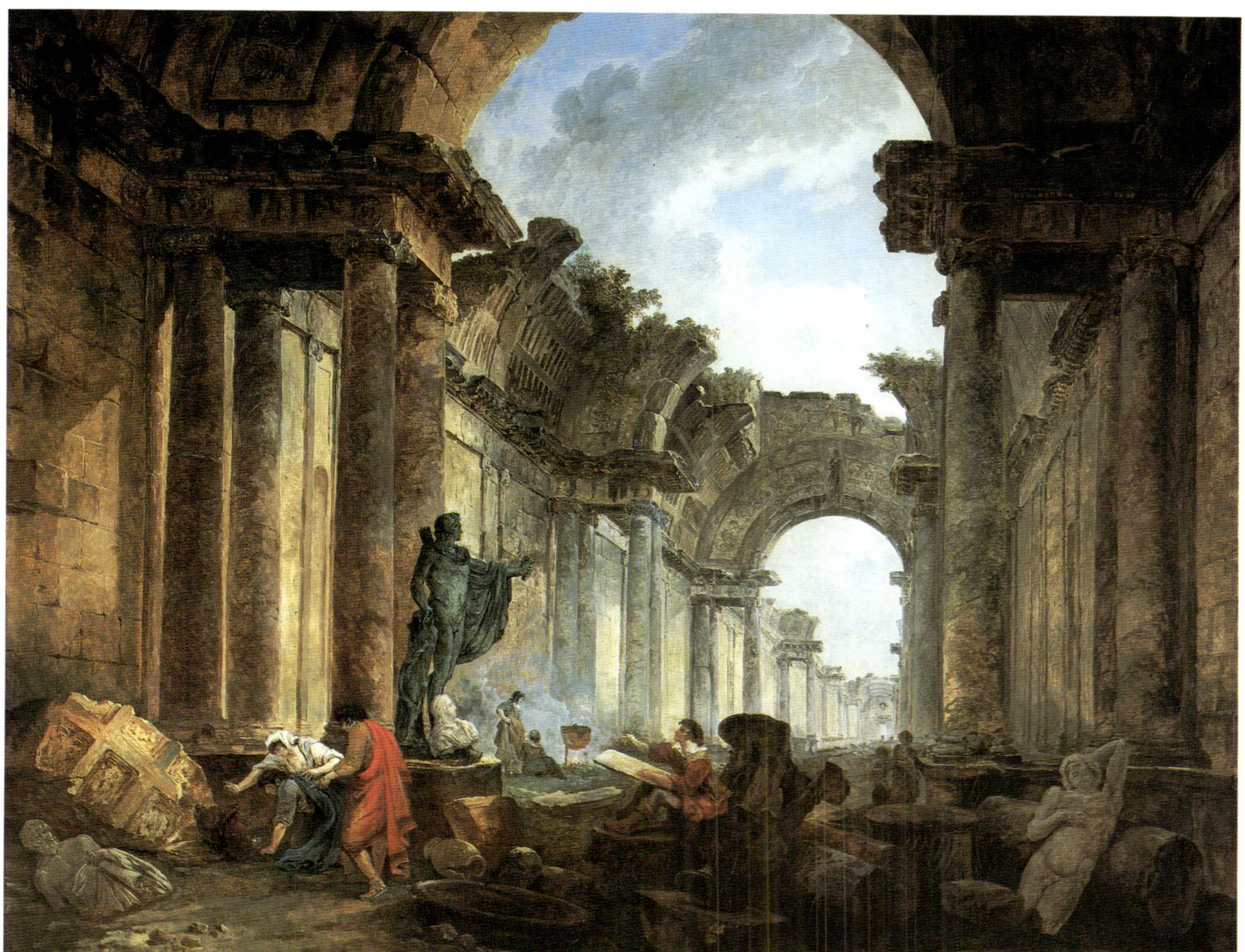

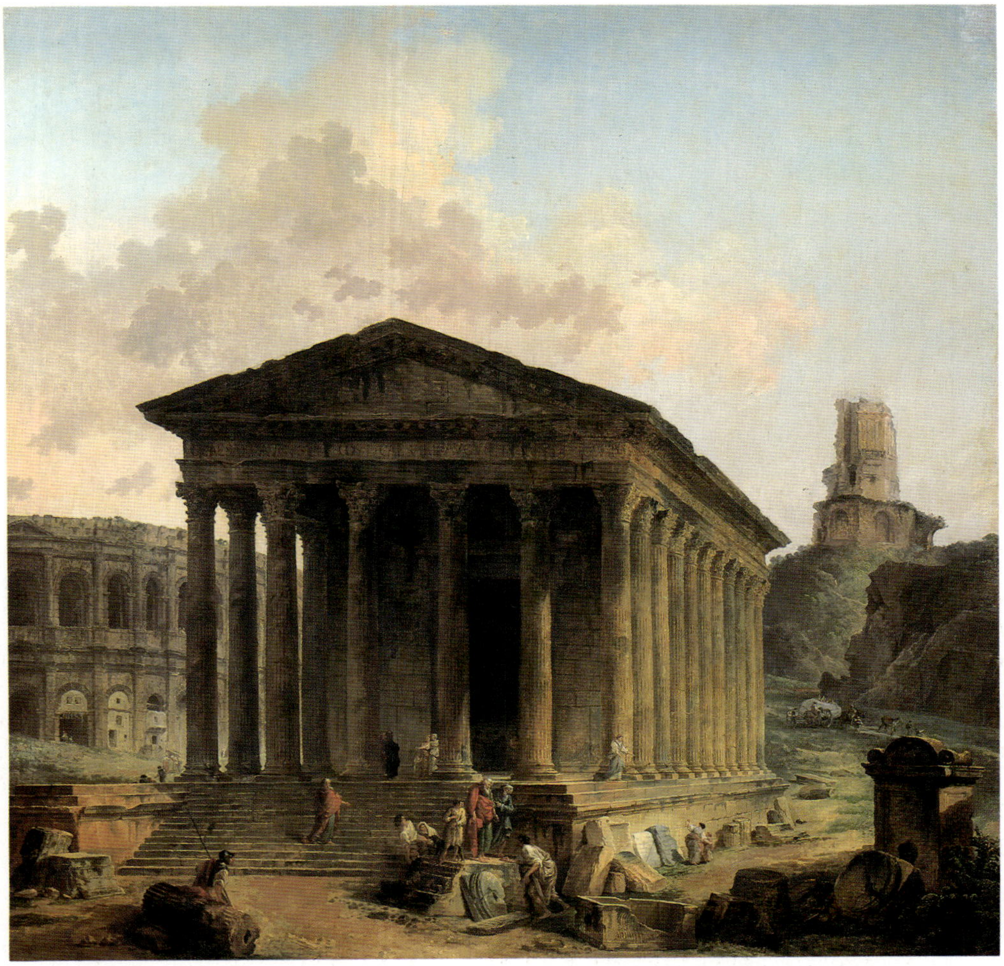

HUBERT ROBERT
Die Maison carrée in Nîmes mit dem Amphitheater und der Tour Magne.
Leinwand, 243 × 244 cm. In Auftrag gegeben 1786 zusammen mit den drei folgenden Bildern für einen Saal im Schloß von Fontainebleau. Salon von 1787; blieb im Atelier des Künstlers. Legat seiner Witwe, 1822.
INV. 7648

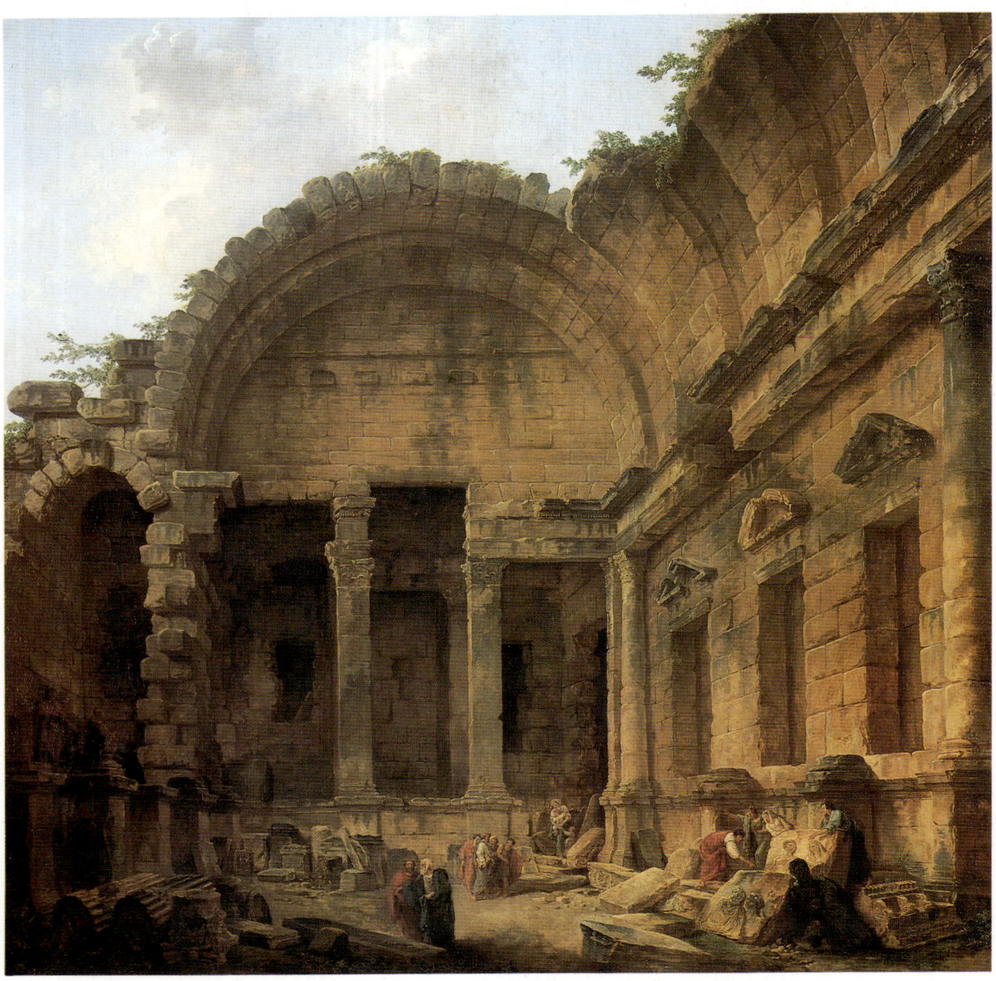

Inneres des Diana-Tempels in Nîmes.
INV. 7649

Seite 577, oben links
Der Pont du Gard. INV. 7650

Seite 577, unten
Der Triumphbogen und das Amphitheater in Orange.
INV. 7647

Seite 577, oben rechts
ELISABETH-LOUISE VIGÉE-LE BRUN
Paris 1755 – 1842
Der Maler Hubert Robert, 1788.
Holz, 105 × 84 cm. Schenkung der Nichte der Künstlerin, 1843.
INV. 3055

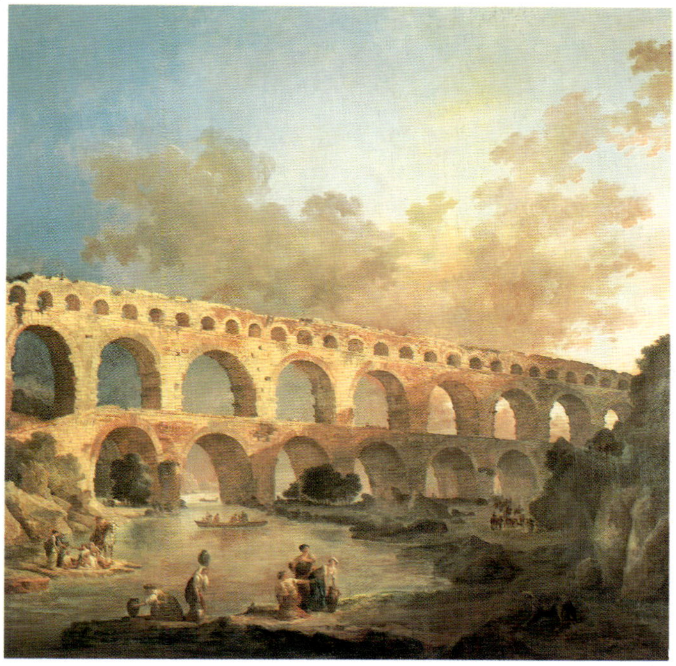

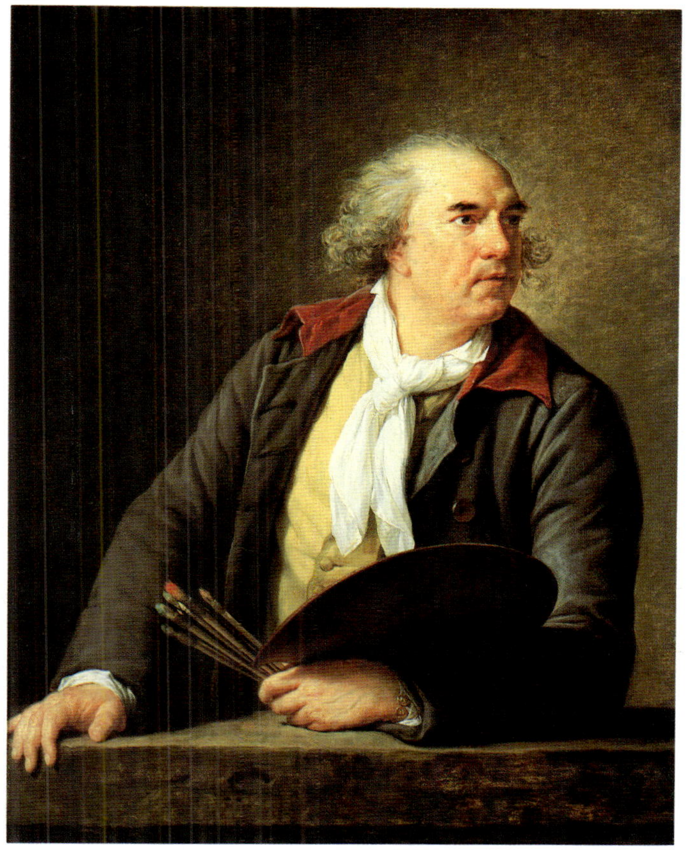

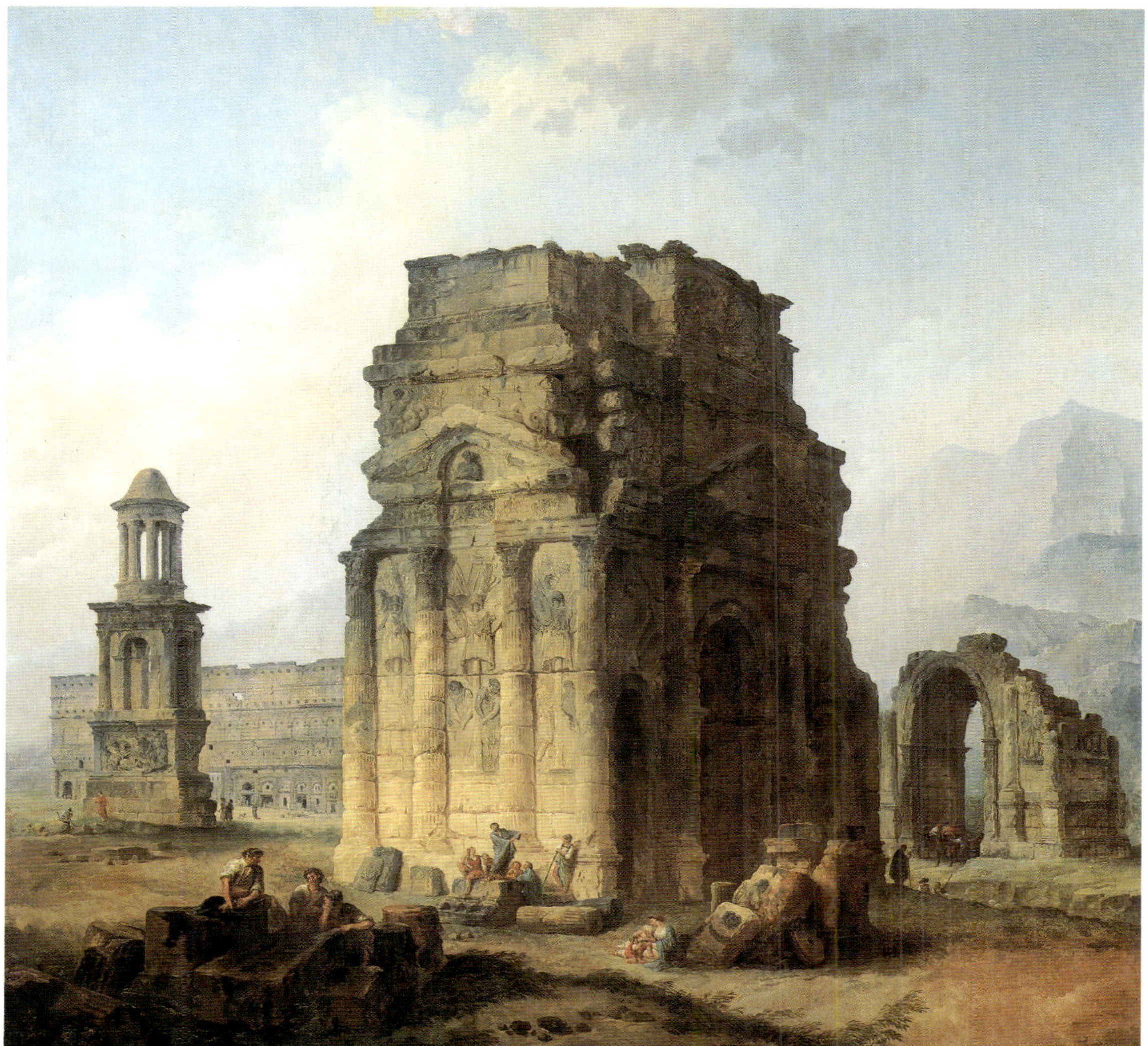

Francisco de Goya y Lucientes

Goyas visionäre, zutiefst menschliche Sehweise und seine genialen künstlerischen Ausdrucksfähigkeiten sind einzigartig in der Geschichte der Malerei. In seiner Person wie in seiner Kunst verkörpert er den Übergang vom Ancien Régime zu einem neuen Zeitalter, dem Beginn der Moderne. Kritischer Geist, starkes moralisches Empfinden, tiefe Menschenkenntnis und patriotischer Mut im Kampf gegen die Mißstände und Leiden seiner Zeit sind in seinem Werk zu gigantischer Größe gesteigert. Die psychologische Durchdringung der Motive hat ihre Wurzeln in dem verfeinerten Realismus von Velázquez und Rembrandt. Doch nie zuvor hatte ein Künstler persönlich derart kompromißlos Stellung bezogen, wie es Goya in den leidenschaftlich anklagenden Gemälden, in seinem erschütternden graphischen Werk und den »schwarzen Bildern« seines Hauses am Stadtrand von Madrid getan hat. Er nimmt Anteil, schafft neue Ausdrucksweisen für Wahrheit, die er sieht. Sein Leben wie sein Werk scheint geprägt von den Widersprüchen der Epoche: Goya ist Hofmaler und zugleich Verächter dieser verkommenen Monarchie. Seine Liebe, sein Mitgefühl gelten dem leidenden Volk. Stand er in seiner Jugend noch unter dem Eindruck der internationalen Rokokomalerei – vor allem von Tiepolo beeinflußt, der damals am spanischen Hof malte –, so vollzieht er nach einem körperlich-seelischen Zusammenbruch als Fünfzigjähriger einen schroffen Stilwandel, der ihn als den frühesten Repräsentanten des modernen Realismus auszeichnet. Dennoch ist und bleibt Goya ein Meister tonaler Farbkultur, vielleicht der lyrischste Maler überhaupt. Seine Palette ist außerordentlich nuanciert und von raffinierter Durchsichtigkeit, er »idealisiert durch die Farbe« (André Malraux). Die Pinselführung, elastisch und leicht, verleiht diesem Malstil moderne Züge.

Ein Blick auf das Bildnis der *Marquesa de la Solana* bestätigt diese subtile Technik: Unvergleichlich ist das Altrosa der schimmernden Atlasschleife gegen das farblose Gespinst der hauchzarten Stola, das die feminine Zerbrechlichkeit der Erscheinung unterstreicht und sie geradezu entmaterialisiert. Eine Gefährdung schwingt mit, der Motiv und Maler gleichermaßen unterworfen sind. Die Marchesa, eine sensible Dichterin, verstarb schon 1795. Goya selbst erlitt um die Zeit der Entstehung dieses Bildes den lebensgefährlichen Schlaganfall, der Taubheit zur Folge hatte. Auch die Zeit ist im Umbruch; jahrhundertealte Ordnungen zerbrechen. Des Malers Blick richtet sich nun nach innen; eine phantastische Welt, ebenso real wie die wirkliche, eröffnet sich ihm.

Gegenüber
Francisco de Goya y Lucientes
Fuendetodos (Saragossa) 1746 – Bordeaux 1828
Der Botschafter Ferdinand Guillemardet, 1798.
Leinwand, 186 × 124 cm. Legat Louis Guillemardet, 1865.
M. I. 697

Francisco de Goya y Lucientes
Die Dame mit dem Fächer.
Leinwand, 103 × 84 cm. Erworben 1898. R. F. 1132

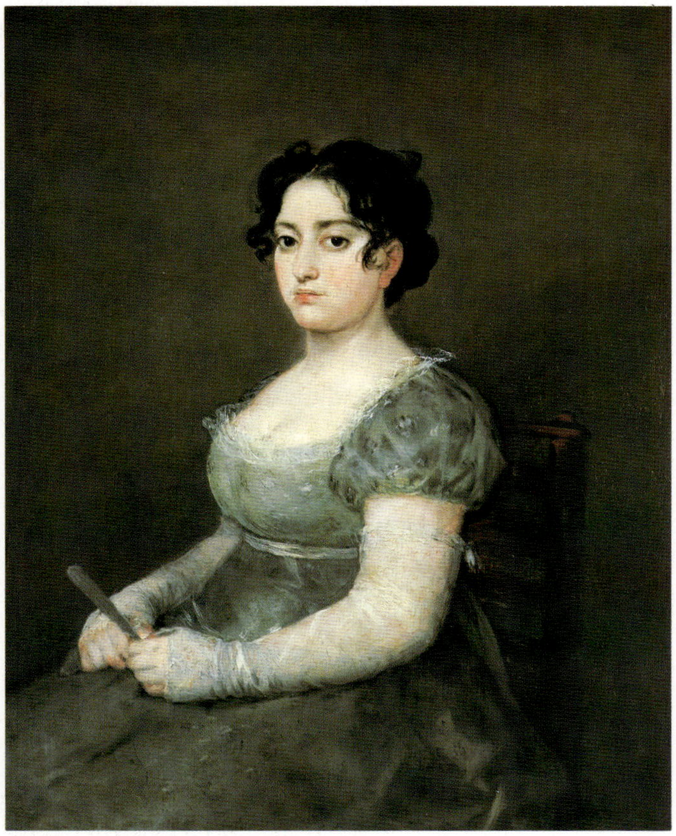

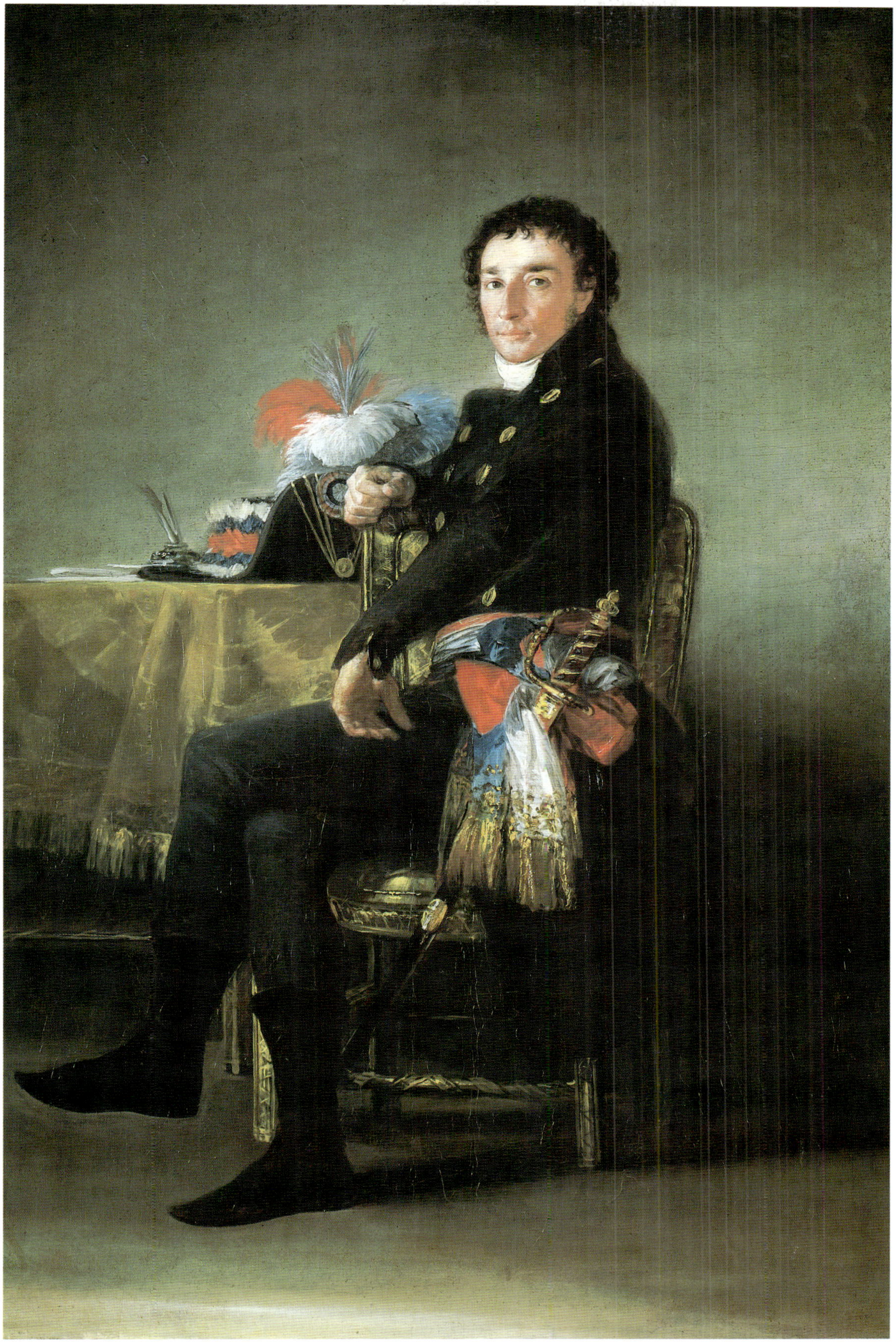

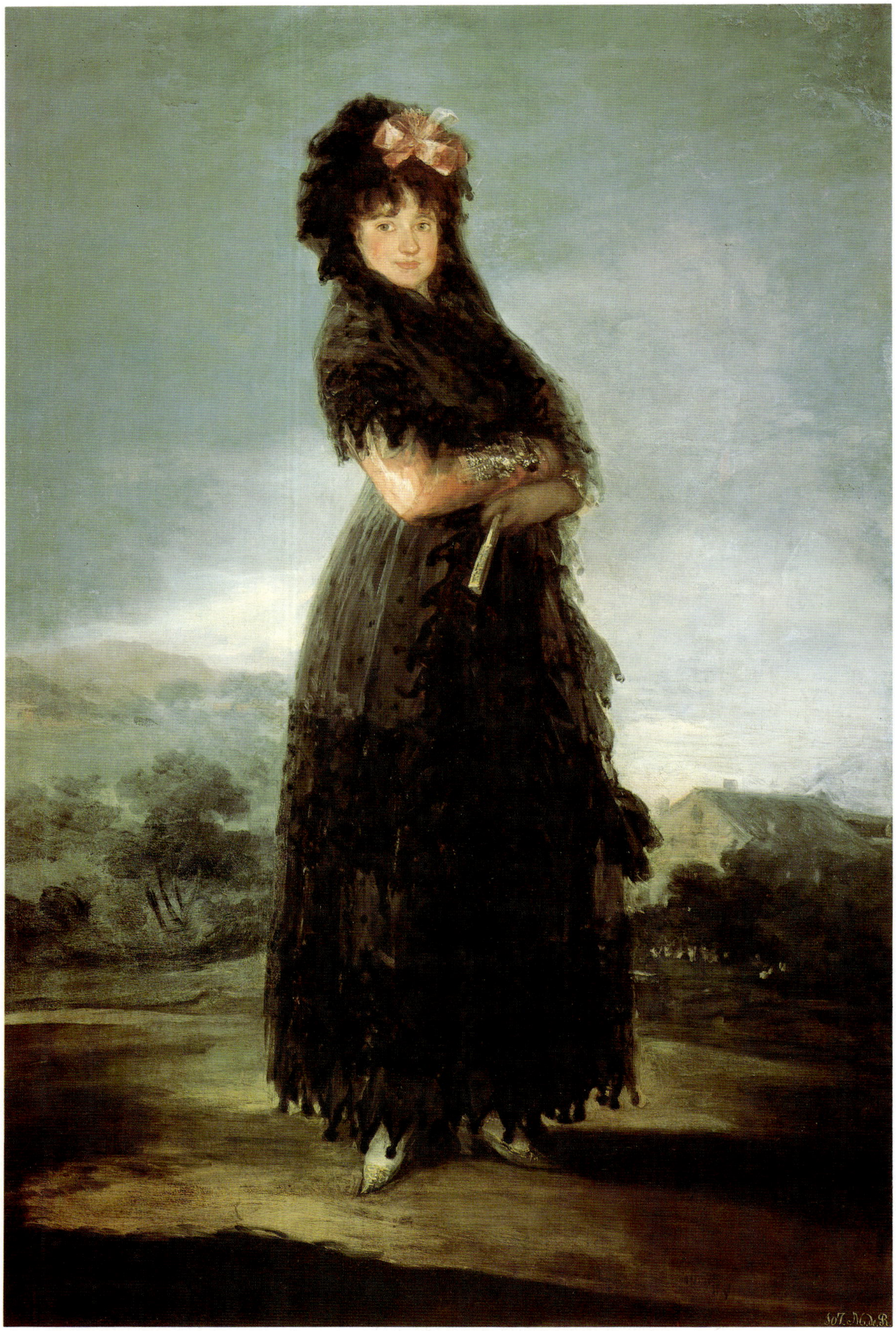

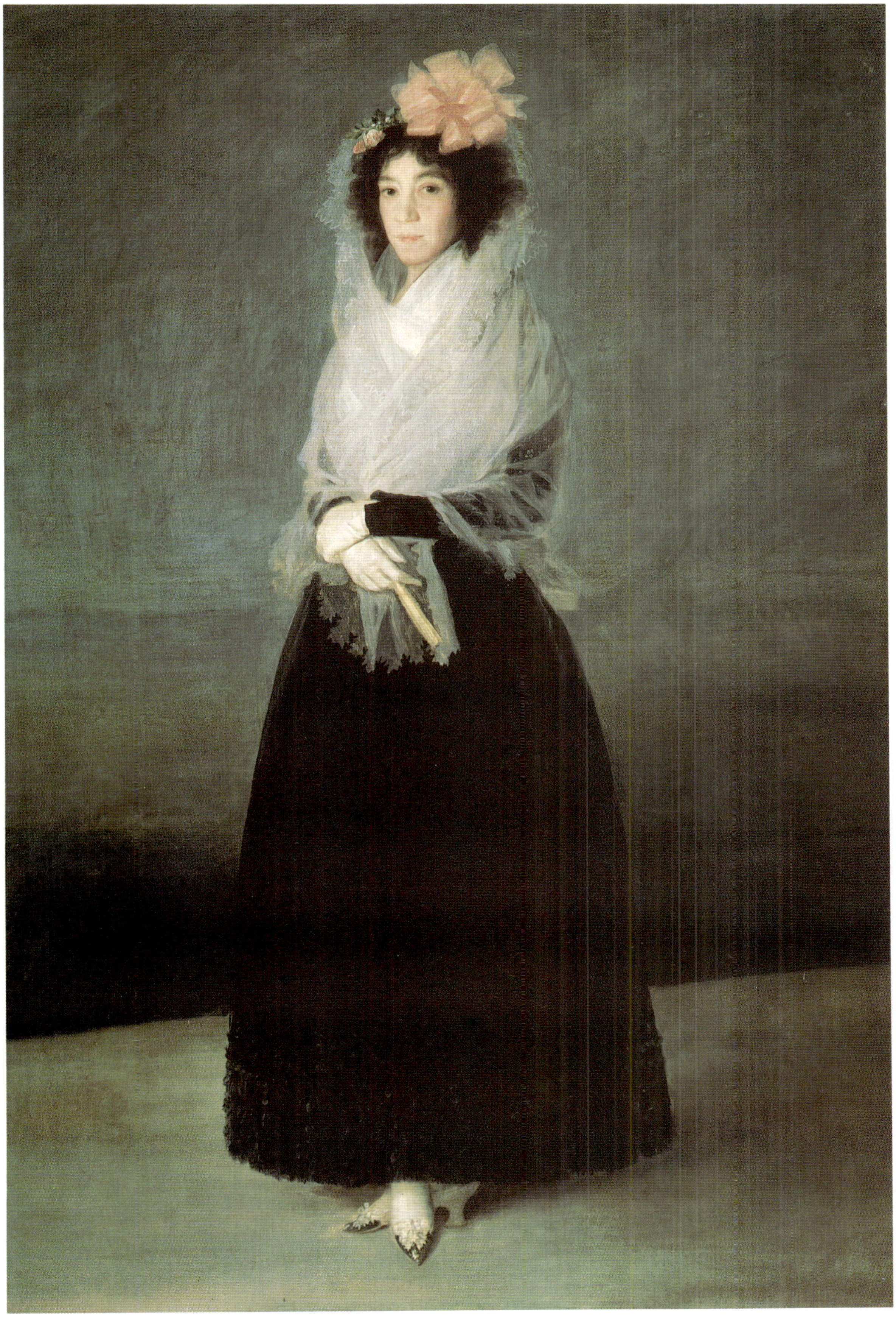

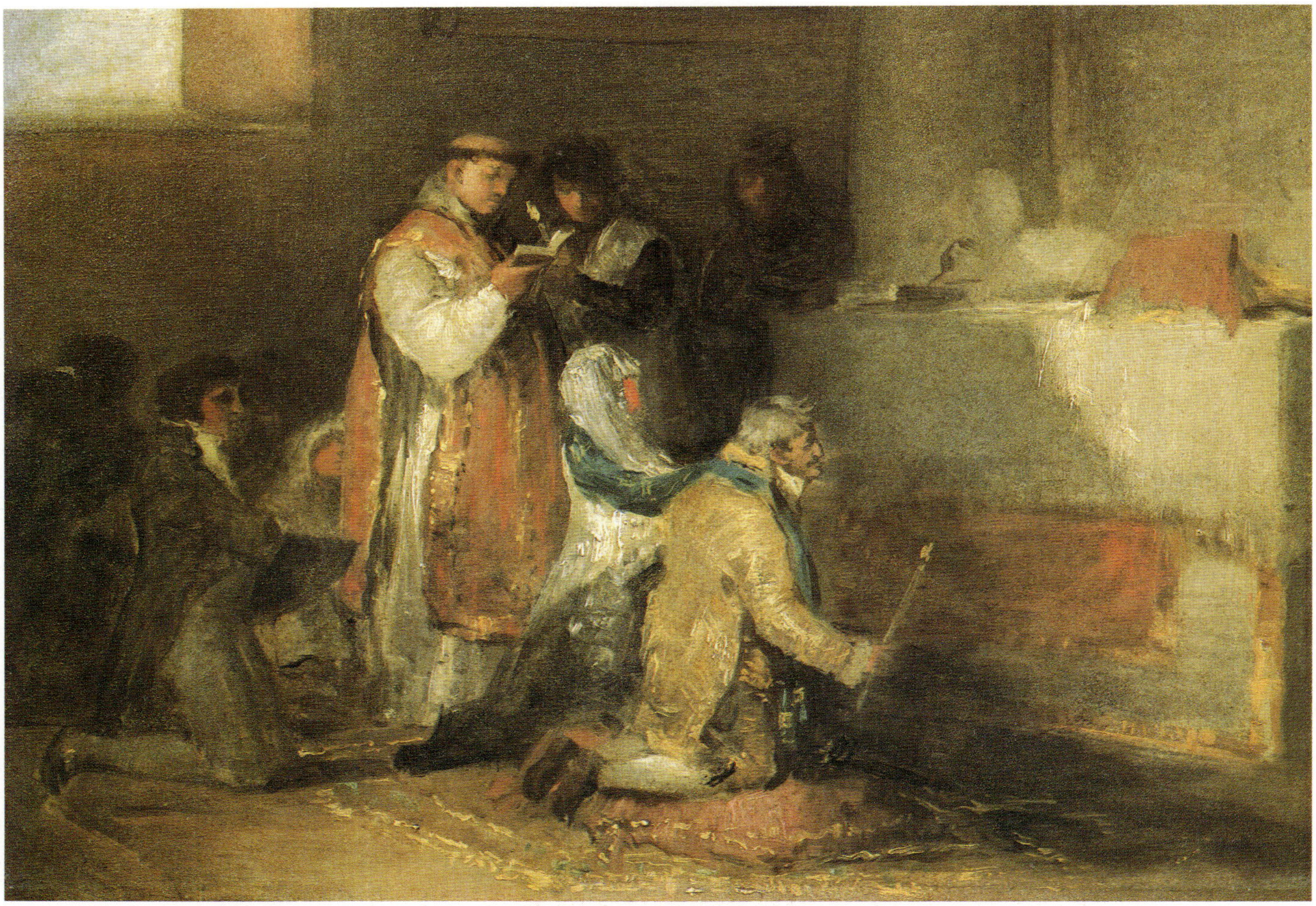

Francisco de Goya y Lucientes
Das ungleiche Paar.
Zinn, 42 × 29 cm. Erworben 1970. R. F. 1970-33

Seite 580
Francisco de Goya y Lucientes
Bildnis der Mariana Waldstein, Marquise de Santa Cruz.
Leinwand, 142 × 97 cm. Zugang durch Abtretung, 1976.
R. F. 1976-69

Seite 581
Francisco de Goya y Lucientes
Die Comtesse del Carpio, Marquesa de la Solana.
Leinwand, 181 × 122 cm. Schenkung Carlos de Beistegui, 1942,
Zugang 1953. R. F. 1942-23

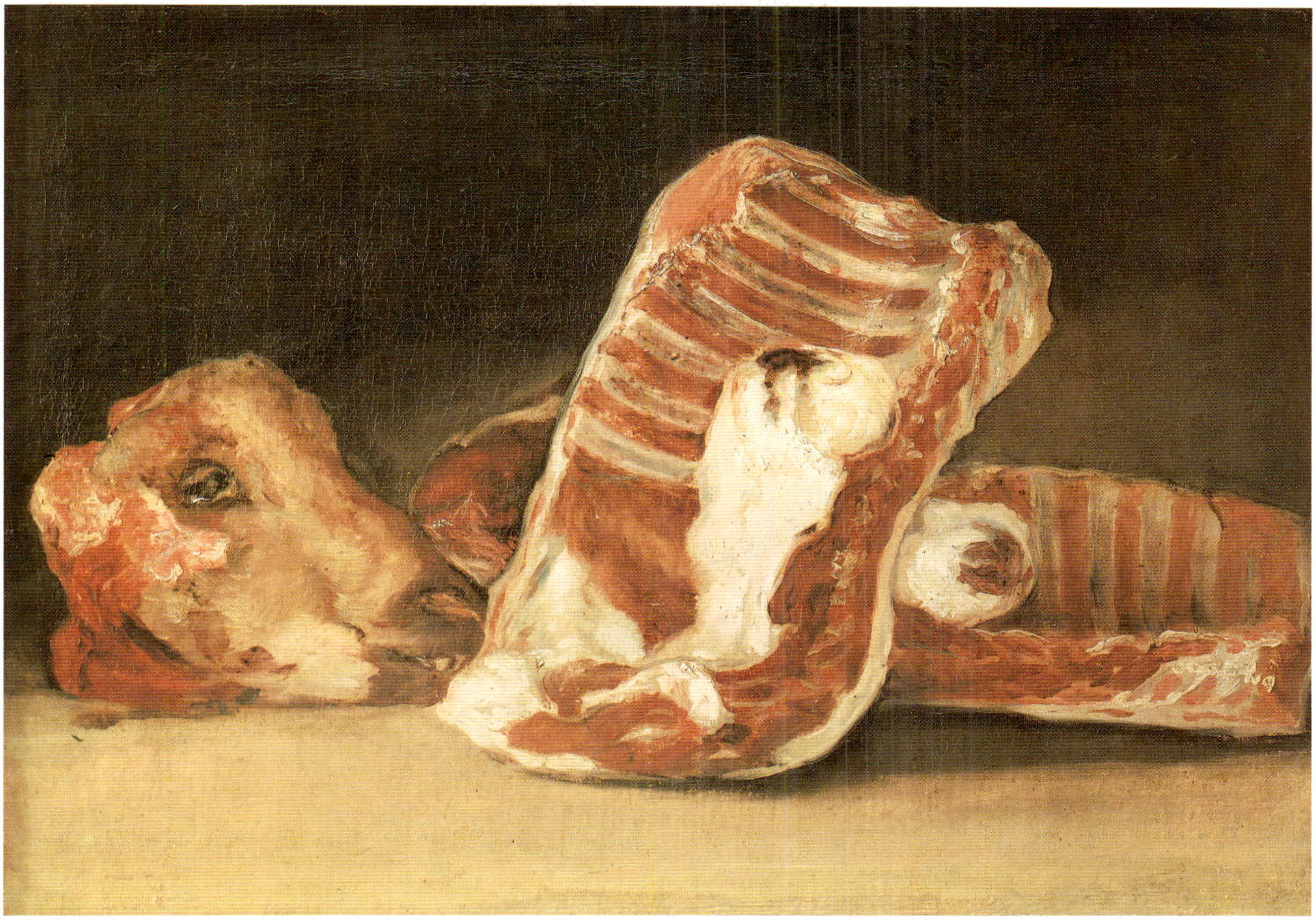

Francisco de Goya y Lucientes
Stilleben mit Hammelkopf.
Holz, 45 × 62 cm. Aus einer zwölfteiligen Serie von Stilleben (7 erhalten). Erworben 1937. R. F. 1937-120

Jacques-Louis David

Der Schwur der Horatier ist ein überragendes Bild, das in doppelter Weise Geschichte gemacht hat. Zum einen markiert es den Durchbruch einer neuen Ästhetik: der des Klassizismus; zum anderen entzündete sich an ihm die Begeisterung für ein Tugendideal, das – geboren aus dem Geist der Aufklärung – zum Vorbild einer neuen politischen Ordnung werden sollte. Der Bildgegenstand, das puritanische Heldentum der römischen Republik, gab indes Anlaß zu einiger Verwirrung. Was ist konkret dargestellt? David selbst berief sich auf die literarische Quelle bei Corneille, stilistisch auf Poussin. Tatsächlich hatte der Maler zunächst in Anlehnung an Corneilles Tragödie »Horatius« eine andere Szene im Sinne gehabt: den Freispruch des Titelhelden, der – sich selbst und seine Familie bedingungslos dem Staat zu opfern bereit – zum Mörder an seiner Schwester geworden ist und von seinem fanatisch patriotischen Vater verteidigt wird. Auf Anraten von Freunden änderte David seinen Plan und wählte nun einen Augenblick vor der entscheidenden Schlacht, in der sich befreundete und verschwägerte Brüder gegenüberstehen sollen: Der alte Horatius läßt seine drei Söhne schwören, für Rom zu siegen oder zu sterben. Eine solche Szene kommt bei Corneille nicht vor; David mußte sie »erfinden«. In der Komposition folgte er dem *Schwur des Brutus* des schottischen Neoklassizisten Gavin Hamilton – ein Thema, das dem Bedürfnis nach Abschaffung unerträglich gewordener Ordnungen in programmatischer Weise entsprach. Aus Poussins *Sabinerinnen* übernahm er die Rückenfigur am linken Bildrand als Ausgangsbasis (vgl. Seite 362); auch die anderen Protagonisten sind an Poussin orientiert.

Aus verschiedenen Quellen hatte David etwas Eigenes und Neues komponiert. Er beschwört heroische Assoziationen des alten Rom, um die Verteidigung von Freiheit und Recht zu verherrlichen, die auch vor Gewalt und Opfer nicht zurückschreckt. Diese Thematik lag dem politisch engagierten Maler sehr am Herzen. Seine Horatier verkörpern mehr als nur den persönlichen Konflikt zwischen Liebe und Ehre, wie es Corneille versteht. Es ist ein dreifach verstärkter Brutus-Schwur – dessen Eid hatte ja bekanntlich mit der Befreiung Roms von der sittenlosen, despotischen Herrschaft der Tarquinier-Könige geendet. Außerdem weckte der Name Erinnerungen an einen noch berühmteren Träger: den Cäsarmörder, der für die Freiheit der Republik handelt. David hat als Mensch und Künstler auf die Bedürfnisse seiner Zeit reagiert. Seine Figuren sind erfüllt von klassischer Idealität: ebenmäßig, statuarisch und doch bebend von kinetischer Triebkraft. *Der Schwur der Horatier* – nie gehörte Erzählung von einem nie geschworenen Eid – ist der Inbegriff freiheitlicher revolutionärer Gesinnung, ein künstlerisches Bekenntnis, das zu den bedeutendsten der Geschichte gehört.

Jacques-Louis David
Madame Charles-Louis Trudaine.
Leinwand, 130×98 cm. Legat Horace Paul Delaroche, 1890. R.F. 670

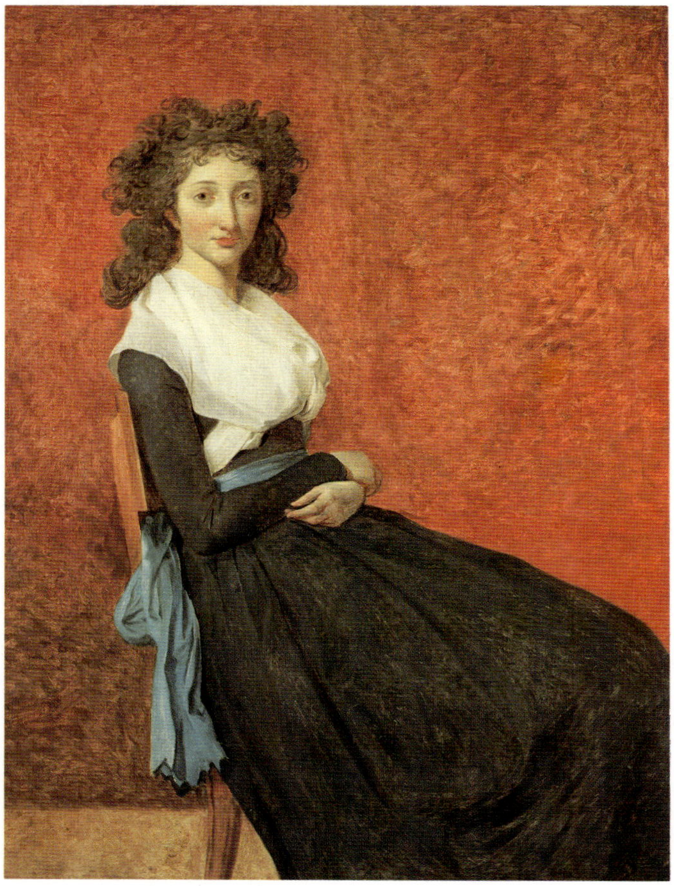

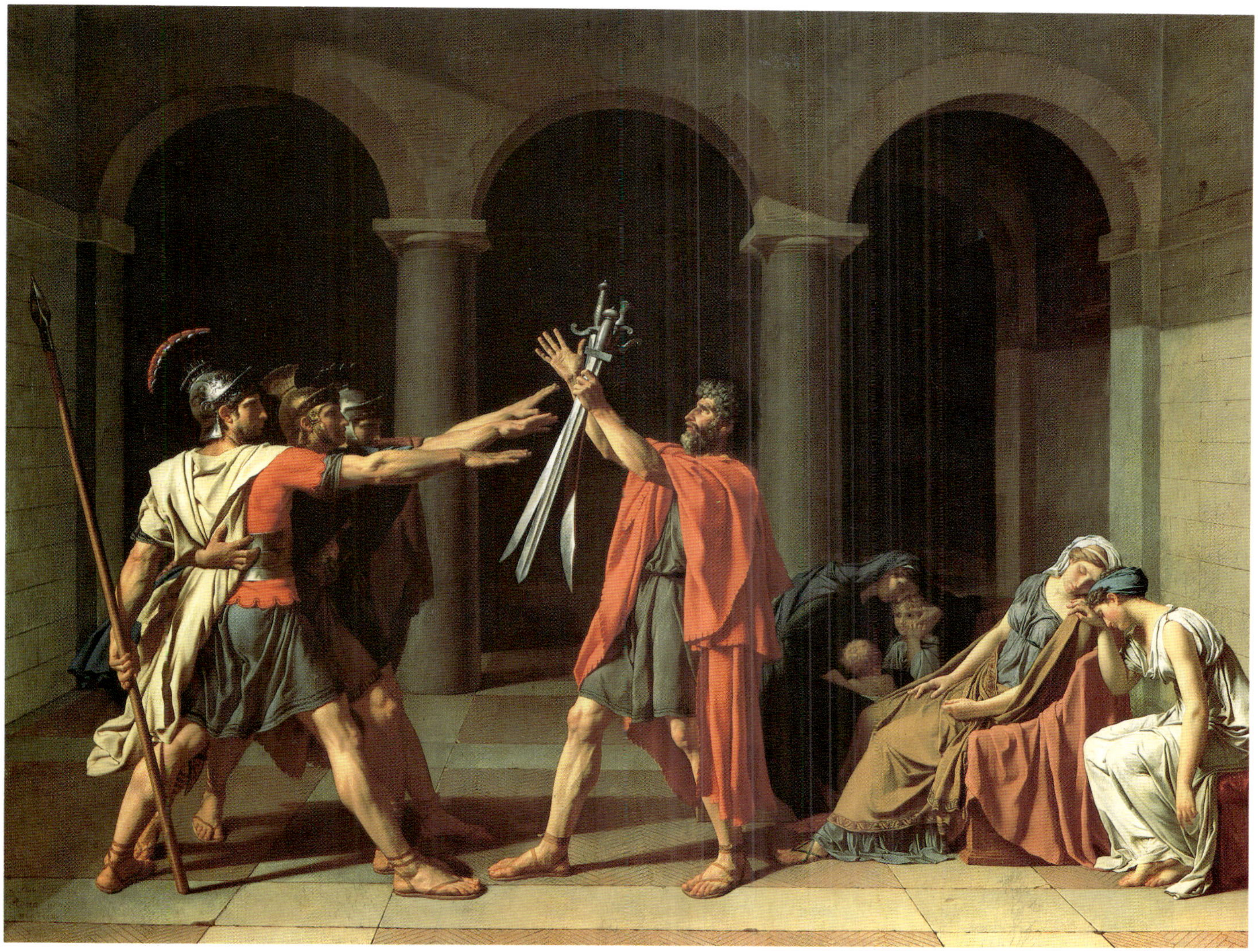

Jacques-Louis David   Paris 1748 – Brüssel 1825
Der Schwur der Horatier, 1784.
Leinwand, 330 × 425 cm. In Auftrag gegeben von der Direktion der Gebäudeverwaltung des Königs, 1784. Salons von 1785 und 1791. Sammlung Ludwigs XVI. INV. 3692

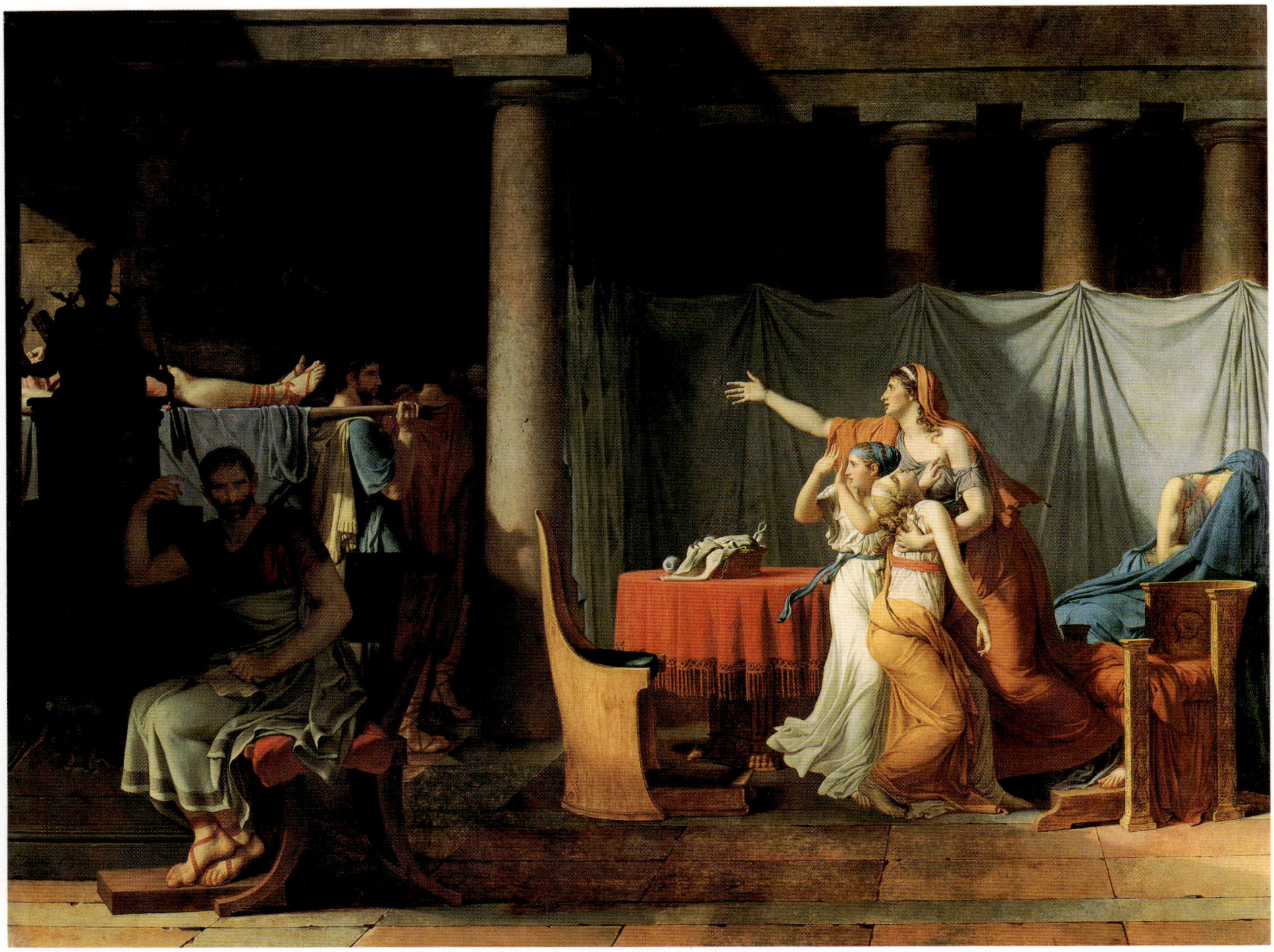

Jacques-Louis David
Die Liktoren bringen Brutus die Leichen seiner Söhne, 1789.
Leinwand, 323 × 422 cm. Salons von 1789 und 1791.
Sammlung Ludwigs XVI., 1789. INV. 3693

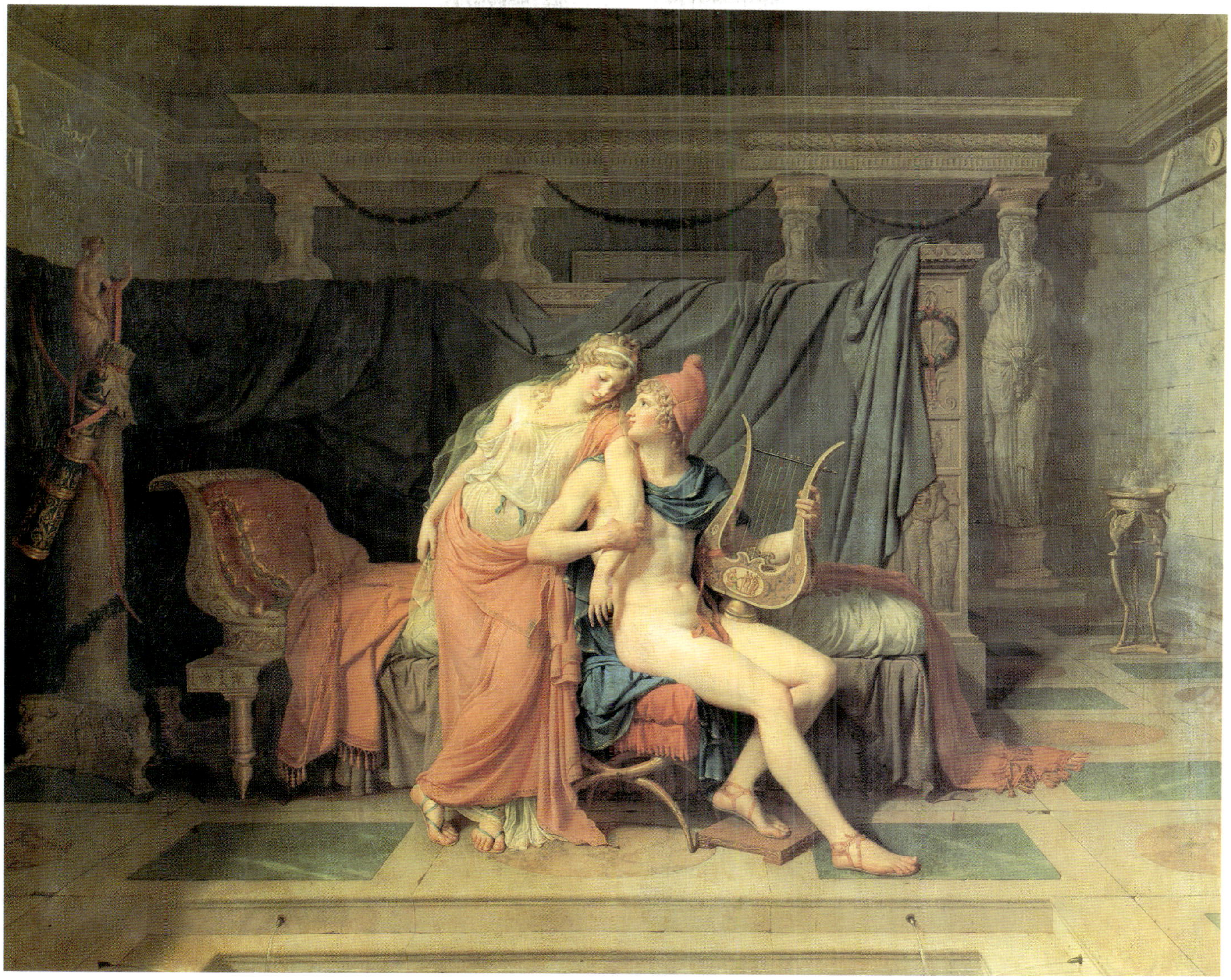

Jacques-Louis David
Die Liebe von Paris und Helena, 1788.
Leinwand, 146 × 131 cm.
In Auftrag gegeben vom Grafen d'Artois. Salon von 1789.
Während der Revolution beschlagnahmt.
INV. 3696

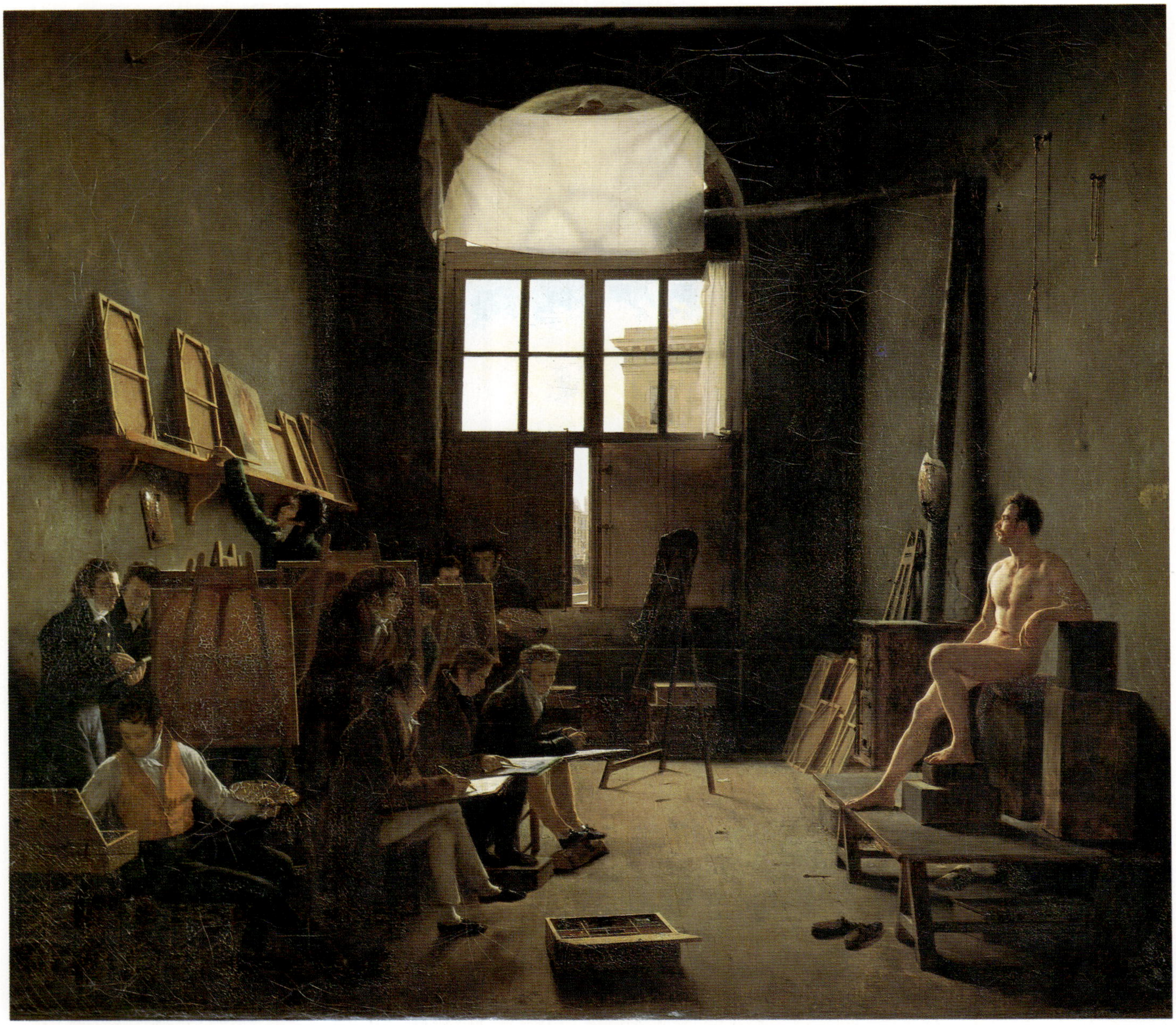

Léon-Matthieu Cochereau
Montigny-la-Gannelon 1793 – im Meer ertrunken 1817
Das Atelier von David.
Leinwand, 90 × 105 cm. Erworben im Salon von 1814.
INV. 3280

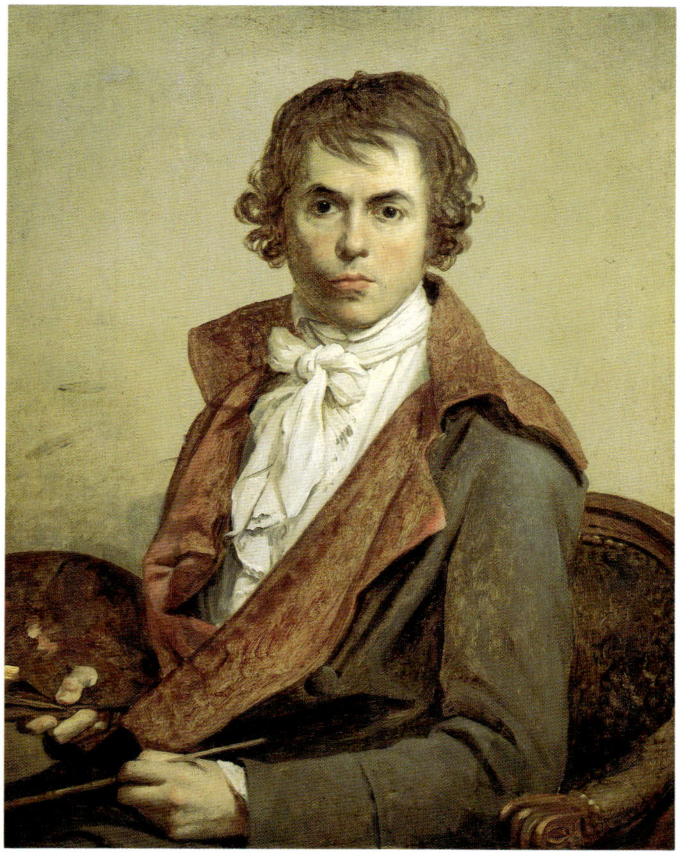

Jacques-Louis David
Selbstbildnis, 1794.
Leinwand, 81 × 64 cm. Schenkung Eugène Isabey, 1852.
INV. 3705

Jacques-Louis David
Charles-Pierre Pécoul, Schwiegervater des Künstlers, 1784.
Leinwand, 92 × 73 cm. Salon von 1785. Erworben 1844.
INV. 3706

Jacques-Louis David
Madame Pécoul, Schwiegermutter des Künstlers, 1784.
Leinwand, 93 × 72 cm. Erworben 1844. INV. 3707

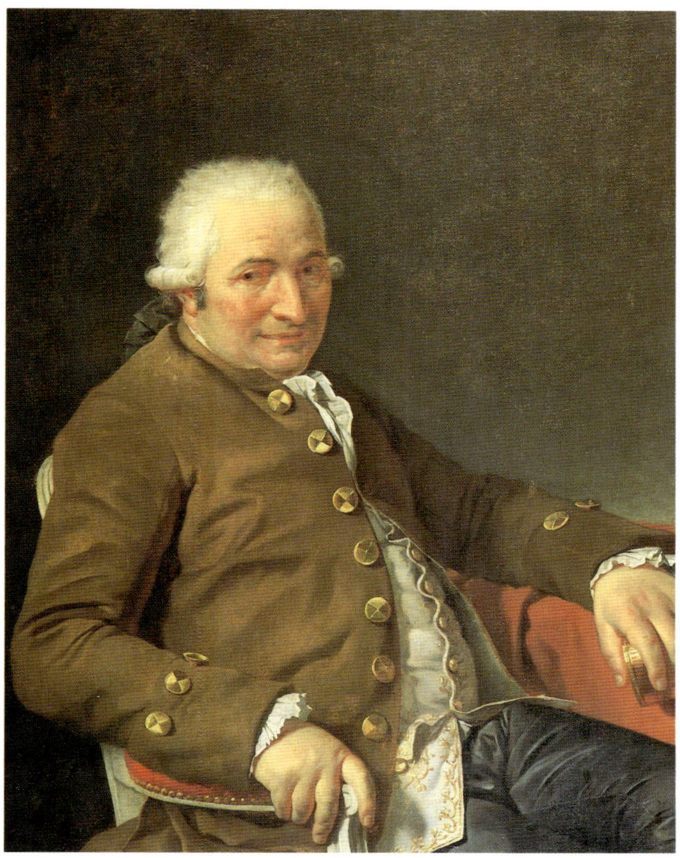

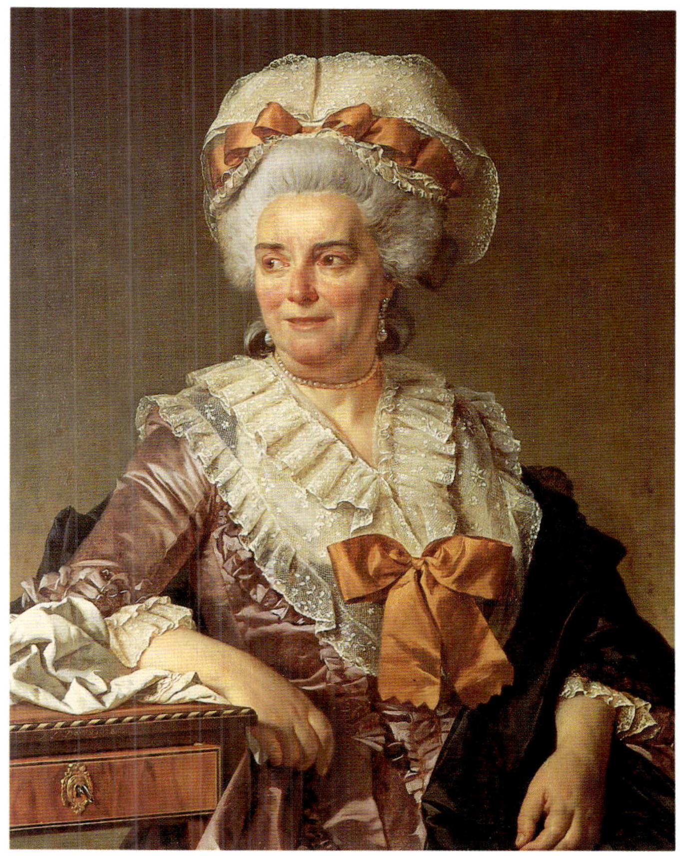

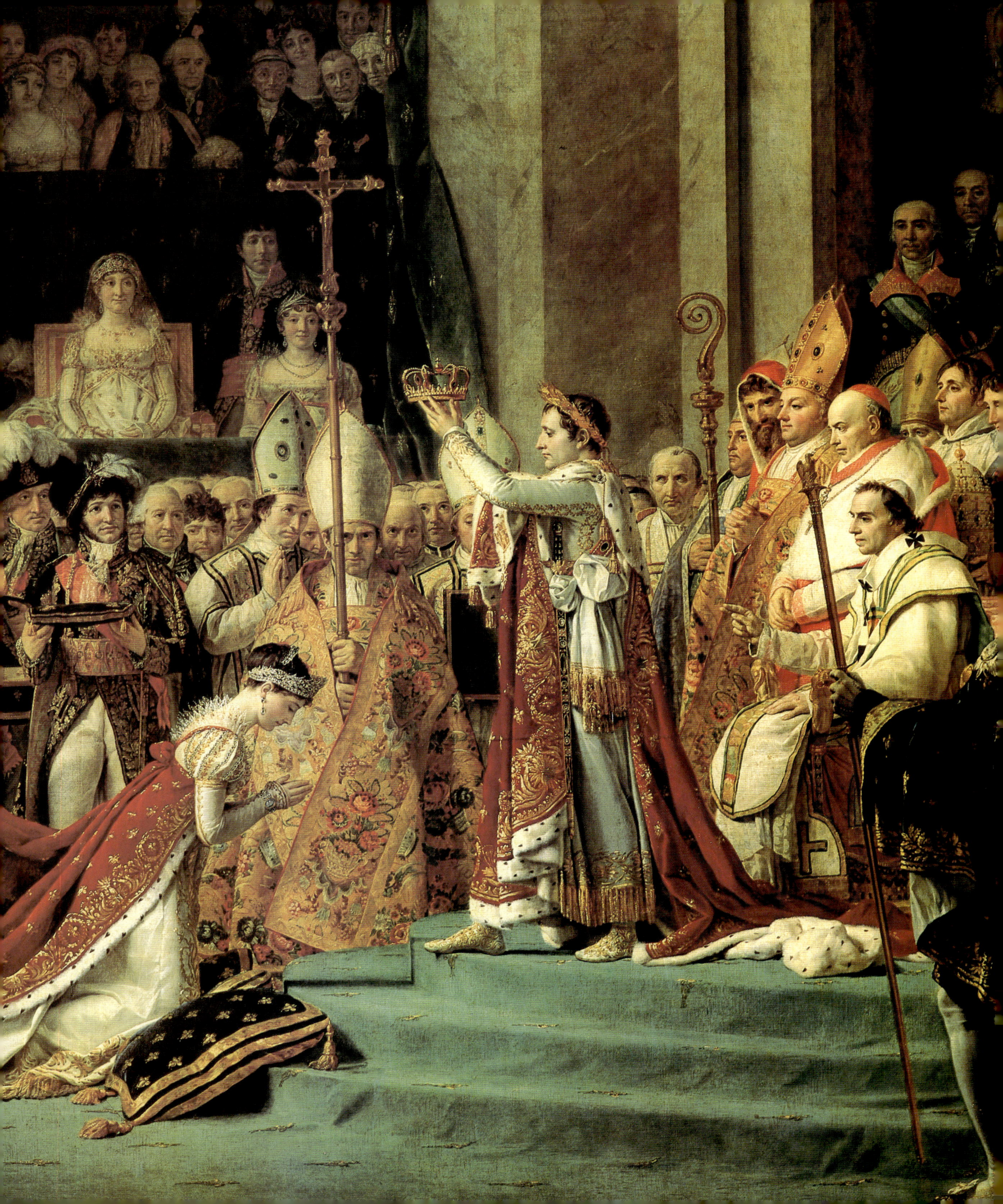

Jacques-Louis David

Davids monumentales Gemälde *Der Schwur der Horatier,* im Auftrag der königlichen Baudirektion 1784 in Rom entstanden, ist das Programmbild einer klassizistischen Ästhetik, das Manifest des Style directoire. Zu einem Zeitpunkt, als durch die Thesen Winckelmanns und die kurz zuvor erfolgte Wiederentdeckung der Vesuvstädte Herculaneum und Pompeji antike Kunst und Kultur hoch in Mode standen, war sein Erfolg ebenso durchschlagend in der römischen Gesellschaft wie im darauffolgenden Jahr im Pariser Salon. Ein Zeitgenosse berichtet, daß die anderen Künste – Skulptur, Graphik und Architektur – nun gleichfalls von der klassizistischen Woge ergriffen wurden und Davids Vorbild nachstrebten. Möbel, Kleidung, Textilien und Dekorformen übernahmen den neuen Stil.

In deutlichem Gegensatz zu dem Pathos von Davids Historienbildern steht die schlichte Auffassung seiner Porträts, in denen sich der Maler nur von der Natur leiten ließ. Es ist vielleicht Davids größtes Verdienst, die Bildniskunst des 18. Jahrhunderts maltechnisch und typologisch vollendet und einen idealistischen Naturalismus begründet zu haben, der Ingres, einem der bedeutendsten Bildnismaler, zum Vorbild werden sollte. – Der von David selbst in Mode gebrachte strenge klassizistische Geschmack der Zeit des Konsulats bestimmt sein Bildnis der *Madame Récamier.* David malte die verführerische, geistreiche Gattin des einflußreichen Pariser Bankiers im Jahr 1800. Die sparsam eingesetzten dekorativen Elemente – Kline, Schemel und Leuchter – wurden als stilgerechte Accessoires zur Vervollkommnung des Porträts eigens für diesen Zweck angefertigt. Bei der malerischen Ausführung dieses Zubehörs, auch des weißen, merkwürdig unfertig wirkenden Gewandes, war Ingres beteiligt, der damals als Schüler Davids in dessen Atelier arbeitete. Der Meister selbst konzentrierte sich ganz auf das Porträt: Seine Bildniskunst strebt nach psychologischer Einfühlung und Wahrhaftigkeit. Die gesamte Bildfläche, der undefinierte Raum, ist in einer Art Rohzustand belassen, der in seltsamem Kontrast steht zu dem meisterhaft modellierten Kopf der jungen Frau. Wie locker darübergebürstet erscheint der halbpastose transparente Farbauftrag über der weißen Grundierung. Diese summarische Behandlung hat nicht nur ihren eigenen optischen Reiz und bezeugt nebenbei eine gewisse Ungeduld des Malers: Im Bildnis der Madame Récamier dient dieses Stilmittel dazu, die Zeitlosigkeit der Schönheit zu unterstreichen, wozu auch die legere Haltung, die bloßen Füße und das antikische Gewand beitragen. Die Dreiundzwanzigjährige, die später als Geliebte Chateaubriands von sich reden machte, ist als Nymphe verewigt. Das Bild lebt von der Ausstrahlung ihrer Persönlichkeit und belegt Davids Meisterschaft in der Gattung Bildnis.

Gegenüber, unten
JACQUES-LOUIS DAVID Paris 1748 – Brüssel 1825
Die Krönung Napoleons I. und der Kaiserin Joséphine in der Kathedrale Notre-Dame in Paris, 2. Dezember 1804, 1806/07 (Ausschnitt, vgl. Seite 592).
Leinwand, 621 × 979 cm. Von Napoleon I. in Auftrag gegeben. Salon von 1808. INV. 3699

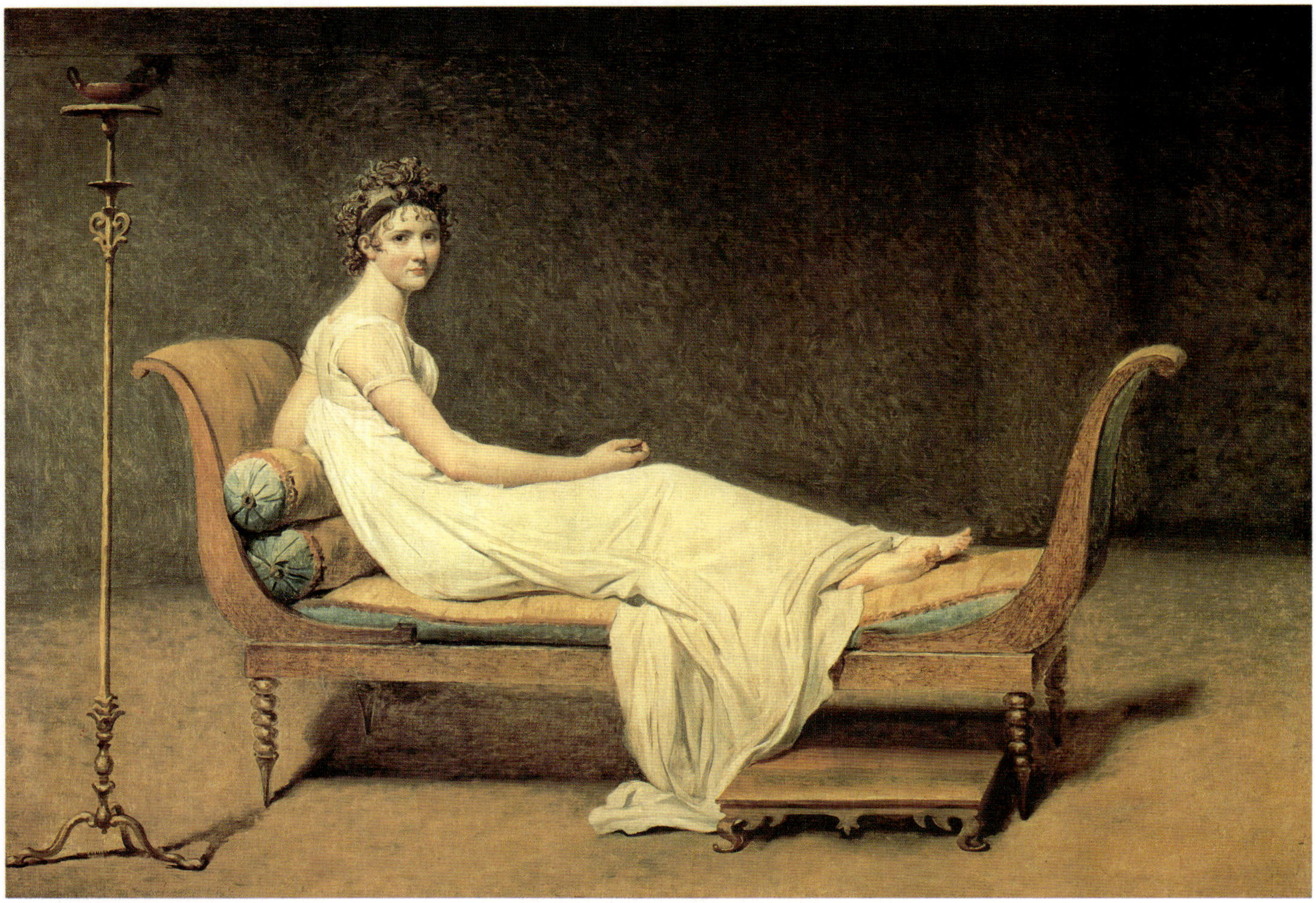

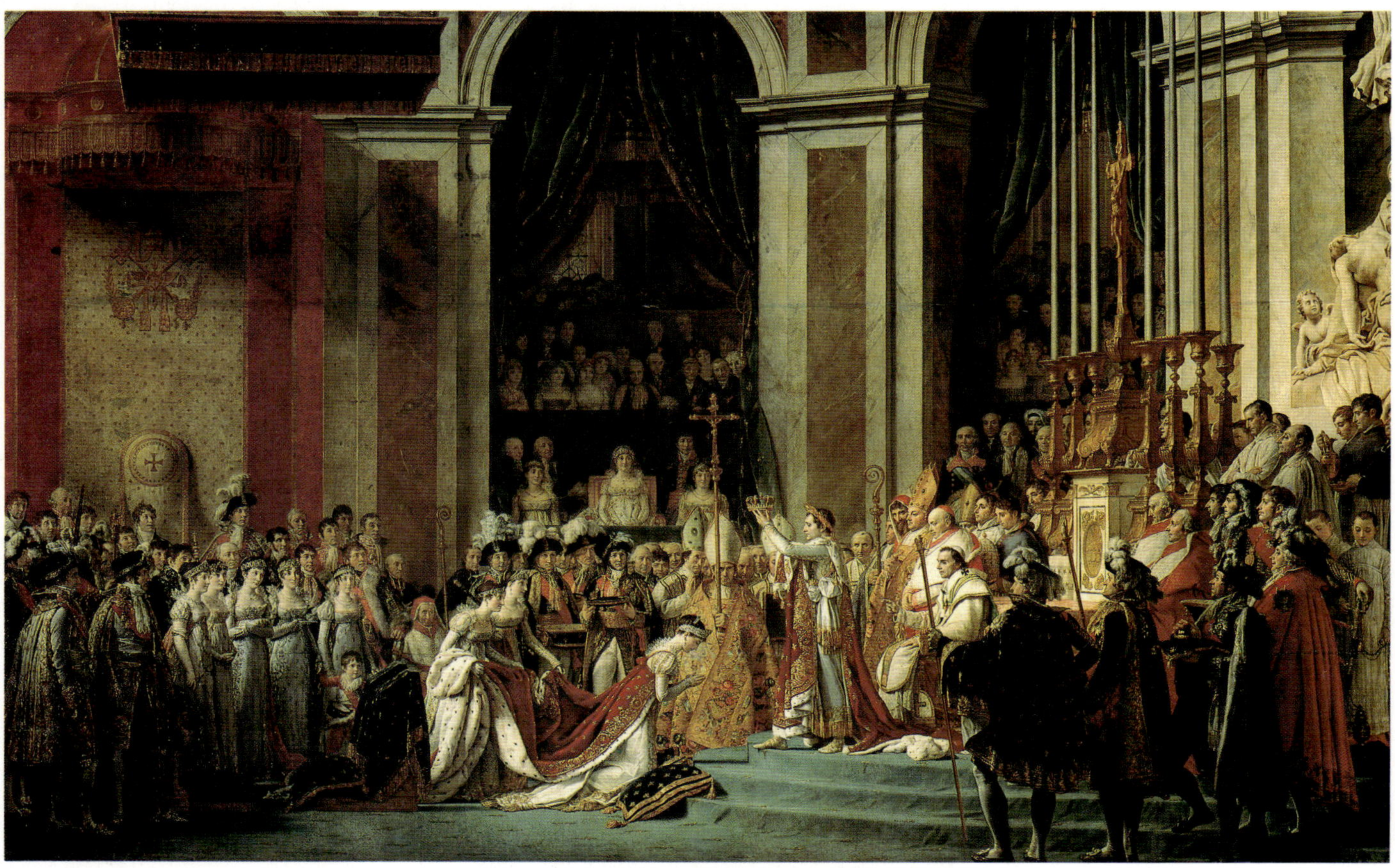

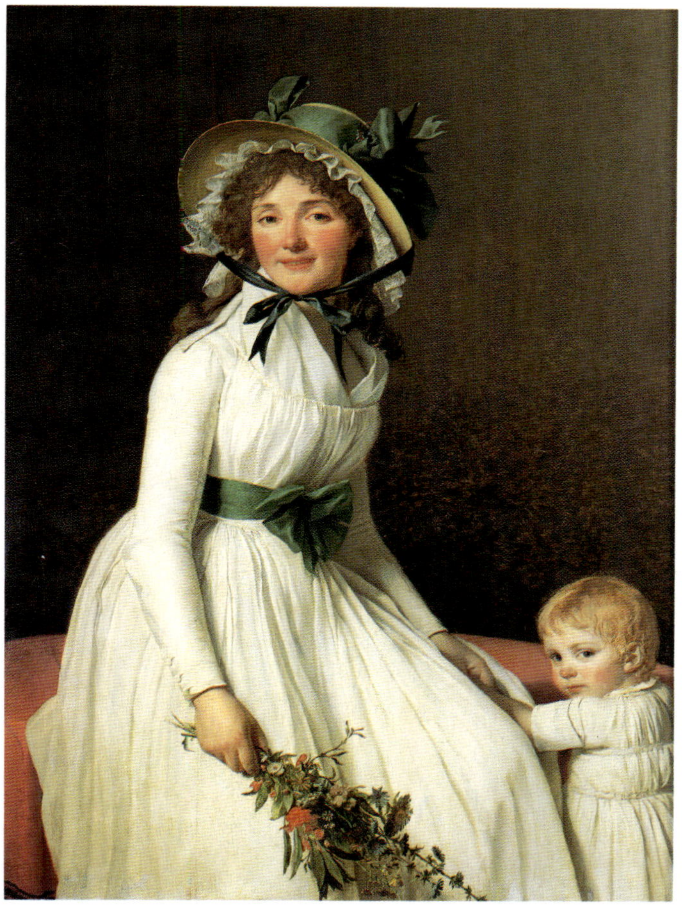

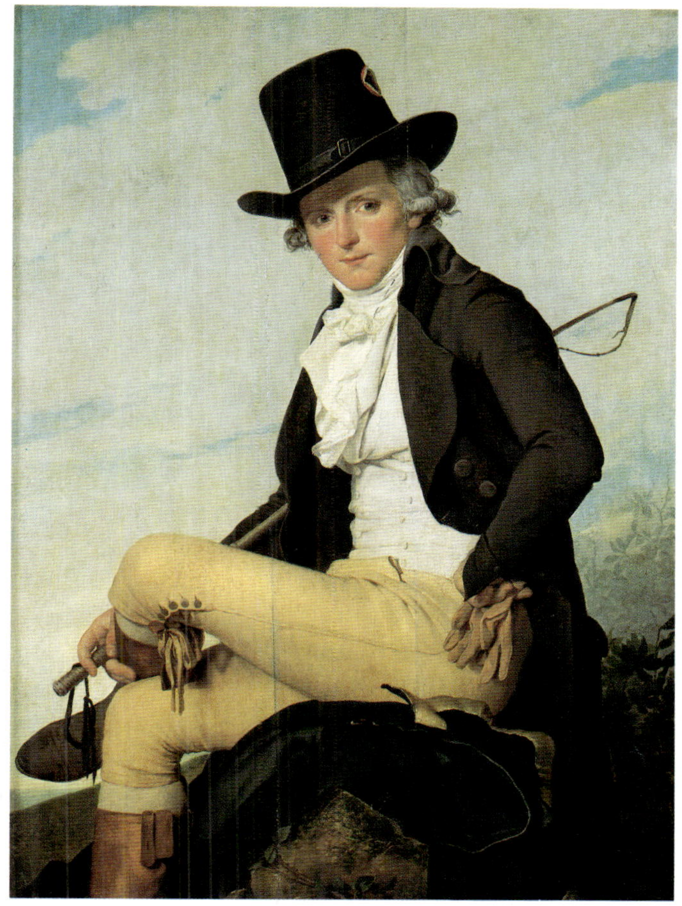

Jacques-Louis David
Madame Emilie Sériziat geb. Pécoul und ihr Sohn Emile (geb. 1793).
Holz, 131 × 96 cm. Salon des Jahres IV (1795). Erworben 1902. R. F. 1282

Jacques Louis David
Pierre Sériziat, Schwager des Künstlers.
Holz, 129 × 96 cm. Salon des Jahres IV (1795), jedoch im Katalog nicht erwähnt. Erworben 1902. R. F. 1281

Jacques-Louis David
Madame de Verninac, geb. Henriette Delacroix, Schwester von Eugène Delacroix, 1799.
Leinwand, 146 × 112 cm. Schenkung Carlos de Beistegui, 1942; Zugang 1953. R. F. 1942-16

Gegenüber, oben
Jacques-Louis David
Madame Récamier, 1800.
Leinwand, 174 × 244 cm. Begonnen 1800 und unvollendet gelassen. Erworben beim Verkauf aus dem Atelier von David, 1826. INV. 3708

Gegenüber, unten
Krönung Napoleons I. (vgl. Seite 590/91)

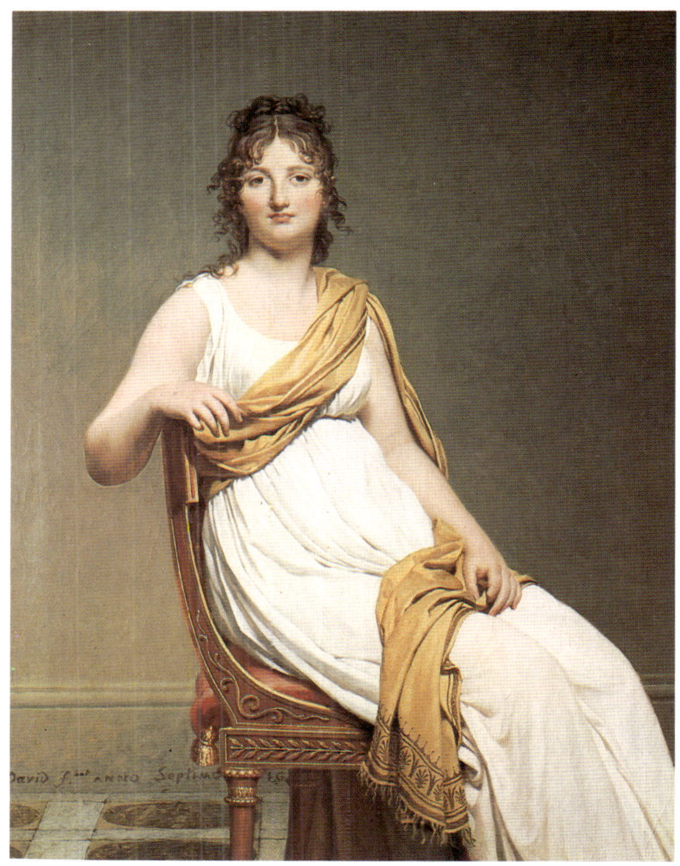

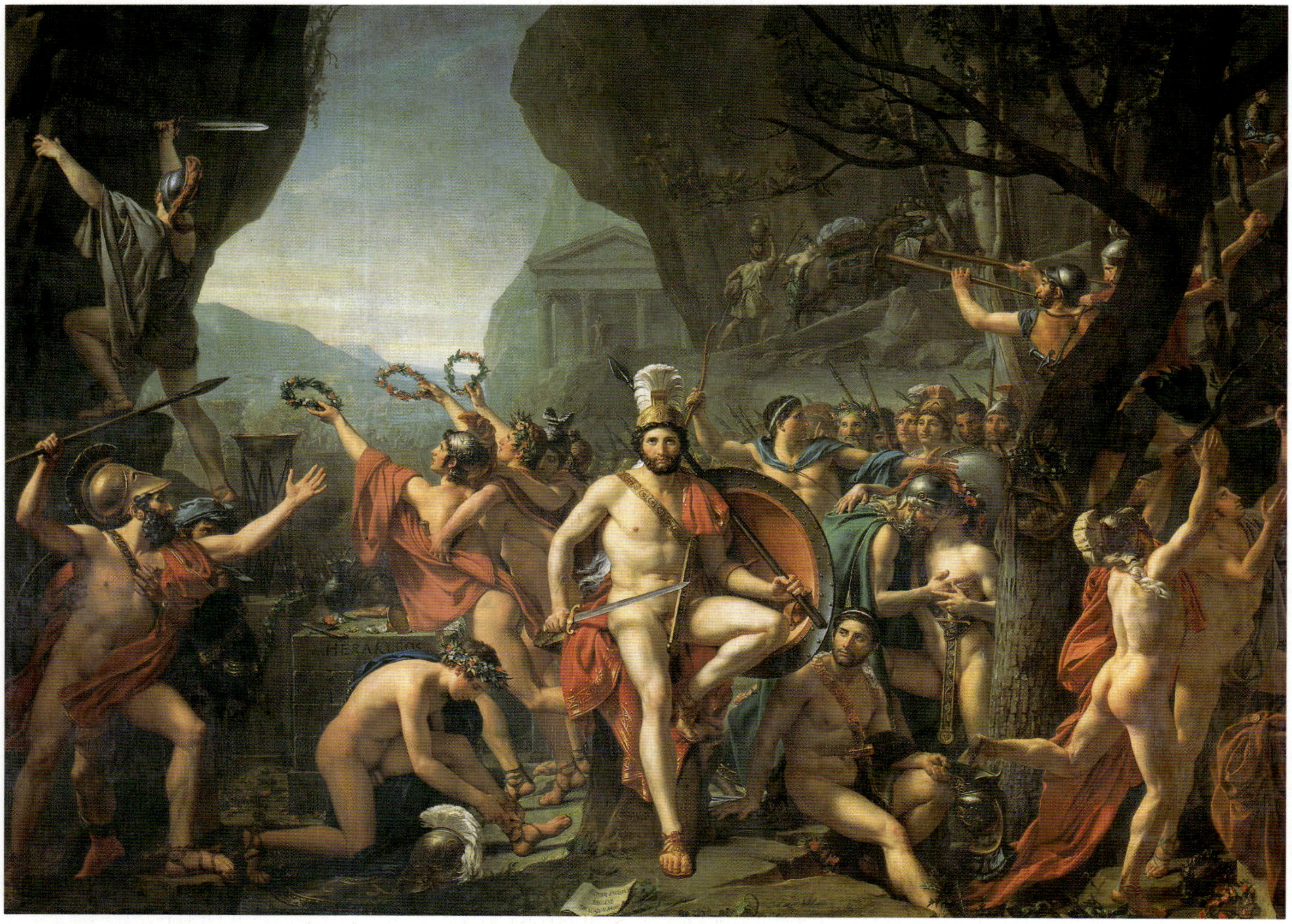

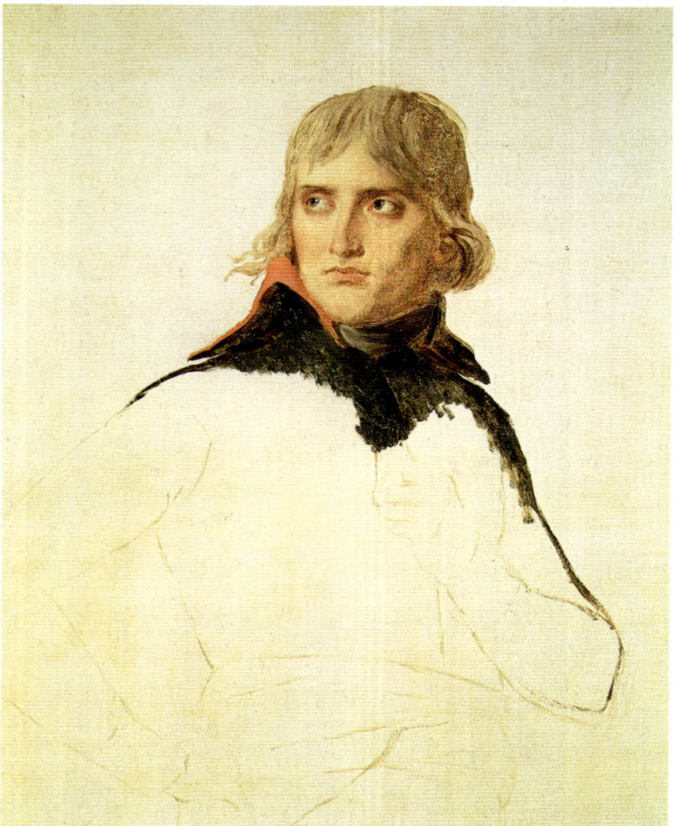

Jacques-Louis David
Leonidas an den Thermopylen, 1814.
Leinwand, 395 × 531 cm. Erworben 1819. INV. 3690

Jacques-Louis David
General Bonaparte.
Leinwand, 81 × 65 cm. Entwurf, gemalt 1797/98, zur Vorbereitung eines großen Bildes, das Napoleon in Betrachtung der Alpen darstellen sollte. Schenkung Carlos de Beistegui, 1942; Zugang 1953. R. F. 1942-18

Gegenüber
Leonidas an den Thermopylen, Detail

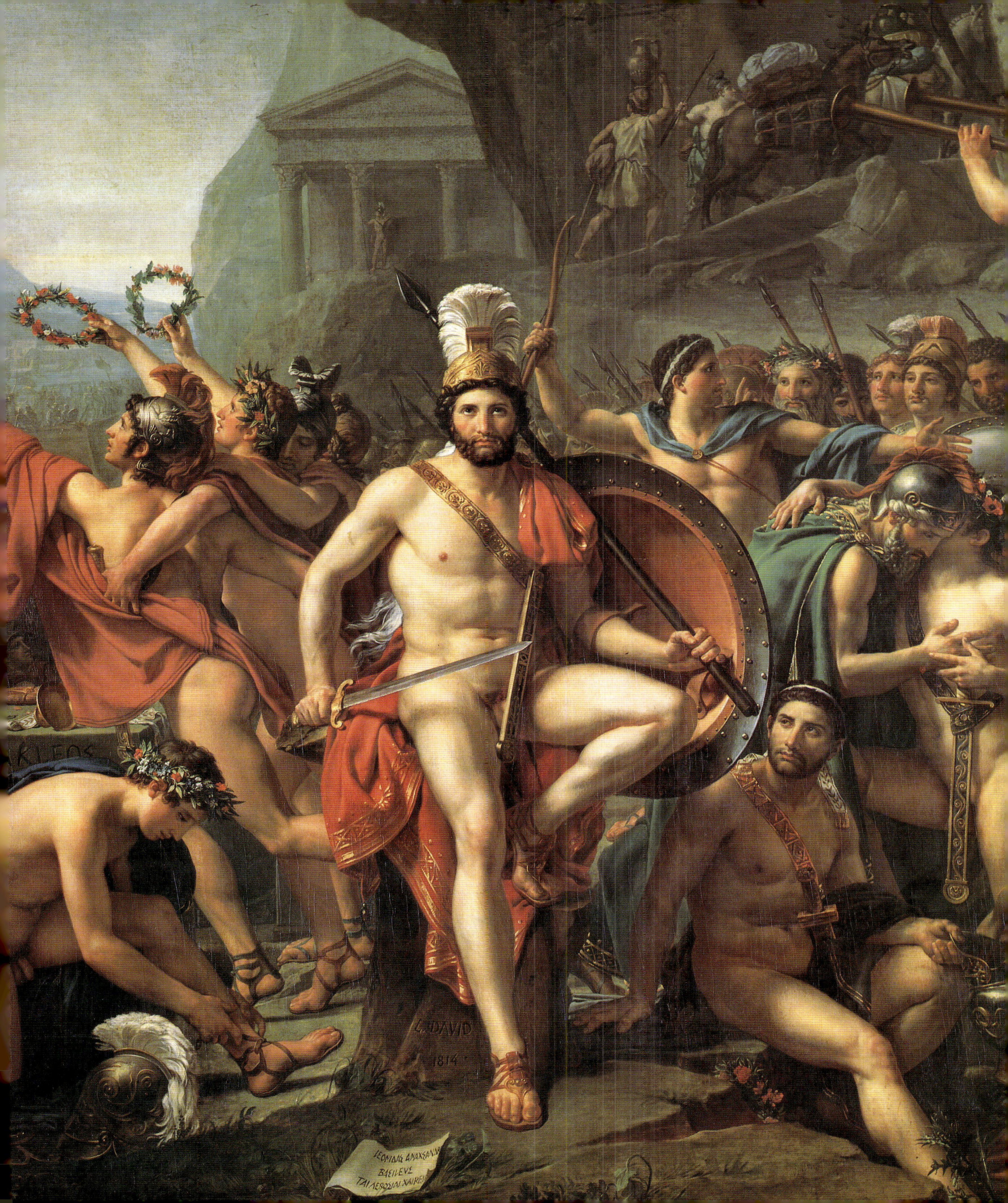
L. DAVID
1814

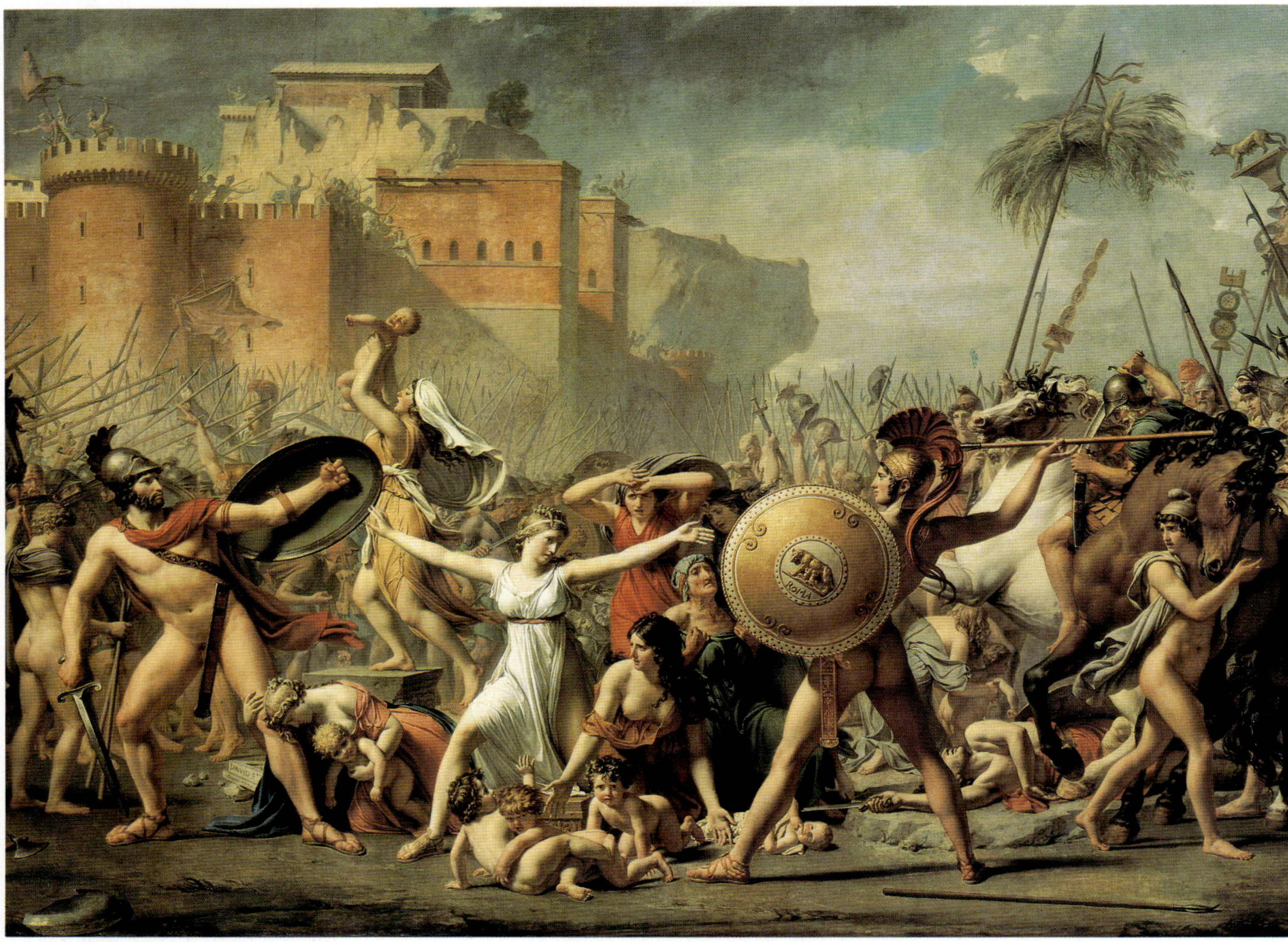

Jacques-Louis David
Die Sabinerinnen, 1799.
Leinwand, 385×522 cm. Ausgestellt im Louvre 1799 – 1804.
Salon von 1808. Erworben 1819. INV. 3691

Gegenüber
Die Sabinerinnen, Detail

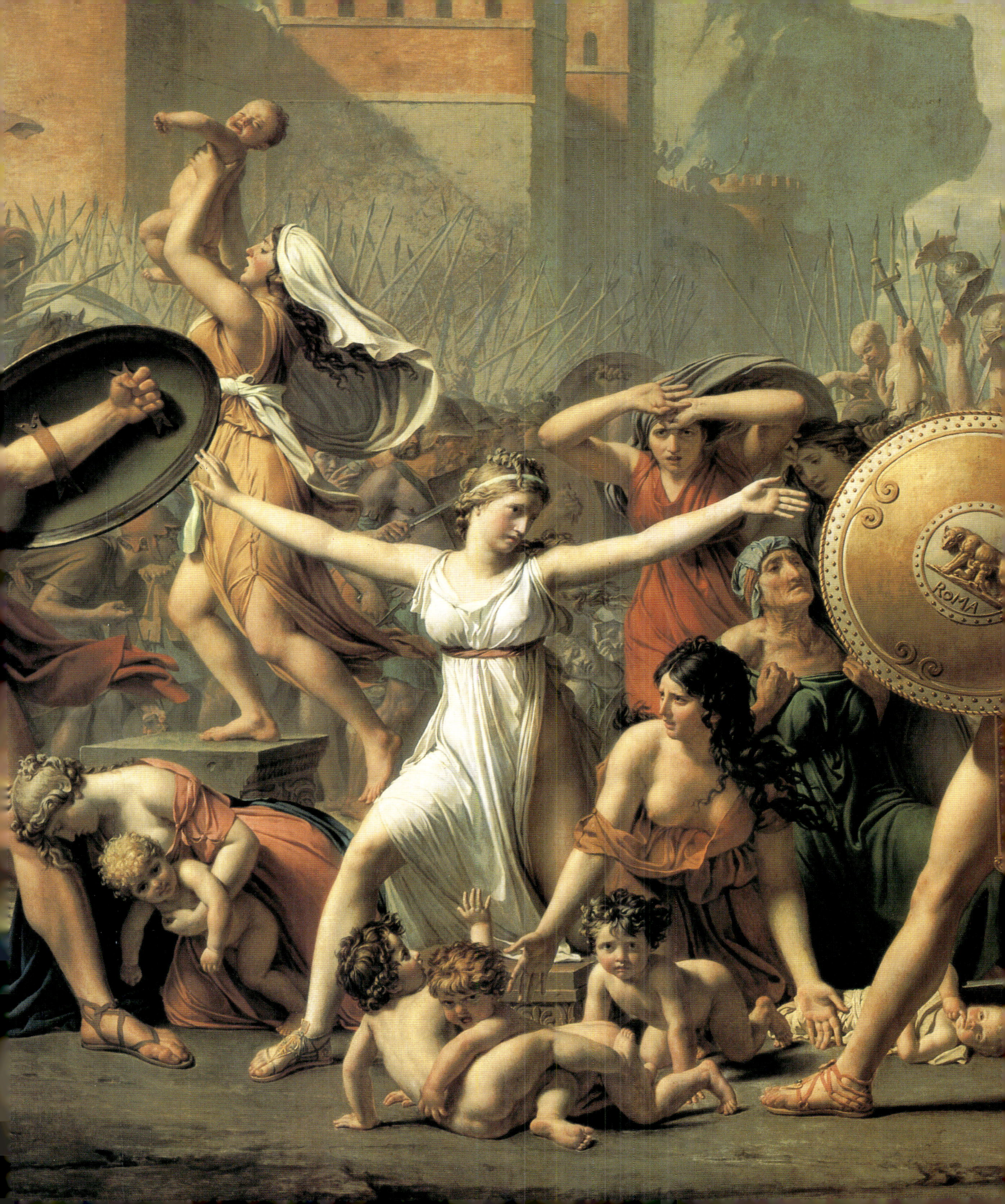
ROMA

Antoine-Jean Gros

Gros, als Maler epischer Kolossalgemälde der napoleonischen Schlachten in die Kunstgeschichte eingegangen, wurde Bonaparte Ende 1796 von dessen Gemahlin Josephine vorgestellt, in deren Gefolgschaft der Maler von Genua aus zu dem siegreichen General nach Mailand gereist war. Es kam zu einer einzigen, sehr kurzen Sitzung im Zusammenhang mit dem ersten bedeutsamen Auftrag, Bonapartes Sieg an der *Brücke von Arcola* am 17. November 1796 ein Denkmal zu setzen. Der Maler wählte für sein Halbfigurenporträt den kritischen Augenblick, der über den Ausgang dieser strategisch wichtigen Schlacht entscheidet: Der Feldherr hat die Fahne als Siegeszeichen ergriffen und stürmt im Kugelhagel der Artilleriegeschosse zielbewußt vorwärts, den Blick prüfend und konzentriert auf die folgenden Truppen zurückgewendet. Dem jungen Maler gelang mit dieser stupenden Charakterstudie mehr als ein großartiges Porträt: Es ist das Bildnis des Helden schlechthin.

Gros verfolgte die Aktivitäten Napoleons in Italien, verbrachte aber die meiste Zeit in Neapel, Florenz und Genua mit dem Malen von Porträts. Der General war dem Maler wohlwollend gesinnt und bestimmte ihn für die Kommission zur Konfiszierung von Kunstwerken aus italienischen Museen. In offizieller Mission reiste er in Italien umher, wurde aber nicht zur Begleitung des Ägyptenfeldzuges aufgefordert. Er hat es tief bedauert, die Farbigkeit des Orients nicht selbst kennengelernt zu haben. Statt dessen mußte er, als er sich an dem Wettbewerb für ein großes Gemälde der Schlacht von Nazareth in Nantes beteiligte, auf Skizzen und Informationen zurückgreifen, die Vivant Denon von dort zurückbrachte. Der Baron hatte zu jeder militärischen Aktion Aufzeichnungen gesammelt, die ein ganzes Archiv füllten, so daß Bonaparte selbst meinte, es sei übertrieben. Vivant Denons klassische Antwort darauf war, er werde mit seiner Dokumentation aufhören, wenn der General aufhören werde zu siegen. Der Auftrag des Nazareth-Bildes wurde jedoch zurückgezogen; Napoleon wollte lieber eigene Erfolge verewigt sehen als diesen Sieg seines Generals Junot.

Das Gemälde *Bonaparte bei den Pestkranken von Jaffa* glorifiziert die übermenschlichen magischen Kräfte, die sich Napoleon gern nachsagen ließ. Der Maler zeigt ihn hier in einer Pose, die an Christus als Wunderheiler erinnert, aber auch die Ikonographie des Ungläubigen Thomas mit einbezieht, der die Hand in die Wunde legt. Die Szene ist in einen Arkadenhof verlegt; bei der Landschaftskulisse stützte sich Gros auf graphische Vorlagen, die er geschickt kombinierte. Tatsächlich wird berichtet, Napoleon sei feurigen Schrittes durch das Lager geeilt, habe die Insassen ermutigt, ohne jedoch näher auf ihre Leiden einzugehen. Bei der Belagerung von Jaffa war es nicht ohne Grausamkeiten abgegangen. Unter den bedauernswerten Kreaturen fällt eine kniende Gestalt zur Rechten des Generals besonders auf: Vielleicht sollte hier an einen Mann von riesigem Wuchs namens Frion erinnert werden, der Napoleon, dessen Schwäche für alles Große bekannt war, in Ägypten begegnete und ihn beinahe so sehr beeindruckte wie die Pyramiden. Ob eine solche Gigantomanie in diesem Bildzusammenhang geschmackvoll ist, sei dahingestellt. Der Gesamteffekt des Gemäldes ist ebenso bizarr wie beeindruckend und anrührend; es hat die Romantik nachhaltig beeindruckt. Der Maler erweist sich hier, wie auch in dem stimmungsvollen Winterbild *Napoleon auf dem Schlachtfeld von Eylau,* als das größte koloristische Talent der klassizistischen Schule. Durch die Kritik seines Idols David in Konflikt geraten, nahm er sich das Leben.

Gegenüber
ANTOINE-JEAN GROS Paris 1771 – Meudon 1835
Bonaparte an der Brücke von Arcola, 17. November 1796.
Leinwand, 73 × 59 cm. Studie für das 1796 in Mailand gemalte Bildnis, ausgestellt im Salon von 1801. Schenkung Hauguet, Schubert und Milliet, 1883. R. F. 361

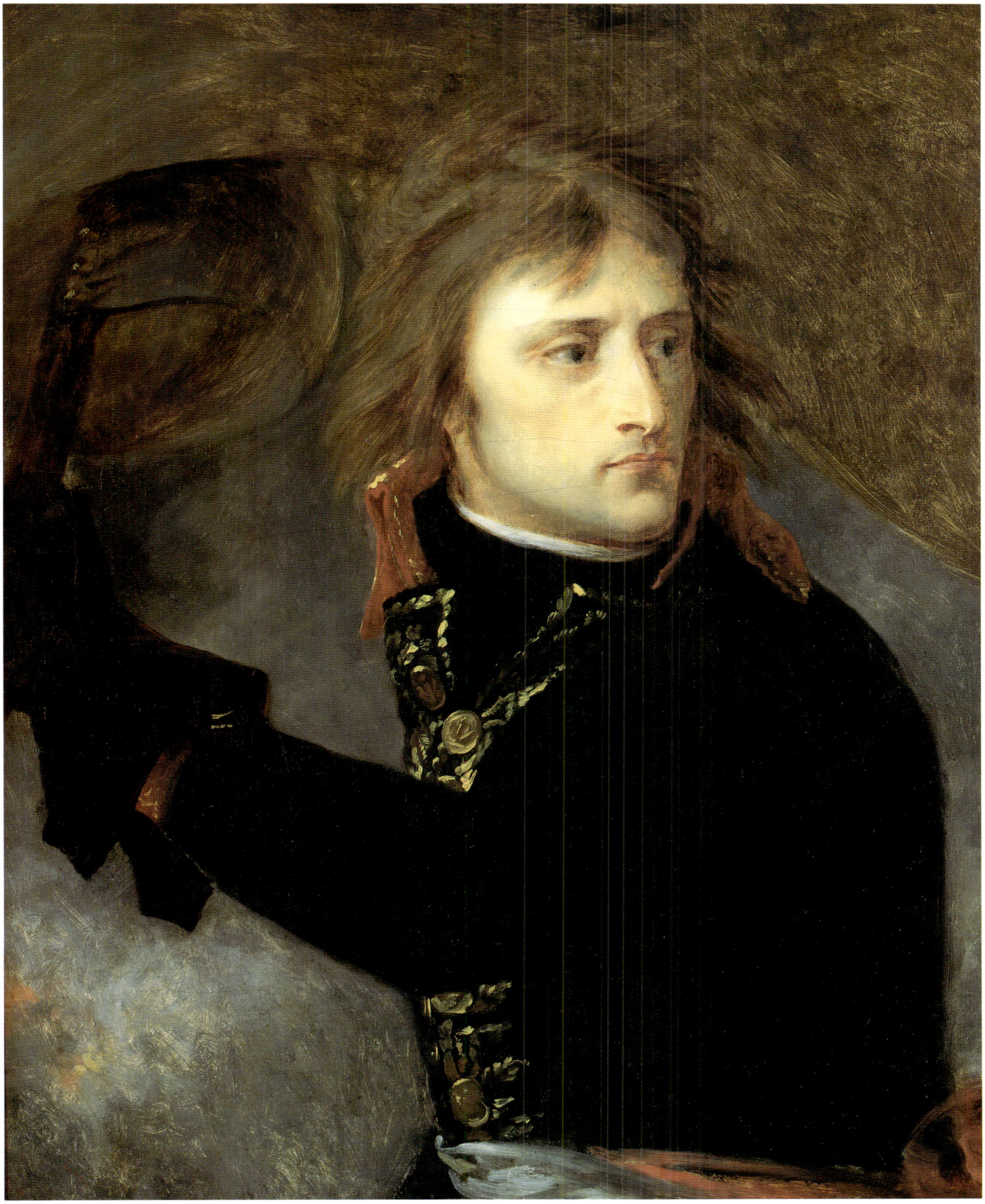

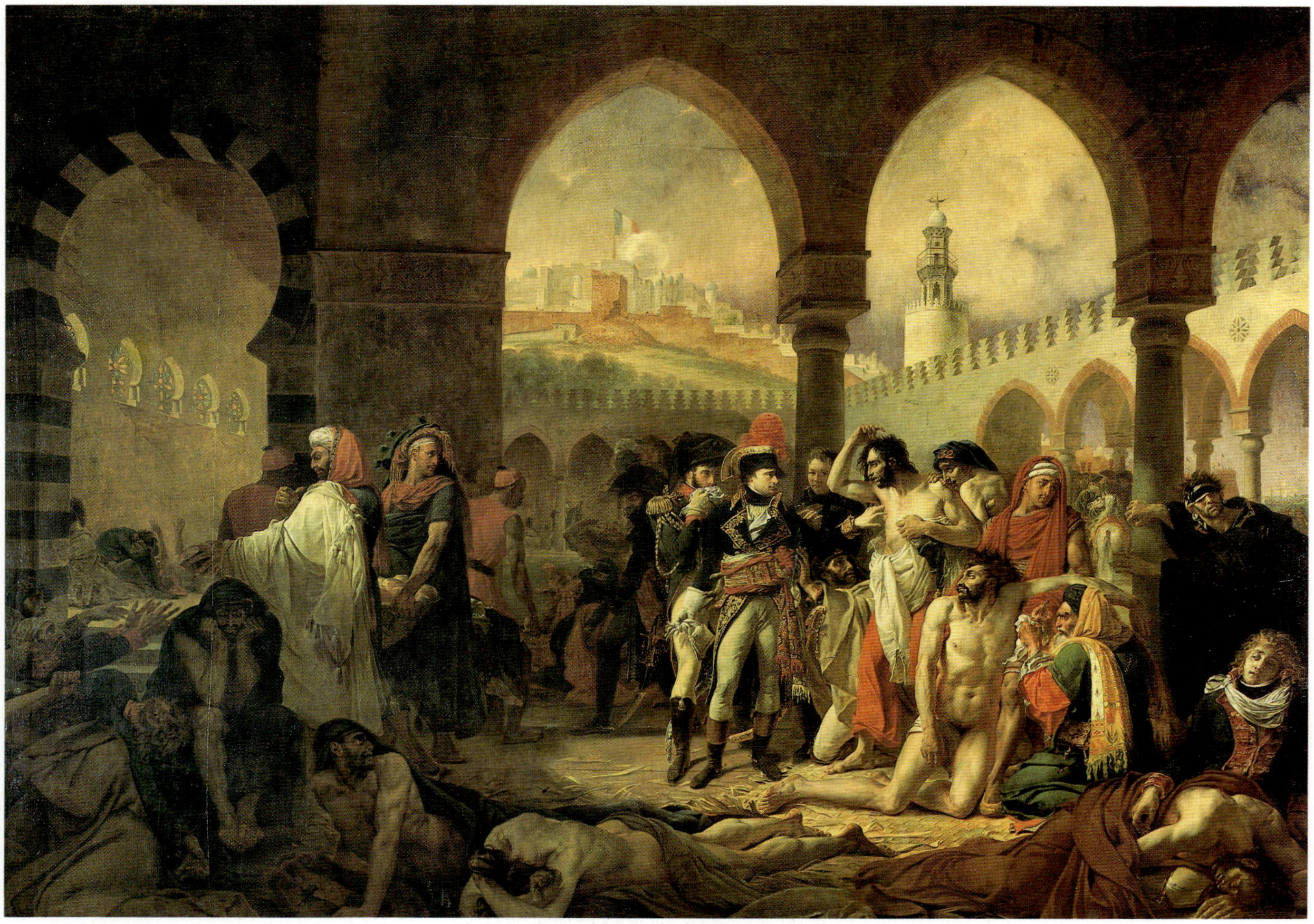

ANTOINE-JEAN GROS
Bonaparte bei den Pestkranken von Jaffa, 11. März 1799, 1804.
Leinwand, 523 × 715 cm. In Auftrag gegeben vom Staat.
Salon von 1804. INV. 5064

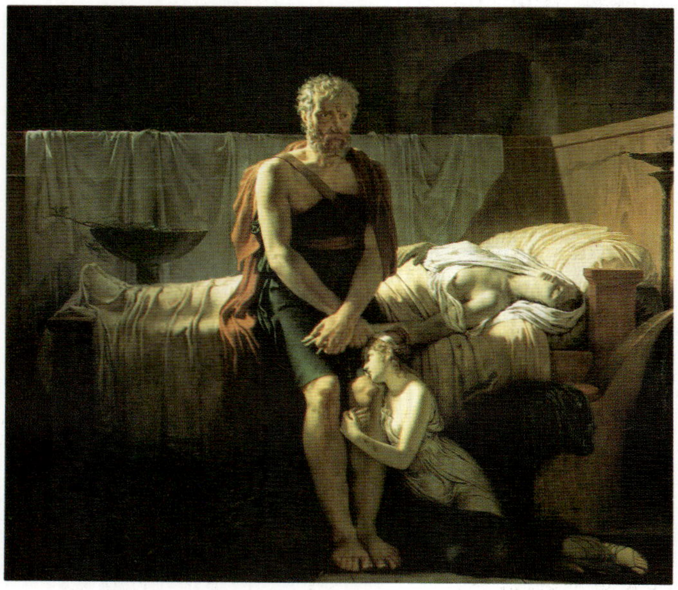

PIERRE-NARCISSE GUÉRIN Paris 1774 – Rom 1833
Die Rückkehr des Marcus Sextus.
Leinwand, 217 × 243 cm. Salon von 1799. Erworben 1830.
INV. 5180

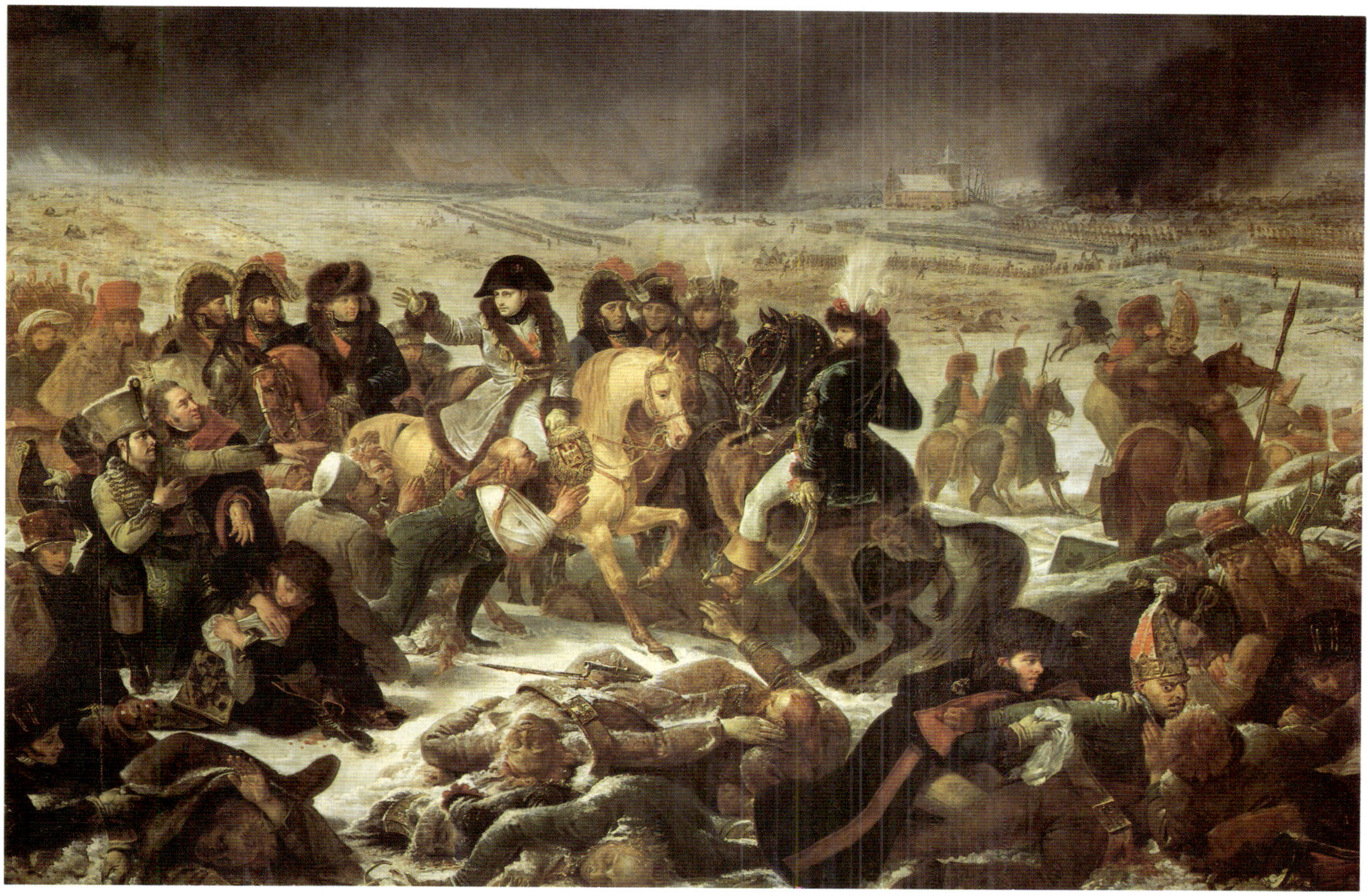

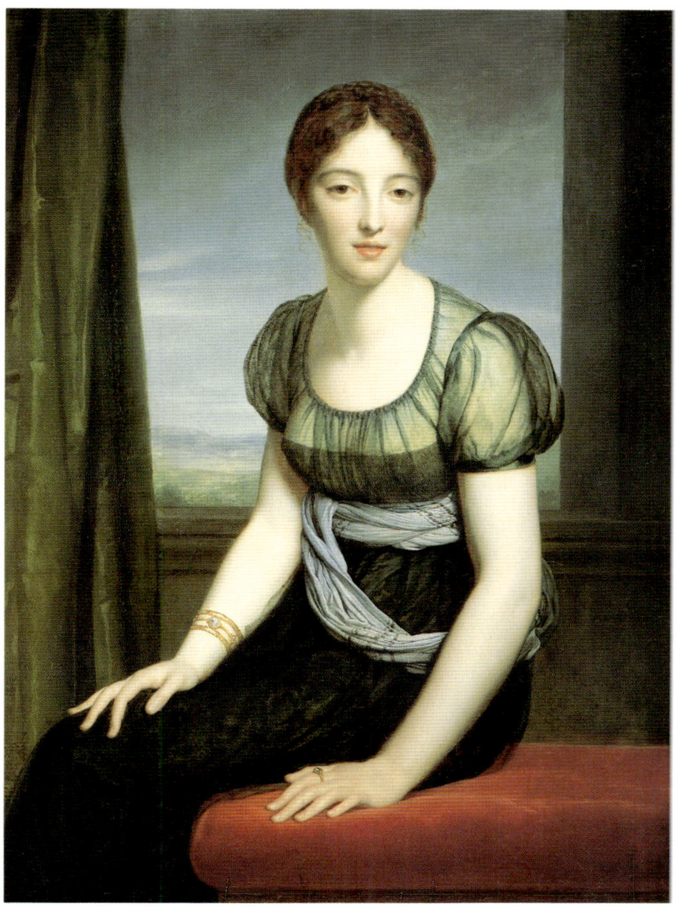

ANTOINE-JEAN GROS
Napoleon auf dem Schlachtfeld von Eylau, 9. Februar 1807, 1808.
Leinwand, 521 × 784 cm. In Auftrag gegeben nach einem Wettbewerb, 1807. Salon von 1808. INV. 5067

FRANÇOIS GÉRARD Rom 1770 – Paris 1837
Comtesse Regnault de Saint-Jean-d'Angély.
Holz, 103 × 74 cm. Legat Madame de Sampayo, Nichte der Dargestellten, 1879. R. F. 239

Seite 602
FRANÇOIS GÉRARD
Der Miniaturmaler Jean-Baptiste Isabey mit seiner Tochter, 1795.
Leinwand, 195 × 130 cm. Salon von 1796. Schenkung Eugène Isabey, 1852. INV. 4764

Seite 603
FRANÇOIS GÉRARD
Amor und Psyche, gen. *Psyche, den ersten Liebeskuß empfangend.*
Leinwand, 186 × 132 cm. Salon von 1798. Erworben 1822.
INV. 4739

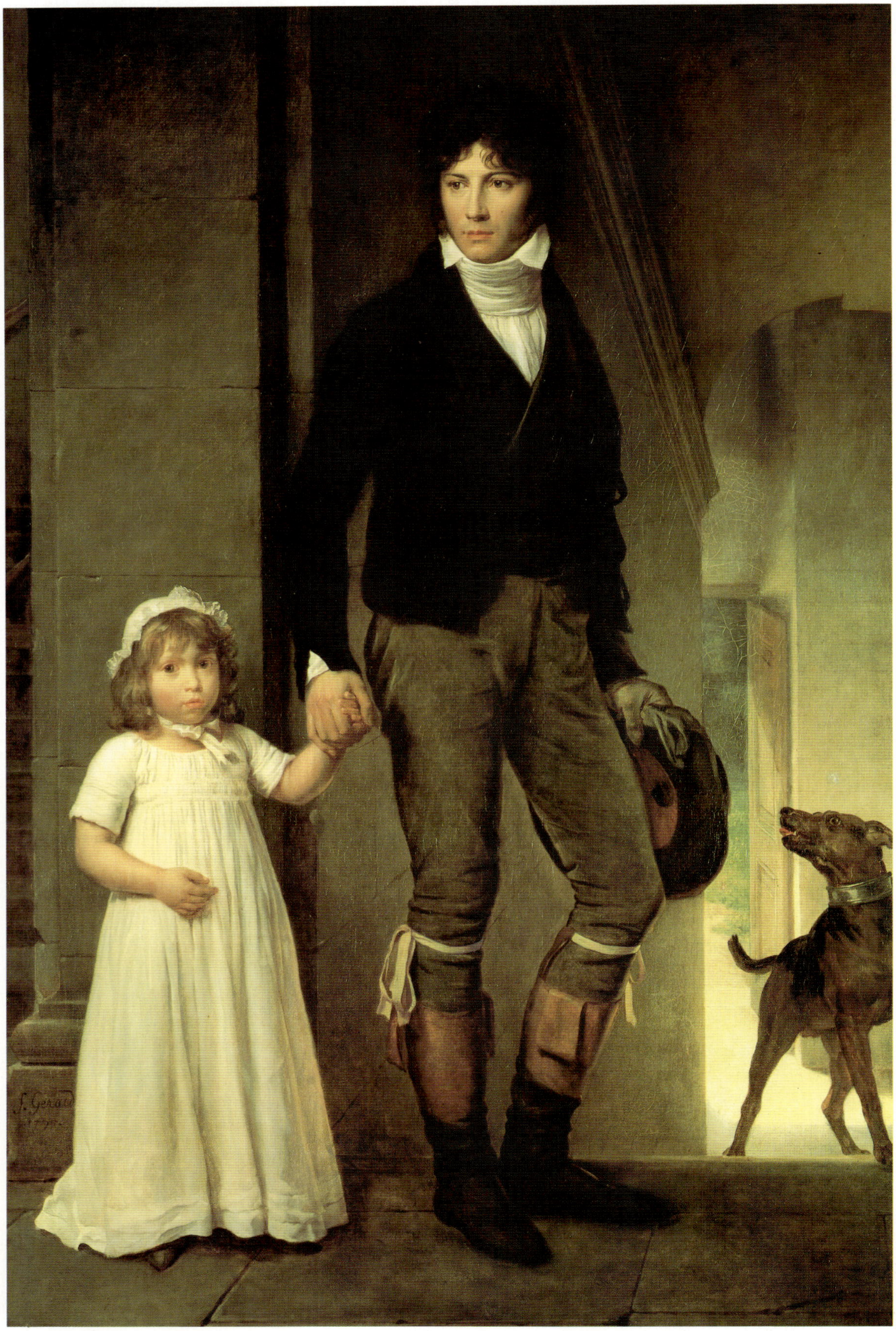

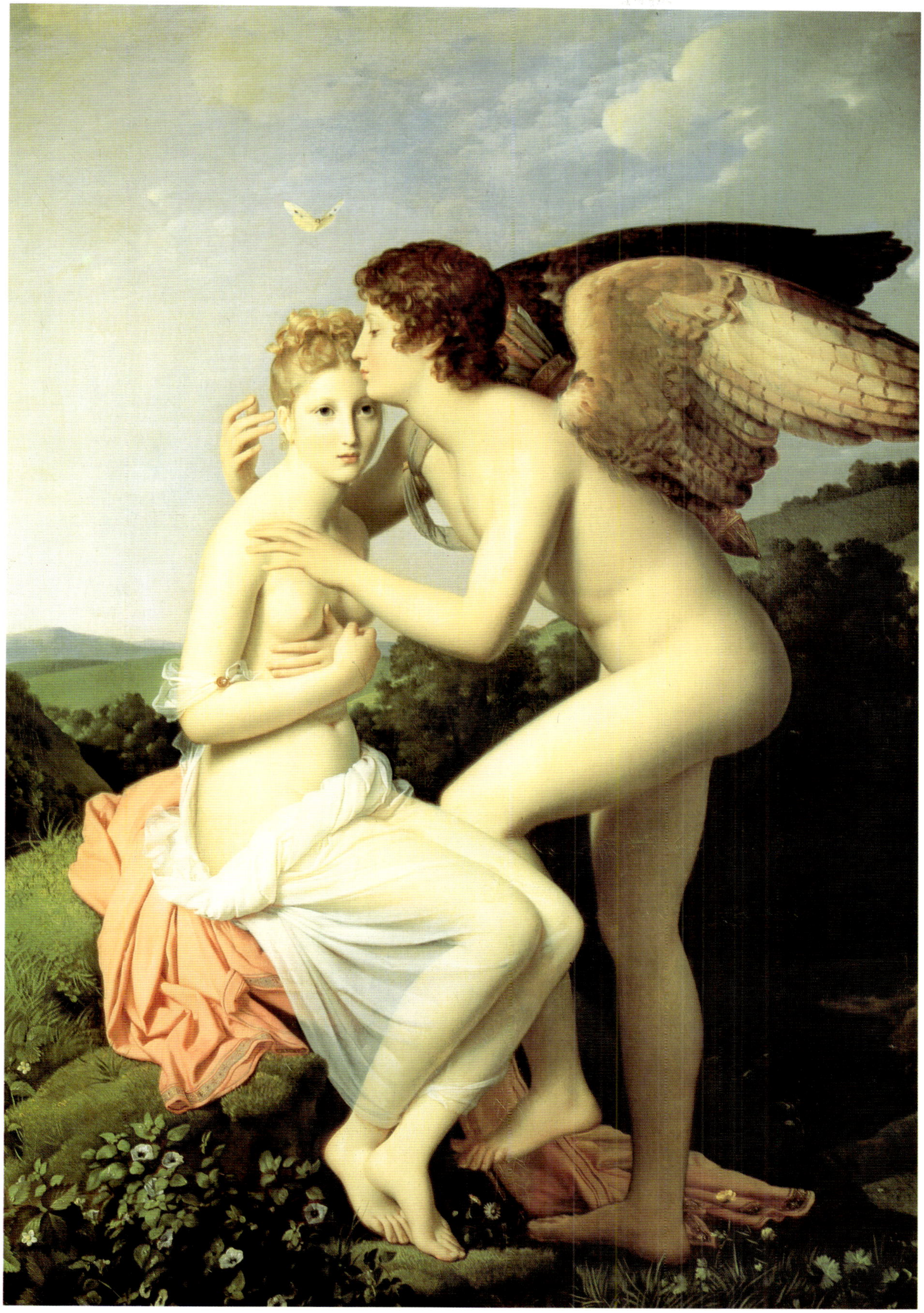

J. M. W. Turner, Caspar David Friedrich, John Constable

Frankreich und der Louvre im besonderen haben für Turner eine bedeutsame Rolle gespielt. Im Jahr 1802 studierte er im Musée Central des Arts die alten Meister – Bilder, die im darauffolgenden Jahr im Musée Napoleon vereinigt wurden. Sein Skizzenbuch, in dem er diese Eindrücke festgehalten hat, ist wohl das schönste und aufschlußreichste Beispiel einer solchen Studiensammlung von der Hand eines großen Malers. Im Louvre waren es Poussin, Rembrandt, vor allem aber Claude Lorrain, die einen Wendepunkt seines Stils herbeiführten und fortan die romantisch-kontemplative Grundhaltung seiner Kunst bestimmten. 1807 wird Turner zum Professor an der Royal Academy ernannt. Gleichzeitig erscheinen die ersten Blätter seines »Liber Studiorum«, einer exemplarischen Sammlung von Themen innerhalb der Kategorie Landschaft nach dem Vorbild von Claude Lorrains »Liber Veritatis«. Das Unternehmen diente dem Zweck, die Bedeutung der Landschaftsmalerei aufzuwerten: »Gleich anderen Gattungen der Malerei haben die Landschafter die Aufgabe, das Bewundernswerte in der Kunst, und das Schöne in der Natur auszuwählen, zu kombinieren und zu verdichten«, so Turner in einer Vorlesung 1811. Das Generalthema seiner poetischen Landschaften ist der Kreislauf der Natur. Von Anfang an ist ihm dabei das Licht wichtiger als die Form, und so tritt das topographische Element mehr und mehr zurück. Die in seinem Atelier verbliebenen späten Ölbilder, darunter *Landschaft mit Fluß und Bucht in der Ferne*, erscheinen amorph und visionär. Genauer betrachtet sind auch diese farbigen Metaphern Neuformulierungen von traditionellen Anliegen der Landschaftsmalerei, wie im »Liber Studiorum« fixiert, nur daß jetzt die Farbe zum alleinigen Träger des Lichts, der Atmosphäre, ja des Lebensgefühls geworden ist. Reale Strukturen werden von dem irisierenden Licht geradezu verschlungen. Das Leuchten ist ein Erbteil Claude Lorrains, doch Turners koloristische Auffassung durchbricht alle visuellen Grenzen. Mit diesem sublimen Spätstil nimmt er nicht nur die Entwicklung der zweiten Jahrhunderthälfte voraus; indem er die Farbe für selbständig erklärt, baut er eine Brücke, die romantische Kunstauffassung mit der Moderne verbindet.

Die romantische Landschaftsmalerei außerhalb Frankreichs ist im Louvre mit einigen repräsentativen Beispielen vertreten. Wie Turner, doch in ganz verschiedener Weise, wurzelt auch Caspar David Friedrich in der Tradition europäischer Landschaftsmalerei. Sein Naturverständnis ist eher mystisch, gleichnishaft. Die Vorliebe der Romantik für das Elementare, für philosophische Betrachtung von Natur und Religion, liest sich in seinen »Andachtslandschaften« aus symbolischen Bezügen zum menschlichen Leben, während sich der Blick in unendliche Dimensionen des Geistig-Seelischen verliert.

Der dritte große Vertreter der romantischen Landschaftsmalerei, John Constable, hatte bereits zu Lebzeiten in Frankreich große Wirkung, seit sein *Heuwagen* und zwei andere Gemälde im Salon von 1824 gezeigt wurden. Mit seiner naturalistischen Auffassung, der Konzentration auf die leuchtenden Erschei-

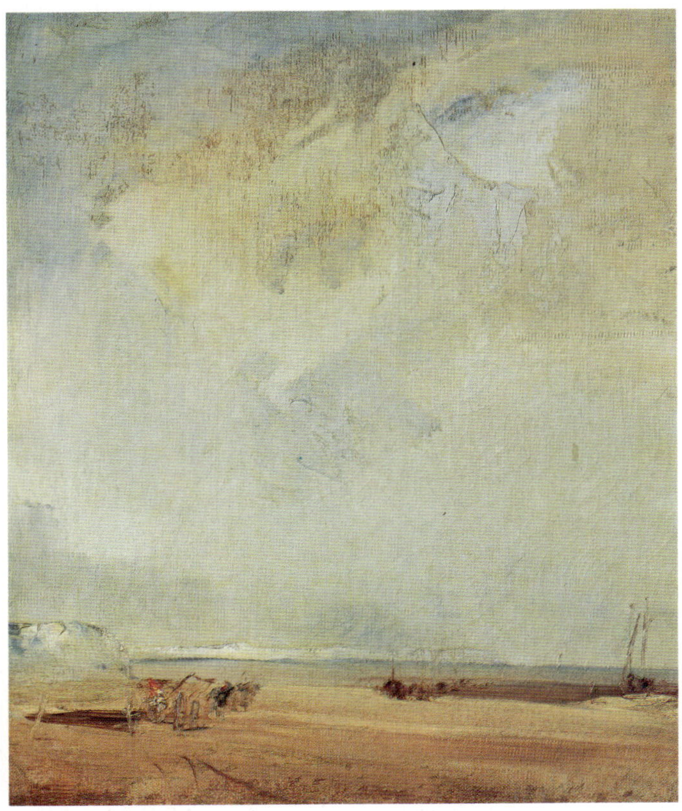

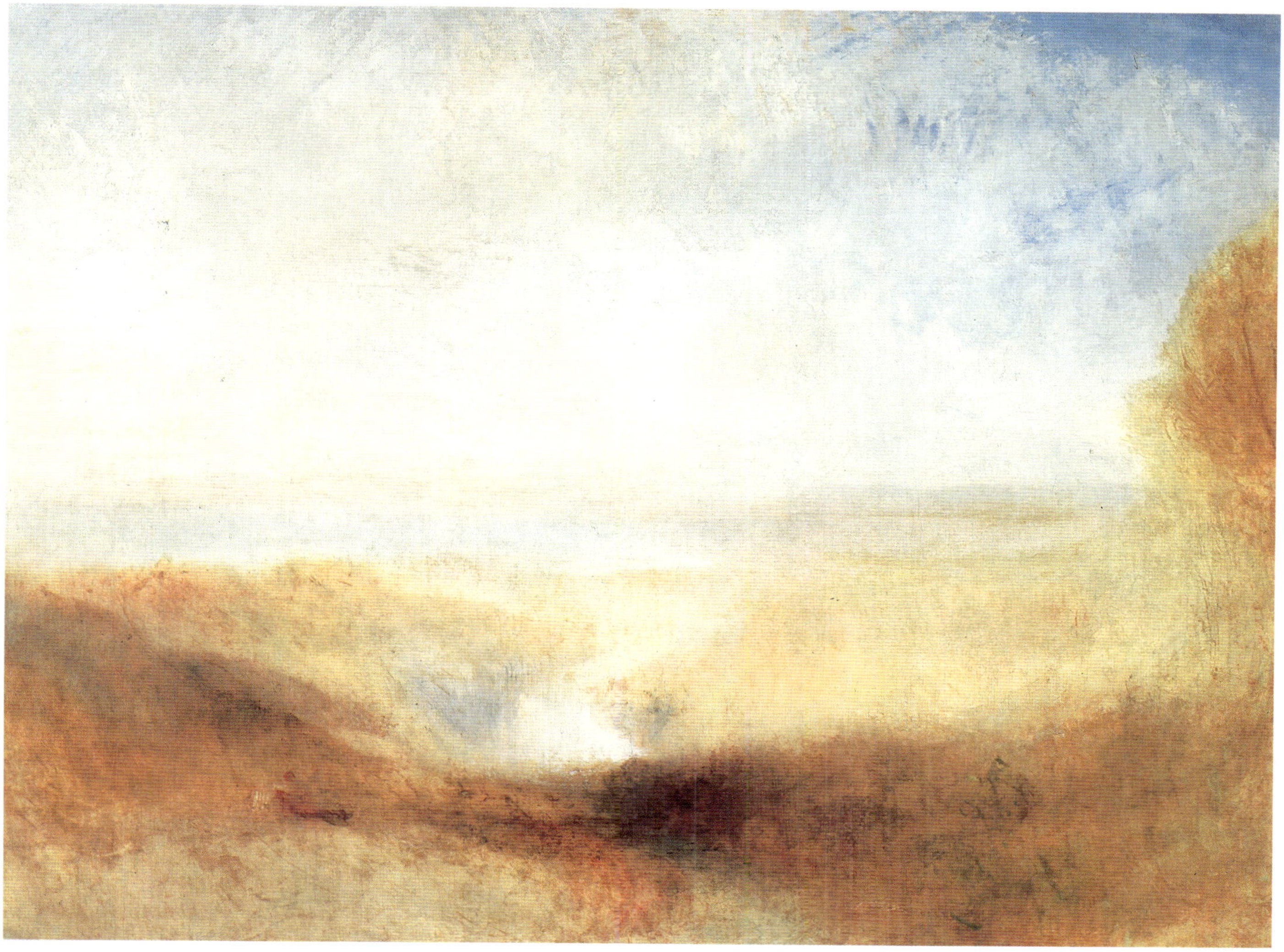

Gegenüber
Richard Parkes Bonington
Arnold (Nottinghamshire) 1802 – London 1828
Ansicht der normannischen Küste.
Leinwand, 47 × 39 cm. Erworben 1902. R. F. 1284

Joseph Mallord William Turner London 1775 – 1851
Landschaft mit Fluß und Bucht in der Ferne.
Leinwand, 94 × 124 cm. Erworben 1967. R. F. 1967-2

nungen, die den poetischen Stimmungsgehalt der Landschaft ausmachen, sollte er später für Corot und die Schule von Barbizon eine bedeutende Rolle spielen. Das Kunstideal des Rein-Malerischen verkörperte sich für ihn in der prosaischen Landschaft; denn die Natur war ihm Gleichnis des Göttlichen und Wahrhaftigen, Urbild allen Seins. Constable hörte zwar nie auf, sich an den großen alten Meistern zu orientieren, insbesondere Claude und Gainsborough, doch sein oberstes Ziel ist die unmittelbare Naturbeobachtung; er will nicht »Bildern nachlaufen und die Wahrheit aus zweiter Hand beziehen«. Bei seinen exakten Naturstudien widmet er dem Himmel als der Quelle des Lichts und der atmosphärischen Effekte besondere Aufmerksamkeit. Das die Gegenstände umspielende Licht reproduziert er mit Tupfen gebrochener Farbe – eine Technik, die bei Delacroix Schule machen sollte. Die lebhafte Pinselführung trägt zusätzlich dazu bei, daß ein echter Natureindruck entsteht. Im Louvre ist Constable vertreten mit dem ersten Sous-bois-Bild des 19. Jahrhunderts – *Die Schlucht von Helmingham* – sowie einer *Ansicht von Salisbury,* wo Constable oft seinen Freund besuchte, den Archidiakon Fisher.

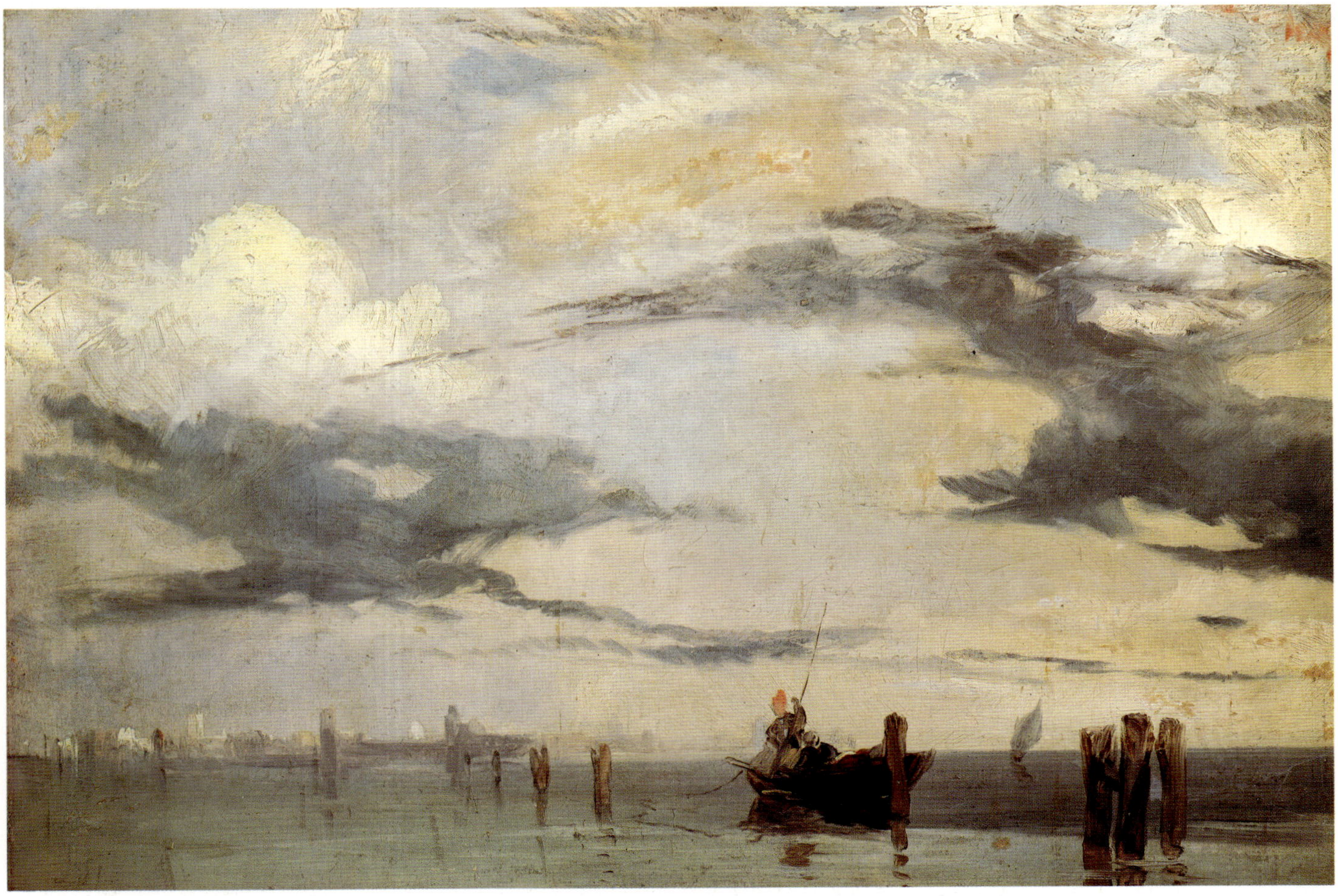

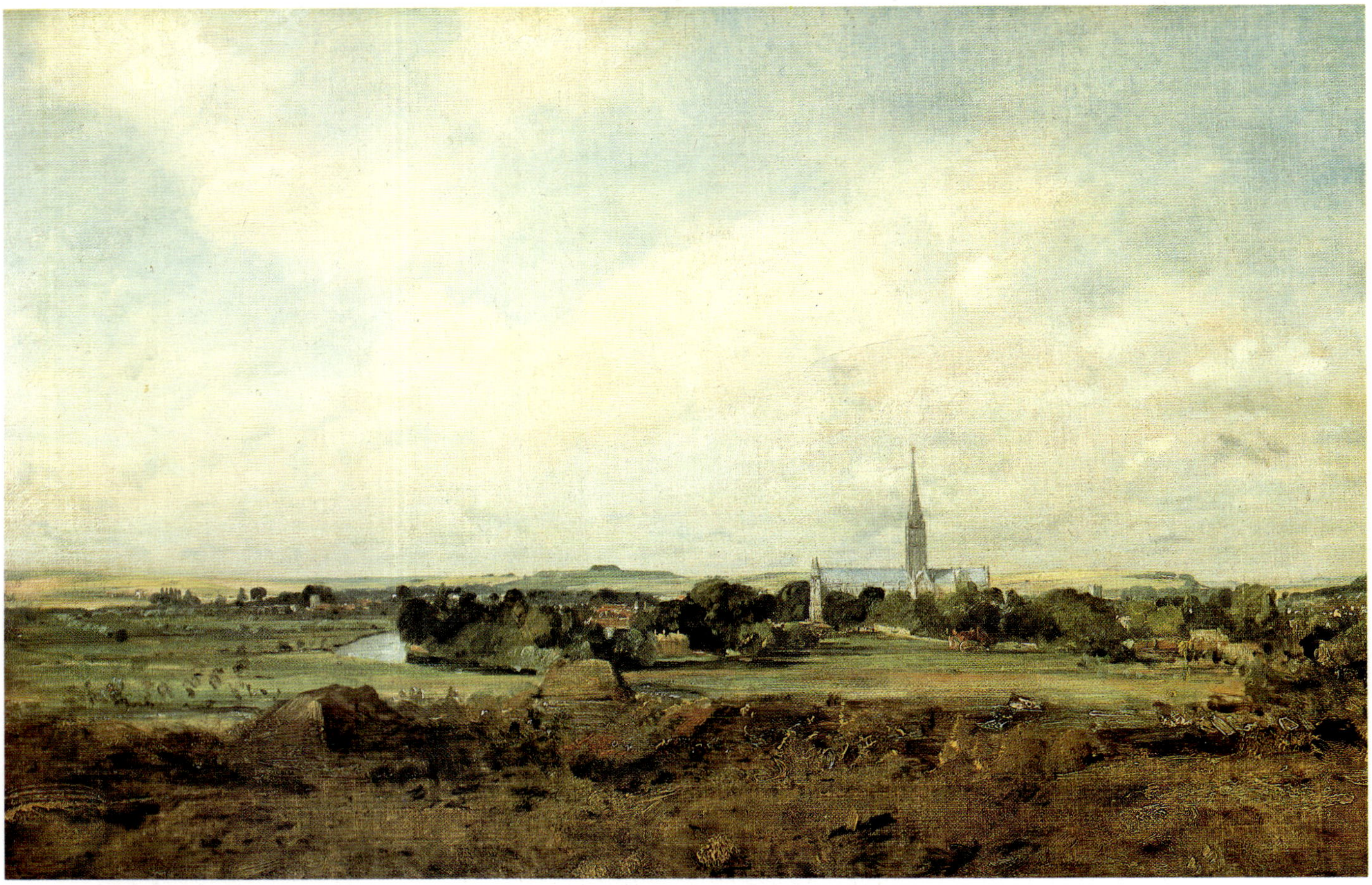

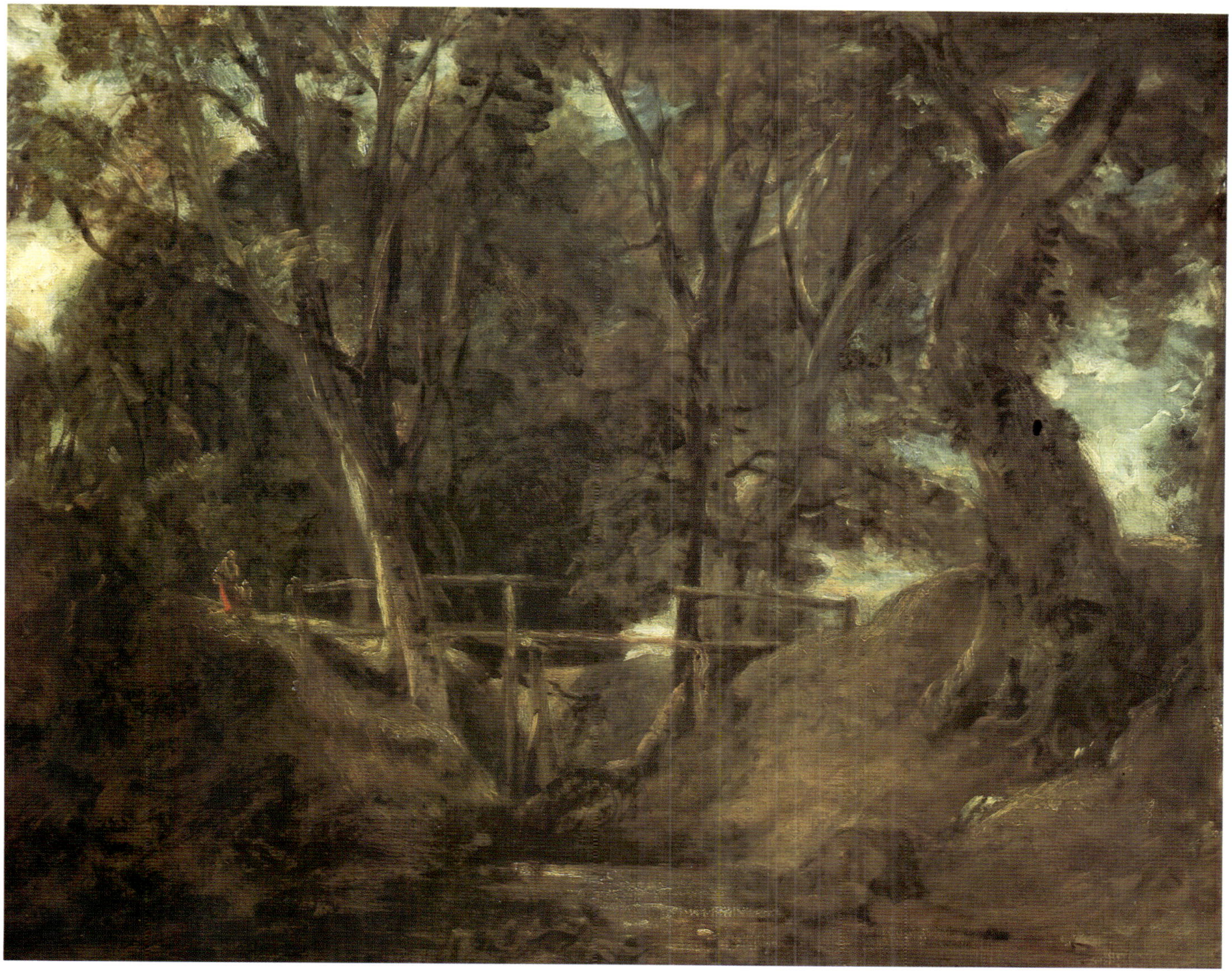

Neben Constable hat auch der jungverstorbene Richard Parkes Bonington die Tradition der realistischen Landschaftsmalerei mitbegründet und nach Frankreich vermittelt, vor allem durch seine Freundschaft mit Delacroix. Seine unkonventionellen Aquarelle und Ölstudien zeichnen sich aus durch skizzenhafte Pinselführung, atmosphärische Auflösung der Konturen und leuchtende Farbwirkungen. Außer Landschaften hat Bonington, der viel gereist war, eine Vorliebe für historisierende Genrebilder entwikkelt und auch in dieser Gattung mit seiner subtilen Malweise bleibende Anerkennung gefunden.

Gegenüber, oben
Richard Parkes Bonington
Ansicht der Lagune bei Venedig.
Karton, 30 × 43 cm. Erworben 1926. R. F. 2558

Gegenüber, unten
John Constable
Ansicht von Salisbury.
Leinwand, 36 × 52 cm. Legat Percy Moore Turner, 1952. R. F. 1952-25

John Constable East Bergholt (Suffolk) 1776 – London 1837.
Die Schlucht von Helmingham.
Leinwand, 103 × 129 cm. Skizze nach einem in zwei Bildern ausgeführten Motiv. Erworben 1948. R. F. 1948-5

Seite 608, oben
Caspar David Friedrich Greifswald 1774 – Dresden 1840
Baum mit Raben, um 1822.
Blick auf ein Hünengrab an der baltischen Küste mit der Insel Rügen in der Ferne. Leinwand, 59 × 74 cm. Erworben 1975. R. F. 1975-20

Seite 608, unten
Richard Parkes Bonington
Das Parterre d'Eau in Versailles, um 1826.
Leinwand, 44 × 55 cm. Erworben 1872. R. F. 19

Seite 609
Richard Parkes Bonington
Franz I. und die Duchesse d'Etampes.
Leinwand, 35 × 27 cm. Erworben 1849. INV. 10045

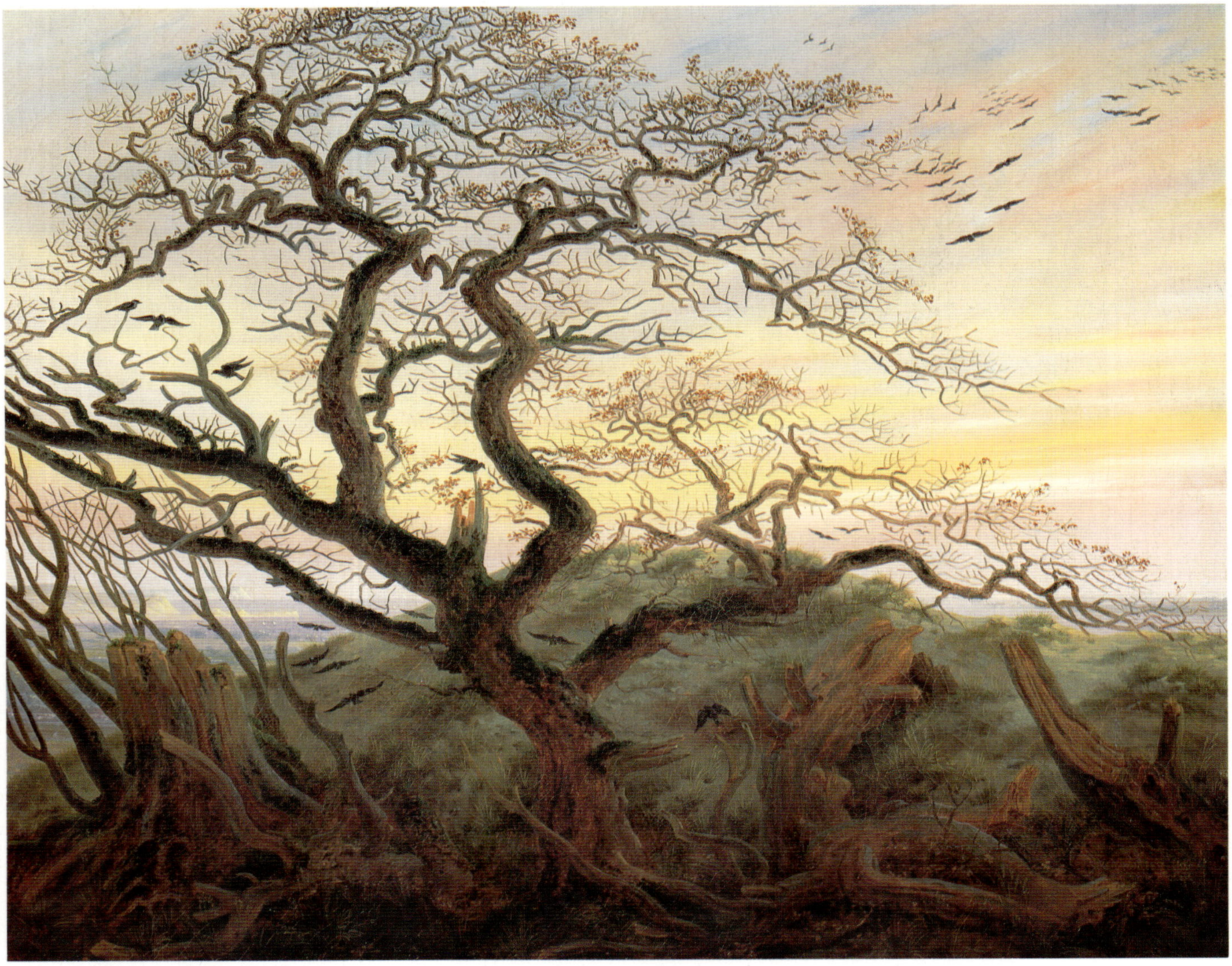

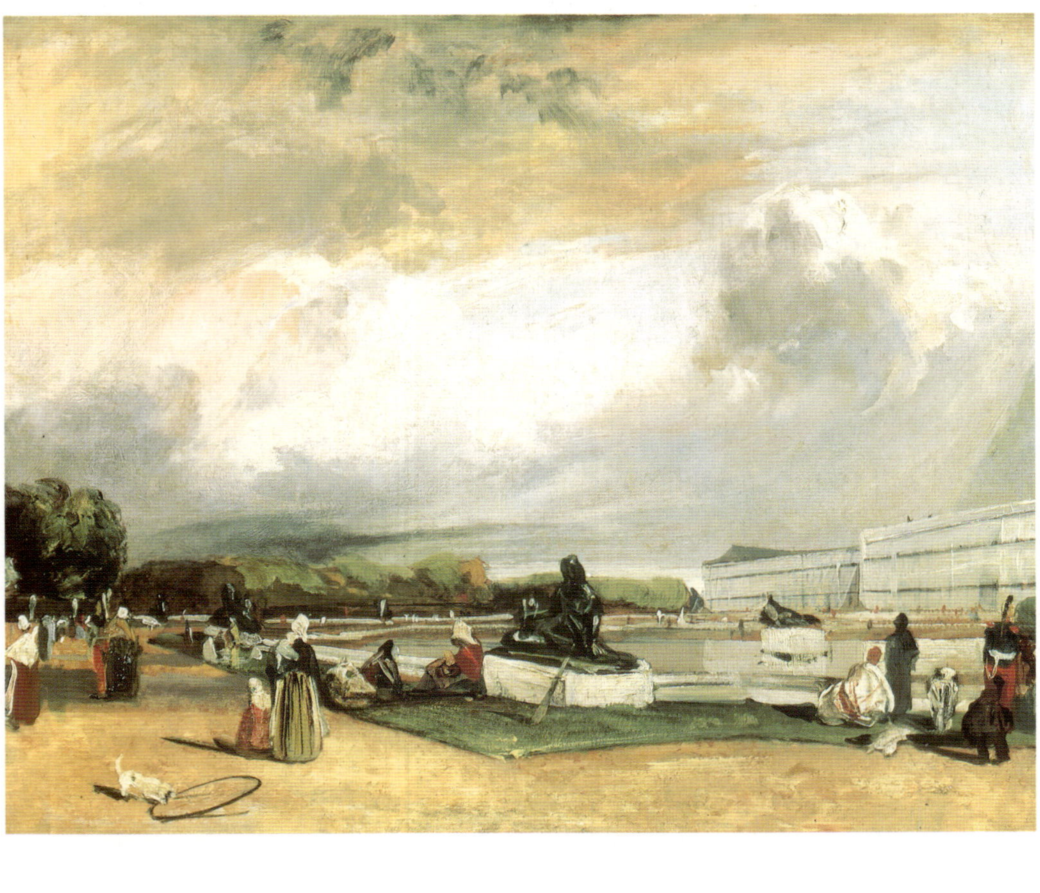

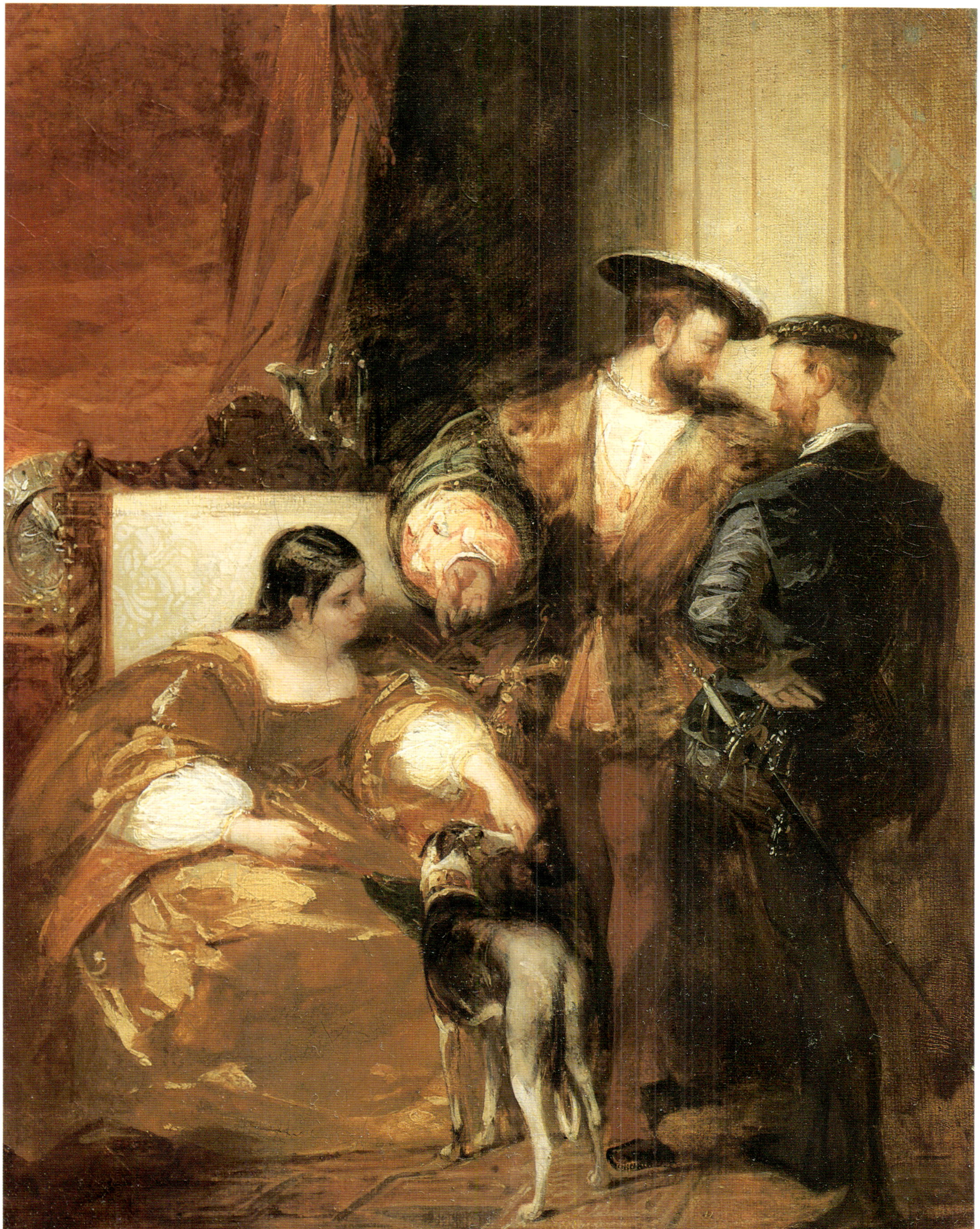

François-Marius Granet, Joseph Bidauld, Théodore Caruelle d'Aligny, Achille-Etna Michallon

Als die Landschaftsmalerei nach 1800 in eine neue Phase trat, konnten sich die Maler der jungen Generation bereits auf Vorbilder stützen. François-Marius Granet, einer der zu Unrecht vernachlässigten Vertreter dieser neuen Freilichtmalerei, empfing eine erste Ausbildung in seiner Heimatstadt Aix-en-Provence, wo der Landschaftsmaler J. A. Constantin eine Zeichenschule unterhielt. Von dem Lehrer, der in Rom studiert hatte, übernahm der Jüngere die damals weitverbreitete Italiensehnsucht, die ihn sein ganzes Leben lang begleiten sollte. 1802 brach Granet selbst dorthin auf, um erst 1819 nach Frankreich zurückzukehren. Erfüllt von der Schönheit und der Harmonie der klassischen Szenerie malte er mit Vorliebe romantische Genrebilder in einer italienischen Kulisse. Seine Naturstudien in Aquarell und Öl besitzen jene Ursprünglichkeit und Reinheit des Gefühls, die das 19. Jahrhundert kennzeichnen. In Rom verkehrte er in den Künstlerkreisen des Caffè Greco. Ingres malte ihn vor dem Hintergrund des Quirinal – ein Zitat aus den römischen Ansichten Granets. Der seinerseits revanchierte sich, indem er eine solche Szenerie in ein anderes Porträt von Ingres einfügte (vgl. Seite 620). 1826 berief ihn sein Jugendfreund Auguste de Forbin, inzwischen Direktor der königlichen Museen in Paris, zum Konservator. Granet zog es jedoch schon bald vor, nach Italien zurückzukehren; seit 1830 nahm er dann seine Aufgaben am Museum von Versailles wahr. Von dort aus besuchte er so oft wie möglich sein Landhaus Malvallat bei Aix, um die Schönheiten seiner provenzalischen Heimat malerisch auszuschöpfen. In seinem Todesjahr 1849 vermachte er seiner Heimatstadt alle in seinem Atelier verbliebenen Gemälde und ein großes Konvolut von Zeichnungen. So kam es, daß bereits seit Mitte des 19. Jahrhunderts der kostbare Bestand seiner Freilicht-Ölskizzen überwiegend an einem einzigen Ort versammelt ist: dem Musée Granet in Aix. Und es kann nicht verwundern, wenn unter den Nachfolgern der Freilichtmaler, die seit 1874 als »Impressionisten« bezeichnet werden, einer ist, der die klassischen Assoziationen und die tiefe Beseeltheit dieses Einflusses nicht leugnen kann: der aus Aix gebürtige Cézanne.

Joseph Bildauld, ein anderer Freilichtmaler, der Anregungen von Joseph Vernet verarbeitete, malte von 1785 bis 1790 in Italien. Seine Naturstudien gehen mehr ins Detail als andere zeitgenössische Arbeiten dieser Art. Seine Ausstellungsbilder können eine gewisse Pedanterie nicht verleugnen; die Frische der Studien geht hier verloren.

Théodore Caruelle d'Aligny traf in Italien, wo er zwischen 1822 und 1827 weilte, Corot, dessen Stil er manchmal nahekommt. Er näherte sich der Landschaft vom klassischen Standpunkt eines Ingres oder Flandrin; seine kleinformatigen Bilder erreichen eine erstaunliche Perfektion. Er war einer der ersten, die den Reiz und die Möglichkeiten des Waldes von Fontainebleau erkannten.

Die Naturstudien von Achille-Etna Michallon machen den durch seinen frühen Tod entstandenen Verlust um so deutlicher. 1817 hatte er den erstmals ausgesetzten Prix de Rome für Landschaftsmalerei der Ecole des Beaux-Arts gewonnen, mit dem diese Kategorie, die bisher stets als minderwertig gegenüber der Historien- und Porträtmalerei empfunden worden war, unter Führung von Valenciennes eine gewisse Aufwertung erfuhr. Michallon weilte von 1818 bis 1821 in Italien; nach seiner Rückkehr wurde Corot kurzfristig sein Schüler. Trotz seiner kurzen Lebensdauer stellt Michallon ein wichtiges Bindeglied in der Geschichte der Freilichtmalerei dar.

Gegenüber
Marius Granet Aix-en-Provence 1775 – 1849
Die Kirche Santissima Trinità dei Monti und die Villa Medici in Rom, 1808.
Leinwand, 49 × 62 cm. Schenkung 1981. R. F. 1981-12

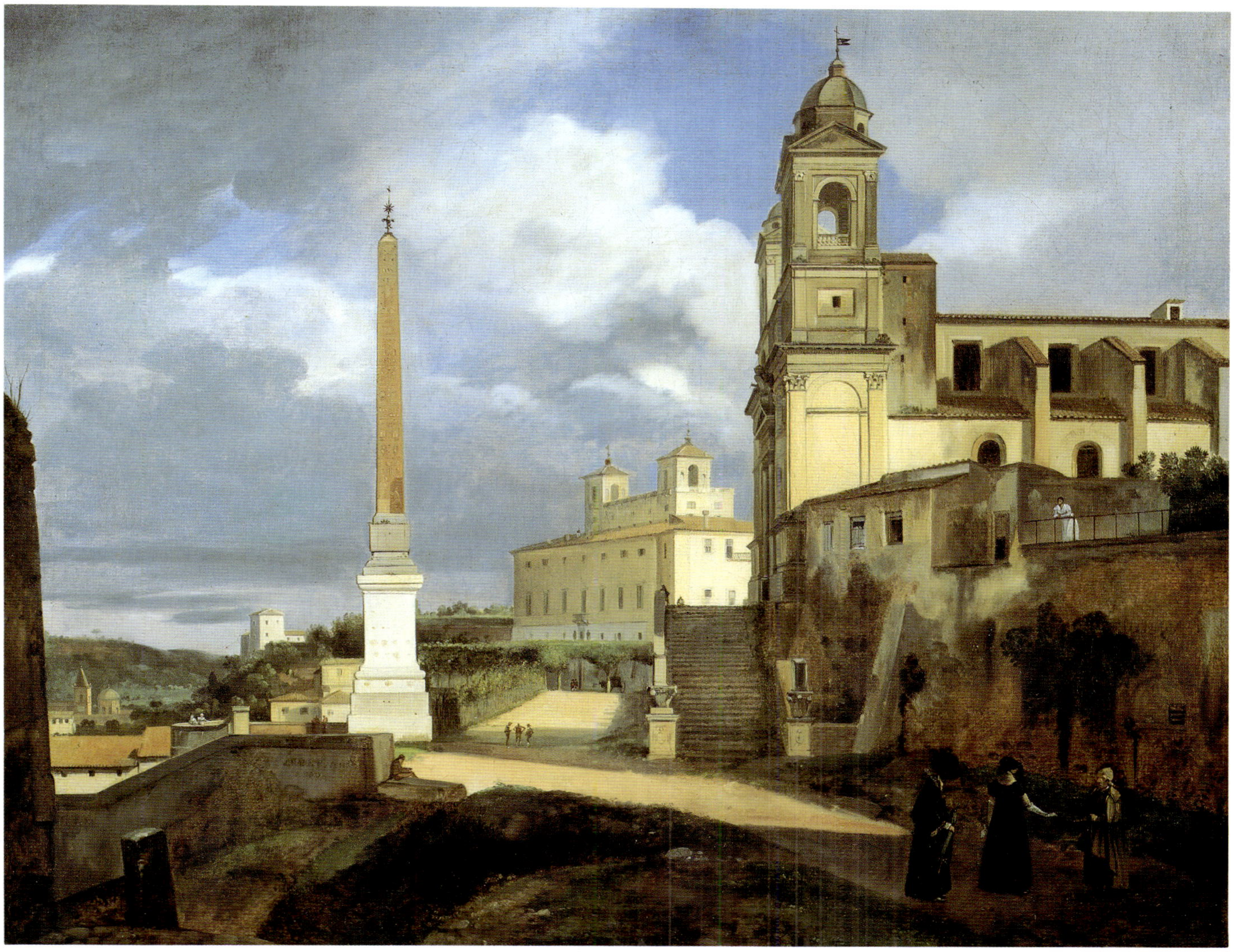

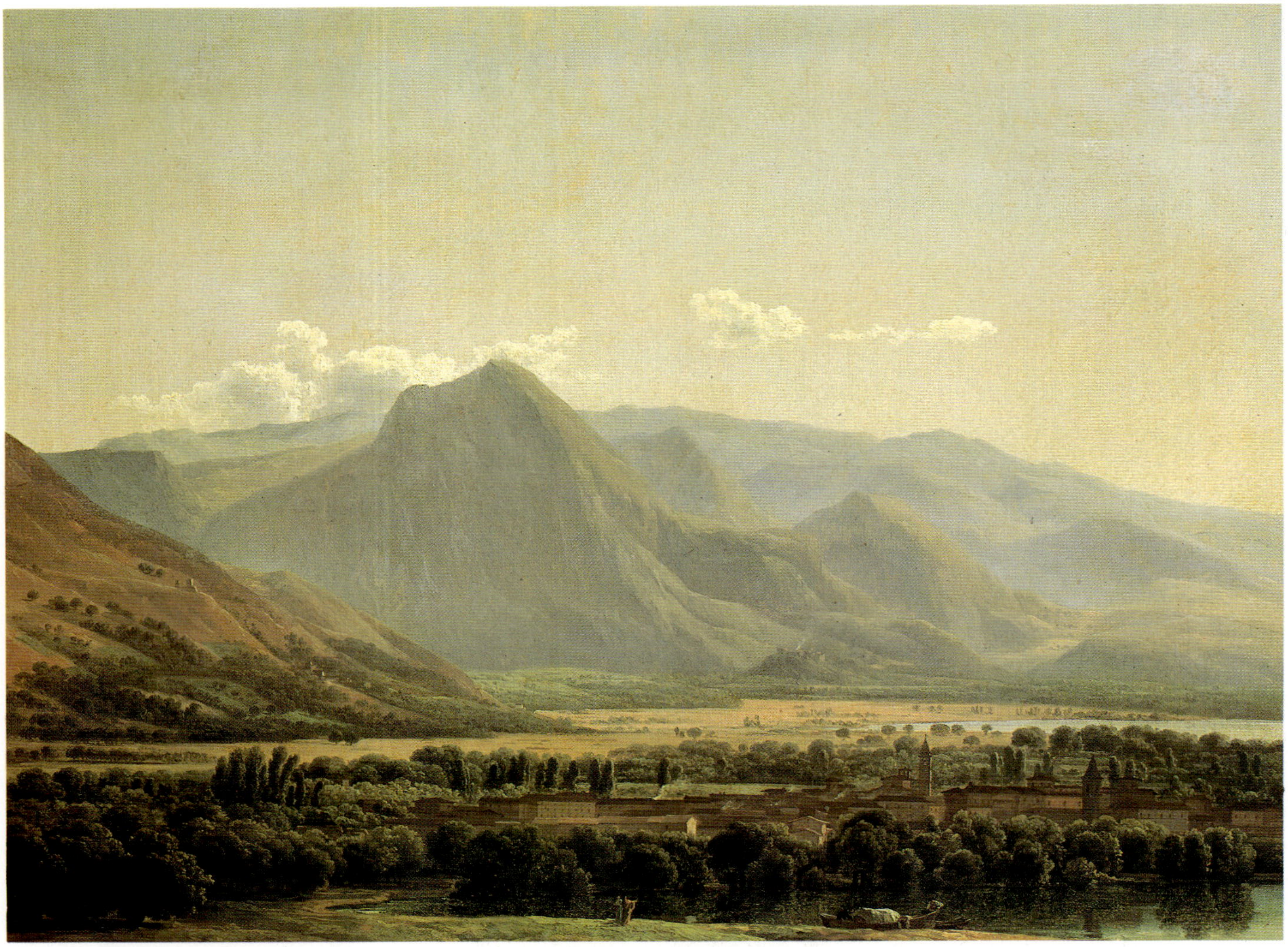

Joseph Bidauld Carpentras 1758 – Montmorency 1846
Ansicht von Avezzano, 1789.
Leinwand, 37 × 49 cm. Wohl Studie für das im Salon von 1793 ausgestellte Bild. Erworben beim Verkauf der hinterlassenen Werke, 1847. INV. 2601

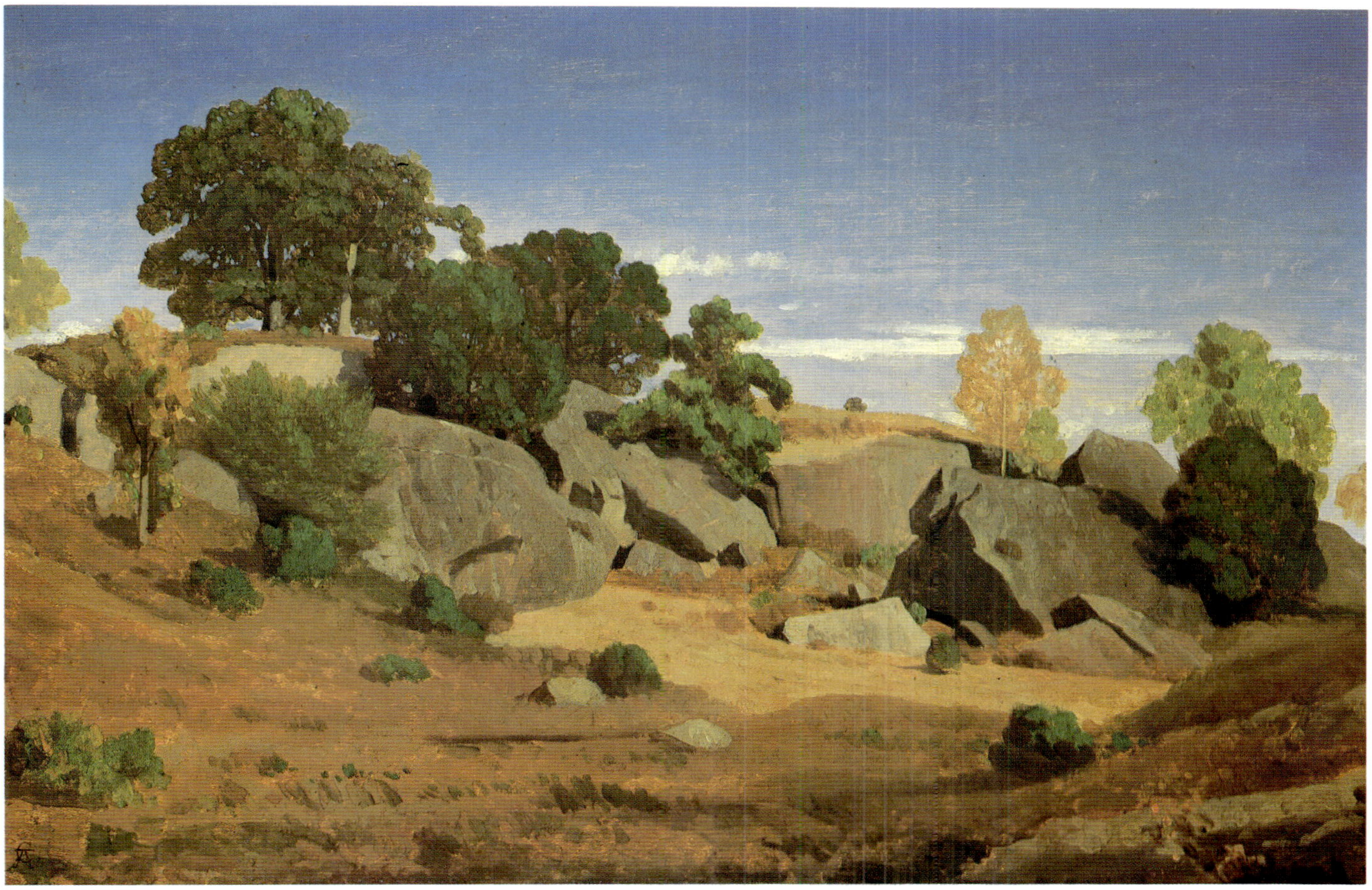

THÉODORE CARUELLE D'ALIGNY
Chaumes (Nièvre) 1798 – Lyon 1871
Felsen bei Fontainebleau.
Papier auf Leinwand, 34 × 50 cm. Schenkung Maurice Boudot-Lamotte, 1951. R. F. 1951-8

Seite 614, oben
ACHILLE-ETNA MICHALLON Paris 1796 – 1822
Die Ruinen des griechisch-römischen Theaters von Taormina.
Papier auf Leinwand, 27 × 39 cm. Studie für ein 1821 datiertes Gemälde. Sammlung des Grafen l'Espine. Schenkung der Tochter, Prinzessin Louis de Croy, 1930. R. F. 2874

Seite 614, unten
ACHILLE-ETNA MICHALLON
Ansicht des Kolosseums in Rom.
Leinwand, 25 × 40 cm. Sammlung des Grafen l'Espine. Schenkung der Tochter, Prinzessin Louis de Croy, 1930. R. F. 2888

Seite 615, oben
CAMILLE COROT Paris 1796 – 1875
Ischia – Ansicht von den Hängen des Epomeo, 1828.
Leinwand, 26 × 40 cm. Schenkung E. Moreau-Nélaton zum Andenken seines Sohnes, 1919. R. F. 2231

Seite 615, unten
ACHILLE-ETNA MICHALLON
Ansicht von Neapel von den Höhen des Vesuv.
Papier auf Leinwand, 29 × 40 cm. Sammlung des Comte de l'Espine. Schenkung der Tochter, Prinzessin Louis de Croy, 1930. R. F. 2968

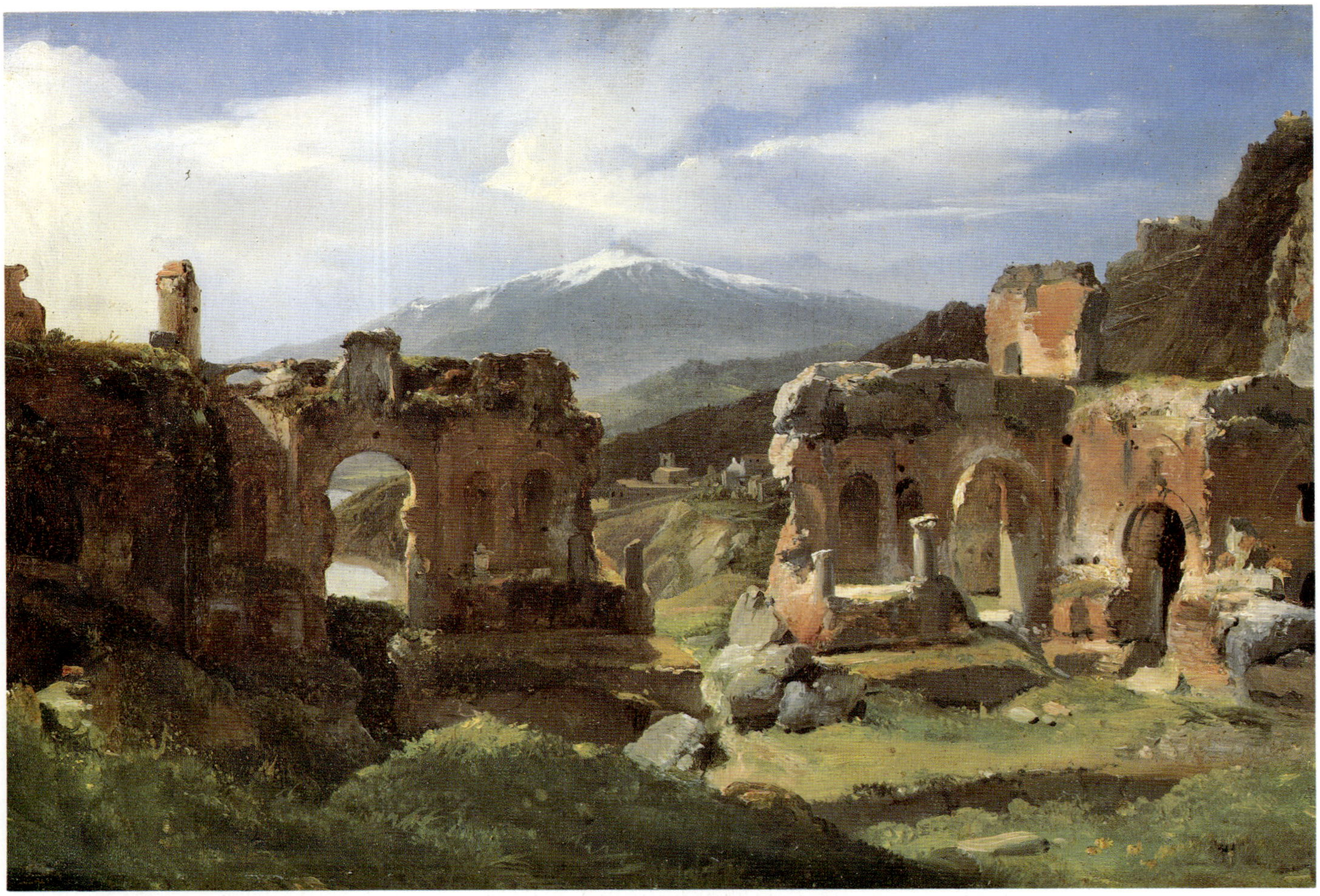

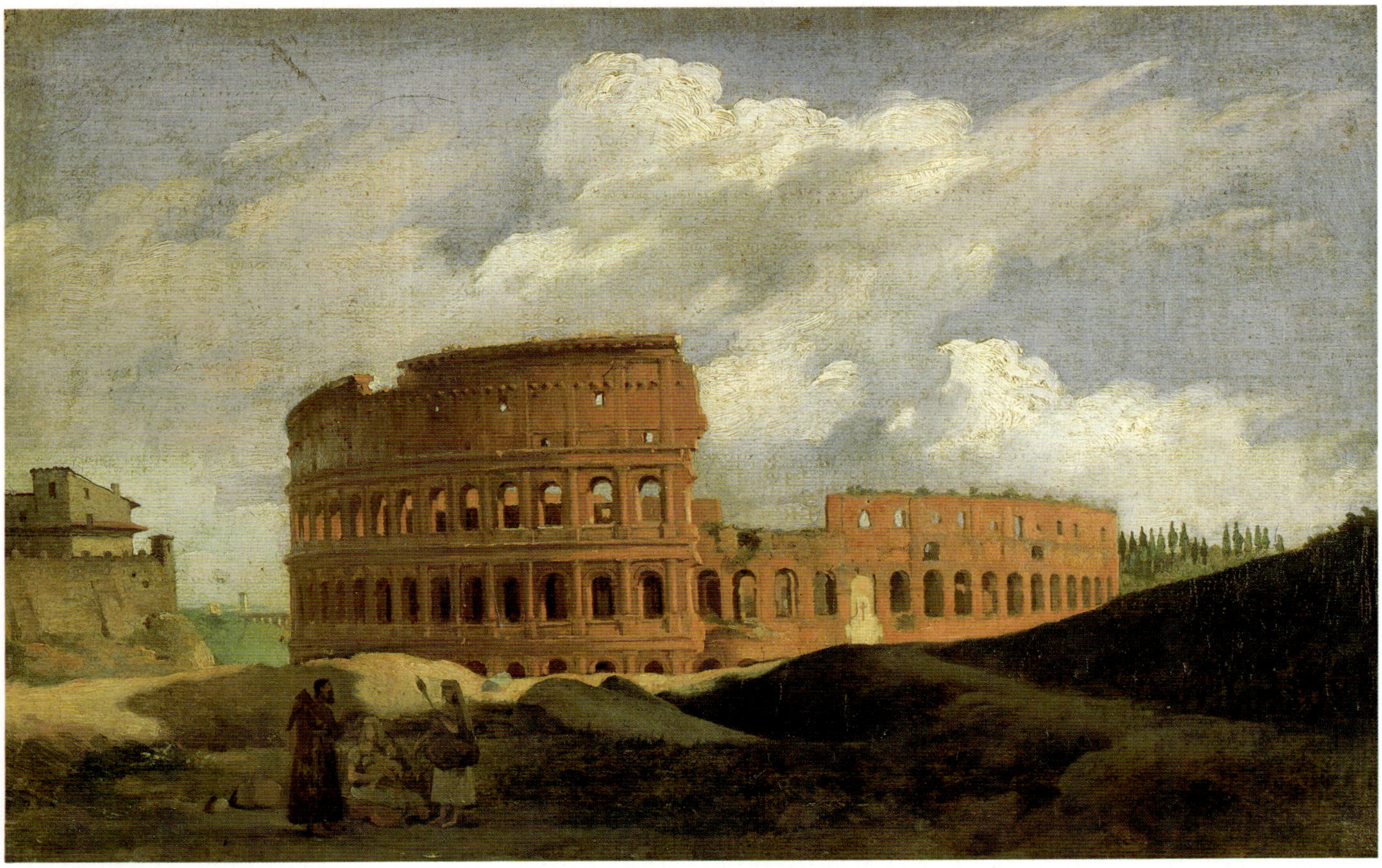

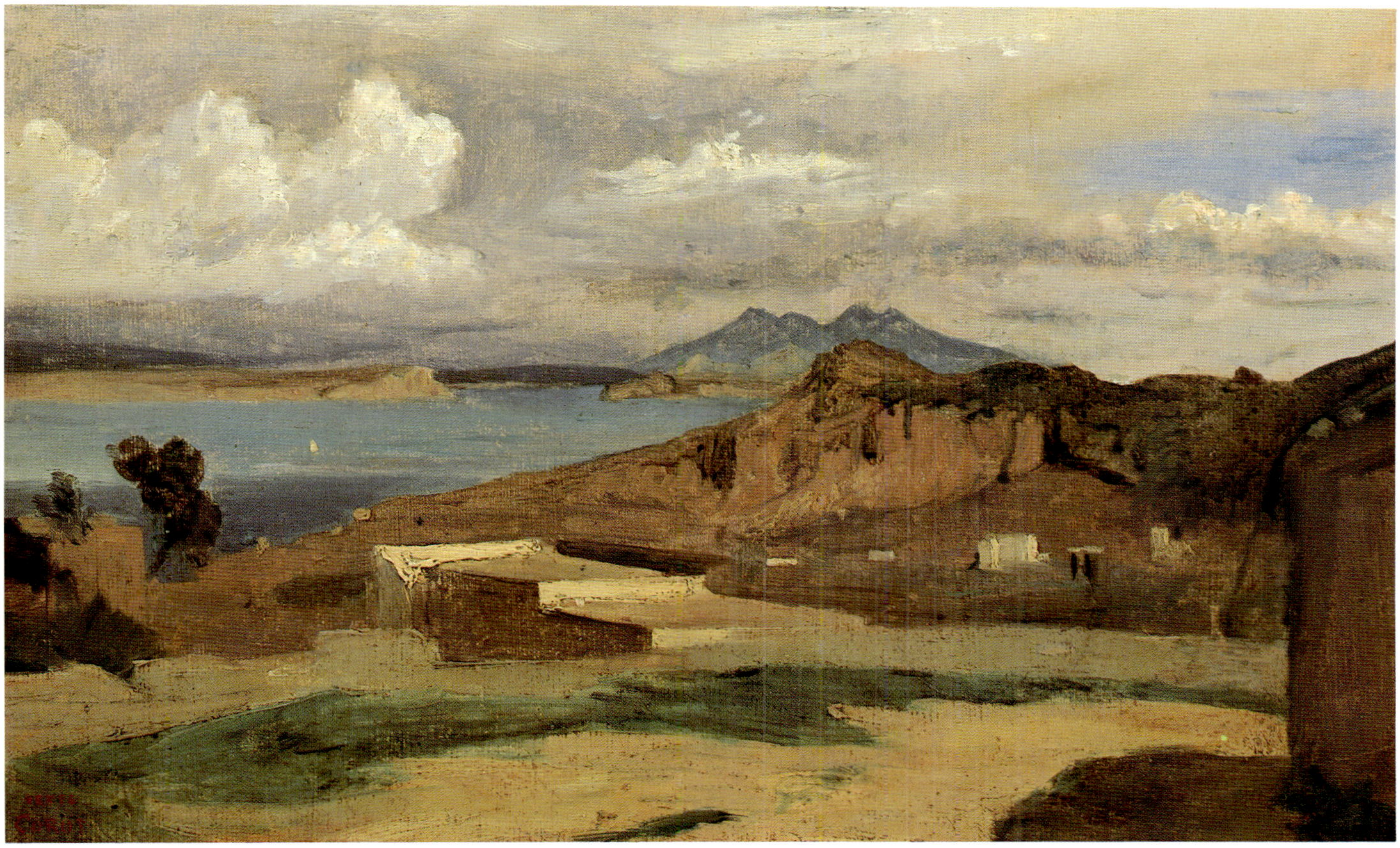

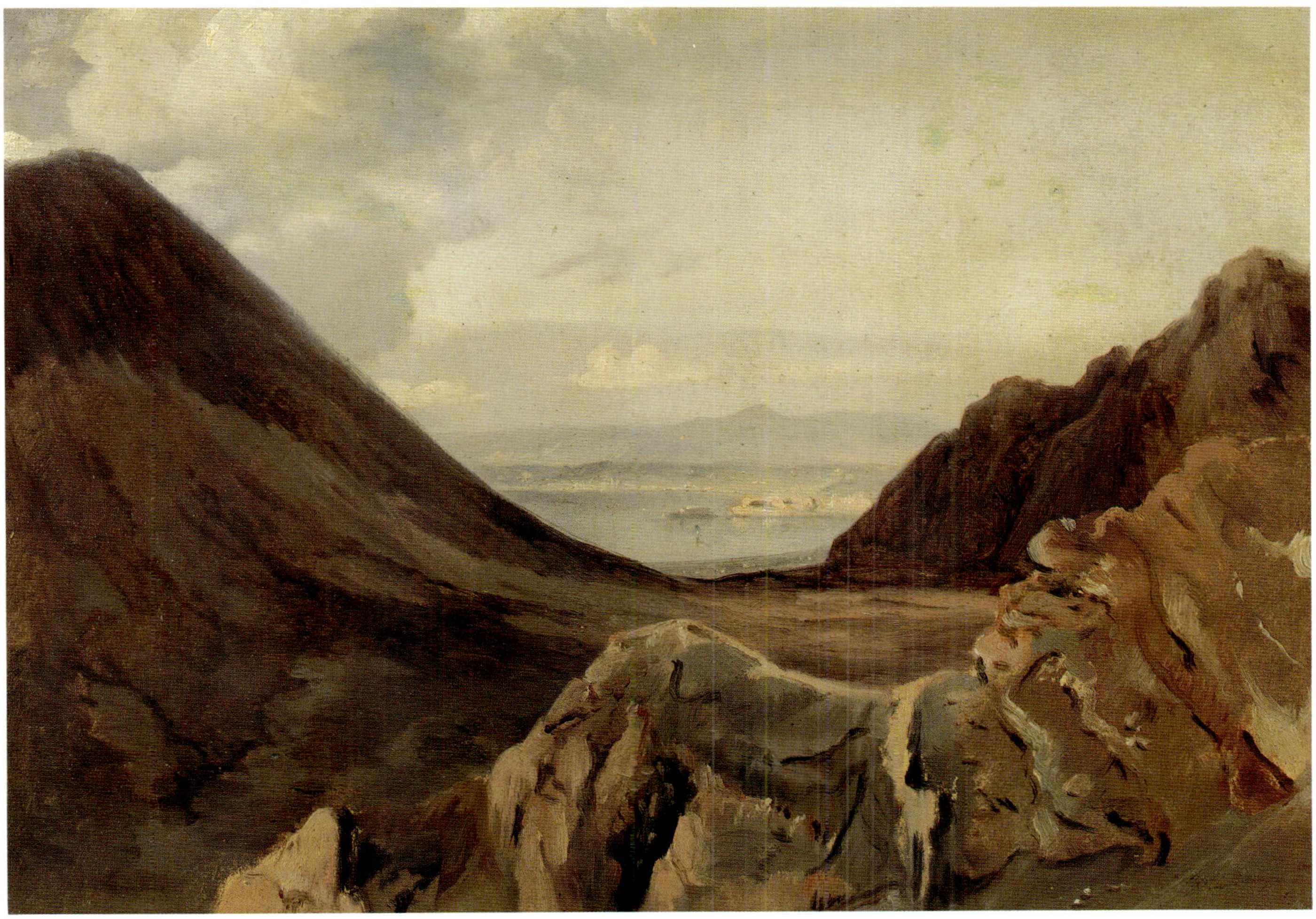

Jean-Auguste-Dominique Ingres

Das diesseits orientierte 19. Jahrhundert steht in einem neuen Spannungsverhältnis zur Wirklichkeit. Seit Davids pathetischen Metaphern sind die Historien, Porträts und Landschaften der französischen Maler Sinnbild, unabhängig von den diversen Stilrichtungen. Noch für die Impressionisten ist das alltägliche Motiv Gleichnis. In der naturalistischen Detailtreue von Ingres, der die illusionistische Perfektion auf die Spitze treibt, finden wir dieselbe Idealität wie bei seinem Lehrer David, nur daß die patriotische Ambition nun der Idee der Schönheit gewichen ist. Ingres' Leben und Werk stehen im Zeichen einer streng klassizistischen Ästhetik, die er gegen die neuen Strömungen von Romantik und Realismus und deren Leitbilder, Delacroix und Courbet, ebenso leidenschaftlich wie hartnäckig verteidigt. Ingres ist ein Perfektionist, von dem Zwang besessen, ein Meisterwerk nach dem anderen zu schaffen, was ihm wie kaum einem anderen Maler gelingt, ausgenommen vielleicht Raffael, seinem großen Idol.

Ingres' Malerei ist reine Atelierkunst. Nach dem akademischen Prinzip wird hier in drei Stufen gearbeitet: Zeichnen, Kolorieren, Modellieren. Farbe ist – im Gegensatz zu ihrer expressiven und gestalterischen Funktion bei Delacroix – ausschließlich gegenstandsgebunden; modelliert wird abschließend mit sorgsam gestuften Tonwerten, wobei eine gewisse Flächigkeit und Kühle gewahrt bleiben. Ingres' Kunst basiert auf der Zeichnung, der schönen Linie. Seine Zeichnungen sind selbständige, vollkommene Kunstwerke, gemäß seinem Credo: »In der Zeichnung erweist sich die Redlichkeit der Kunst.« Tatsächlich sind wir heute von diesem klaren, differenzierten Zeichenstil mehr fasziniert als von seinen Gemälden, die uns »unnatürlich« erscheinen, wenngleich das Gegenteil beabsichtigt ist. Die Akribie des Stils steht im übrigen in einem seltsamen Kontrast zu der ausgeprägten sinnlichen Komponente. Ingres ist ein großer Verehrer weiblicher Schönheit. Ob im bürgerlichen Damenbildnis oder im unverhüllt erotischen Genre seiner Badenden und Odalisken – er kehrt immer wieder zu diesem Thema zurück. In seinem späten *Türkischen Bad,* das Motive früherer Bilder zitiert, steht seine »Redlichkeit« ganz im Zeichen der Versuchung des Fleisches – Anlaß für Cézanne, wieder einmal auf »diesen Tugendbold David« zu schimpfen, dem es »gelungen ist, selbst diesen Lüstling Ingres in seiner Kunst zu kastrieren«.

Bewunderungswürdig ist Ingres' Kunst vor allem in der Gattung Bildnis. Ein komplexes Liniengefüge hält die Figur der *Madame Rivière* auf ihrem Sofa gleichsam in der Schwebe. In raffinierter Weise hat der Maler die imaginäre tragende Kante des Sofas genutzt, um darauf den Schleier zu drapieren, der dem Katarakt der faltenreichen Stola in der Tiefe des Raumes dekorativen Widerpart gibt. Das alles ist künstlerisch bis ins kleinste Detail durchdacht und ausgeführt. Alles Begriffliche ist bereits in Umriß und Binnenzeichnung angelegt, Farbe dient lediglich der nachträglichen Vervollständigung. Aus dem Porträt, dessen Naturnähe vollkommen ist, wird ein ästhetisches Manifest von Schönheit und Grazie. Durch die Perfektionierung des Alltäglichen gelangt Ingres so zur allgemein gültigen, zeitlosen Aussage.

Ingres stand von jeher im Kreuzfeuer von Bewunderung und Tadel. Etwas von beidem schwingt mit in der Behauptung Victor Hugos, er sei »ein in Paris verirrter Chinese«. Cézanne malte schon als junger Mann in seines Vaters Haus »Jas de Bouffan« Jahreszeitenbilder als Persiflage auf Ingres' *Jupiter und Thetis* im Museum von Aix. Die lineare Auffassung und den akademischen Illusionismus lehnte er entschieden ab: »Ingres ist ein schädlicher Klassiker, und ebenso alle diejenigen, welche den Stil in der Imitation der Griechen und Römer suchen, indem sie die Natur leugnen oder sie voreingenommen kopieren... Nach der Natur malen, das heißt nicht das Gegenständliche kopieren, es heißt, seine Empfindungen zu realisieren... Es gibt keine Linie, es gibt

Gegenüber
Jean-Auguste-Dominique Ingres
Montauban 1780 – Paris 1867
Madame Rivière.
Leinwand, 116×90 cm. Salon von 1806. Legat Mme Paul Rivière, 1870. M. I. 1446

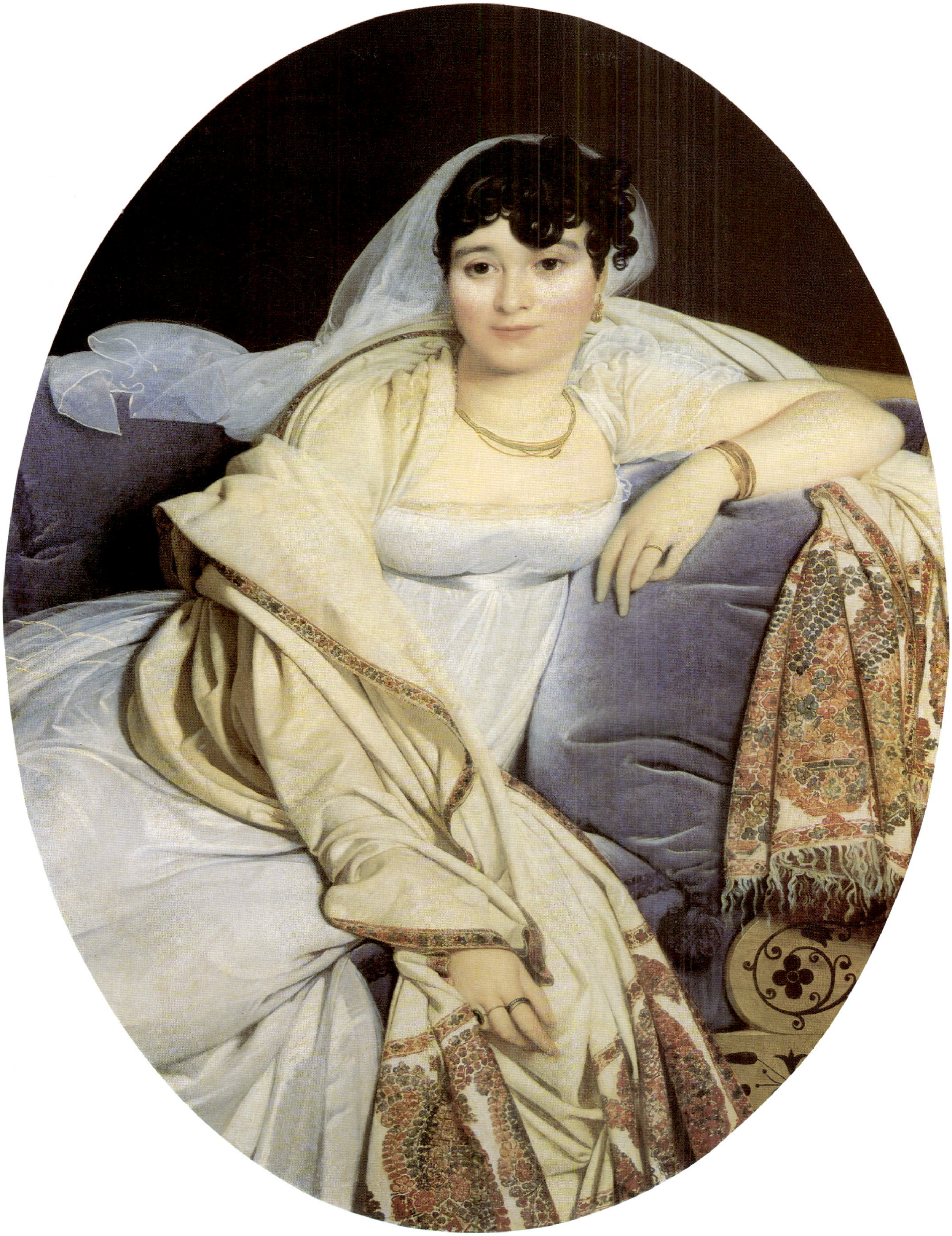

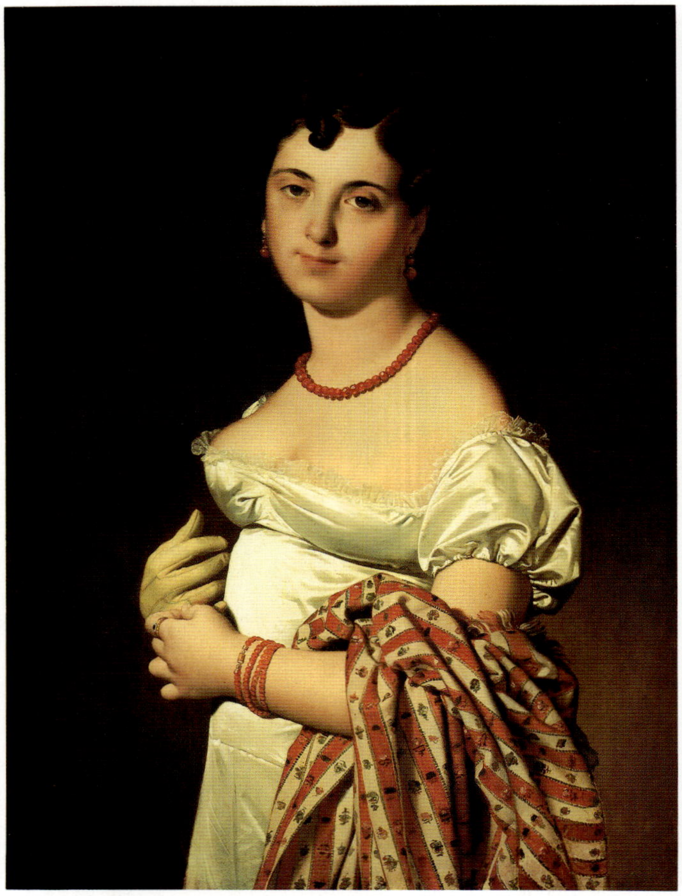

Jean-Auguste-Dominique Ingres
Madame Panckoucke, 1811.
Leinwand, 93 × 68 cm. Salon von 1814 (?). Schenkung Carlos de Beistegui, 1942; Zugang 1953. R. F. 1942-25

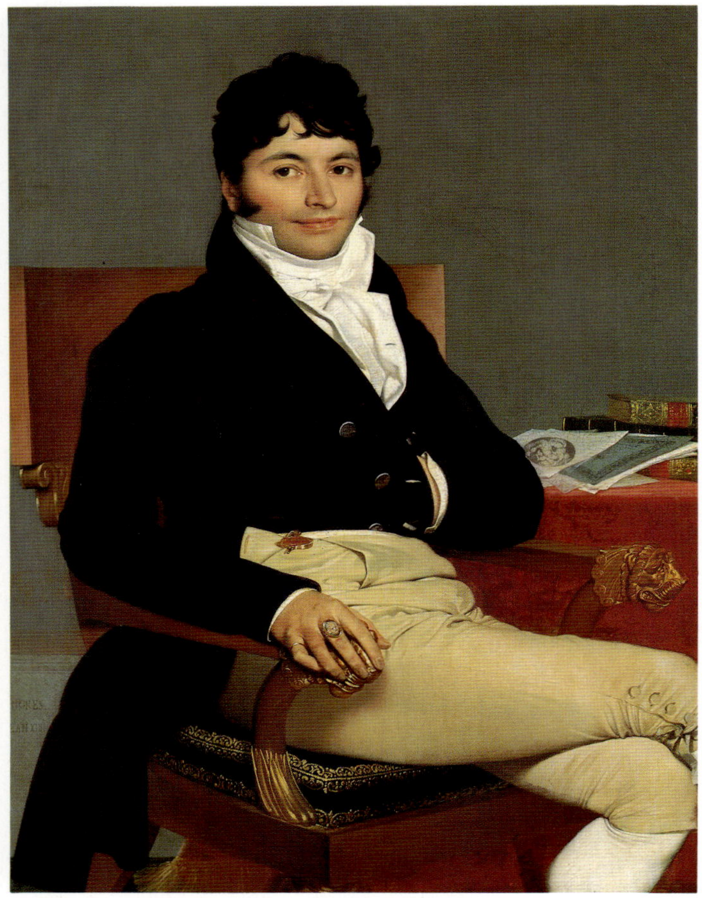

Jean-Auguste-Dominique Ingres
Philibert Rivière, 1804/05.
Leinwand, 116 × 89 cm. Salon von 1806. Legat Mme Paul Rivière, 1870. M. I. 1445

keine Modellierung es gibt nur Kontraste; wenn sie harmonisch nebeneinander stehen, modelliert sich das Bild von selbst...« Matisse lobte die Arabeske der *Großen Odaliske,* die auf anatomische Richtigkeit keine Rücksicht nimmt. Die Bedeutung von Ingres beurteilt Mitte unseres Jahrhunderts der Kunsthistoriker Georg Schmidt: »Jede Betrachtung der modernen Malerei muß auf ihren Ausgangspunkt, auf Ingres, zurückgreifen: Im Kampfe gegen und für Ingres hat sich die Entwicklung von Delacroix bis Gauguin, ja darüber hinaus vollzogen. Von Delacroix bis zu den Impressionisten war es ein schrittweises Sichentfernen von Ingres, von Gauguin bis Picasso ein teilweises Wiederanknüpfen an ihn.«

Gegenüber
Jean-Auguste-Dominique Ingres
Mademoiselle Caroline Rivière, 1805.
Leinwand, 100 × 70 cm. Salon von 1806. Legat Mme Paul Rivière, 1870. M. I. 1447

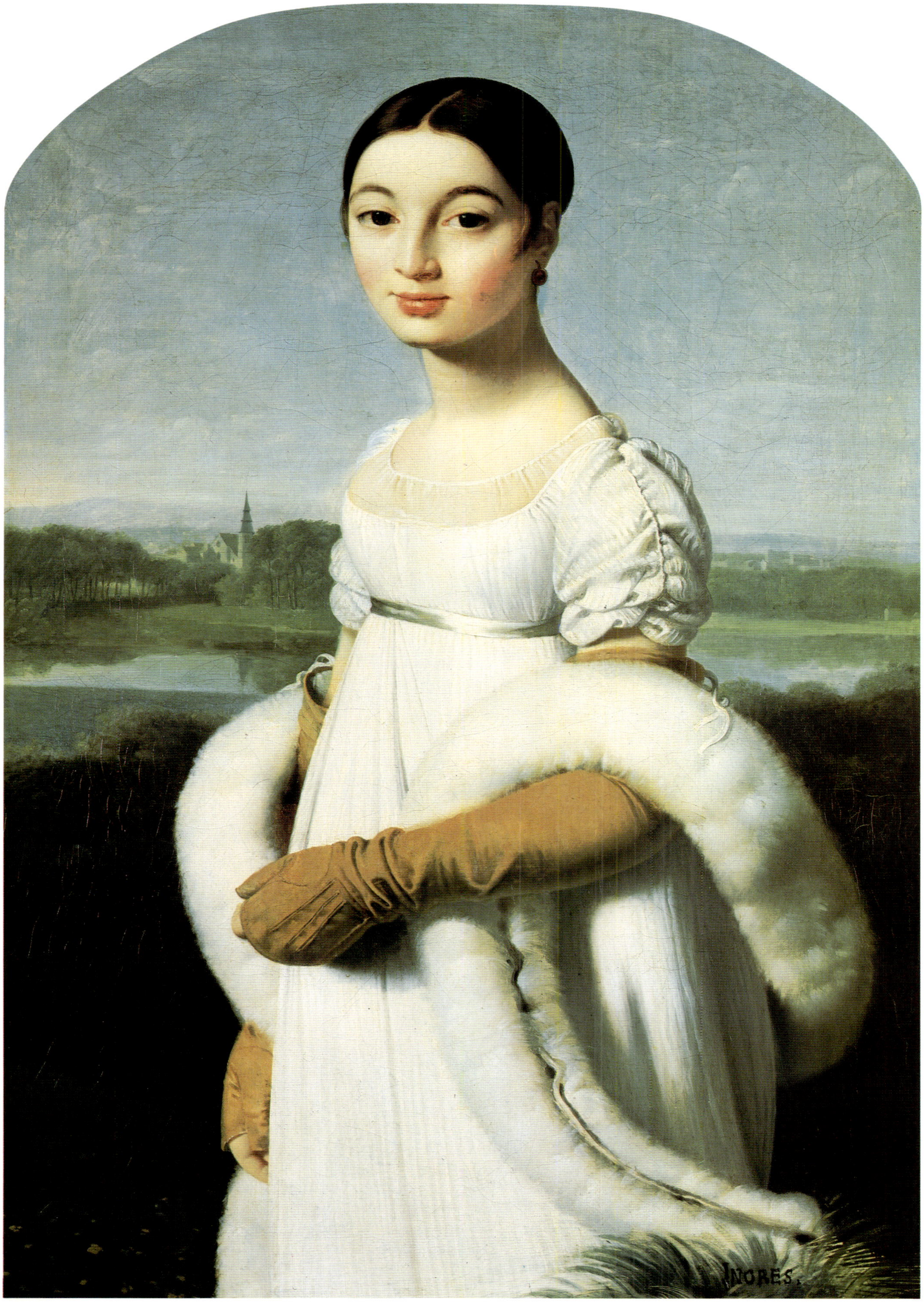
INGRES.

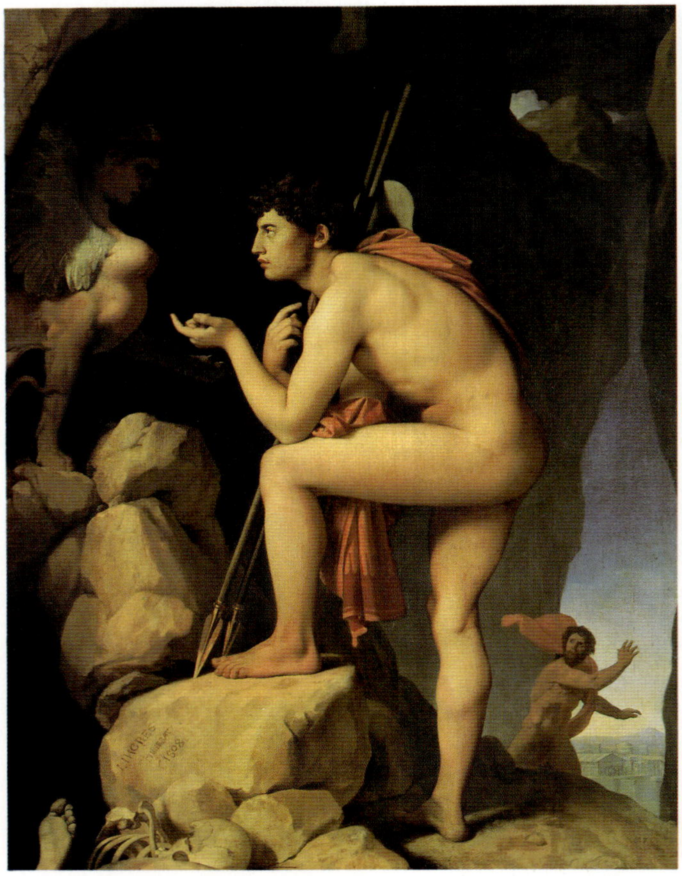

Jean-Auguste Dominique Ingres
Ödipus löst das Rätsel der Sphinx, 1808.
Leinwand, 189 × 144 cm. Salon von 1827 (außer Katalog).
Legat Comtesse Duchâtel, 1878. R. F. 218

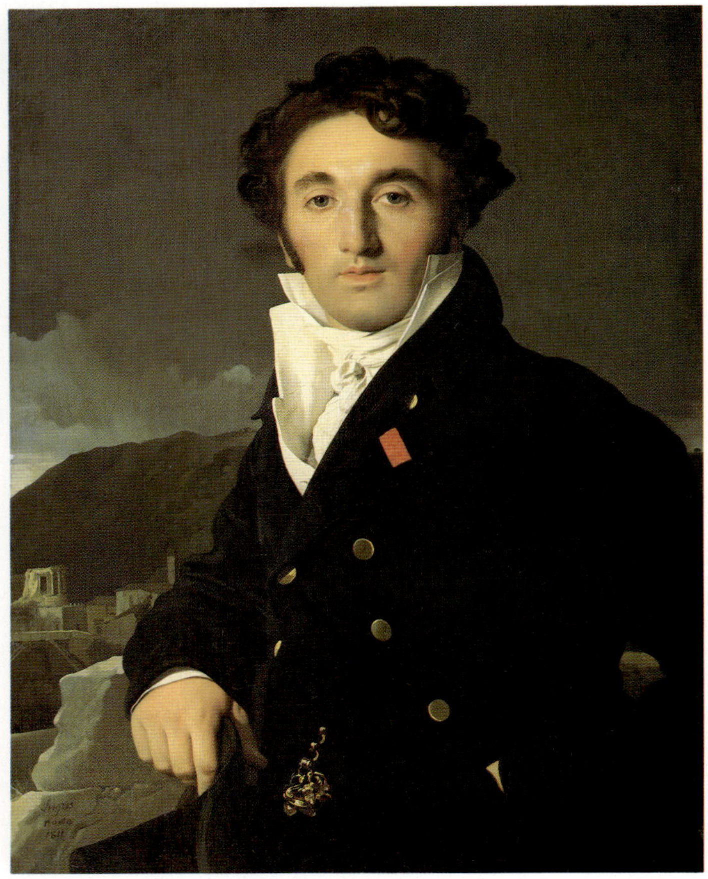

Jean-Auguste-Dominique Ingres
Charles-Joseph-Laurent Cordier, 1811.
Der Hintergrund ist wahrscheinlich von F. M. Granet ausgeführt. Leinwand, 90 × 70 cm. Legat Comtesse Mortier, Tochter des Dargestellten, 1886. R. F. 477

Gegenüber
Jean-Auguste-Dominique Ingres
Badende von Valpinçon, 1808.
Leinwand, 146 × 98 cm. Erworben 1879. R. F. 259

Seite 622/623
Jean-Auguste-Dominique Ingres
Die Große Odaliske, 1814.
Leinwand, 91 × 162 cm. Gemalt für Caroline Murat, Königin von Neapel. Salon von 1819. Erworben 1899. R. F. 1158

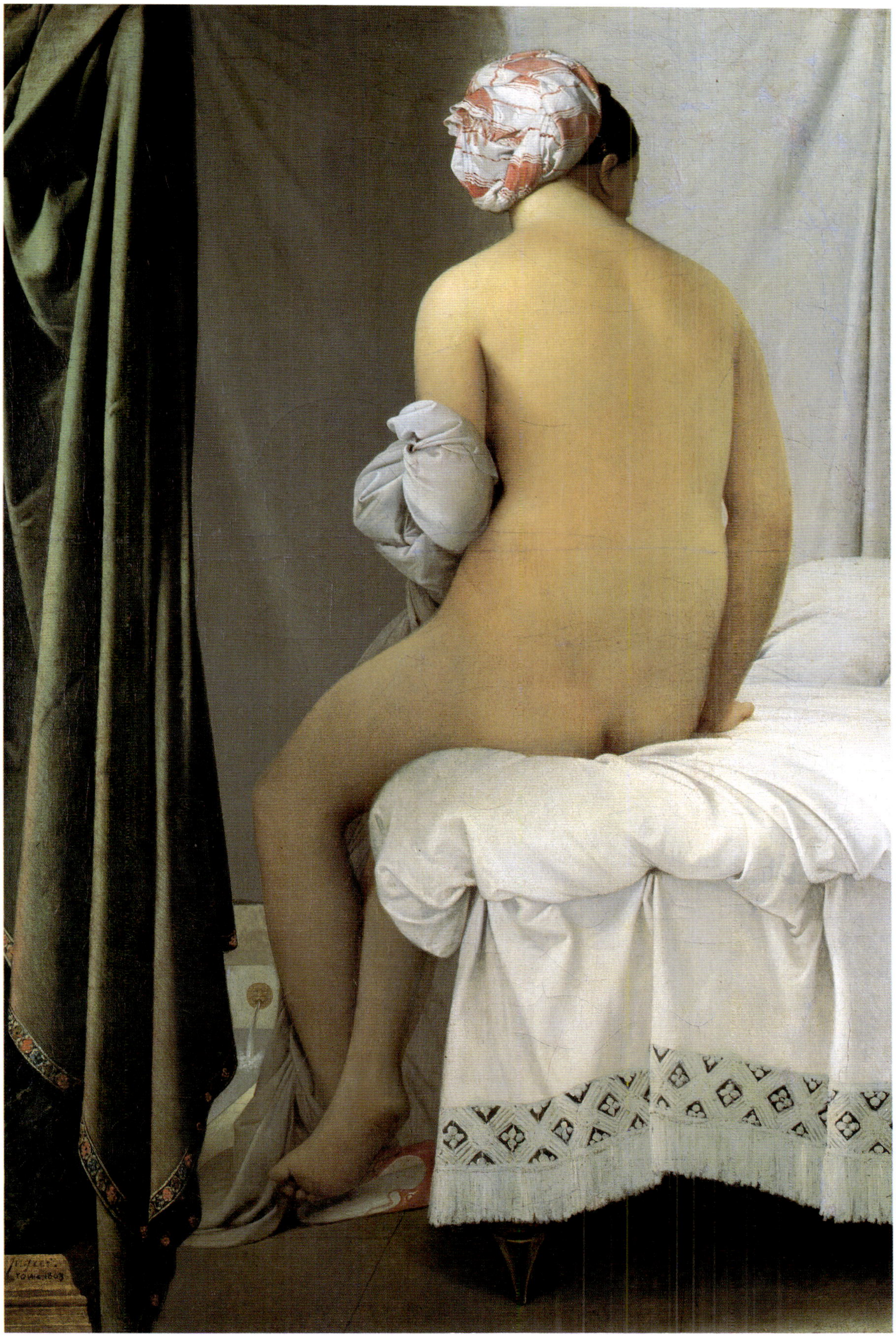

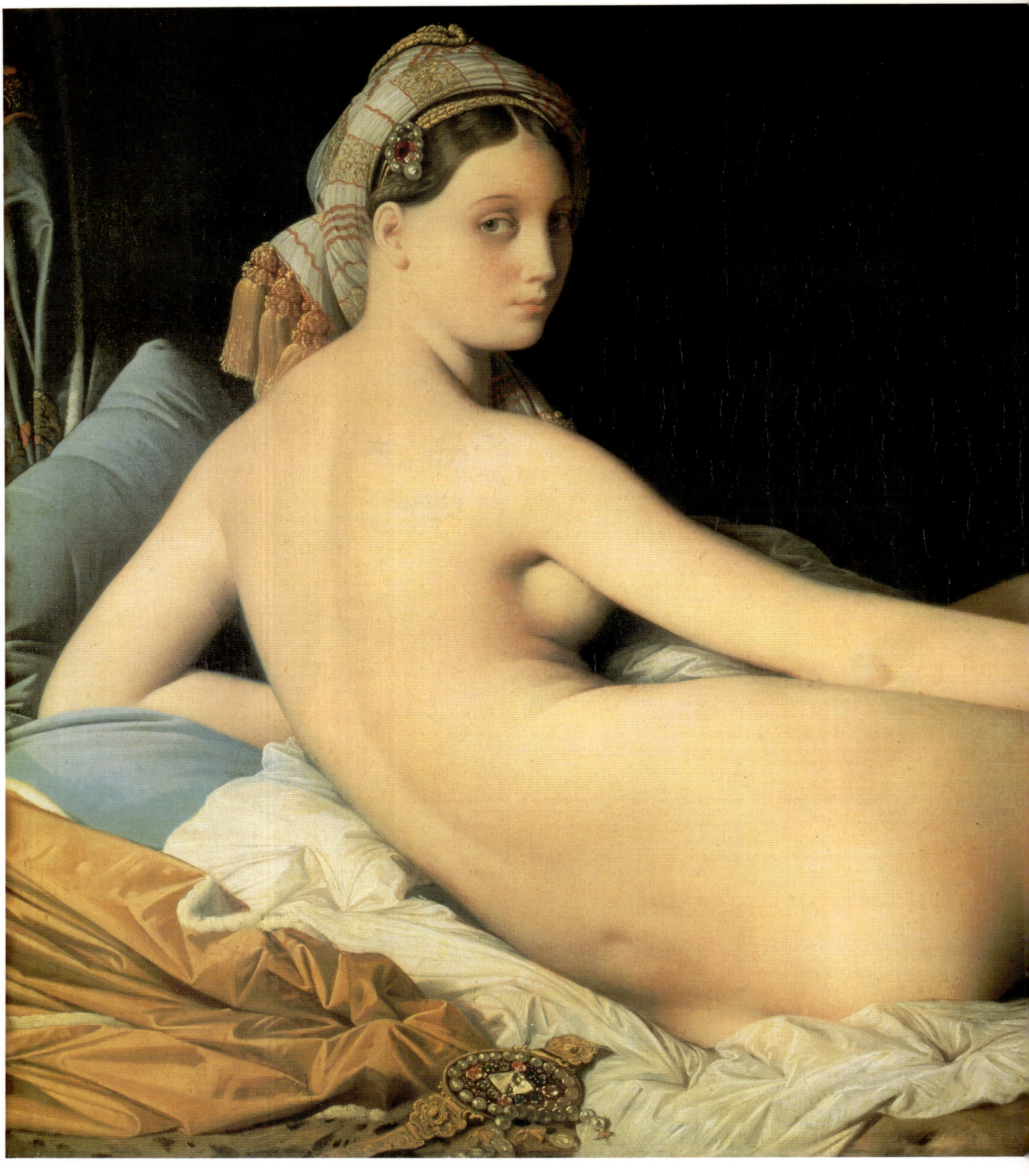

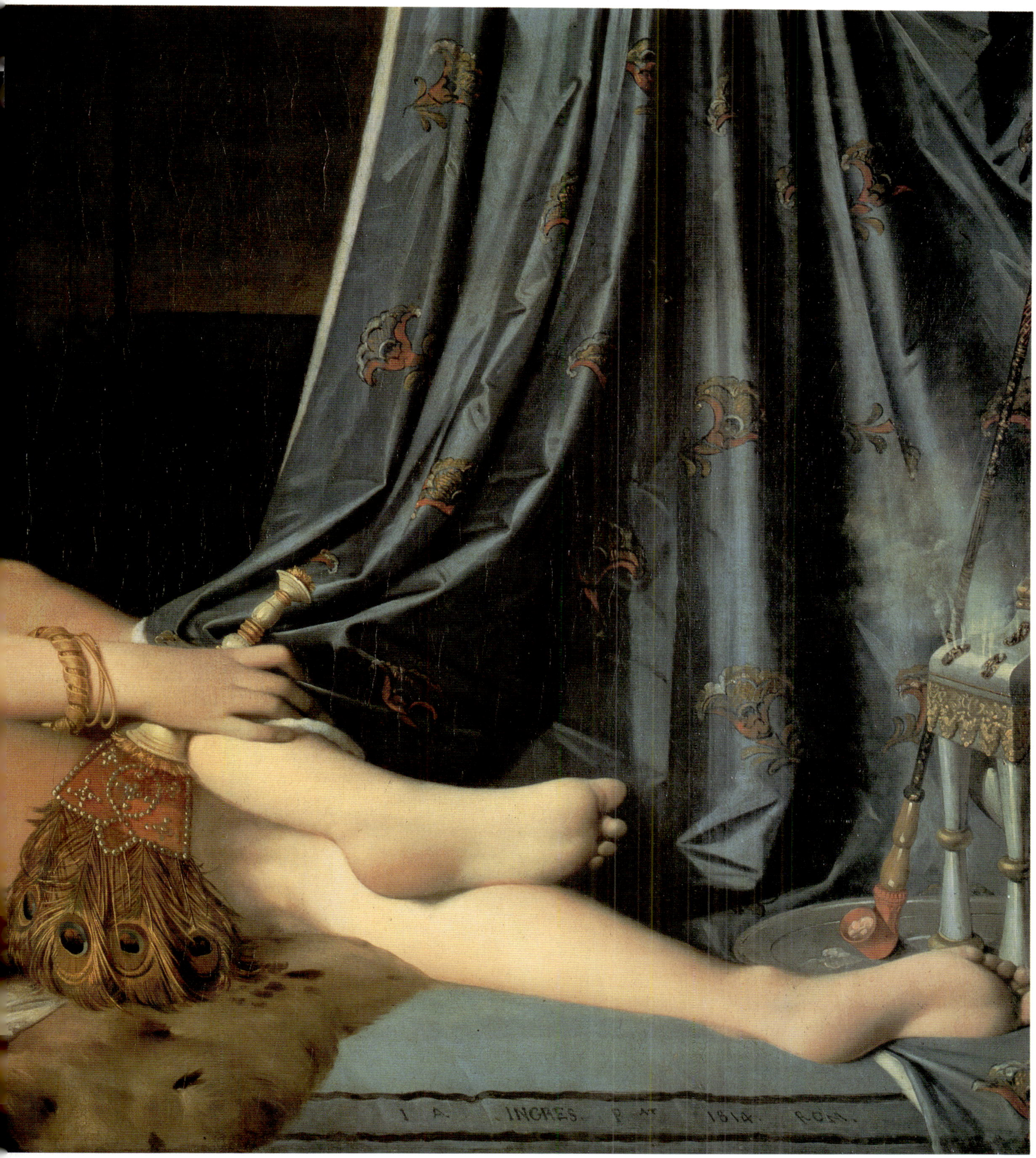
I A. INGRES. P^{AT} 1814 ROM.

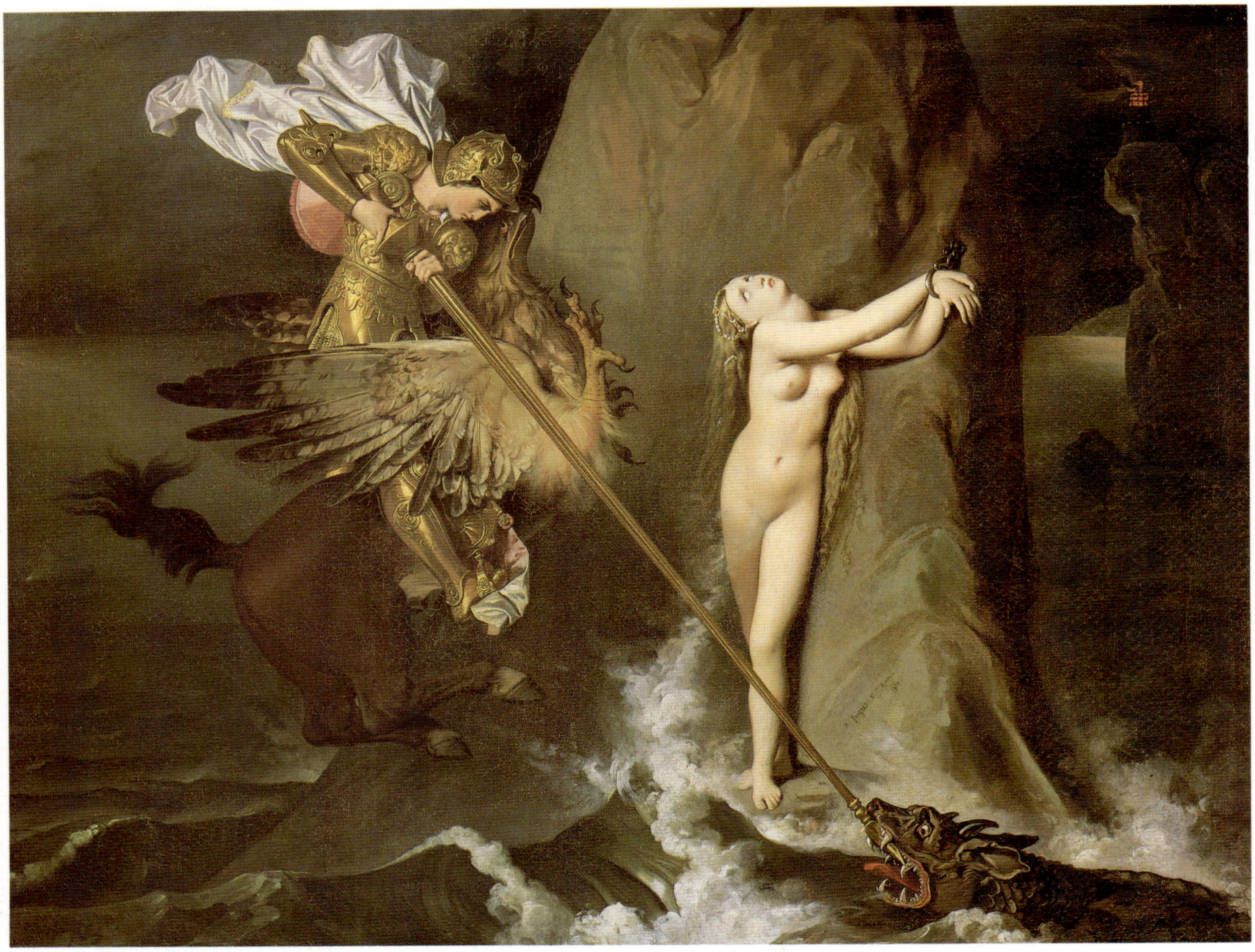

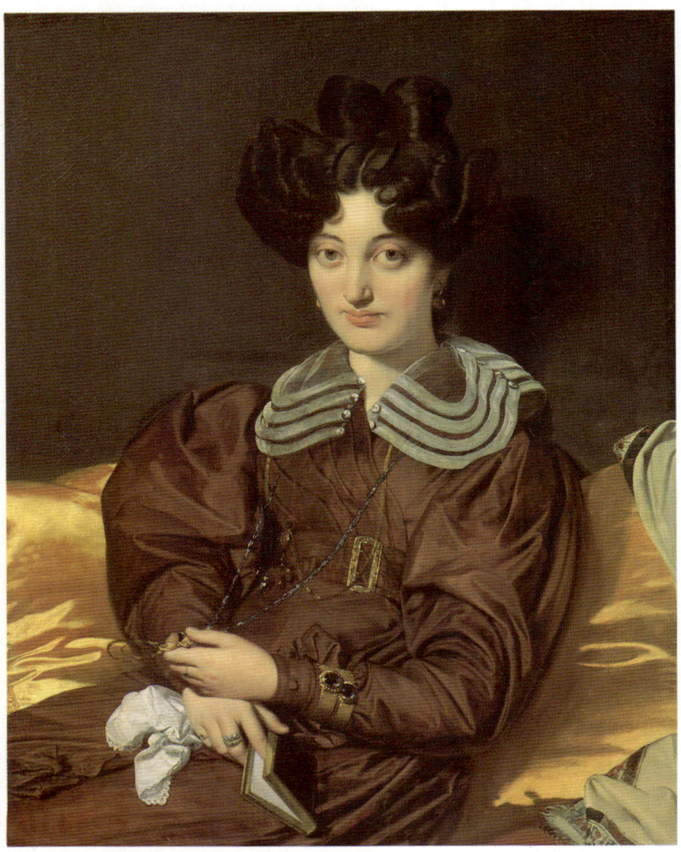

Jean-Auguste-Dominique Ingres
Rüdiger und Angelika, 1819.
Szene aus dem ›Orlando furioso‹ des Ariost, 10. Gesang.
Leinwand, 147 × 190 cm. Erworben im Salon von 1819.
INV. 5419

Jean-Auguste Dominique Ingres
Madame Marcotte de Sainte-Marie, 1826.
Leinwand, 93 × 74 cm. Salon von 1827. Erworben 1923 von den Nachkommen der Dargestellten mit Unterstützung von D. David-Weill. R. F. 2398

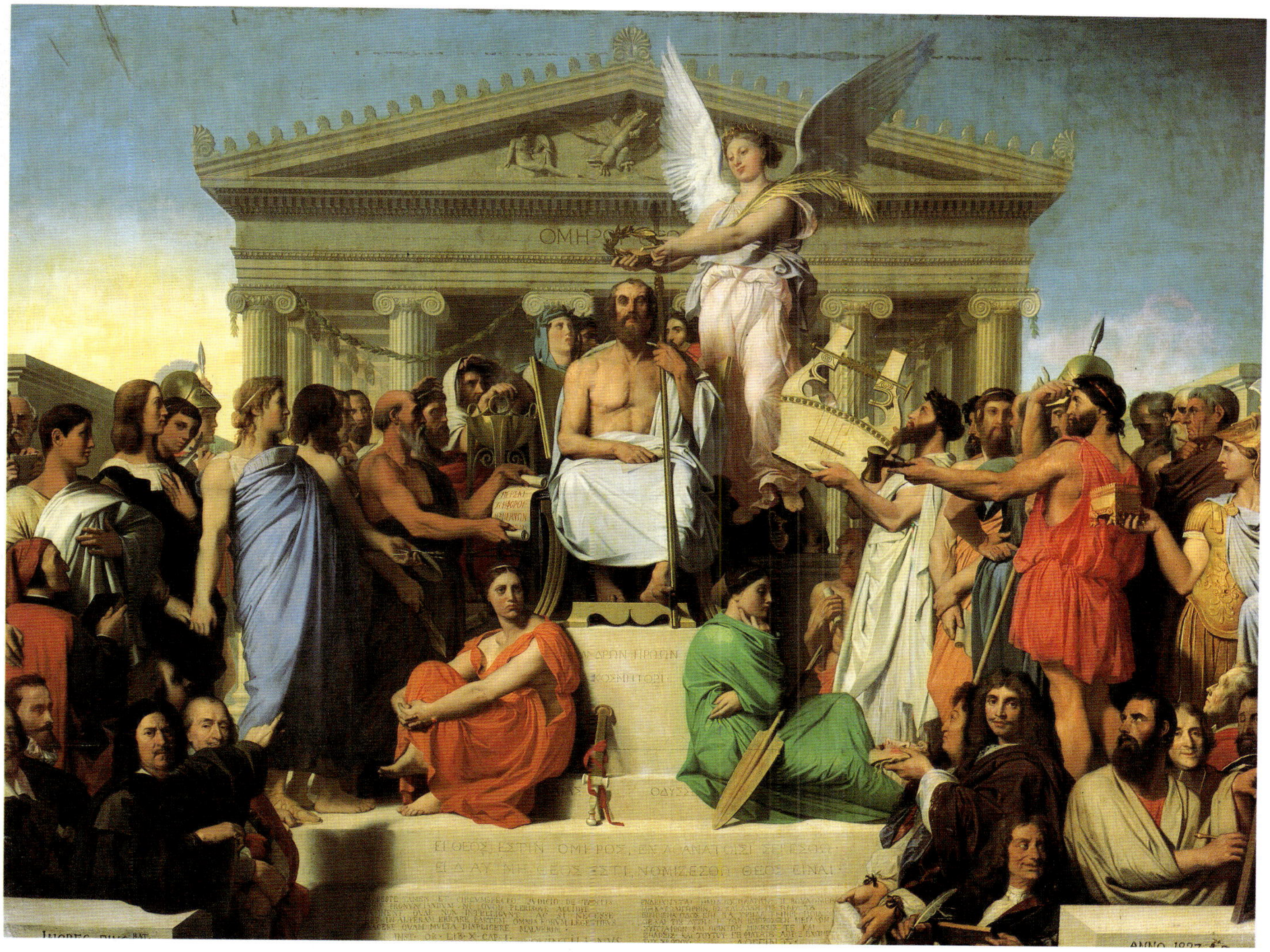

Jean-Auguste-Dominique Ingres
Die Apotheose des Homer, 1827.
Leinwand, 386 × 512 cm. In Auftrag gegeben 1826. Salons von 1827 und 1833. Deckengemälde der Salle Clarac im Louvre, 1855 abgenommen und durch eine Kopie ersetzt. INV. 5417

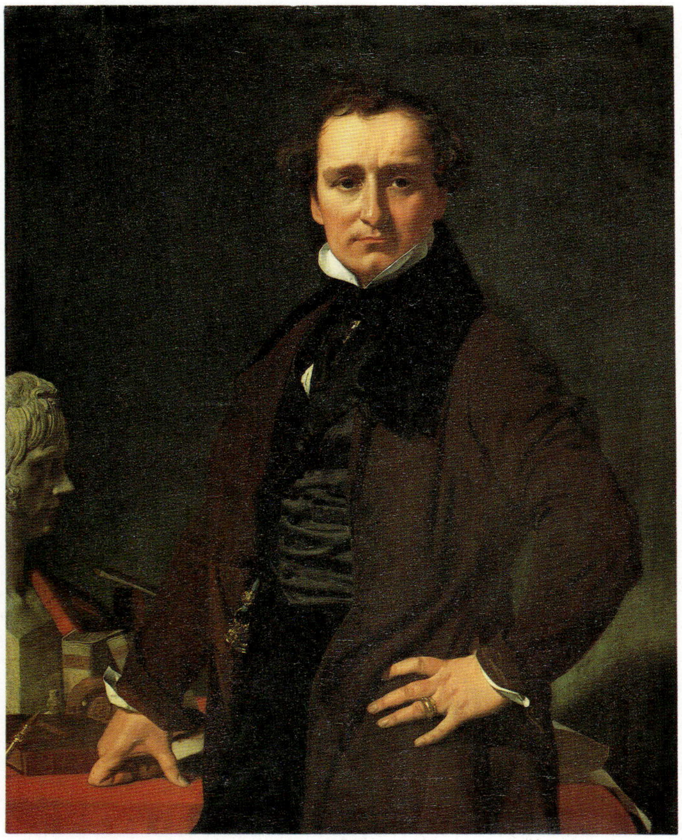

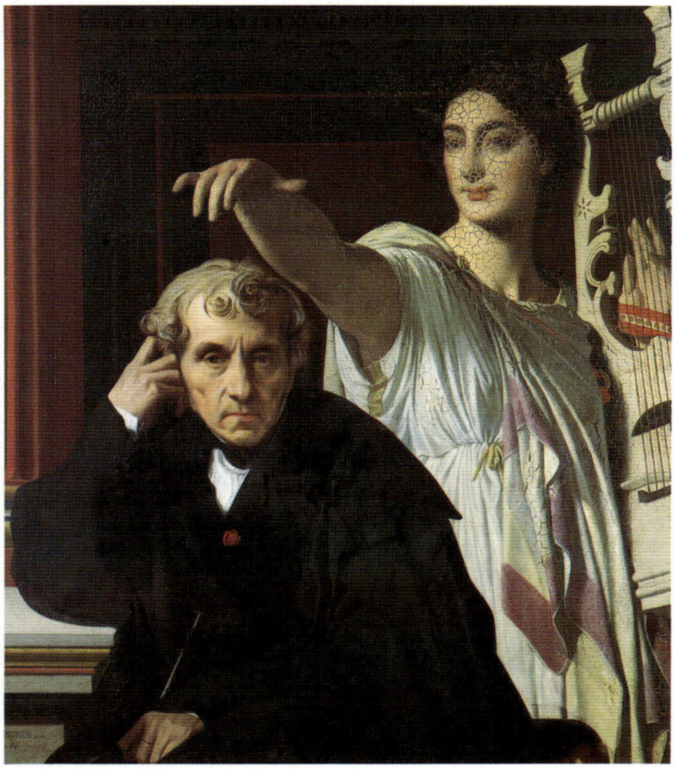

Jean-Auguste-Dominique Ingres
Der Bildhauer Lorenzo Bartolini, 1820.
Leinwand, 108 × 86 cm. Schenkung Carlos de Beistegui, 1942; Zugang 1953. R. F. 1942-24

Jean-Auguste-Dominique Ingres
Der Komponist Cherubini und die Muse der dramatischen Dichtung, 1842.
Leinwand, 105 × 94 cm. Erworben 1842. INV. 5423

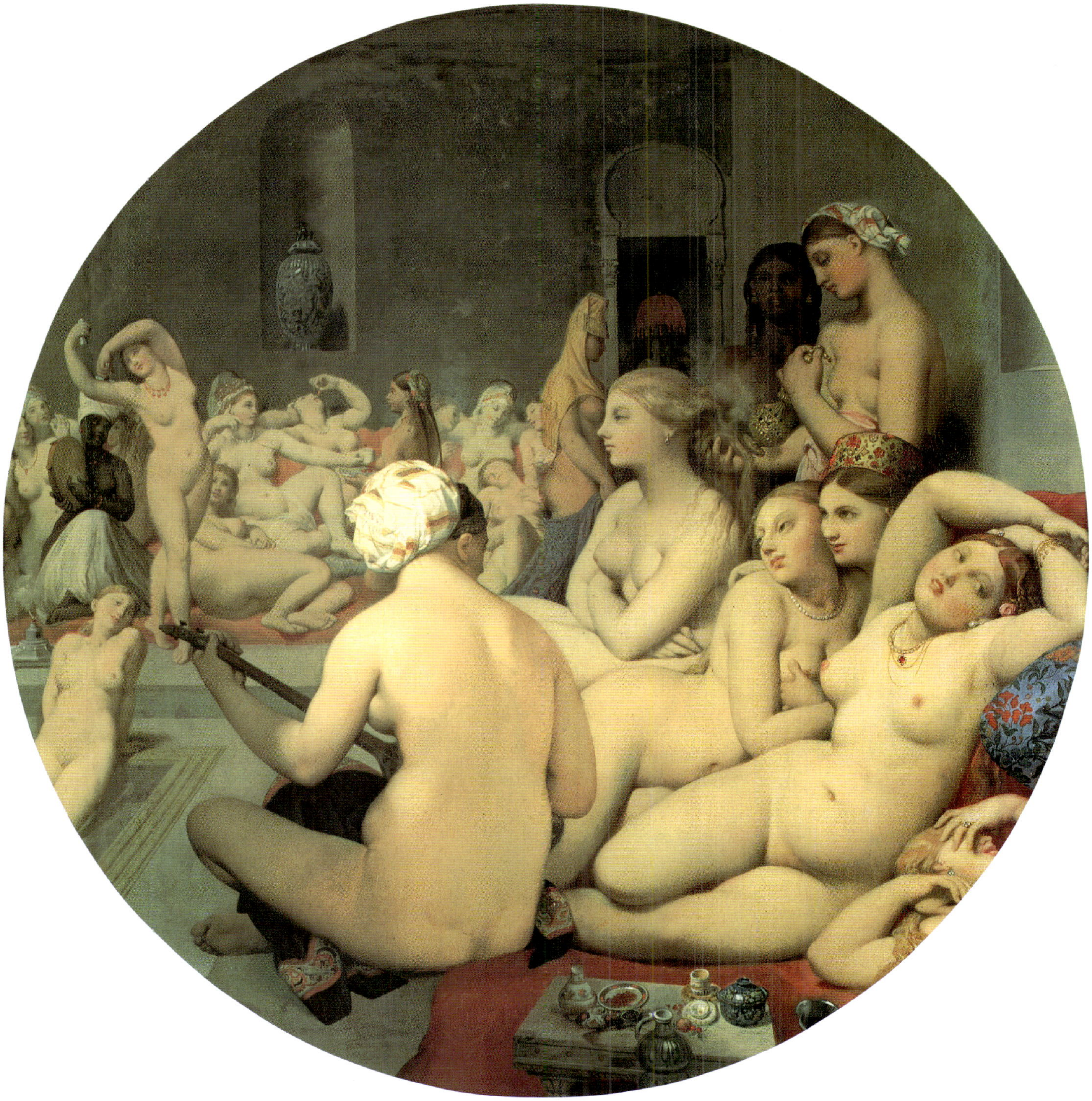

Jean-Auguste-Dominique Ingres
Das türkische Bad, 1862.
Leinwand auf Holz, Durchmesser 108 cm. Schenkung der Société des Amis du Louvre, 1911. R. F. 1934

Théodore Géricault

Géricault ist die überragende Erscheinung der französischen Malerei am Übergang vom Klassizismus zur Romantik. Dem abstrakten Formideal setzt er dramatisch bewegte, von romantischem Pathos erfüllte Kompositionen entgegen. Seine Vorbilder findet er auf hellenistischen Sarkophagen, in den athletischen Gestalten Michelangelos und in den lebenssprühenden Menschen- und Tierleibern von Rubens; denn der bewegte menschliche Körper reizt ihn ebenso wie das Pferd, dessen entfesselten Bewegungen er – wie Delacroix – intensive Studien widmet. In Grenzsituationen des Lebens, in Agonie und leidenschaftlich aufbrechendem Gefühl, sucht er die Stimulation des Erhabenen und der Anteilnahme. In den letzten Jahren der napoleonischen Herrschaft bestimmt der militärische Mythos sein Repertoire; die neuartige Auffassung von *Offizier der Gardejäger beim Angriff* ruft das Erstaunen Davids hervor.

In der Folgezeit, während der Restauration, nimmt das Zeitgeschehen zunehmend sein Interesse in Anspruch. Ein katastrophales Ereignis wie der Schiffbruch der Fregatte Medusa vor der afrikanischen Küste im Jahr 1816, das ganz Frankreich erschütterte, regt Géricault zu seinem Kolossalgemälde *Das Floß der Medusa* an, das zu einem Markstein der Kunstgeschichte werden sollte. Ganze 16 Monate arbeitet der Maler an dem Werk, macht zahllose minuziöse Studien, beobachtet das Meer und skizziert Köpfe von Hingerichteten. Der Realismus ist perfekt, sogar der Hautton der Sterbenden und Toten ist studiert. Nie zuvor waren Todeskampf und menschliches Leiden mit solch erschütterndem Verismus geschildert worden. Auf dem Floß, das zwölf Tage umhertrieb, hatten sich schreckliche Szenen abgespielt; von 149 Passagieren waren letztlich nur zehn Menschen mit dem Leben davongekommen. Das Gemälde errang bei der Ausstellung im Salon von 1819 einen Skandalerfolg: Es bedeutete thematisch wie formal eine Revolution; die fahle Beleuchtung unterstreicht die Objektivität dieser Reportage des Schreckens und erhöht die emotionale Wirkung auf den Betrachter. Des Malers Hoffnungen, der Staat würde das Bild kaufen, erfüllten sich jedoch nicht; das Thema war politisch zu brisant, der Staat fürchtete Kritik wegen schuldhaften Versagens.

Géricaults Hang zu extremen Sujets zeigt sich in der Folgezeit an Porträts von Geisteskranken, die seine Auseinandersetzung mit der menschlichen Physiognomie reflektieren. 1824 macht ein Reitunfall dem Leben dieses außergewöhnlichen Genies ein jähes Ende. Delacroix beklagt sein Ableben als einen Verlust für die ganze Nation. Übrigens kaufte der Staat das kolossale Katastrophenbild nun ohne Zögern aus dem Nachlaß des Künstlers.

Gegenüber
THÉODORE GÉRICAULT Rouen 1791 – Paris 1824
Offizier der kaiserlichen Gardejäger beim Angriff.
Leinwand, 349 × 266 cm. Salons von 1812 und 1814. Erworben 1851 beim Verkauf der Sammlung von Louis Philippe. INV. 4885

THÉODORE GÉRICAULT
Die irrsinnige Spielerin, um 1822.
Leinwand, 77 × 65 cm. Schenkung der Société des Amis du Louvre, 1938. R.F. 1938-51

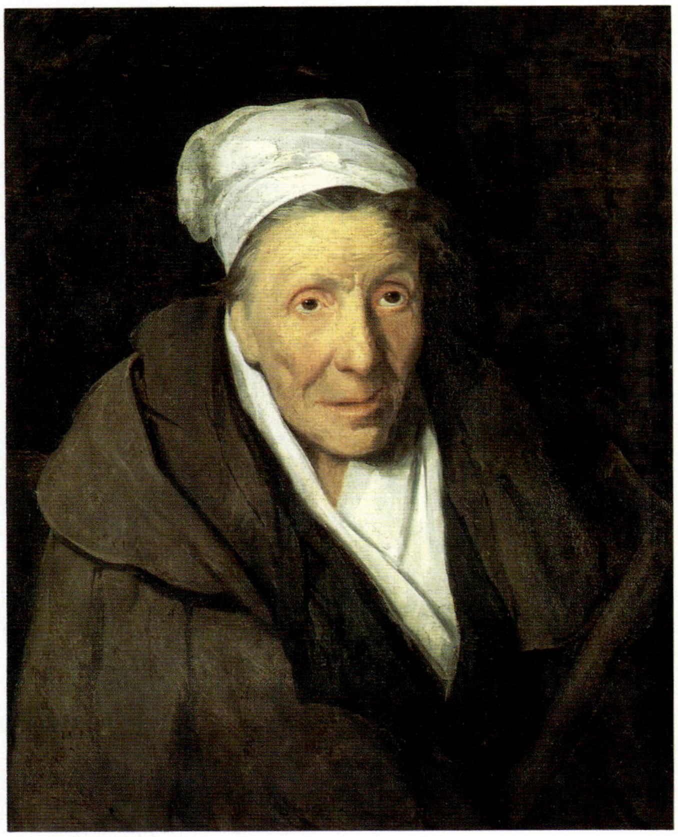

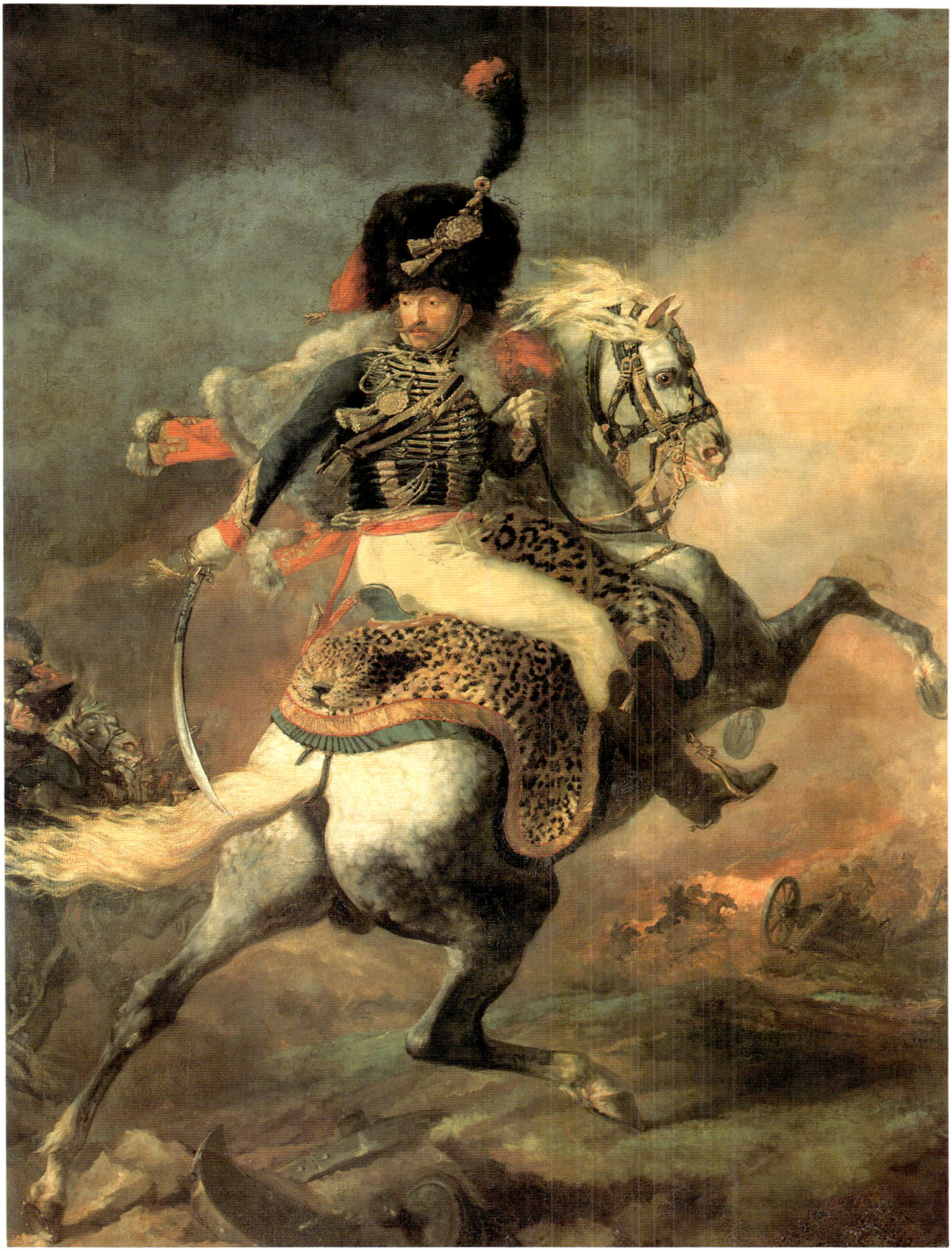

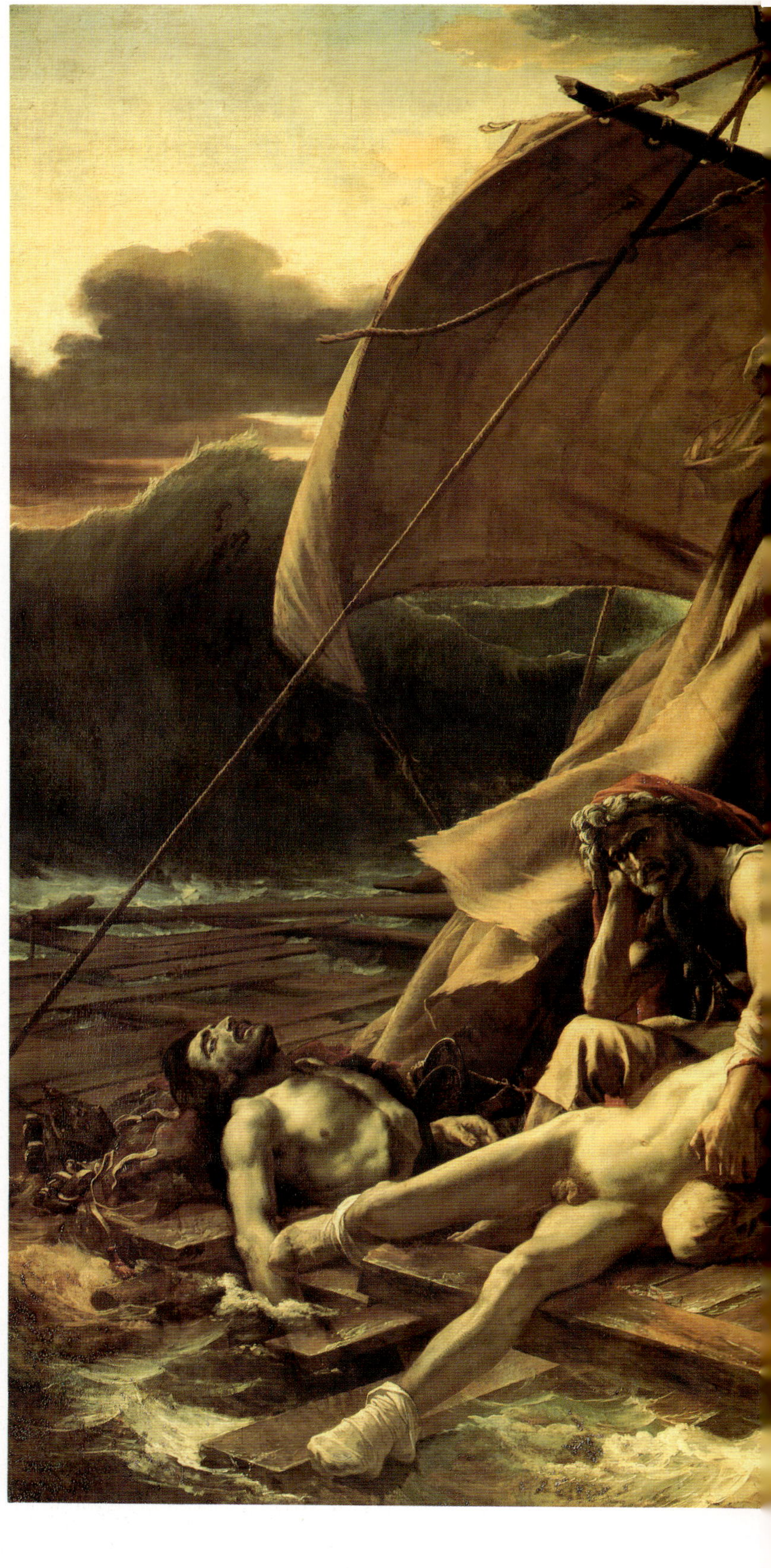

Théodore Géricault
Das Floß der Medusa.
Leinwand, 491 × 716 cm. Salon von 1819. Erworben 1824 aus dem Nachlaß des Künstlers. INV. 4884

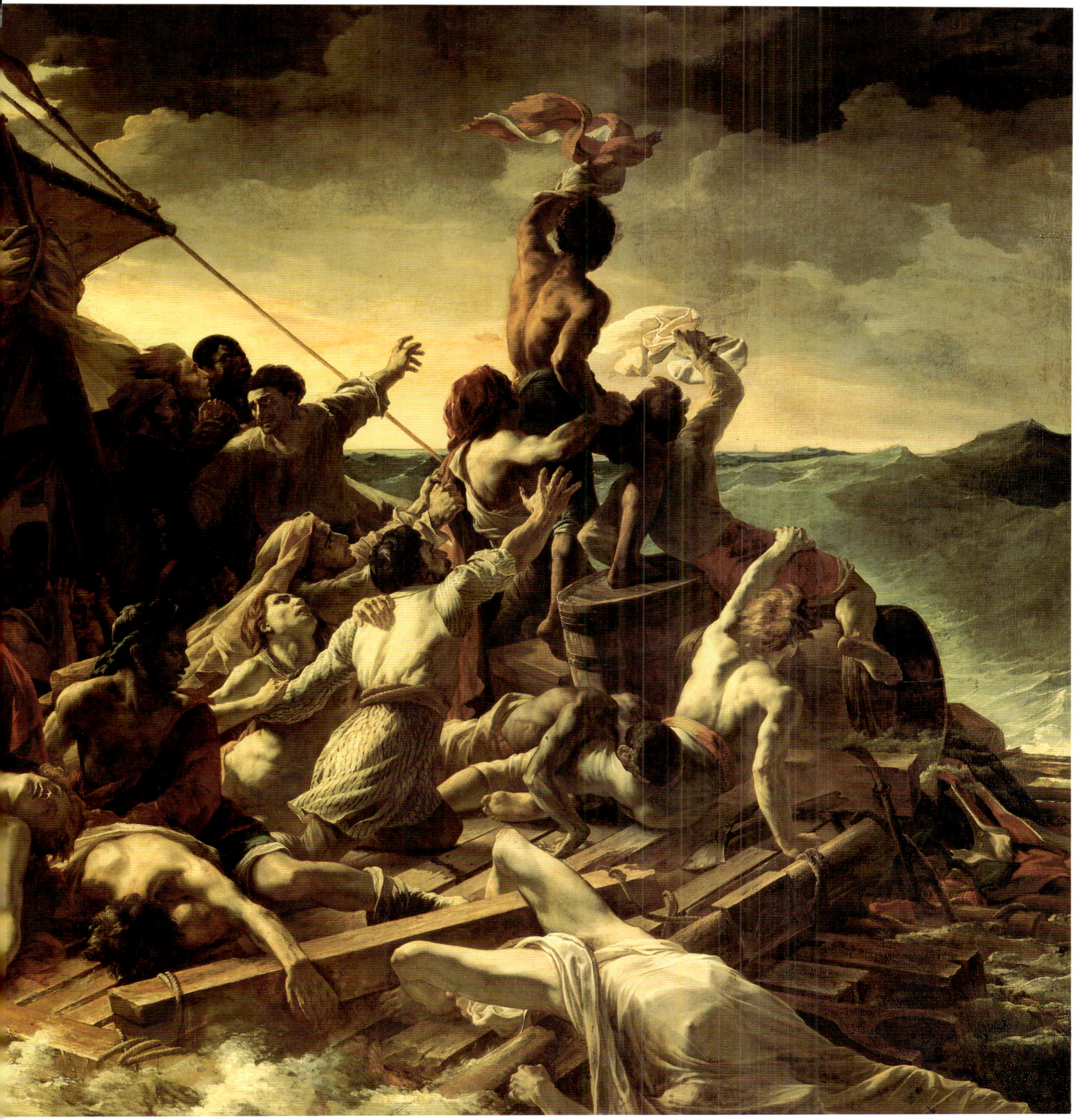

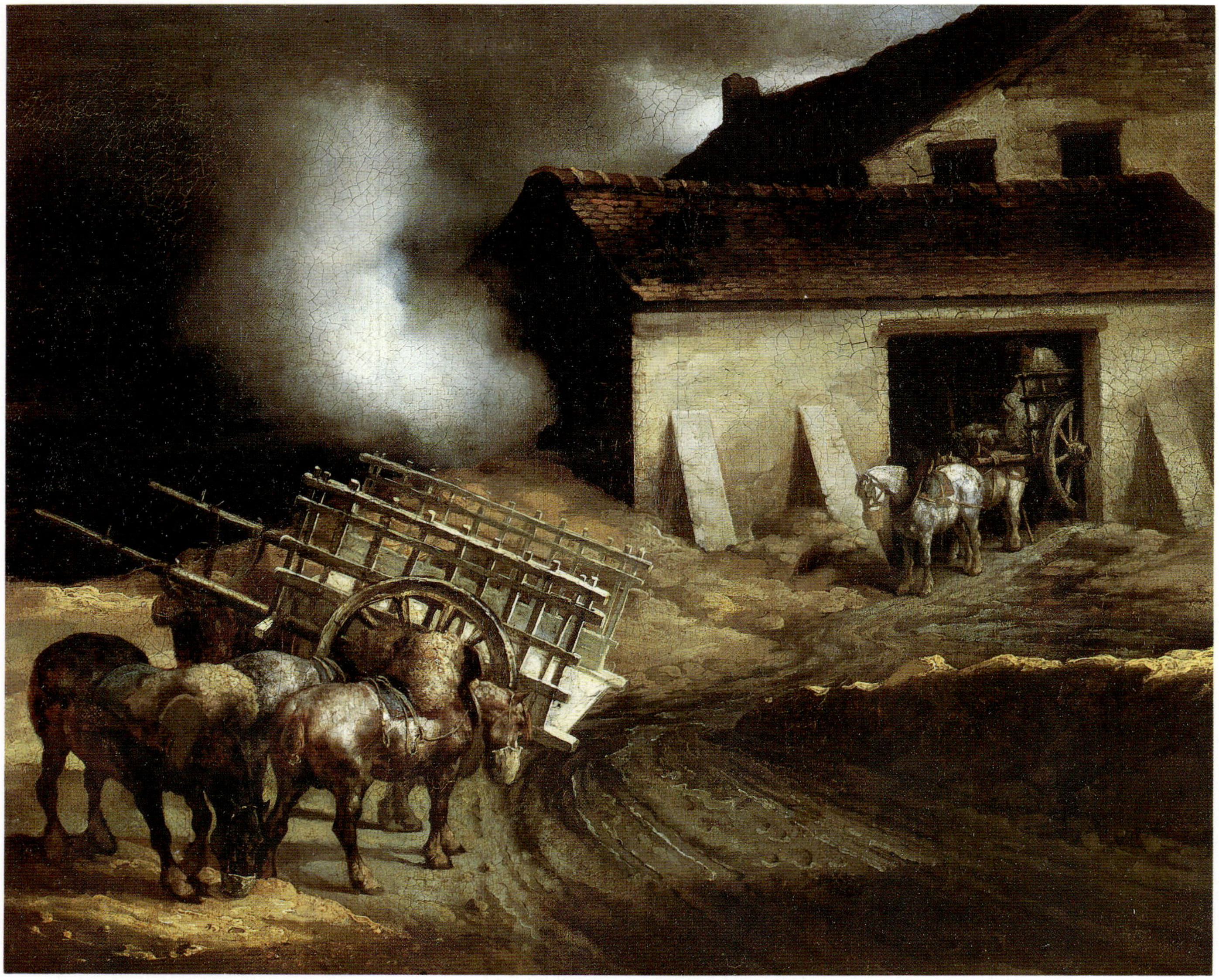

THÉODORE GÉRICAULT
Die Kalkbrennerei.
Leinwand, 50 × 61 cm. Erworben 1849. INV. 4888

Gegenüber, oben
THÉODORE GÉRICAULT
Rennen der Wildpferde in Rom, 1817.
Papier auf Leinwand, 45 × 60 cm. Studie für ein Bild, angeregt von einem Rennen auf dem Corso in Rom. Erworben mit Mitteln des Legats Maurice Andéoud, 1912. R. F. 2042

Gegenüber, unten
THÉODORE GÉRICAULT
Das Derby von Epsom, 1821.
Leinwand, 92 × 123 cm. Erworben 1866. M. I. 708

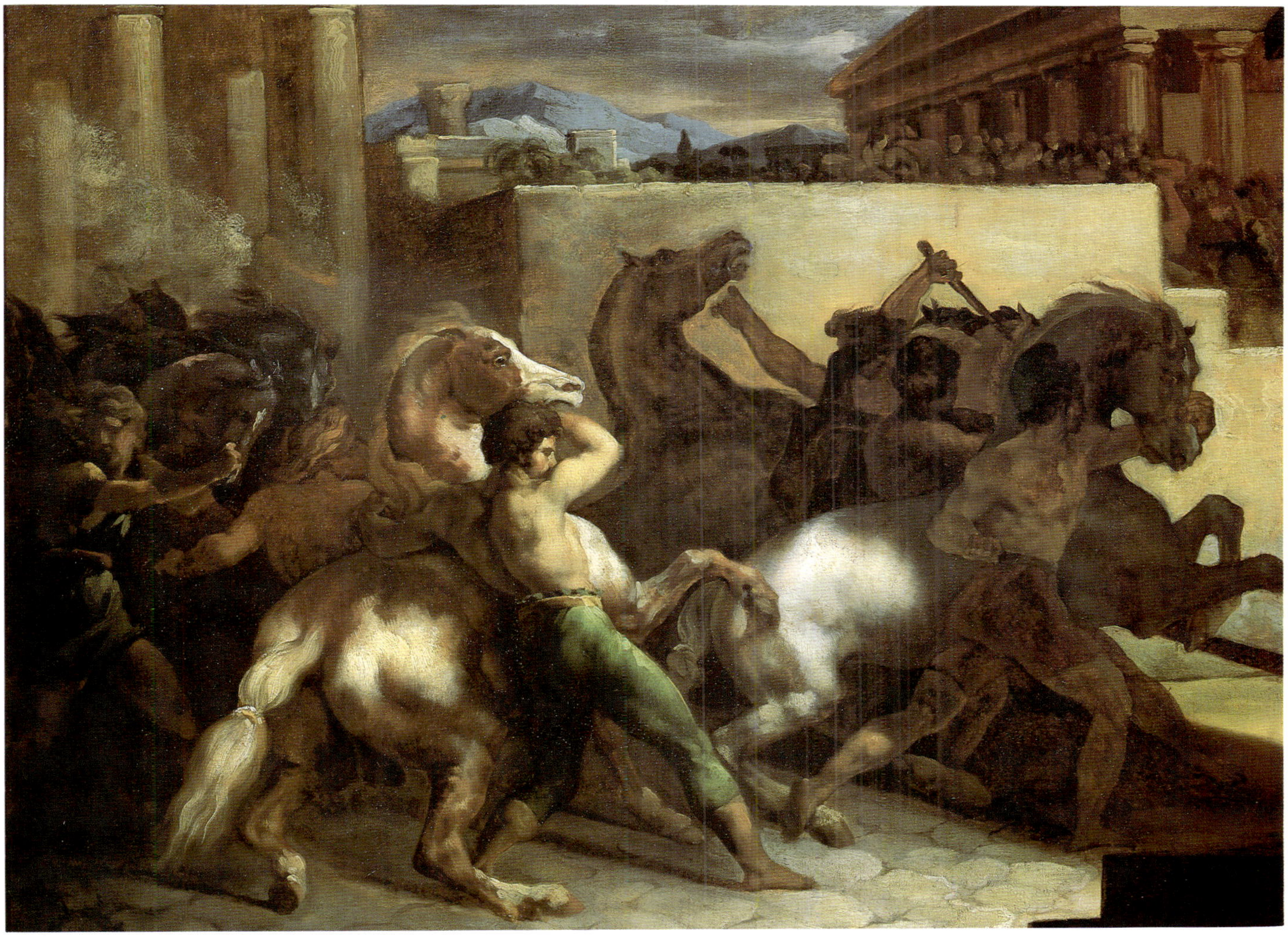

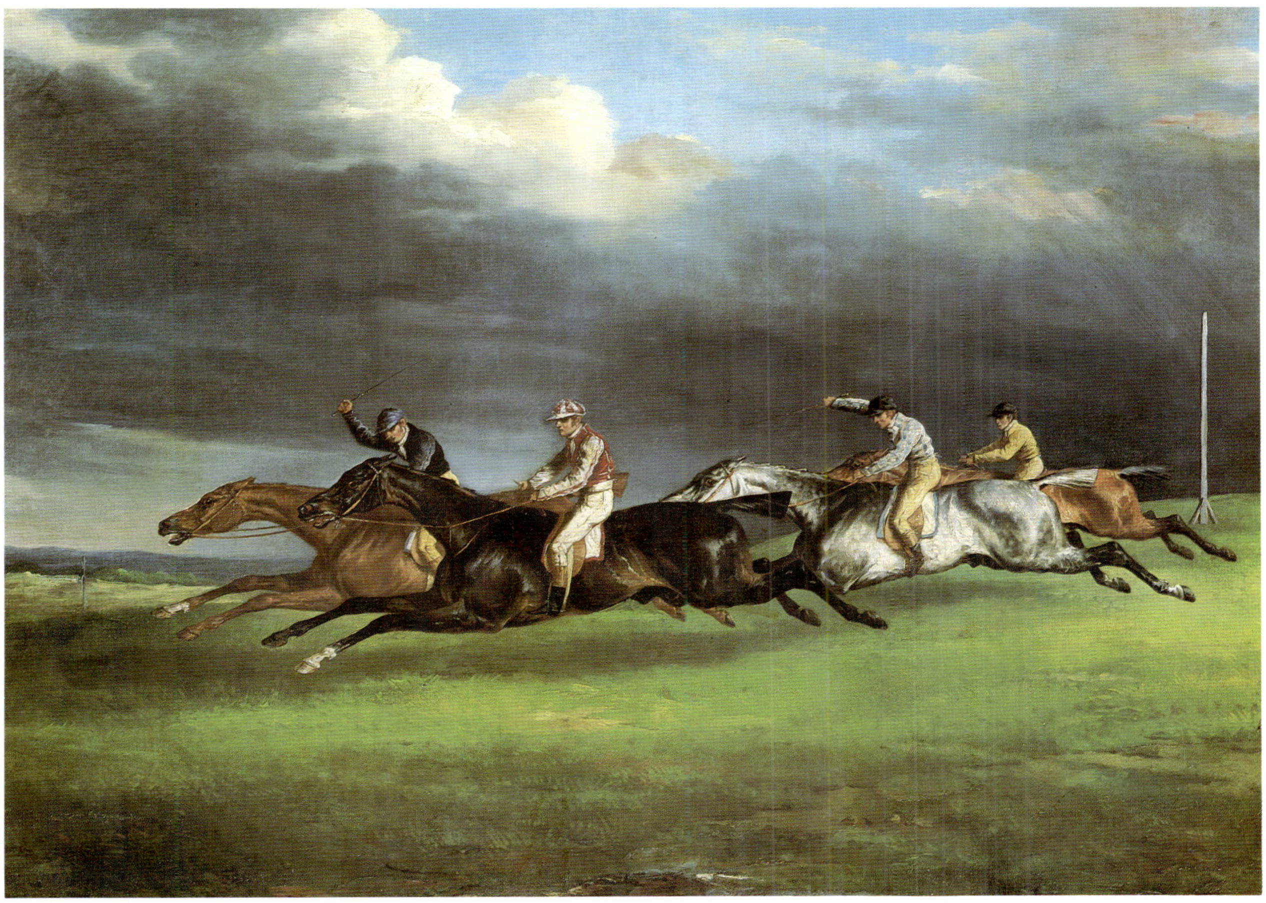

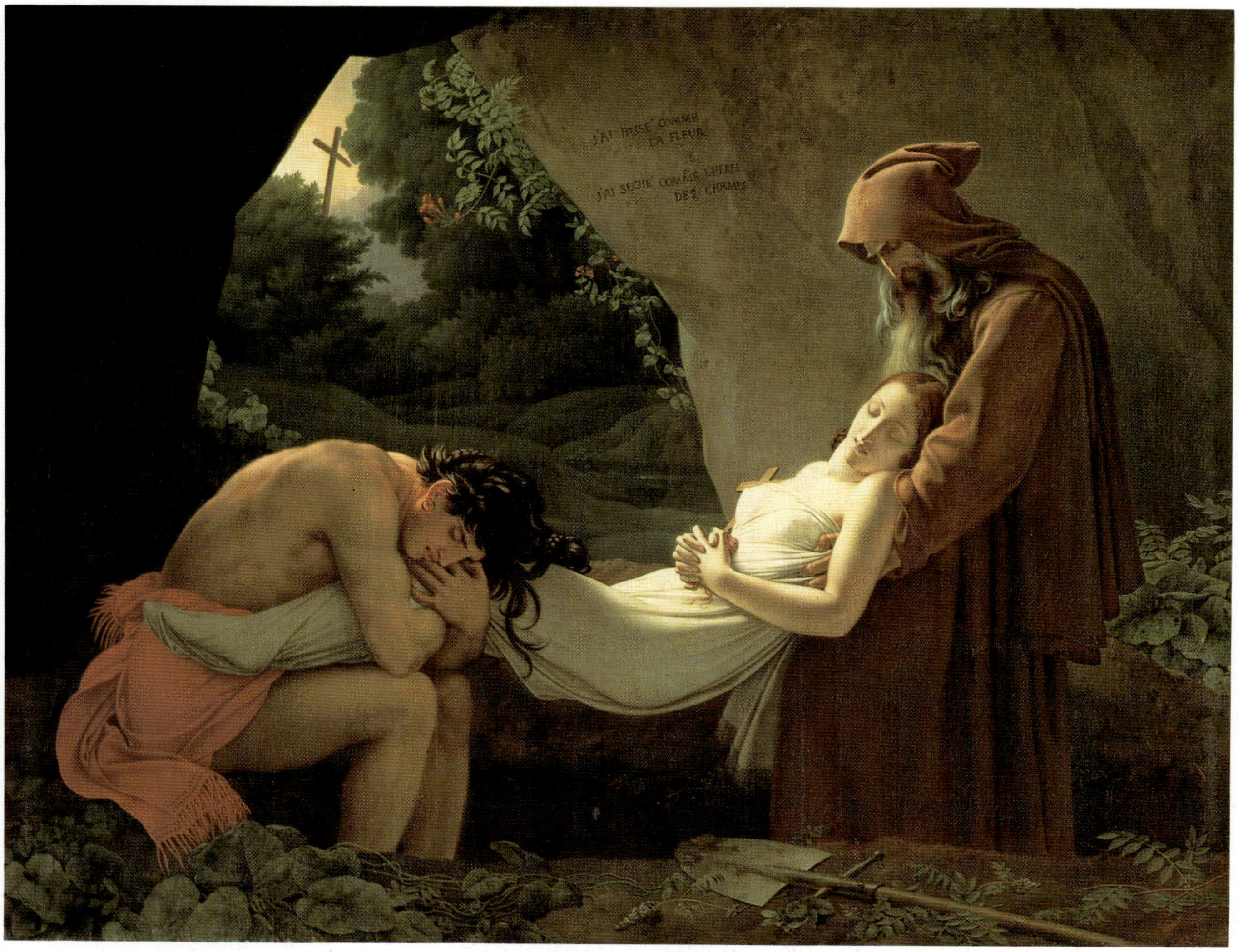
J'AI PASSÉ COMME
LA FLEUR
J'AI SECHÉ COMME L'HERBE
DES CHAMPS

ANNE-LOUIS GIRODET DE ROUSSY-TRIOSON
Montargis 1767 – Paris 1824
Das Begräbnis der Atala, 1808.
Szene aus der Novelle ›Atala‹ von Chateaubriand.
Leinwand, 207 × 267 cm. Salon von 1808. Erworben 1819.
INV. 4958

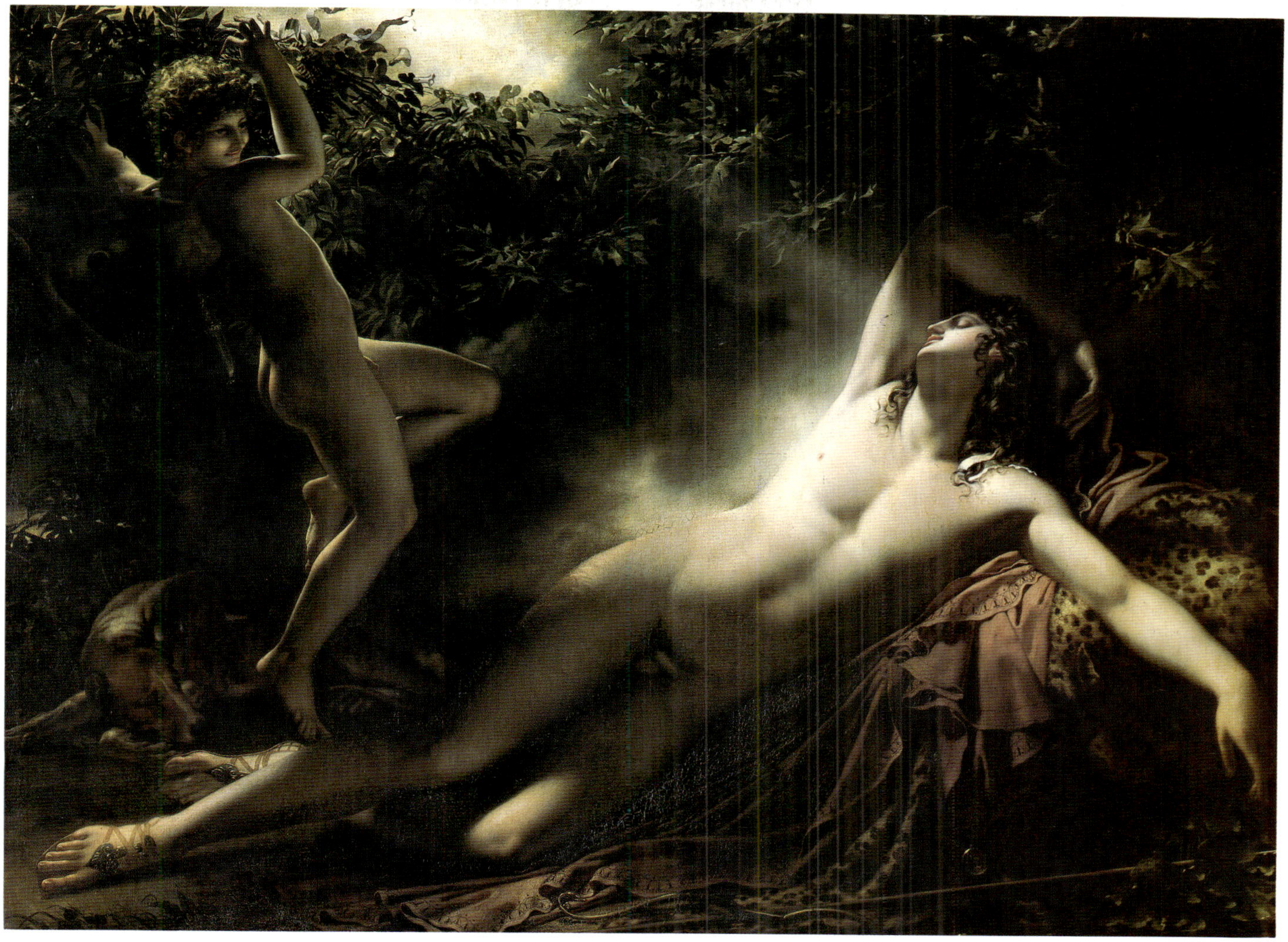

Anne-Louis Girodet de Roussy-Trioson
Der Schlaf des Endymion, 1793.
Leinwand, 198 × 261 cm. Salons von 1793 und 1814.
Erworben 1818. INV. 4935

Camille Corot

Verglichen mit der traditionellen Landschaftsmalerei, die sich auf empirisches Wissen beruft und auf Erhabenheit oder liebliche Gefälligkeit abzielt, wirkt die Technik der Freilichtmaler des 19. Jahrhunderts zunächst roh und unbeholfen. Bei näherer Betrachtung jedoch erweist sich dieser scheinbare Mangel als malerische Qualität, die es dem Maler ermöglicht, seinen subjektiven Natureindruck unmittelbar und mit bisher unbekannter Frische und »Wahrheit« auf der Leinwand festzuhalten. Nie zuvor war die Malerei so »natürlich«, so offen für flüchtige visuelle Eindrücke. Der Maler wird zum Nachschöpfer der Natur; die Farbe gewinnt über ihre bisher deskriptive Funktion hinaus Bedeutung als Stimmungsträger.

Die neue, rein-malerische Auffassung wurde außer von den Engländern vor allem von den Franzosen praktiziert, die ihre Freilichtstudien mit Vorliebe in Rom und Umgebung betrieben. Unter ihnen war Corot wohl der Konsequenteste. Als Sohn eines Tuchhändlers in der Pariser Rue du Bac geboren, sollte er zunächst in die Fußstapfen seines Vaters treten, konnte dann aber doch seinen Wunsch durchsetzen, Maler zu werden. Frühe Naturstudien bezeugen seine Vorliebe für Poussin und Claude Lorrain. Nach kurzer Ausbildung bei dem soeben aus Italien zurückgekehrten Michallon und, nach dessen jähem Tod, seinem Lehrer Victor Bertin, der Landschaftsmalerei im Stil Poussins lehrte, ging Corot nach Italien, ohne sich um ein Stipendium bemüht zu haben. Ende 1825 in Rom angekommen, begann er sogleich, Ölstudien von Ansichten der Ewigen Stadt und ihrer Umgebung zu malen. Diese Meisterwerke der Freilichtmalerei, von Corot als Studien für später auszuführende Landschaftskompositionen geschaffen, zeichnen sich aus durch feste Bildstruktur, eine strenge, beinahe klassische Würde und feinfühlige Interpretation des Lichts als Bildner der Form. Die frappierende Natürlichkeit und zeitlose Gültigkeit seiner Motive ist in diesen frühen Studien hervorgerufen durch eine verfeinerte Maltechnik: rasche, gewandte Pinselstriche und eine straffe Zeichnung. Klassisch in seiner künstlerischen Vorstellungswelt, wird Corot später mit einem atmosphärisch-zarten Malstil zum Hauptvertreter der poetisch-realistischen Landschaftsmalerei, die Klassizismus und Romantik überwindet. Die Impression des Malers ist hier zum Maßstab der reinen Naturschilderung geworden. Seine später »Impressionisten« genannten Nachfolger beriefen sich immer wieder auf dies große Vorbild. Das taten allerdings auch die Kritiker. Die vehemente Ablehnung der breiten Öffentlichkeit angesichts der ersten Impressionistenausstellung 1874 formulierte der Landschaftsmaler Joseph Vincent: »Ach Corot, Corot, wieviel Verbrechen begeht man in deinem Namen. Du hast diese liederliche Komposition in Mode gebracht, dieses Verwaschene, Fleckige, wogegen sich die ›Kunstfreunde‹ dreißig Jahre lang wehrten und die sie schließlich hinnehmen mußten, gezwungen durch deine Dickköpfigkeit.«

Gegenüber
Camille Corot Paris 1796 – 1875
Die Brücke der Narni, 1826.
Papier auf Leinwand, 34 × 48 cm. Wohl Studie für ein großes Bild, ausgestellt im Salon von 1827. Schenkung Etienne Moreau-Nélaton, 1906. R. F. 1613

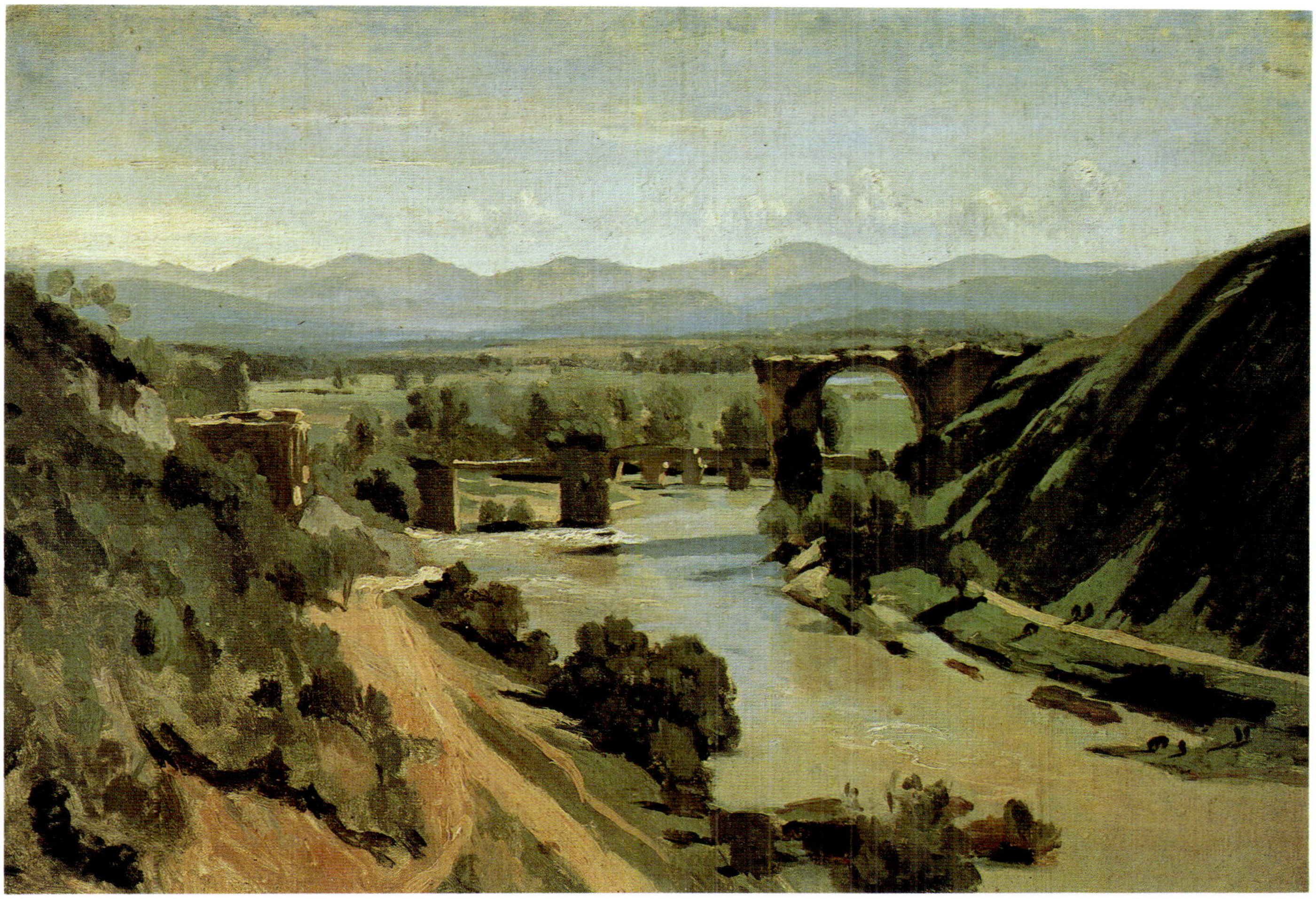

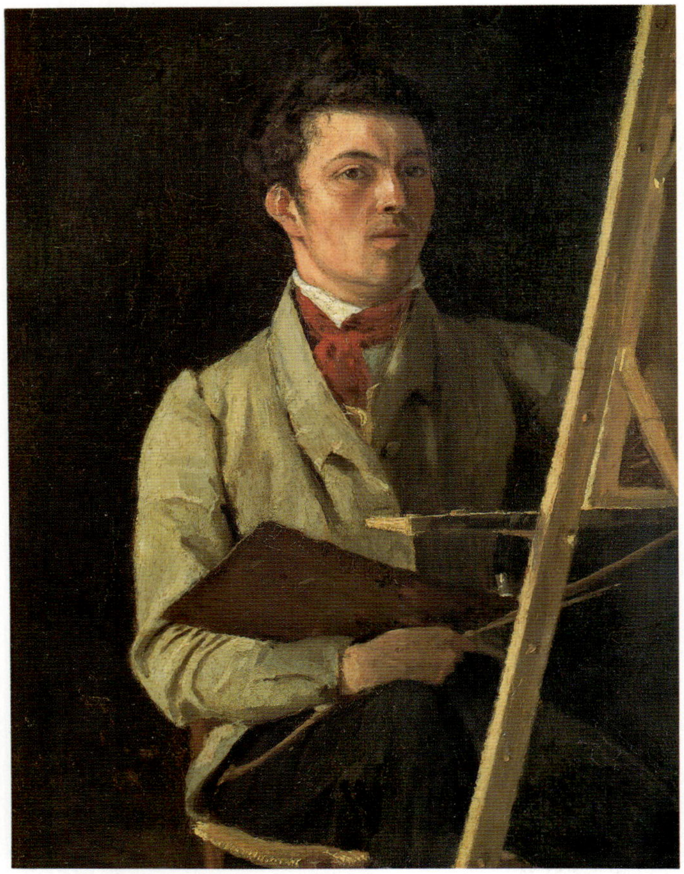

Gegenüber, oben
Camille Corot
Die Kirche Santissima Trinità dei Monti von der Villa Medici aus.
Leinwand, 45 × 74 cm. Erworben 1912. R. F. 2041

Gegenüber, unten
Camille Corot
Florenz, Blick von den Boboli-Gärten.
Leinwand, 51 × 74 cm. Schenkung Christian und Maurice Robert, 1926. R. F. 2598

Camille Corot
Selbstbildnis des Künstlers an der Staffelei, 1825 (?).
Papier auf Leinwand, 33 × 25 cm. Schenkung Etienne Moreau-Nélaton, 1906. R. F. 1608

Camille Corot
Frau in Blau, 1874.
Leinwand, 80 × 51 cm. Erworben mit Mitteln des Legats Maurice Andéoud und Unterstützung der Kinder von Henri Rouart, 1912. R. F. 2056

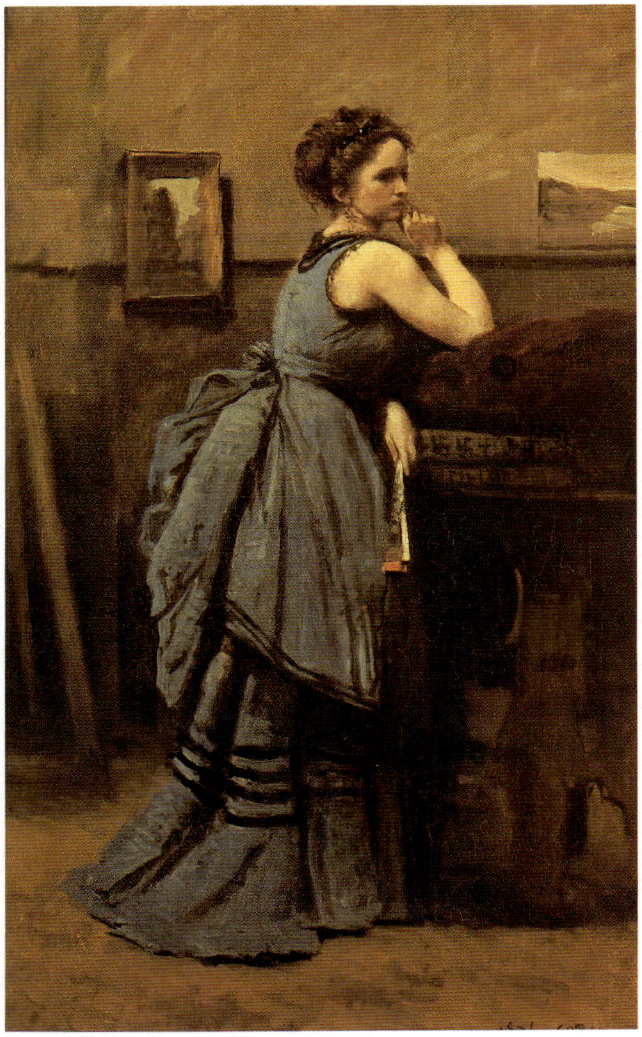

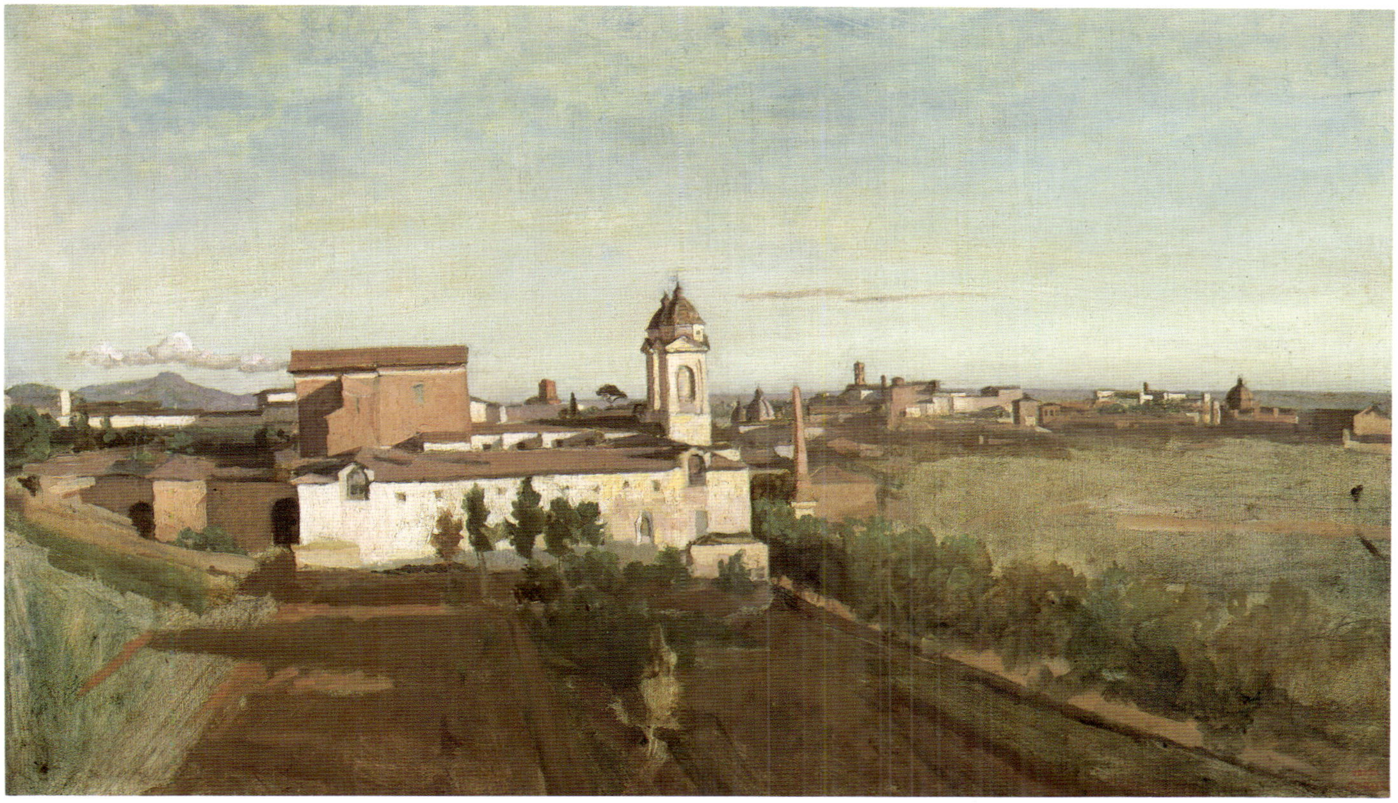

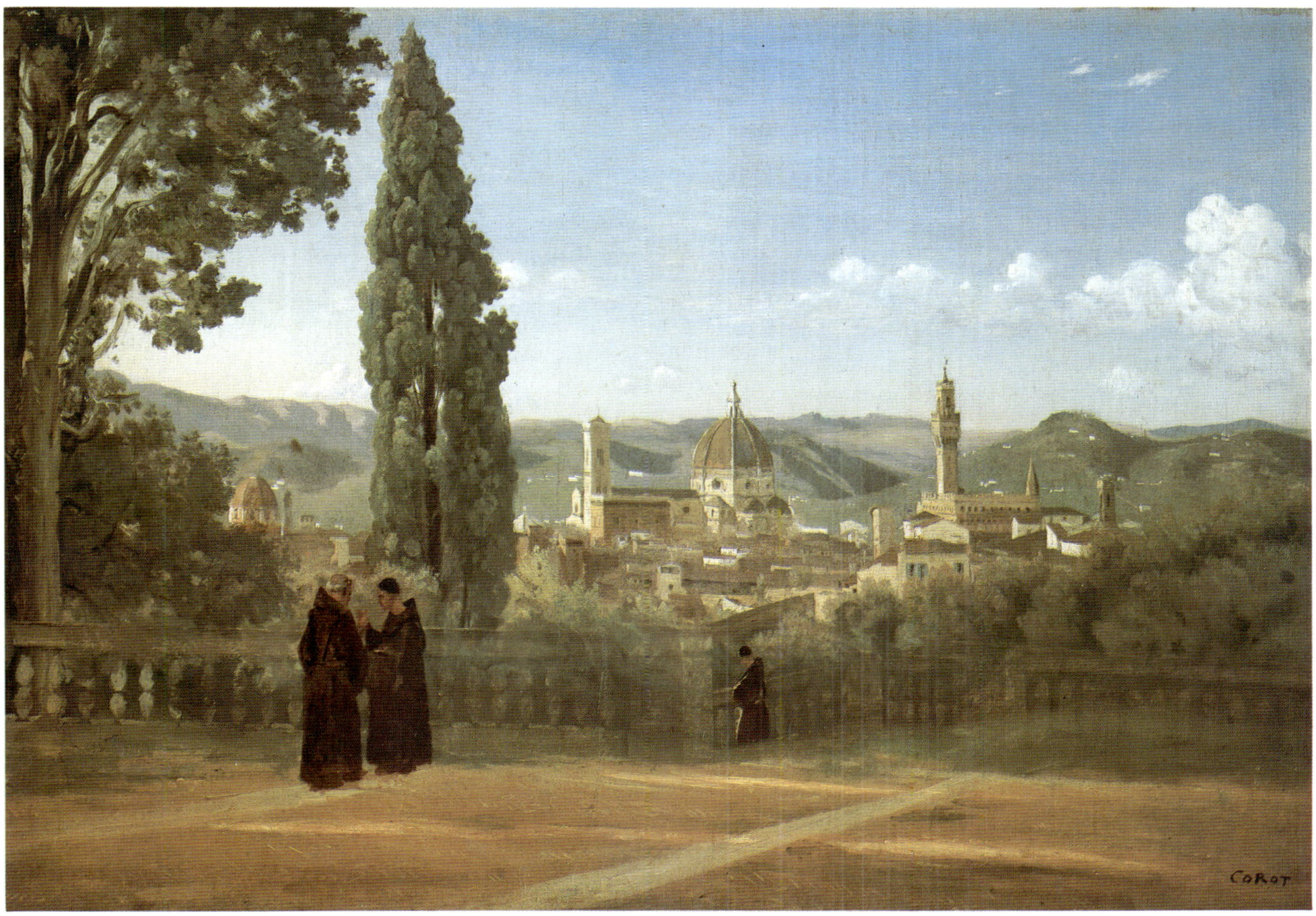
COROT

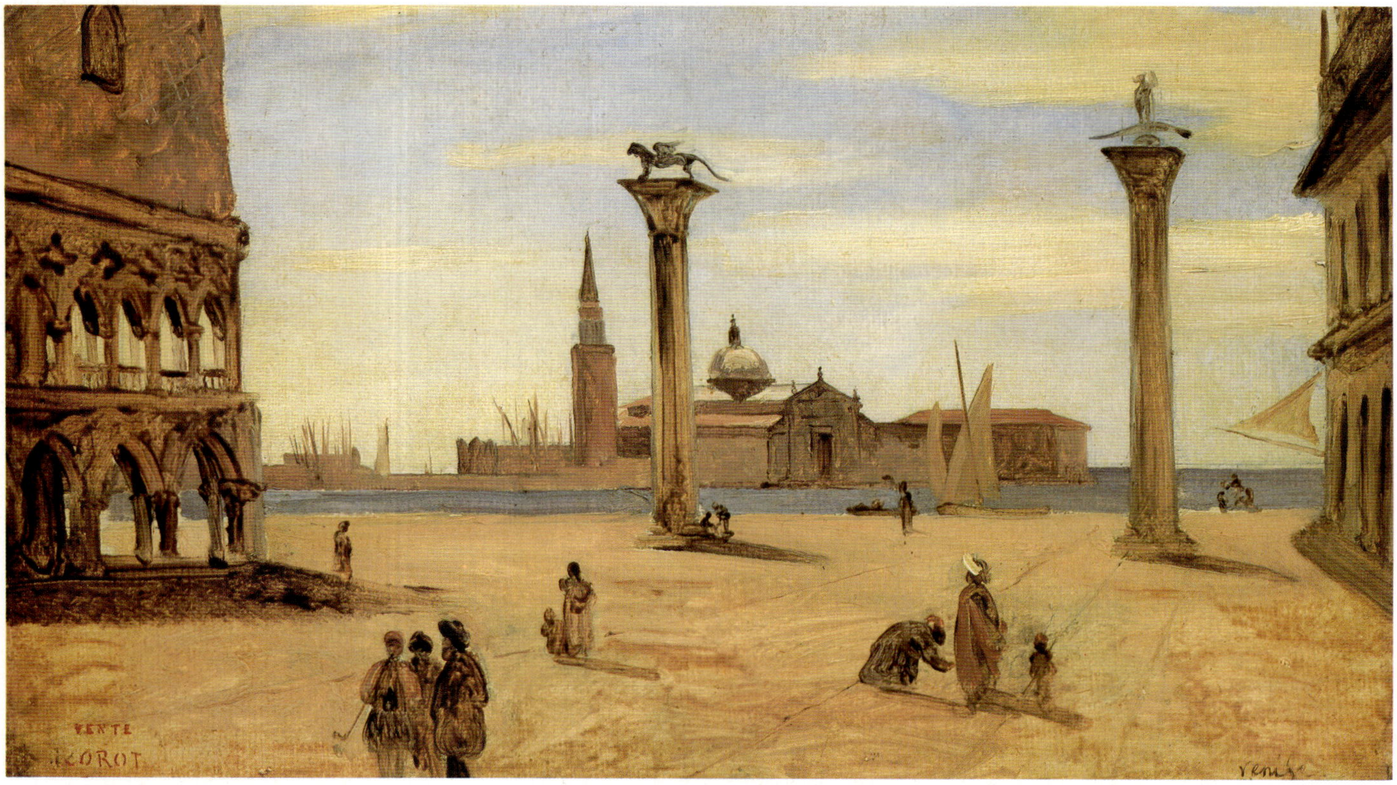
VENTE
COROT

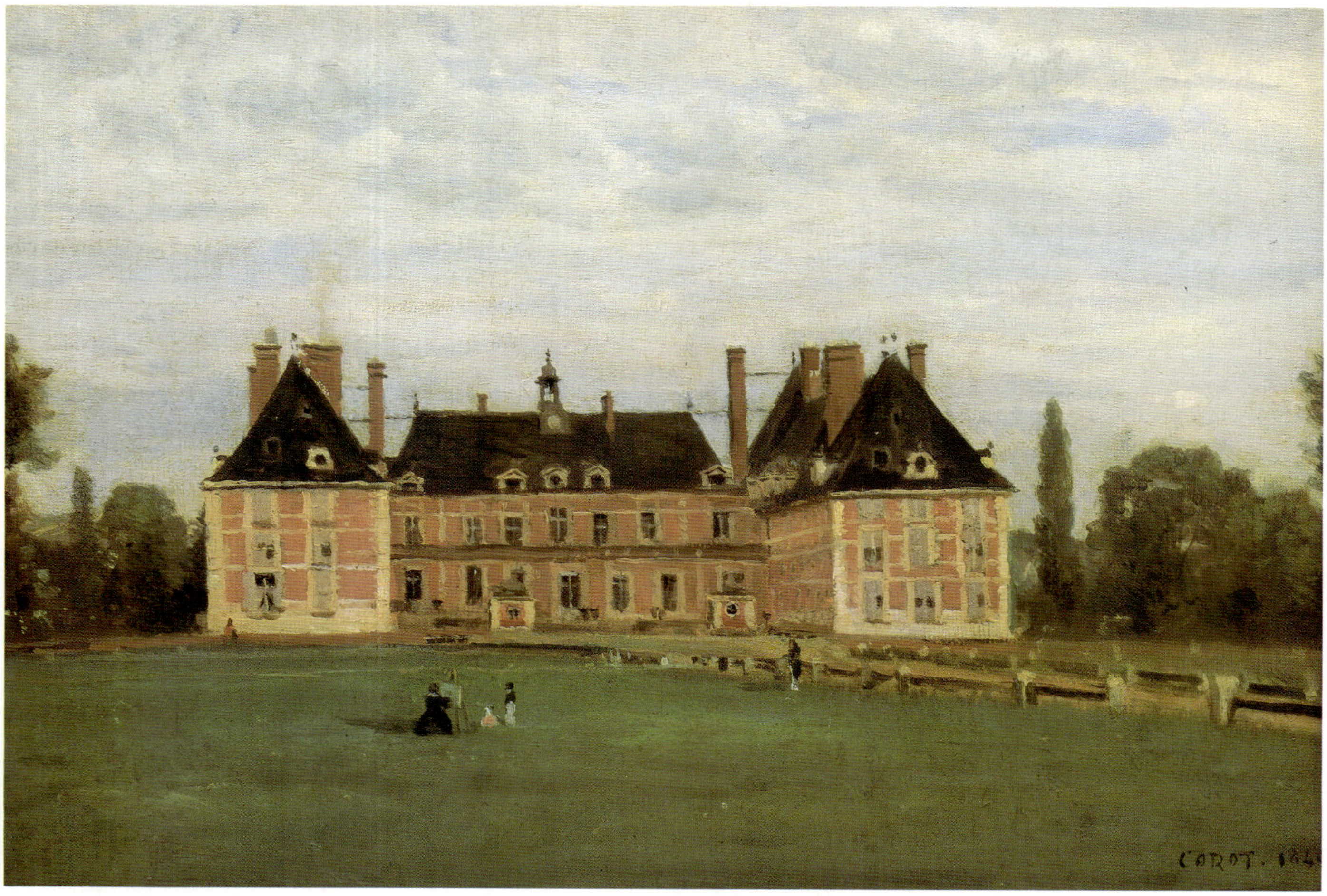

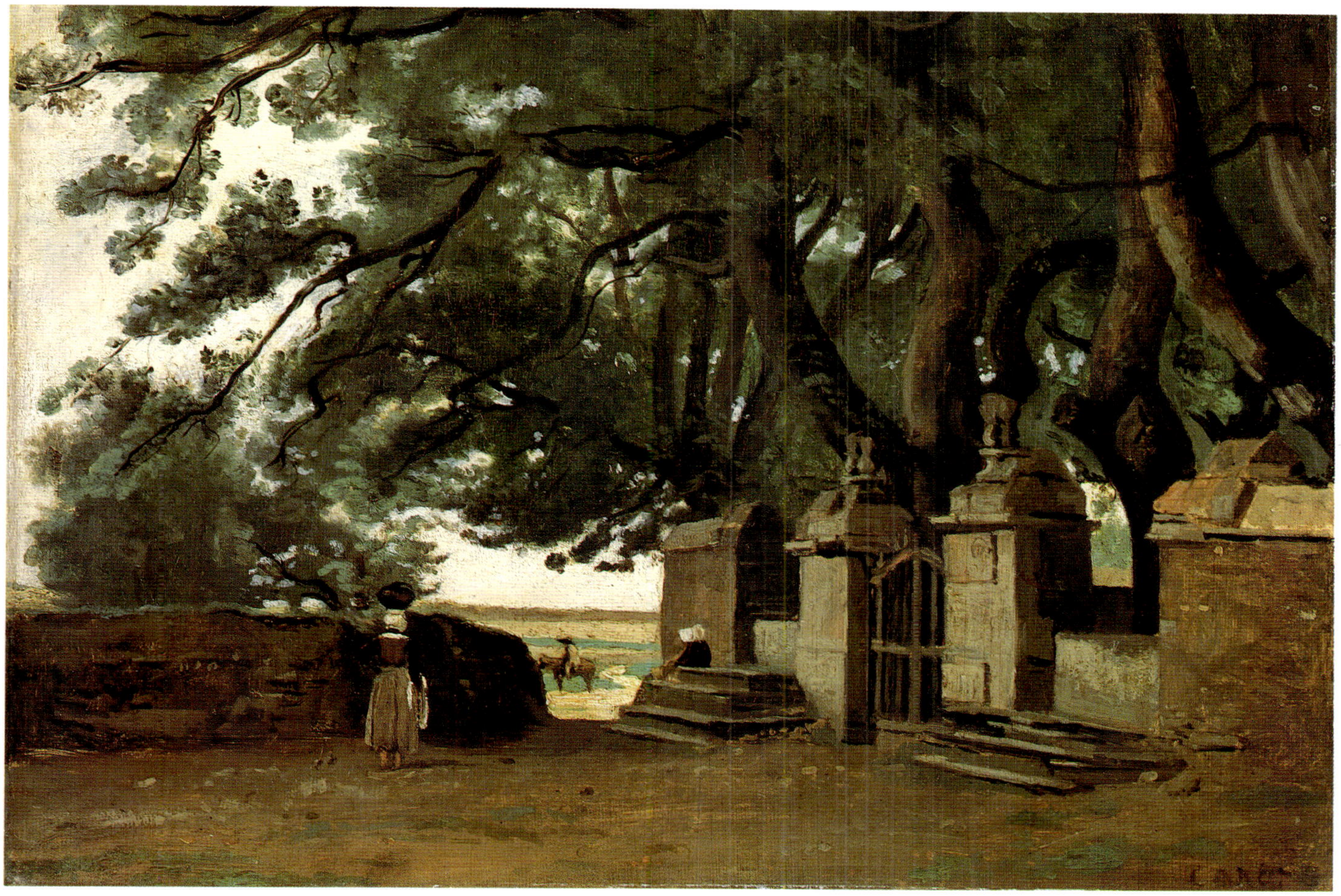

Camille Corot
Bretonische Landschaft. Tor im Schatten von Bäumen, auch gen. *Eingang zum Schloß.*
Papier auf Leinwand, 32 × 45 cm. Schenkung Etienne Moreau-Nélaton, 1906. R. F. 1621

Gegenüber, oben
Camille Corot
Venedig, die Piazzetta.
Papier auf Leinwand, 21 × 35 cm. Erworben 1909. R. F. 1755

Gegenüber, unten
Camille Corot
Rosny, das Schloß der Herzogin von Berry, 1840.
Papier auf Leinwand, 24 × 35 cm. Schenkung Christian und Maurice Robert, 1926. R. F. 2602

Camille Corot

Die Studien in Öl, in denen seine unnachahmliche Natürlichkeit am unmittelbarsten ist, waren Corots kostbarster Besitz, den er eifersüchtig hütete, da er sie nur für sich selbst für wichtig hielt. Im Atelier konnten sie mit aller Sorgfalt überarbeitet und auf das »offizielle« Bild übertragen werden. Erst in späteren Jahren hat der Maler ihren selbständigen Eigenwert gelten lassen. In diesen Studien kommt sein Talent, Licht und Atmosphäre auf der Leinwand naturgetreu zu beschreiben, am reinsten zur Geltung. Es stimmt übrigens nicht, daß, wie oftmals behauptet, die ersten in Italien angefertigten Arbeiten unbedingt die besten sind. Corot hat auch später großartige Freilichtskizzen geschaffen, vor allem auch solche, die nach dem klaren Kolorit, das dem harten, die Strukturen herausmodellierenden Licht Italiens entspricht, mit harmonisch gedämpften Farben die weichere, kühlere Stimmung des Nordens einfangen.

Ansicht des Kolosseums, durch die Arkaden der Konstantinsbasilika gesehen ist wohl eine der frühen in Rom entstandenen Studien und zugleich eines der schönsten Beispiele seiner noch ganz klassischen Auffassung. Wie oft bei nach der Natur gemalten Motiven finden wir auch hier gewisse Anklänge an traditionelle Kunstformen: Solche dreiteiligen Bogenarchitekturen erinnern an mittelalterliche Flügelaltäre; Corot hatte gewiß das Altarbild Filippo Lippis im Louvre gesehen, das seinerseits die gotische Triptychonform neu interpretiert (vgl. Seite 91).

Ein schlichtes ländliches Motiv wie *Die Brücke in Mantes* gestaltet der Maler zu einem eindringlichen Stimmungsbild; in dieser späten Schaffensperiode kehrt er nach einer Phase, in der verschwimmende Formen und lyrische Naturstimmung vorgeherrscht hatten, zu den klaren, festeren Strukturen seiner früheren Ästhetik zurück. Zur Beschreibung des natürlichen Aspekts und der Atmosphäre dient wie immer die subtile Lichtführung.

In seinen Figurenbildern zeigt Corot die gleiche Spannweite von spontaner Frische zu klassischer Größe wie in seinen Stimmungslandschaften. *Die Braut*, die für den Maler posiert, ist ein Landkind von anrührender, schlichter Menschlichkeit. Zu den Meisterwerken der Spätzeit zählt *Die Frau mit der Perle.* Alles an diesem Frauenbildnis evoziert ein klassisches Ideal: die harmonische Tonalität der Farben, die ruhige, strenge Komposition und die unergründliche Beherrschung des Ausdrucks – eine Mona Lisa des 19. Jahrhunderts! So steht am Ende der langen Reihe von Kunstwerken im Louvre noch einmal ein Zeugnis der großen Tradition dieser Sammlung seit Franz I., die für die französischen Maler von jeher eine unerschöpfliche Quelle der Inspiration gewesen ist.

Gegenüber
Camille Corot
Die Frau mit der Perle.
Leinwand, 70 × 55 cm. Erworben mit Mitteln des Legats Maurice Andéoud, 1912. R. F. 2040

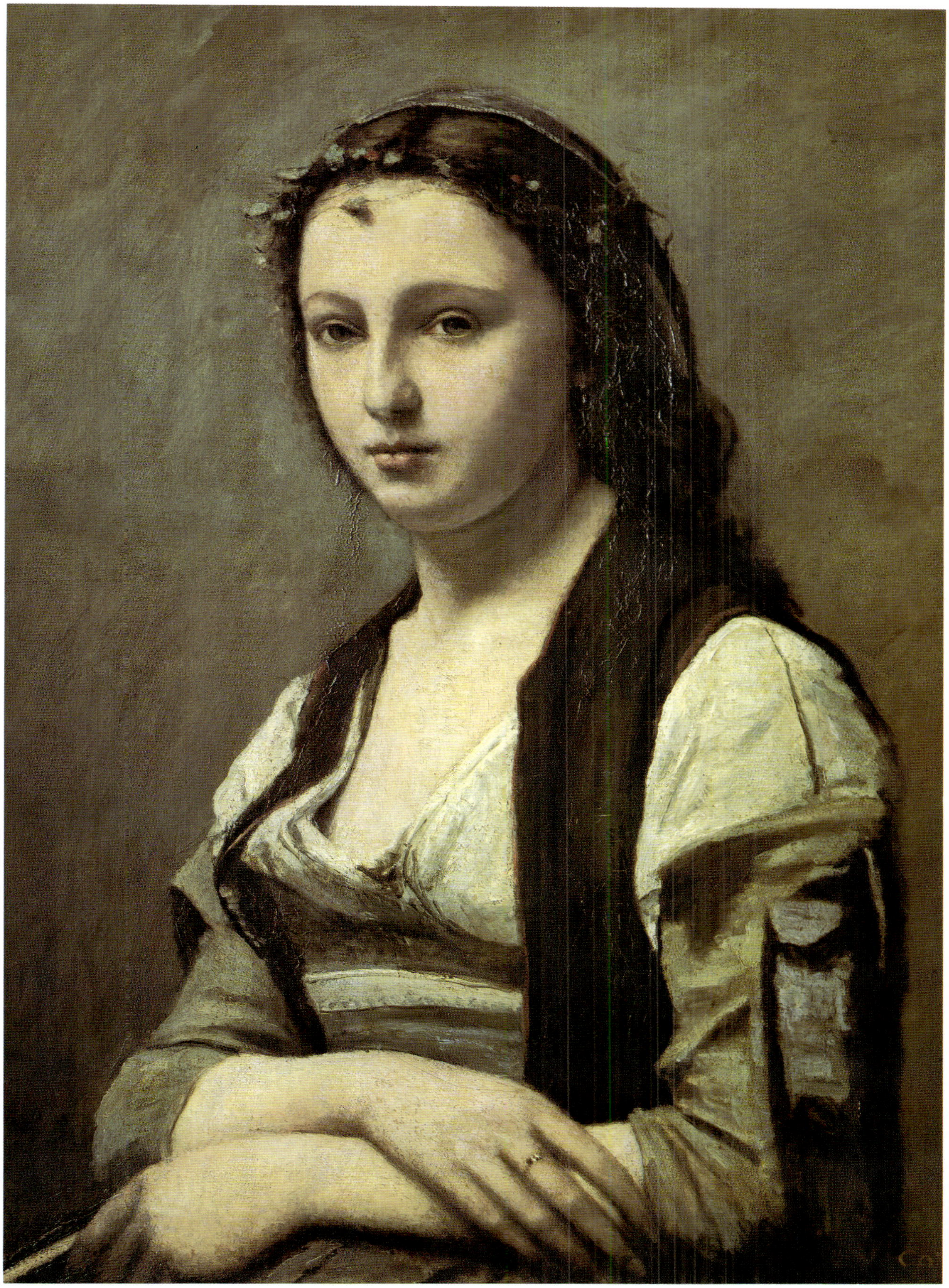

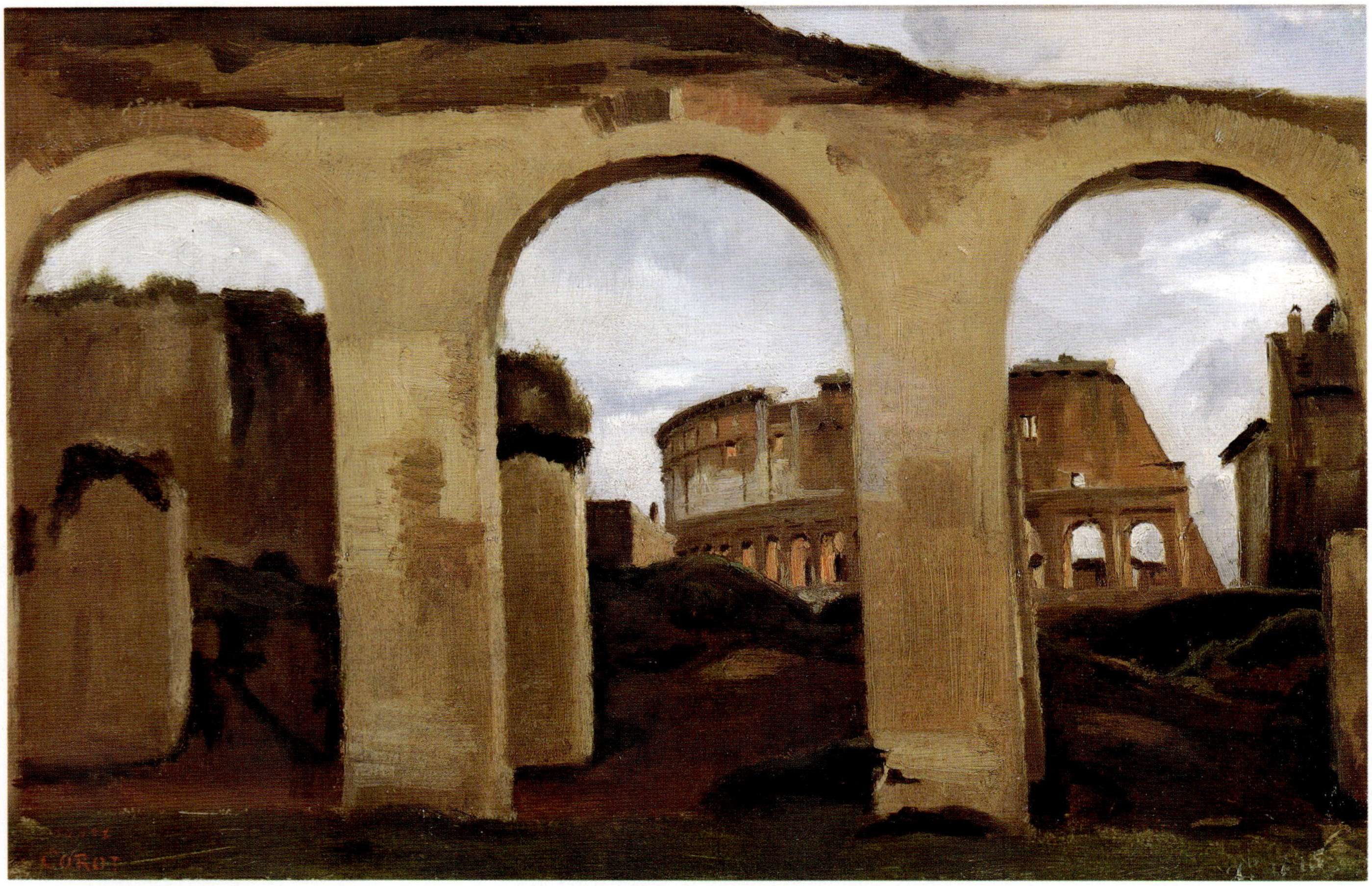

Camille Corot
Das Kolosseum, durch die Arkaden der Konstantinsbasilika gesehen, 1825.
Papier auf Leinwand, 23 × 35 cm. Schenkung Etienne Moreau-Nélaton, 1907. R. F. 1696

Gegenüber, oben
Camille Corot
Das Forum, von den Farnesischen Gärten aus gesehen, 1826.
Papier auf Leinwand, 28 × 50 cm. Legat des Künstlers, 1875. R. F. 153

Gegenüber, unten
Camille Corot
Die Kaskaden von Tivoli, 1843.
Leinwand, 26 × 41 cm. Schenkung Etienne Moreau-Nélaton, 1906. R. F. 1628

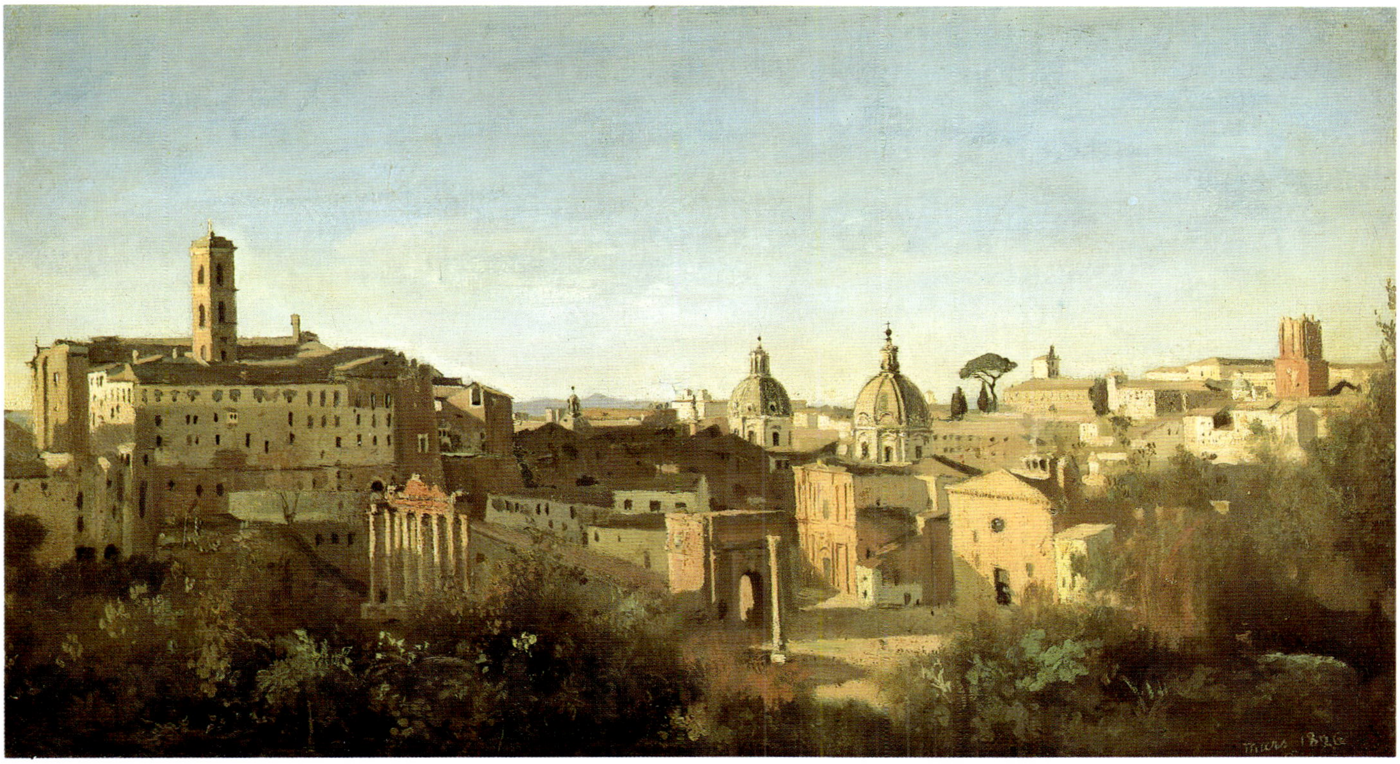

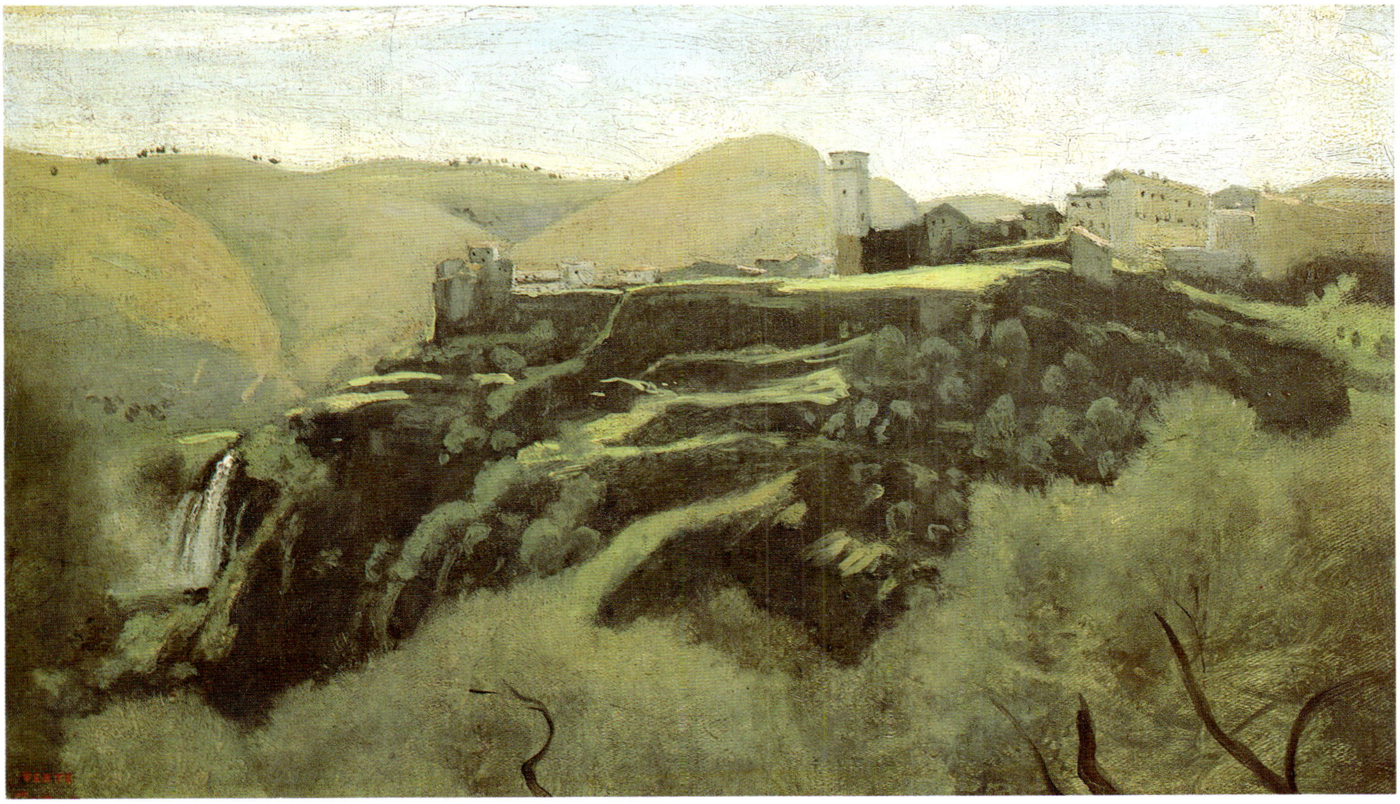

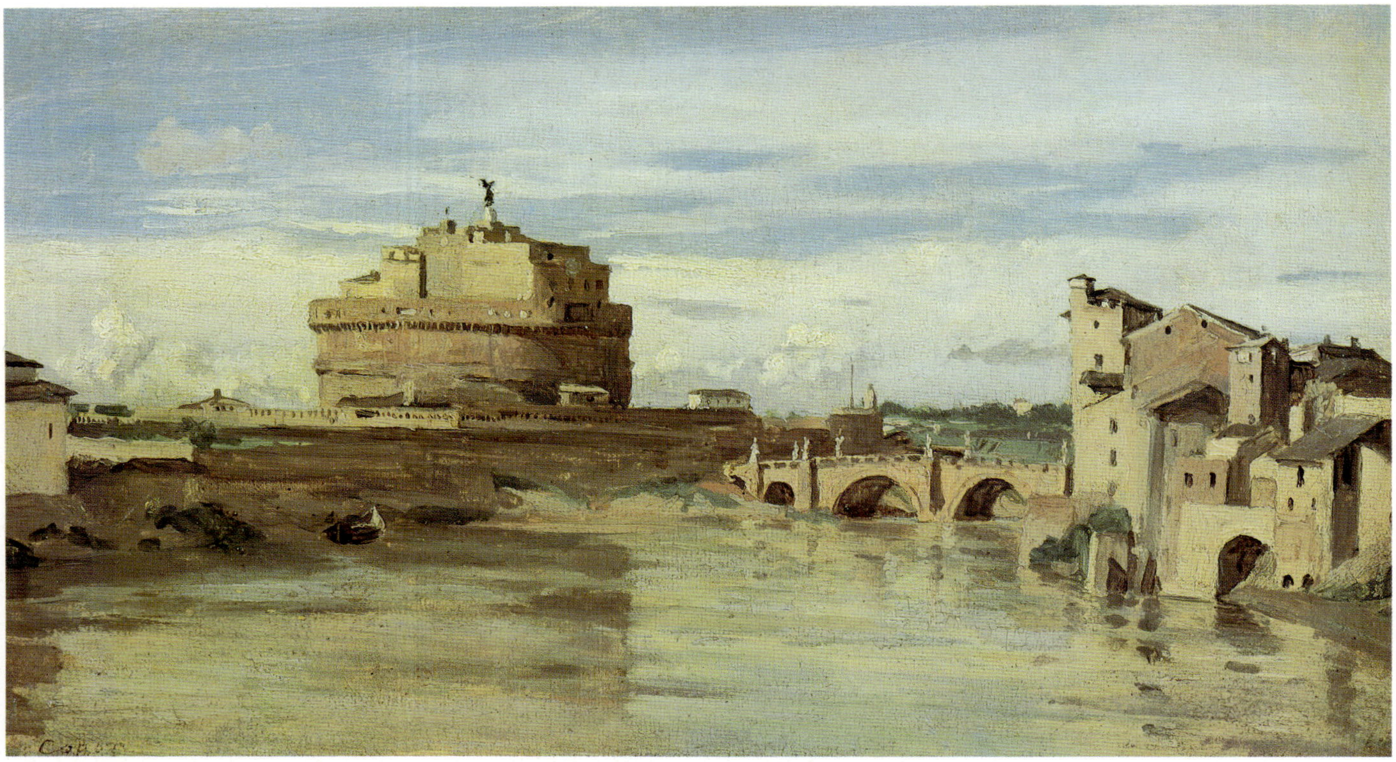

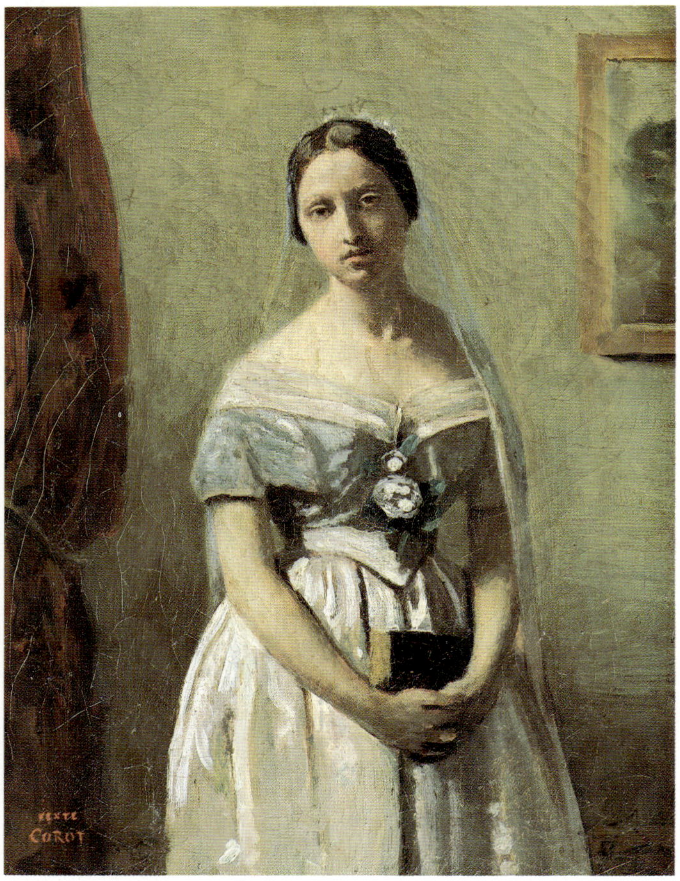

Camille Corot
Die Engelsburg und der Tiber in Rom.
Papier auf Leinwand, 27×47 cm. Schenkung Etienne Moreau-Nélaton, 1906. R.F. 1622

Camille Corot
Die Braut.
Leinwand, 32×25 cm. Schenkung Etienne Moreau-Nélaton, 1906. R.F. 1634

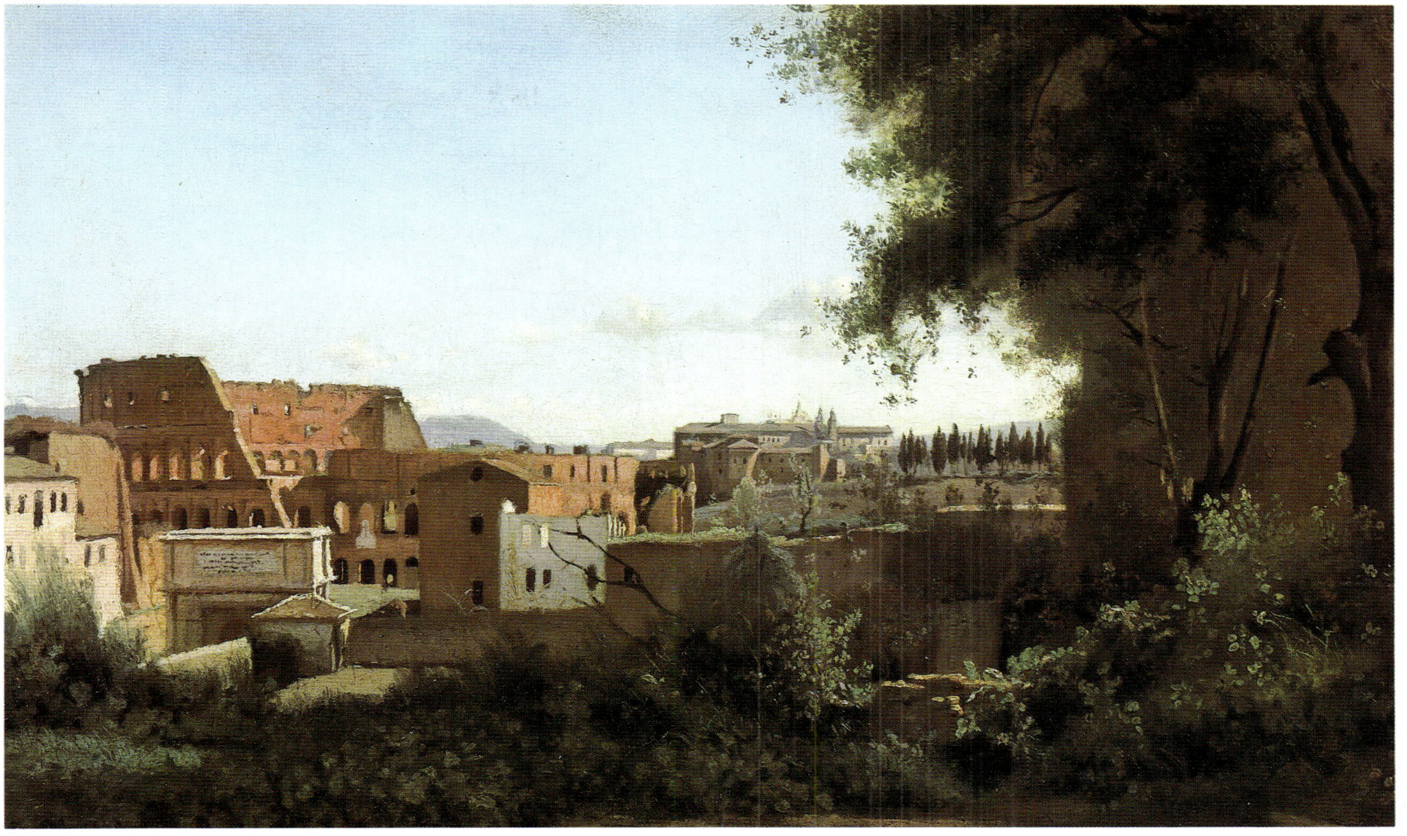

CAMILLE COROT
Das Kolosseum, von den Farnesischen Gärten gesehen, 1826.
Papier auf Leinwand, 30×49 cm. Salon von 1849. Legat des Künstlers, 1875. R. F. 154

Pierre-Paul Prud'hon

Pierre-Paul Prud'hon, als letztes von zehn Kindern eines armen Steinmetzen im burgundischen Cluny geboren, stellt seine Kunst ganz in den Dienst eines an den großen Meistern der Hochrenaissance geschulten Schönheitsideals. In einer Zeit, deren Geschmack von Davids *Schwur der Horatier* geprägt ist, bleibt er ein poetischer Individualist, darin Watteau vergleichbar. Seine Gemälde und Zeichnungen mit ihrer beseelten, psychologisch durchdrungenen Bildsprache sind Vorboten der Romantik.

1784 gewinnt Prud'hon ein Rom-Stipendium, ist dort mit dem klassizistischen Bildhauer Canova befreundet und begeistert sich für Raffael, Leonardo und vor allem Correggio, dessen Werke er wahrscheinlich in Parma sah. Von ihm übernimmt er den anmutig-sinnlichen Stil und die Luminosität.

Beim Ausbruch der Revolution zurück in Frankreich, tritt er nachdrücklich für die neuen politischen Ideen ein; seine Kunst aber bleibt von den patriotischen Ambitionen unberührt. Um die Jahrhundertwende führt er mehrere dekorative Deckengemälde aus, darunter zwei antik-mythologischen Inhalts im Louvre. Es folgen Aufträge für Porträts der kaiserlichen Familie. Das wohl schönste dieser Bilder ist das 1805, kurz nach der Krönung entstandene *Bildnis der Kaiserin Joséphine* im Garten von Malmaison. Der melancholischen Stimmung dieser Darstellung kann sich der Betrachter nicht entziehen. Die Kaiserin, vornehm und zerbrechlich wirkend, scheint nicht viel Vertrauen in ihre Zukunft zu haben: Ihre Ehe mit Napoleon blieb kinderlos und konnte deshalb nicht von Dauer sein. Prud'hons eigenes Schicksal sensibilisierte ihn wohl für eine solche persönliche Problematik. Kurz nach der Entstehung dieses Bildes begann seine Liaison mit der Malerin Constance Mayer; dies Zusammenleben sollte 1821 durch den Selbstmord von Constance tragisch enden.

Es scheint paradox, daß der Maler zärtlich-sentimentaler Sujets seinen durchschlagenden Erfolg mit der Allegorie *Gerechtigkeit und göttliche Rache verfolgen das Verbrechen* erzielte, das im Justizpalast von Paris seinen Platz fand. Auch in dieser dramatisch inszenierten, exaltierten Komposition einer mondbeschienenen Szenerie zeigt sich das Gegengewicht zu der strengen Doktrin Davids. In Honoré Daumiers *Szenen aus dem Leben am Gerichtshof* bildet Prud'hons Bild übrigens den skurrilen Hintergrund für die gestikulierenden Juristen.

Gegenüber
PIERRE-PAUL PRUD'HON Cluny 1758 – Paris 1823
Der Raub der Psyche.
Leinwand, 195 × 157 cm. Salons von 1808 und 1814.
Legat Comtesse Bernardin de Sommariva, 1888.
R. F. 512

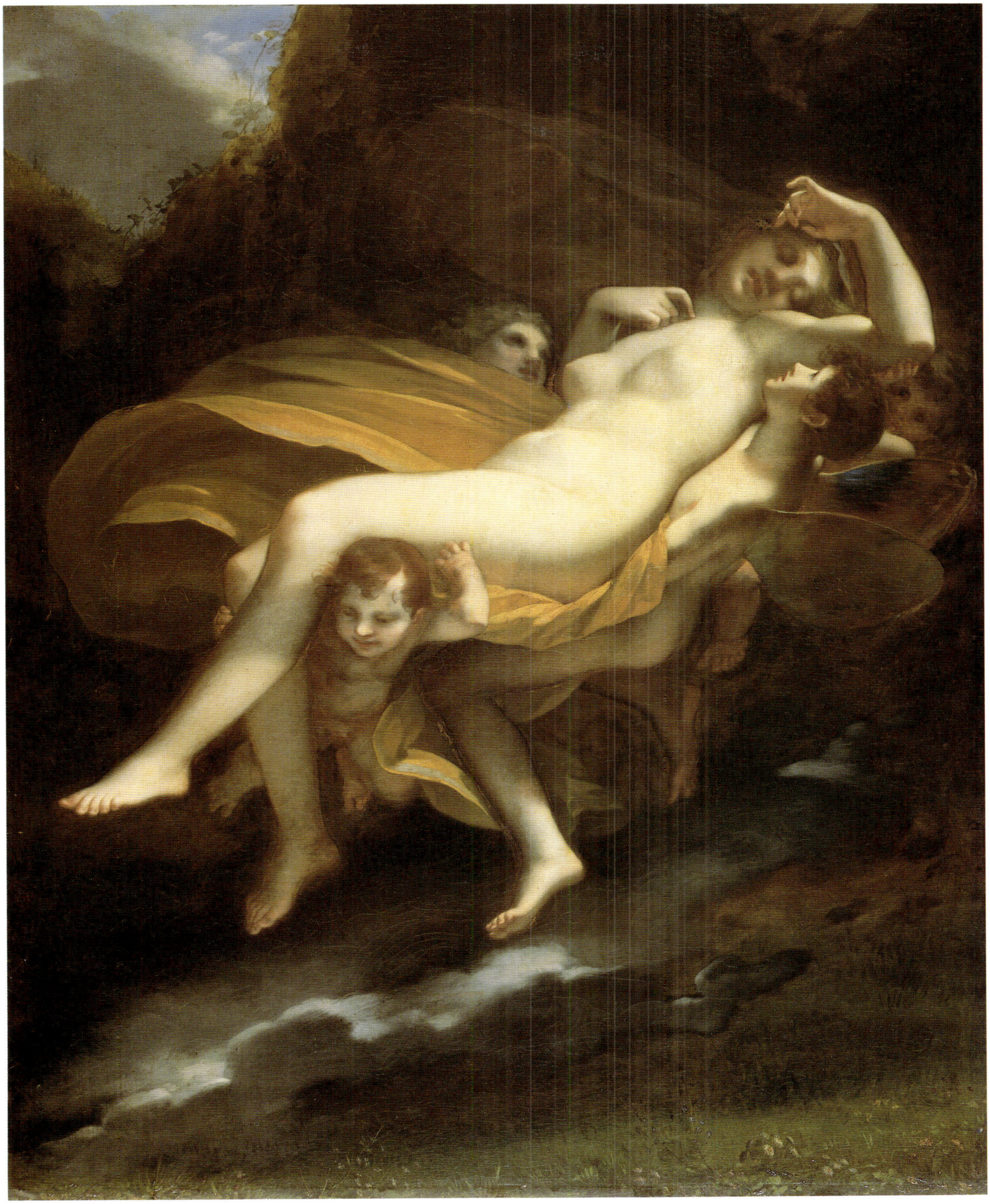

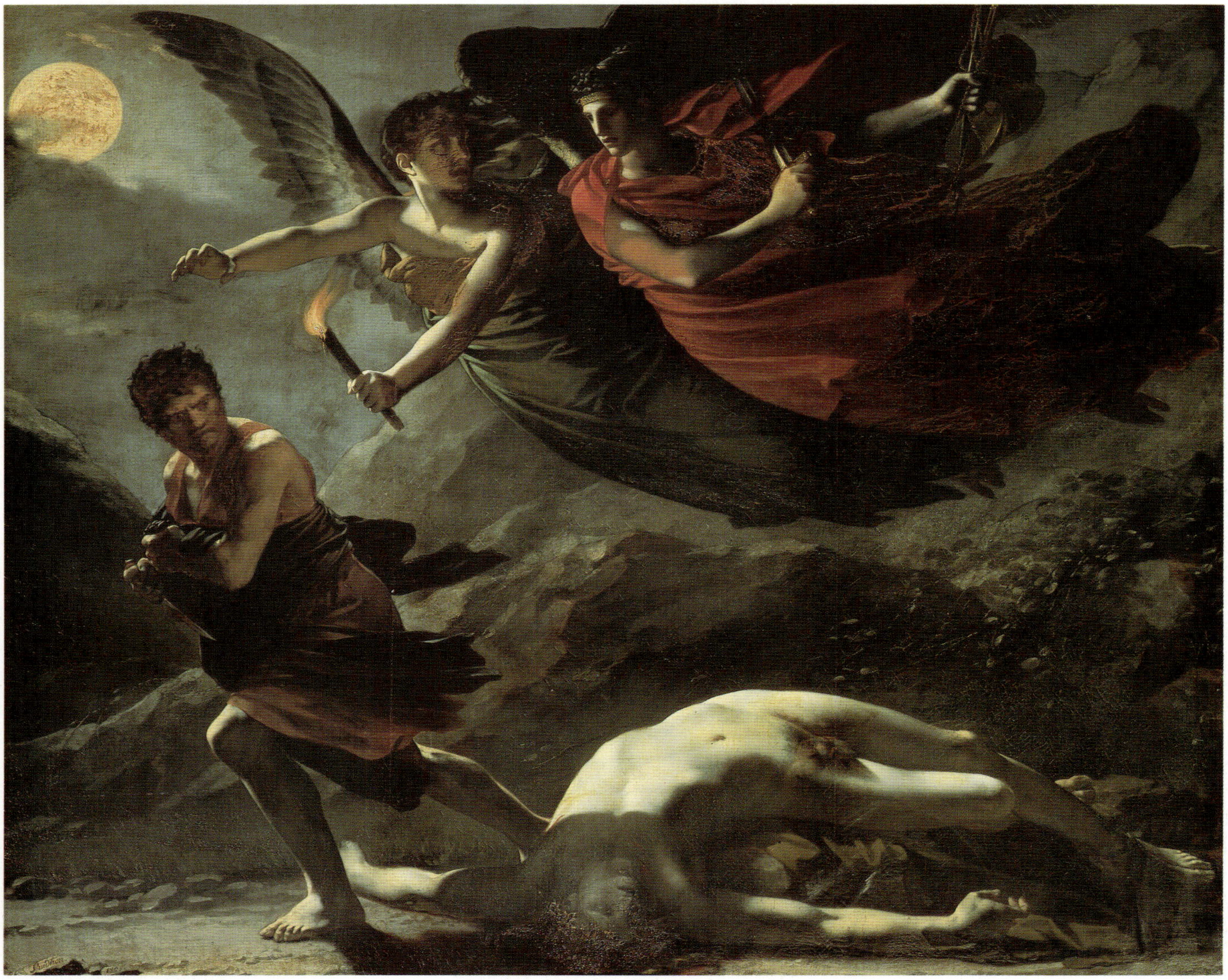

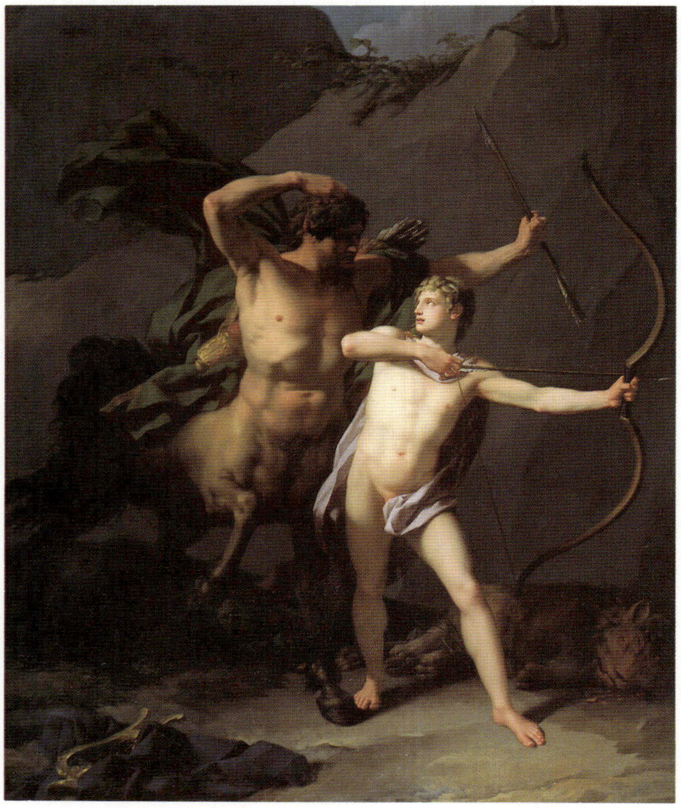

Pierre-Paul Prud'hon
Die Gerechtigkeit und die göttliche Rache verfolgen das Verbrechen, 1808.
Leinwand, 244×294 cm. In Auftrag gegeben vom Präfekten des Département Seine für den Schwurgerichtssaal im Palais de Justice in Paris. Salons von 1808 und 1814. 1826 von der Stadt Paris im Austausch erworben. INV. 7340

Jean-Baptiste Regnault Paris 1754 – 1829
Die Erziehung des Achilles durch den Kentauren Chiron, 1782.
Leinwand, 261×215 cm. Aufnahmearbeit für die Akademie, 1783. Salons von 1783 und 1791. Sammlung der Akademie; Zugang während der Revolution. INV. 7382

Gegenüber
Jean-Baptiste Regnault
Die drei Grazien, 1793.
Leinwand, 204 × 154 cm. Legat Louis La Caze, 1869. M. I. 1101

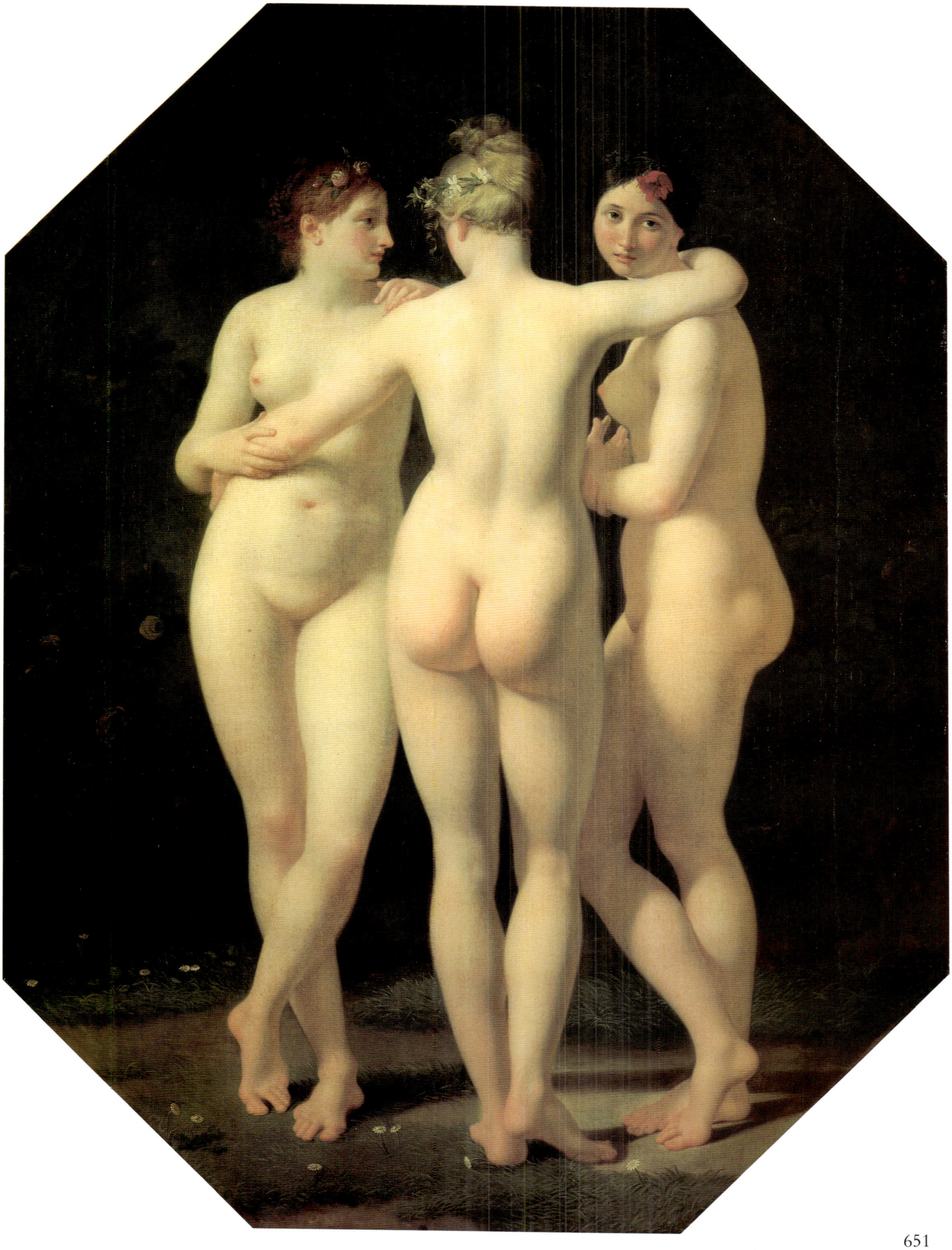

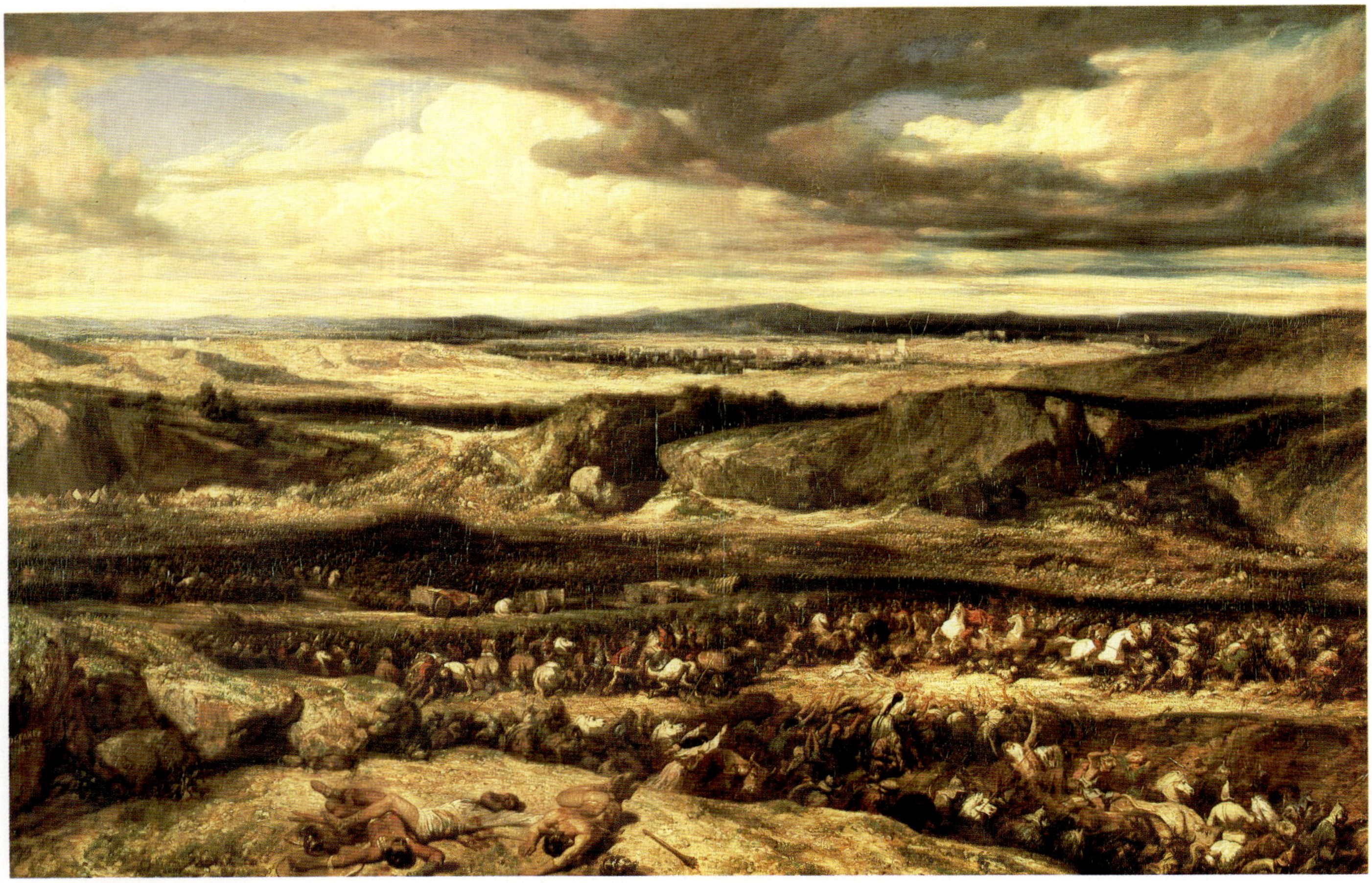

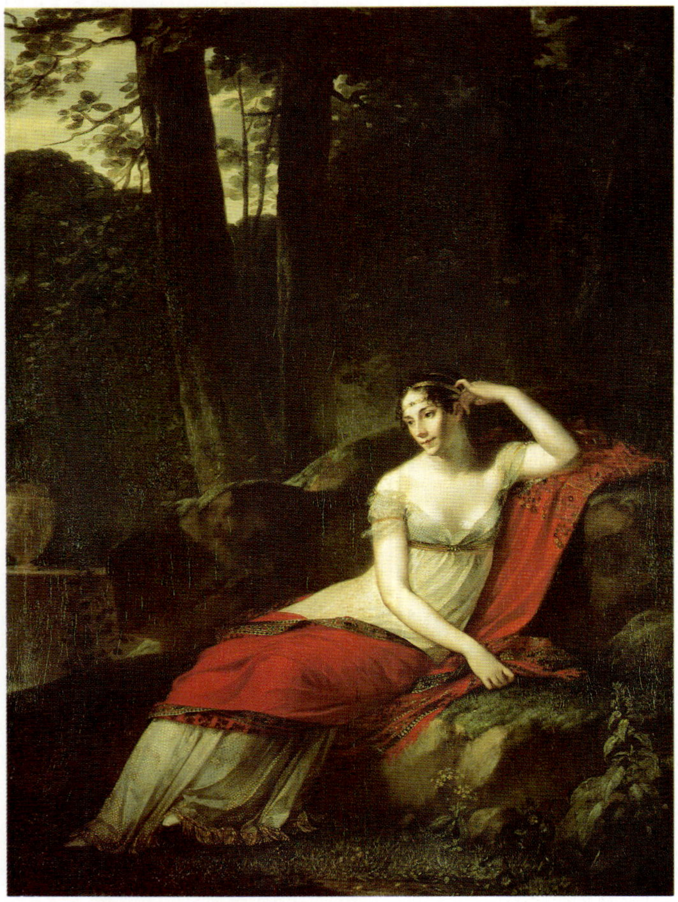

Alexandre-Gabriel Decamps
Paris 1803 – Fontainebleau 1860
Die Niederlage der Kimbern, 1833.
Leinwand, 130 × 195 cm. Salon von 1833. Legat Maurice Cottier, 1884; Zugang 1903. R. F. 1940

Pierre-Paul Prud'hon
Die Kaiserin Joséphine, 1805.
Leinwand, 244 × 179 cm. Sammlung Napoleons III., 1879 dem Louvre zugewiesen. R. F. 270

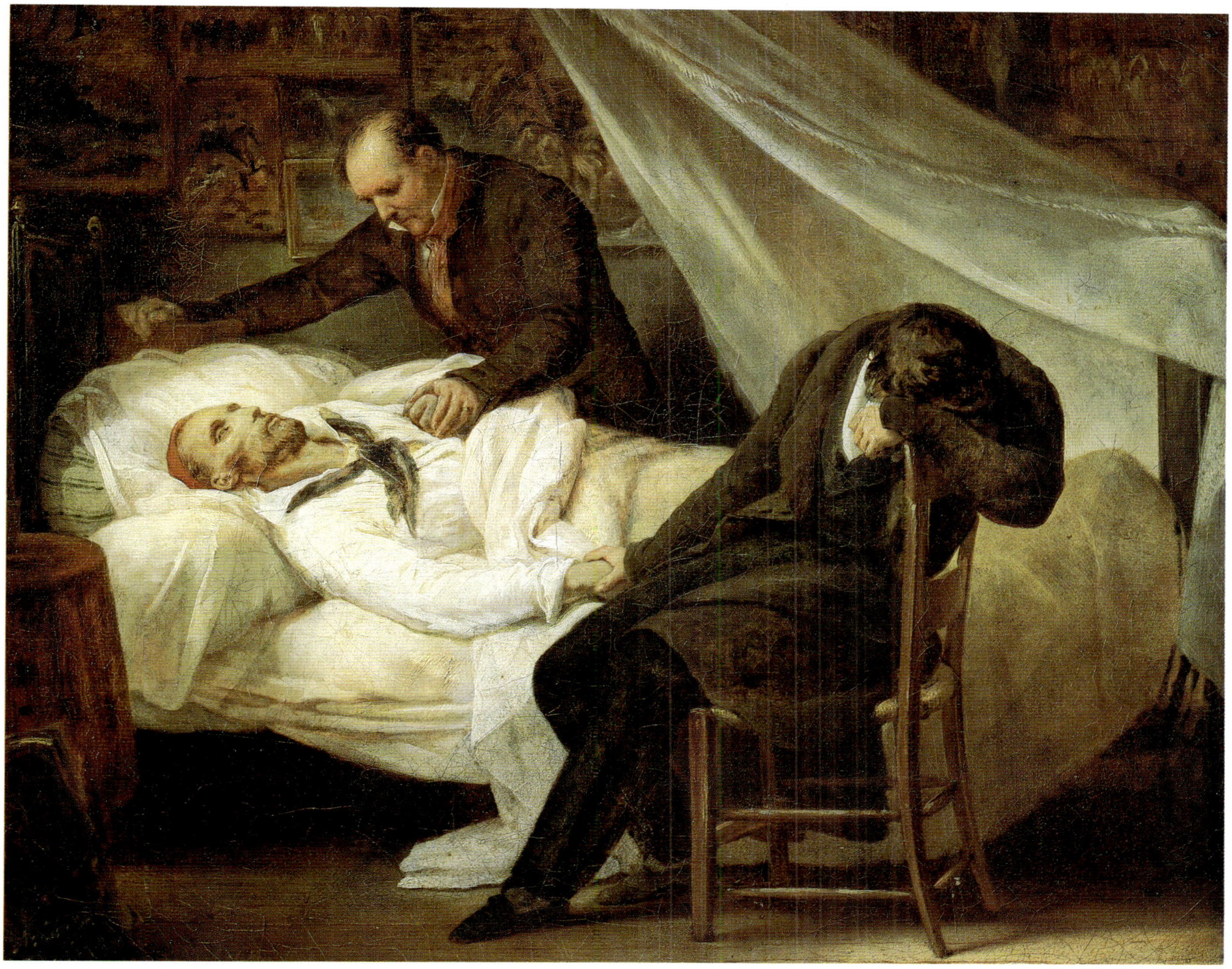

ARY SCHEFFER Dordrecht 1795 – Argenteuil 1858
Der Tod Géricaults (26. Januar 1824), 1824.
Leinwand, 36 × 46 cm. Salon von 1824. Erworben von Henry Schaffer, dem Bruder des Künstlers, und von Napoleon III. dem Louvre übergeben, 1858. M. I. 209

Eugène Delacroix

Gegen Ende unseres Rundgangs durch die Geschichte der Malerei im Louvre begegnen wir zahlreichen Bildern, die zu den Grundlagen der modernen Malerei gehören. Kaum ein Maler, der sich nicht mit Delacroix' *Dante und Vergil in der Hölle (Die Dantebarke)* auseinandergesetzt hätte, dem ersten Manifest der französischen Romantik, das im Salon von 1822 ungeheures Aufsehen erregte. Gros, selbst ein leidenschaftlicher Kolorist, nannte das Bild einen »reformierten Rubens«, und noch die Impressionisten bewunderten die rot-grünen Farbakkorde und die venezianisch anmutende Harmonie. Cézanne war beeindruckt von der Plastizität der Figuren, deren Vorbilder Michelangelos Verdammte in der Sixtinischen Kapelle gewesen waren, während für die grandiose Rückenfigur der Torso vom Belvedere Pate gestanden hatte. Die kühne Komposition bekundet eine leidenschaftliche Absage an den akademischen Klassizismus. Ein naturalistisches Detail hat Maler und Kunstkritiker besonders fasziniert: das auf den Leibern im Vordergrund verspritzte Wasser. Jeder einzelne Tropfen ist in differenzierten Farbtupfen malerisch beschrieben: die Farbe des Wassers als solche und die Brechung des Lichts auf der Haut darunter. Delacroix selbst hatte diese Wassertropfen natürlich nicht minder aufmerksam studiert als seine Bewunderer!

Zwei Jahre später stellte Delacroix *Das Massaker von Chios* im Salon aus, mit dem er als Historienmaler leidenschaftlich Anteil am Zeitgeschehen nimmt. An diesem Bild ist der unmittelbare Einfluß der englischen Maler Constable und Bonington faßbar, die gleichfalls im Salon von 1824 vertreten waren. Auf diese Weise machte Delacroix Bekanntschaft mit den Errungenschaften der englischen Freilichtmalerei und entdeckte eine Fülle neuer Farbtöne sowie die Wirkung des natürlichen Tageslichts; spontan nahm er Änderungen an seinem Bild vor. Der Himmel zeigt bereits den Einfluß der englischen Vorbilder; vor allem aber profitierten die Figuren im Vordergrund von der neuen Wirklichkeitsnähe der Farben. Thematisch blieb der Maler dem romantischen Historienbild treu, dessen herausragender Interpret er ist.

Delacroix' überragende Persönlichkeit, seine hohe Bildung und seine Intelligenz als Kunsttheoretiker haben seinen Mythos ebenso begründet wie seine sinnliche Anschauungskraft. Die moderne Auffassung von Farbe als Träger des Gefühls, die epische Qualität seiner Historienbilder, leidenschaftliche Wirklichkeitsbeziehung und orientalischer Zauber – das alles übte auf Zeitgenossen und Nachwelt eine ungeheure Wirkung aus. Hier dominieren romantisches Gefühl und Vitalität der Inspiration über klassizistische Kühle.

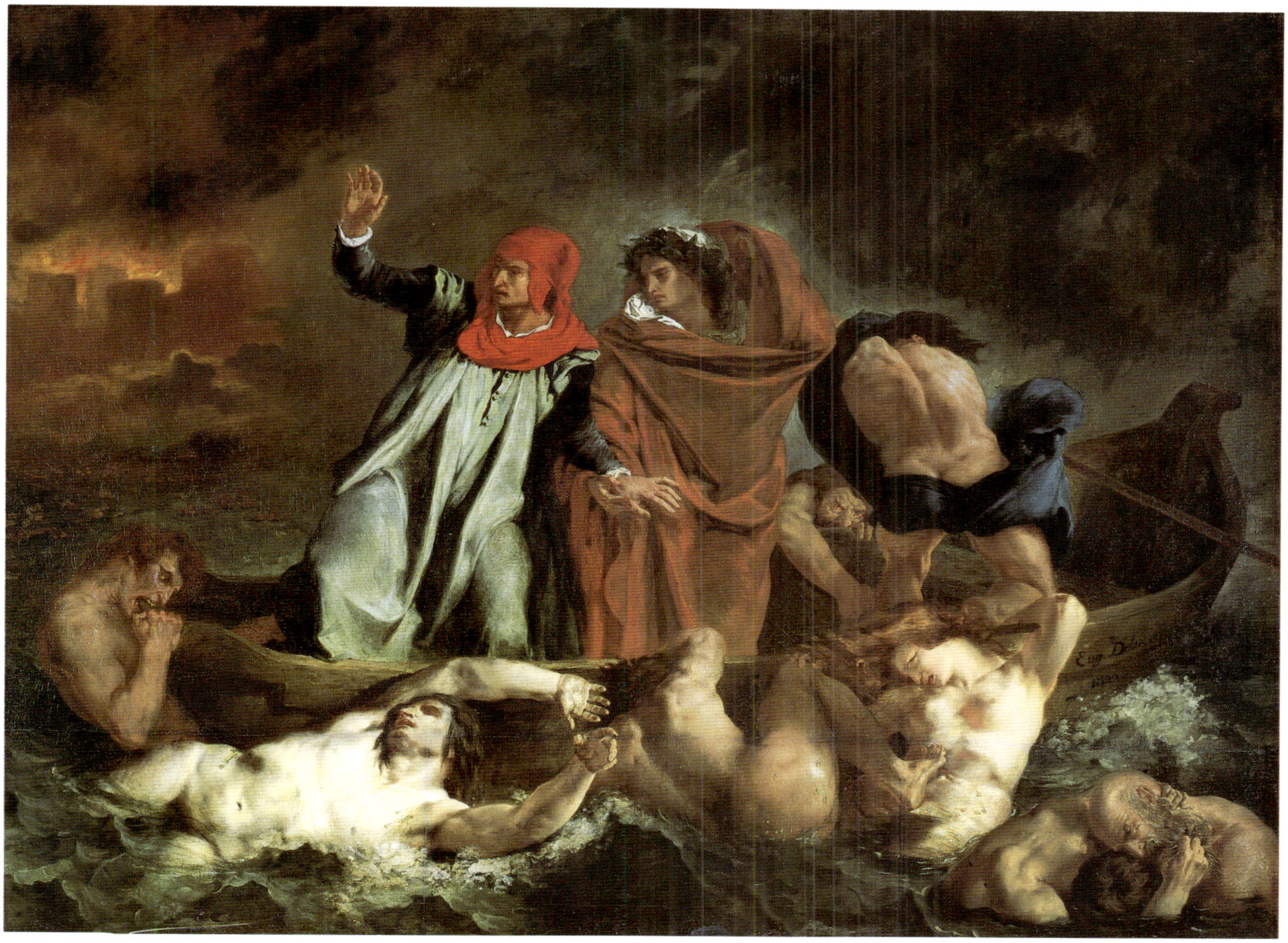

Eugène Delacroix
Charenton-Saint-Maurice 1798 – Paris 1863
Dante und Vergil in der Hölle, auch gen. *Die Dante-Barke,* 1822.
Szene aus Dantes ›Göttlicher Komödie‹, Inferno, 8. Gesang.
Leinwand, 189 × 242 cm. Erworben im Salon von 1822.
INV. 3820

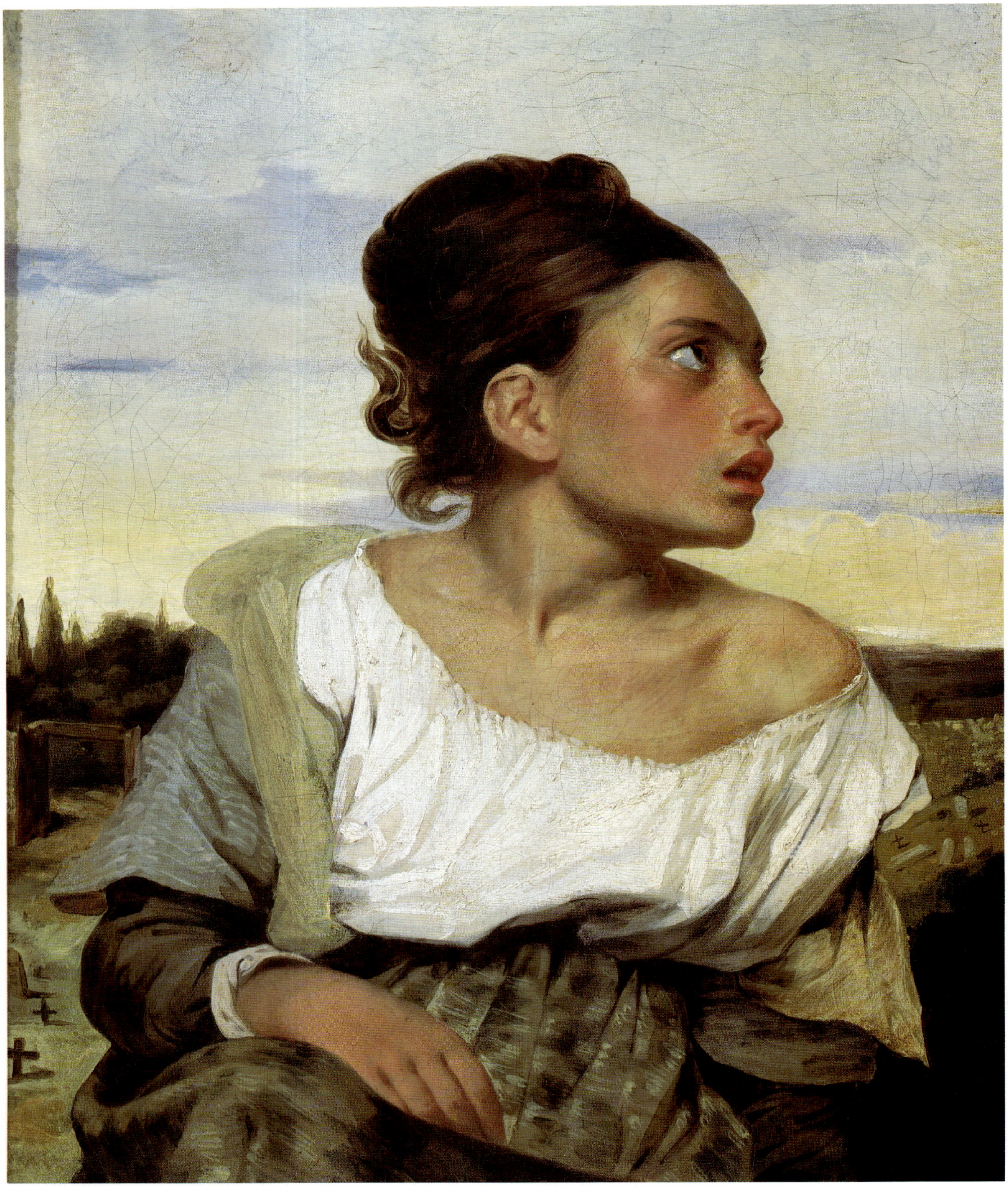

Eugène Delacroix
Junge Waise auf dem Friedhof.
Leinwand, 66×54 cm. Salon von 1824. Schenkung Etienne Moreau-Nélaton, 1906. R. F. 1652

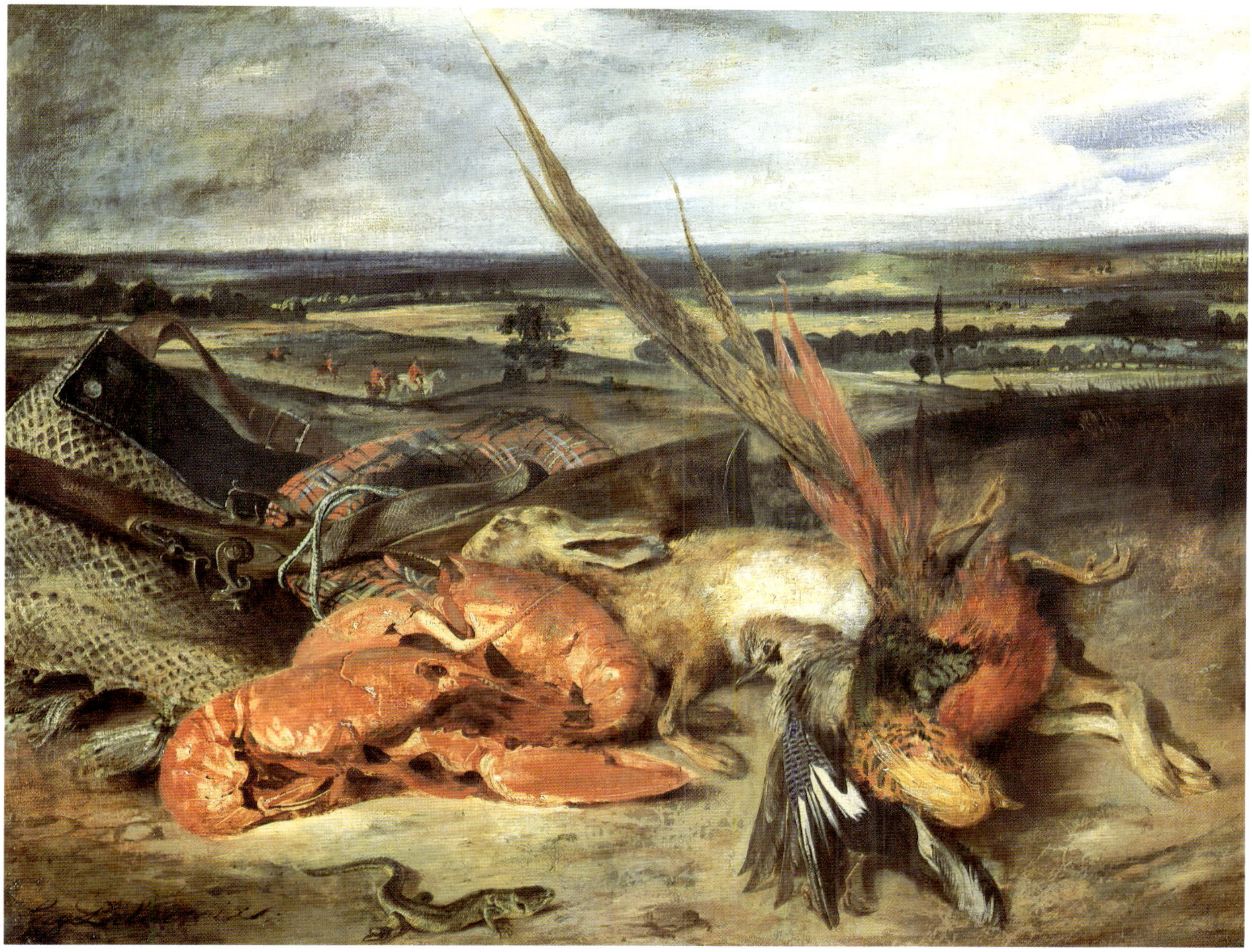

Eugène Delacroix
Stilleben mit Hummer sowie Trophäen der Jagd und des Fischfangs, 1826/27.
Leinwand, 81 × 107 cm. Salon von 1827. Schenkung Etienne Moreau-Nélaton, 1906. R. F. 1661

Eugène Delacroix
Das Massaker von Chios, 1824.
Episode aus dem griechischen Freiheitskampf, 1822.
Leinwand, 419 × 354 cm. Erworben im Salon von 1824.
INV. 3823

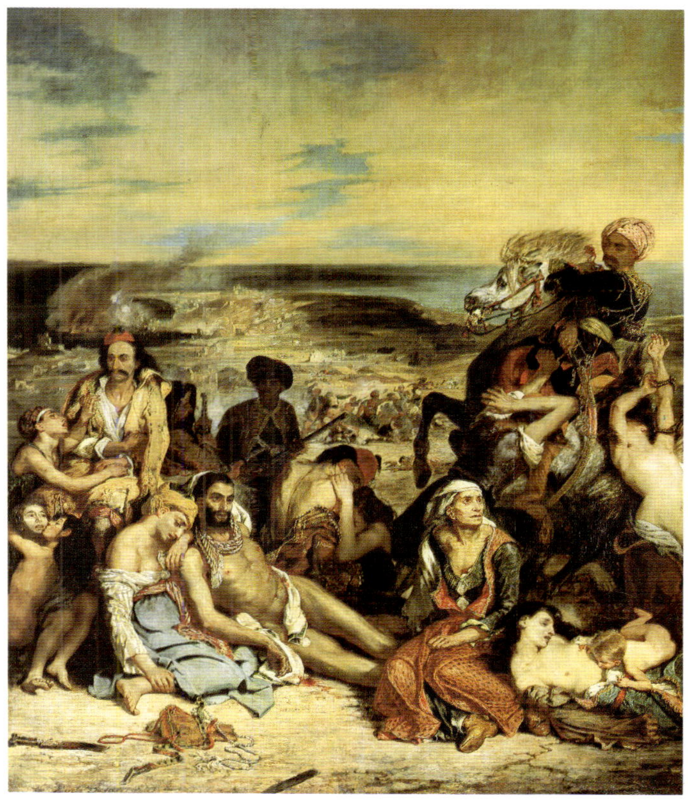

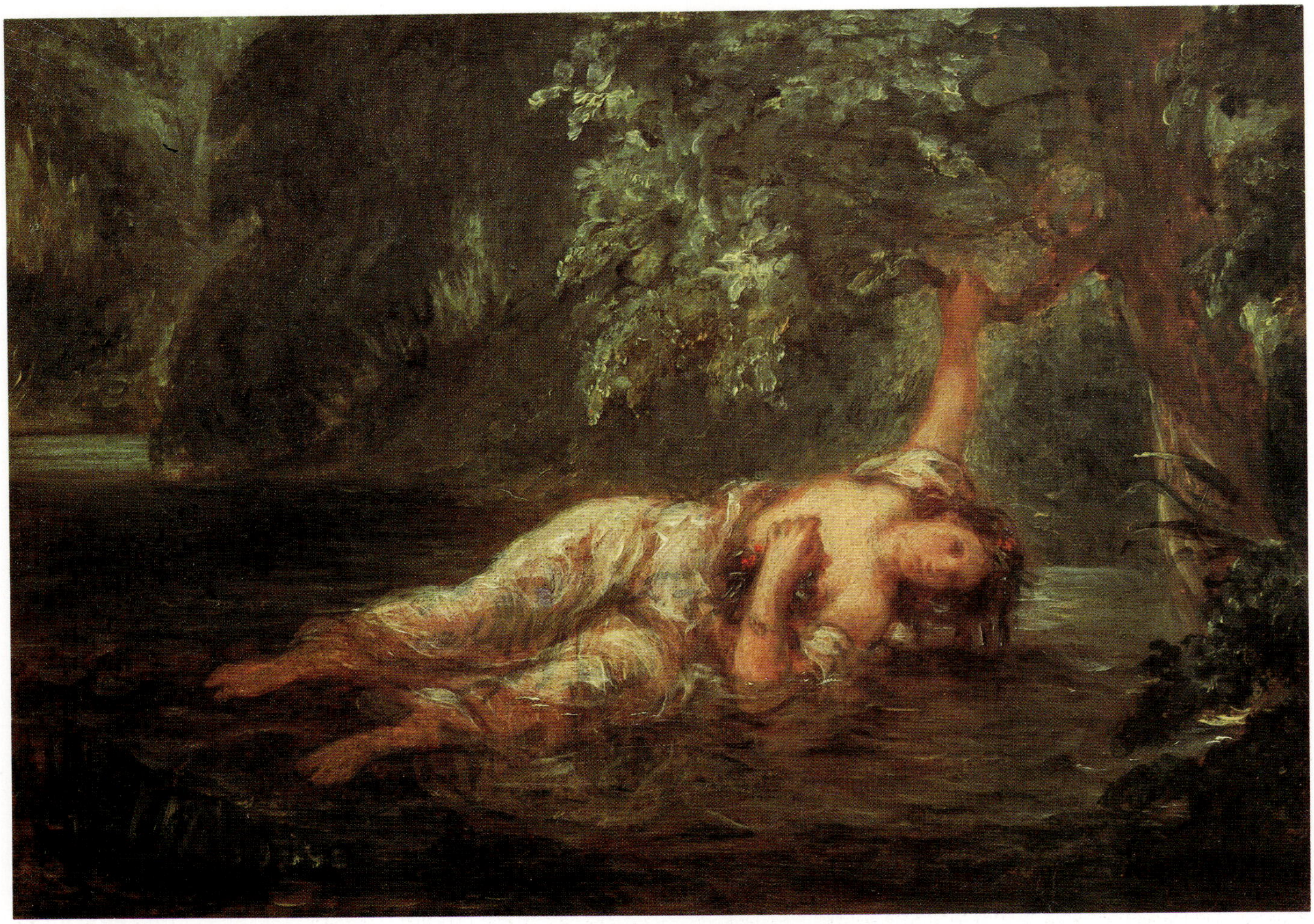

Eugène Delacroix
Tod der Ophelia.
Leinwand, 23 × 31 cm. Legat Thomy Thiéry, 1902. R. F. 1393

Eugène Delacroix
Frédéric Chopin, 1838.
Leinwand, 46 × 38 cm. Fragment eines Doppel-Bildnisses mit George Sand; der andere Teil des Bildes befindet sich im Ordrupgaard-Museum, Kopenhagen. Legat Antonin Marmontel, 1907. R. F. 1717

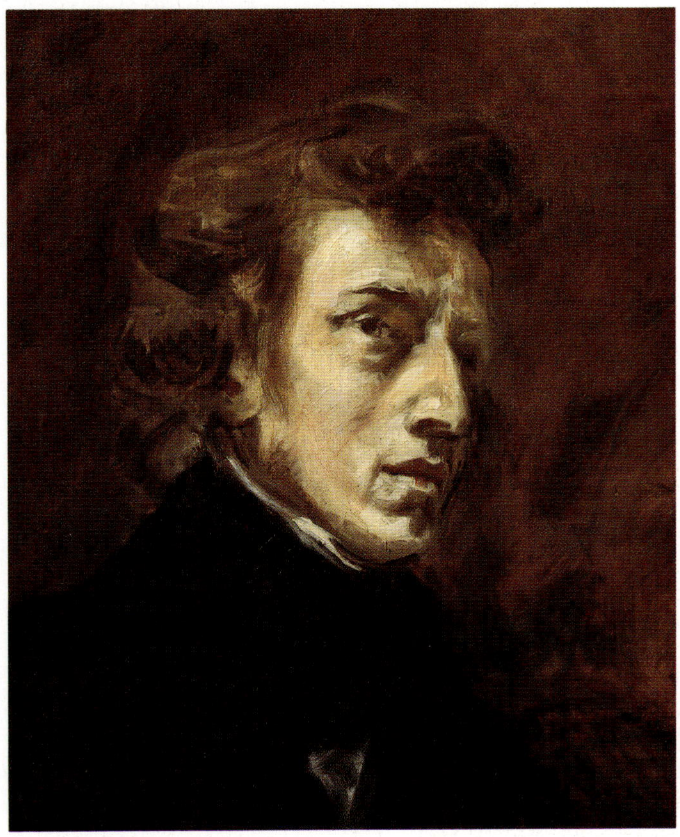

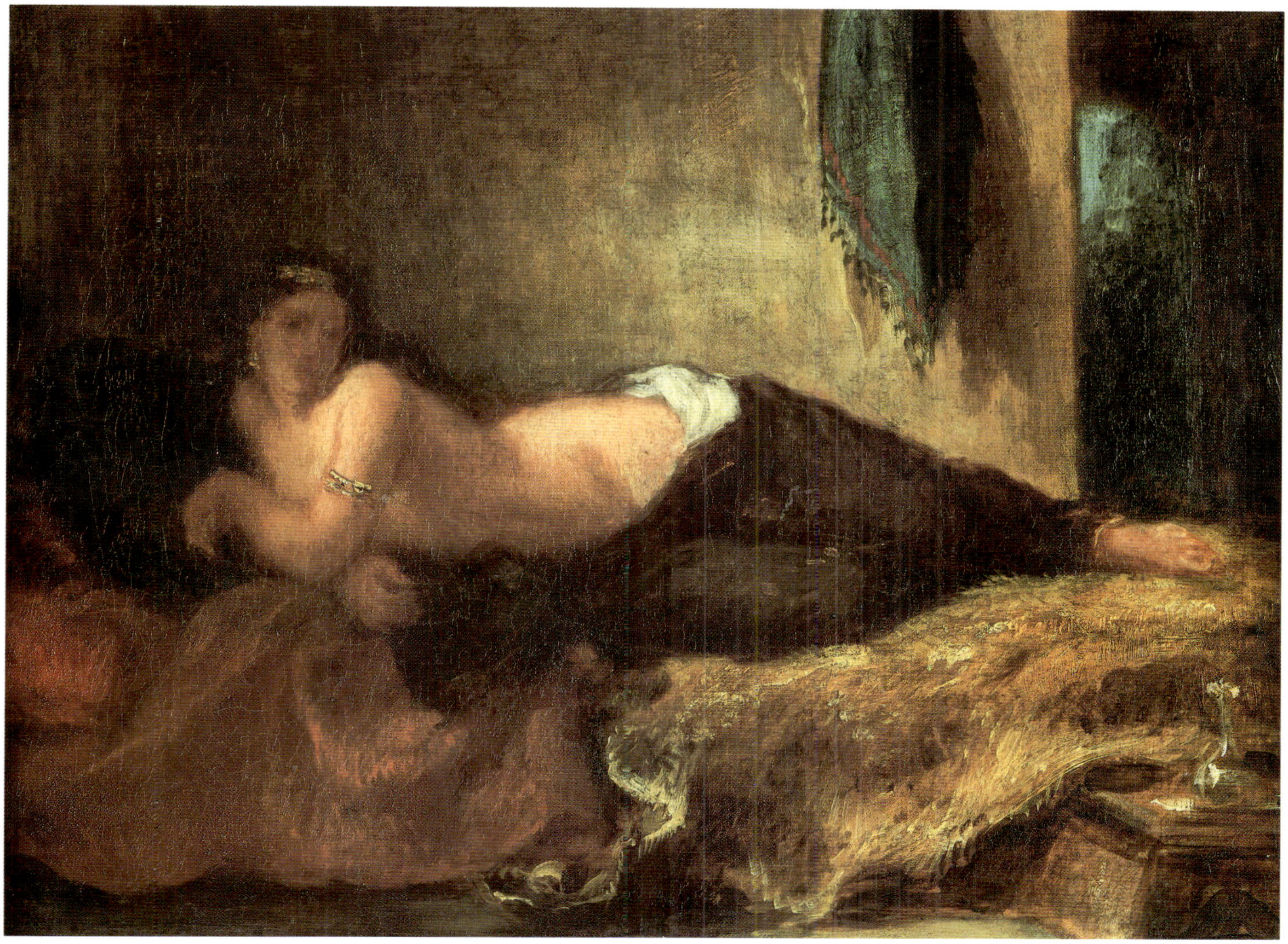

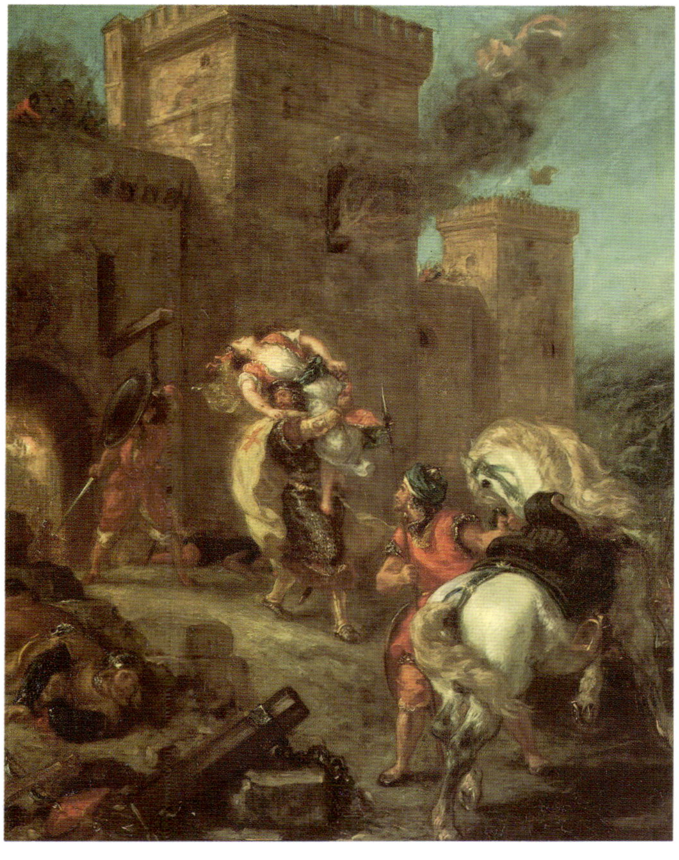

Eugène Delacroix
Odaliske.
Leinwand, 24 × 33 cm. Schenkung Etienne Moreau-Nélaton, 1906. R. F. 1658

Eugène Delacroix
Raub der Rebecca, 1858.
Leinwand, 105 × 82 cm. Salon von 1859. Legat Thomy Thiéry, 1902. R. F. 1392

Eugène Delacroix

Die Frauen von Algier ist die Frucht einer siebenmonatigen Reise, die Delacroix im Jahr 1832 als Historienmaler der Gesandtschaft Louis Philippes an den Sultan von Marokko unternahm. Die pittoresken orientalischen Eindrücke haben seine Phantasie ungeheuer beflügelt – man kann nicht umhin, diese Wirkung mit der rund 80 Jahre später unternommenen Tunisreise von Macke und Klee zu vergleichen. Von nun an sollte sich das Orient-Genre bei Malern und Publikum großer Beliebtheit erfreuen. Renoirs *Odaliske* (Washington, National Gallery) ist unverkennbar von diesem Vorbild inspiriert, und auch Matisse hat Delacroix' Bilderfindung zitiert. *Tod des Sardanapal,* schon 1827 im Salon gezeigt, nimmt diese Sinnlichkeit und den Farbenrausch des Orients bereits in einer orgiastischen Sterbeszene vorweg.

Delacroix' Ausdrucksgewalt, die Mischung von Leiden und Sinnlichkeit, die ihn zum Vorreiter der romantischen Gegenströmung des starren Akademismus der Ingres-Schule bestimmte, war schon voll ausgebildet, bevor der dreißig war. Sein Biograph Baudelaire bezeichnet ihn als »Maler mit der größten Kraft der Suggestion« und »Haupt der modernen Schule«. Für Cézanne ist er »die schönste Palette Frankreichs, und niemand hat unter unserem Himmel mehr als er die Lieblichkeit und das Pathos zu gleicher Zeit, die Schwingung der Farbe. Wir Maler sind alle in ihm.« Delacroix, der auch durch seine Persönlichkeit ungemein anregend wirkte, hat eine beträchtliche Zahl von Genre- und Landschaftsmalern der romantischen Bewegung zugeführt. Auf strikte Ablehnung jedoch stieß seine Malerei in Akademiekreisen; man sagte ihm unverblümt, daß dort kein Platz für ihn sei. Insgesamt sechsmal wurde Delacroix' Bewerbung um Aufnahme in der Akademie abgelehnt; der offizielle Kunstbetrieb blieb starr.

Die künstlerische Botschaft, die Delacroix seiner Nachwelt übermittelte, ist das Bekenntnis zu temperamentvoller Individualität und Inspiration. Baudelaire nennt es »das Unsichtbare, das Unbegreifbare, der Traum, die Sinne, die Seele«, die »Delacroix zum Ruhme unseres Jahrhunderts besser als jeder andere Künstler weitergegeben hat«. Die Vitalität dieser Malerei lebt vorwiegend von der Farbe. Durch getrennt nebeneinandergesetzte Töne und lange, dünne Pinselstriche steigert Delacroix ihre Leuchtkraft auf der Leinwand. Die Farbtöne verschmelzen im Auge des Betrachters – eine optische Wirkung, die wir nach den Erben dieser Technik »impressionistisch« nennen.

Einzug der Kreuzfahrer in Konstantinopel am 12. April 1204 gehört zu den Historienbildern, in denen Delacroix eine gesteigerte exotische Farbenpracht entfaltet. Bezeichnenderweise ist auf einer 1840 datierten Vorzeichnung zu diesem Gemälde eine Bleistiftnotiz zur Farbkomposition erhalten, die die Auseinandersetzung mit der 1838 veröffentlichten, von dem Chemiker Chevreul verfaßten Schrift »Die Prinzipien der Farbharmonien und Farbkontraste und ihre Anwendung auf die Kunst« verrät. Die Steigerung der Farbintensität durch Anwendung von Komplementärfarben war eines der Hauptanliegen des Malers. Daß solche sinnlichen Wirkungen durchaus intellektuellen Ursprungs sind, bezeugt auch ein Bild wie *Das Meer, von den Höhen bei Dieppe gesehen.* Im September 1852 beobachtete Delacroix am Strand von Dieppe die Kräuselungen der Wellen, die rhythmisch über den gewellten Sandboden streichen. Diese Erkenntnis der natürlichen Analogie verarbeitete er sogleich in seinem Gemälde, indem er auf jede einzelne Welle der ankommenden Flut einen separaten Pinselstrich setzte. Solche liebevolle und intelligente Beobachtung ist eine der erfreulichsten Erfahrungen in seinem reichhaltigen Werk.

Gegenüber, oben
EUGÈNE DELACROIX
Charenton-Saint-Maurice 1798 – Paris 1863
Frauen von Algier, 1834.
Leinwand, 180 × 229 cm. Erworben im Salon von 1834.
INV. 3824

Gegenüber, unten
EUGÈNE DELACROIX
Selbstbildnis des Künstlers, 1860.
Leinwand, 65 × 55 cm. Von Delacroix seiner Wirtschafterin Jenny Le Guillou hinterlassen mit der Auflage, es nach dem Sturz des Kaiserreiches dem Louvre zu übergeben; so geschehen durch den Maler Pierre Andrieu, 1872. R. F. 25

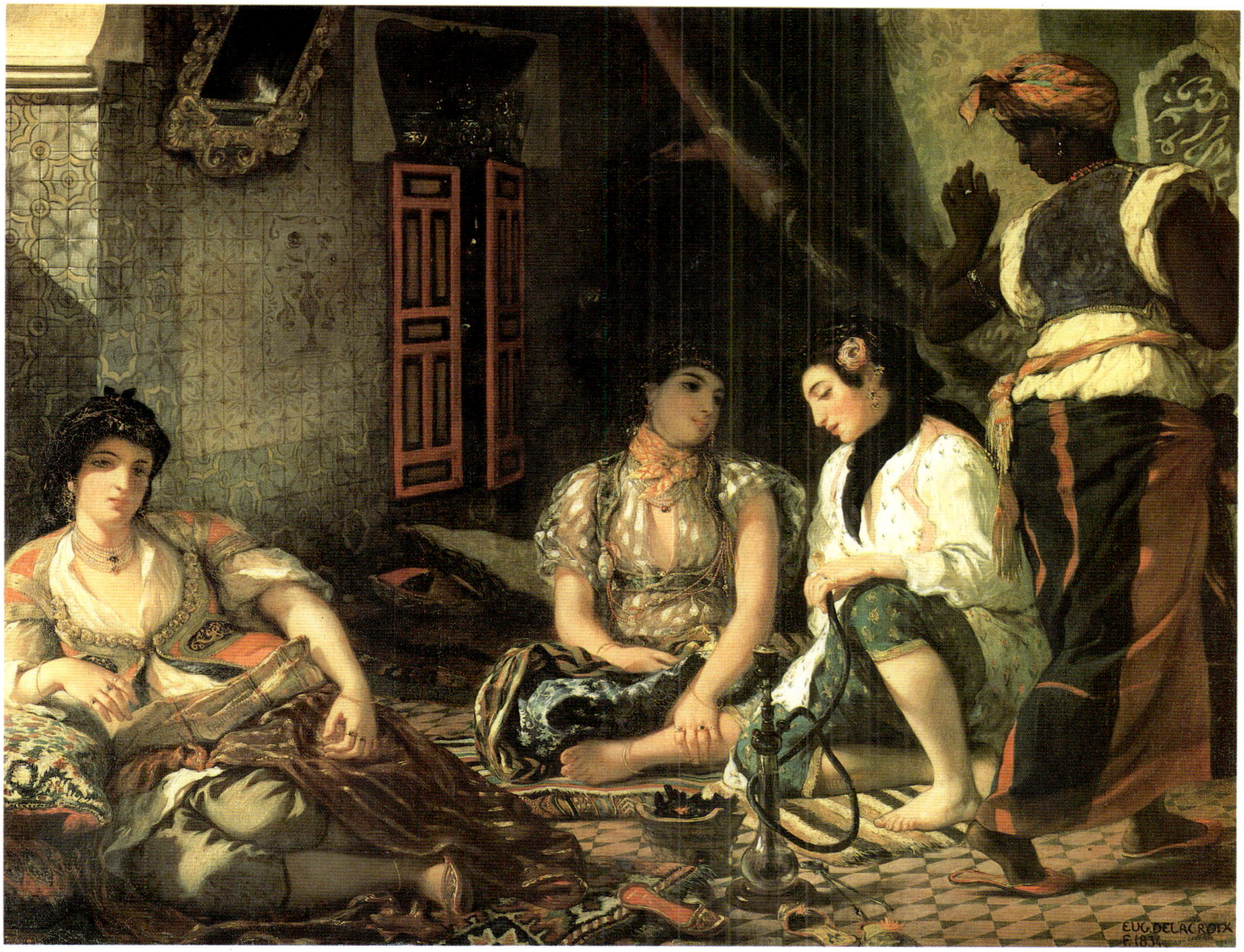
EUG DELACROIX
F.1834

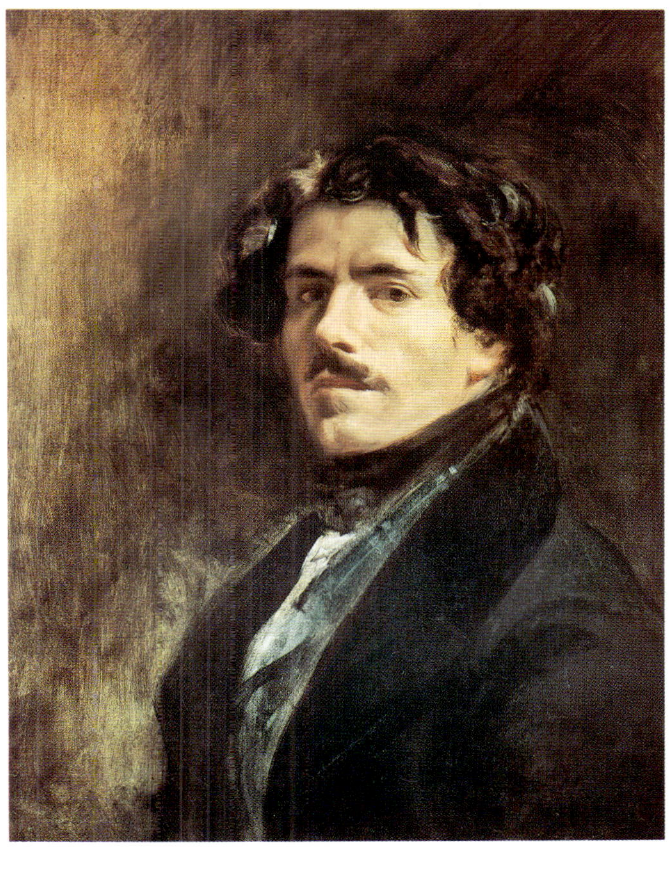

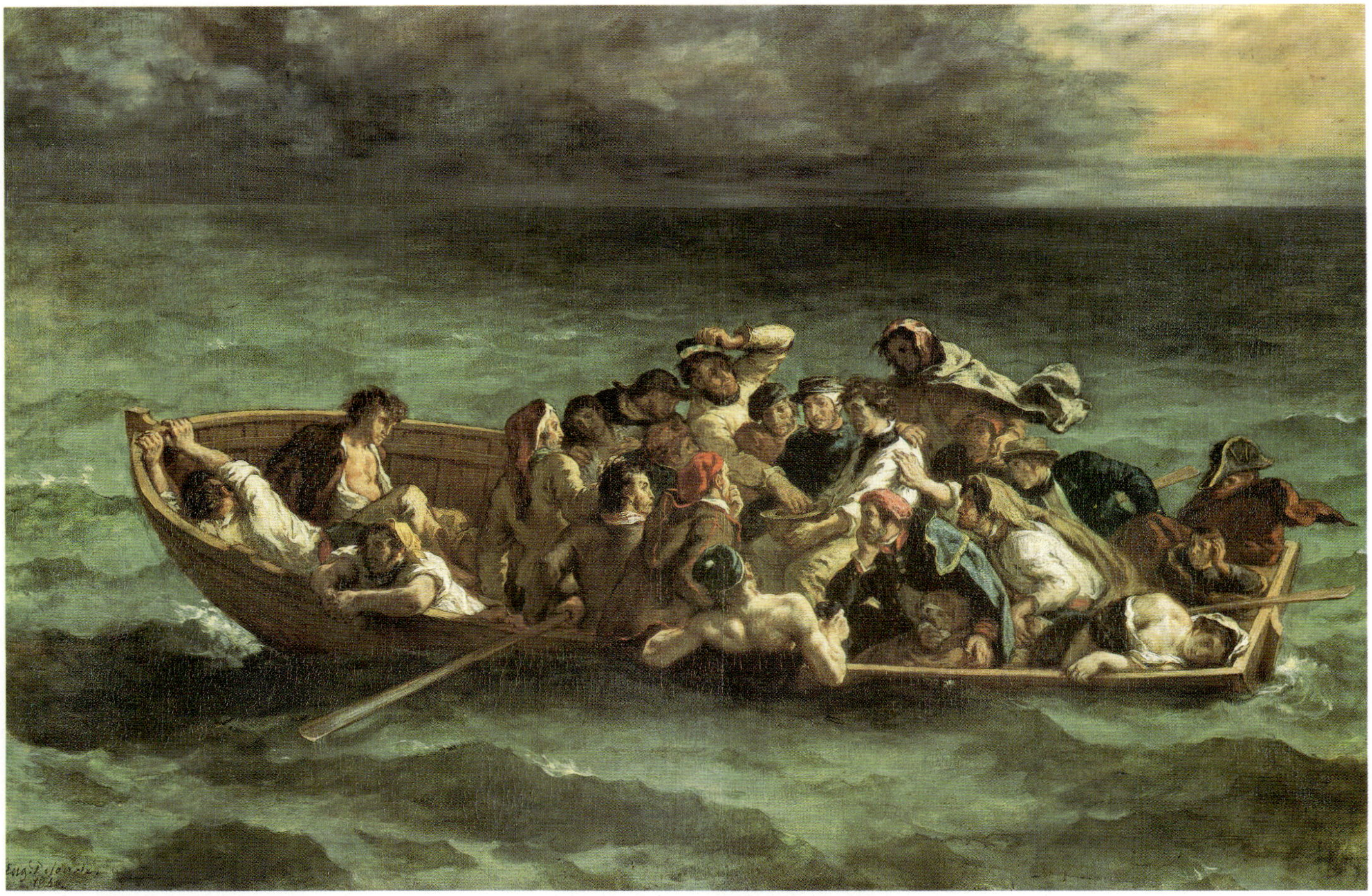

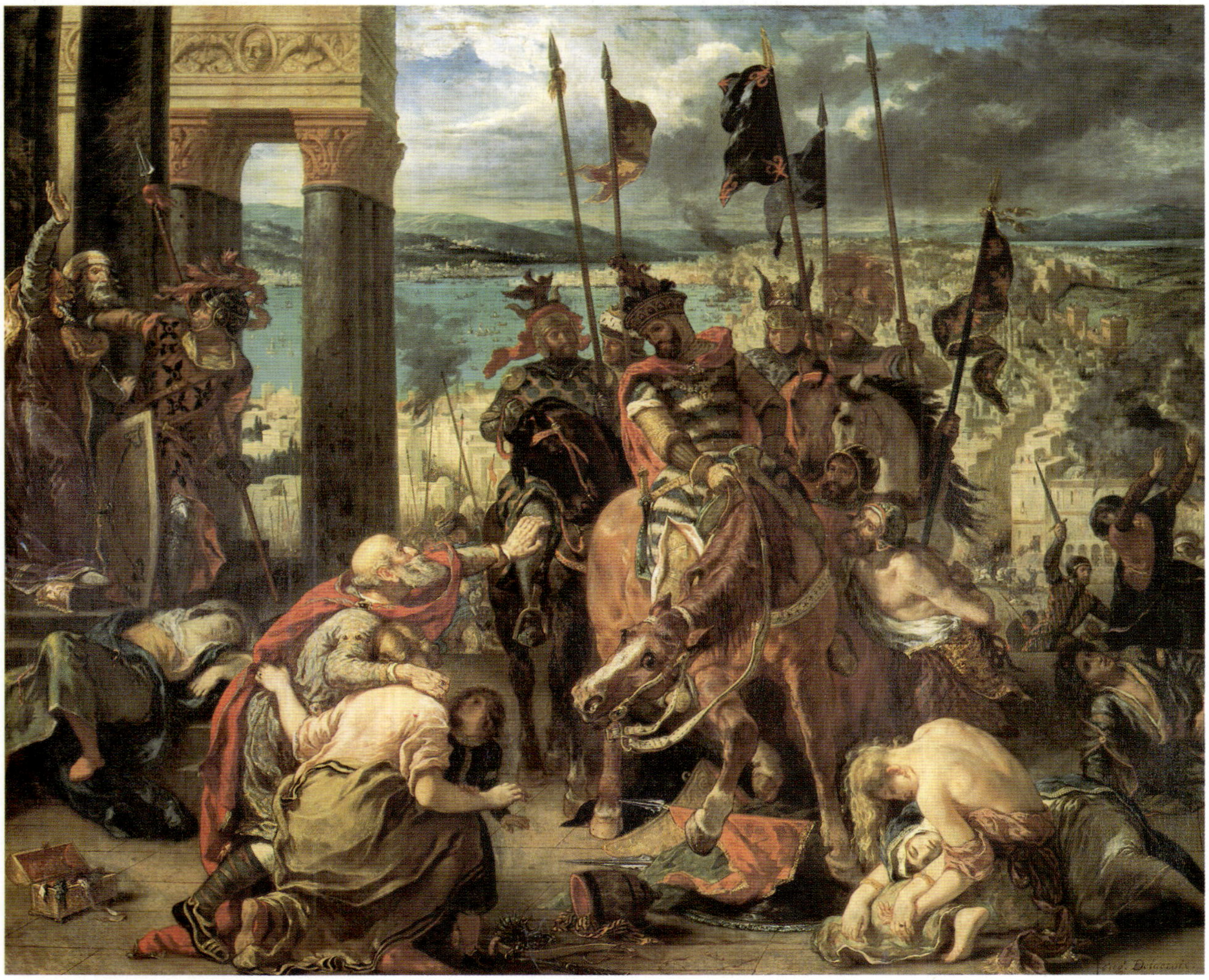

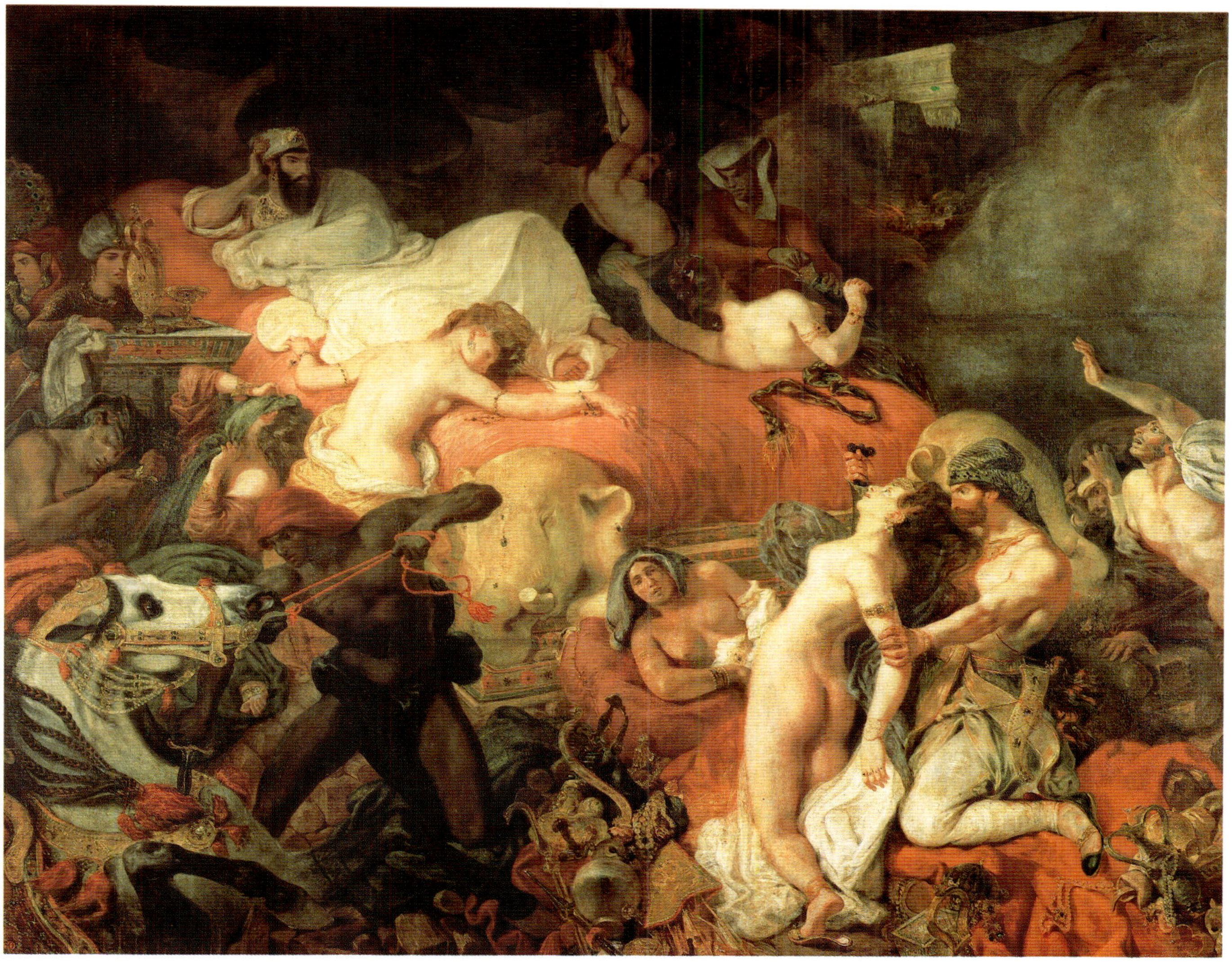

Eugène Delacroix
Tod des Sardanapal, 1827.
Leinwand, 392 × 496 cm. Salon von 1827/28. Erworben mit den Mitteln des Legats Maurice Andéoud, 1921. R. F. 2346

Gegenüber, oben
Eugène Delacroix
Der Schiffbruch des Don Juan, 1840.
Nach Byron, ›Don Juan‹, 2. Gesang. Leinwand, 135 × 196 cm. Salon von 1841. Schenkung Mme Adolphe Moreau und Sohn, 1883. R. F. 359

Gegenüber, unten
Eugène Delacroix
Einzug der Kreuzfahrer in Konstantinopel, 12. April 1204, 1840.
Leinwand, 411 × 497 cm. In Auftrag gegeben von Louis Philippe 1838 für die historischen Galerien von Versailles. Salon von 1841. Zugang 1885. INV. 3821

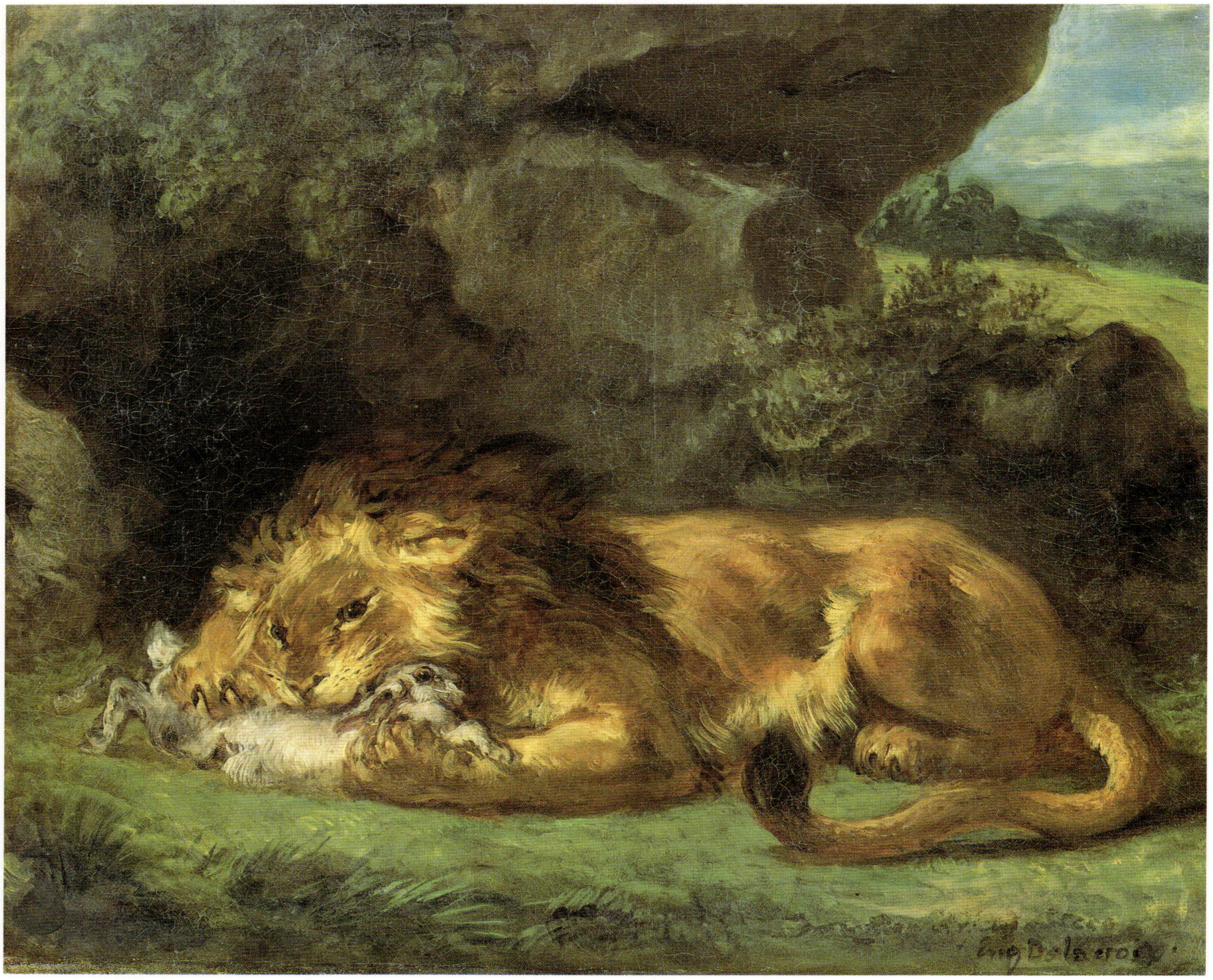

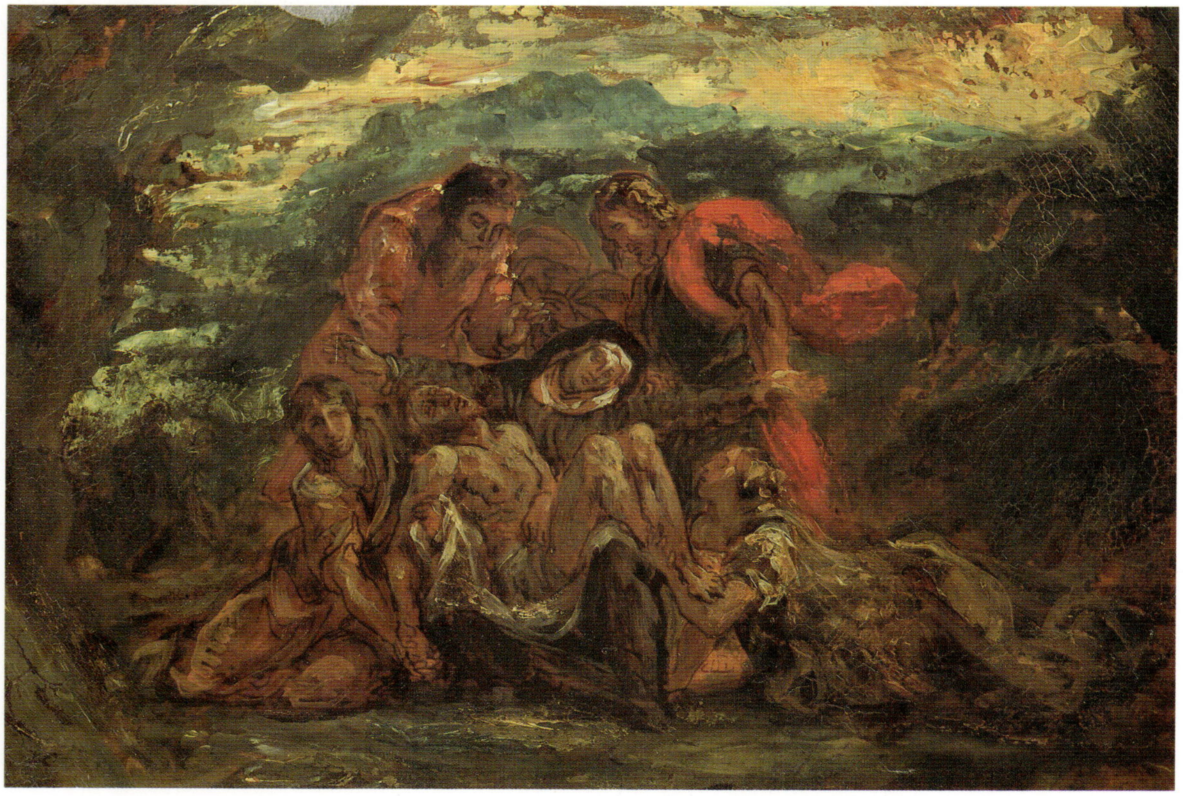

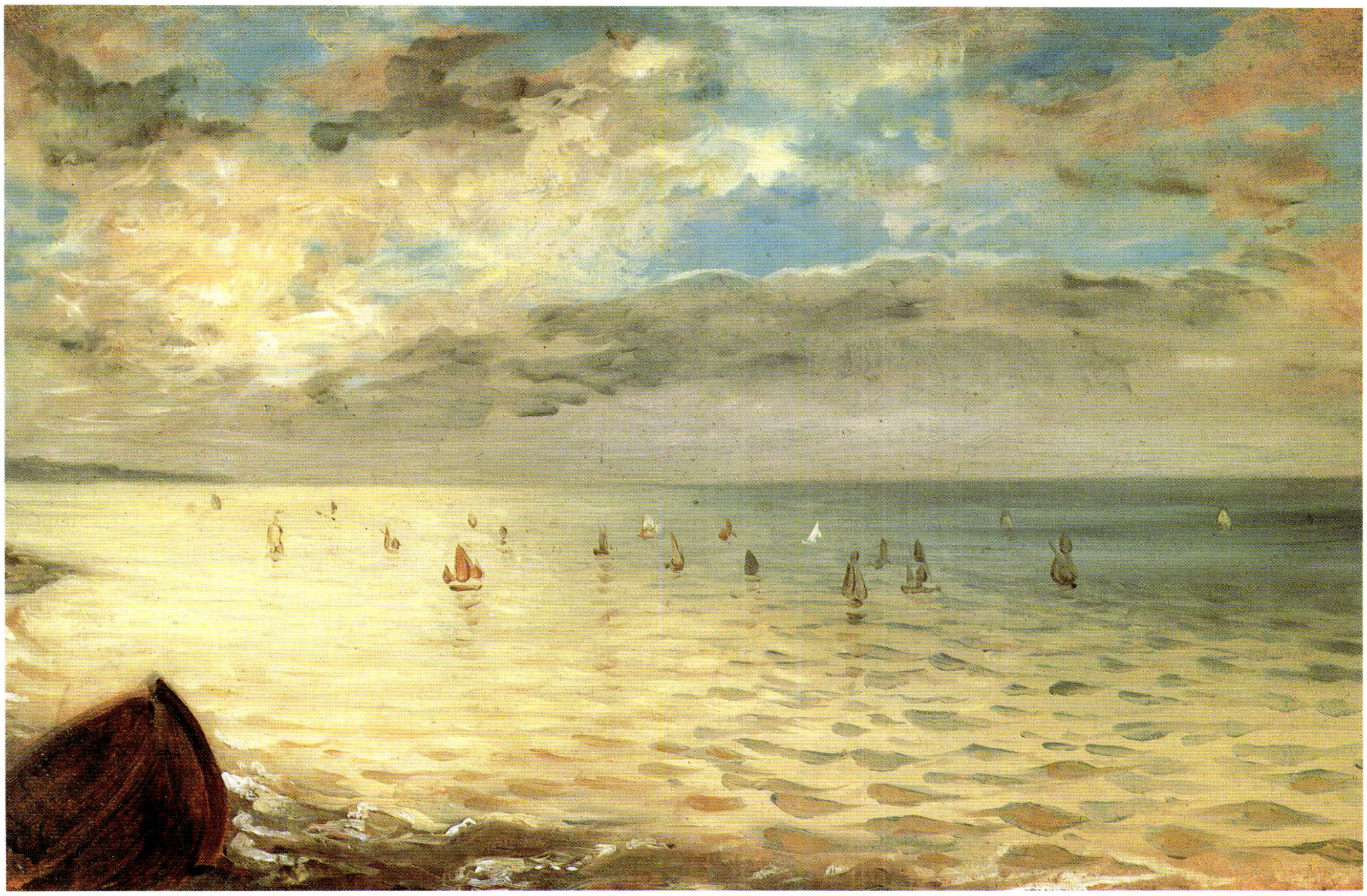

Eugène Delacroix
Das Meer, von den Höhen bei Dieppe gesehen, 1852.
Karton auf Holz, 35×52 cm. Legat Marcel Beurdeley, 1978.
R. F. 1979-46

Gegenüber, oben
Eugène Delacroix
Löwe, einen Hasen verschlingend.
Leinwand, 47×56 cm. Legat Thomy Thiéry, 1902. R. F. 1394

Gegenüber, unten
Eugène Delacroix
Pietà, 1844.
Leinwand, 30×43 cm. Entwurf für ein 1837 datiertes kleinformatiges Bild, dessen Komposition der Maler seitenverkehrt für eine Wandmalerei in der Kirche Saint-Denis du Saint-Sacrément in Paris (in Auftrag gegeben 1840, fertiggestellt 1844) benutzte. Legat Armand Dorville, 1942. R. F. 1943-6

Théodore Chassériau

Mit Ingres und Delacroix standen sich zwei überragende Exponenten grundverschiedener Stilrichtungen gegenüber: retrospektiv, streng akademisch, ganz auf die geschmeidige Linie bezogen der eine, zukunftweisend, temperamentvoll, ein leidenschaftlicher Kolorist der andere. Nachlässigkeiten waren Ingres grundsätzlich zuwider; er forderte absolute Perfektion. Die Malerei seines Gegenspielers verachtete er als banal. Delacroix, dem man nachsagte, ein natürlicher Sohn Talleyrands zu sein, zog sich vor den Anfeindungen und Schmähungen der klassizistischen Partei mehr und mehr zurück. Sein Selbstporträt aus späteren Lebensjahren in Frankreich spiegelt diese Melancholie, aber auch Stolz, geistige Überlegenheit und eine tiefe Skepsis gegenüber der Zeit, in der er lebte. Auf der Weltausstellung 1855 in Paris sollten die beiden Rivalen gleichermaßen Triumphe feiern, was die Fronten desto mehr verhärtete.

Théodore Chassériau war Ingres-Schüler. Als zwölfjähriger Knabe in sein Atelier eingetreten, blieb er dort bis zu Ingres' Berufung zum Direktor der Académie de France in Rom 34. Seit 1839 begann er, sich von der strengen Linienrührung des Meisters zu lösen, um nun mehr und mehr in den Bannkreis von Delacroix zu geraten. Er entwickelte einen persönlichen, noblen Stil, der die penible Illusionsmalerei des Klassizismus mit der brillanten sinnlichen Farbkultur des romantischen Gefühls verbindet. Das *Doppelporträt seiner beiden Schwestern*, das seiner Vorliebe für elegische Frauenschönheit entspricht, gewinnt aus diesem Dualismus seine starke Ausdruckskraft und dominierende Präsenz. Ein Hauch von deutschem Biedermeier, dessen bürgerliches Ideal dem dekorativen Geschmack in Frankreich fremd blieb, weht hier in die französische Malerei. Im Louvre können sich die beiden Schwestern zwischen großformatigen Bildern erstaunlich behaupten. In Deutschland hat der bürgerliche Realismus in den zwanziger Jahren unseres Jahrhunderts mit der Neuen Sachlichkeit Auferstehung gefeiert.

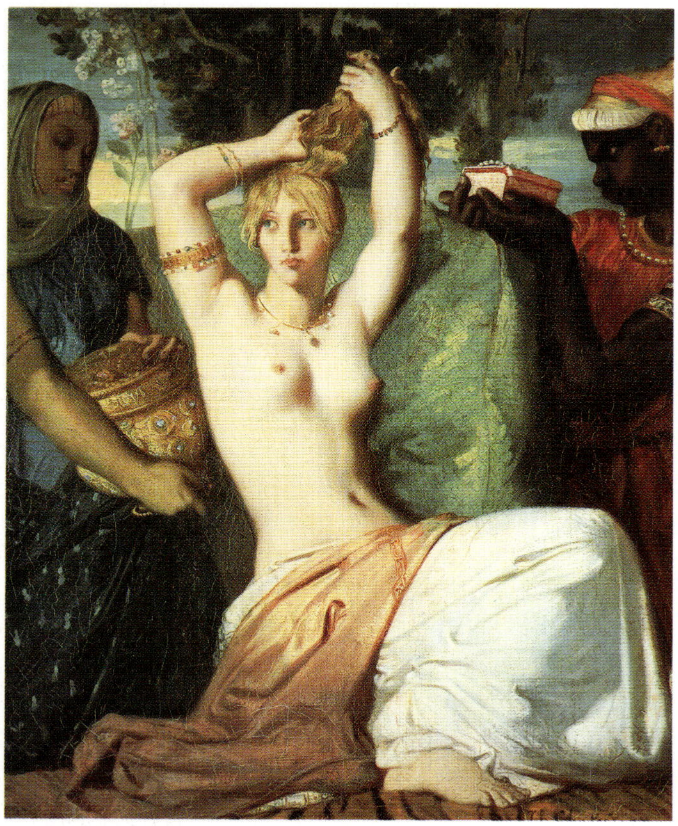

THÉODORE CHASSÉRIAU
Sainte-Barbe-de-Samana (Santo Domingo) 1819 – Paris 1856
Esther bei der Toilette, 1841.
Leinwand, 46 × 36 cm. Salon von 1842. Legat Baron Arthur Chassériau, 1934. R. F. 3900

Gegenüber
THÉODORE CHASSÉRIAU
Die beiden Schwestern des Künstlers, 1843.
Leinwand, 180 × 135 cm. Salon von 1843. Schenkung Arthur Chassériau, Neffe des Künstlers, 1918. R. F. 2214

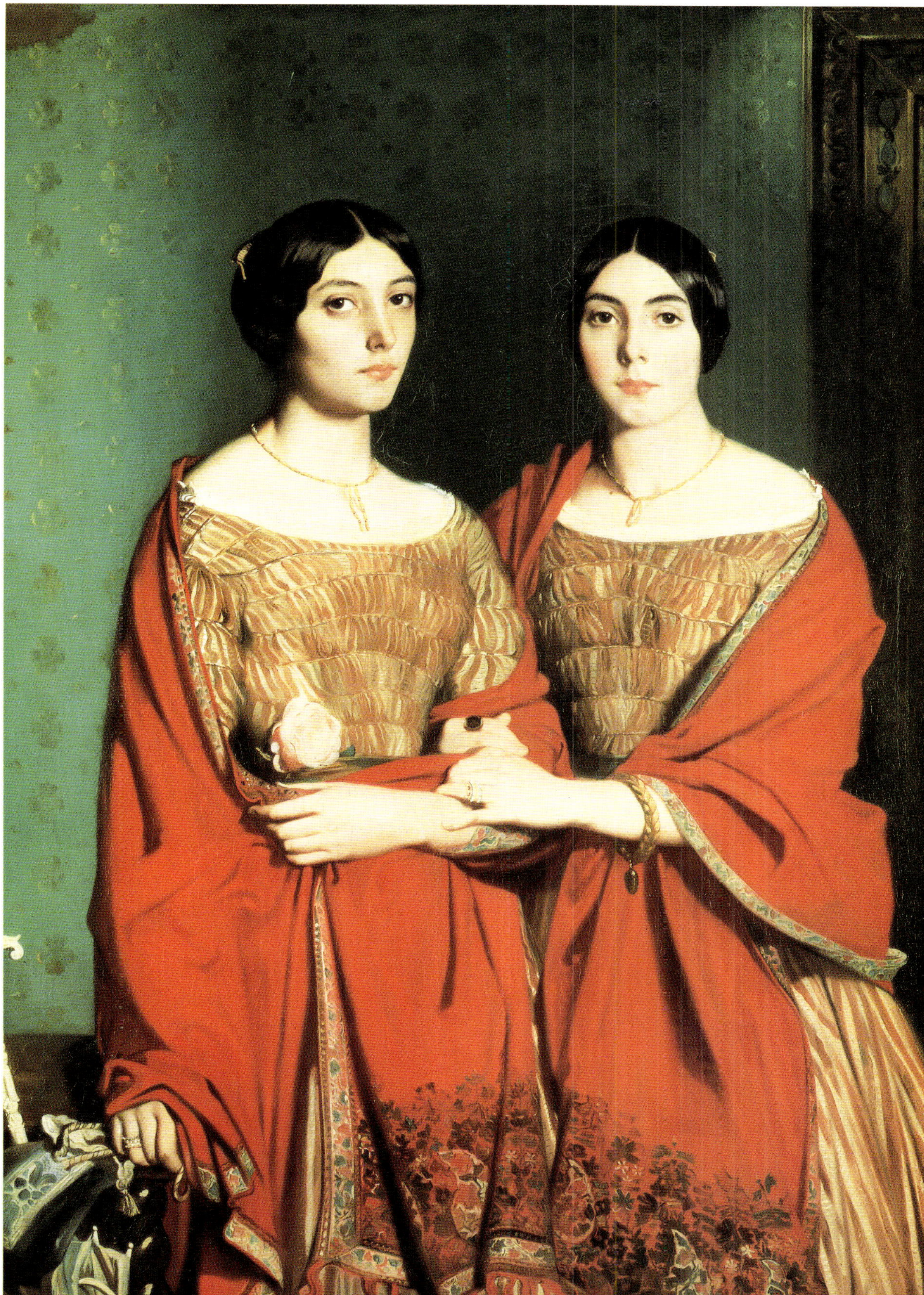

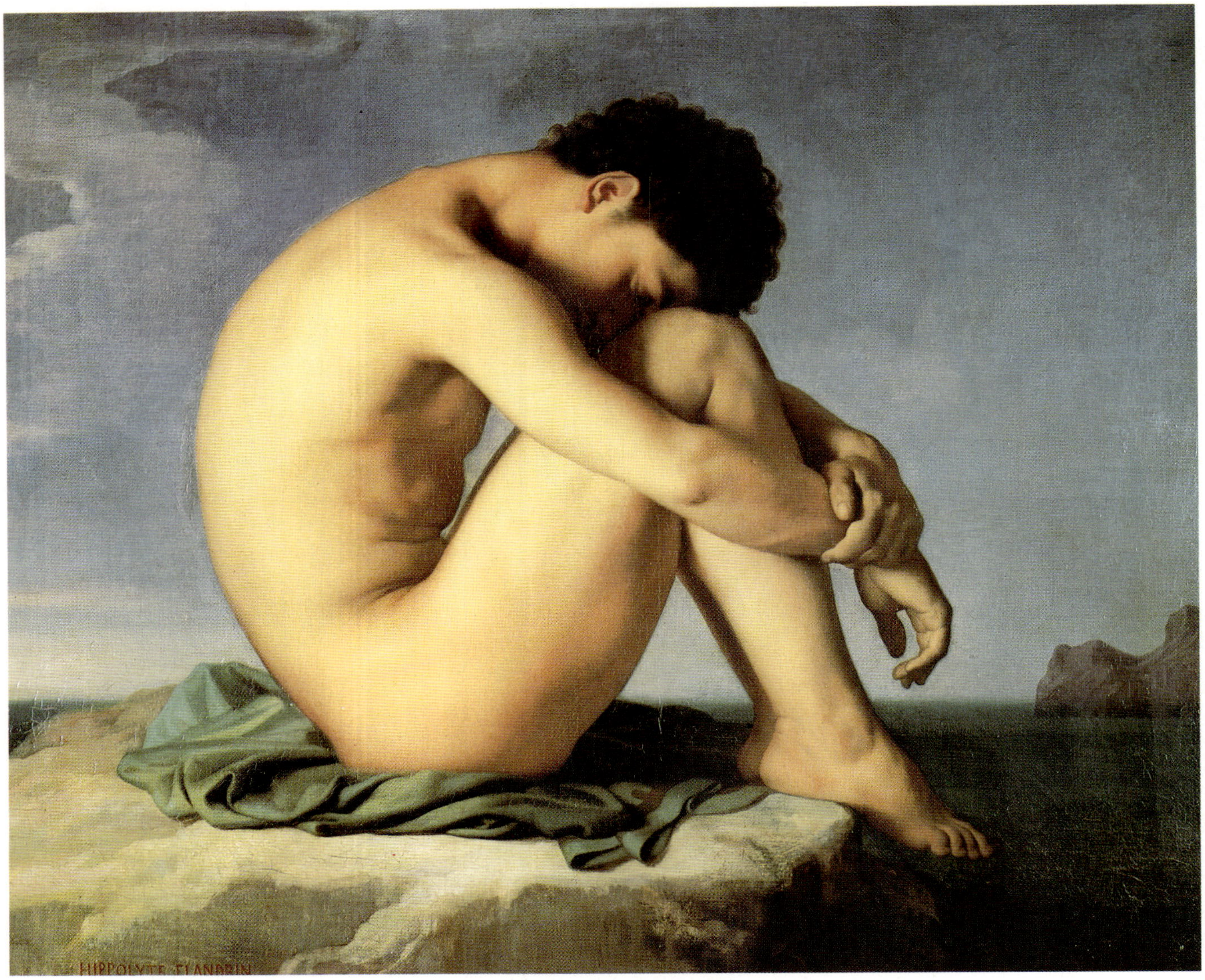

Hippolyte Flandrin Lyon 1809 – Rom 1864
Jüngling am Meeresufer, 1836.
Leinwand, 98 × 124 cm. Erworben von Napoleon III. und dem Louvre übergeben, 1857. M. I. 171

Théodore Chassériau
Pater Dominique Lacordaire, 1840.
Leinwand, 146 × 107 cm. Salon von 1841. Erworben 1906 mit Hilfe von Baron Arthur Chassériau. R. F. 1584

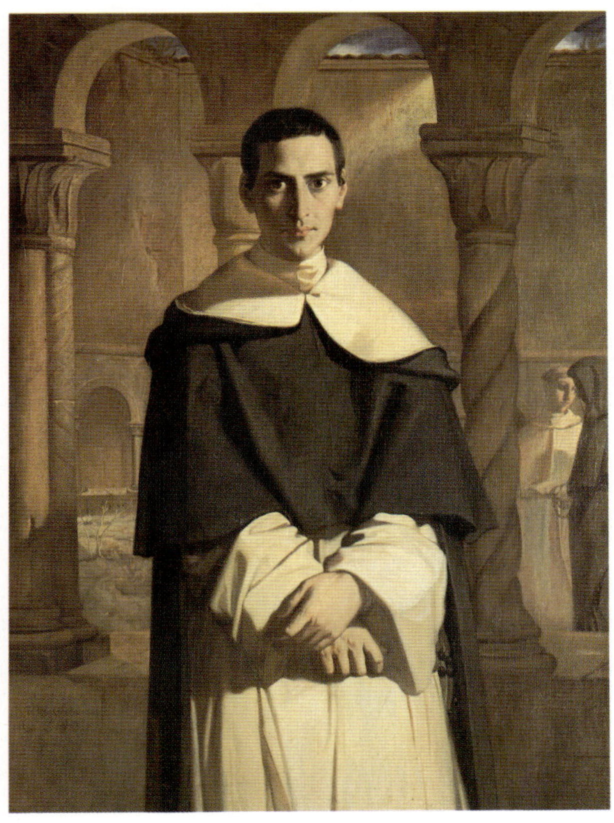

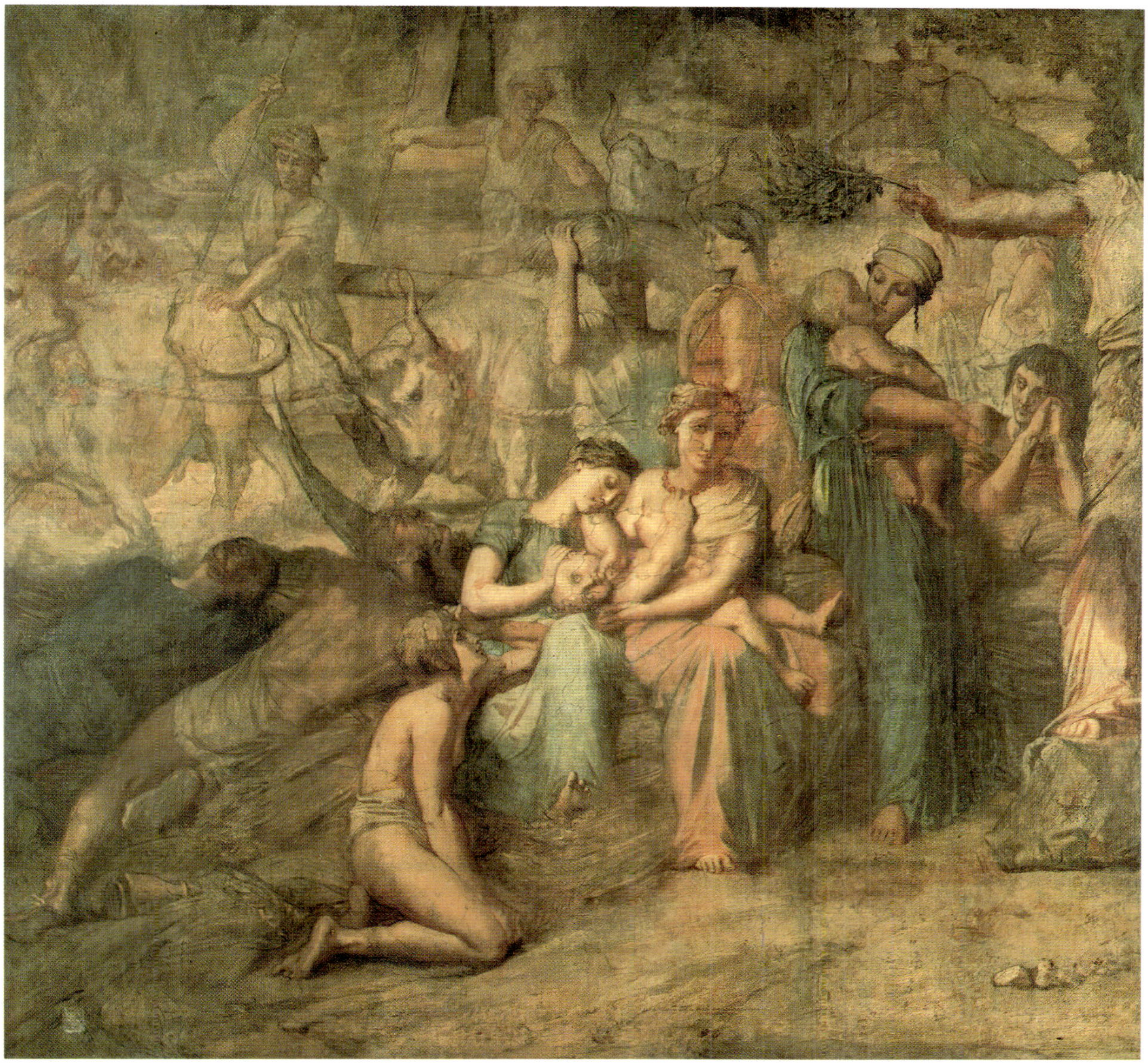

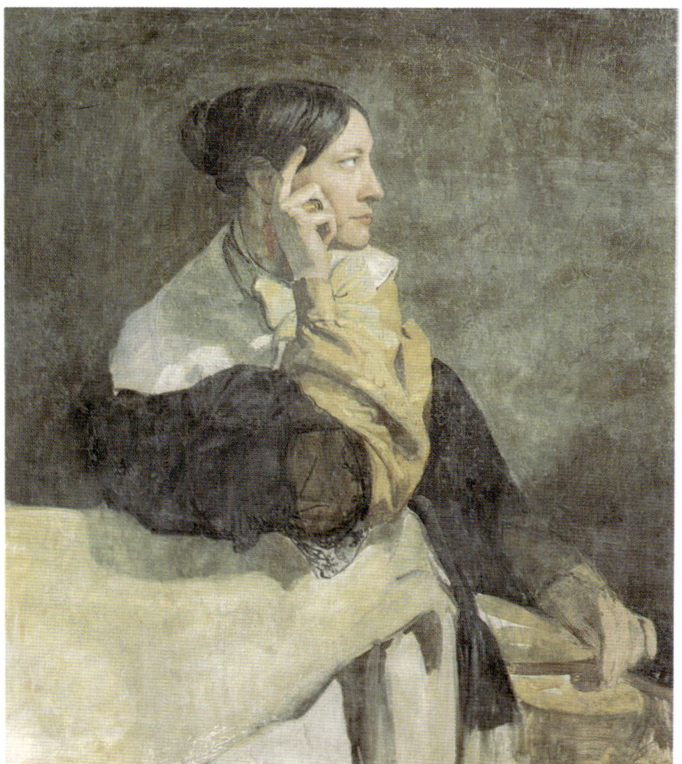

Théodore Chassériau
Der Friede.
Leinwand, 340 × 362 cm (ursprünglich 600 × 800 cm). Fragment der Wanddekoration der ehem. Cour de Comptes, Paris; übertragen auf Leinwand vor 1900. Schenkung des Comité Chassériau, 1903. R. F. 1489

Victor Mottez Lille 1809 – Bièvres 1897
Madame Mottez, Gattin des Künstlers, 1836/37.
Fresko, auf Leinwand übertragen, 107 × 92 cm.
Schenkung Henri Mottez, Sohn des Künstlers, 1900. R. F. 1296

Schule von Barbizon

Théodore Rousseau war der erste, der sich in den dreißiger Jahren des 19. Jahrhunderts in Barbizon am Rande des Waldes von Fontainebleau niederließ. Andere schlossen sich an: darunter Millet, Diaz, Daubigny und Corot. Bei individuellen Unterschieden in Stil und Thematik war allen Barbizon-Malern gemeinsam die Liebe zur Natur und das Bestreben, die vielfältigen Erscheinungen in engstem Kontakt mit dem Motiv getreu wiederzugeben. Sie kehrten immer noch in ihre Ateliers zurück, um ihre Bilder fertig zu malen, doch der erste Natureindruck blieb entscheidend. Diese Revolutionierung des Malprozesses sowie das Fehlen didaktischer Inhalte stießen auf allgemeines Unverständnis. Zu Unrecht sind die Maler von Barbizon hinter der Entwicklung, die sie vorbereiteten, in den Hintergrund gerückt. Ihre Bilder haben etwas Zeitlos-Gültiges, oft Schwermütiges, wie ihre Vorläufer, die der Holländer Ruisdael und Hobbema.

EUGÈNE ISABEY Paris 1803 – Montévrain 1886
Die Holzbrücke.
Leinwand, 27 × 40 cm. Erworben 1887 beim Verkauf des Nachlasses. R. F. 491

Gegenüber, oben
THEODORE ROUSSEAU
Paris 1812 – Barbizon 1867
Eichengruppe bei Apremont
Leinwand, 64 × 100 cm. Exposition Universelle von 1855; Legat Thomy Thiéry, 1902. R. F. 1447

Gegenüber, unten
CHARLES-FRANÇOIS DAUBIGNY Paris 1817 – 1878
Die Schleuse von Optevoz, 1859.
Leinwand, 49 × 73 cm. Eine größere Variante dieses Bildes, ausgestellt in der Exposition Universelle von 1855, befindet sich im Museum von Rouen. Legat Thomy Thiéry. 1902. R. F. 1370

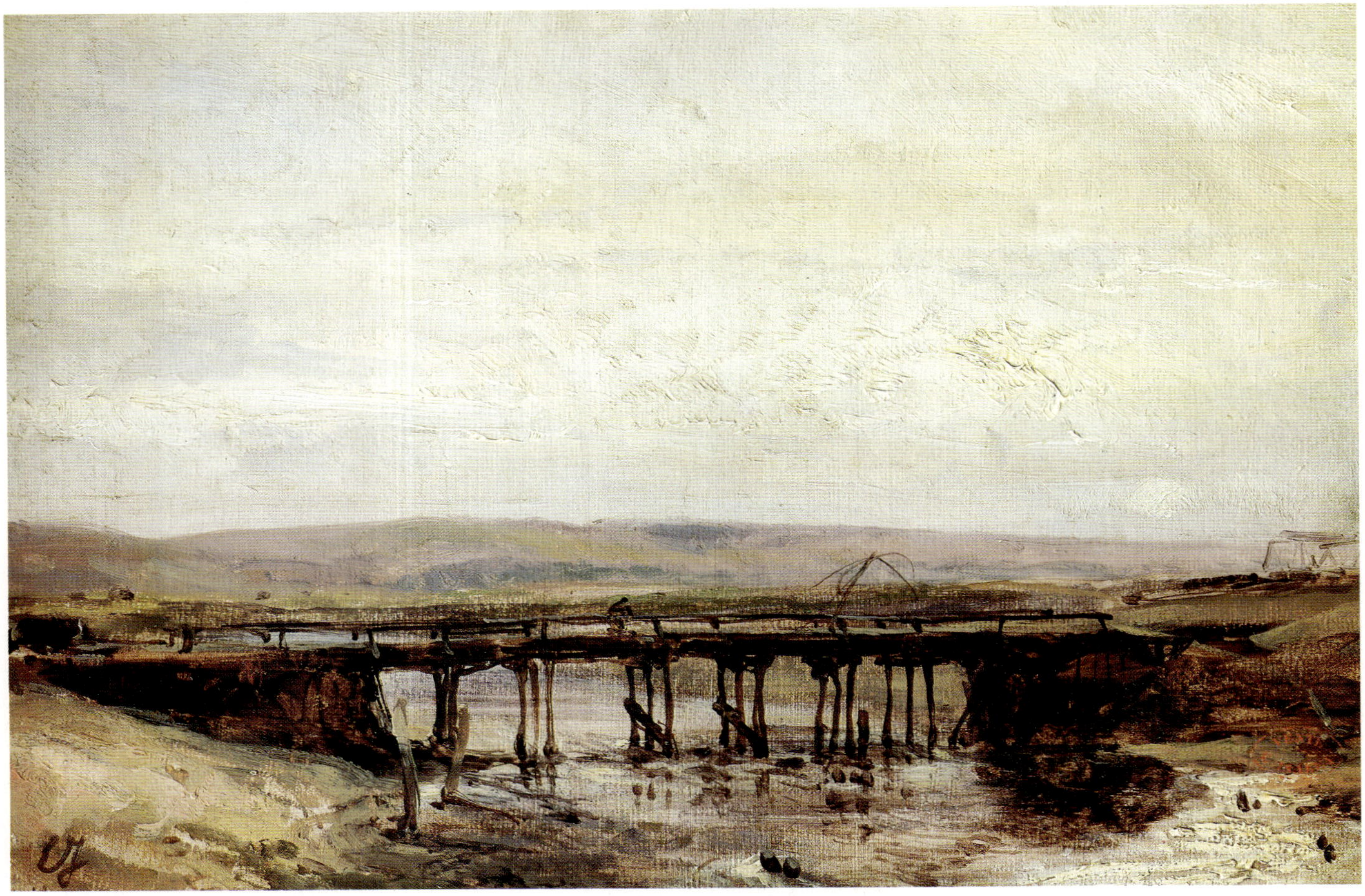

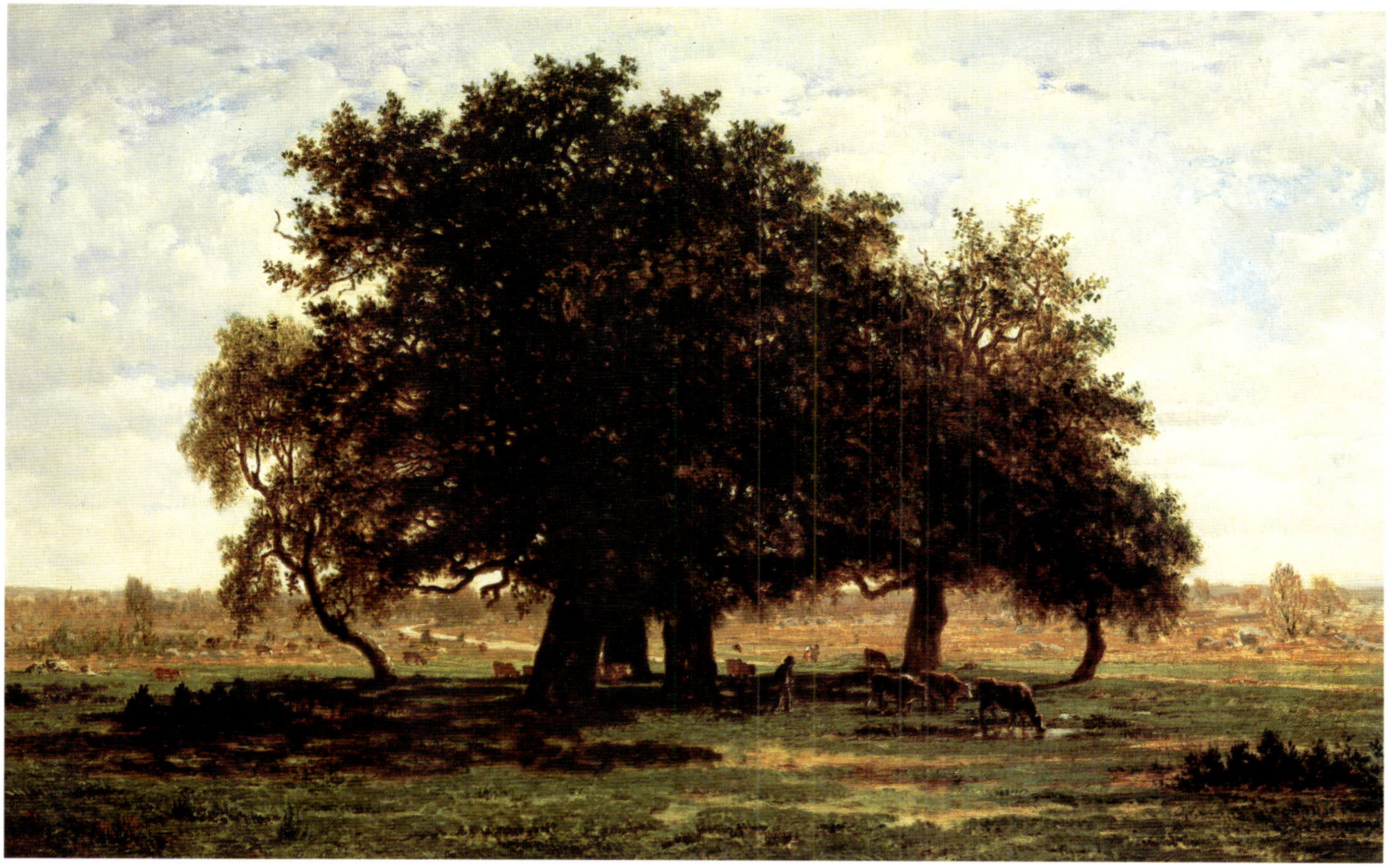

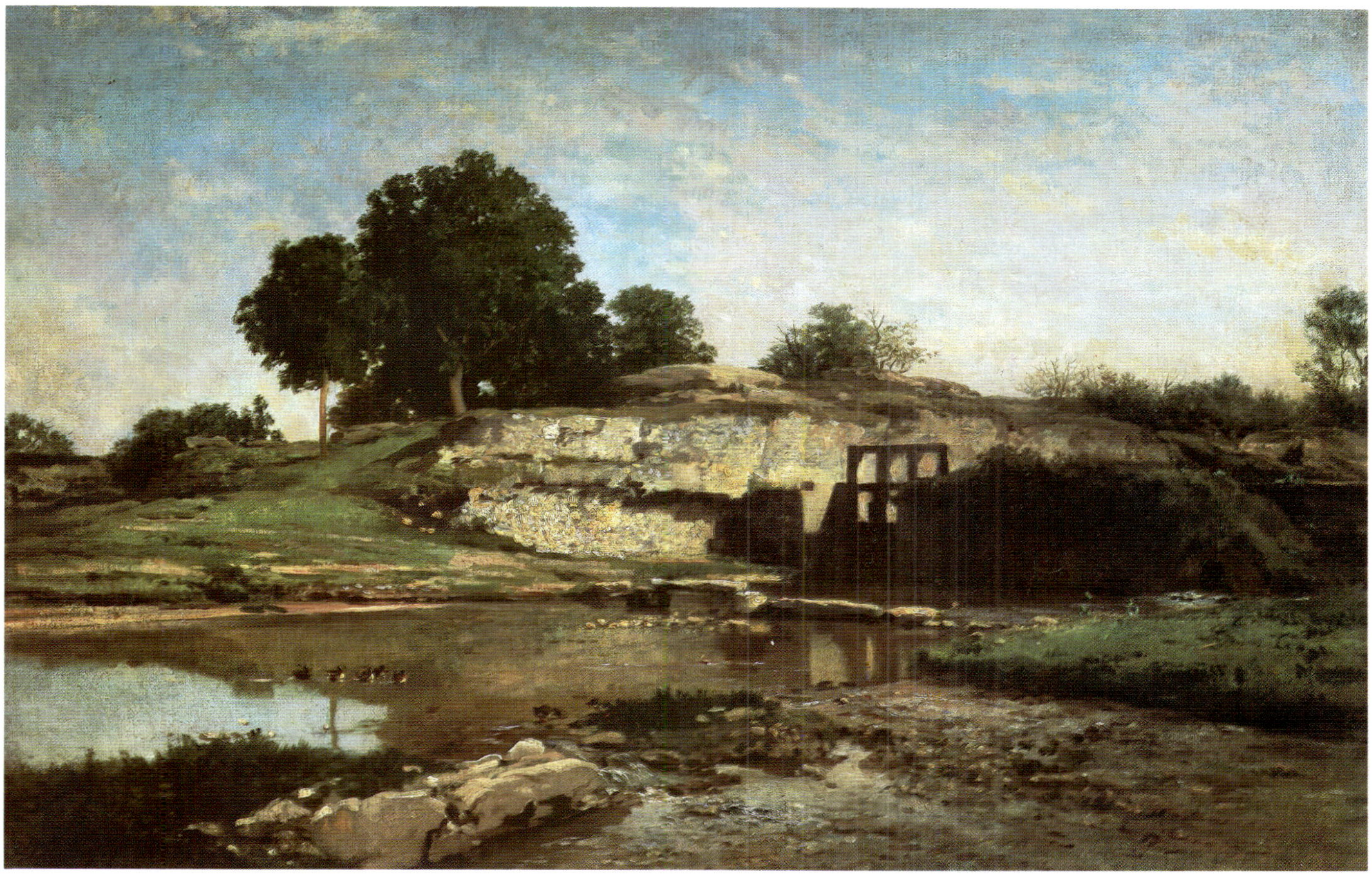

Eugène Delacroix und Ernest Meissonier

Delacroix' programmatisches Revolutionsbild *Die Freiheit führt das Volk an* ist die Allegorie des Sieges der Julirevolution von 1830, dargestellt als historisches Ereignis. Das Bild ist zugleich ein Dokument der Allianz zwischen jakobinischen Intellektuellen und dem Volk von Paris, den Trägern dieser Revolution; der Student mit dem Zylinder – ein Vertreter dieser Intellektuellengruppe – trägt die Züge des Malers. Gleich einer Jeanne d'Arc stürmt die Personifikation der Freiheit mit der Tricolore über die Opfer der Barrikadenkämpfe hinweg. Als das Bild im Salon von 1831 ausgestellt wurde, hatten sich die politischen Gewichte bereits wieder verschoben, die Allianz der Revolutionstage war zerbrochen. Die

OCTAVE TASSAERT Paris 1800 – 1874
Das Atelier des Künstlers, 1845.
Leinwand, 46 × 38 cm. Salon von 1849. Schenkung Ernest May, 1923; Zugang 1926. R. F. 2442

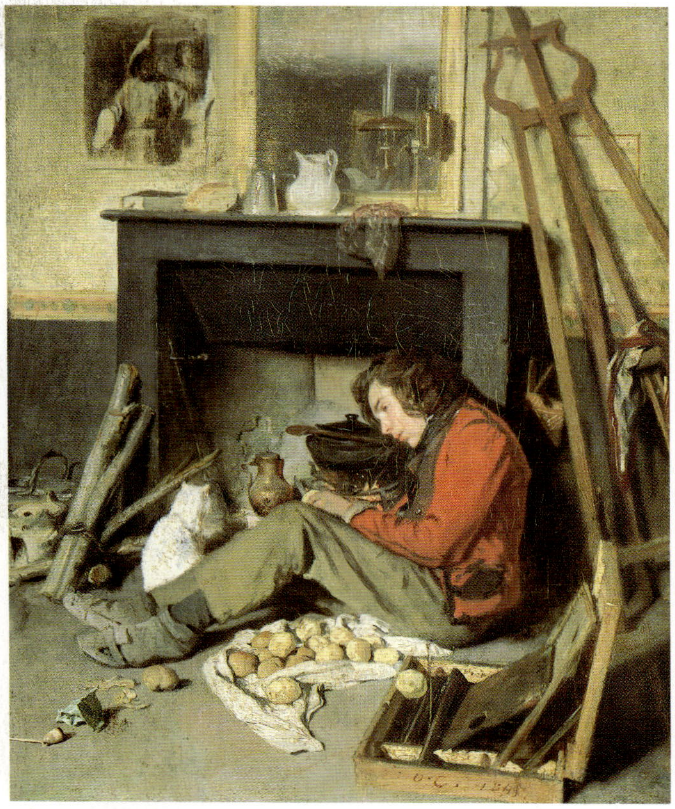

neue Führungsschicht, das gehobene Bürgertum, sah sich hier nicht vertreten. König Louis Philippe, der Nutznießer der Ereignisse, kaufte das Bild zwar, stellte es aber niemals aus. Bis 1848 schlummerte es im Depot.

In den Revolutionstagen von 1848 war Eugène Meissonier Hauptmann der Artillerie der Nationalgarde: »Als die Barrikade in der Rue de la Mortellerie gestürmt wurde, offenbarte sich mir die ganze Grausamkeit solcher Bruderkriege. Ich sah, wie die Verteidiger niedergeschossen und aus den Fenstern geschleudert wurden; der Boden war mit Leichen übersät und blutgetränkt… ›Waren alle diese Männer schuldig‹, fragte der Bürgermeister den diensthabenden Offizier. ›Ich kann Ihnen versichern, Herr Bürgermeister, daß nicht mehr als ein Viertel von ihnen unschuldig war‹, erwiderte dieser.«

Meissoniers Absicht ist deutlich: Mit der *Barrikade, Rue de la Mortellerie* wollte er ein abschreckendes Denkmal für künftige Generationen setzen. Der umstrittene Maler widmete das Bild Delacroix, der ihn achtete. Dessen Revolutionsbild verkündet über den zeitgenössischen Bildinhalt hinaus die Aufgabe der Malerei als Trägerin eines Humanitätsideals im Sinne von Géricaults leidenschaftlichen Anklagen, ist in gewisser Weise auch Apologie der bewußtseinsbildenden Historienmalerei im Sinne Davids. In Zukunft sollte diese hohe Ambition des Künstlers dem scheinbar bescheideneren Ideal weichen, nur noch der Kunst zu dienen.

Um die Jahrhundertmitte endet der Gang durch die Geschichte der Malerei im Louvre. Die Bilder der zweiten Jahrhunderthälfte haben in dem 1987 eröffneten Museum in der umgebauten Gare d'Orsay am anderen Seineufer eine architektonisch originelle Unterkunft gefunden, die diesen Kunstwerken nicht minder entspricht wie der historische Louvre der »alten« Kunst.

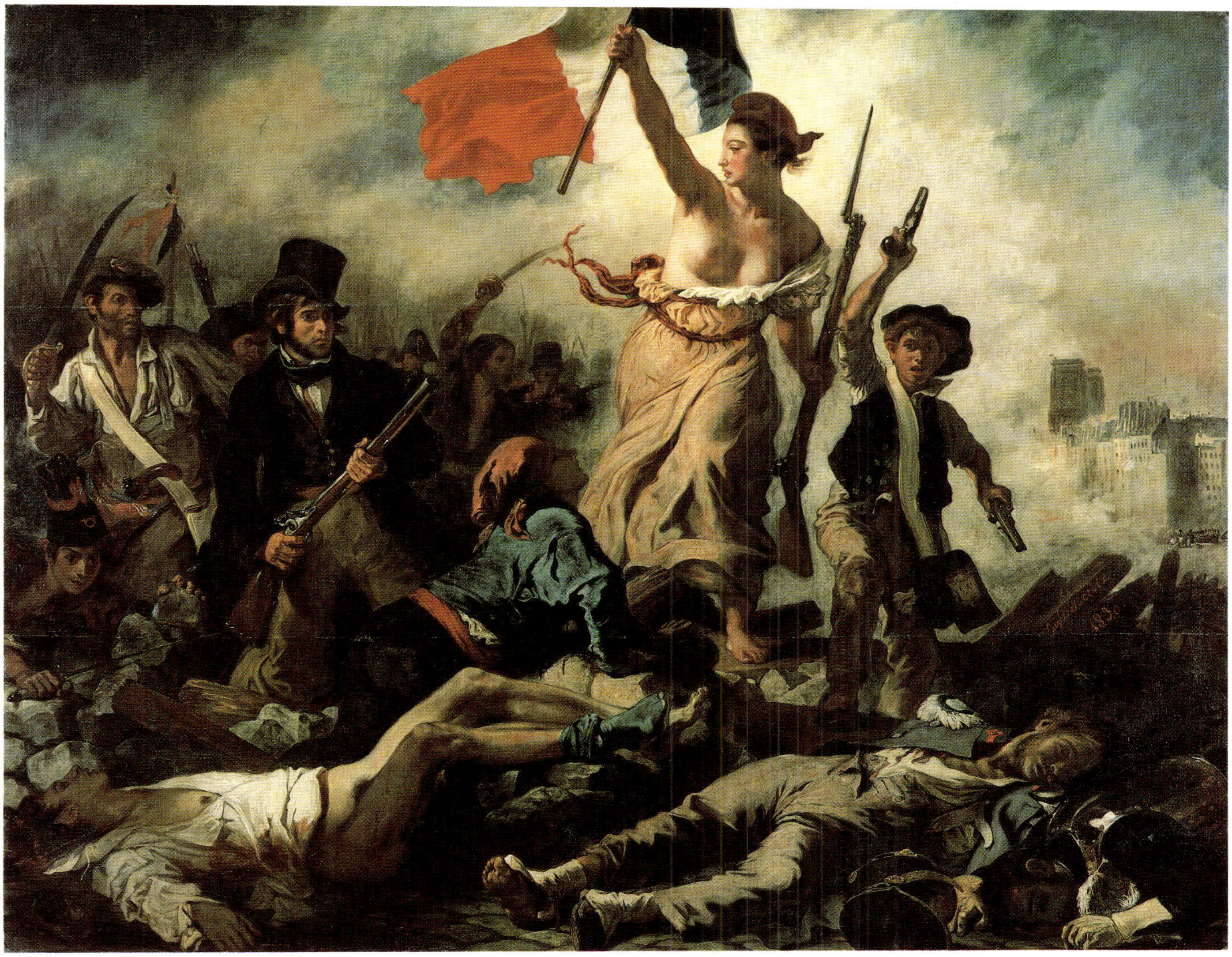

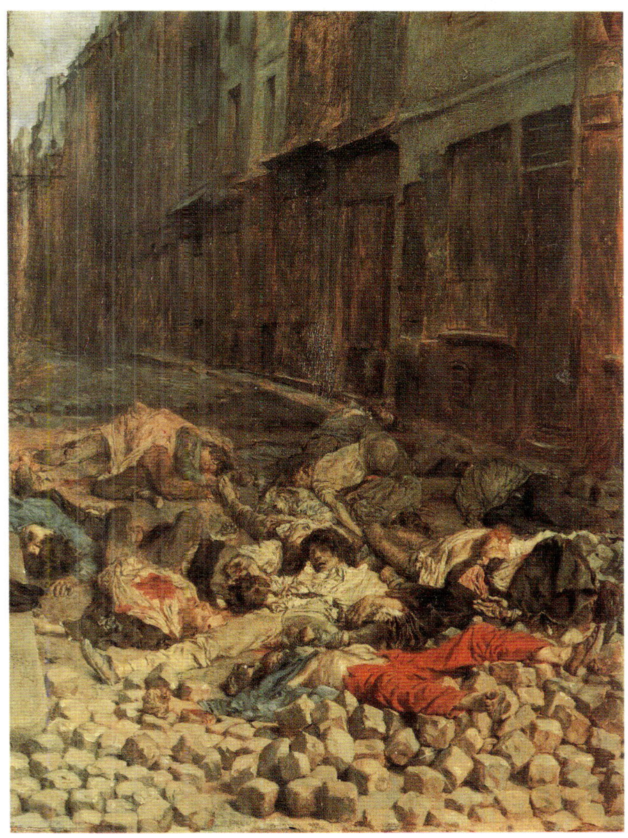

Eugène Delacroix
Charenton-Saint-Maurice 1798 – Paris 1863
Die Freiheit führt das Volk an (28. Juli 1830), 1830.
Leinwand, 260 × 325 cm. Erworben im Salon von 1831, aber nicht vor 1848 ausgestellt. Vom Musée du Luxembourg 1874 in den Louvre überführt. R. F. 129

Eugène Meissonier Lyon 1815 – Paris 1891
Die Barrikade in der Rue de la Mortellerie, Juni 1848, auch gen. *Erinnerung an den Bürgerkrieg.*
Leinwand, 29 × 22 cm. Salon von 1850/51. Schenkung Carlos de Beistegui, 1942; Zugang 1953. R. F. 1942-31

Register

(Halbfett gedruckte Ziffern beziehen sich auf Kapitelüberschriften, kursive Ziffern verweisen auf Seiten mit Abbildungen.)

Abbildungsnachweis

Réunion des Musées Nationaux, Paris

Seite 8, 9, 10, 11, 13, 14, 25, 27, 28, 31, 32, 33, 34 links, 38, 39 links, 40, 41, 43 unten links, 44, 46, 47 unten, 57, 58, 59, 61, 62, 64, 65, 67, 68, 70, 73, 74 unten, 75, 78, 79 oben, 80, 81, 82, 83, 86, 87, 92 oben, 94, 95, 98, 102 unten, 103, 104, 106, 107, 109 oben, 110, 111, 112, 113, 117, 119, 120, 121, 122, 123, 126, 128, 129, 130 links, 131, 133, 134, 135, 136, 137, 138, 141 oben rechts und links, 142, 144, 145 oben, 150, 151, 152, 153, 156, 157, 158, 159, 163, 166 links, 167 rechts, 170, 172, 175, 178, 180 unten, 184, 186, 187, 189, 190, 192, 196, 197, 199, 203 oben links und unten, 205, 206 oben links, 210, 211, 214, 215, 216, 218, 219, 222, 226, 228, 232 oben links, 233 unten, 235, 237, 238, 239 oben, 244 unten links, 246, 248 unten, 254, 256, 258, 260, 261, 262, 264 unten, 267, 268, 274, 275, 279 links, 280, 281, 282 links, 283 oben links und rechts, 286 rechts, 287, 289, 296, 297, 299, 300, 301, 303, 309, 310 links, 311, 313, 314, 317 unten, 319, 320 oben links und unten links, 336, 337, 338 oben, 339, 341, 342, 343 links, 344, 345, 350 oben, 351, 353, 354 oben, 355, 356, 357, 360 unten, 363, 365, 371 oben, 372, 375, 376, 377, 378, 380, 389 unten, 390, 391, 392, 397, 401, 402, 403 unten, 407, 419, 420 unten, 421, 422, 425, 427 oben, 429, 432, 433, 434 unten, 435, 436, 438, 439, 441 oben, 445 unten, 446 oben, 449 unten, 450 unten, 451 oben, 452, 454 oben, 455, 456 unten, 460 unten, 463, 464 oben, 465, 467 unten, 476 unten, 478, 479, 483, 484, 485, 486, 487 oben, 489, 491 oben, 492 oben links und unten, 497 oben rechts und unten, 502 unten, 503, 509 oben, 510 oben, 512, 517, 519, 520 unten, 521, 523, 528, 531 unten, 532, 533 oben links und rechts, 536, 537, 538 unten, 541, 543 unten, 544, 545 oben, 546, 547 oben, 548, 552 unten, 554 oben, 555, 556, 560, 565, 567, 574, 576, 577 unten, 582, 585, 586, 588, 589 unten links, 590, 592 unten, 596, 597, 601 unten, 604, 606 oben, 607, 609, 611, 612, 613, 614, 615, 620 rechts, 624, 626 oben, 629, 640, 641, 646 unten, 650 unten, 651, 653, 664, 669 unten, 670, 672

Scala/Art Resource, New York

Seite 24, 26, 29, 34 rechts, 35, 37, 39 rechts, 42, 43 unten rechts, 45, 47 oben, 49, 60 unten, 63, 66, 69, 74 oben, 76, 77, 79 unten, 84, 85, 91, 92 unten, 93, 97 unten, 99, 101 unten, 102 oben, 104, 108, 115, 116, 124, 125, 127, 130 rechts, 132, 139, 140, 141 unten, 143, 145 unten, 147 unten, 155, 159, 160, 162, 165, 166 rechts, 167 links, 171, 173, 174, 177, 181, 182/83, 185, 188, 191, 193, 194, 195, 201, 202, 204, 206 oben rechts und unten, 209, 213, 217, 220, 221, 223, 224, 225, 229, 230/31, 232 oben rechts und unten links, 233 oben, 241, 242/43, 244 unten rechts, 245, 247, 248 oben, 249, 250/51, 252, 257 oben und unten links, 259, 263, 264 oben, 266, 269, 271, 277, 278, 282 rechts, 285, 286 links, 287, 291, 292/93, 294, 295, 304, 306, 307, 310 rechts, 312, 316, 317 oben, 320 oben rechts, 321, 334, 335, 338 unten, 347, 348/49, 350 unten, 354 unten, 361, 364, 366, 368 unten, 371 unten, 373, 381, 383, 384, 395 oben, 398, 403 oben, 405, 406, 408, 409 unten, 410, 411, 423, 426, 427 unten, 428, 431, 434 oben, 437, 440, 441 unten, 443, 447, 449 oben, 456 oben, 457, 459, 461, 466, 467 oben, 470, 472, 473 unten, 476 oben links und rechts, 491 unten, 492 oben rechts, 493, 496, 498, 499, 501, 502 oben, 504 oben, 511 oben, 514, 515 unten, 516, 524, 525, 530, 531 oben, 533 unten, 535, 539, 542, 543 oben, 547 unten, 551, 552 oben, 553 links, 554 unten, 557, 559, 561, 563, 564, 566, 570 unten, 571, 575, 577 oben links und rechts, 578, 579, 581, 584, 592 oben, 594 unten, 600, 602, 603, 605, 606 unten, 608, 619, 622/23, 627, 628, 630/31, 632, 634, 637, 639 unten, 649, 650 oben, 652, 661 oben, 663, 665, 666, 667, 668 oben, 669 oben, 671, 673

Giraudon/Art Resource, New York

Seite 7, 30, 43 oben, 50–55, 60 oben, 71, 88, 89, 97 oben, 101 oben, 109 unten, 147 oben, 148/49, 164, 179, 180 oben, 198, 203 oben rechts, 207, 212, 227, 234, 236, 239 unten, 244 oben, 255, 257 unten rechts, 265, 270, 276, 279 rechts, 283 oben rechts, 302, 305, 315, 322–333, 343 rechts, 360 oben, 362, 367, 368 oben, 369, 374, 379, 385, 386, 387, 389 oben, 393, 395 unten, 396, 399, 404, 409 oben, 412, 413, 414/15, 420 oben, 424, 444 oben, 445, 446 unten, 450 oben, 451 unten, 453, 454 unten, 460 oben, 462, 464 unten, 469, 471, 473 oben, 475, 477, 487 unten, 490, 495, 497 oben links, 504 unten, 507, 508, 509 unten, 510 unten, 511 unten, 513, 515 oben, 518, 520 oben, 522, 526, 527, 529, 538 oben, 545 unten, 549, 553 rechts, 558, 569, 570 oben, 572, 573, 580, 583, 587, 589 oben und unten rechts, 593, 594 oben, 595, 599, 601 oben, 617, 618, 620 links, 621, 625, 626 unten, 633, 635, 638, 639 oben, 643, 644, 645 unten, 646 oben, 647, 655, 656, 657, 658, 659, 661 unten, 662, 668 unten